V&R

Literatur und Medizin

Ein Lexikon

Herausgegeben von
Bettina von Jagow und Florian Steger

Vandenhoeck & Ruprecht

Bibliografische Information Der Deutschen Bibliothek

Die Deutsche Bibliothek verzeichnet diese Publikation in der
Deutschen Nationalbiografie; detaillierte bibliografische Daten sind
im Internet über <http://dnb.ddb.de> abrufbar.

ISBN 3-525-21018-3

Umschlagabbildung: Der Arzt. Allegorischer Stich von M. Engelbrecht. Deutschland, um 1735
(Paris, Bibl. des arts décoratifs)
Umschlagkonzept: Groothuis Lohfert Consorten, Hamburg
Gesamtherstellung: Hubert & Co., Göttingen

Inhalt

Geleitwort

Die Beziehung zwischen Literatur und Medizin besitzt zahlreiche Dimensionen und steht in einer langen Tradition, die mit unterschiedlichen Stationen und Zäsuren bis in die Antike zurückreicht. Krankheit und Schmerz, Geburt und Tod werden immer wieder in literarischen Texten ebenso dargestellt und gedeutet wie Patient, Arzt, Therapie und medizinische Institution. Schriftsteller sind Ärzte oder Ärzte Schriftsteller. Künstler erkranken, Krankheit bringt auch Kunst hervor. Literatur ist zwar nicht Medizin und kann doch zu einem Instrument der Therapie werden; Medizin ihrerseits unterscheidet sich von Kunst, auch wenn ärztliches Handeln künstlerische Momente enthält.

Drei Funktionen besitzen für die Beziehung zwischen Medizin und Literatur besonderes Gewicht: die *fiktionale Funktion der Medizin*, die *szientifische Funktion der Literatur* und die *genuine Funktion der literarisierten Medizin*.

Mit der *fiktionalen Funktion der Medizin* ist gemeint, dass medizinische Kenntnisse zum Verständnis des literarischen Textes beitragen können. Krankheiten, Arzt-Patienten-Beziehung, medizinische Institution werfen ein erhellendes Licht auf Thema und Struktur von Romanen und Erzählungen, auf Raum- und Zeitbehandlung, auf Personen und Situationen, auf Einstellungen und Handlungen. Nicht selten erschließen sich literarische Interpretationen erst über die Medizingeschichte, über das Studium der historischen Entwicklung der diagnostisch-therapeutischen Verfahren und den Paradigmenwechsel der Krankheiten.

Literatur kommt umgekehrt eine Bedeutung für die Medizin zu – diese lässt sich als *szientifische Funktion der Literatur* bezeichnen. Literarische Darstellungen des Arztes, der Therapie und der medizinischen Institution, der Krankheit und v. a. des Kranken in seiner Subjektivität und individuellen Lebenssituation erinnern die Medizin stets von Neuem an die Einheit somatischer, psychischer, sozialer und geistiger Bereiche im kranken Menschen – eine Einheit, die in wissenschaftlicher Forschung und therapeutischer Tätigkeit wie auch in der medizinischen Ausbildung meist zu wenig Beachtung findet. Literatur fordert zur Überprüfung therapeutischer Methoden und Ziele auf und lässt über die Logik der Arzt-Patienten-Beziehung nachdenken.

Literatur fördert schließlich allgemein, was als *genuine Funktion der literarisierten Medizin* begriffen werden kann, das Verständnis für den Kranken und die Krankheit, für den Arzt und die Therapie – beim Kranken wie beim Gesunden, in der Öffentlichkeit wie in der Politik. Literatur weist auf Gefahren und Risiken der Medizin, auf Technisierung und Anonymisierung, auf den Verlust der Menschlichkeit hin. Mit ihren Ideen, Metaphern und Symbolen erfüllen literarische Werke das Bedürfnis nach Deutungen der Krankheit, die über alle naturwissenschaftlich-medizinischen und sozialpsychologischen Erklärungen hinausgehen. In der Literatur wird die übliche Trennung von »gesund« und »krank«, von Norm und Abnormität in Frage gestellt oder relativiert; der Kranke kann als der eigentlich Gesunde erscheinen, Krankheiten können als Signatur ihrer Zeit, das Krankenhaus als Abbild der Welt verstanden werden.

Die *Welt der Medizin* wird in allen *Gattungen der Literatur* wiedergegeben. Ohne Zweifel lassen sich aber auch spezifische Affinitäten zwischen bestimmten Bereichen der Medizin und den verschiedenen literarischen Gattungen erkennen und einsichtig machen. Die Gefühle und

Empfindungen des kranken Menschen werden bevorzugt im Gedicht ihr Medium finden, die Entwicklung des Kranken und seine vielschichtige Abhängigkeit von der Umwelt erscheint eher im Prosawerk, Verhalten und unmittelbare soziale Beziehungen dagegen im Drama. Der Essay, die Satire, das Lehrgedicht eröffnen ihrerseits besondere Möglichkeiten, besitzen auch im Verlauf der neuzeitlichen Entwicklung unterschiedliches Gewicht.

Besondere Beachtung verdienen die folgenden acht Dimensionen der Darstellung und Deutung der Medizin: Pathophänomenologie, Ätiologie, Diagnose und Therapie, Subjektivität des Kranken, Arztbild, medizinische Institutionen, soziale Reaktion, Symbol.

Literatur kann zur *Therapie* beitragen, kann eine heilsame Funktion nicht allein für den Schriftsteller, sondern auch für den Leser ausüben. Inhalt und formale Struktur rufen Gefühle und Empfindungen hervor, die auf die Gesundheit einen stärkenden Einfluss nehmen oder die Genesung fördern können. Seit der Antike wurde von Ärzten und Schriftstellern auf die hilfreiche Kraft der Literatur wie der anderen Künste aufmerksam gemacht. Zur Anwendung kommt Literatur besonders bei psychischen Erkrankungen, aber auch in somatischen Krankheiten können literarische Texte einen Beistand gewähren. Zugleich darf die Differenz von Literatur und Medizin nicht übersehen werden; literarische Texte können belasten und irritieren; sie sind ein Mittel der Persönlichkeitsbildung.

Literatur und Medizin entfalten sich gleichermaßen im Medium der *Sprache,* auch wenn Entstehung und Realisierung jeweils spezifische biologisch-psychologische wie soziokulturelle Bedingungen besitzen. Die Grenzen sind aber durchlässig; Medizin übernimmt Wendungen der Literatur, in die Literatur gehen – wie in die Sprache des Kranken – umgekehrt auch medizinische Termini und Begriffe ein. Die Kommunikation zwischen Arzt und Krankem basiert ihrerseits auf literarischen oder künstlerischen Dimensionen.

Die Epochen der Medizingeschichte sind mit den Epochen der Literaturentwicklung nicht gleichzusetzen. Wenn bereits in der Medizin nur differenziert nach den verschiedenen Ebenen des Handelns, Wissens und Denkens von Fortschritt gesprochen werden kann, so noch eingeschränkter im Bereich der Literatur; die Wiedergabe des Wahnsinns in den Tragödien der Antike wie der Neuzeit kann auch heute noch unmittelbar berühren und anregen, was sich von vergangenen Texten der Psychiatrie nicht ohne Weiteres sagen lässt. Eine komparative Evolutionstheorie von Literatur und Medizin wird mit den Kategorien der Grundlegung und des Progresses, der Innovation und Transplantation, der Stagnation und des Verfalls spezifische Phasen und Bereiche der Literatur- und Medizingeschichte unterscheiden. Wandel und Dauer, Abhängigkeit von sozialökonomischen und kulturellen Bedingungen fallen für die Wissenschaften und Künste – wie auch für die Natur und den Menschen – keineswegs identisch aus.

Die Beziehung zwischen Literatur und Medizin wird von Medizinern unterschiedlich eingeschätzt; der Wert der Literatur kann allgemein anerkannt, in der Darstellung bestimmter Krankheiten und v.a. ihren Ursachen aber auch begrenzt oder verworfen worden. Der Mediziner und Philosoph Karl Jaspers zieht in seiner *Allgemeinen Psychopathologie* (1913) wiederholt literarische Texte heran; Dichter hätten mit Recht »in Gestalten des Wahnsinns wie in Symbolen das Wesen des Menschseins, seine höchsten und entsetzlichsten Möglichkeiten, seine Größe und seinen Fall« dargestellt. Der anthropologische Mediziner Viktor Emil von Gebsattel findet in Werken der Kunst »die idealtypischen Strukturen aufgezeichnet und vorgebildet, denen man im Alltagsleben nicht begegnet« (*Imago Hominis,* 1964). Literatur ist aber nicht sakrosankt; auch Schriftsteller können sich irren, können verbreiteten Klischees und persönlichen Vorurteilen erliegen. Literatur manifestiert im Übrigen nicht nur dominierende Wertorientierungen einer Epoche, sondern kann auch seismographisch zukünftige Entwicklungen antizipieren. Im Medium der Literatur wird die Grundsituation der Medizin in ihrer Konkretheit und Symbolik dargestellt: ein Mensch in Not – ein Mensch als Helfer.

Das von Bettina von Jagow und Florian Steger herausgegebene Lexikon bietet einen ebenso umfassenden wie detaillierten Überblick zur Medizin bzw. zu medizinischen Begriffen in Werken der Literatur von der Antike bis zur Gegenwart. Der interessierte Leser wird zahlreiche Entdeckungen machen und immer wieder auf Anre-

gungen stoßen, die zu neuer und bereichernder
Lektüre verleiten. Stets wird in den Beiträgen
der Bezug zur Medizin und Medizingeschichte
hergestellt, werden Hinweise auf weiterführende
Literatur gegeben. Diesem weit gespannten Buch
ist eine Aufnahme bei Medizinern und Literatur-
wissenschaftlern wie besonders aber bei allen
Freunden der Literatur zu wünschen.

Lübeck, Sommer 2005   Dietrich v. Engelhardt

Vorwort

Literatur und Medizin sind zwei unterschiedliche Denksysteme, die zunächst kaum Schnittstellen erkennen lassen. Literatur ist grundsätzlich ein schriftliches Zeugnis, das Wissen über den Menschen und die ihn umgebende Welt vermittelt. Ferner steht Literatur für eine mögliche Form der Aussage von Wissen, die mehr als reine Abbildfunktion darstellt und in der Regel durch einen Autor einer spezifischen Schreibweise zuzuordnen ist. Bei Literatur handelt es sich auch um Poesie im ursprünglichen Sinn, deren bedeutsames Kriterium der Fiktion das Spezifische ihrer Schriftlichkeit ausmacht, und zwar deren Verortung im Fiktiven und deren Anreicherung durch Reales und Imaginäres. Poesie verbürgt sich einer gesellschaftlichen Einbettung und einer imaginären Transzendierung. Sie oszilliert zwischen Realem und Imaginärem und repräsentiert im Modus fiktionalen Sprechens ein eigenes, der Realität gegenüber transformiertes Wissen. Sie generiert dieses durch die poetische Sprache und veranschaulicht es in der ihr eigenen ästhetischen Form: in literarischen Repräsentationen, die Medizin widerspiegeln können, niemals aber Medizin an sich darstellen. Unter Medizin kann das v. a. schriftlich niedergelegte und deshalb tradierfähige Wissen über die Natur und den Menschen verstanden werden.

Soweit es in diesem Lexikon sinnvoll und notwendig war, wurde für medizinische Phänomene das Beschreibungsinventar moderner operationalisierter Klassifikationssysteme gewählt, und zwar die Internationale Klassifikation der Krankheiten (ICD-10), respektive für psychopathologische Phänomene zusätzlich und in Abgrenzung von ICD-10 Kapitel V (F) das Diagnostische und Statistische Manual Psychischer Störungen (DSM-IV) (Psychopathologie).

Literatur und Medizin durchkreuzen einander im Feld der Sprache und über ein Wissen, das beide auf genuine Weise speichern und mit dem sie spezifisch umgehen: die Medizin in Theorie und Praxis vornehmlich zur Versorgung des kranken Menschen; die Literatur in Ästhetik und ihrer Rezeption zur intellektuellen Bereicherung des neugierigen Menschen. Diese Durchkreuzung hat gewisse Schnittpunkte, welche Dietrich von Engelhardt in seinen Studien zu Literatur und Medizin aufgezeigt und an denen er verschiedene Funktionen der Beziehung von Medizin und Literatur herausgearbeitet hat. Medizin ist ohne kulturelle Kontextualisierung nicht denkbar und also nur im historischen Rahmen verständlich; dabei kommt der Literatur wie den Künsten im Allgemeinen eine große Funktion zu. Wie Viktor von Weizsäcker treffend beschrieben hat, ist Medizin Anthropologie; diese anthropologische Dimension verbindet sie auch mit der Literatur.

Im Lexikon werden Schnittstellen von Literatur und Medizin ins Zentrum gerückt, und zwar mit einem doppelten Blick auf das Thema – aus literaturwissenschaftlicher Perspektive zum einen und aus medizin- und wissenschaftsgeschichtlicher zum anderen. Wir verstehen unser Projekt als interdisziplinäre Herausforderung und damit als einen Beitrag im Rahmen der humanwissenschaftlichen Grundlagenforschung, durch den der aktuelle Dialog zwischen Geisteswissenschaften und empirischen Wissenschaften angeregt wird. Die Auswahl der Stichwörter geschah in einem mehrstufigen Prozess und war geleitet von der Überlegung der gegenseitigen Bedeutsamkeit für Literatur und Medizin. Dass die Auswahl der Stichwörter dennoch einer gewissen Subjektivität unterliegt und dass manchem vielleicht der eine oder andere Artikel fehlt, ließ sich in dem gesteckten Rahmen kaum vermeiden. Vielleicht spricht dies aber auch für die Aktualität und die im Fluss befindliche Forschung zu diesem spannenden Arbeitsfeld von Literatur und Medizin. Für die Lemmata des vorliegenden Lexikons konnten über 80 ausgewiesene Autorinnen und Autoren in interdisziplinärer und internationaler Zusammensetzung gewonnen werden. Es handelt sich um ein sachlich-systematisches Lexikon, dessen Artikel weitgehend einen einheitlichen Umfang und Aufbau haben: Im ersten Teil eines Lemmas wird das Stichwort begriffs- respektive kulturgeschichtlich dargestellt, bevor in einem zweiten Teil literarische Repräsentationen des jeweiligen Begriffs in der europäischen Literatur diachron aufgezeigt werden, worunter insbesondere die deutschsprachige, englische, französische, italienische, spanische und russische Literatur Berücksichtigung finden. Die Beispiele, an denen die systematischen Begriffe erläutert werden, besitzen eine große Wirkungsgeschichte und sind im kulturellen Gedächtnis Europas ebenso präsent wie im literarischen Kanon, auf dem Buchmarkt, im Film und auf dem Theater. Einige amerikanische Autoren, deren geistesgeschichtliche Grundlagen in Europa liegen und deren Werke im Feld von Literatur und Medizin große Relevanz besitzen, finden deshalb als in den europäischen Kontext eingebettet Berücksichtigung.

Die Arbeit an einem Lexikon lebt von guter Kooperation. Dietrich v. Engelhardt und Horst-Jürgen Gerigk haben das Lexikon von der ersten Konzeptualisierung bis zur letzten Fahnenkorrektur mit ihrer Kenntnis und ihrem Einsatz tatkräftig begleitet. Wir sind ihnen für Rat und Tat sehr verbunden. Angela Matthies, Johanna Schweiz und Christian Seidel halfen uns bei vielen arbeitsintensiven Recherchen und Korrekturen, wofür ihnen großer Dank gebührt. Jürgen Brunner las mit großer Sorgfalt hilfreich und kompetent das ganze Manuskript und bewahrte uns vor manchem Fehler. Wir danken ihm dafür herzlich. Dem Verlag Vandenhoeck & Ruprecht sind wir zu großem Dank verpflichtet, v.a. dafür, dass dieser unserem Projekt von Anfang an mit großer Begeisterung gegenüberstand. Lektorat und Redaktion danken wir für die gewissenhafte und engagierte Arbeit. Ein Lexikon-Projekt kann ohne Mitdenken, Hilfe und schließlich das Verfassen der Artikel – damit ohne eine Vielzahl von Menschen – nicht realisiert werden. Neben den Genannten und den zahlreich ungenannt Gebliebenen möchten wir insbesondere unseren Autorinnen und Autoren unseren aufrichtigen Dank aussprechen. Sie haben in einem bewundernswerten Maß inhaltlich so produktiv wie kooperativ zum Gelingen dieses Werks beigetragen.

München im Juni 2005
Bettina von Jagow und Florian Steger

Artikel

Abtreibung Der aus dem Lateinischen stammende Begriff »Abort« bezeichnet sowohl eine spontane als auch eine künstliche Unterbrechung der →Schwangerschaft, während A. auf die künstliche Unterbrechung beschränkt ist. Im *Hippokratischen Eid* (→Ethik in der Medizin) wurden die Schwörenden verpflichtet, kein Abtreibungszäpfchen zu geben; ob sich das Verbot auf diese spezielle Arzneiform beschränkte oder ob es sich hier um ein allgemeines Abtreibungsverbot handelte, bleibt umstritten, ebenso wie die Frage, was im letzteren Fall das Motiv war, zumal in der Antike nachweislich Abtreibungen praktiziert wurden. Es sind auch Rezepturen hierfür überliefert, z. B. ein Abtreibungswein in der *Materia medica* des Dioskurides. Die von Aristoteles formulierte Lehre von der Sukzessivbeseelung (→Leib und Seele) des menschlichen Fötus (danach sollten männliche Feten nach dem 40. und weibliche nach dem 80. Tag beseelt sein) wurde später kirchenrechtlich aufgegriffen, z. B. in den unterschiedlichen Bußvorschriften. Auch die peinliche Halsgerichtsordnung von Karl V. sah in diesem Sinn unterschiedlich schwere Strafen für eine A. eines »unbeseelten« oder eines »beseelten Fetus« vor. Im letzteren Fall drohte der Frau die Todesstrafe. Ab dem 17. Jh. hatten die →Hebammen zunehmend die Pflicht, Abtreibungsversuche zur Anzeige zu bringen. Im 18. Jh. wurde der Anbau abtreibender Pflanzen (z. B. Sadebaum) z. T. verboten; auch Petersilie, in großen Mengen gegessen, wurde als abtreibend angesehen. Nach der Kindsmorddebatte (→Mord) Ende des 18. Jh. wurde nur noch selten die Todesstrafe bei Selbstabtreibung verhängt. Die Aufklärungsquote war ohnehin niedrig. Im Strafrecht des Kai-serreichs wurde das Abtreibungsverbot 1871 verankert. Besonders in der Weimarer Zeit war der § 218 heftig umstritten; eine halbherzige Reform und die sehr unterschiedliche Praxis der Ärzte prägten das Bild. Der Kampf gegen den § 218 war wichtiger Inhalt der Frauenbewegung der Bundesrepublik, Ähnliches gilt für die anderen westlichen Länder. In den sozialistischen Staaten war A. meist im Sinn einer Fristenlösung legal. Die Reform des § 218 von 1974 (Fristenlösung) wurde vom Bundesverfassungsgericht 1975 für grundgesetzwidrig erklärt; von 1976 bis 1989 gab es in der BRD eine Indikationslösung. Eine weitere Novelle wurde 1992 vom Bundesverfassungsgericht für verfassungswidrig erklärt, was zur Reformulierung des Gesetzes mit einer kombinierten Indikations- und Fristenlösung und Pflichtberatung führte. Die Frage, welcher Rechtsstatus dem Ungeborenen zukommt, ist in der kirchlichen und gesellschaftlichen Debatte bis heute umstritten.

Bis zum Anfang des 20. Jh. wird A. in der Literatur kaum explizit erwähnt. Noch vor der eigentlichen Kindsmorddebatte kritisiert Johann Wolfgang von Goethe im Gedicht »Vor Gericht« aus *Sturm und Drang: Balladen* (1776) die Kriminalisierung unehelich schwangerer Frauen: »Von wem ich es habe, das sag ich euch nicht, / Das Kind! in meinem Leib. / ›Pfui!‹ speit ihr aus: ›die Hure da!‹ / Bin doch ein ehrlich Weib.« Gelegentlich ist vom Ungeborenen die Rede, so in Lenaus Gedicht *Anna* (1838): Eine junge Frau akzeptiert einen Unfruchtbarkeits-Zauber, um ewig schön zu bleiben. Sie bereut ihre Tat und wird erlöst, als sie ihre ungeborenen Kinder um Verzeihung bittet. Die Hebamme in Jeremias Gotthelfs *Wie Anne Bäbi Jowäger haushaltet und wie es mit dem Doktore geht* (1843/44) ist davon überzeugt, dass es nicht nur ungesetzlich, sondern eine Sünde sei, einer Frau zur A. zu verhelfen. In Klabunds *Harfenjule* (1927) werden die sozialen Verhältnisse im Berlin der 1920er Jahre und die Verantwortungslosigkeit der Männer kritisiert: Ein »Kerl«, der Jule geschwängert hat, geht »verschütt«. Es bleibt unklar, ob das heimlich geborene Achtmonatskind gelebt hat. »Des Nachts bei Wind und Sturm, / Schleppt ich mich auf'n Anger, / Vergrub das arme Wurm. / Es schrie mein Herz, es brannte mein Blut, / Wer weiß, wie Liebe tut.« Friedrich Wolfs Drama *Cyankali* (1929) plädiert für die Abschaffung des § 218, aber nicht für A., die bei anderen sozialen Verhältnissen nicht sein müsste. Der schwangeren und arbeitslosen Hete gegenüber besteht der Doktor auf dem Buchstaben des Gesetzes, während er einer Bürgersfrau hilft. Hete stirbt an den Folgen zweier unsachgemäß durchgeführter Abtreibungsversuche (mit einer Seifenlaugen-Spritze und mit Cyankali). Das Drama endet mit den Worten der sterbenden Hete: »Tausende … müssen … so sterben … […]. Hilft … uns … denn niemand?« In George Orwells *Keep the Aspidistra Flying* (1936; dt. *Die Wonnen der Aspidistra*) bringt die Ankündigung Rosemarys, sie werde eine Abtreiberin aufsuchen, Gordon dazu, nach einem festen Einkommen zu suchen und Rosemary die Ehe zu versprechen. Zwar erscheinen ihm die Abbildungen von jungen Feten, die er in der Stadtbibliothek ansieht, als »nicht menschlich«, aber er glaubt doch, einen Teil von sich in ihnen zu erkennen. Obwohl die Erzählung gern auf Internetseiten von Abtreibungsgegnern zitiert wird, lässt sie sich nicht in die Linie der von Barbara Duden kritisierten sozialen Konstruktion des Ungeborenen einreihen: Für Gordon bleibt die Hinwendung zu einem bürgerlichen Leben ebenso ambivalent wie diejenige zu seinem ungeborenen Kind. Ilse Aichingers *Spiegelgeschichte* (1954) erzählt das kurze Leben einer jungen Frau, die an einem kriminellen Abort gestorben ist, vom Moment ihrer Beerdigung an rückwärts. Die Frage, ob es notwendig ist, dass Frauen im 20. Jh. an den Folgen eines Abortes sterben, verbindet sich mit der allgemeinen nach biographischer und historischer Notwendigkeit. John Irving lässt in *The Cider House Rules* (1985, dt. *Gottes Werk und Teufels Beitrag*) gegensätzliche Standpunkte zur A.

zur Sprache kommen; insgesamt vertritt der Roman die Position der »pro choice« Bewegung in den USA. In *La Vacation* (1989; dt. *Ein Kind aus Papier*) beschreibt Martin Winckler den Alltag in einer französischen Abtreibungsambulanz; der Text ist eine Kollage aus den Wahrnehmungen und Gefühlen des Arztes und denjenigen seiner Patientinnen. Dacia Marainis *Un clandestino a bordo* (1996; dt. *Ein blinder Passagier*) greift ein Erzählmotiv aus Oriana Fallacis *Lettera a un bambino mai nato* (1975; dt. *Brief an ein nie geborenes Kind*) auf. Maraini konstatiert, man könne nicht über »Abort« reden, ohne gleichzeitig über Mutterschaft zu reflektieren. Sie macht darauf aufmerksam, dass der Komplex »Schwangerschaft, Geburt, Abtreibung« untrennbar mit Fragen der Machtverteilung in der Gesellschaft und zwischen den Geschlechtern (→Geschlechterdifferenz) verknüpft ist, für Frauen jedoch in besonderer Weise an existenzielle Fragen rührt.

Sybilla Flügge: Hebammen und heilkundige Frauen. Recht und Rechtswirklichkeit im 15. und 16. Jahrhundert, Frankfurt/M. 1998
John M. Riddle: Eve's Herbs. A History of Contraception and Abortion in the West, Cambridge (Mass.) 1997
Robert Jütte (Hg.): Geschichte der Abtreibung. Von der Antike bis zur Gegenwart, München 1993
Anna Bergmann: Die verhütete Sexualität. Die Anfänge der modernen Geburtenkontrolle, Hamburg 1992
Barbara Duden: Der Frauenleib als öffentlicher Ort: Vom Missbrauch des Begriffs Leben, München 1991
B.W.

Abweichung   →Norm

Ärzte   Der Artikel ist in vier Abschnitte gegliedert: (1) Ärzte als Schriftsteller, (2) Ärzte als literarische Figuren, (3) Ärzte als Forscher und (4) Ärzte als Patienten.

(1) Ärzte als Schriftsteller
    »Nirgendwo im Bereich der schönen Künste sind die Ä. während der vergangenen Jahrhunderte schöpferischer gewesen als gerade auf literarischem Gebiet« (Dieter Kerner). Hinzuzufügen bleibt, dass weder unter Ingenieuren, Chemikern, Architekten oder Biologen die Zahl berühmter Dichter so groß ist wie unter den Ä. Kurzum: Die Medizinische Fakultät ist auf die-

sem Feld ungeschlagen, in nächster Konkurrenz befinden sich Juristen und Theologen. Die grundsätzliche Frage, die sich hier stellt, lautet allerdings: Was muss der Dichter »wissen«? Zumindest ist sicher, dass ein Sachwissen, das sich den verschiedenen Fakultäten zuordnen lässt, kein Garant für die Wahrheit der Dichtung ist. Andererseits ist medizinisches Wissen von →Leib und Seele als literarisches Thema nicht auf Autoren beschränkt, die selbst Ä. waren. Man denke an E. T. A. Hoffmanns *Der Sandmann* (1817) und Thomas Manns *Der Zauberberg* (1924). Den Blick auf Ä. als Schriftsteller zu richten, bedeutet also, eine Region der Schaffenspsychologie zu erschließen, mit der Leitfrage, in welchem Umfang und auf welche Weise die Berufsausbildung eines Autors seine literarische Produktion beeinflusst hat. Die Systematisierung dieses Gegenstandsbereichs unterscheidet Autoren, die ihr Medizinstudium abschlossen und als Arzt praktiziert haben, von solchen Autoren, die ihr Medizinstudium abgebrochen haben. Zu der ersten Gruppe gehören beispielsweise François Rabelais, Friedrich Schiller und Anton Tschechow, zur zweiten Henrik Ibsen, Louis Aragon und Bertolt Brecht. Eine besondere Gruppe am Rand der anstehenden Thematik bilden die Söhne von Ä.: so etwa Miguel de Cervantes, Fjodor M. Dostojewskij, Gustave Flaubert, Marcel Proust, Ernest Hemingway. Im Zentrum stehen jene literarischen Werke, in denen der Arzt als Schriftsteller seine eigene Lebenswelt zu Wort kommen lässt: so in William Somerset Maughams Entwicklungsroman *Of Human Bondage* (1915; dt. *Der Menschen Hörigkeit*), der den Lebensweg eines Medizinstudenten, der schließlich Arzt wird, zum Thema hat; oder in Gottfried Benns Zyklus *Morgue und andere Gedichte* (1912) sowie seinen Erzählungen um den jungen Arzt Rönne, darunter *Gehirne*, 1915/16, *Die Eroberung* (1916), *Die Reise* (1916). Die sozialen Verhältnisse einer psychiatrischen Klinik (→Psychiatrie) schildern Heinar Kipphardt in *März* (1976) und Rainald Goetz in *Irre* (1983). Friedrich Schiller liefert mit seinem *Versuch über den Zusammenhang der thierischen Natur des Menschen mit seiner geistigen* (1780) die heute als »psychosomatisch« zu kennzeichnende Grundeinstellung der anthropologischen Prämisse seines Schauspiels *Die Räuber* (1781). Leitbild ist der »intelligible Charakter« im Sinne Kants. Anton Tschechow wiederum ist als regelrecht theoriefeindlich einzustufen. Sein Leitbild ist der »empirische« Mensch. Als praktizierender Arzt in ständigem Kontakt mit Krankheit (→Gesundheit und Krankheit) und →Tod unter den deprimierenden Verhältnissen der russischen Wirklichkeit, wird ihm in seinen literarischen Werken die Vergänglichkeit ohne Transzendenz zur Grundvoraussetzung allen individuellen Daseins. Hervorzuheben sind in unserem Kontext die Erzählungen *Palata No. 6* (1892; dt. *Krankenzimmer Nr. 6*), *Černyj monach* (1894; dt. *Der schwarze Mönch*) und *Slučaj iz praktiki* (1899; dt. *Ein Fall aus der Praxis*) sowie die Darstellung des Arztes Dr. Dorn in der »Komödie« *Čajka* (1896; dt. *Die Möwe*). Schiller und Tschechow repräsentieren mit ihren Menschenbildern antagonistische Positionen, jeweils geboren aus der medizinischen Wissenschaft und Praxis. (H.-J. G.)

(2) Ärzte als literarische Figuren
Die Zunft der Ä. hat die Literatur immer wieder zu typisierender Darstellung angeregt. Drei Gruppen sind zu unterscheiden: (1) der teuflisch inspirierte Transgressor, dessen Urbild Faust ist, (2) der Arzt als leidender und mitleidender homo humanus und (3) der Arzt als Karikatur des gesunden Menschenverstandes. Zu (1) hat Goethes *Faust* (*Urfaust*, um 1770–75, Druck 1887; *Faust, eine Tragödie. Erster Teil* 1808; *Zweiter Teil* 1832) die moderne Fixierung geschaffen: »Habe nun, ach! Philosophie, / Juristerei und Medizin / und leider auch Theologie / Durchaus studiert, mit heißem Bemühn« (Erster Teil, Nacht). In solchem Bannkreis steht Mary W. Shelleys *Frankenstein, or The Modern Prometheus* (anonym 1818, revidiert 1831; dt. *Frankenstein oder Der moderne Prometheus*) dessen Titelheld, von Herkunft ein Schweizer, in Ingolstadt Medizin studiert und aus Leichenteilen einen neuen Menschen erschafft; des weiteren Robert L. Stevensons Doppelgängergeschichte *The Strange Case of Dr. Jekyll and Mr. Hyde* (1886; dt. *Dr. Jekyll und Mr. Hyde*), worin der faustische Universalgelehrte Dr. Jekyll der dunklen Seite seines Wesens, die er durch eine Droge beherrschen wollte, erliegt. Faustisch inspiriert ist auch der Arzt Dr. Moreau in Herbert George Wells Erzählung *The Island of Doctor Moreau* (1896; dt. *Die Insel des Doktor Moreau*), der durch fantastische →Operationen Menschen in die ihnen entspre-

chenden Tiere verwandelt. Eine harmlose Variante des Typus des »verrückten Wissenschaftlers« liegt in Nathaniel Hawthornes allegorischer Erzählung *Dr. Heidegger's Experiment* (1837; dt. *Dr. Heideggers Experiment*) vor, worin ein Arzt drei alten Männern und ihrer damaligen Freundin das Wasser der Jugend verabreicht und die Wiederholung ihrer Torheiten erleben muss. Zu (2) seien drei Beispiele nach vorn gerückt: Boris Pasternaks Welterfolg *Doktor Živago* (1957; dt. *Doktor Schiwago*), worin der Arzt und Dichter Dr. Jurij Schiwago (von russ. *živoj* = lebendig) inmitten politischer Wirrnis als homo humanus den Sieg der Stille davonträgt; des weiteren der Bestseller von Heinz G. Konsalik, *Der Arzt von Stalingrad* (1956), ein Roman, der mit den Mitteln der Unterhaltungskunst ein heroisches Ethos feiert; und schließlich das Bühnenstück *Suddenly Last Summer* (1958; dt. *Plötzlich letzten Sommer*) von Tennessee Williams, das den seltenen Fall der positiven Zeichnung eines Psychiaters liefert: Dr. Cukrowicz, ein junger blonder Arzt von eisigem Charme, ganz in Weiß gekleidet, lässt sich nicht dazu verleiten, an einer verstörten jungen Frau eine Lobotomie durchzuführen, um sie um ihr Erbe zu bringen. Das Bestechungsangebot schlägt er aus. Zur Schullektüre wurde Albert Camus' *La Peste* (1947; dt. *Die Pest*), ein Roman, der die Sisyphos-Arbeit des unbeirrten Arztes Bernard Rieux in hoffnungsloser Gesamtlage veranschaulicht, in thematischer Nachfolge zu Daniel Defoes *A Journal of the Plague Year of London* (1722; dt. *Die Pest zu London*). Zu (3) ist v.a. Molières Komödie *Le malade imaginaire* (1673; dt. *Der eingebildete Kranke*) zu nennen, die schärfste Satire, die jemals gegen die medizinische Wissenschaft geschrieben wurde. Die Glaubwürdigkeit einer ganzen Zunft wird hier untergraben. In anderer Akzentuierung gilt das auch für die über hundert Ä., die uns der Arzt Anton Tschechow schildert, selbst wenn sie einzelne positive Charakterzüge aufweisen. Vollständig negativ wird der von der Theorie der Heredität bestimmte Arzt in der Erzählung *Pripadok* (1888; dt. *Der Anfall*) gezeichnet. Gegen Dr. Ragin, den sensiblen Arzt der Erzählung *Palata No. 6* (1892; dt. *Krankenzimmer Nr.6*), erhebt Tschechow den fundamentalen Vorwurf, er habe es, als er noch im Dienst war, an Zivilcourage gegen den brutalen Wärter Nikita fehlen lassen, so dass er, nun selber in-

zwischen Patient, zu Recht von dessen Fäusten gedemütigt werde. Tschechows Spitze richtet sich hier gegen Leo N. Tolstojs Mahnung, dem Bösen keinen gewaltsamen Widerstand zu leisten. Als menschlich defizitär wird der Arzt Dr. Michail Astrow in *Djadja Vanja* (1890; dt. *Onkel Wanja*) abgetan, der die Aufforstung Russlands betreiben will und gegenüber Sonja, der jungen Frau, die ihn liebt, versagt. Jewgenij Dorn, der Arzt in *Čajka* (1896; dt. *Die Möwe*), wird als sentimentaler Zyniker abgekanzelt. Der Arzt Tschechow hatte von seiner eigenen zeitgenössischen Zunft zweifellos keine hohe Meinung. In *Vojna i mir* (1868/69; dt. *Krieg und Frieden*) liefert Leo N. Tolstoj (Bd. 4, Teil 4, Kap. 12) mit Bezug auf seinen Helden Pierre Besuchow den programmatischen Satz: »Obwohl die Ärzte ihn behandelten, wurde er gesund.« (H.-J. G.)

(3) Ärzte als Forscher

Naturwissenschaftliche und →medizinische Forschung gibt es in Ansätzen bereits in der Antike und im Mittelalter. Forschung als empirische und geplante, auf die Natur des Gegenstandes und kausale Zusammenhänge gerichtete Erkenntnissuche ist ein Charakteristikum erst der Neuzeit mit Kontrollversuch, Blindversuch (→Experiment), Statistik und vielen weiteren Formen v.a. seit dem 19. und 20. Jh. Im Medium der Literatur werden Forscherärzte seit der Neuzeit und v.a. seit dem 18. Jh. dargestellt. Für das weitere Verhältnis von Forschung und Ä. →Medizinische Forschung. (D. v. E.)

(4) Ärzte als Patienten

Ä. sind nicht nur Therapeuten und Forscher, sie sind – was nicht selten von der Umwelt und gelegentlich von ihnen selbst vergessen wird – ebenfalls →Patienten; auch sie leiden, werden krank und sterben. Ob Krankheit die Therapiefähigkeit der Ä. oder ihre Beziehung zum Patienten verbessert oder verschlechtert, ist ein kontroverses Thema seit der Antike. Philosophen, Psychologen, Mediziner und auch Schriftsteller haben unterschiedliche Antworten gegeben – aufgrund theoretischer Überzeugungen oder konkreter Erfahrungen. Medizinisches Wissen wirkt sich nach entsprechenden Berichten und Studien auf den Umgang des Arztes mit seiner eigenen Krankheit aus, kann ihn beunruhigen und sogar zum Verzicht auf Behandlung bewegen. Iatrogenen Schädigungen ist nicht nur der Laie, sondern auch der Arzt ausgesetzt; manche Krankheiten hängen besonders eng mit dem ärztlichen Beruf zusammen.

Das Spektrum der →Behinderungen und Krankheiten, von denen Ä. im literarischen Medium betroffen sind, ist weit gespannt. Philip Carey in William Somerset Maughams *Of Human Bondage* (1915; dt. *Der Menschen Hörigkeit*) leidet seit der Geburt an einem Klumpfuß. Die Ärztin Ljudmila Afanassjevna Donzowa, Leiterin der Bestrahlungsabteilung in Alexander Solschenizyns *Rakovyj korpus* (1968; dt. *Krebsstation*), erkrankt selbst an →Krebs und erlebt nun als Patientin die Grenzen der Medizin. Der angehende Arzt Jewgenij Wassiljewitsch Basarow in Iwan Turgenjews *Otcy i deti* (1862; dt. *Väter und Söhne*) infiziert (→Infektion) sich während einer Sektion an Typhus und stirbt an der Vergiftung. Der Diphtherie erliegt der Arzt Dymov in Anton Tschechows Erzählung *Proprygun'ja* (1888–92; dt. *Flattergeist*). Von Herzleiden sind Balzacs Doktor Bénassis in *Le médecin de campagne* (1833; dt. *Der Landarzt*), Zolas Forscherarzt *Le Docteur Pascal* (1893; dt. *Doktor Pascal*), Sherwood Andersons Doktor Cochran in *Unlighted Lamps* (1921; dt. *Ungeborenes Licht*), William Faulkners *Doctor Martino* (1931; dt. *Doktor Martino*) und Boris Pasternaks *Doktor Živago* (1957; dt. *Doktor Schiwago*) betroffen. Hofrat Behrens in Thomas Manns *Der Zauberberg* (1924) leidet wie seine Patienten an Lungentuberkulose (→Tuberkulose). An einer Lungenentzündung, die er sich aus Unvorsichtigkeit und medizinischer Überheblichkeit zugezogen hat, stirbt der Arzt Öyen in Hamsuns Sanatoriumsroman *Sidste Kapitel* (1923; dt. *Das letzte Kapitel*). Ä. verfallen auch dem Alkohol (→Alkohol und Alkoholismus) oder der →Droge. Der Assistenzarzt Barnier wendet sich in Goncourts *Soeur Philomène* (1861; dt. *Schwester Philomène*) aus Trauer über den Tod seiner früheren Geliebten Romaine dem Alkohol zu und geht an einer Sektionsvergiftung zugrunde. Alkoholiker und Drogenkonsument (Morphium, Heroin, Kokain) ist der fachlich und psychologisch fähige und zugleich unzuverlässige *Old Doc Rivers* (W. C. Williams, 1932; dt. *Der alte Doc Rivers*). Vom Alkohol abhängig und zugleich psychischen Störungen ausgesetzt ist Walker Percys Psychiater Dr. Tom More (= Thomas Morus), der sich mit seinem Wissen um die »verborgenen Ursachen der Din-

ge« und seinen Fähigkeiten zu »einfachen Hypothesen« für ein Genie hält, in *Love in the Ruins* und *The Thanatossyndrom* (1971; dt. *Liebe in Ruinen*; 1987; dt. *Das Thanatos-Syndrom*). Der Kinderarzt Dr. Antoine Thibault in *Les Thibaults* (Roger Martin du Gard, 1922/40; dt. *Die Thibaults*) zieht sich im 1. Weltkrieg eine Gasvergiftung zu. Geisteskrank (→Psychiatrie, →Psychopathologie) wird der Psychiater Dr. Manette in *A Tale of Two Cities* (1859; dt. *Geschichte aus zwei Städten*) von Charles Dickens wie ebenfalls Dr. Ragin in Tschechows Erzählung *Palata No. 6* (1892; dt. *Krankenzimmer Nr. 6*). Ein Arzt mit einer Persönlichkeitsspaltung wird von Robert Louis Stevenson in *The Strange Case of Dr. Jekyll and Mr. Hyde* (1886; dt. *Dr. Jekyll und Mr. Hyde*) dargestellt. Vom Prozess eines geistigen Verfalls eines Arztes wird in dem Roman *Doktor Glas* (1905; dt. *Doktor Glas*) von Hjalmar Söderberg berichtet. Ich-Auflösung und Weltentfremdung bestimmen die Entwicklung des jungen Arztes Dr. Rönne in Gottfried Benns Erzählzyklus *Gehirne*, 1915/16. Ä., die wider ihren Willen zu Patienten einer Irrenanstalt werden, beschreibt Edgar Allan Poe in seiner Erzählung *The System of Dr. Tarr and Prof. Fether* (1845; dt. *Die Methode Dr. Thaer & Prof. Fedders*). Copingstrategien (→Coping) entwickelt nicht nur der Kranke, sondern auch der kranke Arzt im Umgang mit der Krankheit, der Medizin und dem durch die Krankheit veränderten Leben. Dr. Philip Carey (Maugham) versucht, seine →Behinderung zu verbergen, legt sich eine entsprechende Gangart zu, distanziert sich von der Umwelt, lässt seine Gefühle nicht erkennen; zugleich schärft das Gebrechen sein Verständnis für die Fragwürdigkeit von →Normen und klaren Unterscheidungen, motiviert ihn zur wissenschaftlichen Erforschung des Klumpfußes und fördert seine Freude an Kunst und Literatur. Die Ä. Bénassis (Balzac) wie Pascal (Zola) machen sich keine Illusionen über den Ernst ihrer Erkrankung und akzeptieren auch das bevorstehende Ende. Dr. Manette (Dickens) gibt während seiner Genesung, die von mehreren Rückfällen unterbrochen wird, in den Phasen der Gesundheit wertvolle Hinweise für seine Behandlung. Ragin (Tschechow) besitzt keine Einsicht in seinen geistigen Verfall; die Einweisung in die Anstalt, die er vorher selbst geleitet hat, erscheint ihm als Inhaftierung und Folter. Dr. Jekyll (Stevenson) verfällt immer mehr den verbrecherischen Anteilen seiner Persönlichkeit, die sich in Mr. Hyde verkörpern, in dessen Gestalt er aus Angst und Verzweiflung seinem Leben ein Ende setzt. Die Ärztin Donzowa (Solschenizyn) verleugnet zunächst ihre Krebserkrankung, schiebt notwendige Untersuchungen auf, will von Aufklärung (→Aufklärung des Patienten) nichts wissen, sondern sich ihren Kollegen anvertrauen können. Kranke Ä. werden auch in literarischen Texten nicht immer geheilt. Balzacs Bénassis erlebt sein Sterben inmitten seiner Tätigkeit als Landarzt, zwar nicht gänzlich unerwartet, im genauen Zeitpunkt aber doch unvorhergesehen. Basarov (Turgenjew) stirbt bei klarem Bewusstsein über sein Schicksal in der Logik seiner nihilistischen Weltanschauung. Zolas Dr. Pascal beobachtet als wissenschaftlicher Forscher nüchtern den Verlauf seiner Krankheit und prognostiziert exakt den zeitlichen Eintritt des Todes. Tschechows Psychiater Ragin stirbt als Patient in seiner früheren psychiatrischen Anstalt, malträtiert von einem Wärter und nach einem Schlaganfall. Dr. Antoine Thibault (Martin du Gard) verfolgt ebenfalls mit wissenschaftlicher Genauigkeit den tödlichen Prozess seiner Gasvergiftung und entschließt sich zur aktiven Beendigung seines Lebens (→Suizid). Das Erleben der eigenen Krankheit kann den Arzt in der wissenschaftlichen Erkenntnis der Leiden seiner Patienten fördern, kann seine Beziehung zu diesen auch verbessern. Ein guter Psychiater muss nach Dr. Boulbon in Prousts *A la recherche du temps perdu* (1913–27; dt. *Auf der Suche nach der verlorenen Zeit*) die Krankheiten seiner Patienten selbst erlebt haben, sollte ein halb geheilter Patient sein. Die Behinderung lässt Dr. Carey in (Maugham) mit besonderem Feingefühl auf die Gefühle seiner Patienten eingehen. Viele Patienten empfinden allerdings eine ambivalente Einstellung gegenüber kranken Ä. In Thomas Manns *Der Zauberberg* (1924) wird bezweifelt, ob von Krankheit befreien kann, wer ihr selbst unterworfen ist. In Musils *Der Mann ohne Eigenschaften* (1930–52) verlieren Kranke ihr Vertrauen zu dem kranken Arzt, halten andererseits Hinweise eines kranken Arztes, der für sich selbst sorgen kann, für besonders überzeugend. Dr. Tom More (Walker Percy) weiß aus den Reaktionen seiner Patienten, dass er anziehend, aber auch abstoßend wirkt. Die Dimensionen von Not und Hilfe sind im kranken Arzt vereint, können seine Stärke wie seine Schwäche ausmachen. Krankheit und Sterben des Arztes in Jeremias Gotthelfs *Wie Anne Bäbi Jowäger haushaltet und wie es mit dem Doktore geht* (1843/44) haben ihren Grund in dem Verlust der Lebens- und Berufszuversicht wie des Glaubens. Kafkas *Ein Landarzt* (1918) vermag die Wunde des kranken Jungen, zu dem er gerufen wird, nicht zu heilen; er leidet selbst an dieser Wunde, kann »nicht auf eigene Füße« kommen und engt dem Patienten, wie dieser klagt, sein Sterbebett ein. (D. v. E.)

Volker Klimpel: Schriftsteller-Ärzte. Biographisch-bibliographisches Lexikon von den Anfängen bis zur Gegenwart, Hürtgenwald 1999
John H. Dirckx: The Mad Doctor in Fiction. In: Paros 45 (1992), S. 27–31
Dietrich v. Engelhardt: Medizin in der Literatur der Neuzeit. Bd. 1. Darstellung und Deutung, Hürtgenwald 1991
Alice Budge, Emil Dickstein: The Doctor as Patient. Bioethical Dilemmas Reflected in Literary Narratives. In: Literature and Medicine 7 (1988), S. 132–137
Hanne-Marei Büntzel: A. P. Tschechow als Arzt und Patient, Diss. med. FU Berlin 1975
Alfred Rammelmeyer: Arzt, Kranker und Krankheit in der russischen schönen Literatur des 19. Jahrhunderts. In: Walter Artelt, Walter Rüegg (Hg.): Studium zur Medizingeschichte des 19. Jahrhunderts. Bd. 1, Stuttgart 1967
Max Pinner, Benjamin F. Miller: Was Ärzte als Patienten erlebten, Stuttgart 1953
Alfred Grotjahn: Ärzte als Patienten. Subjektive Krankengeschichten in ärztlichen Selbstschilderungen, Leipzig 1929

D. v. E./H.-J. G.

Affekte A. (gr. pathos; lat. affectus, affectio, passio, perturbatio; engl. passion; frz. affekt passion; ital. affetto, passione; span. afecto, pasión, afección) gehören gemeinsam mit Gefühlen und Stimmungen in den Bereich der Emotionen. Sie haben neben den kognitiven und motivationalen Prozessen beträchtlichen Einfluss auf unsere Handlungen. Der Begriff selbst hat einen entscheidenden Bedeutungswandel erfahren. Bis ins 18. Jh. war die Bezeichnung A./Passion Gattungsname für alle nicht rationalen seelischen Regungen, wobei die ursprüngliche Bedeutung von »affectus« entscheidend war, die das Affiziertwerden der Seele von außen, also einen leidenden Zustand der Seele betont (→Leib und

Seele). Heute versteht man darunter ein kurz andauerndes aber intensives Gefühl, das mit subjektiven Körperempfindungen (→Körper) einhergeht und eine unmittelbare Reaktion auf einen äußeren Anlass darstellt. Zwischen diesen beiden Definitionen liegt ein Prozess der Ausdifferenzierung des emotionalen Bereichs im 18. Jh. und die für den europäischen Kontinent wegweisende Unterscheidung Immanuel Kants (*Anthropologie in pragmatischer Hinsicht*, 1798) zwischen dem A. als »Überraschung durch Empfindung«, die »Überlegung unmöglich macht«, und der Leidenschaft als »überlegend, so heftig sie auch sein mag« (A 205 f.). Auf der Grundlage dieser Unterscheidung spielen die A. seit dem 19. Jh. auch im Zusammenhang mit der Frage nach der Willensfreiheit bei Affekttaten eine bedeutende Rolle in der →Forensik. In der Antike galten die A. den Stoikern, die sie unter die Hauptkategorien →Lust, →Schmerz, Furcht, Begierde einordneten, als eine durch falsche Verstandesurteile ausgelöste Krankheit (→Gesundheit und Krankheit) der Seele (→Psychiatrie, →Psychopathologie). Gesundheit war demgegenüber ein Zustand der Affektlosigkeit, der durch Tilgung der A. mit Hilfe der Weisheit erlangt werden konnte. Auch Aristoteles betonte die Notwendigkeit der Disziplinierung und Unterordnung der A. unter den Verstand, doch bestand Gesundheit für ihn in einem diätetischen Mittelmaß (→Diätetik), in der Vermeidung starker A. und der Kontrolle und Dienstbarmachung der beherrschbaren A. zur Förderung ethisch-moralischen Handelns (→Bioethik, →Ethik in der Medizin). Als seelische Phänomene waren die A. in der hippokratisch-galenistischen Medizin – im Unterschied zu den ›Geisteskrankheiten‹ – →Melancholie, Manie (→Depression/Manisch-depressive Krankheit), die aufgrund von Störungen (→Symptom) im Mischungsverhältnis der Säfte durch Dämpfe im →Gehirn hervorgebracht werden – nur dort von Bedeutung, wo sie einen zumeist negativen, bei großer Heftigkeit sogar tödlichen Einfluss auf die Gesundheit des Körpers hatten bzw. direkt als seelische Verursacher körperlicher Erkrankungen, also auch von Geisteskrankheiten, in Frage kamen. Allein die Temperamentenlehre (→Temperamente) ging umgekehrt, etwa beim Zorn des Cholerikers und bei der Traurigkeit des Melancholikers, auch vom Einfluss der Säfte auf eine Disposition zu be-

stimmten A. aus. Mit dem Traktat *De affectibus animi* (1650) des Leidener Arztes Henricus Regius und insbesondere durch René Descartes *Les Passions de l'Ame* (1649; dt. *Die Leidenschaften der Seele*) geraten die A. im 17. Jh. stärker ins Blickfeld der Medizin. Dabei kommt es zu einer entscheidenden Aufwertung des Körpers. Seelische A. werden nach Descartes durch die Bewegungen der rein körperlich verstandenen »spiritus animalis« »veranlasst, unterstützt und verstärkt« (Art. 27), die ihrerseits durch die von der Seele unabhängige Verarbeitung der Sinneseindrücke durch das Gehirn in Bewegung gesetzt worden sind. Da die »spiritus« zugleich in den Körper ausströmen, um dort die entsprechenden Reaktionen zu veranlassen, sieht sich die Seele nicht nur mit ihrem eigenen A., sondern zudem mit einem Körper konfrontiert, dessen Reaktionen sie nur bedingt beeinflussen kann. In diesem bis ins Detail ausgearbeiteten System von Wechselwirkungen, in dem Bewegungen des freien Willens, Emotionen der Seele und physiologische Vorgänge einander gegenseitig bedingen, dienen A. der Seele als Triebkräfte moralischen Verhaltens, aber auch dem Körper, der mit ihrer Hilfe die Seele zu überreden sucht, in seinem Interesse zu handeln. Zeichnet sich bereits im 18. Jh., z.B. bei John Brown, *Elementa medicinae et chirurgiae forensis* (1781; dt. *Grundsätze der Arzneylehre od. System der Heilkunde*) und Joachim Dietrich Brandis, *Pathologie oder Lehre von den Affekten des lebendigen Organismus* (1808) eine zunehmende Konzentration auf die physiologischen und pathologischen Aspekte ab, wobei etwa bei Sir Alexander Crichton, *An Inquiry into the Nature and Origins of Mental Derangement* (1798; dt. *Über Natur und Ursprung der Geistes-Zerrütung*) auch die Bedeutung der A. bei der Entstehung von Geisteskrankheiten stärker in den Blickpunkt gerät, so wird das Descartes'sche Modell im Zuge der Experimentalisierung der Lebenswissenschaften im 19. Jh. radikalisiert. In der peripheren Affekttheorie von William James, *Principles of Psychology* (1890; dt. *Psychologie*) und Carl Georg Lange *Über die Gemütsbewegungen. Eine psycho-physiologische Studie* (1887) entstehen Gemütsbewegungen wie Zorn, Trauer und Schrecken durch das Bewusstwerden jener physiologischen, insbesondere vegetativen Veränderungen (Herzklopfen, Tränen, Fluchtimpulse), die durch bestimmte Wahrnehmungen automatisch ausgelöst werden. Stark physiologisch ausgerichtet sind auch die neueren Theorien zur Affektforschung, die sich im Zusammenhang mit den modernen bildgebenden Verfahren verstärkt auf die Bedeutung der subkortikalen Hirnabschnitte sowohl für die Steuerung der physiologischen Prozesse als auch für die Entstehung psychischer Vorgänge konzentrieren. Unter Einbeziehung der cerebralen Grundlagen kognitiver und emotionaler Tätigkeit wird im Sinn der Affektlogik eine durchgängige Kopplung kognitiv-intellektueller Funktionen und A. postuliert. Die →Psychoanalyse kehrt, insbesondere mit Jacques Lacan, die Blickrichtung konsequent um und interpretiert den A. direkt von der →Sprache aus. Von den im engeren Sinn psychologischen Theorien betont die Kognitionstheorie aufgrund von Experimenten, die darauf hindeuten, dass gleiche physiologische Erregungszustände aus der jeweiligen Situation heraus als Freude, Wut, Angst usw. empfunden werden können, den Einfluss der Interpretation auf die Qualität des A.

Ist für A. kennzeichnend, dass sie als zugleich psychologisches und physiologisches Phänomen unterschiedliche Diskurse und Wissensfelder miteinander verflechten, so zeichnet sich die Literatur dadurch aus, dass sie diese Wissensgebiete auf ihre Weise zueinander in Beziehung setzt. Dazu gehören bis ins 18. Jh. hinein die Ethik, die sich mit der Frage befasste, wie solche Gefühle zu bewerten und wie mit ihnen umzugehen sei; die Rhetorik, die über das Wissen um die Affektmanipulation die gezielte Erregung und Beruhigung spezifischer A. (beim Redner ebenso wie beim Publikum) durch die Redekunst verfügte, und die Medizin. Medizinisches Wissen findet sich v.a. in den Bereichen der Wirkungsästhetik und der →Metaphorik der Affektdarstellungen. So begründet Aristoteles in seiner *Poetik* mit der einflussreichen Definition der Tragödie als »nachahmende Darstellung einer […] in sich abgeschlossenen Handlung«, die »durch Furcht und Mitleid eine Reinigung, von eben dieser Art von Affekten erzielt«, die Wirkungsästhetik, indem er das Konzept der Reinigung (Katharsis) von der hippokratischen Medizin auf die Wirkung der Tragödie überträgt. Bezeichnete es dort die Austreibung eines krankhaften Stoffes aus dem Körper, so soll die tragische Katharsis von den A. reinigen, indem

sie diese durch ihre Darstellung im Zuschauer hervorruft, um sie sodann durch die verstärkte Erregung abzuführen. Diese medizinische Deutung der aristotelischen Katharsis als Affektentladung, die von der moralischen Deutung Gotthold Ephraim Lessings in der *Hamburgischen Dramaturgie* (1761–69) und im Trauerspiel *Emilia Galotti* (1772) stark abweicht, wurde im 20. Jh. von Sigmund Freud, *Über den psychischen Mechanismus hysterischer Phänomene* (1893) aus dem Bereich der Künste auf die Anfänge der Psychoanalyse übertragen, um von dort aus wieder auf die Literatur der Moderne zu wirken. Die Blütezeit der A. in der europäischen Literatur ist das 17. Jh. Im Vergleich zu den antiken Dramen von u.a. Euripides und Seneca rücken die A. hier gegenüber der Handlung ins Zentrum der Aufmerksamkeit, dient die Handlung lediglich der exemplarisch-belehrenden Darstellung innerer Affektmotivationen, die z.T. durch Affektallegorien in den Reyen verallgemeinert werden. Es entstehen u.a. die Tragödien William Shakespeares, in denen das aristotelische Ideal der Mäßigung der A., z.B. in Hamlets Beschreibung des Horatio, mit der akribischen Analyse heftiger A. anhand der von ihnen beherrschten Helden *Othello* (um 1603; dt. *Othello*), *King Lear* (1605/06; dt. *König Lear*), *Macbeth* (1606; dt. *Macbeth*) kontrastiert wird und Jean Racines erotische-politische Darstellungen zerstörerischer Leidenschaften in *Britannicus* (1669; dt. *Britannicus*) und *Phèdre* (1677; dt. *Phädra*). Mit dem Aufstieg der Medizin im 17. Jh. gewinnt zugleich auch das medizinische Affektwissen gegenüber dem rhetorischen und moralisch-ethischen an Bedeutung. So entwirft Andreas Gryphius in *Cardenio und Celinde* (1648) auf der Basis der Humoralpathologie und der ihr theorieanalogen Metaphorik (vor Zorn entbrannt, in Liebe entflammt) spekulative Therapieansätze zur Heilung des pathogenen Liebesaffekts, während Daniel Caspar von Lohenstein in *Agrippina* (um 1665) therapeutische Maßnahmen (→Therapie) wie Aderlass (→Blut) und Krebsbehandlung (→Krebs) zur mörderischen Therapie (→Mord) von Agrippinas durch »Ehrsucht Gifft« und »Regiersucht Brand« vergiftetes Herzensblut umfunktioniert, um den übergeordneten Staatskörper vor affektmotivierten Handlungen zu bewahren. Die problematische Bedeutung der Musik als prominentestes Medium sowohl der Affekterregung als auch ihrer Therapie in Singspiel und Oper ist Thema des satirischen Romans von Christian Weise, *Der musikalische Quack-Salber* (1700), und in Madame de Lafayettes Roman *La Princesse de Clèves* (1678; dt. *Die Prinzessin von Clèves*). Auch bei Lohenstein und anderen dient das Wissen der medizinischen Semiotik um den Zusammenhang zwischen den physiognomischen Affektzeichen – Zittern, Erröten, Tränen, Mimik usw. – (→Physiognomik und Pathognomik), ihren unmittelbaren Ursachen (den unsichtbaren Veränderungen im Inneren des Körpers) und den dominierenden seelischen A. als Basis der bei Hof unabkömmlichen Fähigkeit der Affektanalyse und -manipulation, wobei die Möglichkeit der Zeichensimulation zunehmend problematisiert wird. Zeigt sich bereits in Abbé Prévosts *Histoire d'une Greque moderne* (1740; dt. *Geschichte einer Neugriechin*) der Übergang von dem A. zu individuellen Empfindungen, so wird die Differenz zwischen dem überindividuellen, typisierten Affektwissen und der empirischen Psychologie des 18. Jh. an der Figur Franz Moors in Friedrich Schillers *Die Räuber* (1781) exemplarisch dargestellt. Als ein in Bezug auf das alte rhetorische und medizinische Wissen von den A. virtuoser Spieler auf der menschlichen Seele, der in expliziter Umkehrung des ärztlichen Heilberufs dem Leben seines Vaters durch die Erregung ihm schädlicher A. ein Ende zu setzen sucht, wird Moor letztlich von subjektiven Empfindungen überwältigt. Sie entstammen jenem konzeptionell neuen Bereich der »dunklen und verworren Vorstellungen«, der sich über René Descartes, Nicolas Malebranche, Gottfried Wilhelm Leibniz und Baruch de Spinoza zur Vorstellung von individuellen, unbewussten Seelenzuständen verdichtet hatte und zusammen mit der Entwicklung der neuen Kategorie des Gefühls/Sentiments, u.a. in Moses Mendelssohns *Briefe über die Empfindungen* (1755) und Jean-Jacques Rousseaus *Emile ou De l'éducation* (1762; dt. *Emile oder Über die Erziehung*), das alte Affektwissen ablöst. Zwar spielen die A. samt ihrer physiologischen Erscheinungsformen sowohl in der ästhetischen Theorie als auch in der Literatur weiterhin eine Rolle, doch sind sie eingebunden in ästhetische und psychologische Diskurse zum Gefühl/Sentiment, das sich zu einer gegenüber dem Denken und Wollen eigenständigen Kategorie entwickelt.

Luis García-Ballester: Soul and Body, Disease of the Soul and Disease of the Body in Galen's Medical Thought. In: Jon Arrizabalaga, Montserrat Cabré, Luís Cifuentes, Fernando Salmón (Hg.): Galen and Galenism. Theory and Medical Practice from Antiquity to the European Renaissance, Aldershot 2002, S. 117–152

Thomas Rahn: Gryphius' Cardenio und Celinde: Zwei dramatische Krankengeschichten. In: Jean-Daniel Krebs (Hg.): Die Affekte und ihre Repräsentation in der deutschen Literatur der Frühen Neuzeit, Bern u.a. 1996, S. 93–106

Luc Ciompi: Affektlogik – die Untrennbarkeit von Fühlen und Denken. In: Jutta Fedrowitz. Dirk Matejovski, Gert Kaiser (Hg.): Neurowords. Geist - Gehirn - Kultur, Frankfurt/M., New York 1994, S. 117–130

Rüdiger Campe: Affekt und Ausdruck. Zur Umwandlung der literarischen Rede im 17. und 18. Jahrhundert, Tübingen 1990

Erwin Rothermund: Der Affekt als literarischer Gegenstand: Zur Theorie der Darstellung der passiones im 17. Jahrhundert. In: Hans Robert Jauß (Hg.): Die nicht mehr schönen Künste. Grenzphänomene des Ästhetischen, München 1968, S. 139–269

C.W.

AIDS   Unter der Bezeichnung A. (Aquired Immune Deficiency Syndrom, in romanischsprachigen Ländern z.T. SIDA) wird ein Komplex von Symptomen erfasst, die im Endstadium der Erkrankung manifest werden. Ihr liegt eine Infektion mit dem Human Immunodeficiency Virus (HIV) zugrunde, welche zu einer schrittweisen Schwächung der körpereigenen Abwehrkräfte führt. Auf die →Infektion (→Ansteckung) folgt in der Regel eine bis zu 10 Jahre oder länger während asymptomatische Latenzphase bei vermeintlicher Gesundheit (→Gesundheit und Krankheit) der Infizierten, die am Blutbild als (anti-)HIV-positiv erkennbar sind (Serokonversion) und als Träger des →Virus dieses potenziell weiterverbreiten können. Mit dem sog. AIDS-Related Complex (ARC) treten die ersten deutlichen Krankheitssymptome zutage (zunächst Schwellungen der Lymphknoten, dann →Fieber, Durchfall, Abgeschlagenheit, nächtliche Schweißausbrüche), begleitet von einer charakteristischen Veränderung der Blutwerte (Abnahme von T4-Helferzellen, Makrophagen und Monozyten). Das nun zum Ausbruch gelangende Vollbild von A. ist durch eine Reihe alternativer Symptome gekennzeichnet, darunter langanhaltende Fiebererkrankung, Gewichtsverlust, neuro logische Erkrankungen, zahlreiche sekundäre Infektionskrankheiten (u.a. Herpes-simplex-Virus, Zytomegalie-Virus, Toxoplasmose) und sekundäre Tumorerkrankungen der Haut oder der inneren Organe (u.a. Kaposi-Sarkom, Hodgkin-Krankheit). An therapeutischen Mitteln stehen Kombinations-Chemotherapien zur Verfügung, welche die Erkrankung verzögern, nicht jedoch dauerhaft aufhalten oder heilen können. Die Übertragung des Virus ist nur unter besonderen Umständen gegeben, nämlich durch direkten Kontakt (verletzter) Schleimhäute oder offener Wunden mit hochinfizierten Trägerflüssigkeiten (Blut, Sperma, Vaginalsekret, Muttermilch). Im globalen Kontext handelt es sich bei A. nicht um eine →Epidemie, sondern um eine Pandemie.

Charakteristisch für die kulturelle Wahrnehmung von HIV bzw. A. ist nach wie vor deren Assoziation mit einer tödlichen Bedrohung des gesamten Sozialkörpers. So gelten die am häufigsten gezogenen Analogien zu anderen Krankheiten charakteristischerweise der →Pest, deren hohe Letalität und epidemieartige Ausbreitung tief im kulturellen Gedächtnis verankerte Ängste hinterließ. Daneben bietet →Krebs wegen seines langwährenden, schmerzhaften und oftmals tödlichen Verlaufs ebenfalls Anknüpfungspunkte für den Vergleich. Zudem werden aufgrund der Übertragungswege Parallelen zur Geschlechtskrankheit →Syphilis gezogen, selten nur zur →Tuberkulose, die dem literarischen Klischee nach zwar ebenfalls erotisch konnotiert ist, allerdings in euphemistischem Sinn.

Seit dem Auftreten der Krankheit zu Beginn der 1980er Jahre standen – und stehen – in der sozialen wie auch kulturellen Interpretation von HIV/A. Merkmale im Vordergrund, die auf eine toposhaft-moralisierende Ausdeutung der Krankheit als Strafe abzielen: A. gilt in dieser Sichtweise als typische Erkrankung von gesellschaftlichen Randgruppen, die sich über kulturell definierte →Tabus hinwegsetzen (v.a. →Homosexualität, Promiskuität, Prostitution, intravenöser Drogenkonsum (→Drogen)), wobei die Verbindung von tabuisierter Sexualität mit tödlicher Bedrohung ein besonders vehementes Abwehrverhalten gegen die betreffenden Gruppen sowie deren Diskriminierung, Ausgrenzung, teils Kriminalisierung nach sich zieht. Des Weiteren suggeriert die virale Übertragung, die aufgrund

falscher Syllogismen mit harmlosen viralen Erkrankungen im Sinne einer Ausbreitung über Tröpfcheninfektion fehlgedeutet wird, ein extremes Bedrohungspotenzial durch die Virusträger, die folglich als Risikogruppen oder als Aggressoren eingestuft werden. Insofern schwankt die ihnen zuteil werdende diskriminatorische Behandlung zwischen dem Ausschluss aus der Sozialgemeinschaft (vgl. Aussätzige der Pest oder →Lepra) und der psychologisierenden Schuldzuschreibung für eine falsche Lebensführung (Krebs; Syphilis). Im Gegenzug zu diesen gerade von den Massenmedien kolportierten Krankheitswahrnehmungen erschienen ab Mitte der 1980er Jahre in den Vereinigten Staaten, Ende derselben Dekade auch in Europa vermehrt autobiographische Berichte und literarisierte Schilderungen von HIV/A., welche sich aus der Perspektive der Betroffenen für eine öffentliche Rehabilitierung, für Solidaritätsbekundungen und nicht zuletzt gesundheitspolitische Unterstützung einsetzten. Eine Anbindung der Autoren an AIDS-Selbsthilfeorganisationen (z.B. Act Up) erlangte in Europa nicht denselben Stellenwert wie in den USA. Im Verlauf der Debatten um den Umgang mit der Immunschwächeerkrankung wirkten sich schließlich die von staatlicher Seite initiierten Aufklärungskampagnen auf das Bild der Infizierten in Presse, Rundfunk und Fernsehen aus, was zugleich zu einem verstärkten Interesse des Lesepublikums auf dem Buchmarkt und eine entsprechende Ausrichtung der Verlagspolitik führte. Vor allem in den USA und in Frankreich, in einem geringeren Umfang in Deutschland, Großbritannien und Spanien konnte sich daher das Thema A. in eine homosexuelle und lesbische literarische Szene integrieren, deren Veröffentlichungen und Aufführungen ein breites Publikum erreichen. Es entstand eine sog. A.-Literatur, welche Krankheitserfahrungen und die Problematisierung des soziokulturellen Phänomens A. in literarischer Form aufgreift und sich aufgrund des einenden Motivs in literarischen Sub-Genres etabliert hat (die freilich allmählich wieder an Aktualität einzubüßen scheinen).

Die ersten Texte zeichnen sich häufig durch eine enge Orientierung am Erleben ihrer Autoren aus (sog. Ego-Dokumente) und bleiben der Gattung Tagebuch verwandt wie bei Joseph Gabriel *Verblühender Mohn* (1987). Auch später weisen sie oftmals eine charakteristische Mischung aus autobiographischen, dokumentarischen und unterschiedlich stark gewichteten fiktionalen Anteilen auf, z. B. bei Mario Wirz, *Es ist spät, ich kann nicht atmen* (1992) oder Gilles Barbedette, *Mémoires d'un jeune homme devenu vieux* (1993). Sie werden in den Dienst der Authentifizierung des Beschriebenen sowie dessen pathetischer Überhöhung beispielsweise bei Yves Navarre, *Ce sont amis que vent emporte* (1991; dt. *Meine Freunde, die der Wind davonträgt*), der allegorischen Gesellschaftskritik bei Peter Zingler, *Die Seuche* (1989) oder der provokativen Anklage bei Valéry Luria (alias V. Afanassiev), *La chute de Babylone* (1986; dt. *Der Fall von Babylon*) gestellt. Andererseits wird eine konkrete Benennung der Krankheit in einigen Fällen vermieden wie bei Luis Begley, *As Max Saw It* (1994; dt. *Wie Max es sah*) oder Irene Dische, *A Violent Chord* (1993; dt. *Ein fremdes Gefühl oder Veränderungen über einen Deutschen*). Oder A. wird als ein Element mit anderen Motiven verwoben, z. B. bei Juan Goytisolo, *Las virtudes del pájaro solitario* (1988; dt. *Die Tugenden des einsamen Vogels*). Dominiert wird das Feld der expliziten AIDS-Literatur von Schilderungen männlich-homoerotischer →Sexualität und/oder Partnerschaften (wichtiges Motiv ist hier die Neuevaluation der sog. sexuellen Revolution von 1968 und des aus ihr entstandenen homosexuellen Selbstverständnisses, welches von A. radikal in Frage gestellt wurde; vgl. Napoleon Seyfarth, *Schweine müssen nackt sein* (1991). Seltener geraten das Drogenmilieu, z. B. bei Cyril Collard, *Les nuits fauves* (1989; dt. *Wilde Nächte*), oder infizierte Protagonistinnen in den Blick, nur in Ausnahmefällen gilt A. als Massenproblem in den Entwicklungs- und Schwellenländern wie bei Meja Mwangi, *The Last Plague* (2000; dt. *Die achte Plage*). Die oftmals schockierend wirkenden realistischen Krankheitsbeschreibungen gehen in vielen Fällen mit der toposhaften Deutung des Virus als Aggressor einher, z. B. bei Alain-Emmanuel Dreuilhe, *Corps à Corps* (1987), wobei zugleich der Krankheitserfahrung nicht selten eine die Persönlichkeit bereichernde Dimension abgerungen werden kann (Kreativität). Als öffentlichkeitswirksam erwies sich – allerdings v. a. in den USA – die Thematisierung von A. in dramatischen Produktionen z. B. bei William Hoffman, *As is* (1985; dt. *Wie du*) oder Larry Kramer, *The Normal Heart*, 1985; dt. *Das normale Herz*. An deren Seite steht ein freierer Umgang mit dem Motiv A., der den Schritt über das autobiografische Substrat hinaus wagt und in die Bereiche des Romans, der Jugendliteratur und der Komödie hineinreicht etwa bei Copi, *Une visite inopportune* (1988; dt. *Ein ungelegener Besuch*) oder Dario Fo, *Zitti! Stiamo precipitando!* (1998; dt. *Ruhe! Wir stürzen ab!*) Ein wichtiger Zug der AIDS-Literatur ist der Hang der Erzähler zur problematisierenden Introspektion und Suche nach einer neuen identitären Bestimmung (mit Vorliebe am Beispiel von Künstlerfiguren), wie er ebenfalls im Medium moderner Lyrik Ausdruck findet, z. B. bei Mario Wirz in *Ich rufe die Wölfe* (1993) oder Thom Gunn in *The Man with Night Sweats* (1992). Wenige Autoren haben bislang das Eindringen des Virus in den Organismus und dessen Transformation auf einer allegorischen Ebene für die Anlage ihrer Werke genutzt, so z. B. Guy Hocquenghem in *Eve* (1987; dt. *Eva*) oder Hervé Guibert in *A l'ami qui ne m'a pas sauvé la vie* (1990; dt. *Dem Freund, der mir das Leben nicht gerettet hat*).

Brigitte Weingart: Ansteckende Wörter. Repräsentationen von AIDS, Frankfurt/M. 2002
René Martin: Eine Krankheit zum Tode. Aids in der deutschsprachigen Literatur, St. Ingbert 1995
Joseph Lévy, Alexis Nouss: Sida-fiction. Essai d'anthropologie romanesque, Lyon 1994
Emmanuel S. Nelson (Ed.): AIDS. The Literary Response, New York 1992
Mirko D. Grmek: Histoire du sida. Début et origine d'une pandémie actuelle, Paris 1989

M.G.

Alkohol und Alkoholismus Der Begriff A. (spanisch zu arabisch al-kuhl »Antimon(pulver)«) wurde von Paracelsus auf den flüchtigen, feinen Bestandteil des Weines (Weingeist) bezogen und meint organische Verbindungen, die als funktionelle Gruppe die Hydroxylgruppe (-OH) tragen, abgesehen von dem sich chemisch anders verhaltenden Phenol und dessen Derivaten, bei denen die Hydroxylgruppe direkt an ein aromatisches Ringsystem gebunden ist. Nach der Zahl der im Molekül vorhandenen OH-Gruppen unterscheidet man ein-, zwei- und mehrwertige A. Sie werden benannt, indem an den Namen des Kohlenwasserstoffes die Endung -ol angehängt wird, wobei die vorangestellte Ziffer die

Stellung der OH-Gruppe an der Kohlenstoffkette bezeichnet (z. B. 2-Propanol). Die vier-, fünf- und sechswertigen A. werden mit der Endung -it versehen, z. B. Pentose-Pentit. Nach der Struktur unterscheidet man primäre A., bei denen das die OH-Gruppe tragende C-Atom mit nur einem weiteren C-Atom (organischer Rest R) verbunden ist, sodann sekundäre A., bei denen am C-Atom mit der OH-Gruppe zwei organische Reste hängen und schließlich tertiäre A., bei denen alle drei weiteren Valenzen durch Reste abgesättigt sind. In der Natur kommen A. fast stets als Bestandteile von Estern (v. a. Fette, ätherische Öle und Wachse) vor. Äthanol, der bekannte Trinkalkohol, ist das Endprodukt der alkoholischen Gärung von Zucker durch Hefen.

Äthanol ist ein seit dem Altertum weit verbreitetes Genussmittel, das schon in geringen Mengen die Empfindlichkeit der Sinne herabsetzt und →Grenzsituationen erzeugt. Der antike Dionysoskult mit seinen dem Gott des Weines und der Lebens- und Zeugungskraft geweihten orgiastischen Riten etwa versprach dem Menschen, ihn aus der Grenzsituation von →Lust und →Tod in ein neues Leben zu führen. In der Tat gilt der Wein, nach Plinius d. Ä. von den Alten als »Blut der Erde« bezeichnet, im Glauben vieler Völker als Lebenselixier und Unsterblichkeitstrank. In der *Bibel* ist es Gott selbst, der den Wein gibt, um das Herz des Menschen zu erfreuen (*Ps* 104,15). Zugleich verwendet sie Wein und Weinstock als messianische Symbole (*Gen* 49,11; *Mk* 14,25), die durch die Kelchübergabe Jesu an seine Jünger beim letzten Abendmahl (»Trinket alle daraus, denn dies ist das Blut des Bundes, das für viele vergossen wird zur Vergebung der Sünden.« *Mt* 26,27 f.) sakramental aufgeladen werden. Der Wein wird so selbst zum Mysterium und um seine Geheimnisse entwickelt sich eine literarische Tradition, die sich in der mittelalterlichen Dichtung mit dem Gralsstoff vermischt und bis zu Friedrich Hölderlins Elegie *Brod und Wein* (1800/01) und Novalis' *Hymnen an die Nacht* (1800) reicht.

Nur schwer zu trennen vom A. ist sein Missbrauch, der Alkoholismus. Aus medizinischer Sicht handelt es sich bei ihm um eine →Sucht, die sich nach gängigen Definitionen durch einen länger als ein Jahr anhaltenden Alkoholmissbrauch, den Verlust der Trinkkontrolle und die dadurch bedingten körperlichen, psychischen und sozialen Schädigungen bestimmt. Das klinische Bild des A. zeigt v. a. Leberzirrhosen und Polyneuropathien, chronische Magen-, Darm- und Bauchspeicheldrüsenentzündungen, Impotenz, Herzmuskelschäden sowie hirnorganische und psychotische Veränderungen. Akute Erscheinungen der Trunkenheit (→Rausch) sind u. a. die Einschränkung der Muskelkoordination und Gleichgewichtsfunktion durch die narkotisierende Funktion des A. auf das Zentralnervensystem (unsicherer Gang), eine verminderte Sprachkoordination (Lallen), die Störung der zentralen Wärmeregulation der Hautgefäße sowie Alkoholhalluzinosen und Delirium tremens.

Die Verleugnung der oftmals düsteren Realität ist es, die den A. zu einem bedeutenden Thema der modernen Literatur macht. Der Missbrauch des A. wird zum Kennzeichen des gestrandeten Menschen, seiner Halt- und Perspektivlosigkeit. Während es etwa bei Theodor Storm, dessen ältester Sohn dem A. verfiel, noch um das Wechselspiel von biologischen und sozialen Motiven für die Alkoholabhängigkeit, etwa in seiner Novelle *John Riew* (1884), geht, wird das Schicksal des Trinkers in Franz Werfels *Trinklied* (1930) zu einer Parabel des modernen Menschen überhaupt: »Wir sind Trinker, / gelassen über unseren Mord gebeugt. / In schattiger Ausflucht / wanken wir dämmernd.« Nicht selten ist es dabei das straffällige Verhalten chronischer Alkoholiker, das literarisch relevant wird und zu Stigmatisierung (→Stigma) und Verwahrlosung führt. Eine solch verwahrloste Existenz ist Andreas, die Hauptfigur in Joseph Roths melancholisch getönter *Legende vom heiligen Trinker* (1939), in der bereits die ersten Rezensionen eine »transfigurierte Selbstdarstellung« des Autors erkannten. Andreas, der wegen des Mordes am Ehemann seiner Geliebten im Zuchthaus gesessen hat und als Clochard unter den Pariser Seinebrücken lebt, ist der archetypische Trinker: ein Mensch am Rande der Gesellschaft, ohne Papiere, ohne Identität. Er flieht die Vergangenheit, ohne je in der Gegenwart anzukommen, und bleibt doch zugleich ein reiner Tor, der das Geld, das ihm, einem Wunder gleich, in einer Frühlingsnacht des Jahres 1934 zufällt, der heiligen Therese von Lisieux weihen will, ohne dies doch in den Anfechtungen seiner Existenz zu vermögen.

Der Absinth wurde während des Fin de Siècle

in Frankreich zum Mode- und Kultgetränk und prägte ganz entscheidend Kunst- und Literaturszene dieser Epoche. Nicht nur viele Maler verewigten das Getränk und seine Anhänger in diversen Gemälden, auch Schriftsteller wie Ernest Hemingway, Oscar Wilde und Charles Baudelaire zählten Absinth zu ihren Lieblingsgetränken. Übermäßiger Konsum führte allerdings zu heftigen Krämpfen und zu geistigem wie seelischem Verfall (Absinthismus). Der Absinth wurde daher ab 1915 in Frankreich und anderen europäischen Ländern verboten.

Der soziale Abstieg ist das beherrschende Thema in Hans Falladas postum erschienenem und in großen Teilen autobiografischem Roman *Der Trinker* (1950). Erwin Sommer, der Protagonist, ein ehrbarer und geachteter Kaufmann ertränkt seine Sorgen buchstäblich im A. und gerät so schließlich in die totale Kontrolle des Staates, erst ins Gefängnis, dann in die geschlossene Anstalt. Mit einem nachgerade klinischen Blick erweist der Roman die Welt aus der Perspektive des Trinkers als Elendsquartier, in dem keine Ideale und Werte mehr gelten. Ähnlich lethargisch, in der Komposition jedoch weniger konsequent entwirft auch Heinrich Böll verschiedene Bilder des Alkoholikers. In seinem ersten Erfolgsroman *Und sagte kein einziges Wort* (1953), in dem die Eheleute Fred und Käte Bogner in 13 Abschnitten wechselweise die Erlebnisse ihres letzten Wochenendes rekapitulieren und so die Erfahrungen ihrer Ehe aufarbeiten, ist es Fred, der weithin als Trinker gilt und mit seinen ständigen Geldnöten und seiner gescheiterten Ehe zum Außenseiter wird. Der A. ist hier ebenso soziales Stigma und Charakterattribut wie bei Hans Schnier, der, dem A. mit halbem Widerwillen verfallen, in Bölls *Ansichten eines Clowns* (1963), krank und zur Arbeit unfähig, mit seiner Gitarre auf den Stufen des Bahnhofs endet. Kaum jemals ist das Thema indes so zwingend und zugleich beklemmend behandelt worden wie in den eigenwilligen Texten Charles Bukowskis, die zunächst nur in den amerikanischen »Little Magazines« der Undergroundszene veröffentlicht wurden, mittlerweile jedoch eine Gesamtauflage von über 5 Mio. erreicht haben. Bukowski, der nach gescheiterten ersten Schreibversuchen in den 1940er Jahren zeitweise selbst auf den Straßen von Los Angeles lebte und sich im A. verlor, hat sein eigenes Lebensthema seit

Mitte der 1950er Jahre in vier Romanen, sechs Kurzgeschichten und 45 Lyriksammlungen verarbeitet. Im Roman *Post Office* (1971; dt. *Der Mann mit der Ledertasche*) etwa zeichnet er das Porträt des unangepassten, allzeit pessimistischen Henry Chinaski, der seinen Job bei der Post nur versieht, um seinen Alkohol- und Zigarettenkonsum zu finanzieren. Der Gedanke, es könne in der Szenerie dieses nackten Existenzialismus etwas wie Glaube und Liebe geben, ist kaum mehr als eine Zumutung. Bukowskis Welt der Alkoholiker ist die der absoluten Hoffnungslosigkeit. Im Jahr 2000 erschien Wolfgang Hilbigs autobiografischer Roman *Das Provisorium*. Er beschreibt die Zeit von 1985 bis 1990, in der der Autor mit einem Schriftstellervisum in Westdeutschland lebt. Der Roman schildert alle Stadien des Alkoholismus und die Qualen des Entzugs. Die hoffnungslose Situation treibt auch die Protagonistin des ebenfalls autobiografisch bestimmten Romans *Das verborgene Wort* von Ulla Hahn (2003) dem Alkohol zu, von dem sie sich dank guter Freunde wieder lösen kann.

Wolfgang Schivelbusch: Das Paradies, der Geschmack und die Vernunft. Eine Geschichte der Genussmittel, Frankfurt/M. 2002
Helmuth Kiesel (Hg.): Rausch, Berlin 1999
Alexander Kupfer: Die künstlichen Paradiese. Rausch und Realität seit der Romantik. Ein Handbuch, Stuttgart 1996
Jochen Hörisch: Brot und Wein. Die Poesie des Abendmahls, Frankfurt/M. 1992
Rolf Harten, Jens Burmester (Hg.): Hinter Gläsern. Alkohol in der Literatur, Hamburg 1991

C.K.

Alter Während A. in verschiedenen europäischen Sprachen ein mehrdeutiger Begriff ist (Lebensdauer bis zu einem bestimmten Zeitpunkt; einzelne Altersstufen; letzter Lebensabschnitt, der auch metaphorisch auf die Themenbereiche Weltzeit, Kosmos, kulturelle Entwicklungsstufe etc. übertragen wird), meint Altern den Vorgang im Lebenszyklus der Organismen, der auf den Zustand der Fortpflanzungsreife folgt, dem Absterben vorangeht und mit einer Veränderung zahlreicher Strukturen und Funktionen einhergeht. Medizinische Autorinnen und Autoren in Geschichte und Gegenwart ergänzen diese biologische Definition mitunter um chronologische, soziale, juristische und psychologische Aspekte oder grenzen ihre Vorstellung vom A. von diesen bewusst ab. Bis heute ist die Frage nach dem Sinn des Alterns nicht vollständig geklärt. Eine evolutionsbiologische Erklärung (Freiwerden ökologischer Nischen für neue, eventuell mutierte Generationen) allein überzeugt nicht angesichts einer Lebenserwartung, die bei vielen Arten den Beginn der Vermehrungsfähigkeit, bei manchen auch deren Ende weit übertrifft.

In medizinischen Konzepten der letzten 2500 Jahre wird statt einer Teleologie in erster Linie die Physiologie menschlichen Alterns diskutiert. Im Vordergrund stehen ganzheitliche Defizit-Modelle, die den Verlust eines Lebens-Agens (Wärme, Feuchtigkeit, Blut, Samen, Spiritus, Ferment, Lebensenergie, metabolischer Grundumsatz) vorbringen. Analog dazu wird in einer modernen molekulargenetischen Alterstheorie die Verkürzung der Chromosomenenden (Telomere) angeführt. Eng damit verwandt sind Vorstellungen von einer fortwährenden Abnutzung bestimmter oder sämtlicher Organe (etwa durch mechanische Reibung, durch Nachlassen der Elastizität oder durch chemische Noxen, z.B. freie Radikale) und von einer zunehmend versagenden Fähigkeit zur Reparatur bzw. Regeneration des Verbrauchten. In Kombination mit Defizit- werden nicht selten auch Überfluss- oder Vergiftungsmodelle (→Gift) angeführt, die von einem Zuviel an Unverdautem bzw. Nicht-Ausgeschiedenem ausgehen, meist verursacht durch eine Magen-Darm-Schwäche, in neuerer Zeit auch durch Bakterien oder durch Anhäufung intrazellulärer Abfallprodukte. Der bis 1700 dominierenden Humorallehre zufolge wird das innere Gleichgewicht der Säfte im A. durch ein Überwiegen kalt-feuchten Schleims (phlegma) oder kalt-trockener schwarzer Galle (melaîna cholé) gestört. In einer weiteren Gruppe von Alterstheorien werden Umwelteinflüsse thematisiert, mit denen sich der Organismus auseinander setzen muss: an vorderster Stelle die Nahrung (→Essen und Trinken) in quantitativer wie qualitativer Hinsicht (vgl. die erhöhte Zahl an Autoantikörpern im A., die durch Kontakt mit Antigenen der Umwelt entstehen), dann Luft, Licht, Klima und Gestirne (vgl. moderne Vorstellungen vom Altern infolge einer genschädigenden kosmischen Strahlung). Neben diese den ganzen Körper betreffenden Konzepte, die um 1700 in der These einer umfassenden »Krankheit Alter«

gipfeln, treten insbesondere seit dem ausgehenden 18. Jh. Vorstellungen unterschiedlichen Alterns einzelner Organe bzw. deren pathologischer Veränderung im A., insbesondere bei Herz und Gefäßen. Darüber hinaus zirkulieren seit der Antike Listen von angeblich typischen Alterskrankheiten (u.a. Augen- und Harnleiden, Schlaganfall, Auszehrung). Therapeutisch setzte die alte Medizin v.a. auf Prävention in Form einer das A. verzögernden Lebensweise. Daneben wurden zahlreiche pflanzliche Heilmittel sowie Drogen aus dem Bereich der Alchemie eingesetzt. Zu modernen Anti-Aging-Produkten zählen Vitamine, Hormone und die Förderung der körperlichen und geistigen →Fitness. Besonders im therapeutischen Bereich fällt die Abgrenzung zum Langlebigkeitsdiskurs und seinen speziellen, in Medizin und Literatur hineinwirkenden Mythen (z.B. Jungbrunnen, Ambrosia, Übertragung eines Lebens-Agens von Jungen zu Alten) schwer. Trotz der Abfassung vieler Fachtexte zum A. seit Aristoteles und Galen hat sich die Geriatrie als selbstständige medizinische Wissenschaft erst zu Beginn des 20. Jh. formiert, gefolgt von der ursprünglich pädagogisch-psychologischen Gerontologie in den 1930er Jahren.

Während die medizinische Literatur bis auf wenige Ausnahmen fachspezifisch die Schwächen des A. thematisiert, lässt sich die allgemeine Literatur seit der Antike häufig in altersverteidigende und -ablehnende Schriften unterteilen. Die schmale Tradition der erstgenannten (meist von Autoren in höherem Lebensalter verfasst) setzt spätestens bei Ciceros *Cato Maior De senectute* (dt. *Cato der Ältere »Über das Alter«*) ein, reicht über Jacob Grimms *Rede über das Alter* (1860) bis zu Paolo Mantegazzas *Elogio della vecchiaia* (1895) und wird noch in Noberto Bobbios *De senectute* (1996; dt. *Vom Alter. De senectute*) kritisch reflektiert. Medizinische Argumente finden sich darin nur am Rande, da sich die Grundannahme besonderer Vorzüge des A. (Altersweisheit etc.) naturphilosophisch nie belegen ließ. Entsprechend interpretieren frühneuzeitliche Ärzte die Figur des Cato Maior als eine wenig überzeugende Ausnahme, wenngleich ein breites Spektrum an biologischen Alterszuständen (senectus virida, media, decrepita) diskutiert wurde. Eine mittelbare Rezeption zeigt sich in *De vita sobria* (1558–62; dt. *Vom maßvollen Leben*) des medizinischen Laien Alvise Cornaro. Dort stilisiert sich der Autor nach dem Vorbild Nestors und Catos als gesunder und lebenstüchtiger Greis, dessen Zustand allerdings nicht als Folge geistiger und körperlicher Tätigkeit, sondern der empfohlenen Magerdiät angepriesen wird. Alterskritische und -pessimistische Stimmen lassen sich besonders in Lyrik (Horaz, Juvenal, Maximianus) und Drama (Sophokles, *Ödipus auf Kolonos*) seit der Antike verfolgen. Die Komödie entwickelt das Gegenbild zum Ideal des puer senex, den kindischen, lüsternen Greis (Aristophanes, Plautus; Christoph Hegendorff, *De sene amatore*, 1521). Die Tradition der Altersklage wird von Dichtern nach 1400 (Oswald von Wolkenstein, *Ich sich und hoer*, Kl. 5; um 1425; François Villon, *Les regrets de la belle Heaulmiere*, um 1460; dt. *Das Klagelied der schönen Helmschmiedin*; Erasmus von Rotterdam, *Carmen alpestre*, 1506) weiterentwickelt. William Shakespeares Dramen thematisieren häufig das A. in Form einer greisen, geschwächten Figur (*King Lear*, 1605/06; dt. *König Lear*). Nicht selten greifen frühneuzeitliche Literaten medizinisch-naturphilosophische Beschreibungen des A. (kalt, trocken, impotent) auf, insbesondere die von Aristoteles (*Rhetorik* 1389b13–1390a28) zugeschriebenen psychischen Eigenschaften (verdrießlich: Peter Hausted, *Senile odium* (1633; dt. *Senile odium*); Jonathan Swift, *Travels into Several Remote Nations of the World* (1726; dt. *Gullivers Reisen*); habgierig: Molière, *L'avare* (1668; dt. *Der Geizige*)). Umgekehrt zitieren Mediziner bis 1750 häufig antike und zeitgenössische Dichter. Einzelne Sentenzen über den kindischen Greis (Platon, *Nomoi*; dt. *Gesetze*) oder die »Krankheit Alter« (Terenz, *Phormio*, 575; dt. *Phormio*) wirkten auf die medizinischen Konzepte ein.

Trotz dieser Beispiele fällt auf, dass bis weit ins 19. Jh. das A. nur selten Hauptthema eines umfangreichen literarischen Werks ist. Viel häufiger sind Generationenkonflikte dargestellt (*Hildebrandslied* (frühes 9. Jh.); Hans Sachs, *Kampff-Gespräch Das Alter mit der Jugend* (1534); Molière, *Le malade imaginaire* (1673; dt. *Der eingebildete Kranke*); Jacob und Wilhelm Grimm, *Kinder- und Hausmärchen, Der alte Großvater und der Enkel* (1812–15); Johann Wolfgang von Goethe, *Der Mann von funfzig Jahren*, 1808)), die gleichwohl ein Schlaglicht auf die unterschiedliche gesellschaftliche Bewertung des A. in verschiedenen Epochen werfen.

Mit zunehmender Lebenserwartung wird in der europäischen Literatur und Medizin das Thema A. häufiger und facettenreicher dargestellt. Besonders in der Lyrik Bertolt Brechts (*Ballade von der alten Frau*, 1922), Gertrud Kolmars (*Altweiberfäden*, 1955), Hermann Hesses (*Bildnis eines zu alt gewordenen Literaten*, 1958) und Hans Magnus Enzensbergers (*Das Alter*, 2003) finden sich markante Beispiele. In seinem Roman *Le Docteur Pascal* (1893; dt. *Doktor Pascal*) thematisiert Emile Zola vor dem Hintergrund des beginnenden Jugendkultes die Einsamkeit und Sehnsucht des alten Menschen nach verjüngender →Liebe und greift in diesem Zusammenhang explizit noch einmal eine besondere medizinische Therapie des A. literarisch auf: das Beilager mit Jungen (Sunamitismus, 1. *Kön.* 1,1–4) zum Zwecke einer Übertragung des Lebens-Agens. Nur mit Täuschung und Verrat gelingt dem alternden Galan in *Casanovas Heimfahrt* (Arthur Schnitzler, 1918) eine letzte Eroberung und die Aufnahme in seine Vaterstadt. Dagegen schildert Theodor Fontane in seinem Alterswerk *Der Stechlin* (1897/98) einen konservativen preußischen Junker, der seine Anschauungen und Moden immer wieder selbst als überlebt empfindet und dennoch bis kurz vor seinem Tod zufrieden wirkt. Einen utilitaristisch-sozialdarwinistischen Ansatz, die Entlastung einer utopischen Gesellschaft von nutzlosen Alten durch freiwillige →Euthanasie, verfolgt und karikiert Anthony Trollope in *The Fixed Period* (1882). Wie brisant und emotional aufgeladen dieses Thema um die Jahrhundertwende empfunden wurde, zeigt die gleichnamige Abschiedsrede (1905) des berühmten Pathologen William Osler, dessen scherzhaftes, politisch inkorrektes Zitieren Trollopes als »ageism« aufgefasst wurde und einen Sturm der Entrüstung entfachte. Auf andere Weise nonkonform verhält sich *Die unwürdige Greisin* (1939) in Bertolt Brechts gleichnamiger Novelle, indem sie nach dem Tod ihres Mannes ein ungebundenes, dem sozialistischen Ideal entsprechendes Leben führt. Unbeugsam trotz seiner Niederlage im Kampf um einen letzten Erfolg erweist sich auch der Protagonist in Ernest Hemingways berühmtesten Kurzroman *The Old Man and the Sea* (1952; dt. *Der alte Mann und das Meer*). Während Jean Améry (*Über das Alter*, 1968) das Altern zwischen Revolte und Resignation ansiedelt, thematisiert Simone de Beauvoir in ihrer kulturhistorisch akzentuierten, aufklärenden Dokumentation *La vieillesse* (1970; dt. *Das Alter*) Verdrängung und individuelle Bewältigung des Alterns in der modernen Gesellschaft und löst damit eine Welle wissenschaftlicher Publikationen zum A. aus.

Daniel Schäfer: Alter und Krankheit in der Frühen Neuzeit. Der ärztliche Blick auf den letzten Lebensabschnitt, Frankfurt/M. 2004
Das Alter. Kursbuch 151 (2003)
Hannelore Schlaffer: Der jugendliche Greis. In: Sinn und Form 53 (2001), S. 707–715
Das Insel-Buch vom Alter. Ausgewählt von Hans Bender, Frankfurt/M. 1976
Mirko D. Grmek: On Ageing and Old Age. Basic Problems and Historic Aspects of Gerontology and Geriatrics, Den Haag 1958

D.S.

Alternativmedizin Die A. gewinnt auf dem modernen Gesundheitsmarkt immer größere Bedeutung. Im Bereich der alternativen Heilverfahren wird ein Angebot offeriert, das den Bedürfnissen der Interessierten sehr entgegenkommt; oftmals sind es gerade von traditionellen oder konventionellen Verfahren (kurz gesagt: Schulmedizin) Enttäuschte oder ihr gegenüber skeptisch Eingestellte, die das Angebot der A. nutzen. Das Gegensatzpaar A. vs. Schulmedizin verweist auf Auseinandersetzungen im 19. Jh., als sich Homöopathen gegen die an den Universitäten akademisch gepflegte Medizin zur Wehr setzten. Von →Homöopathie vs. Allopathie ausgehend, übertrug sich dieser Streit in der zweiten Hälfte des 19. Jh. ganz grundsätzlich auf den Gegensatz von Natur vs. Naturwissenschaft, der gegenüber seiner ursprünglich engeren Bedeutung (natürliche Wirkfaktoren) heute wesentlich weiter gefasst wird. Insofern sind moderne Diskussionen um diesen Themenkreis historisch verwurzelt und viele Argumente, Einwände oder Vorurteile seit langem bekannt. Einige →Patienten sind alternativen Verfahren gegenüber aufgeschlossen und betrachten diese als Ergänzung der Schulmedizin. Mittlerweile wird von zahlreichen Schulmedizinern A. angeboten. So nutzen viele Ärzte die Möglichkeit, Zusatzbezeichnungen wie »Akupunktur«, »Homöopathie«, »Naturheilverfahren« oder »Physikalische Therapie und Balneologie« zu erwerben, um der Nachfrage von Seiten der Patienten auf professioneller Ebene gerecht werden zu können. Hierbei dürften nicht selten Furcht vor einer ›Abwanderung‹ der Patienten oder merkantile Gesichtspunkte eine wichtigere Rolle spielen als echte Überzeugung. Immer noch besteht eine grundsätzliche Skepsis gegenüber unkonventionellen Therapieverfahren, da in der Regel ein Wirksamkeitsnachweis, wie dieser für schulmedizinische Therapien gefordert wird und auf den man als wissenschaftlich allgemein anerkannte Methode vertrauen kann (Evidence Based Medicine), aussteht. Kritisch ist zu sehen, dass die A. nicht immer von vertrauenswürdigen Personen angeboten wird und dass hier der an A. Interessierte mehr als bei schulmedizinischen Angeboten Acht geben sollte (Wunderheiler). Auch wenn einige verzerrte Meinungen der medialen Prägung geschuldet sind, wäre eine stärkere Professionalisierung im Bereich der A. auch außerhalb des ärztlichen Angebots zu begrüßen. Nicht unbegründet ist die Skepsis hinsichtlich der historischen Entwicklung alternativer Angebote, erinnert man sich an die Auseinandersetzungen akademischer Mediziner mit »Baadern«, »Kurpfuschern« oder »Quacksalbern« – Begriffe, die noch heute genau in diesem Zusammenhang pejorativ verwendet werden. Das Spektrum des alternativen, komplementären oder unkonventionellen Angebots ist weit und reicht von Formen religiöser Heilkunde (Heilungen von Lourdes, Exorzismus), magischer Medizin (magnetische Heilverfahren, →Magie, →Mesmerismus), Naturheilverfahren (Wasser: Sebastian Kneipp, Ernährung), Homöopathie, anthroposophischer Medizin (Rudolf Steiner) bis hin zu fernöstlichen Verfahren (traditionelle chinesische Medizin, Ayurveda). Wohl am prominentesten unter den Angeboten der A. dürfte die Homöopathie sein, über deren Nestor, Samuel Hahnemann (1755–1843), Robert Jütte in *Samuel Hahnemann. Begründer der Homöopathie* (2005) sehr lesenswert informiert. Die Homöopathie hat heute weltweite Verbreitung (Martin Dinges, *Weltgeschichte der Homöopathie. Länder, Schulen, Heilkundige*, 1996). Seit Ende des 18. Jh. bildete die A. einen wichtigen Gegenpol zum gleichzeitigen Aufstieg der naturwissenschaftlich orientierten Medizin. Der zunehmenden Bedeutung des →Experiments für eine sich dann als ›naturwissenschaftlich‹ verstehende Medizin (Schulmedizin) hält die A. oftmals traditionelle Modelle von →Gesundheit und Krank heit entgegen; so behalten z.B. Vorstellungen der Humoralpathologie bei unkonventionellen Verfahren Bedeutung (Aderlass, Schröpfen). Wenn in diesem Zusammenhang auch zahlreiche Traditionslinien erkennbar sind, ist doch vor verkürzten, vordergründigen und schematischen Gleichsetzungen bzw. Identifizierungsbemühungen zu warnen. Dies gilt beispielsweise für die religiöse Heilkunde, bei der auf die antiken Heilkulte verwiesen wird. Hier handelt es sich um grundsätzlich Verschiedenes, das nur sehr behutsam miteinander verglichen werden sollte.

Die Bestimmung des Verhältnisses von A. und Literatur ist schwierig und offensichtlich noch ein Desiderat der Forschung: Explizite Darstellungen der A. als geschlossenes System gibt es kaum. Doch ist diese vermeintliche Geschlossenheit der A. wohl auch eher eine schematisierende Zuschreibung, als dass diese inhaltlich begründet wäre. Betrachtet man also die einzelnen Facetten der A. und versteht als alternativ in der Medizin alles, was nicht den konventionellen, wissenschaftlichen Ansprüchen genügenden Verfahren entspricht, ist man mit einer Fülle an Berührungspunkten von Literatur und alternativen Heilverfahren konfrontiert. Denkt man z.B. an die Wasserkuren und damit ganz allgemein an das Wasser in seiner reinigenden, Leben erhaltenden und heilenden Wirkung oder an die Ernährung und damit an die diätetischen Aspekte, so findet man beides bereits im *Corpus Hippocraticum* ausführlich diskutiert und dann auch systematisiert bei Galen. Einige literarische Arztfiguren schätzen die Kraft der Natur und →Diätetik: So plädiert Molière in seinen Arztsatiren für die Diätetik im weiten Sinn der Künste (unter Einschluss von Musik, Gesang und Tanz), die Ärzte orientieren sich an den antiken Autoritäten und richten ihr Handeln an ihnen aus; dementsprechend werden die Patienten zur Ader gelassen oder purgiert. Die Diätetik ist für die A. von großer Relevanz wie auch in Aaron Antonowskys Modell der Salutogenese (*Unraveling the Mystery of Health*, 1987; dt. *Salutogenese. Zur Entmystifizierung der Gesundheit*). Die Bedeutung der Luft und damit die medizinische Bedeutung der Luftkur zeigt sich in der Entstehung von (Luft-)Kurorten, die im 19. Jh. zu Stätten hoher gesellschaftlicher Bedeutung wurden und literarischen Stoff boten. Man denke nur an Davos und Thomas Mann (*Der Zauberberg*, 1924).

Effi wird in Theodor Fontanes *Effi Briest* (1894/95) als »Tochter der Luft« beschrieben: »denn Heiteres sehen war ihr wie Lebensluft«. Cécile (Theodor Fontane, *Cécile*, 1887) fährt nach Thale im Harz und soll dort von Luft und Erholung – ganz im diätetischen Sinn – gesunden. Oftmals spielt an diesen Kurorten neben der Luft auch das Wasser eine wichtige Rolle, was auf die heilkundliche Bedeutung von Wasser aufmerksam macht. So gibt Thomas Mann in *Die Buddenbrooks. Verfall einer Familie* (1901) eine detaillierte Beschreibung des Badeorts von Travemünde. In Tania Blixens *Babette's Feast* (1958; dt. *Babettes Fest*) stehen →Essen und Trinken im Vordergrund, was in entsprechender Ausgewogenheit für Gesundheit sorgt und christliche Identität (Abendmahl) stiften kann. Alternative Verfahren sollen nicht zuletzt zur Stabilisierung bzw. Verbesserung der →Lebensqualität beitragen. Dies kann – das wussten schon antike Hochkulturen – gerade durch diätetische Maßnahmen erreicht werden. Insofern kann eine Aktualität der Antike in den Konzepten alternativer Heilverfahren erkannt werden.

Robert Jütte: Geschichte der Alternativen Medizin. Von der Volksmedizin zu den unkonventionellen Therapien von heute, München 1996

Robert Jütte (Hg.): Wege der Alternativen Medizin. Ein Lesebuch, München 1996

Renate Wittern: Natur kontra Naturwissenschaft. Zur Auseinandersetzung zwischen Naturheilkunde und Schulmedizin im späten 19. Jahrhundert, Erlangen 1992

Dietrich v. Engelhardt: Der Arzt und seine Therapie. In: Dietrich v. Engelhardt: Medizin in der Literatur der Neuzeit. Bd. 1: Darstellung und Deutung, Hürtgenwald 1991, S. 169–195

F.St.

Alzheimer-Krankheit Die A. gehört zu den Demenzen. Demenz bezeichnet eine durch Hirnschäden erworbene, oft chronisch fortschreitende Minderung kognitiver Leistungen mit Beeinträchtigung des täglichen Lebens. Die Minderungen werden hinsichtlich ihrer Ursachen unterschieden. In etwa 60% bis 70% aller Fälle sind sie auf die A. zurückzuführen. Die A. wurde erstmals 1906 von Alois Alzheimer anhand mikroskopischer Befunde an der Großhirnrinde beschrieben als »eine rasch sich entwickelnde und in kurzer Zeit zu den tiefsten Graden fortschreitende Verblödung« (Alois Alzheimer, *Über einen eigenartigen, schweren Erkrankungsprozess der Hirnrinde*, 1906). Das Interesse an A. nimmt mit dem ersten Weltkrieg stark ab, die Forschung kommt mit dem 2. Weltkrieg zum Erliegen. Erst Ende der 1970er Jahre wird die A. in der Diskussion um das Demenz-Einheitskonzept wieder erwähnt. Es wird eine spezifische Pathologie entwickelt, der zufolge im Hirn vermehrt vorhandene Amyloid-Plaques und neurofibrilläre Bündel von normalen Alterungsphänomenen zu unterscheiden und als krankhaft zu werten sind. In der klinischen Praxis wird A. weniger als homogene Krankheit, sondern eher als multifaktoriell bedingtes Syndrom betrachtet. Nur sehr selten ist die A. erblich. Die genetisch bedingte Alzheimer-Demenz wird intensiv erforscht. Über die Ursachen der sporadischen Erkrankungen, etwa 90% aller Fälle, gibt es keine gesicherten Kenntnisse. Obwohl kein eindeutig krankheitsdefinierender biologischer Marker bekannt und eine sichere Diagnose nur durch Autopsie möglich ist, lässt sich A. mit großer Wahrscheinlichkeit klinisch diagnostizieren. Die Informationen über den Zustand des Patienten werden mit Hilfe neuropsychologischer Testverfahren und apparativer Untersuchungen (Computer-Tomographie und Magnetresonanz-Tomographie) erhoben. Das Leitsymptom ist die zunehmende Beeinträchtigung des Neugedächtnisses, die begleitet wird von Störungen der räumlichen und zeitlichen Orientierung, der sprachlich-mnestischen Funktionen und visuell vermittelter konstruktiver Fähigkeiten. Mit dem Fortschreiten der Erkrankung nimmt die Konzentrations- und Orientierungsfähigkeit deutlich ab; die Patienten verlieren die Erinnerung an relevante Ereignisse ihres Lebens und sind zunehmend auf Hilfe angewiesen. Es können Persönlichkeitsveränderungen auftreten. Für das letzte Stadium ist der vollständige Verlust von Sprache und Psychomotorik kennzeichnend. Für die A. ist derzeit keine Heilmethode bekannt, behandelt werden Symptome. Für Deutschland geht man derzeit von etwa einer Million Patienten aus, die an einer A. leiden. Soziodemographischen Schätzungen zufolge wird sich diese Zahl in den nächsten 20 Jahren verdoppeln. In Deutschland werden 6 von 10 Demenzkranken in Privathaushalten betreut; man schätzt den täglichen Aufwand auf 8–10 Stunden.

Es ist vor diesem Hintergrund nicht überraschend, dass literarische Geschichten über A. unweigerlich Beziehungsgeschichten sind. Ein Großteil der Literatur über A. wird dementsprechend von Angehörigen der Kranken geschrieben. Zu unterscheiden ist zwischen authentischen bzw. biographischen, fiktiven und essayistischen Darstellungen. Bei vielen Texten steht für Erzähler wie Leser der therapeutische Aspekt im Vordergrund. Es lassen sich nicht nur Überlegungen zu Diagnose und Pflegeverfahren daran knüpfen; die Geschichten illustrieren zumeist auch ethisch und kulturhistorisch relevante Problemstellungen. Darüber hinaus ist der literarische Umgang mit der A. ein ästhetisches Phänomen. Zu den Besonderheiten der Krankheit gehört nicht nur, dass sie mit Notwendigkeit hochgradig literarisierte Krankheitsbeschreibungen verursacht, sondern v. a., dass sie die anthropologische und kulturelle Funktion des Erzählens betont. Das verursacht einen hohen Grad an erzählerischer Selbstreflexion. Allen Geschichten über die A. gemeinsam ist ein Vorrat von erzählerischen Stationen sowie personellen und moralischen Konflikten, die sich aus dem Verlauf der Krankheit ergeben. Ihm entspricht im Regelfall die Chronologie der Erzählung. Die Verbindung von Erzählen und Reflexion bringt krankheitstypische reflexive Topoi hervor. Dazu gehören z. B. die Ausgestaltung der Familien- und Beziehungsproblematik anhand des Phantom Boarder (der Patient glaubt sich in seiner vertrauten Umgebung von Fremden umgeben) – bzw. Capgras-Syndroms (Fehlidentifikationen) – und die Koppelung der Suche der Angehörigen nach dem letzten sinnvollen Satz des Kranken an Überlegungen zum Körper-Geist-Problem. Zu den Themen, die verbunden mit der Erzählung reflexiv ausgearbeitet werden, gehören die Trennung von Sterben als Prozess und →Tod als Ereignis (→Leib und Seele), die Frage nach der Fassbarkeit des menschlichen →Bewusstseins, damit verbunden die nach dem Kernbestand oder den Grenzen des Individuums, sowie der kulturelle Zusammenhang zwischen →Gedächtnis, Erinnerung und Erzählen. Die Krankheit führt den Gesunden eindrücklich vor Augen, welche konstitutive Bedeutung der Erinnerung für das Selbstverständnis von Personen zukommt und in welchem hohen Maß unsere Wahrnehmung eine Gedächtnisfunktion ist. Diese thematischen Eigenheiten fallen zusammen mit einer weitreichenden Sprachreflexion, die sich aus dem Verlust von Erinnerung und Sprachkompetenz beim Patienten ergibt. Literatur, die explizit von A. (und nicht allgemein von Demenz) handelt, ist relativ jung. Ein frühes und erzählerisch beeindruckendes Beispiel ist J. Bernlefs (Pseudonym des Niederländers Hendrik Jan Marsman) *Hersenschimmen* (1984; dt. *Hirngespinste*). Der Roman ist konsequent aus der Perspektive eines Patienten mit A. erzählt, im Präsens, zumeist zeitdeckend, in konstanter Perspektive aber mit variierender Stimme. Das abnehmende Sprachvermögen des Erzählers erzwingt den Einsatz darstellerischer Verfahren, die gemeinhin Sinn zerstören. Daher werden an die Mitarbeit der Leser im Verlauf der Geschichte immer höhere Anforderungen gestellt. Mit unerbittlicher Präzision verdeutlicht Bernlef auf diese Weise, welche grundlegende Funktion dem Erzählen bei der Konstitution von Vorstellungen über Personen zukommt. Durch diese implizite Reflexion leistet die literarische Erzählung etwas, wozu weder der authentische Bericht eines Angehörigen noch die medizinische Fallstudie in der Lage sind. Sie erzeugt eine Innenansicht. Der literarische Erfahrungsbericht ist illusionistisch; dergleichen ist nach den frühen Stadien der Demenz unmöglich. Zur Grenzwertbestimmung und zum Vergleich eignen sich Diana Friel McGowins *Living in the Labyrinth: A Personal Journey Through the Maze of Alzheimer's* (1992; dt. *Wie in einem Labyrinth*) und Margaret Gibsons *Opium Dreams* (1997; dt. *Traumgrenzen*). Auch in biographischen Schilderungen nehmen ästhetische Reflexionen erheblichen Raum ein; so auch beim bekanntesten Beispiel, John Bayleys *Iris. A Memoir of Iris Murdoch* (1998; dt. *Elegie für Iris*). Strenger erzählerisch ausgearbeitet findet sich der Zusammenhang zwischen Kunst und Krankheit etwa in Genie Zeigers *How I Find Her. A Mother's Dying and a Daughter's Life* (2001; dt. *Als ich sie noch kannte*). Ausgehend vom Motto des Diploms der Mutter, »Tollitur Arte Malum«, entwickelt die Autorin ein Motiv, auf das in verschiedensten Episoden Bezug genommen wird und für das auch das Buch als Ganzes steht. Es verdeutlicht den Zusammenhang von Literatur und Überleben. Durch das Erzählen werden nicht nur die Erinnerungen der Kranken bewahrt; die Erzähler versichern sich auch jener

Person, deren Verschwinden sie beobachten. Das ermöglicht eben das Wieder-Finden, das Zeiger mit ihrem Titel anspricht. Indem die Krankheit das Gedächtnis und damit die Möglichkeit des Erzählens zerstört, gefährdet sie die herkömmliche Vorstellung vom Individuum und die Muster der darauf aufbauenden literarischen Formen. Die zunehmende Reflexivität des Erzählens ist eine Möglichkeit der literarischen Reaktion darauf. Die andere liegt im programmatischen Verzicht auf Reflexion; sie erscheint dann ausgelagert in poetologischen Genres. Beispielhaft dafür steht Jonathan Franzens Essay *My Father's Brain* (2001; dt. *Das Gehirn meines Vaters*). Franzens Überlegungen basieren auf der Annahme, es gäbe sowohl eine biologische als auch eine kulturelle Basis für Individualität. Das Erzählen wird daher hinsichtlich seiner anthropologischen Bedingungen und seiner ästhetischen Möglichkeiten betrachtet. Es erscheint als bewährtes Verfahren, der biologischen Gefährdung des individuellen Sinns durch kulturelle Überlieferung zu begegnen. In diesem Sinn ist Franzens Roman *The Corrections* (2002; dt. *Korrekturen*), in dem eine der zentralen Figuren, Alfred Lambert, an der Krankheit leidet, traditionell erzählt. Als erster deutscher Roman mit einer an A. leidenden Hauptfigur gilt Leonore Suhls *Frau Dahls Flucht ins Ungewisse* (1996). Hier wird für die Darstellung der Krankheit vornehmlich der ›narrated monologue‹ genutzt, die Wiedergabe der Gedanken des Charakters ist in den Diskurs des Erzählers integriert. Martin Suter entwickelt in *Small World* (1997) aus dem Verlauf der Krankheit einen originellen Plot für einen Kriminalroman. Die Aufklärung des Falls hängt von der Erinnerung des Kranken ab.

Harald Hampel, Frank Padberg, Hans-Jürgen Möller (Hg.): Alzheimer-Demenz. Klinische Verläufe, diagnostische Möglichkeiten, moderne Therapiestrategien, Stuttgart 2003
Shlomit Rimmon-Kenan: The Story of ›I‹. Illness and Narrative Identity. In: Narrative 10 (2002), S. 9–27
Konrad und Ulrike Maurer: Alzheimer. Das Leben eines Arztes und die Karriere einer Krankheit, München 1998

H.He.

Amputation →Operation

Anästhesie A. (gr. anaisthesía: Unempfindlich-keit) bezeichnet im weiteren Sinn die völlige bzw. teilweise Unempfindlichkeit gegen →Schmerz und Berührungsreize (Analgesie); im engeren Sinn die gewollte Herbeiführung eines rever-siblen schlafähnlichen Zustands des ganzen oder eines Teils des Körpers durch Narkoleptika. Die Schmerzbekämpfung gehörte zu den ersten und zugleich schwierigsten Herausforderungen der Medizin: Bilsenkrautsamen wurden schon um 3000 v.Chr. in betäubenden Tränken ver-wendet, und die wohl erste literarische Erwäh-nung von Morphium findet sich in der Homer zugeschriebenen *Odyssee*. Frühzeitig bezeugte Extrakte aus Schierling, Alraune, Mohn und vie-len anderen Substanzen erzielten nur eine be-grenzte schmerzlindernde Wirkung; Gleiches galt für frühe Versuche mit Opium, Wein oder Bier. Auch physikalische Methoden der Schmerz-ausschaltung wie Hitze und Kälte, Schläge bis zur Bewusstlosigkeit und Strangulationen boten kaum Abhilfe. Der Schlüssel zur Schmerzlosig-keit lag den alten Griechen zufolge ausschließ-lich in göttlicher Hand, und auch in der *Bibel* imponiert der schmerzfreie Eingriff als Werk Gottes. So heißt es in *Gen* 2,21: »Da ließ Gott, der Herr, einen tiefen Schlaf auf den Menschen fallen (…), nahm eine seiner Rippen und ver-schloss ihre Stelle mit Fleisch.« Erst die Einfüh-rung von Lachgas (Horace Wells, 1844) und v.a. Äther (William Morton, 1846) – der Begriff Ät-her (gr. aithér, lat. aether) steht bezeichnender-weise für die Himmelsluft – markiert den Be-ginn der modernen Chirurgie, in der Operatio-nen zur Normalität werden. Als Rauschmittel waren Derivate des Äthers schon Paracelsus (1493–1541) und Valerius Cordus (1515–44) un-ter Begriffen wie Süßer Vitriol bekannt. Darüber hinaus wurden diese seit Ende des 18. Jh. als In-halationsmittel bei Lungenerkrankungen ge-nutzt. Doch erst in der zweiten Hälfte des 19. Jh. traten Äther und Lachgas ihren Siegeszug als Narkotika an. Ähnliches gilt für das Anästheti-kum Chloroform (James Young Simpson, 1847): Als die britische Königin Victoria 1853 ihren Sohn Leopold mit Hilfe einer Chloroformnarkose schmerzfrei zur Welt gebracht hatte, erlebte das Mittel in der Geburtshilfe einen regelrechten Boom. Allerdings stießen die neuen Möglichkei-ten der Narkotisierung nicht auf ungeteilte Be-geisterung. Die wehrlose Bewusstlosigkeit des Patienten in den Händen vermeintlich operati-onsfreudiger Chirurgen rief zugleich neue Ängs-te und Vorbehalte hervor.

Weit vor der Einführung wirksamer Narkotika beschäftigte sich die Literatur mit dem künst-lichen Schlaf (→Schlafen und Wachen), wobei al-lerdings immer wieder thematische Überschnei-dungen mit dem Phänomen des →Scheintodes auftreten: Bei William Shakespeare etwa wird der todesähnliche Schlaf durch einen geheimen Trank induziert: In der Tragikomödie *Cymbeline* (1611; dt. *Cymbeline*) wie in der Tragödie *Romeo and Juliet* (1597; dt. *Romeo und Julia*) ermöglicht ein in dieser Weise wirksames Narkotikum die dramatische Lösung des Konflikts. Als eines der bekanntesten späteren Beispiele für die Schil-derung einer vita minima kann das Märchen *Dornröschen* gelten, in dem die Protagonistin aus einem hundertjährigen Schlaf erwacht (Ja-cob und Wilhelm Grimm, *Kinder- und Hausmär-chen*, 1812–22). Vor der Entdeckung moderner Anästhetika wurde in Kunst, Philosophie und Li-teratur, aber auch in Selbstzeugnissen häufig der Umgang mit dem Schmerzerlebnis themati-siert. Die Aufarbeitung des Schmerzes besaß ne-ben der medizinischen zugleich auch eine geisti-ge und soziale Dimension. So konstatiert Imma-nuel Kant unter Bezugnahme auf seine Gicht-beschwerden: »Der Schmerz ist der Stachel der Tätigkeit (…); ohne diesen würde Leblosigkeit eintreten« (*Anthropologie in pragmatischer Hin-sicht*, 1798). Um 1800 nimmt die Literatur in einzelnen Fällen die späteren Möglichkeiten der A. vorweg: Die Aufhebung des →Bewusstseins gerät mit der Entdeckung des magnetischen Schlafs durch Franz Anton Mesmer (1734–1815) in den Blick der Öffentlichkeit (→Mesmeris-mus). Bei Heinrich von Kleists *Das Käthchen von Heilbronn* (1810) wird der Graf als ein an Schwermut erkrankter Mann geschildert, der während seines Traums in einen todesähnlichen Zustand verfällt, wie er als typisch für den mag-netischen Schlaf gelten kann. E.T.A. Hoffmann setzte dem Hypnotiseur in *Der Magnetiseur* (1814, enthalten in *Phantasiestücke in Callots Ma-nier*) ein (abschreckendes) Denkmal. Über das Beispiel Hoffmanns hinaus beschäftigte sich die romantische Dichtung intensiv mit dem Aspekt der Bewusstseinsaufhebung. Sie sah ihr Ideal der Aufhebung der Grenzen von Geist, Vernunft und Natur sowie der Erzeugung einer märchenhaften Atmosphäre erst durch den künstlichen Schlaf verwirklicht. Entsprechend heißt es bei Novalis, der auch privat den Drogen zusprach: »Aus dem Bündel Mohn / In süßer Trunkenheit / Entfaltest du die schweren Flügel des Gemüts / Und schenkst uns Freuden (…)« (*Hymnen an die Nacht*, 1800). Der Wunsch nach Erlangung neuer, jenseitiger Bewusstseinszustände – Sinnbild der Sehnsucht nach Grenzüberschreitung und Erkenntnis dessen, was die Welt im Innersten zusammenhält – kontrastierte mit der als beengend erlebten Realität. Ein eindrückliches Beispiel für die Thematisierung von Betäubungsmitteln stellen Thomas de Quinceys *Confessions of an English Opium Eater* (1821/22; dt. *Bekenntnisse eines englischen Opiumessers*) dar. Es sorgte besonders in England und Frankreich für eine weite Verbreitung des Opiumge- und -missbrauchs: »der Opiumesser (…) spürt den erhabeneren Teil seines Wesens an Macht gewinnen; das heißt, dass das sittliche Empfinden sich in einem Zustande wolkenloser Klarheit und Ruhe befindet und dass über allem das helle Licht der majestätischen Vernunft erstrahlt.« Seit der Mitte des 19. Jh. verbreitete sich in Literatenkreisen zunehmend die Auffassung, dass die empfundene Spaltung der Welt nur mit Hilfe von Rauschmitteln zu überwinden sei. Alkohol (→Alkohol und Alkoholismus) als sog. Alltagsware ermöglichte eine derartige Bewusstseinserweiterung nur in begrenztem Maße, die französische Romantik galt vielmehr in toto als opiumberauscht: Charles Baudelaires *Les fleurs du mal* (1857; dt. *Die Blumen des Bösen*) und *Les paradis artificiels* (1860; dt. *Die künstlichen Paradiese*) sind ohne den Drogenhintergrund kaum denkbar. Zeitgenossen wie Guy de Maupassant berauschten sich an Äther, Morphin, Haschisch und Kokain; Lachgas-Zirkel wurden zu Modeerscheinungen, und selbst in wissenschaftliche Werke hielten Anästhetika als Rauschmittel Einzug. In *The Varieties of Religious Experience* (1902; dt. *Die Vielfalt religiöser Erfahrung*) konstatiert William James, dass sich Lachgas und Äther anregend auf das →Bewusstsein auswirken und dem Inhalierer Tiefen der Wahrheit enthüllen würden. Doch nicht immer ist der Gebrauch von Äther positiv konnotiert: In Italo Svevos Roman *Senilità* (1898; dt. *Ein Mann wird älter*) werden Emilio Brentani und seine Schwester als feine, aber nicht vermögende Leute geschildert. Aus ver-

schmähter →Liebe und wegen der mangelnden Zuwendung ihres Bruders verfällt Amalia dem Äther und bringt sich schließlich damit um.

Bei den Dichtern des Expressionismus imponiert die →Droge über medizinische Aspekte hinaus als mächtiger Erlöser bzw. als Mittel, das die Seele von den Zwängen des Bewusstseins befreit: Georg Trakl, der in seinem erlernten Beruf als Apotheker Fachkenntnisse und freien Zugang zu zahlreichen bewusstseinsverändernden Substanzen besaß, beschreibt in »Ermatten« (Nachlass, *Sammlung 1909*) das Erwachen aus dem Rausch. Auch in »Drei Träume« (Nachlass, *Sammlung 1909*) präsentiert er eine Lyrik, die sich v.a. aus Rauscherlebnissen speist: »Meine Seele gebar blut-purpurne Himmel / Durchglüht von gigantischen, prasselnden Sonnen / Und seltsam belebte, schimmernde Gärten / Die dampften von schwülen, tödlichen Wonnen.« Der Arzt und Lyriker Gottfried Benn widmet dem 1884 für die Medizin als Lokalanästhetikum entdeckten Kokain ein Gedicht »Cocain« aus der Sammlung *Der Psychiater* (1917), das auf die euphorisierende und halluzinogene Wirkung der Droge abhebt: »Den Ich-Zerfall, den süßen, tiefersehnten / Den gibst du mir«. Einige Jahre zuvor hatte bereits Sigmund Freud in Fachzeitschriften und Ego-Dokumenten verschiedene Anwendungsmöglichkeiten des Kokains beschrieben (u.a. *Über die Allgemeinwirkung des Cocains*, 1885). Die Anfänge der A. mittels Äther griff dagegen der deutsche Romancier Adolf Koelsch thematisch auf: Sein erfolgreiches Werk *Narkose. Der Roman vom Kampf gegen den Schmerz* (→Schmerz) beschäftigt sich mit der Biografie des Äthernarkose-Erfinders William T. Morton (1938). Zu jenem Zeitpunkt gehört die A. längst zu einem konstituierenden Bestandteil des chirurgischen Eingriffes. Eine →Operation (→Chirurg) ohne Betäubung steht nunmehr für gezielte menschliche Grausamkeit. So skizziert Friedrich Dürrenmatt den KZ-Arzt Emmenberger in seinem Roman *Der Verdacht* (1951/52) wie folgt: »Seine Spezialität waren Operationen ohne Narkose, da er die Qual und den Schrecken seiner Patienten liebt.« Das gleiche Bild wird in Martin Walsers Theaterstück *Zimmerschlacht* (1967) zur Charakterisierung des Ehelebens herangezogen: »Die Ehe ist nun einmal eine seriöse Schlacht. Nein, eine Operation. Zwei Chirurgen operieren einander. Ohne Narkose.«

Klaus Bergdolt, Dietrich v. Engelhardt (Hg.): Schmerz in Wissenschaft, Kunst und Literatur. Il dolore nella scienza, arte e letteratura, Hürtgenwald 2000

Ludwig Brandt: Illustrierte Geschichte der Anästhesie, Stuttgart 1997

Alexander Kupfer: Die künstlichen Paradiese. Rausch und Realität seit der Romantik. Ein Handbuch, Stuttgart, Weimar 1996

Emanuel M. Papper: Romance, Poetry and Surgical Sleep. Literature influences Medicine, Westport, London 1995

D.G./J.St.

Anatomie   Belege für die A. (gr. anatémno: aufschneiden) als wissenschaftliche Sektion des menschlichen →Körpers (→Körperkultur) reichen bis ins 2. vorchristliche Jahrtausend zurück, in denen die Bekanntheit der größeren Organe dokumentiert ist. Einen ähnlichen Kenntnisstand vermitteln auch die Schriften um Hippokrates, während Herophilos und Erasistratos im 3. Jh. v. Chr. erstmals zahlreiche Körperfunktionen beschreiben, darunter die des Nervensystems und der Muskeln. Bis um etwa 1500 basierte das medizinische Bild des menschlichen Körpers im Wesentlichen auf den Erkenntnissen, die Galen von Pergamon durch seine Studien als Gladiatorenarzt und Tieranatom gewonnen hatte. Neben seiner ungebrochenen Autorität behinderten auch kirchliche Einwände den Fortschritt der A. Wegen der Auferstehung des Fleisches (resurrectio carnalis) forderten die Kirchenväter Tertullian und Augustinus ein Sektionsverbot (inviolabilitas corporis humanum), und das Konzil von Tours untersagte im Jahr 1163 die Leichenöffnung durch Mönche. In der frühen Neuzeit erschien das nicht durch die eigene Anschauung überprüfbare Buchwissen antiker Provenienz mit dem Aufkommen eines empirischen Wissenschaftsverständnisses und der rezeptionskritischen Auseinandersetzung mit dem galenischen Schrifttum als überholt.

Wenngleich der *Anatomia corporis humani* (1316) des Mondino de' Luzzi bereits Studien an menschlichen Leichen zugrunde liegen, gilt als Schlüsseldatum der neuzeitlichen A. das Jahr 1543, in dem *De humani corporis fabrica* des belgischen Anatomen Andreas Vesalius erschien. Die Einsichten in den Bau des Menschen werden nicht an den Doktrinen Galens gemessen, sondern vielmehr benutzt, um rund 200 Irrtümer der galenischen A. zu korrigieren. Dieses Werk erreichte erstmals eine breite Öffentlichkeit, wenn es in Fachkreisen auch auf Ablehnung stieß. Die Autopsie am Menschen verbreitete sich im 16. Jh. als gängiges Verfahren der medizinischen Forschung und Lehre. Seine Institutionalisierung führte zu einem europaweiten Aufkommen feststehender anatomischer Theater, auf denen Sektionen als öffentliche Spektakel stattfanden. Gleichwohl wurzelten Ressentiments gegen die A. weiterhin tief im allgemeinen Bewusstsein, denn Nacktheit, →Tod und Zerstückelung blieben Tabuthemen (→Tabu). Daher galt es als verschärfte Sanktion, wenn die anatomische Zergliederung über zum Tode Verurteilte verhängt wurde. Während die makroskopische A. des Menschen im wesentlichen durch die Entdeckungen des 16. und 17. Jh. erschlossen wurde, ergaben sich detailgenauere Kenntnisse erst seit dem 18. Jh. mit der mikroskopischen A. und der experimentellen Physiologie. Zu weiteren Ausdifferenzierungen kam es im 19. Jh. mit der Entwicklung der pathologischen A. und der Physiologie bzw. der physiologischen Chemie sowie im 20. Jh. mit der Erforschung molekularer Abläufe im Körper. Im Medizinstudium bildet die A. nach wie vor einen grundlegenden Ausbildungsbaustein.

In literarischen Texten erfolgt die Rezeption der A. auf höchst unterschiedliche Weise. Denn sie erscheint nicht nur als Gegenstand, wie sie in diesem Zusammenhang vorrangig interessiert, sondern auch als Anspielungshorizont und Metapher der Desintegration. Als Titelelement einer Sammlung erotischer Preisgedichte auf Teile des weiblichen Körpers findet sich die A. bereits in den *Blasons anatomiques du corps féminin* (1536; dt. *Blasons auf den weiblichen Körper*), die in vielfachen Auflagen nachgedruckt wurden. Als Prosabeispiel ließe sich etwa Thomas Nashes *The Unfortunate Traveller* (1594; dt. *Der unglückliche Reisende*) anführen, dessen Protagonist Jack Wilton als Forschungsobjekt an einen Anatomen verkauft wird. In lyrischer Form findet sie sich etwa in John Donnes *Devotions upon Emergent Occasions* (1623), die eine anatomisch gefärbte Selbstzergliederung im Zwiegespräch mit Gott darstellen. Eine dramatische Konfrontation medizinischer und populärer Einstellungen zur Anatomie unternehmen beispielsweise Noël Bretons Farce *Crispin Médecin* (1674) sowie deren englischsprachige Adaption in Edward Ravenscrofts *The Anatomist, or The Sham Doctor* (1696; dt. *Der Anatomist, oder par force doctor*), die im November 1696 in London uraufgeführt und im folgenden Jh. regelmäßig auf englischen Bühnen gespielt wurde. Aus Angst vor Strafverfolgung versteckt sich darin Crispin als Leiche auf einem Seziertisch, von dem er sich während einer Sektion zum Entsetzen der Anwesenden erhebt, um gegen seine drohende Zerstückelung zu protestieren.

Im Zusammenhang mit romantischen, später auch modernisierungskritischen Zweifeln am analytischen Weltbild der Neuzeit taucht die A. als metaphorischer Inbegriff der De(kon)struktion seit der Zeit um 1800 in der Literatur auf. So erklärt z.B. Friedrich Schlegel die A. in seinem Essay *Über das Studium der griechischen Poesie* (1797) als ein der Kunst entgegengesetztes Verfahren, das ihr Objekt durch Zergliederung vernichtet. In ähnlicher Weise bringt auch Gottfried Keller diesen Gedanken in der zweiten Fassung von *Der grüne Heinrich* (1854/55) vor. Ohne diese skeptischen Implikationen findet die A. Eingang ins literarische Œuvre Johann Wolfgang von Goethes, der sich zeitlebens mit anatomischen Fragen beschäftigte. In seinem autobiografischen Roman *Dichtung und Wahrheit* (1811–33) berichtet er über seine studentischen Erfahrungen mit der Anatomie, bekundet auch in der *Italienischen Reise* (1816/17) Interesse daran und lässt in *Wilhelm Meisters Wanderjahre* (1821/29) einen plastischen Anatomen auftreten, der die Leiche einer Suizidentin (→Suizid) zergliedert, während Wilhelm mit gemischten Gefühlen zusieht.

Eine geradezu handlungsmotivierende Stellung nimmt die A. hingegen in Clemens Brentanos *Geschichte vom braven Kasperl und dem schönen Annerl* (1817) ein, in der sich die Großmutter des Soldaten Kasper um ein Begräbnis für ihren Enkel bemüht, der als Suizident seziert werden soll und damit, so fürchtet sie, von der leiblichen Auferstehung ausgeschlossen würde. Eine zentrale Stellung besitzt die A. auch in Charles Baudelaires Gedicht »Le Squelette laboureur« aus der Sammlung *Les fleurs du mal* (1857; dt. *Die Blumen des Bösen*), das auf eine der von dem Tizian-Schüler Jan Stevenzoon van Calcar angefertigten Bildtafeln in Vesalius' *Fabrica* reflektiert, die Skelette in bestimmten Posen, in diesem Falle auf einem Spaten lehnend, vor

Landschaftshintergründen zeigen. Die Kurzgeschichte *The Body Snatchers* (1881; dt. *Die Leichenräuber*) von Robert Louis Stevenson erzählt von den Medizinstudenten Fettes und Macfarlane, die Schwarzhandel mit Leichen für die anatomischen Vorführungen ihres Professors treiben, was historisch im 18. und 19. Jh. verbreitet war, da strenge Gesetze häufig zu Leichenmangel in der A. führten. Gray, der ihre dubiosen Geschäfte aufdeckt, wird ermordet und in einer Sektion vermeintlich spurlos vernichtet. Auf gespenstische Weise verwandelt sich eine frisch exhumierte Frauenleiche in seinen Leichnam. In der postum veröffentlichten Erzählung *Die Sektion* (1913) von Georg Heym gerät die A. zum objektivierenden Schlächterhandwerk, dem im Prozess der Zerstückelung eine traumhafte Ekstase der Leiche entgegengehalten wird. Eine rein verbal ausgeführte Sektion bildet den Gegenstand von Thomas Bernhards Backstage-Drama *Der Ignorant und der Wahnsinnige* (1972), in der die Figur des Doktors eine exakte Sektionsrede über die Zergliederung eines Mannes vom Gehirn bis zu den Genitalien hält. Zwei Texte jüngeren Datums schließlich greifen auf den Materialfundus der frühneuzeitlichen A. zurück. Bei John David Morley wird die A. gleichsam doppelt ästhetisiert, wenn sein Roman *The Anatomy Lesson* (1995; dt. *Die Anatomiestunde des Dr. Tulp*) um Rembrandts Gemälde »Die Anatomiestunde des Dr. Nicolaas Tulp« (1632) kreist. Die in Amsterdam spielende Geschichte handelt von dem amerikanischen Teenager Kiddo, dessen an Krebs verstorbener älterer Bruder Morton testamentarisch verfügt hat, dass er seiner Obduktion beiwohnen solle. Dagegen liefert der ungarisch-argentinische Autor Federico Andahazi in seinem Roman *El anatomista* (1997; dt. *Im Land der Venus*) eine fiktionalisierte Lebensbeschreibung des paduanischen Anatomen Realdo Colombo (1516–59), der nicht nur den kleinen Blutkreislauf, sondern auch die weiblichen Geschlechtsorgane erforscht hatte, was ihm eine Anklage als Häretiker eintrug.

Stefanie Stockhorst: Das frühneuzeitliche ›theatrum anatomicum‹ als Ort der Affektenschulung. Überlegungen zum Verhältnis von Anatomietheater und Schaubühne. In: Johann Anselm Steiger u.a. (Hg.): Passion, Affekt und Leidenschaft in der Frühen Neuzeit. Akten des 11. Jahrestreffens des Wolfenbütteler Arbeitskreises für Barockforschung, Wiesbaden 2005, S.1073–1087

Jürgen Helm, Karin Stukenbrock (Hg.): Anatomie. Sektionen einer medizinischen Wissenschaft im 18. Jahrhundert, Stuttgart 2003

Mathias Poszgai: Topographien des Authentischen. Körperbilder in Anatomie und Literatur. In: Julika Funk, Cornelia Brück (Hg.): Körper-Konzepte, Tübingen 1999, S.165–189

Jürgen Söring: Poetische Anatomie – Zum Funktionswandel des Dichtens. In: Eijirô Iwasaki (Hg.): Begegnung mit dem ›Fremden‹. Grenzen – Traditionen – Vergleiche. Akten des VIII. Internationalen Germanisten-Kongresses, Tokyo 1990. Bd.9, München 1991, S.171–188

St.St.

Angst Der Begriff A. (lat. angustia: Enge) bezeichnet eine Empfindungs- und Verhaltensänderung aus Ungewissheit, Anspannung und Furcht, die durch bereits eingetretenen oder noch zu erwartenden Schmerz, durch Verlust, Bedrohung oder eine anstehende Strafe hervorgerufen wird (innere Disposition). A. gehört – neben Freude, Trauer, Wut, Überraschung, Ekel, Verachtung – zu den elementaren Gefühlen (→Affekte) aller höheren Lebewesen. A. ist immer ein antizipierendes Warnsignal, das einer Auslösersituation bedarf, und intendiert in der Regel Vermeidungsverhalten bei Bedrohung – seltener die Auslösung von Aggressivität –, schützt damit und dient der Selbsterhaltung. Im 19. Jh. zählt der dänische Philosoph und Theologe Søren Kierkegaard zu den großen Theoretikern der A. (*Begrebet angest*, 1844; dt. *Der Begriff der Angst*). Kierkegaard differenziert zwischen Furcht und A. Furcht richte sich auf Konkretes, Bestimmtes, A. bleibe hingegen stets unbestimmt. Es sei die A. vor dem Nichts, so Kierkegaard, das weite Feld des Unbekannten, in dem auch die Möglichkeit zur Schuld liege. Wie der Augenblick erst die Freiheit verwirkliche, so schaffe die Sünde erst das Selbstbewusstsein. Solange der Mensch unschuldig geborgen in Gottes Schoß ruhe, träume er. Erst mit dem Sprung aus der Unschuld erwache sein Geist und das →Bewusstsein von Freiheit und Schuld. Doch lähme die A. nicht nur, sondern enthalte auch die unendliche Potenzialität des Vermögens, welche die Triebkraft menschlicher Entwicklung bilde. In der psychologisch-psychiatrischen Literatur taucht der Begriff der A. mit dem Beginn des 20. Jh. häufiger auf und wird bei neurotisch-übersteigerter A. als Angstneurose gefasst (Sigmund Freud). Freuds Untersuchung zur A. (*Das Unheimliche*, 1919) markiert den Beginn der modernen Auseinandersetzung mit diesem Phänomen. Ausgelöst werden kann A. intern oder extern durch bedrohliche Situationen oder ihre Erwartung, durch Personen, Aussagen, Orte oder Erinnerungen. A. kann die pathologische Gestalt einer →Phobie (z.B. Klaustro-, Agora-, Xeno-, Canophobie) annehmen. Andere typische angstbesetzte Objekte oder Phänomene sind etwa Blut, Spinnen, Schlangen, Gewitter. Das Fin de Siècle (ca. 1880–1900) galt im Zusammenhang mit der Modekrankheit der →Neurasthenie (Nervosität) als Epoche der Phobien und Pseudophobien, die sich v.a. auf technische Neuerungen (Eisenbahn, Trambahn) aber auch auf drohende Degeneration, Überbürdung oder →Infektion (→Syphilis) richtete.

In der Literaturgeschichte haben Fritz Keller (*Studien zum Phänomen der Angst*, 1956) und Richard Alewyn (*Die Literarische Angst*, 1964) das Thema A. früh aufgegriffen. Literaturtheoretisch vollzieht sich ›er-lesene‹ (Wolfgang Trautwein) A. analog zur natürlichen Angstgenese. Eine semantische Einheit wirkt als Auslösesituation, die Lesersubjektivität entspricht der natürlichen Angstdisposition. Unterschiedlich ist nur, dass das A. auslösende Geschehen den Leser zwar in ›Mitleidenschaft‹ zieht, ihn aber nicht unmittelbar bedroht, sich also ohne Risiko erleben lässt. Die literarische Figur hingegen ist dem Angstgeschehen unmittelbar ausgeliefert. A. als Topos und Instrument literarischer Darstellungen wie auch als Wirkung von Literatur ist seit Gorgias von Leontinoi immer wieder Thema rhetorischer und poetologischer Theorie und Praxis gewesen. Die neuere Literaturgeschichte der ›er-lesenen‹ A. nimmt ihren Ausgang in der sog. Schauerliteratur des späten 18. und 19. Jh. und konfrontiert die Lichtmetaphorik der Aufklärung mit deren Schatten- und Nachtseiten, mit dem Bedrohlichen, Unheimlichen, dem psychisch Abgründigen und Perversen, dem naturwissenschaftlich Unerklärlichen. Entlastendes Rationalitätsdenken und ängstigend-belastende Einbildungskraft stehen sich hier dialektisch gegenüber und münden in eine Poetik und Ästhetik des Schreckens. Dämonen, Geister und Gespenster, Scheintote, Doppel- und Wiedergänger, Verlebendigungen aller Art, aber auch die Bedrohlichkeit der eigenen psychischen (→Wahn) oder psychosozialen

Entfernung von der sittlich-gesellschaftlichen →Norm (Perversion, →Sexuelle Verhaltensstörung) werden thematisiert. Aus der Vielzahl der Texte kann hier nur exemplarisch auf einige repräsentative verwiesen werden. So steht etwa Gottfried August Bürgers Ballade vom Wild- und Rheinjäger (*Der wilde Jäger,* 1786) deutlich in der Tradition der Schauerballade (Sünde-Strafe-Schema). Gerichtet ist das Element der A. generell gegen absolutistisches Adelsverhalten (»Zum Schreck der Fürsten jeder Zeit«), zugleich aber ist die A. auch Rechtfertigung des Bürgertums, das sich in der Ballade als Wertesystem gottgewollt gegeben deutet und so nicht fürchten muss, durch sein Aufbegehren gegen den Adel dem Schöpfungsplan zu widersprechen. Zum Ausgangspunkt psychologischer Erkenntnis und zum Ausdruck von Antikatholizismus wird der Angstschauer in Charles Robert Maturins Gothic Novel *Melmoth the Wanderer* (1820; dt. *Melmoth der Wanderer*). Mit E.T.A. Hoffmann (*Der Magnetiseur,* 1814; *Der unheimliche Gast,* 1818) und Mary Shelley (*Frankenstein, or The Modern Prometheus,* anonym 1818, revidiert 1831; dt. *Frankenstein oder Der moderne Prometheus*) werden die jungen Naturwissenschaften in die Schauerliteratur eingeführt, Wissenschaftler und Wissenschaft dabei aber auch zugleich dämonisiert und angstbesetzt. Bei Edgar Allan Poe bietet sich eine Fülle seiner Schauernovellen zu Funktionsdeutungen der A. im Literarischen an. Häufig werden in ihnen die sittlich-moralischen Abweichungen von der Norm bis hin zum Abdriften in die Perversion (perverseness) thematisiert, wie etwa in Poes *The Black Cat* (1843; dt. *Die schwarze Katze*). Bei Guy de Maupassant schließlich (*Le Horla,* 1887; dt. *Der Horla*) sind es die A. einflößende Unfreiheit des bürgerlichen Individuums und die Bedrohlichkeit des Ineinanderfließens von Wahn und Wirklichkeit, des drohenden Ich-Verlustes, für den in der deutschsprachigen Literatur bereits E.T.A. Hoffmann ein Vorbild geliefert hatte (*Die Elixiere des Teufels* (1815/16). In einer sich zunehmend kausal erklärenden Welt der Wissenschaften versagt die hypnotische →Psychiatrie (→Hypnose, →Psychoanalyse) gegenüber dem ängstigenden Dämon des »Horla«, sei es Wahnbild oder konkrete dämonische Entität, und desavouiert so die sich modern gerierende Psychiatrie in ihrem Anspruch, Wahn und A. wo nicht zu erklären, doch

zu besiegen. Die Wissenschaft selbst wird so gerade im wissenschafts- und technikeuphorischen Fin de Siècle wieder zum Quell der Verunsicherung und der A. Mit den Novellen von Hoffmann, Poe und Maupassant feiert das bürgerliche Individuum sein Debut als Ort und Ursprung der A. (Wolfgang Trautwein). Die A. vor Ich-Verlust und Persönlichkeitsveränderung war es etwa auch bei Robert Louis Stevenson (*The Strange Case of Dr. Jekyll and Mr. Hyde* (1886; dt. *Dr. Jekyll und Mr. Hyde*), die das auslösende Moment der Leserangst ausmacht. Sie ist damit im näheren Umfeld der älteren Wiedergänger-, Werwolf- und Vampirismusliteratur situiert. Nach der Jahrhundertwende ist es in der deutschsprachigen Literatur Franz Kafka, der das Phänomen A. – häufig autobiografisch-selbstreflektiv – anspricht oder beschreibt. Kafka gilt als der Dichter der Darstellung von A., weil er durch ihre Thematisierung die beunruhigenden Verhältnisse der Moderne früh zum Ausdruck bringt und die Auswirkungen des mechanisierten und bürokratisierten Lebens auf die Menschen bereits vorwegnimmt. Hier wirkt der neurasthenisch-nervöse Angst- und Phobiediskurs der Jahrhundertwende nach. Auch Kafka selbst ist nervös, neurasthenisch. Neben diesen Begriffen erscheint in den Tagebüchern und Briefen Kafkas spätestens von 1912 an immer wieder das Wort A.: A. vor dem Einbruch der Außenwelt in die freie, eigene Wirklichkeit, A., auch diese innere Wirklichkeit durch Schuld zu zerstören und Trauer um ein nicht gelebtes Leben entwickeln und erleiden zu müssen, A. vor dem Nichts. Die Nähe Kafkas zu Kierkegaard ist fassbar. Unter der Lüge etwa versteht Kafka die Expression der A. vor der bedrohlichen Antizipation, von Wahrheit erdrückt werden zu können: »Es ist die Projektion der eigenen Kleinheit, der Sünde, vor der man sich fürchtet.« Der Jude Kafka schließlich leidet, bekennt er in einem Brief an Milena, an der typischen »Ängstlichkeit des Juden«. Um 1900 bereits ist das Ende des klassischen Schauer- und Angstgenres zu konstatieren. Das 20. Jh. wartet so reichlich mit realen Ängsten auf, dass für Angstfiktionen kaum noch Raum bleibt. Sie werden besonders in der Kriegsliteratur zum Ersten und Zweiten Weltkrieg reflektiert. In der zweiten Hälfte des 20. Jh. ist es zunehmend die moderne Gesellschaft mit ihren vielfältigen Bedrohlichkeiten, die A. auslöst. Exemplarisch leuchtet dies für die neue angelsächsische und deutsche Literatur an verschiedenen Beispielen auf. Es handelt sich um Edward Albees Bühnen-Klassiker (*Who's Afraid of Virginia Woolf*, 1962; dt. *Wer hat Angst vor Virginia Woolf*), um zwei Filmbeispiele von Rainer Werner Fassbinder (*Katzelmacher*, 1969; *Angst essen Seele auf*, 1972) sowie um den Roman Peter Handkes (*Die Angst des Torwarts beim Elfmeter*, 1970). Albees *Who's Afraid of Virginia Woolf* – Anklänge an das sprichwörtliche »Wer hat Angst vorm bösen Wolf« drängen sich auf – gilt als die brutalste Seelenentblößung der Bühnengeschichte, in der sich zwei Paare in schonungsloser Gemeinheit gegenseitig verbal zerfleischen. Tief versenkte und überaus beängstigende Lebenslügen werden ans Licht gezerrt, wobei sich die Seelenlage der Betroffenen zugleich mit der der amerikanischen Gesellschaft und der Labilität der bürgerlichen Ehe schonungslos entblößt. Es ist die xenophobische Ambivalenz deutscher Ausländerangst (in *Katzelmacher*; »Katzelmacher« war zur Entstehungszeit des Films ein bayerisches Schimpfwort für italienische Gastarbeiter) und der A. der ausländischen Gäste vor der Diskriminierung durch die Gastgeber (in *Angst essen Seele auf*, 1972), die das Spezifische in Fassbinders Filmen ausmacht. Bei Peter Handke schließlich wird die Identitätsangst des Individuums in der modernen, fremd gewordenen Gesellschaft thematisiert, das Leben in einer entleerten und sinnlos gewordenen Scheinwelt. Erst spät erkennt Monteur Bloch, die aus allen Lebenszusammenhängen herausgerissene Hauptfigur des 1971 von Wim Wenders verfilmten Romans, dass einzig eine passiv beobachtende Haltung Aussicht auf lebenspraktischen Erfolg hat. Hierfür steht die Titel gebende Parabel vom Torwart, der nur eine Chance hat, den Elfmeter zu halten, wenn er absolut ruhig bleibt und so den Gegner verunsichert. Ist es doch nicht so sehr der Torwart, sondern mehr noch der Schütze, der A. vor dem Elfmeter entwickelt. Fassbinder und Handke liefern mit ihren Aphorismen »Angst essen Seele auf« und »Angst des Torwarts beim Elfmeter« zugleich moderne Beispiele für die ungebrochene Sprichwörtlichkeit der A. in der modernen deutschen Nachkriegsgesellschaft.

Jens Saathoff: Motive krisenhafter Subjektivität – Eine vergleichende Studie zu deutscher und englischer Schauerliteratur des 18. und 19. Jahrhunderts, Frankfurt/M. 2001

Christian Begemann: Furcht und Angst im Prozeß der Aufklärung – Zu Literatur und Bewußtseinsgeschichte des 18. Jahrhunderts, Frankfurt/M. 1987

Evelyne Keitel: Psychopathographien – Die Vermittlung psychotischer Phänomene durch Literatur, Heidelberg 1986

Wolfgang Trautwein, Erlesene Angst – Schauerliteratur im 18. und 19. Jahrhundert, München 1980

Richard Alewyn: Die Literarische Angst. In: Hoimar von Dithfurt (Hg.): Aspekte der Angst. Starnberger Gespräch 1964, Stuttgart 1965, S. 24–43

W.U.E.

Anorexie Der Begriff Magersucht bezeichnet primär jede Form der Appetitlosigkeit. Von A. nervosa (gr. a(n): nicht; orexis: Verlangen) Betroffene leiden jedoch nicht unter Appetitlosigkeit, sondern unter der krankhaften Vorstellung, übergewichtig zu sein, und schränken deshalb ihre Nahrungsaufnahme radikal bis zur Magersucht ein. Manifest wird die Erkrankung meist in der Adoleszenz, betroffen sind v. a. Frauen. Neben dem Hungern und dem damit verbundenen extremen Untergewicht sind der Gebrauch von Laxantien und Diuretika, eine mangelnde Krankheitseinsicht, Hyperaktivität und vielfach Amenorrhoe symptomatisch. In der medizinischen Literatur wird die Magersucht 1873 von dem französischen Psychiater Charles Lasègue in seinem Artikel »De l'anorexie hystérique« beschrieben, im selben Jahr schildert auch der englische Mediziner William Whitey Gull auf einem Vortrag eine von »hysterical apepsia« Betroffene. Die Magersucht wird damit nicht auf physischen, sondern auf psychischen Ursprung zurückgeführt. Gull rückt im Verlauf seiner weiteren Arbeit von der Einordnung der A. in den hysterischen Formenkreis ab. Dennoch hält sich die Idee einer organischen Ursache noch bis in das 20. Jh.; 1916 veröffentlicht Morris Simmonds seine These, die anorektische Magerkeit sei auf eine endokrinologische Störung zurückzuführen (auf die sog. hypophysäre Kachexie). Mit den Untersuchungen von Mara Selvini Palazzoli (1965, 1974) und Hilde Bruch (1965, 1973) wird die A. zutreffend als Neurose (→Neurose und Psychose) eingeordnet. Auffällig ist, dass die A. nervosa eine Krankheit des westlichen Kulturraums ist. Sie ist darüber hinaus eine moderne Erscheinung, die von historischen Formen des extremen weiblichen Fastens (→Diätetik) klar abgegrenzt werden kann. So war das asketisch-mystische Fasten im Spätmittelalter als Kampf gegen die Sünde und die buchstäbliche Fleischeslust religiös motiviert. Vom 16. bis 19. Jh. verschob sich dies zugunsten des profanen Fastenwunders, hier vielfach in Verbindung mit hysterischen Symptomen. In beiden Fällen stellten Betroffene und Umwelt die fehlende Nahrungsaufnahme heraus. Moderne Magersüchtige täuschen vor, mehr zu essen als sie es tatsächlich tun; ihr Fasten ist also nicht extrinsisch, sondern intrinsisch motiviert. Entscheidendes Abgrenzungsmerkmal ist die übertriebene Beschäftigung mit dem eigenen Körpergewicht. Bei Magersüchtigen liegt in der Regel eine sog. Körperschemastörung (→Körper, →Körperkultur) vor, d.h. die Betroffenen empfinden sich als zu dick trotz objektiver Magerkeit und schätzen ihr Körpervolumen im Vergleich zu ihnen vorgelegten Fotos oder gezeichneten Körperumrissen deutlich zu groß ein. Für die Entstehung einer Magersucht lassen sich nach Tilmann Habermas vier wesentliche Erklärungsansätze unterscheiden: der neobehavioristische Ansatz, der eine Magersucht als entgleiste Diät (→Diätetik) versteht; der psychoanalytische, der die Magersucht als Abwehr sexueller Wünsche interpretiert, und der (psychoanalytische) ich- oder objektbeziehungspsychologische Ansatz. Letzterer geht davon aus, dass die Magersucht ein Versuch der Selbstbehauptung ist, da die Betroffenen nicht gelernt haben, eigene Wünsche adäquat zu artikulieren. Anorektiker/innen verlagern die für die Pubertät typischen Konflikte mit den Eltern in ihren eigenen Körper als einzig allein und autonom bestimmbares Objekt. Vielfach entwickelt sich in der Familie eine schwierige Dynamik, welche die einem Wunsch nach Selbstbestimmung entsprungene A. dahingehend verschärft, dass sich die Eltern noch stärker als zuvor um ihr krankes Kind kümmern und sich dieses dadurch immer weniger als autonom erleben kann.

Die Figur der Ottilie in Johann Wolfgang von Goethes *Wahlverwandtschaften* (1809) kann als Anorektikerin interpretiert werden. Um für ihr Vergehen – ihre Liebe zu Eduard und die Schuld am Tod seines Kindes – zu büßen, spricht sie kein Wort mehr und hungert sich zu Tode. Deutlich früher als in der medizinischen Literatur sind hier in einem Roman die diversen Erklä-

rungsansätze für die Entstehung einer Magersucht zusammengefasst und psychologisch gestaltet: Hat Ottilie sich bisher stets den Wünschen anderer gefügt, so versetzt ihr erotisches Begehren sie erstmals in die Situation, sich den in sie gesetzten Erwartungen widersetzen zu müssen. Heinrich Hoffmann erzählt in seinem Kinderbuch *Der Struwwelpeter* (1845) die Geschichte des magersüchtigen Suppenkaspers, der ursprünglich »kerngesund, ein dicker Bub und kugelrund« ist, dann aber seine Suppe verweigert und am fünften Tag schließlich stirbt. Der Struwwelpeter ist ein – wenn auch fiktives – Beispiel für eine präpubertäre A. in einer Trotzphase und darüber hinaus interessant, weil hier ein Junge betroffen ist. Gustave Flaubert stattet die gleichnamige Protagonistin seines Romans *Madame Bovary. Moeurs de province* (1856; dt. *Madame Bovary. Ein Sittenbild aus der Provinz*) primär mit hysterischen Zügen aus, die von Essstörungen begleitet werden. Die junge Landarztgattin Emma Bovary stürzt sich, frustriert von der provinziellen Enge ihres Lebens, in zwei Affären. Maßlos verschuldet sieht sie schließlich nur den →Suizid als Ausweg. Zuvor leidet sie zeitweise an Erstickungsanfällen und Depressionen, hat einen Blutsturz, diverse Nervenzusammenbrüche und anorektische Phasen, in denen sie nur Tee trinkt und strenge Diäten hält, ohne dass diese tatsächlich indiziert wären. Flaubert zeigt seine Protagonistin als Opfer ihrer überzogenen Erwartungen, die sich v.a. aus ihrer Lektüre speisen, und als typisches Frauenschicksal im 19. Jh., das wenig Möglichkeiten der Selbstverwirklichung bot. Nach Tilmann Habermas ist die →Hysterie gleich der A. der sich im Körper der Kranken manifestierende »unweibliche« Wunsch nach Selbstbestimmung, der im hysterischen Anfall hinter ins Extreme überspitzten weiblichen Symptomen versteckt wird. Auf diese Weise wird die Bemerkung von Flauberts Zeitgenossen Baudelaire verständlich, Emma Bovary sei der einzige Mann im Roman. Explizit thematisiert das Hungern Franz Kafka in seiner Erzählung *Ein Hungerkünstler* (1922). Anders als der Titel vermuten lässt, wird hier nicht ein profanes Fastenwunder vorgeführt, vielmehr hungert der Protagonist aus innerem Antrieb, da ihm das Essen »schon allein in der Vorstellung Übelkeit verursachte«. Bevor der Hungerkünstler in den Armen seines Wärters stirbt, gesteht er diesem, er habe sich stets gewünscht, einerseits für sein Hungern bewundert zu werden, andererseits habe er die Speise, die ihm schmeckt, nicht gefunden. Kafkas Hungerkünstler zeigt zum einen deutliche Symptome der Magersucht (intrinsische Motivation, Wunsch nach Aufmerksamkeit); zum anderen wird er zum Sinnbild des künstlerischen Selbstverständnisses von Franz Kafka. Auch in seiner Erzählung *Forschungen eines Hundes* (1931) greift Kafka das Motiv des Fastens in Verbindung mit dem Künstlertum bzw. der Forschertätigkeit auf. Stark autobiografisch geprägt ist der Roman *Le Pavillon des Enfants Fous* (1978; dt. *Das Haus der verrückten Kinder*) von Valérie Valère. Das Mädchen Valérie wird mit dreizehn Jahren stark untergewichtig in eine psychiatrische Klinik eingeliefert. Seine Aufzeichnungen gewähren einen Einblick in die Gedankenwelt einer Anorektikerin, ihren Widerstand gegen die Therapie und das Erwachsenwerden. Um möglichst schnell entlassen zu werden, nimmt Valérie zehn Kilo zu und verlässt die Klinik scheinbar geheilt. Sie suizidiert sich wenige Jahre später.

Jules R. Bemporad: Self-Starvation Through the Ages: Reflections on the Prehistory of Anorexia Nervosa. In: International Journal of Eating Disorders 19 (1996), S. 217–237

Tilmann Habermas: Zur Geschichte der Magersucht. Eine medizinpsychologische Rekonstruktion, Frankfurt/M. 1994

Walter Vandereycken, Ron van Deth, Rolf Meermann: Hungerkünstler, Fastenwunder, Magersucht. Eine Kulturgeschichte der Eßstörungen, München 1992

Gerhard Neumann: Hungerkünstler und Menschenfresser. Zum Verhältnis von Kunst und kulturellem Ritual im Werk Franz Kafkas. In: Wolf Kittler, Gerhard Neumann (Hg.): Franz Kafka. Schriftverkehr, Freiburg/Br. 1990, S. 399–432

Jochen Hörisch: Die Himmelfahrt der bösen Lust in Goethes Wahlverwandtschaften. Versuch über Ottiliens Anorexie. In: Norbert W. Bolz (Hg.): Goethes Wahlverwandtschaften. Kritische Modelle und Diskursanalysen zum Mythos Literatur, Hildesheim 1981, S. 308–322

B. K.

Ansteckung   Im Begriff der A. verbinden sich kulturelle, medizinische, religiöse, politische und sozialpolitische Aspekte. Die älteste abendländische literarische Seuchenschilderung findet sich in Homers *Ilias*. Der Gott Apollon sendet Pfeile der →Pest ins Lager der Achaier, die sich eines Frevels gegen ihn schuldig gemacht haben (I, 49–51). Da das massenhafte Sterben auf die göttlichen Pfeile zurückgeführt wird, werden nicht die Ärzte konsultiert, sondern religiös-rituelle Sühnehandlungen vollzogen, um die beleidigte Gottheit zu versöhnen. Auch im *Alten Testament* finden sich gottgesandte Plagen (*Ex* 11,5; 1 *Sam* 5,6; *Num* 25,9; 2 *Sam* 24; 1 *Chr* 21) mit Seuchencharakter. Thukydides' Geschichtswerk *Der Peloponnesische Krieg* (II 47–54) enthält die erste authentische abendländische Seuchendarstellung (attische »Pest« 430 v. Chr.), die sowohl hinsichtlich der Schilderung der gesellschaftlichen Folgen (»Da war keine Schranke mehr, nicht Götterfurcht, nicht Menschengesetz«) als auch in ihrer narrativen Form kanonisch für nachfolgende literarische und nicht literarische Werke (bis hin zum Narrativ der modernen Epidemiologie) geworden ist. Während Antike und Mittelalter unter »Pest« die Seuche im Allgemeinen verstehen, beginnt die Medizin der frühen Neuzeit zwischen verschiedenen Infektionskrankheiten zu differenzieren (→AIDS, →Cholera, →Epidemie, →Infektion, →Syphilis); religiöse Deutungen rücken in den Hintergrund. Der moderne Begriff von A., synonym mit Infektion gebraucht, ist grundlegend durch Robert Kochs (1843–1910) Entdeckung vermehrungsfähiger Mikroben und der daraus resultierenden ätiologischen Neudefinition der Infektionskrankheiten geprägt. In vor-mikrobiologischen medizinischen Texten finden sich Begriffe wie »infectio«, »contagio«, »contagium«, die jedoch anderes bezeichnen. Im *Corpus Hippocraticum* spielt A. fast keine Rolle für die Erklärung von Seuchen, welche vielmehr auf Verunreinigungen (»miasmata«) der Luft zurückgeführt werden. Die Übertragung der Krankheit vollzieht sich über den krankmachende Stoffe enthaltenden Atem des Kranken. Der Miasma-Lehre treten in der Frühen Neuzeit kontagionistische Vorstellungen gegenüber. So entwirft der italienische Arzt und humanistische Dichter Girolamo Fracastoro in seiner Schrift *De contagionibus et contagiosis morbis et eorum curatione libri III* (1546) das Konzept einer nicht wahrnehmbaren stofflichen Ansteckungsmaterie (seminaria contagionis). Zeitgleiche medizinische kontagionistische Konzepte setzen weniger auf einen unsichtbaren Ansteckungsstoff als auf giftige Substanzen, die von den Kranken stammen und an bestimmten Stoffen haften. Den entscheidenden Durchbruch bei der Erforschung von Infektionskrankheiten erzielt Robert Koch im letzten Drittel des 19. Jh. In seiner berühmten Schrift zur *Ätiologie der Tuberkulose* (1882) (→Tuberkulose) formuliert Koch zugleich methodische Postulate, welche die bakteriologische Forschung nachhaltig prägen: Qua Isolation, Züchtung (»Reinkultur«) und experimenteller Infektion erbringt Koch den Nachweis des Tuberkelbazillus als Ursache der Tuberkulose und verhilft damit einer bakteriologischen Auffassung der Infektionskrankheiten zum Durchbruch. In engster diskursiver Verstrebung mit der politischen Rhetorik des Deutschen Kaiserreichs (»Kampf«, »Kriege«, »Feinde«) ist die Bakteriologie, die zur medizinischen Leitwissenschaft avanciert, darauf ausgerichtet, den Parasiten im Sinn einer binären Logik (»Feinde des Menschengeschlechts«, »Reinkultur«) dingfest zu machen.

Aus einer interdiskursiven bzw. kulturwissenschaftlichen Perspektive (Medizin/Literatur) ist nicht nur nach der literarischen Gestaltung von Infektionskrankheiten zu fragen, sondern auch nach den sprachlichen Darstellungsformen medizinischen Wissens: Bewegt sich die Epidemiologie im Narrativ der Reiseerzählung, ist für die Bakteriologie, insofern sie das infektiöse Agens nachträglich als ursächlich setzt, die rhetorische Figur der Metalepsis charakteristisch. Zahlreiche metaphern- bzw. diskursanalytische Untersuchungen zu unterschiedlichen Infektionskrankheiten (u. a. Susan Sontag zu Tuberkulose und AIDS; Brigitte Weingart zu AIDS; Olaf Briese zur Cholera; Philipp Sarasin zu Anthrax) analysieren nicht nur deren jeweilige kulturelle Aufladungen und die Verschränkung von medizinischem und politischem Diskurs; sie geben zugleich Wissenschaftsgeschichte als Metapherngeschichte zu lesen. Das Interesse der Literatur an A. ist groß. Es gibt kaum eine Infektionskrankheit, die nicht ihre literarische Gestaltung gefunden hat. In der deutschsprachigen Literatur ist insbesondere Thomas Manns Werk hervorzuheben, das nahezu alle Infektionskrankheiten behandelt: Man denke etwa an die Inszenierungen der Tuberkulose im *Der Zauberberg* (1924) oder in der frühen Erzählung *Tristan* (1903), an die Typhuserkrankung von Hanno Buddenbrook (*Die Buddenbrooks. Verfall einer Fa-*

milie, 1901), an die Sepsis des alten Großherzogs in *Königliche Hoheit* (1909), an die Cholera, die Venedig und Gustav von Aschenbach heimsucht (*Der Tod in Venedig*, 1912) oder schließlich an Adrian Leverkühns Syphilis (*Doktor Faustus*, 1947). Die literarischen Darstellungen zeugen von den jeweiligen populären oder medizinischen Auffassungen von A./Infektion. So findet sich etwa in Jeremias Gotthelfs Erzählung *Die schwarze Spinne* (1842) die Vorstellung einer »pestis conclusa«, einer »eingeschlossenen« Seuche, und Manns *Der Zauberberg* (1924) verhandelt sowohl miasmatische als auch bakteriologische Auffassungen von Infektion. Als literarisches Motiv dient A. bzw. Infektionskrankheit dazu, verschiedenste thematische Aspekte zu bearbeiten: die Frage von Schöpfertum und Künstlerproblematik (etwa über Adrian Leverkühns Syphilis in Thomas Manns »Nietzsche-Roman« *Doktor Faustus*); Erotik und Geschlechterrollen (Alexandre Dumas, Camille (*La dame aux camélias*; Roman 1848, Theaterstück 1852; dt. *Die Kameliendame*); Thomas Mann, *Tristan*; *Der Zauberberg*); Tod und Sterben als Sujet der Literatur der Moderne (Arthur Schnitzler, *Sterben*, 1895); gesellschaftspolitische Fragen (Albert Camus, *La Peste*, 1947; dt. *Die Pest*; Irene Dische, *A Violent Chord*, 1993; dt. *Ein fremdes Gefühl oder Veränderungen über einen Deutschen*) oder Aspekte moderner Disziplinarmacht (Thomas Bernhard, *Der Atem. Eine Entscheidung*, 1978; *Die Kälte. Eine Isolation*, 1981). In Giovanni Boccaccios *Il Decamerone* (1349–53, postum 1470; dt. *Das Dekameron*) ist die Pest zudem von gattungspoetischer Relevanz. Die Rahmenerzählung dieses ›Urtextes‹ der Gattung Novelle handelt davon, dass eine Gesellschaft von sieben Damen und drei Herren auf ein Landgut flieht, um sich vor der Pest in Florenz (1348) in Sicherheit zu bringen, und sich die Zeit mit dem Erzählen von Geschichten vertreibt. In deutlichem gattungsreflexivem Bezug nimmt Adalbert Stifters Erzählung *Granit* (aus der Sammlung *Bunte Steine*, 1853) das Motiv der Flucht vor der Pest auf, ohne allerdings die Rettung vor ihr, d. h. gesicherte Rahmenverhältnisse, zu gewähren. Einen poetologischen Einsatz findet die literarische Inszenierung von A. noch in anderen Hinsichten: als narrative Technik sowie in Bezug auf Fragen der Medialität bzw. Repräsentation. Theodor Fontanes Roman *Mathilde Möhring* (1896; 1907 postum veröffentlicht) etwa beschränkt sich keinesfalls auf eine motivische Behandlung von Masernerkrankung und Tuberkulose, sondern installiert A. als Erzähltechnik, als intertextuelles Verweissystem, im Sinn von Fontanes poetologischem Begriff der »Finessen«: als »Kunst des Anknüpfens, des Inbeziehungbringens«. Thomas Manns Novelle *Der Tod in Venedig* nimmt eine Überblendung der narrativen Leitmotivtechnik mit dem epidemiologischen Reisenarrativ vor, wenn er die leitmotivischen Botenfiguren an den Verkehrswegen, d. h. den Ausbreitungswegen der Cholera, platziert. Literarische Darstellungen von A. bzw. Infektionskrankheiten dienen auch der medialen (Selbst-)Reflexion: In seiner Erzählung *Ein Landarzt* (1918) bringt Franz Kafka die infektiöse Krankheit mit der Schrift in Verbindung, womit diese als infektiöses Material lesbar wird. Klabunds Erzählung *Die Krankheit* (1917) inszeniert den tuberkulösen Körper in Bezug auf die Medien Schrift, Theater und Film. Die prominenteste Bezugnahme von Infektion und theatertheoretischen Überlegungen stellt zweifellos Antonin Artauds Schrift *Le Théâtre et la Peste* (1938; dt. *Das Theater und die Pest*) dar, in welcher Artaud sein »Theater der Grausamkeit« als ein Theater jenseits der Repräsentation anhand der Pest entwirft.

Philipp Sarasin: Anthrax. Bioterror als Phantasma, Frankfurt/M. 2004
Arnold Weinstein (Hg.): Literature and Medicine 22 (2003), Special Issue: Contagion and Infection
Elisabeth Strowick: Poetologie der Ansteckung und bakteriologische Reinkultur. Infektiöses Material bei Thomas Bernhard, Thomas Mann und Robert Koch. In: Tanja Nusser, Elisabeth Strowick (Hg.): Krankheit und Geschlecht. Diskursive Affären von Literatur und Medizin, Würzburg 2002, S. 57–74
Karl-Heinz Leven: Die Geschichte der Infektionskrankheiten. Von der Antike bis ins 20. Jahrhundert, Landsberg/Lech 1997
Susan Sontag: Illness as Metaphor, New York 1977

E.S.

Apotheker Das Wort Apotheke (gr. apo: ab, weg; tithemi: aufstellen, bewahren) bezeichnet in der Antike einen Aufbewahrungsort für verschiedene Gegenstände (Bücher, Wein etc.). Zu Apotheken für →Arzneimittel kommt es in Klöstern mit einem rechtlichen Status seit dem ausgehenden Mittelalter und der beginnenden Neuzeit. Die Ärzte Kosmas und Damian gelten als Schutzheilige der Ärzte und A. Als A. wird auch Christus dargestellt. Der A. steht in dieser Zeit zwischen Händler und Arzt; die Trennung vom Arzt wird in den *Constitutiones* von Friedrich II. (1241) festgelegt. Die Stadtentwicklung ist mit der Einrichtung von Apotheken verbunden. Weitere Impulse zur Ausbreitung von Apotheken löst die Pestepidemie (→Epidemie, →Pest) in der Mitte des 14. Jh. aus. Das venezianische *Capitolare de spetialibus* (1258) enthält Anweisungen zur regelmäßigen Visitation, zum Substitutionsverbot und zum Umgang mit Arzneien. A.-Ordnungen und auch A.-Eide werden in verschiedenen Städten erlassen. Wiederholt werden Rezeptsammlungen und Pharmakopöen mit Angaben der verschiedenen Arzneimittel und Hinweisen zu ihrer Herstellung veröffentlicht. Aus dem empirischen Wissen entwickelt sich im Lauf der Neuzeit die Pharmazie. Die Abgrenzung zum Arzt bleibt konfliktreich und ist auch heute noch von Bedeutung. Wandel im Bereich der Konzessionen und medizinischen Visitationen, Fortschritte der Ausbildung in Pharmazie und Pharmakologie, enge Verbindungen zur Botanik und Chemie, Gründung von Fachzeitschriften und überregionalen Vereinen, technische und auch bauliche Veränderungen bestimmen die weitere Entwicklung. Zentral für das 20. Jh. ist der Verlust der Rezeptur mit einer Veränderung des Berufsbildes, das weiterhin Wohl des Patienten, wissenschaftlichen Anspruch und persönlichen Verdienst in einen Ausgleich zu bringen hat.

Wiederholt wird der A. in Opern und Singspielen aufgegriffen. Kriminalroman und Pharmazie hängen naturgemäß eng zusammen; im Werk von Agatha Christie kommen etwa 80 unterschiedliche →Gifte zur Anwendung. In Ingrid Nolls *Die Apothekerin* (1994) ist die A. Hella Moormann selbst die Mörderin (→Mord). In Boccaccios *Il Decamerone* (1349–53, postum 1470; dt. *Das Dekameron*) bereiten die Ärzte in Übereinstimmung mit der historischen Realität noch selbst ihre Arzneien. In Umberto Ecos *Il nome della rosa* (1980; dt. *Der Name der Rose*) steht der Mönch Severin mit seiner Verantwortung für den Garten, die Bäder und das Hospital ebenfalls für eine Zeit vor der professionellen Spezialisierung. In den Romanen von Tobias

George Smollett zeigt sich der Einfluss des 18. Jh.; bald ist von A. (apothecary), bald von →Chirurg (surgeon) die Rede, Pharmazie (pharmacy) findet sich als Bezeichnung in Smolletts *The Adventures of Roderick Random* (1748; dt. *Die Abenteuer des Roderick Random*), von Spannungen wie ebenfalls Anerkennung wird in *Sir Launcelot Greaves* (1762; dt. *Die Abenteuer des Ritters Launcelot Greaves*) berichtet, in *The Adventures of Peregrine Pickle* (1751; dt. *Die Abenteuer des Peregrine Pickle*) verschafft den Ärzten ihr Kontakt zu den A. bedenkliche Vorteile. In Walter Scotts Erzählung *Rob the Roy* (1818; dt. *Robin der Rote*) wird ein Apotheker-Chirurg im Glasgow des beginnenden 18. Jh. tätig. Wie sich Pharmazie, Medizin, Astrologie und Alchemie in der Gestalt des A. vereinen lassen, gibt sein Roman *Kenilworth* (1821; dt. *Kenilworth*) wieder. Luigi Gramegna, Autor auch der *I due Droghieri* (1859), lenkt im postum erschienenen Werk *La Speciaria di Sant' Eusebia* (postum 1950) den Blick zurück ins Italien des 17. Jh., Samuel Lover mit *Handy Andy* (1842) ins zeitgenössische Irland. Nach Südamerika führt Jorge Amado mit seinem Roman *Dona Flor e sois dois maridos* (1966; dt. *Dona Flor und ihre zwei Ehemänner*). Spuren der alten Zeit bleiben bei aller Modernisierung oft noch erhalten, wie etwa in Ernst Penzoldts Roman *Die Leute aus der Mohrenapotheke* (1938). Der Sieg der Moderne kann sogar ausdrücklich beklagt werden: der A. in Adolf Muschgs *Gegenzauber* (1967) wehrt sich gegen eine geplante neue Straße. Ausbildung, Tätigkeit, soziale Kontakte, Persönlichkeit, Interessen und Symbolik bestimmen die Wiedergabe im literarischen Medium. In knappen Worten wird dem 17-jährigen Lehrling Ludolph in Ludwig Bechsteins Erzählung *Der Lehrling zum König Salomo* (1832) sein Verhältnis zum Provisor (»Gehorsam«), zur Prinzipalin (»artig und höflich«), zum Gesinde (»freundlich, aber nicht vertraulich«), zu den Kunden (»höflich und zuvorkommend«) und natürlich auch zu den Ärzten (»respektvoll und dienstwillig«) beigebracht. Die spannungsreiche Revision der Apotheke durch den Arzt beschreibt Jean Paul in *Der Komet oder Nikolaus Marggraf*, 1820-22; in seinem Roman *Dr. Katzenbergers Badereise* (1809) kommt es zwischen Arzt und A. zu körperlichen Auseinandersetzungen. Der A. Homais in Gustave Flauberts *Madame Bovary. Moeurs de province* (1856; dt. *Madame Bovary. Ein Sittenbild aus der Provinz*) ist seinerseits selbst als Arzt tätig und richtet die Ärzte der Kleinstadt Yonville mit seiner Praxis zugrunde. Der reiche A. Heinrich in Hermann Heibergs *Apotheker Heinrich* (1885) setzt sich gegenüber dem armen Arzt Paulsen rücksichtslos durch und treibt durch sein kaltes und brutales Verhalten die eigene Frau in den →Suizid. Fontanes sympathischer A. Alonzo Grieshübler (*Effi Briest*, 1894/95) verschweigt aus Rücksicht auf die Empfindlichkeit der Mediziner seinen Doktortitel. An die Verbindung wie Trennung von A. (dottore) und Arzt (medico) in der italienischen Sprache erinnert Max Frisch in *Der Traum des Apothekers von Locarno* (1972). Ergebenheit nach oben und Verachtung nach unten zeigt der Hofapotheker Zeusel in Jean Pauls *Hesperus* (1795). In Jakob Wassermanns Erzählung *Der ungeküßte Mund* (1900) kommt ein adliger A. vor. Wie sehr der A. um 1900 noch von der Offiziers- und Beamtenklasse durch seine Verkäufertätigkeit getrennt ist, macht Heinrich Mann am A. Gottlieb Hornung in *Der Untertan* (1918) deutlich. Der A. Dominik in Ricarda Huchs *Der Mondreigen von Schlaraffis* (1896) nimmt eine angesehene Stellung in seinem Ort ein. Homais (Flaubert) wird in Yonville zwar geachtet und gefürchtet, seinen Abendeinladungen folgen aber nur wenige Menschen. Der A. erscheint als sparsam, ordentlich und genau, als Menschenkenner, Forscher, Sonderling und Träumer, ebenso als geizig, boshaft und gefährlich. Satirisch fällt das Bild des A. in Francisco de Quevedos *Sueños* (1627; dt. *Die Träume*) aus. Nur an seinem Profit orientiert ist der A. Fleurant in Molières *Le malade imaginaire* (1673; dt. *Der eingebildete Kranke*). In der Erzählung *Die mißlungene Vergiftung* (1847), die Gottfried Keller zugeschrieben wird, der auch *Der Apotheker von Chamounix* (1855) verfasste, kennt der A. nur seinen Beruf, gönnt sich wie seiner Ehefrau keine Abwechslungen. Kalt, dürr und abgestumpft erscheint der *Apotheker* (1818) bei Friedrich Rückert. Fontanes buckliger A. Gieshübler (*Effi Briest* (1894/95) ist ein Schöngeist, Original und v. a. eine Seele von Mensch. Henoch Elias Marggraf (Jean Paul, *Der Komet oder Nikolaus Marggraf*, 1820-22) wird von einer ausgesprochenen »Hab- und Greifsucht« angetrieben, die er hinter seinen Scherzen zu verbergen versteht. Bei Jean Améry (*Charles Bovary, Landarzt. Porträt eines *einfachen Mannes* (1978) hält der Arzt Bovary den A. Homais für seinen Freund und zugleich für knickrig. Apotheke und A. sollten nach Adolf Muschgs Roman *Gegenzauber* von Beschaulichkeit und ganzheitlicher Kundenorientierung bestimmt sein. Der A. Ikey Schoenstein in O. Henrys (= William Sidney Porter) *Love-philtre of Ikey Schoenstein* (1904; dt. *Der Liebestrank des Ikey Schoenstein*) gibt sich gegenüber seinen Kunden wie ein Freund, wie ein Ratgeber, Beichtvater, Missionar und Lehrer, dessen Wissen geachtet, dessen Medizin allerdings oft nicht eingenommen wird. Der A. Acquistapace setzt in Heinrich Manns *Die kleine Stadt* (1909) der Institution Kirche die Macht des Geistes entgegen. Von den wissenschaftlichen, wenn auch kriminellen Neigungen des A. Glaser handelt E.T.A. Hoffmanns Erzählung *Das Fräulein von Scuderi* (1820). Clemens Brentanos Apothekerlehrling Pinkepank (*Märchen von dem Schulmeister Klopstock und seinen fünf Söhnen*, 1811) stößt auf ein Wunderkraut, das Tote wieder zum Leben erwecken und überhaupt die Lebenskraft stärken soll. Der A. Chardon in Honoré de Balzacs *Illusions perdues* (1837–43; dt. *Verlorene Illusionen*) ist zugleich als Wundarzt und Chemiker tätig. Homais wird von Flaubert (*Madame Bovary*) ironisch als Aufklärer, Religionskritiker und empirischer Forscher geschildert, der sich für einen Chemiker und Botaniker hält, meteorologische Beobachtungen durchführt, über eine gut ausgestattete Bibliothek verfügt, medizinische Zeitschriften abonniert und zugleich offen für Philosophie und Kunst ist. Der A. Theobald Stieglitz in Wilhelm Heyses *Über allen Gipfeln* (1895) dichtet aus Mangel an Kunden. Einen Hang zur Poesie besitzt auch der adlige A. bei Wassermann. Ebenso literarisch engagiert gibt sich der feinsinnige und an vergangener Dichtung interessierte A. Paustian in Klabunds Erzählung *Die Krankheit* (1917). Den Reifungsprozess eines A. durch die Konfrontation mit einer tödlichen Krebserkrankung und mit Hilfe der Lektüre schildert Carson McCullers in ihrem Roman *Clock Without Hands* (1961; dt. *Uhr ohne Zeiger*). Religiöse Symbolik steht über dem A. mit den zwölf Blatternarben auf der Nase und einem Heiligenschein über dem Haupt des A. Markgraf (Jean Paul). Die Apotheke weist auf das Paradies zurück, das Medikament wird zum Lebenselixier. Der A. Homais (Flaubert) hat seinem Labor den Namen Kapernauum gegeben.

Rudolf Schmitz: Geschichte der Pharmazie. Bd.1: Von den Anfängen bis zum Ausgang des Mittelalters, Frankfurt/M. 1998

Dietrich v. Engelhardt: Der Apotheker in Novelle und Roman der Neuzeit. Entwicklung – Dimensionen – Perspektiven. In: Deutsche Apotheker Zeitung 133 (1993), S.3699–3712

David L. Cowen, William H. Helfand: Pharmacy – an Illustrated History, New York 1990

Rolf Sievers (Hg.): Begegnungen: Apotheker in der Literatur von Sebastian Brant zu Umberto Eco, Frankfurt/M. 1989

George Urdang: Der Apotheker als Subjekt und Objekt der Literatur, Berlin 1926

                                                                    D.v.E.

Arzneimittel   Das griechische Wort »pharmakon« bedeutet sowohl A. als auch Zaubermittel und →Gift; ein »pharmakon« kann also Heilung, Verwandlung oder Verderben bewirken. Das lat. »medicamentum« leitet sich aus »medicari« (heilen) ab und wird in Johann Heinrich Zedlers *Großes vollständiges Universal-Lexikon* (1732–50) als »Artzeney«, »Arztzeney-Mittel« übersetzt. Nicht nur die lexikalische Verwandtschaft legt eine Erläuterung v.a. aus der Perspektive des akademischen Arztes nahe. Die Schwierigkeiten der begrifflichen Abgrenzung (von Gesundheitsmittel, Nahrungsmittel und Gift) sowie der inneren begrifflichen Differenzierung (z.B. in Wirk- und Hilfsstoffe) sind noch im aktuellen deutschen Arzneimittelgesetz (§2) nachzuvollziehen. Systematiken bezogen sich bis ins 19. Jh. auf die Unterscheidung in Simplicia und Composita (einfache vs. zusammengesetzte Arzneien), auf die drei Naturreiche (Mineralien, Pflanzen, Tiere), auf die Arzneiformen (z.B. Salben, Sirupe, gebrannte Wässer, feste Arzneiformen wie Pillen oder Morsellen), bei Pflanzen auf die unterschiedlichen Pflanzenteile. In der zweiten Hälfte des 19. Jh. kamen die ersten industriell hergestellten A. auf. Kontrolle und Verfügung über A. sind seit dem arabischen Mittelalter Gegenstand staatlicher Regelungsversuche. Formen und Namen von Medikamenten waren häufig symbolisch aufgeladen, so etwa Unguenta (Öle und Salben), Pflanzennamen wie Manus christi, oder die als zaubermächtig geltende, von Dioskurides (*Materia medica*) erwähnte Alraunenwurzel, in der oft eine menschliche Gestalt gesehen wurde. Berühmte A. waren z.B. der Theriak, ein universelles Gegengift, das aus über 50 Zutaten – u.a. Vipernfleisch und Opium – bestand, und die als Laudanum (das zu Lobende) bezeichnete Opiumtinktur (der Name stammt von Paracelsus).

Die Verwandtschaft zwischen Zauber- und Heilmittel wird deutlich in Homers *Odyssee* (10. Gesang), wo Hermes Odysseus das »pharmakon« Moly gibt, eine Pflanze mit schwarzer Wurzel und weißer Blüte, als Schutz gegen die Zaubereien der Kirke. Remedia können und sollen nach Seneca mitgeteilt werden (»remedia communico«; *Ad Lucilium epistolae morales* (dt. *Briefe an Lucilius*), 3. Buch, 27). In Boccaccios *Il Decamerone* (1349–53, postum 1470; dt. *Das Dekameron*) sollen aromatische Kräuter die krankmachenden →Pest-Dünste in Florenz zerteilen (1. Tag). Arznei (medicina) bezieht hier im Sinn der →Diätetik sämtliche Elemente der Lebensführung ein. Ebenfalls im *Decamerone* heilt die Tochter eines Leibarztes einen Grafen und erreicht als Gegengabe die Ehe mit dem von ihr geliebten jungen Mann. Diese Erzählung (die 9. am 3. Tag) diente als Vorlage für Shakespeares *All's Well that Ends Well* (1602/03; dt. *Ende gut, alles gut*), wo der Kontrast zwischen dem großen Arzt und der zunächst unglaubwürdig erscheinenden Tochter noch stärker herausgearbeitet wird. Das Rezept hat diese auf dem Totenbett des Vaters erfahren: »He bade me store [it] up as a triple eye, / Safer than mine own two, more dear.« (II.1.). Die Verfügung über Arzneimittelwissen entsteht in der Frühen Neuzeit aus Erfahrung und Einsicht, seine Weitergabe erfolgt mündlich an vertrauenswürdige Personen. Arzneimittelwissen ist damit geknüpft an die Motive des Geheimnisses, der Macht und des Standes. Die (Ausnahme-)Frau als Wissende transportiert das Monitum an die Männer, sich dieser Macht als würdig zu erweisen. In den frühneuzeitlichen Texten treten Frauen noch häufiger als Trägerinnen von arzneilichem Wissen auf. In der Ständesatire *Lo speziale* (Singspiel von Joseph Haydn, 1768 nach Goldoni) leistet Grilletta, das Mündel des →Apothekers, nur noch Hilfsdienste bei der Arzneimittelherstellung, während der leseunkundige Geselle nach Belieben rezeptiert – »Von diesem zwei manipuli, von diesem quantum sufficit« – und auch die Zutaten frei erfindet. Bereits vor Haydn/Goldoni hatte Molière die zeitgenössischen A. durch den Kakao gezogen. Die erste Szene von *Le malade imaginaire* (1673; dt. *Der*

eingebildete Kranke), in der Argan seine exorbitante Apothekenrechnung durchgeht, gibt einen Überblick über beliebte Medikamente der Zeit. Die »Erklärung« für die Wirkung des Opiums – »Quia est in eo virtus dormitiva cuis est natura sensus assoupire« (3. Akt) – wird noch von Friedrich Wilhelm Nietzsche (*Jenseits von Gut und Böse*, 1886, 1. Hauptstück, 11) zitiert. Molière verspottet den therapeutischen Schematismus der galenischen Ärzte (Klistier, Aderlass, Purgantien), ähnlich wie auch Jeremias Gotthelf in *Wie Anne Bäbi Jowäger haushaltet und wie es mit dem Doktore geht* (1843/44): Ein von Anne Bäbi konsultierter Quacksalber spült, konfrontiert mit dem Urin ihres Sohns, das Gefäß flüchtig aus und mischt darin eine »Purganz« (Brech-/Abführmittel) an, die den Patienten fast umbringt, während Anne Bäbi meint, es sei hilfreich, so recht »zu Boden purgiert« zu werden (1. Teil, 16. Kapitel). Der Roman zeugt auch von der Mithilfe der Arzt-Frau bei der Arzneimittelherstellung und der Selbstherstellung der Medikamente durch den (Land-)Arzt. Dass pharmazeutisches Wissen Macht verleiht, wird in Alexandre Dumas' *Le Comte de Monte-Cristo* (1846; dt. *Der Graf von Monte Christo*) deutlich. Der Graf besitzt ein eigenes Rezept für ein aus Opium und Haschisch bestehendes Schlafmittel. Madame de Villefort erfährt von ihm, dass der Übergang zwischen A. und →Gift fließend sei und setzt dieses Wissen zu Morden und Mordversuchen ein. In Dumas' *Amaury* (1844) stellt der Arzt D'Avrigny, Vater der an Schwindsucht sterbenden Madeleine, sämtliche A. selbst her, wohl um Verfälschungen auszuschließen. In Anton Tschechows Kurzgeschichte *V apteke* (1885; dt. *In der Apotheke*) wird ein einfaches Rezept auf Kalomel-Basis verfertigt. Typisch ist das laute Vorlesen der Rezeptur durch den Provisor und deren Verfertigung durch Gehilfen außerhalb der Offizin. Rigide Befehlsstruktur und schematische Ordnung werden als vorwissenschaftlich kritisiert. Am Auge des fiebernden (→Fieber), wartenden Patienten »huschten zuerst alle möglichen Radixe vorbei«. Danach »tauchten Tinkturen, Öle und Samen auf« mit schwierigen und »vorsintflutlichen« Namen. Dem Patienten wird das Medikament aber nicht ausgehändigt, da ihm einige Kopeken fehlen. Erst im →Traum kann er mit dem Provisor reden und damit an die kommunikative Funktion des Heilmittels (wie bei Seneca) anknüpfen. Verwandlung als Wirkung des »pharmakon« im Sinn von Zaubermittel verbindet sich in *The Strange Case of Dr. Jekyll and Mr. Hyde* von Robert L. Stevenson (1886; dt. *Dr. Jekyll und Mr. Hyde*) mit dem Motiv der Hybris. Die Herstellung des Elixiers zur Konversion des guten Jekyll in seinen »dark twin« Hyde (und zurück) gelingt nur dank einer Verunreinigung der Zutaten aus der Apotheke; die Herstellung lässt sich nicht wiederholen. Die Macht des menschlichen Erfindungsgeistes gerät da an ihre Grenzen, wo Erkenntnis, verführt vom Macht- und Wirksamkeitsversprechen des »pharmakon«, das Wissen um ihre eigenen Bedingungen verleugnet. Beherrschung als pharmakologisches Programm scheitert nicht nur an den Leidenschaften des Menschen, sondern auch an seiner Vernunft. Eine saubere Auftrennung in Gut und Böse ist weder beim Menschen noch in der Pharmazie möglich – erst die Vorstellung des reinen Wirkstoffs bedingt diejenige der Nebenwirkung. 1987 erscheint vor dem Hintergrund des 1957 eingeführten Medikamentes »Contergan« der Bericht von Rudolf Mintrop »Pillen helfen – einem immer. Pharmamarkt und Gesundheitssystem – eine kritische Bestandsaufnahme nach Contergan«. Man hatte sich von »Contergan« versprochen, dass es bei werdenden Müttern einen ruhigen Schlaf und die Befreiung von Übelkeit in der Frühschwangerschaft bewirke. Doch wurden in den folgenden Jahren als gravierende Folge der Contergan-Einnahme Schwangerer ca. 5000 schwer missgebildete Kinder geboren. Contergan wurde 1961 aufgrund massiven Drucks von Presse und Öffentlichkeit vom Markt genommen. Seit den 1990er Jahren wird wieder nach Einsatzmöglichkeiten (unter anderen Indikationen) für den Wirkstoff gesucht; er wird v. a. in den Schwellenländern eingesetzt. Gentechnisch hergestellte Medikamente, Mythos und globalisierter Arzneimittelhandel werden in Amin Maaloufs *Le premier siècle après Béatrice* (1993; dt. *Das erste Jahrhundert nach Béatrice*) zu einer Motiv-Bricolage verarbeitet. Ein neuartiges Medikament ermöglicht es, die Empfängnis der Frau unumkehrbar auf männliche Feten zu beschränken. Während der Wirkstoff auf Druck der Öffentlichkeit im Westen bald verboten ist, wird er unter dem Deckmantel eines magischen »Skarabäus«-Pulvers illegal in patriarchalisch orientierten Kulturen vertrieben. Die bevölkerungspolitischen Folgen für die Betroffenen werden von den Regierungen der industrialisierten Länder stillschweigend in Kauf genommen. Die Tendenz, in Bezug auf Risiken und Nebenwirkungen mit zweierlei Maß zu messen, je nachdem ob die 1. oder die 3. Welt betroffen ist, prangert auch John Le Carré in *The Constant Gardener* (2001; dt. *Der ewige Gärtner*) an. Gewinnsucht, Kapital- und Machtkonzentration machen hier aus heilsamen Arzneien tödliche Gifte.

Cécile Raynal: Promenade médico-pharmaceutique à travers l'oeuvre d'Alexandre Duma. In: Revue d'histoire de la pharmacie 50 (2002), S.111–146
Heinrich Schipperges: Heilsamer Trunk. Die Geschichte des Heiltranks, Freiburg/Br. 2000
Beate Kirk: Der Contergan-Fall – eine unvermeidliche Arzneimittelkatastrophe? Zur Geschichte des Arzneistoffs Thalidomid, Stuttgart 1999
Rudolf Schmitz: Geschichte der Pharmazie. 1. Von den Anfängen bis zum Ausgang des Mittelalters, Eschborn 1998
Wolfgang Schneider: Lexikon zur Arzneimittelgeschichte, Frankfurt/M. 1968–75

B.W.

Arzt-Patienten-Beziehung Die A. ist in der Geschichte der Medizin konzeptionell wie real von Wandel und Dauer bestimmt. Dem hippokratischen Arztideal und seiner Orientierung am Wohl des Kranken (»salus«) stehen in der Antike die Arzttypen (→Ärzte) von Platon und Aristoteles – Sklavenarzt, Arzt für Freie, Arzt als medizinisch gebildeter Laie, Arzt als Empiriker und Arzt als Theoretiker – mit ihrer Orientierung am Willen des Kranken (»voluntas«) gegenüber. Im Mittelalter wird die A. unter die Perspektive der Transzendenz gestellt; hinter jedem Arzt steht die Figur von »Christus medicus« wie hinter jedem Kranken (→Patient) die »Passio Christi«; in seinem Handeln soll sich der Arzt von Tugenden und Barmherzigkeit leiten lassen. Die Neuzeit folgt den Prinzipien der Säkularisierung, Naturalisierung und Individualisierung. Paracelsus entwirft in der Renaissance mit dem Lammarzt (barmherzig, aufopfernd), dem Wolfsarzt (skrupellos, betrügerisch) und dem Unkrautarzt (gelehrt, unerfahren) noch einmal eine christologische Typologie des Arztes. In der Aufklärung werden die →Autonomie des Kranken, seine Selbstverantwortung, seine Rechte wie seine Pflichten hervorgehoben. Die Epoche der Romantik um 1800 betont den personalen und geistig-ethischen Charakter der A., während das positivistische 19. Jh. den Akzent auf empirische Objektivität und eine stärker paternalistische Beziehung legt. Anthropologische Medizin und philosophisch beeinflusste →Psychiatrie zu Beginn des 20. Jh. verstehen das Verhältnis zwischen Patient und Arzt als existenziell-kommunikative Beziehung zwischen einem Menschen in Not und einem Menschen als Helfer. Extreme Typisierungen werden weder der Geschichte noch der gegenwärtigen Realität gerecht: Altersphase (→Alter), Geschlecht, Art der Krankheit, medizinische Disziplin mit Diagnostik und Therapie, Persönlichkeit des Patienten wie des Arztes legen jeweils bestimmte Formen nahe. Ökonomische, rechtliche und kulturelle Einflüsse spielen eine Rolle; stets kann es zu unethischen Verhaltensweisen (→Ethik in der Medizin) oder auch strafrechtlich relevanten Verstößen kommen. Nach empirischen Untersuchungen suchen die Menschen im Arzt in absteigender Reihenfolge: Berater, Führer, Freund, Vertrauter, Techniker, Erzieher, Wissenschaftler, Vorbild. Allgemein aber gilt: A., Krankheitsverständnis und Therapieziel stehen in einem inneren Zusammenhang. Wird Krankheit als defekte Maschine begriffen, dann legt sich eine A. als Beziehung eines Technikers zu einer defekten Maschine und das Therapieziel entsprechend als Reparatur nahe; wird unter Krankheit aber das Leiden eines Menschen mit Bewusstsein, Sprache und sozialen Beziehungen verstanden, müssen auch Therapie und A. ganzheitlich und personal ausfallen.

Entsprechend vielfältig zeigt sich das Bild der A. in der Literatur. Vier Arzttypen mit unterschiedlichen Therapiekonzepten und Beziehungsformen schildert Honoré de Balzac in *La peau de chagrin* (1831; dt. *Das Chagrinleder*). In Dr. Boulbon und Dr. Cottard stellt Marcel Proust in *A la recherche du temps perdu* (1913–27; dt. *Auf der Suche nach der verlorenen Zeit*) einen gebildet-empathischen einem beschränkt-unsensiblen Arzt gegenüber. Kontrastfiguren sind ebenfalls der burschikos-ruppige Hofrat Behrens und der neurotisch-spiritistische Dr. Krokowski in Thomas Manns *Der Zauberberg* (1924). Dr. Bradshaw in Virginia Woolfs *Mrs. Dalloway* (1925; dt. *Mrs. Dalloway*) löst im Gegensatz zu Dr. Hymes

bei den Patienten Unbehagen und Abneigung aus. Die Beziehung zwischen einem Medizinstudenten und einem psychisch Kranken ist Thema in Thomas Bernhards Roman *Frost* (1963). Der Arzt in Henry James' *The Wings of the Dove* (1902; dt. *Die Flügel der Taube*) hält seiner Patientin Milly Theale eine »große, leere Schale der Aufmerksamkeit« entgegen und vermittelt ihr in wenigen Minuten das Gefühl einer besonders intensiven und verständnisvollen Zuwendung. In Sylvia Plaths *The Bell Jar* (1963; dt. *Die Glasglocke*) reicht umgekehrt die Patientin Ester der geliebten Ärztin Dr. Nolan »auf einer Schüssel« ihr Vertrauen. Dr. Katzenberger (Jean Paul, *Dr. Katzenbergers Badereise*, 1809) ist weit mehr an der Forschung (→Medizinische Forschung) als an seinen Patienten interessiert. In *Rakovyj korpus* (1968; dt. *Krebsstation*) von Alexander Solschenizyn sind Ärzte Therapeuten und Forscher, deren professionelles Engagement sich verselbstständigen, deren Anteilnahme aber ebenso in eine private Beziehung übergehen kann. In Per Olov Enquists Buch *Boken om Blanche och Marie* (2004; dt. *Das Buch von Blanche und Marie*) geht die Beziehung der nervenkranken Blanche Wittman zu ihrem Psychiater Charcot in der Pariser Salpétrière über die normale A. hinaus. Quacksalber und Betrüger werden in H.J.C. von Grimmelshausens *Der Abenteuerliche Simplicissimus Teutsch* (1669) geschildert. In Jonathan Swifts *Travels into Several Remote Nations of the World* (1726; dt. *Gullivers Reisen*) erfinden Ärzte Krankheiten und Heilmittel aus Profitgier. In Voltaires *Candide ou l'optimisme* (1759; dt. *Candide oder der Optimismus*) schrecken Ärzte sogar vor Verbrechen nicht zurück, sezieren Lebende und verabreichen tödliche Medikamente. Ärzte von dämonischer Bosheit werden in romantischen Texten beschrieben. Bewusst nutzen Ärzte ihre Kranken in Guy de Maupassants Kurortroman *Mont-Oriol* (1886/87; dt. *Mont-Oriol*) wie auch in Thomas Manns *Der Zauberberg* aus. Mit Fehldiagnosen verschafft sich Dr. Wassoy in Gustav Meyrinks *Der Golem* (1915) Patienten und Honorare. Negativ fallen ebenfalls die Darstellungen der Ärzte und ihrer Beziehung zum Kranken bei Leo N. Tolstoj aus (*Smert' Ivana Iljiča*, 1886; dt. *Der Tod des Iwan Iljitsch*; *Krejcerova sonata*, 1891; dt. *Kreutzersonate*; *Vojna i mir*, 1868/69; dt. *Krieg und Frieden*), während Fjodor M. Dostojewskij mehrfach positive Arztgestalten zeichnet (*Dvojnik*, 1845/46; dt. *Doppelgänger; Unižennye i oskorblënnye*, 1861; dt. *Die Erniedrigten und Beleidigten*; *Bratja Karamazovy*, 1879/80; dt. *Die Brüder Karamasow*); der Verlust an Humanität bei Ärzten könne nicht auf das ›Milieu‹ zurückgeführt werden; schlechte Ärzte werde es immer geben, sie seien »Wölfe« in der Schafherde. Beeinflusst wird die Beziehung zwischen Arzt und Patient von der spezifischen medizinischen Disziplin. Vorbildlich in ihrer Lebensführung und als Ärzte sind die Landärzte bei Balzac (*Le médecin de campagne*, 1833; dt. *Der Landarzt*), bei Adalbert Stifter (*Die Mappe meines Urgroßvaters*, 1841/42), Anthony Trollope (*Doctor Thorne*, 1858; dt. *Doktor Thorne*), Jane Austen (*Emma*, 1816; dt. *Emma*) und Elizabeth Gaskell (*Wives and Daughters*, 1866; dt. *Frauen und Töchter*). Geduldig und liebevoll begleitet der deutsche Arzt das epilepsiekranke (→Epilepsie) und an einem organischen Herzfehler (→Herz) leidende Mädchen Nelli in Fjodor M. Dostojewskijs Roman *Unižennye i oskorblennye* (1861; dt. *Die Erniedrigten und Beleidigten*). Balzacs →Chirurg Dr. Desplein ist mit den Frauen und ihren Leiden bestens vertraut (*Modeste Mignon*, 1844; dt. *Modeste Mignon*). Dr. Rummschüttel in Theodor Fontanes *Effi Briest* (1894/95) wird als »Damenmann« bezeichnet, da er mit seinen Patientinnen angemessen umzugehen versteht, während junge Ärzte sich oft genierten und befangen seien. Der Frauenarzt Fatty Pfaff im Roman *Dr. Arrowsmith* (1925; dt. *Doktor Arrowsmith*) von Sinclair Lewis besitzt die Seele einer →Hebamme und nimmt während der →Geburt gequält und bis zu Tränen gerührt Anteil. Der Psychiater (→Psychiatrie) in Francis Scott Fitzgeralds *Tender is the Night* (1934; dt. *Zärtlich ist die Nacht*) geht an seiner Patientin, die er geheiratet hat, zugrunde. Ironisch verlangt Ernst Augustin in *Raumlicht: Der Fall Evelyne B.* (1976) vom Psychiater als Mindesteinsatz die Eheschließung mit der Patientin. Zentral für die A. ist die →Aufklärung des Patienten. Während der →Abtreibung stößt Dr. Ravic in Erich Maria Remarques *Arc de Triomphe* (1946) bei Kate Hegström auf eine inoperable Krebsgeschwulst (→Krebs), die er ihr aus Barmherzigkeit verschweigt. Von der Diagnose des Arztes erhofft sich der →Apotheker Malone in *Clock Without Hands* (1961; dt. *Uhr ohne Zeiger*) von Carson McCullers weniger

Wahrheit als Beruhigung. Traditionelle Rollenbilder und professionelle Grenzen können auch in der Literatur aufgehoben werden. So werden auch Fürst Myschkin (Fjodor M. Dostojewskij, *Idiot*, 1868/69; dt. *Der Idiot*) und Hans Castorp (Thomas Mann, *Der Zauberberg*, 1924) als Ärzte in Anspruch genommen. In Carl Zuckmayers Erzählung *Geschichte von einer Geburt* (1927) müssen während des 1. Weltkriegs deutsche Soldaten in Frankreich als Geburtshelfer und Hebamme tätig werden. Von keinem Arzt, sondern von ihrem Mann Jakob wird Rahel im Alter von 32 Jahren bei der schweren Geburt ihres ersten Sohnes Joseph in Thomas Manns Tetralogie *Joseph und seine Brüder* (1933–42) unterstützt.

Erich Lang, Klaus Arnold (Hg.): Die Arzt-Patient-Beziehung im Wandel, Stuttgart 1996

Dietrich v. Engelhardt: Der Arzt und seine Therapie. In: Dietrich v. Engelhardt: Medizin in der Literatur. Bd. 1, Darstellung und Deutung, Hürtgenwald 1991, S. 169–193

Alphonse d'Houtaud: Ce que les gens attendent du médecin et de la médecine au sujet de leur santé. In: Cahiers de Sociologie et de Démographie Médicales 17 (1977), S. 89–96

Paul Lüth: Sprechende und stumme Medizin. Über das Patienten-Arzt-Verhältnis, Frankfurt/M. 1974

Pedro Laín Entralgo: Arzt und Patient. Zwischenmenschliche Beziehungen in der Geschichte der Medizin, München 1969

D.v.E.

Aufklärung des Patienten Die A. durch den Arzt ist notwendige Vorbedingung für die rechtswirksame Einwilligung bzw. das informierte Einverständnis (engl. Informed Consent) des Patienten; ihr kommt in der zeitgenössischen medizinischen →Ethik eine zentrale Bedeutung zu. Umfang und Charakter der Aufklärungspflicht werden kontrovers diskutiert, doch besteht weitgehend Einigkeit darüber, dass sie auf die Respektierung der →Autonomie des Patienten abzielt. Leitgedanke ist, dass der Patient als Hauptbetroffener grundsätzlich über die Art der Behandlung (→Therapie) entscheiden soll. Die Idee der Teilhabe des Patienten am medizinischen Entscheidungsprozess stößt dort an Grenzen, wo umständehalber Bewusstsein oder Urteilsvermögen des Patienten beeinträchtigt sind (Schmerzen, psychische Störungen, Koma) oder mögliche Behandlungsoptionen nicht dargelegt und erörtert werden können (z. B. in akuten Notfällen). In Fällen, in denen der Patient nicht selbst entscheidungsfähig ist, stellt sich darüber hinaus die Frage, inwieweit die Einwilligung implizit vorausgesetzt werden darf oder durch berechtigte Stellvertreter, etwa nahe Angehörige, geleistet werden muss. Der Erfolg der Patientenaufklärung und die Legitimation der im Anschluss erbrachten (oft schriftlich fixierten) Einwilligung hängt maßgeblich von den konkreten Kommunikationsbedingungen sowie von allgemeinen Parametern der →Arzt-Patienten-Beziehung ab. Zeitdruck, mangelnde Transparenz und ökonomische Interessen auf Seiten des Arztes können dem Ziel der Patientenaufklärung zuwiderlaufen. Ebenso können Grundannahmen des Patienten vorhandene Einwilligungsprozeduren konterkarieren: So erwartet der Patient bei neuartigen Therapien oft selbst dann einen überdurchschnittlichen Behandlungserfolg, wenn er zuvor darüber aufgeklärt wurde, dass sich diese noch in der Erprobungsphase befinden und ihre Überlegenheit gegenüber etablierten Behandlungsmethoden keineswegs erwiesen ist. Einen besonderen Stellenwert haben derartige Überlegungen in klinischen Versuchsreihen, zumal dort durch das Erfordernis, wissenschaftliche Resultate (etwa bei Double-Blind-Experimenten) nicht durch die Offenlegung von Zwischenergebnissen zu gefährden, der Patientenaufklärung engere Grenzen gesetzt sind (→Experiment). Historisch geht die Kodifizierung des Prinzips des informierten Einverständnisses auf die Enthüllung der Menschenexperimente während des Dritten Reiches, v.a. in den Vernichtungslagern, zurück. Im Anschluss an die Nürnberger Prozesse wurde 1947 im sog. Nürnberger Kodex das informierte Einverständnis zu einem Grundprinzip der Forschung am Menschen (→Medizinische Forschung) erklärt, das später auch Eingang in allgemeine straf- und standesrechtliche Regelungen fand. Insbesondere in den Vereinigten Staaten wurde dieser Prozess früh von einer Institutionalisierung der Medizinethik begleitet. Die sich daraus ergebende zunehmende Verrechtlichung ist in den vergangenen Jahren in die Kritik geraten. Juristisch ist die Patientenaufklärung deshalb von zentraler Bedeutung, weil sich bei ihr die Beweislast im Vergleich zur Kunstfehlerproblematik umkehrt: Liegt beim Kunstfehlervorwurf die Beweislast beim Patienten, muss im Fall der Patientenaufklärung der Arzt nachweisen, dass diese vollständig und feh

lerfrei erfolgt ist. Damit wird der Vorwurf der unvollständigen (und mithin rechtsunwirksamen) A. zum beliebten Auffangtatbestand bei Schadensersatzprozessen. Eine weitere Sorge gilt der zunehmenden Überlagerung des Arzt-Patienten-Verhältnisses durch wirtschaftliche Interessen und Verhaltensweisen, die, so die Kritik, durch die Orientierung am ökonomischen Vertragsmodell noch befördert werde. Der Unterschied zwischen ›Patient‹ und ›Kunde‹ werde damit verwischt, wodurch eine Erosion des Vertrauensverhältnisses zwischen Arzt und Patient drohe.

Die Forderung nach einer rigorosen Aufklärungspflicht ist historisch gesehen die Ausnahme. Uneinheitlich ist etwa die Haltung in der Antike: Zwar wird dem Dialog zwischen Arzt und Patient große Bedeutung zugemessen, doch dient dieser nicht dem kognitiven Zweck der Patientenaufklärung, sondern ist oft bereits selbst Teil der Therapie. Entsprechend besteht keine unbedingte Wahrheitspflicht, und auch die Lüge kann zum therapeutischen Zweck eingesetzt werden (z.B. Platon, *Politeia;* dt. *Der Staat* 389b). Eine wahrheitsgemäße, universelle Aufklärungspflicht wird erst in der Nachfolge Immanuel Kants propagiert, so durch Johann Karl Osterhausen, der in seiner Schrift *Ueber medicinische Aufklärung* (1798) auf den »Ausgang eines Menschen aus seiner Unmündigkeit in Sachen, welche sein physisches Wohl betreffen« hofft. Jedoch sind derartige Erwägungen vorwiegend theoretischer Natur und schlagen sich in der medizinischen Praxis und der allgemeinen kulturellen Wahrnehmung nur begrenzt nieder. Typischer für literarische Repräsentationen des Themas ist jene Zeile aus Johann Wolfgang von Goethes *West-Östlichem Divan* (1819), in der es heißt: »Verzweifeln müsste jeder Kranke, das Übel kennend, wie der Arzt es kennt.« Die Trennlinie zwischen Arzt und Patient wird als mit der Grenze zwischen Wissen und Leiden natürlich zusammenfallend vorgestellt. Diese Kluft zu überbrücken, ohne dabei den Patienten in Verzweiflung und Unsicherheit zu stürzen, ist Aufgabe des aufklärenden Arztes. Dabei sind es v.a. jene Fälle, die sich in dieses Schema nicht eindeutig fügen – der leidende (oder nicht wissen wollende) Arzt, die durch Scheinwissen fehlgeleitete Patientin (z.B. in Thomas Manns *Die Betrogene,* 1953) –, die den Stoff für literarische Verarbeitungen abgeben. In *Rakovyj korpus*

(1968; dt. *Krebsstation*) schildert Alexander Solschenizyn nicht nur den Alltag in einem medizinischen System, das durch die Abwesenheit jeglicher transparenter Mechanismen zur A. und zum informierten Einverständnis gekennzeichnet ist, sondern im besonderen auch den Fall der Ärztin Donzowa, die, als sie selbst an Krebs erkrankt, das Angebot des sie behandelnden Stationskollegen, sie umfassend über Art und Umfang der Erkrankung aufzuklären, ausschlägt. Dort, wo es zur Patientenaufklärung kommt, werden deren Bedingungen, Form und Ausmaß thematisiert. In Michail Bulgakows *Zapiski junovo vrača* (1927; dt. *Arztgeschichten*) wird ein lebensgefährlich an Diphtherie erkranktes Mädchen in ein ländliches Krankenhaus eingeliefert. Der behandelnde Arzt ist überwältigt von Mitleid mit dem Kind sowie von Wut und Hass auf die Mutter und Großmutter, welche die Einlieferung schuldhaft verzögert haben. Die Einwilligung der Mutter zur dringend notwendigen Notoperation des (selbst nicht einwilligungsfähigen) →Kindes erreicht er nicht durch A., sondern durch Drohungen und emotionale Appelle. Dagegen wird in Fjodor M. Dostojewskijs *Idiot* (1868/69; dt. *Der Idiot*) der Protagonist Ippolit vom angehenden Mediziner Kislorodow mit »schneidiger Gefühllosigkeit und Offenheit« über seine Situation aufgeklärt; die Klarheit der →Diagnose und die Eindeutigkeit der (negativen) →Prognose ist Kislorodow gar Anlass zu »sichtlichem Wohlgefallen«. Solch egozentrischer Selbstvergewisserung des Arztes durch den Akt der Patientenaufklärung steht jene Rücksichtnahme gegenüber, die der Hausarzt seinem Patienten Allworthy in Henry Fieldings Roman *Tom Jones* (1749; dt. *Tom Jones*) entgegenbringt, wenn er diesen zwar über den Ernst seiner Erkrankung aufklärt, gleichzeitig jedoch versucht, Allworthys Familie davon abzuhalten, diesem die Nachricht vom Tod der Schwester zu überbringen. Fragen der Abwägung zwischen medizinischer und nichtmedizinischer Information sind dort von besonderem Belang, wo der Arzt nicht nur als Experte, sondern auch als allgemeine Vertrauensperson agiert. Insbesondere das literarische Bild des Hausarztes ist von den sich daraus ergebenden Konflikten geprägt, etwa wenn die Informationspflicht des Arztes mit der Pflicht zu Vertraulichkeit gegenüber dem Patienten in Konflikt tritt. So kann der Arzt unter Umständen zum Komplizen des Patienten werden – etwa wenn er, wie Geheimrat Rummschüttel in Theodor Fontanes *Effi Briest* (1894/95), das Simulantentum (→Simulation) seiner Patientin zwar durchschaut, darüber jedoch Stillschweigen bewahren muss. In Fällen mit schlechter Prognose kommt dem Akt der Patientenaufklärung dadurch besondere ethische Relevanz zu, dass bereits die Krankheit an sich vom Patienten als Richterspruch über das eigene Leben wahrgenommen wird, so etwa in Leo N. Tolstojs *Smert' Ivana Iljiča* (1886; dt. *Der Tod des Iwan Iljitsch*). Die Herausforderungen, die sich für die Patientenaufklärung aus der Fallibilität medizinischer Aussagen ergeben, werden, ebenso wie die Schwierigkeit, im Umgang mit dem Patienten Risiken angemessen zu kommunizieren, in George Eliots Roman *Middlemarch* (1871/72; dt. *Middlemarch*) thematisiert: Die Offenheit des um wissenschaftliche Integrität bemühten Reformers Lydgate wird ihm von Arztkollegen als neumodischer Verstoß gegen die Etikette ausgelegt, während die Patienten seine wissenschaftlichen Erläuterungen mehr als einmal mangels Hintergrundwissen missverstehen. In Thomas Manns *Der Zauberberg* (1924) wird herausgearbeitet, wie ökonomische Interessen die Bedingungen der Interaktion zwischen Arzt und Patient überlagern: Nicht nach medizinischen Kriterien, sondern um eine stabile Auslastung des →Sanatoriums zu gewährleisten, rekrutiert der federführende Dr. Behrens neue Patienten; Sparsamkeit im Umgang mit den Ressourcen des Sanatoriums ist fester Bestandteil der Hausordnung und wird zu einem Leitprinzip bei der Behandlung. Therapeutische Maßnahmen beruhen auf Anordnung, nicht auf informiertem Einverständnis. Unter den gegebenen Bedingungen des Sanatoriums ist die →Autonomie der Patienten bzw. Sanatoriumsgäste nicht nur kein Leitprinzip, sondern sie wird ständig aktiv in Frage gestellt – etwa wenn Behrens sich selbstherrlich als Vaterfigur geriert und Patienten bevorzugt mit »Kindskopf« anredet.

Onora O'Neill: Autonomy and Trust in Bioethics, Cambridge 2002

Jochen Vollmann: Das Informed-Consent-Konzept als Politikum in der Medizin. Patientenaufklärung und Einwilligung aus historischer und medizinethischer Perspektive. In: Matthias Kettner (Hg.): Angewandte Ethik als Politikum, Frankfurt/M. 2000, S. 253–279

Ulrich Tröhler, Stella Reiter-Theil (Hg.): Ethik und Medizin 1947–1997. Was leistet die Kodifizierung von Ethik?, Göttingen 1997

Barbara Elkeles: Der moralische Diskurs über das medizinische Menschenexperiment im 19. Jahrhundert, Stuttgart u. a. 1996

Ruth Faden, Tom Beauchamp: A History and Theory of Informed Consent, Oxford 1986

A.Ge.

Aussatz   →Lepra

Autismus   Mit A. wird heute in der Medizin eine tief greifende frühkindliche Entwicklungsstörung bezeichnet, die durch Beeinträchtigungen der sozialen Interaktion, der →Kommunikation und der Interessensbildung sowie durch stereotype Verhaltensmuster der Betroffenen charakterisiert ist. Der Schweizer Psychiater Eugen Bleuler, auf den der Begriff zurückgeht, sieht im A. 1911 eines der drei Grundsymptome der von ihm erstmals so benannten →Schizophrenie. Als A. bezeichnet er den Rückzug des Kranken in eine innere Welt, die dieser nicht von der äußeren Wirklichkeit unterscheiden könne. Das von Symbol- und Analogiebildungen geformte autistische Denken folge anderen Regeln als das realistische, seine Inhalte seien wesentlich von Wünschen und Befürchtungen geprägt. Bleuler integriert psychoanalytische Vorstellungen über den Primärprozess und Auto-Erotismus in sein Schizophrenie-Konzept. Insbesondere über die Rezeption Bleulers hat die →Psychoanalyse bis in die 1980er Jahre einen erheblichen Einfluss auf die →Psychiatrie im angloamerikanischen Raum. Die beiden aktuellen Klassifikationssysteme ICD-10 und DSM-IV, die sich um quantifizierbare Kriterien für die psychiatrische Diagnostik bemühen, erwähnen A. nicht mehr als Symptom der Schizophrenie. Seit Mitte des 20. Jh. wird A. in dem heute bekannten medizinischen Sinn als Bezeichnung für eine frühkindliche Erkrankung verwendet. Der amerikanische Kinderpsychiater Leo Kanner beschreibt 1943 den »early infantil autism« mit den eingangs erwähnten Symptomen. Dieser frühkindliche A. gehe meist mit anderen schweren neurologischen Erkrankungen wie →Epilepsie und Intelligenzminderung einher. Ohne Kanners Arbeit zu kennen, veröffentlicht der Wiener Pädiater Hans Asperger 1944 einen Artikel über ein ähnliches Krankheitsbild, das er »autistische Psychopathie« nennt. Heute beschreibt das Asperger-Syndrom eine autistische Erkrankung, die u. a. durch die Sonderinteressen, Spezialbegabungen und guten bis überdurchschnittlichen intellektuellen Leistungen der Betroffenen charakterisiert ist. Bis in die 1980er Jahre bleibt die These einer primären Organogenese des A. umstritten. Die Vorstellung einer neurobiologischen Ursache hat sich gegenüber psychoanalytischen Theorien heute durchgesetzt, ohne dass bisher »harte« wissenschaftliche Beweise gefunden worden sind. Wie viele andere psychiatrische Fachtermini hat der Begriff A. als Synonym für Introversion und Selbstbezogenheit breiten Eingang in die Alltagssprache gefunden. Daneben hat er durch die mediale Präsenz des Asperger-Syndroms, das häufig mit A. schlechthin gleichgesetzt wird, auch als Bezeichnung für frühkindliche Entwicklungsstörungen eine erhebliche Popularisierung erfahren.

Als literarische Darstellungen des frühkindlichen A. vor der Bleuler'schen Definition des Krankheitsbildes werden u. a. die befremdlichen Wechselbälger der Feenmärchen diskutiert, so z. B. im keltischen Volksmärchen *The Young Piper* (1825 von Thomas Croften Croker aufgezeichnet; dt. *Der junge Sackpfeifer*). Auch die einförmigen Verhaltensmuster jugendlicher Märchenfiguren wie *Hans mein Igel* aus dem gleichnamigen Märchen (1813 von Jacob und Wilhelm Grimm aufgezeichnet) werden z. T. so gedeutet. Als Chiffre für A. gelten außerdem die Wolfskinder, deren bekanntester Fall Victor von Jean-Marc Gaspard Itard in *De l'éducation de l'homme sauvage, ou des premiers développements physiques et moraux du jeune Sauvage de l'Aveyron* (1801; dt. *Gutachten über die ersten Entwicklungen des Viktor von Aveyron*) beschrieben wird. Der Mediziner nannte den Jungen, der 1799 in französischen Wäldern gefunden wurde, nach der Hauptfigur des Melodramas *Victor, ou l'enfant de la forêt* (1798 uraufgeführt), das René Guilbert de Pixérécourt nach dem gleichnamigen Roman (1796) von François Guil Ducray-Duminil verfasst hat. In Opposition zum aufklärerischen Interesse an der Erziehung des ›Wilden‹ nimmt die Romantik den Topos des anormal selbstbezogenen und kommunikationsgestörten Individuums nur in Form des künstlichen Menschen auf,

z. B. der Automat Olimpia in E. T. A. Hoffmanns *Der Sandmann* (1817). Im 19. Jh. mehren sich die Darstellungen psychotischer Kinder und Jugendlicher, die z. T. Gemeinsamkeiten mit dem Krankheitsbild A. aufweisen, so etwa William Wordsworths Jonny aus der Ballade *The Idiot Boy* (1815), Walter Scotts junge Geisteskranke Madge Wildfire im Roman *The Heart of Midlothian* (1818; dt. *Das Herz von Midlothian*) und insbesondere die kleine, merkwürdig reaktionsarme Truken aus Johannes Kneppelhouts Erzählung *Waanzinnig Truken* (1843). Maxim Gorki zeigt die Kommunikationsunfähigkeit des Dorfjungen *Niliouchka* (1913; dt. *Niluschka*), aber auch die Zuneigung der Umgebung in seiner gleichnamigen Novelle. Um 1900 nähert sich Joseph Conrad in seiner Erzählung *The Idiots* (1898; dt. *Die Idioten*) und seinem Roman *The Secret Agent* (1907; dt. *Der Geheimagent*) auf der Grundlage von Cesare Lombrosos psychiatrischen Theorien dem Krankheitsbild. Auch nach Bleulers Begriffsprägung 1911 und der Anerkennung als eigenständiges Krankheitsbild in den 1940er Jahren gilt das literarische Interesse lange dem ehemals übergeordneten Krankheitsbild Schizophrenie. Erst seit den 1980er Jahren fördern und repräsentieren populäre medizinische Darstellungen und Filme das gesellschaftliche Interesse am A., so die erzählten Fallgeschichten in *Awakenings* (1973; dt. *Awakenings – Zeit des Erwachens*) und *An Anthropologist on Mars* (1995; dt. *Eine Anthropologin auf dem Mars*) des Neurologen Oliver Sacks. Auf *Awakenings*, das das zeitweise Erwachen von Patienten mit Encephalitis lethargica durch Medikamente (→Arzneimittel) beschreibt, wobei A. als motorisches Problem erscheint, beruht Harold Pinters Theaterstück *A Kind of Alaska* (1982), das 1990 sehr erfolgreich von Penny Marshall unter dem Titel *Awakenings* (dt. *Zeit des Erwachens*) mit Robert de Niro verfilmt wurde. Als noch populärer hat sich Dustin Hoffmans Darstellung eines Autisten in *Rainman* (1988, Regie Barry Levinson) erwiesen, der während eines spektakulären Ausflugs eine Beziehung zu seinem Bruder entwickelt, letztlich aber wieder in sein Pflegeheim zurückkehrt. Während aktuelle Romanberichte von Angehörigen v. a. eine soziale Funktion haben, zeigen gegenwärtig Mischformen von Autobiographie und Roman, welche besondere poetische Qualität die Weltwahrnehmung des A. hat, so

Birger Sellins *Ich will kein Inmich mehr sein* (1993) und Axel Brauns *Buntschatten und Fledermäuse* (2002). Mark Haddon beschreibt in dem Roman *The Curious Incident of the Dog in the Night-Time* (2003; dt. *Supergute Tage oder die sonderbare Welt des Christopher Boone*) einen Jungen mit Asperger-Syndrom, der auf der Suche nach dem Mörder des Nachbarhundes seine Mutter wiederfindet, bevor er in seine Zauberwelt der Zahlen und Ordnungssysteme zurückkehren kann.

Michael Kusch, Franz Petermann: Entwicklung autistischer Störungen. 3. Aufl., Göttingen, Bern 2001
Alfred Brauner, Françoise Brauner: L'enfant déréel: l'histoire des autismes depuis les contes de fées, fictions littéraire et réalités clinique, Toulouse 1986
G. Patrick Farell: Autism in Literature. In: Journal of Autism and Developmental Disorders 15 (1985), S. 441–442
Eugen Bleuler: Dementia praecox oder Gruppe der Schizophrenien (= Handbuch der Psychiatrie, Spezieller Teil, 4. Abteilung, 1. Hälfte), Leipzig, Wien 1911

T.N./A.S./H.F.

Autoaggression A. (gr. autós: selbst; lat. aggressio: Angriff) auch Automutilation, Autodestruktion, Selbstbeschädigung, Selbstverletzung oder selbstverletzendes Verhalten (vgl. englisch »self-injurious behaviour«, »self-destructive behaviour«, »self-damaging behaviour«, »self-aggression«, »self-mutilation« oder »deliberate self-harm«). Am häufigsten zu beobachten sind Schneiden z. B. mit Rasierklingen, Scherben, Messern oder Scheren in →Haut und Extremitäten, Verbrennungen, seltener Verätzungen, Verbrühungen, Stiche oder Kopfanschlagen, Verhinderung von Wundheilung, Selbst-Kratzen oder Haarausreißen (Trichotillomanie). Bevorzugt verletzt werden die Extremitäten, seltener Bauch, Kopf, Brust, kaum die Genitalien, fast nie Augen oder Anus. A. ist nicht auf →Patienten mit schweren Persönlichkeitsstörungen beschränkt und sollte nicht pauschal pathologisiert werden, denn bei fast allen rituellen Initiationsriten wird verstümmelt: z. B. bei Männern das Aufschneiden der Harnröhre, Beschneidungen, Deformationen der weiblichen Geschlechtsorgane, allgemein Zahnziehen, Abschneiden des kleinen Fingers, Abtrennen eines Ohrläppchens, Durchbohren der Nasenscheidewand oder der

Ohren, Tätowierung oder Skarifikation, d. h. künstliche Vernarbung; diese Formen sind jedoch in einer Tradition verankert. Oft ist A. auch Ausdruck von →Trauer, Mutprobe, religiös motiviert wie schamanische Askese oder Selbstgeißelung – vgl. das Flagellantentum im 14. Jh. – oder Zeichen einer besonderen sozialen Rolle wie Fußverformungen bei Frauen in China oder Kopfverformungen sozial höher Gestellter in Südamerika. Da A. wie heftiges Daumenlutschen, rhythmisches Schlagen mit der Faust an den eigenen Kopf oder Körperschaukeln v. a. in den ersten drei Lebensjahren häufig zu beobachten sind, geht Peter Brezovsky in seiner *Diagnostik und Therapie selbstverletzenden Verhaltens* (1985) (→Diagnose, →Therapie) davon aus, dass A. zur normalen Entwicklung gehört. Bei vernachlässigten bzw. deprivierten Kindern können diese Muster über längere Zeit und intensiver auftreten und dann schwere psychische Schäden zur Folge haben. Karl Menninger versteht A. in seinem einflussreichen Buch *Selbstzerstörung. Psychoanalyse des Selbstmords* (1938) als eine Art gemäßigten Selbstmord, eine Kompromissbildung, um der vollständigen Selbsttötung zu entgehen. Barent W. Walsh und Paul M. Rosen (1988) sehen in A. eher eine parasuizidale Geste und keinen echten Suizidversuch (→Suizid). Untersuchungen in den 1960er Jahren über selbstverletzende Frauen (Wrist-Cutting-Syndrom, Delicate-Self-Cutting-Syndrom) ergaben, dass diesen A. der Selbstentlastung in bedrängenden Situationen dient. Armando R. Favazza und Karen Conterio vermuteten 1989 entsprechend ein eigenes Deliberate-Self-Harm-Syndrom, das chronische, aber kaum lebensbedrohliche A. einschließt (oft in Verbindung mit z. B. Magersucht (→Anorexie), →Bulimie oder Alkoholmissbrauch (→Alkohol und Alkoholismus) sowie mit sexuellem Missbrauch in der Vorgeschichte). Das Verhältnis von weiblichen zu männlichen Selbstverletzern liegt bei ca. 10 : 1. A. kann in diesem Sinn als privatistische Verarbeitungsform von unerträglichen Situationen v. a. von Frauen verstanden werden. Bezieht man jedoch bewusst eingegangene Risiken (z. B. Risikoschlägereien, Risikosport und riskantes Autofahren, Provokationen von Fremdaggression als indirekte A.) oder Verweigerung ärztlicher Behandlung ein, verschiebt sich das Verhältnis. Ende der 1980er Jahre untersuchte eine Arbeitsgruppe des Deutschen Kollegiums für Psychosomatische Medizin (DKPM) sog. artifizielle Erkrankungen: Bei offensichtlicher A. liegen fast immer Traumatisierungen, meist aus der Kindheit, vor, auch bei Patienten mit Münchhausen-Syndrom (Vortäuschung von Krankheiten, ohne dass eine solche vorliegt, mit kontinuierlichem Klinikwechsel, meist mit zwanghafter Neigung zum Lügen und depressiven Verstimmungen), Unfallneigung und selbstinduzierter chirurgischer Viktimisierung. A. wird von Betroffenen angewendet als Druckventil, aber auch als Selbstbestrafung im Sinn eines Täterintrojekts: Die das Opfer abwertenden Ansichten des Täters werden vom Opfer übernommen, damit das Opfer sich die eigentlich rational nicht erklärbare traumatische Situation erklären kann; dem Opfer geschah Recht, denn es sei schlecht, und diese Schlechtigkeit verlangt Bestrafung. Doch dient A. auch als positive Bestätigung oder als narzisstische Geste bzw. es kann Lust und Stolz einbringen, über den eigenen Körper wenigstens in diesen Situationen bestimmen zu können. Die verschiedenen Formen von A. werden also einerseits innerseelisch zur Kompensation defizitärer Ich-Funktionen verwendet, andererseits als neurotische Kompromissbildung bei Konflikten wirksam, sind sowohl eine Möglichkeit zu narzisstischer Reparation als auch ein Versuch, drohender Fragmentierung des eigenen Ichs entgegenzuwirken.

Die Vielschichtigkeit des Phänomens lässt sich in verschiedenen Werken der Literatur wiederfinden, ohne dass sich eine bestimmte Entwicklung oder Systematik erkennen lässt. Grundsätzlich gesehen wird jedoch nicht der positive, entlastende Aspekt, sondern eher der vernichtende Anteil der A. thematisiert, etwa bereits in Sophokles' *Oidipous tyrannos* (dt. *König Ödipus*): Der verzweifelte Ödipus reißt sich die Augen heraus, als er erkennen muss, dass er seinen Vater erschlagen und seine Mutter geheiratet hat (ähnliche Motive noch in Flannery O'Connors' *Wise Blood*, 1952). Selbstkasteiung als Bestrafung der eigenen Person (vgl. Lebensläufe von Mönchen, etwa von Petrus Abaelardus, 1079–1142) gestaltet Johann Wolfgang von Goethe in seinem Roman *Die Wahlverwandtschaften* (1809): Ottilie, die sich selbst die Schuld am →Tod eines →Kindes zuschiebt, hungert sich zu Tode; ihr Geliebter Eduard, der eigentlich mit Charlotte verheiratet ist, stirbt ihr nach. Ähnlich verläuft der Suizid der Titelfigur in *Der kleine Herr Friedemann* von Thomas Mann, 1897, der sich aus Verzweiflung über die ihn wegen seiner Kleinheit verhöhnende Frau von Rinnlingen in einer Pfütze ertränkt. Hunger als Form der A. findet sich auch in Franz Kafkas *Ein Hungerkünstler* (1922). Ähnlich autoaggressiv, jedoch offensichtlicher mit einer Verinnerlichung der Abwertung verhält sich Ludo in Yan Queffelécs Roman *Les noces barbares* (1989; dt. *Barbarische Hochzeit*): Ludo wurde bei einer →Vergewaltigung gezeugt; seine Mutter gibt ihm Schuld an ihrer sozialen Ausgrenzung und sogar an der Vergewaltigung selbst, da für sie Vater und Sohn in eine Person zusammenfallen; Ludo versucht den Vergewaltiger aus sich herauszutreiben, indem er sich den Kopf an einer Mauer einschlägt. Der Parfumeur Jean Baptiste Grenouille in Patrick Süskinds Erfolgsroman *Das Parfüm* (1985) übt eine Art indirekter A. aus: Als Grenouille erkennen muss, dass er allen gleichgültig oder sogar verhasst ist, übergießt er sich mit einem Parfum, das die Anwesenden nach ihm rasend macht, und lässt sich von diesen zerfleischen. Autoaggressiv reagiert auch Johannes Elias Alder in Robert Schneiders *Schlafes Bruder* (1992): Da Alders Liebe nicht erwidert wird, hält er sich für wertlos, versagt sich jeden Schlaf und stirbt. Eine eher ungewöhnliche Form von A. üben die beiden Zwillinge in Agota Kristofs *Le grand cahier* (1988; dt. *Das große Heft*) aus, die hungern, sich gegenseitig wach halten, möglichst schwer beleidigen und schlagen, um sich für das Leben abzuhärten. Die selbstentlastende Funktion von A. (bei gleichzeitiger Übernahme eines malignen Täterintrojektes) untersuchte die Nobelpreisträgerin Elfriede Jelinek in ihrem autobiographisch geprägten Roman *Die Klavierspielerin* (1983) von 1984. Eine Tochter wird von ihrer Mutter narzisstisch instrumentalisiert. Eine Begegnung mit ihrem Cousin Burschi kann die pubertierende Tochter nur verarbeiten, indem sie sich anschließend zum ersten Mal mit einer Rasierklinge schneidet – wie später häufig nach bedrängenden Situationen mit ihrer Mutter oder anderen Männern. A. wirkt hier als Antidissoziativum bzw. als Möglichkeit, einer Ich-Fragmentierung oder dem Verlust der Impulskontrolle in überfordernden Situationen entgegenzuwirken. Die Werke von Johanna Nilsson (*... und raus bist du!*, 1998), Birgit Hobel (*Rote Linien*, 2001), Kris-

tina Dunker (*Schmerzverliebt*, 2003) oder Patricia McCormick (*Cut!*, 2004) über jugendliche Selbstverletzerinnen sind eher im Jugendbuchbereich anzusiedeln.

Ulrich Sachsse: Selbstverletzendes Verhalten. In: Ulrich Sachsse: Traumazentrierte Psychotherapie. Theorie, Klinik und Praxis, Stuttgart u.a. 2004, S. 80–91
Hannes Fricke: Selbstverletzendes Verhalten: Über die Ausweglosigkeit, Kontrollversuche, Sprache und das Scheitern der Erika Kohut in Elfriede Jelineks »Die Klavierspielerin«. In: LiLi 119 (2000), S. 50–82
Norbert Hänsli: Automutilation. Der sich selbst schädigende Mensch im psychopathologischen Verständnis, Bern u.a. 1996
Louise J. Kaplan: Female Perversions, New York 1991
Armando R. Favazza: Bodies under Siege. Self-Mutilation in Culture and Psychiatry, Baltimore 1987
                                                    H.Fr.

Autonomie   Der Begriff A. bedeutet allgemein Selbstständigkeit, Unabhängigkeit, und leitet sich von »autonomía« (gr. autós; selbst; nómos: Gesetz, Regel) ab; meint wörtlich übersetzt also Selbstgesetzgebung, Selbstbestimmung. Kulturhistorisch steht A. in einer europäischen Tradition seit der Antike und muss im Feld von Literatur und Medizin auf zwei Ebenen betrachtet werden: (1) auf einer kulturhistorisch dimensionierten medizinethischen Ebene (→Ethik in der Medizin) und (2) auf einer ideengeschichtlich ausgerichteten ästhetischen Ebene.

(1) In der griechischen Antike ist A. v.a. politisch besetzt und bedeutet, das Recht auf staatliche Unabhängigkeit und Setzung eigener Rechtsnormen inne zu haben (Herodot, *Historien*; Thukydides, *Der Peloponnesische Krieg*; Platon, *Nomoi* (dt. *Gesetze*)). In der römischen Antike und im Mittelalter kommt A. keine neue eigene Bedeutung zu. Seine stete Ausformung und Brisanz erhält der Begriff in der Neuzeit, zunächst im Kontext der Glaubensfreiheit und der Rechtswissenschaften. In letztgenannter Disziplin versteht man unter A. die Befugnis, Gesetze zu erlassen; A. wird sodann in der Verfassung der Bundesrepublik Deutschland in Art. 1 des Grundgesetzes definiert. Im Kontext der Rechtswissenschaften ist auch der Begriff der Privatautonomie zu verorten, aus dem sich schließlich ein ethisches Verständnis von A. ableitet. A. wird im 18. Jh. grundlegend durch Immanuel

Kant (*Grundlegung zur Metaphysik der Sitten*, 1785) für unser heutiges Verständnis des Begriffs bestimmt: Kant bringt A. in unmittelbaren Zusammenhang mit praktischer Vernunft und sieht darin die Möglichkeit, dass der Mensch durch A., d. h. durch ihr Gesetz respektive die Regel des kategorischen Imperativs, dazu angeleitet wird, dem »unbedingt Gesollten« den Vorrang vor dem »naturwüchsig Gewollten« zu geben. Er leitet seine Definition von A. und deren Handlungsanweisung aus der Annahme ab, dass dem Menschen das Glücksprinzip, also die mögliche Erfüllung der individuell verschiedenen subjektiven Interessen, Wünsche, Bedürfnisse und Neigungen, nicht als Moralprinzip tauge. Denn hier gehorche der Mensch heteronomen Prinzipien, deren Naturwüchsigkeit ihn, wie das Tier, fremd bestimmten. Der Mensch sei nur dort Mensch, wo er autonom ist. Deshalb müsse er qua praktischer Vernunft wissen, was er wollen soll. Zu wissen, was der Mensch soll, eröffnet ihm zuallererst A., die einem Gesetz gleichkommt. So kann Kant sagen: »Das Prinzip der Autonomie ist also: nicht anders zu wählen als so, dass die Maximen seiner Wahl in demselben Wollen zugleich als allgemeines Gesetz begriffen seien« (Kant, *Grundlegung zur Metaphysik der Sitten*, A 440). Aus der A. leitet Kant den »Grund der Würde der menschlichen und jeder vernünftigen Natur« (*Grundlegung zur Metaphysik der Sitten*, A 435) ab. Daraus hat sich, konsensfähig in den demokratischen Ländern des Westens, ein Verständnis von A. entwickelt, das als Menschenrecht unantastbar und mit dem Recht auf selbstbestimmtes →Leben und Unverletzlichkeit der Person verknüpft ist. A. ist in diesem Sinn ein Kennzeichen des Humanen, das jedem menschlichen Lebewesen zuerkannt wird, auch Menschen mit →Behinderung, mit Demenzen (→Alzheimer-Krankheit) oder psychopathologischen Zuschreibungen (→Psychopathologie). Der ethische Autonomiebegriff ist also dadurch gekennzeichnet, dass er auf dem Prinzip deontologischer normativer Willens- und Handlungstheorien beruht. Er ist in einer Moralität praktischer Selbst- und Sozialbezüge fundiert, d. h. →Subjektivität wird immer im Rahmen intersubjektiver Verhältnisse verstanden. Autonomes Handeln ist deshalb regelgeleitet; die Regeln wiederum werden in kommunikativen Prozessen (→Kommunikation) konsensfähig gemacht. Dadurch wird

Freiheit ermöglicht. Durch die Wertschätzung der A. in der →Arzt-Patienten-Beziehung wird dem Arzt Verantwortung genommen, da der Maßstab des Handelns im Gegensatz zu den hippokratisch bezeugten Prinzipien (beneficence: zu nutzen; non maleficence: Schaden zu vermeiden; justice: alle Patienten gleich welchen Rangs und welchen Reichtums gleich zu behandeln) nach außen verlagert wird. In der medizinischen Ethik wird die Frage der A. v. a. in vier Bereichen diskutiert: (a) unter dem Begriff der Patientenautonomie: Im Rahmen der Arzt-Patienten-Beziehung kann es zu einer Einschränkung der Patientenautonomie durch den Arzt kommen, wenn der Arzt meint, zum Wohl des →Patienten und in Abwendung von Schaden zu handeln, dabei aber das Recht auf Selbstbestimmung über den eigenen Leib des Patienten einschränkt (sog. Paternalismusdebatte, die das Fürsorgeprinzip favorisiert). Hier werden auch Fragen nach dem sog. Informed Consent (→Aufklärung des Patienten) berührt. (b) In der →Psychiatrie und der Euthanasiedebatte (→Euthanasie): Besonders bei Maßnahmen der Zwangsbehandlung psychisch Kranker wie bei der Suizidprophylaxe (→Suizid) oder der Behandlung von an →Anorexie oder →Bulimie Erkrankten, kommt es oftmals zu Handlungen des Arztes, die gegen den Willen des Patienten geschehen und deshalb gegen das Autonomieprinzip verstoßen. Dieser Verstoß kann durch Argumente zum Wohl des Patienten oder zum Schutz der Gesellschaft gerechtfertigt werden. In der Euthanasiedebatte ist der Arzt an sein Ethos des Helfens im Dienst des Lebens gebunden und kann die A. eines Patienten, der zu sterben wünscht und bei klarem →Bewusstsein ist, nur dadurch respektieren, indem er lebensverlängernde Maßnahmen unterlässt (Patientenverfügung). (c) In der Reproduktionsmedizin (→Reproduktionstechnologien) und bei gentechnischen (→Gentechnik) Eingriffen: Die Diskussion um →Abtreibung macht einen exemplarischen Konflikt der A. der Schwangeren (→Schwangerschaft) und derjenigen des ungeborenen →Kindes deutlich. Analoges gilt bei der Chancen- und Risikoabwägung diagnostischer Methoden und Behandlungen, z. B. im Rahmen der Embryonenforschung und Gendiagnostik. (d) Im Kontext der Debatten um Anfang und Ende des Lebens: Hier sind Fragen nach A. eng an die Bestimmung von Anfang und Ende des Lebens geknüpft, an die

Frage also, was Leben ist und wann Leben als Mensch beginnt oder endet. Dabei birgt jede mögliche Beschreibung Schwierigkeiten, auch die folgende: Das Leben eines Menschen kann nicht nur über Vitalfunktionen deskriptiv bestimmt werden, sondern definiert sich normativ über Personalität, Selbstbewusstsein und A.

(2) Die Frage nach A. auf einer ideengeschichtlich ausgerichteten ästhetischen Ebene stellt sich in doppelter Weise: Zum einen als Frage nach der A. der Literatur, zum anderen als Frage nach A. in der Literatur. Im modernen Sinn wird die A. der Literatur/Kunst erst durch Kant diskutiert. Bereits Platon und Aristoteles verhandeln indirekt darüber in der Mythos-Logos-Debatte und der damit verknüpften Frage von der Nachahmung (gr. mímesis) der Künste. Während Platon den Mythos gegenüber dem Logos im Paradigma von Wahrheit abwertet (*Politeia;* dt. *Der Staat*), beschreibt Aristoteles in seiner *Poetik* über die Form des Mythos, wie ein Kunstwerk am besten, d. h. am wirkungsvollsten aufgebaut werden kann. Im Folgenden ist A. immer auch an die Wirkungsästhetik gebunden; so z. B. bei Cicero (*De oratore,* dt. *Über den Redner*), wenn Dichtung die Forderung nach Schönheit und Zweckmäßigkeit gleichermaßen erfüllen soll (Horaz: prodesse et delectare). Mit der ›Entdeckung‹ der Fiktionalität im 12. und 13 Jh. erhält Literatur zusehends A., und zwar immer dann, wenn sie sich als »Medium der Sinnvermittlung« (Walter Haug) selbst problematisiert. Das 17. und 18. Jh. wertet die produktionsästhetischen Kategorien, wie sie in der Renaissance durch den Dichter als gottähnlichen Schöpfer gebahnt wurden, auf und erkennt v. a. Imagination – und damit A. von Literatur – als Kategorie von Kunst an (Karl Philipp Moritz, *Über die bildende Nachahmung des Schönen,* 1788). Seit Immanuel Kants *Kritik der reinen Urteilskraft* (1790) gilt Literatur als eigenständiger Bereich der ›reinen‹ und ›praktischen‹ Vernunft; A. von Poesie ist also dadurch definiert, dass sie nicht ohne Verluste in ein anderes diskursives System übersetzt werden kann. Im Kontext der Etablierung der Disziplin der philosophischen Ästhetik kommt es in der Literatur zu einer Rezeption Kants, v. a. durch Friedrich Schiller (*Ästhetische Briefe,* 1795) und zu seiner Entwicklung des Programms einer ästhetischen Erziehung des Menschen. Keine Beachtung findet der zeitgleich stattfindende Ver-

such K. G. Schreiters, den Begriff der A. aus der Jurisprudenz zu entlehnen und auf die schönen Künste zu übertragen (*De litteraturae autonomia sive observationes ad indolem litterarum definiendam,* 1784). Im 19. Jh. wird v. a. bei den französischen Realisten die Frage nach Imagination und A. von Literatur nochmals aktuell: Stendhal (= Henri Beyle) hat in *Le rouge et le noir* (1830; dt. *Rot und Schwarz*) die Formel vom Roman als Spiegel geprägt, und zwar im Kapitel »L'opéra bouffe«. Hieraus wie aus weiteren poetologischen Aussagen kann – auch für den europäischen Realismus – auf eine »Phantasie der Realisten« (Rainer Warning) geschlossen werden, die Literatur als autonomes Modell der Darstellung von Welt kennzeichnet. Kulturkritische Betrachtungen der A. von Literatur (Theodor W. Adorno, *Engagement* in *Noten zur Literatur,* 1966) haben sich am Ästhetizismus und der Ablehnung jeder Zweckhaftigkeit von Literatur entzündet, wie besonders im Symbolismus und dem sog. l'art pour l'art-Prinzip deutlich wird. In den neueren Literaturtheorien (v. a. in kulturanthropologisch angereicherten Modellen) wird die Frage nach der A. von Literatur virulent diskutiert: Die Formel von der Literaturwissenschaft als Kulturwissenschaft macht dabei das Argument der A. stark und sieht Literatur als einen eigenen Ort der Wissensspeicherung und -generierung an, der durch ästhetische Vermittlung markiert ist.

In der Literatur kommt A. immer dort ins Spiel, wo Menschen denken und handeln und sich ihr Denken und Handeln im Sinn ihres eigenen oder gegen ihren Willen vollzieht. Die Erörterung von Repräsentationen von A. in der Literatur kann nur exemplarisch vollzogen und mit Beispielen anhand von zwei Paradigmen erläutert werden: (a) am Beispiel von Sozialisationsprozessen von Menschen zu autonomen Individuen, wie sie exemplarisch der Bildungs- und Entwicklungsroman darstellt und (b) an Beispielen der Problematisierung von A.

(a) Im sog. Bildungs- und Entwicklungsroman – der Bildungsroman ist eine deutsche Gattungstypologie des europäischen Entwicklungsromans – steht die harmonische Entfaltung des Subjekts als autonomer Mensch im Mittelpunkt. Nicht Persönlichkeits- und Charakterentwicklung, sondern der Weg, meistens des Kindes zum ›ganzen Menschen‹, zum Individuum, wird in der Auseinandersetzung mit seelischen Erfahrungen und der ihn umgebenden personalen wie kulturellen →Umwelt als innerseelische ›Reifung‹ beschrieben. Ziel dieser Menschwerdung ist es, die Anlagen einer humanitären und verantwortungsbewussten Gesamtpersönlichkeit zur Vollendung zu bringen. Im Prozess dieser Menschwerdung gelingt es den ›Helden‹ der Bildungs- und Entwicklungsromane, im Widerstreit mit ihren Gefühlen (→Affekte) und der sie umgebenden Menschen und Objekte ihre eigene A. im Sinn von Selbstständigkeit (ein typisches Muster ist der Weg ›aus den Kinderschuhen‹ in die weite Welt, dann in die Berufs- oder Künstlerwelt), Selbstbestimmtheit und schließlich Unabhängigkeit zu behaupten. Dabei richtet sich das Handeln und Denken, welche dem Subjekt Freiheit gewähren, nach ›Normen‹ und Regeln der jeweils kulturhistorisch und -sozialen Verhältnisse und wird im Prozess intersubjektiver Kommunikation realisiert und aktualisiert. Exemplarisch seien folgende Bildungs- und Entwicklungsromane genannt: Christoph Martin Wieland, *Geschichte des Agathon* (1766-67); Karl Philipp Moritz, *Anton Reiser* (1785-90); Johann Wolfgang von Goethe, *Wilhelm Meister* (1795/96, 1821/29); Ludwig Tieck, *Franz Sternbalds Wanderungen* (1798); Novalis, *Heinrich von Ofterdingen* (1802); Charles Dickens, *David Copperfield* (1849/50; dt. *David Copperfield*); Gottfried Keller, *Der grüne Heinrich* (1854/55); Romain Rolland, *Jean-Christophe* (1904-12; dt. *Johann Christoph*); Thomas Mann, *Der Zauberberg* (1924). (b) Eine neuzeitliche Besetzung von A. im Sinn individueller Handlungsfreiheit wird in Griechenland von Sophokles in seiner *Antigone* exemplarisch vorgeführt: Wenn Antigone gegen die Gesetze des Staates, die sie als unethisch empfindet, ihren Bruder Polyneikes begräbt, der vor den Toren der Stadt in der Glut der Sonne verwest, handelt sie als autonomer Mensch, dessen ethisches Empfinden höher steht als die geltenden →Normen; zugleich könnte ihr Denken und Handeln zur allgemeinen Norm erhoben werden – denn Antigone handelt im Sinn des Humanen. Im Kontext solcher Ziele handeln auch die ›Helden‹ der Ritterromane des Mittelalters, etwa des Artusromans, der sich als ritterlich-höfische Dichtung in der Stauferzeit herausbildet (Mitte 12. Jh. bis Ende 13. Jh.). Das Neue dieser höfischen Literatur bestehe darin, so Max Wehrli,

dass eine Schicht von Laien als Literaturträger eine autonome Ideologie entwickle, die in einer neuen dichterischen Bilder- und Gedankensprache zu ihrer eigenen Weltlichkeit stehe. Die Artusdichtung folgt einem besonderen Strukturschema, in dessen Zentrum die ›âventiure‹ des Ritters steht: Er bricht aus dem Artushof auf, um während der Isolierung von und im Dienst der Gesellschaft eine Ordnungstat zu begehen, die ihm eine Reintegration in die Gesellschaft des Artushofes ermöglicht. Hierin wird die wechselseitige Bezogenheit von Einzelnem und Gesellschaft deutlich und die Funktion der ›âventiure‹ als Modell der Regelung dieser Verhältnisse. Wiederum im Prozess intersubjektiver Kommunikation (hier über die Waffentat als Mittel der Konfliktregelung) wird dem Menschen A. zuteil. Die »conquête du bonheur individuel« mündet zeitgleich mit der Reintegration in der Liebe. Der Begründer der Artusdichtung, Chrétien de Troyes, hat dies in seinen Romanen *Erec et Enide* (ca. 1165/79), *Cligès* (ca. 1170-76), *Yvain* (1177-81), *Lancelot ou Le Chevalier de la Charette* (1177-81) und in *Perceval ou Le Conte du Graal* (1181-90) beschrieben. Zur Rezeption kam es durch Hartmann von Aue (*Erec*, um 1180/85, *Iwein*, um 1200) und durch Wolfram von Eschenbach (*Parzifal*, um 1200-10). Auf dieser Folie kann, wenngleich nicht zur Artusepik im engeren Sinn gehörend, der Tristanstoff hinzugerechnet werden (*Tristanfragmente* von Thomas d'Angleterre, um 1175, *Tristan* von Gottfried von Straßburg, um 1210, und der *Roman de Tristan* von Berol, um 1160/70). Auf der »chasse au bonheur« – und immer im intersubjektiven Widerstreit um A. – befinden sich auch noch die Protagonisten der Romane Stendhals, z.B. in *Le rouge et le noir* (1830; dt. *Rot und Schwarz*), in *La chartreuse de Parme* (1839; dt. *Die Kartause von Parma*) oder in *L'éducation sentimentale* (1869; dt. *Die Erziehung des Herzens*). Die A. ist sodann zentraler Fokus allen Handelns und Denkens im Widerstreit zu den sie umgebenden Welten der Subjekte und Objekte der Protagonisten in den Romanen und Erzählungen von Franz Kafka. Kafka hat in seinem Schreibprojekt der Moderne wie kaum ein anderer die Möglichkeiten der Beschneidung von A. in Szene gesetzt. Zentrale Orte und Anlässe dieses Geschehens sind v.a. die Familie (*Die Verwandlung*, 1915; *Das Urteil*, 1913), juristische (*In der Strafkolonie*,

1919; *Der Proceß*, postum 1925) und staatsähnliche Autoritäten (*Das Schloß*, postum 1926) sowie paradoxe Situationen (die Erzählungen aus dem Band *Ein Landarzt*, 1918, und *Ein Hungerkünstler*, 1924). Jene Beschneidung von A. wird – auch eingegangen in die Umgangssprache – als ›kafkaesk‹ benannt. Sie resultiert aus einer Grunderfahrung von Fremdheit und veranschauliche, so formuliert Gerhard Neumann, die Verfassungsform einer Welt, deren Zeichen Unbehaustheit, existenzialistische Verlorenheit, Bürokratie und Folter, Entmenschlichung und Absurdität zu sein schienen. Kafka selbst hat in seinem sog. blauen Schulheft (vermutlich Sommer 1916 bis Spätjahr 1923) den Kampf des modernen Subjekts um A. mit der Formel »Jeder Mensch ist eigentümlich ...« umschrieben. Die Entwicklung von Karl Roßmann, dem Protagonisten des Amerika-Romans (*Der Verschollene*, 1913–1927), könnte schließlich das Ende des Bildungsromans, einen Anti-Bildungsroman markieren. Wie in vielen Texten der Moderne seit etwa 1900 wird dem Subjekt keine Möglichkeit zu Verantwortung und damit zu Freiheit zugestanden, sondern seine A. wird durch ›Techniken‹ der Moderne anhaltend in Frage gestellt, seien dies Strategien des Verhörens, des Urteilens oder auch der modernen Medizin. Exemplarisch kann hier der »autopilot«-Zyklus aus Ulrike Draesners Gedichtband *gedächtnisschleifen* (1995) genannt werden, der die Frage nach der Patientenautonomie im Kontext der Transplantationschirurgie (→Transplantation) thematisiert. Aus der Perspektive der →Geschlechterdifferenz haben zahlreiche Autorinnen, v. a. nach 1945, das Verhältnis von Weiblichkeit und A. bearbeitet, z. B. Ingeborg Bachmann in ihrem Romanfragment *Der Fall Franza* (postum 1978), in *Malina* (1971) oder den Erzählungen des Bandes *Simultan* (1972). Schließlich gelingt es dem israelischen Schriftsteller David Grossmann in *baguf ani mevina* (2002; dt. *Das Gedächtnis der Haut*), die ästhetische und die medizinethische Ebene von A. zu verflechten: Der in zwei handlungsdifferente Teile gegliederte Roman (erster Teil »Raserei«: hier werden Schauls Vorstellungswelten über das Fremdgehen und die Liebesbeziehung seiner Frau zu einem anderen Mann beschrieben; zweiter Teil »Das Gedächtnis der Haut«) spielt auf einer ersten, ästhetischen Ebene mit A., indem er die Kraft der Imagination und die Möglichkeiten von Vorstellungswelten stark macht – diese Ebene verbindet die beiden Teile. Auf einer zweiten Ebene im zweiten Teil »Das Gedächtnis der Haut« durchkreuzen sich A. im Sinn von Schöpfungskraft qua Dichtung mit Fragen der A. am Lebensende: Rotem, eine Schriftstellerin, liest ihrer todkranken Mutter am Sterbebett jene in der Familiengeschichte bisher tabuisierte (→Tabu) Erzählung vor, die von der Beziehung der Mutter zu einem minderjährigen Knaben während der Jugend Rotems handelt. Dadurch wird – ästhetisch vermittelt – zwischen Mutter und Tochter zum ersten Mal aussprechbar, was sonst ungesagt bliebe. Wenngleich der Akt des Vorlesens am Sterbebett auch eine ›Zumutung‹ bedeutet, gelingt dadurch ein Zuwachs an A., der beiden Menschen Freiheitsgrade eröffnet.

Wolfgang Struck: Soziale Funktion und kultureller Status literarischer Texte oder: Autonomie als Heteronomie. In: Miltos Pechlivanos u. a. (Hg.): Einführung in die Literaturwissenschaft, Stuttgart, Weimar 1995, S. 182–199

Wolfgang Wittkowski (Hg.): Revolution und Autonomie, Tübingen 1990, S. 244–259

Raymond Battegay, Udo Rauchfleisch (Hg.): Menschliche Autonomie, Göttingen 1990

Thomas Anz: Literarische Norm und Autonomie. In: Wilfried Barner (Hg.): Tradition, Norm, Innovation, München 1989, S. 71–88

Lawrence L. Haworth: Autonomy. An Essay in Philosophical Psychology and Ethics, New Haven, London 1986

B. v. J.

Badekultur   Der Kur- und Badetourismus vergangener Jahrzehnte begann mit dem Aufsuchen von Heilquellen und wurde dann zunehmend als Alternative zu anderen Formen prägender Medizin praktiziert. Der Begriff B. ist nicht nur mit den Thermen zu assoziieren, sondern kann auch mit einem Aufenthalt am Meer oder an den Seen in Verbindung stehen. Man kann drei Unterteilungen vornehmen: (1) Riten, die sich bei einem bestimmten Volk und zu einem bestimmten Zweck manifestieren und nicht unbedingt mit Hygiene zu tun haben (z. B. im Zusammenhang mit Krieg, Sport oder Religion in der Antike, Taufe); (2) eine Kultur der Wasserverwendung, die hygienisch und therapeutisch orientiert ist; (3) eine Projektion der Freizeitkultur. In Homers Epen sind einige Verse zu finden, in denen das Bad als religiöser Reinigungsritus oder als Entspannungsgelegenheit nach dem Kampf eines Helden oder nach dem Ringen eines Athleten dargestellt wird. In der *Odyssee* (3,464–468) geht Telemachos, Sohn des Odysseus, auf der Suche nach dem Vater an den Hof Nestors in Pylos. Am Tag nach seiner Ankunft wird nach einem feierlichen Opfer die Zeit genutzt, um für Telemachos ein Bad zu bereiten. In der *Ilias* werden andere Situationen genannt: Andromache, die Hektor noch lebendig glaubt, lässt für ihn ein Bad vorbereiten, damit er sich nach der Schlacht entspannen kann (22,442 f.); die Könige der Achäer geben ihren Herolden Anweisung, Badewasser für Achilles bereitzuhalten (23,39 f.). Die römischen Thermen werden zu Kommunikationszentren und Vergnügungsorten, und die Kaiser bauen zu diesem Zweck immer prächtigere Gebäude. Prägend bleibt auch später in Thermalorten die römische Trias von Privatbad, städtischer Badeeinrichtung und ländlichem Kurbad. Während städtische Badeanstalten aus verschiedenen Gründen einen Niedergang erleiden, erfreuen sich im Norden Europas die spätmittelalterlichen Wildbäder einer wachsenden Beliebtheit. Seit dem 14. Jh. bemühen sich Bürger und Adelige, Landesherren und kirchliche Einrichtungen, mineralhaltige Quellen zu erschließen. Von der florierenden B. des humanistischen Zeitalters legt der Brief von Poggio Bracciolini aus dem Jahr 1416 Zeugnis ab. Er beschreibt Baden im Aargau als einen Ort des fröhlichen Zeitvertreibs und der Genesung, da er sich dorthin wegen seines Gichtleidens begeben hatte. Hans Folz (um 1450–1515), neben Hans Sachs einer der bedeutendsten Meistersänger aus Nürnberg, schreibt bereits 1491 in seinem *Badbüchlein* über die heilende Wirkung der heißen Quellen in Baden-Baden, die während des Jahres 1349, als die →Pest in der Stadt wütete, auch als Abwehrmaßnahme verwendet wurden, indem man die Straßen mit dem heißen Wasser flutete. Zu den Gewohnheiten im Rahmen des Kuraufenthaltes im humanistischen Zeitalter gehörte es außerdem, Musiker und Komponisten an solchen Orten zu treffen, die mit ihrer musikalischen Begleitung die Gäste unterhielten. Das gesellige Moment und die gemeinsamen Wanderungen, die in der Nachbarschaft des Badeortes unternommen wurden, prägten den Kuraufenthalt. Im Zusammensein

konnte man persönliche Leidens- oder Todesängste durch genormtes Verhalten sublimieren. Der europäische Adel und das Großbürgertum liebten es, die kälteren Jahreszeiten am Mittelmeer zu verbringen, an der französischen Küste und in den Regionen Italiens, die reich an Stränden sind. Bäder bildeten auf diese Weise Kristallisations- und Anlaufpunkte und ersetzten die fehlende Metropole. Viele Thermen wurden im Ersten Weltkrieg zerstört, in Italien begannen allerdings besonders in der Nachkriegszeit einige Kurorte zu florieren und wurden während des Faschismus zu einem Werkzeug der nationalen Propaganda: Acqui, Fiuggi, Montecatini, San Pellegrino, Salsomaggiore. Für den Arzt des 18. Jh. stehen drei Eigenschaften des Wassers im Vordergrund: seine Aufnahmefähigkeit durch den menschlichen Körper, sein Auflösungsvermögen und die Temperatur. Der Popularisierung der medizinischen Vorschriften durch die Hallenser Ärzte wie Friedrich Hoffmann (1660–1742) oder Johann August Unzer (1727–99) ist zu verdanken, dass man in der ersten Hälfte des 18. Jh. begann, die Krankheit durch einen gesünderen Lebensstil und Diäten einzuschränken. Eine spätere Parodie dieser gesundheitlichen Einstellung bietet die Erzählung Jean Pauls *Dr. Katzenbergers Badereise* (1809), die von einem exzentrischen Entomologen und Missgeburten-Sammler berichtet, der sich auch von Insekten ernährt. Auch Heinrich Heines *Bäder von Lucca* (1828) sind eine bissige Satire auf Politiker, Adelsleute, Prediger und insbesondere auf den Dichter August von Platen. Während Heine sich von der milden Landschaft Italiens für seine soziale und politische Kritik inspirieren lässt, verbreiten sich die modernen therapeutischen Kuren über ganz Europa: z. B. die Idrotherapie von Vinzenz Prießnitz oder Oertels Terrainkuren, die auch im Sanatorium von Hartungen bei Riva del Garda verwendet werden. Heinrich Mann bezieht sich unmittelbar auf diesen Kurort in *Der Atem* (1949) und *Empfang bei der Welt* (postum 1956). Er besucht Riva del Garda bereits seit 1893, während Thomas Mann erst 1901 dieses Sanatorium erreicht und dort die Erzählung *Tristan* (1903) spielen lässt. Berühmter bleibt jedenfalls der Badeort von Travemünde bei Lübeck, der eine ausführliche Beschreibung in Thomas Manns Roman *Die Buddenbrooks. Verfall einer Familie* (1901) findet. Das erfundene Sanatorium Einfried in Thomas Manns Roman *Tristan* (1903) nimmt gastrisch Leidende, Herrschaften mit Herzfehlern, Paralytiker, Rheumatiker und Nervöse in allen Zuständen auf. Der Tod gedeiht in der anscheinend entspannten Atmosphäre der heilsamen Anstalt: Einige Gäste verschwinden spurlos. Auch Franz Kafka besucht Riva del Garda und arbeitet die morbide Stimmung des Kurortes in seine Erzählung *Der Jäger Gracchus* (postum 1931) ein. Sie ist die Geschichte eines verstorbenen Jägers, der das Ufer der Stadt auf einer von einer Barke getragenen Bahre erreicht und seine Erfahrung als Individuum, das aus den Ordnungen des Diesseits und Jenseits herausgefallen ist, schildert. Sein unheimliches Abenteuer bleibt ein Rätsel für den Leser, wird aber zur Chiffre des menschlichen Unbehagens vor dem unberechtigten Tod. Am Strand treffen sich der Adel und die Bourgeoisie des 19. Jh. Das Verhältnis zum Wasser gewinnt immer neue Konnotationen wie in Honoré de Balzacs Erzählung *L'enfant maudit* (1836; dt. *Das verfluchte Kind*), in der Étienne, Sohn des Grafen d'Hérouville, vom Vater verstoßen wird und seine Kindheit und Jugend am Meer verbringt, wo er in enger Symbiose mit dem Wasser lebt. Im selben Jahr erscheint *The Tuggses at Ramsgate* von Charles Dickens, eine Erzählung, in der die Vor- und Nachteile der berühmtesten Badeorte Englands aufgezählt werden und eine neureiche Familie von Kleinhändlern sich entscheidet, für sechs Wochen nach Ramsgate zu ziehen, um dort Kontakte mit der beau monde zu knüpfen. Jane Austen wählt als Kulisse für ihren unvollendeten Roman *Sanditon* (1817, postum 1871; dt. *Sanditon*) den gleichnamigen Urlaubsort an den Küsten von Sussex. Das gesunde Leben in einem Badeort wird stark stereotypisiert, und die Autorin macht sich über die Damen lustig, die sich aus Scham oder Angst nicht trauen, ins Wasser zu treten. Überhaupt ist die Jahrhundertwende mit ihren dekadenten Atmosphären die beste Szenerie, um die Charaktere der gebrechlichen Besucher von Badeorten zu schildern. Die Novelle *Der Tod in Venedig* (1912) von Thomas Mann bildet den Höhepunkt einer Reihe von literarischen Texten, die sich mittels des Motivs des sinnlich-erregenden Kontakts mit dem Wasser mit dem Thema Krankheit und Tod befassen. So z. B. *Trionfo della morte* (1894; dt. *Der Triumph des Todes*) von Gabriele D'Annunzio. Abschlie-

ßend sei der 1996 veröffentlichte Kriminalroman von Gabriel Vazquez Montalban *Los baños* erwähnt: Der Protagonist Pepe Carvalho befindet sich in einem Badeort, der als Allegorie auf ein korruptes und krankes Europa verstanden werden kann. Die an →Bulimie oder →Anorexie erkrankten Patienten werden den Machenschaften skrupelloser Verbrecher ausgesetzt und sind somit Chiffren einer Gesellschaft, die rettungsbedürftig ist.

Marga Weber: Antike Badekultur, München 1996
Ulrika Kiby: Bäder und Badekultur in Orient und Okzident. Antike bis Spätbarock, Köln 1995
Wolfgang Kos: Zwischen Amüsement und Therapie. Der Kurort als soziales Ensemble. In: Herbert Lachmeyer, Sylvia Mattl-Wurm, Christian Gargerle (Hg.): Das Bad. Eine Geschichte der Badekultur im 19. und 20. Jahrhundert, Wien 1991, S. 220–236
Georges Vigarello: Wasser, Seife, Puder und Parfum, Frankfurt/M. 1988
Alain Corbin: Le territoire du vide. L'Occident et le désir du rivage: 1750–1840, Paris 1988

E. A.

Behinderung   Grundlegend für unser heutiges Verständnis von B. sind die Definitionen der Weltgesundheitsorganisation (WHO), deren aktuellste Version (ICIDH-2, 2001, International Classification of Functioning, Disability and Health) B. mithilfe von vier Kategorien beschreibt: Schädigung, Beeinträchtigung der Aktivität, Beeinträchtigung der Partizipation sowie Umweltfaktoren. Juristische Definitionen wie der »Americans with Disability Act« (ADA) von 1990, auf den sich das deutsche Bundesgleichstellungsgesetz von 2002 bezieht, sind ebenfalls von großer Bedeutung: ADA definiert B. als körperliche und geistige Einschränkung, die wichtige Lebensaktivitäten substanziell beeinträchtigt (ADA Document Center). Während im Deutschen die sozialen und körperlichen Aspekte von B. unter einem Oberbegriff zusammengefasst werden, unterscheidet der anglo-amerikanische Sprachraum zwischen der biologischen Kondition (Impairment) und der sozio-kulturellen Ebene (Disability). Die Differenzierung von B. in verschiedene Bedeutungszusammenhänge zeigt sich auch darin, dass bis in das 20. Jh. die juristische Definition von Disability den Mangel an legaler Handlungsfähigkeit hervorgehoben hat (Encyclopaedia Britannica von 1911). Während Grimms

Deutsches Wörterbuch 1854 unter B. lediglich den Begriff verzeichnet, verankert ein deutsches Gesetz 1884 zum ersten Mal die Rechte und finanzielle Absicherung von Behinderten, deren Krankheit Folge ihrer beruflichen Tätigkeit ist. Aktuell sind in Deutschland mehrere Gesetzbücher mit der pragmatischen Definition von B. befasst (SGB III; SchwbG). Grundlegend ist Artikel 3, Abs. 3, Satz 2 des deutschen Grundgesetzes: »Niemand darf wegen seiner Behinderung benachteiligt werden.« Der Umgang mit B. in der westlichen Welt lässt sich auf zwei Quellen zurückbeziehen: die christlich-jüdische Kultur und die klassische Antike. Als eines der Beispiele, wie mit B. in den antiken Kulturen umgegangen wurde, ist die Aussetzung von deformierten Kindern in Athen und Sparta hervorzuheben, deren →Körper als monströs wahrgenommen wurden. Die Aussetzung wird als eine göttliche Opferung begriffen, die monströse B. gilt als Zeichen und Anlass für göttlichen Zorn. In der griechisch-römischen Antike wird zwischen Missbildungen, Krankheiten und geistiger B. unterschieden. Wenn auch die Trennungslinien nicht immer klar verlaufen, so wird geistige B. nicht mit körperlicher Deformität gleichgesetzt. Während B. einerseits als göttliches Schicksal begriffen wird, etabliert sich andererseits in Nachfolge der im *Corpus Hippocraticum* überlieferten Vorstellungen ein empirisch-wissenschaftlicher Zugang zum Körper (→Körperkultur), der von einer Störung der natürlichen Ordnung ausgeht. Beide Erklärungssysteme bestehen für einen langen Zeitraum nebeneinander. Bis zum Ende des 12. Jh. existieren weder klare Kategorien einzelner B., wie wir sie heute benutzen, noch solche des gesellschaftlichen Umgangs mit behinderten Menschen, wenn auch Differenzierungen zwischen geistigen und körperlichen B. vorgenommen werden. Auf der einen Seite kann der deformierte Körper im christlichen Weltgefüge als Zeichen göttlicher Strafe als monströs gelten, auf der anderen Seite wird er zum Objekt der christlichen Barmherzigkeit. Insbesondere den aus heutiger Perspektive sog. geistig Behinderten wird im religiösen Paradigma eine Sonderrolle zugeschrieben: Sie gelten als Narren, werden als Dämonen gefürchtet oder als Heilige verehrt. Auch das Aufkommen der ersten Spitäler (→Krankenhaus) ändert wenig daran, dass Behinderte meistens innerhalb des sozialen Ge-

füges leben, auch wenn sie nicht vollständig in die Gesellschaft integriert sind. Mit dem 16. Jh. verändert sich der Blick auf den behinderten Körper: Da er nicht mehr eingebunden ist in ein System der göttlichen Gerechtigkeit, verschiebt sich der Deutungsrahmen bei der Suche nach den Ursachen von Deformität und B. Mit der sich entwickelnden Medikalisierung von B. und der institutionellen Ausdifferenzierung geht in den nächsten zwei Jh. die Internierung (und teilweise Misshandlung) der Armen und Behinderten einher. Im 18. Jh. gewinnt die Idee der Produktivität an Bedeutung: Ins Zentrum rücken die Konzepte der Ausbildung und der Rehabilitation. Diese Konzepte konzentrieren sich v. a. auf den sichtbar behinderten Körper. Behinderte sollen produktive Mitglieder der Gesellschaft werden und die gleichen oder ähnliche Leistungen erbringen wie Nicht-Behinderte. Medizinische Institutionen differenzieren sich im 19. Jh. aus und soziale Kompetenzen werden teilweise an diese Institutionen abgegeben. Es wird ein System der Assistenz entwickelt, die Prothesentechnik wird ausgebaut, der behinderte Körper als mangelhafter konzipiert und speziellen Maßnahmen unterworfen. Das schon damals negativ konnotierte Wort »Krüppel« findet in den 1880er Jahren Eingang in die medizinische Fachsprache. Die diskriminierende Bedeutung des Begriffs wird bewusst in Kauf genommen um die Öffentlichkeit zu mobilisieren. Das Konzept der Rehabilitation wird im juristischen Bereich durch die frühe Sozialgesetzgebung des 19. Jh. aufgegriffen. Hintergrund für diese Entwicklung bilden die zunehmenden Körperschäden durch Arbeitsunfälle und Frühinvalidität als Folge von unangemessenen Arbeitsbedingungen. Die hohe Zahl von Kriegsinvaliden nach dem Ersten Weltkrieg führt zu einer veränderten Einstellung in der Bevölkerung gegenüber körperlich Behinderten und zur Verabschiedung des sog. Krüppelfürsorgegesetzes von 1920, das die Verpflichtung der Öffentlichkeit festschreibt, Körperbehinderte zu rehabilitieren. Im Zuge der Industrialisierung werden im 19. Jh. Vorstellungen von Normalität und Durchschnitt entwickelt und auf den Menschen übertragen, die das Konzept des Idealkörpers der antiken Ästhetik ablösen. Der graduell klassifizierbare Mensch basiert auf der Idee der →Norm, die ergänzt wird um die des Fortschritts und die der menschlichen Vervollkommnung. Das u.a. auf Francis Galton basierende Modell der →Eugenik wird eine der Grundlagen der nationalsozialistischen Ideologie. Bereits im Juli 1933 wird das »Gesetz zur Verhütung erbkranken Nachwuchses« verabschiedet. In der Nachkriegszeit wird B., besonders in Deutschland, zu einem Fachgebiet von Spezialisten wie Heil-, Sonder- und Behindertenpädagogen, während eine geschichtliche Aufarbeitung von B. und eine Integration behinderter Menschen nur zögerlich stattfindet. Erst in den 1980er Jahren etabliert sich eine neue Form des rechtlichen Diskurses über B. Besonders im angelsächsischen Kontext greift die Behindertenbewegung dabei auf die Identitätspolitik der Bürgerrechtsbewegungen gegen Sexismus und Rassismus zurück. Auch wenn eine Reihe neuer Gesetze den politischen Erfolg dieser Strategie demonstriert und die Betonung von Bürgerrechten das ältere Modell einer schützenden Behindertenpädagogik abgelöst hat, bleibt grundsätzlich die Schwierigkeit bestehen, dass dieser Rechtsdiskurs mit Begriffen von Normalität und Norm operiert, diese erneut etabliert und Differenz als identitätsstiftende Kategorie markiert. Die in engem Zusammenhang mit der Behindertenbewegung entstandene Disziplin der Disability Studies, die sich im Spannungsfeld von kultur- und wissenschaftshistorischen Rekonstruktionen und Entwürfen einer gegenwärtigen Praxis positioniert, setzt sich mit dieser Problematik auseinander. Von ihren Vertretern wird B. als ein Kontinuum vorgestellt, das die Grenzen zwischen dem Normalen und dem Anormalen fließend macht: Potenziell wird jeder Mensch im Alter behindert sein, kann jede/r B. erfahren.

Erste schriftliche Zeugnisse von B. sind im *Alten Testament* (*Gen* 32,23–33; *2 Sam* 5,8) und *Neuen Testament* (*Mt* 20,29–34; *Mk* 10,46–52; *Lk* 18,35–43; *Joh* 9) zu finden. In der Antike sind die Dramen von Sophokles hervorzuheben: Im *Philoktet* wird auf eindringliche Weise das →Stigma körperlicher Versehrtheit vorgeführt; im *Oidipous tyrannos* (dt. *König Ödipus*) wird mit Ödipus eine Figur ins Zentrum gestellt, deren durchbohrte Fersen zum Zeichen ihrer Herkunft werden; diese hatte ihm der blinde Seher Teiresias eröffnet. Wird mit Teiresias der behinderte Mensch als der qua Einschränkung Wissende entworfen (im Topos der Überkompensation), so werden behinderte Figuren, sofern sie eine zen-

trale Rolle einnehmen, in der Literatur häufiger als Schurken dargestellt: Ein berühmtes Beispiel dieses Typus liegt in William Shakespeares *King Richard III* (1591; dt. *König Richard III.*) vor. Der behinderte Körper kann auch ethnische Zugehörigkeit aufweisen, so dass er als der ganz andere, der sog. monströse Körper konzipiert wird (Shakespeares Caliban in *The Tempest*, 1611; dt. *Der Sturm*). In den Texten des 19. Jh. wird B. vielgestaltig dargestellt. Literarisch werden sog. Wahnsinnige (→Wahn) (wie in der Figur Serapions in E.T.A. Hoffmanns *Die Serapionsbrüder*, 1819–21), sog. Krüppel (Gotthilf Heinrich Schubert, *Der Krüppel von Rottenstein*, 1843), oder die ›wilden Kinder‹, ihre kulturelle Verwahrlosung als körperliche und soziale B. thematisiert (in Anlehnung an Kaspar Hauser Jean-Marc Gaspard Itard, *De l'éducation de l'homme sauvage, ou des premiers développements physiques et moraux du jeune Sauvage de l'Aveyron*, 1801; dt. *Gutachten über die ersten Entwicklungen des Viktor von Aveyron*). Behinderte Figuren erliegen in Charles Dickens' Romankosmos entweder sentimentalem Exzess (Tiny Tim in *A Christmas Carol*, 1843; dt. *Eine Weihnachtsgeschichte*), oder ihre B. markiert sie als Bösewichte (wie den monströsen Zwerg Quilp in *The Old Curiosity Shop*, 1841; dt. *Der Raritätenladen*). Eine ungewöhnliche Variante dieser viktorianischen Romantradition stellt Elizabeth Gaskells *Ruth* (1853) dar: Der als Buckliger eingeführte Mr. Benson ist in einem Maß zentral für die Romanstruktur, dass über diese Figur Kritik an der viktorianischen Gesellschaft und ihren Werten geübt wird. Fürst Myschkin, seiner →Epilepsie wegen als Idiot benannt, wird in Dostojewskijs *Idiot* (1868/69; dt. *Der Idiot*) zu einer christusähnlichen Lichtgestalt erhöht und stellt somit ein säkulares Beispiel für die Sonderrolle behinderter Figuren dar. Während Behinderte in Literatur- und Kulturgeschichte häufig marginalisiert wurden, werden sie am Ende des 19. Jh. zu zentralen Rand-Figuren theatralischer Inszenierung. Dies zeigt sich in medialen Repräsentationen der Freak-Show: So wird Joseph Merrick, der sog. Elefantenmensch, in zahlreichen literarischen und filmischen Bearbeitungen des 20. Jh. als zweifaches Opfer dargestellt: Er wird als Freak öffentlich zur Schau gestellt und dem viktorianischen Forschungsdrang geopfert. Eine postmoderne Aneignung dieses Themas hat Katherine Dunn in *Geek Love* (1983) vorgenommen: In dem Text besetzen die Freaks ihre Position selbstbewusst und bezeichnen den Konstruktionscharakter von B. auf ihren Körpern. Der behinderte Körper wird in literarischen Texten auch zu einer Bühnenfigur. So betritt mit dem Zauberkünstler Cipolla in Thomas Manns *Mario und der Zauberer* (1930) eine Figur die theatrale Bühne, in der eine Überentwicklung der geistigen Kräfte mit der körperlichen B. korreliert wird. Die geistige Ermächtigung dieser Figur wird vom Erzähler negativ gedeutet respektive bewertet. B. wird zudem auf die Theaterbühnen gebracht. In *En attendant Godot* (1953; dt. *Warten auf Godot*) oder in *Fin de partie* (1957; dt. *Endspiel*) von Samuel Beckett wird körperliche B. zu einem Teil der essenziellen Konstellation des menschlichen Daseins. Im Volksstück wird B. u. a. mit einer politischen Aussage verbunden und zielt auf eine pädagogische Erkenntnis der Zuschauenden (Felix Mitterer, *Kein Platz für Idioten*, 1977). Im postkolonialen Roman wird der behinderte Körper als kulturelle Metapher der Auseinandersetzung mit der Kolonialgeschichte sichtbar, z.B. durch die versehrten Ich-Erzähler in Salman Rushdies *Midnight's Children* (1981; dt. *Mitternachtskinder*) und *The Moor's Last Sigh* (1995; dt. *Des Mauren letzter Seufzer*). In Kenzaburo Oes *Kojinteki na taiken* (1964; dt. *Eine persönliche Erfahrung*) stellt sich der Vater eines schwerbehindert geborenen Sohns die Frage, ob es nicht besser wäre, diesen zu töten. Diese Auseinandersetzung wird zum Anlass der Selbstreflexion des Erzählers. In den letzten Jahren hat sich eine Mischform von Autobiographie und Ich-Roman über unterschiedliche Arten der B. entwickelt (Anne Finger, *Past Due. A Story of Disability, Pregnancy and Birth*, 1990; dt. *Lebenswert. Eine behinderte Frau bekommt ein Kind*; Jean-Dominique Bauby, *Le scaphandre et le papillon*, 1997; dt. *Schmetterling und Taucherglocke*; Bruno de Stabenrath, *Cavalcade*, 2001; dt. *Salto Vitale*).

Petra Lutz, Thomas Macho, Gisela Staupe, Heike Zirden (Hg.): Der [Im-]Perfekte Mensch. Metamorphosen von Normalität und Abweichung, Köln 2003
Lenard Davis (Hg.): The Disability Studies Reader, New York 1997
Henri-Jacques Stiker: Corps infirmes et sociétés, Paris 1997
Rosemarie Garland Thompson: Extraordinary Bodies. Figuring Physical Disability in American Culture and Literature, New York 1997
Walter Fandrey: Krüppel, Idioten, Irre. Zur Sozialgeschichte behinderter Menschen in Deutschland, Stuttgart 1990

H.H./T.Nu.

Besessenheit B. bezeichnet den Zustand eines Menschen, der von Dämonen kontrolliert wird – eine Vorstellung, die im Christentum und zuvor schon im babylonischen, ägyptischen, antiken und jüdischen Kulturkreis verankert war. V.a. im *Neuen Testament* sind Fälle von B. und deren Heilung durch Jesus beschrieben (*Mk* 5,1–20; *Mk* 9,14–29). Nach biblischem Vorbild, gefördert durch die spätantike und mittelalterliche Dämonologie wurde die Darstellung der B. sowie deren Behandlung durch den Exorzismus in die mittelalterliche Heiligengeschichtsschreibung (*Legenda aurea*, 1263–73) und Erbauungsliteratur (Caesarius von Heisterbach, *Dialogus miraculorum*, 1219–23) aufgenommen. Als Hauptsymptome der Besessenheit galten in der Theologie und im Volksglauben des Mittelalters: Abneigung und Aggressionen gegen kirchliche Rituale und Symbole; Schreien, Wälzen sowie Umsichschlagen beim Betreten von Kirchen; Lästerungen und Beschimpfungen; Verstehen und Sprechen fremder →Sprachen und Nennen von Dämonennamen; Zuckungen und Krämpfe; Fähigkeit zur Kryptoskopie (Wahrnehmung in der Nähe befindlicher verborgener Gegenstände) oder Levitation (freies Schweben, vermeintliche Aufhebung der Schwerkraft). Die antike und später die scholastische Medizin verhielten sich reserviert gegenüber der B. Auch im Mittelalter wurde sie nicht in den ärztlichen Bereich einbezogen, seelische Störungen wurden humoralpathologisch-somatisch verstanden und rational-wissenschaftlich als Krankheiten dargestellt. Magisch-dämonologische Krankheitsvorstellungen waren eher in der Volksmedizin verbreitet, weniger bei Ärzten. Die mittelalterliche Medizin verstand unter B. (possessio, daemonium) eine zerebrale Affektion (tactus cerebri, defectio cerebrorum) (→Psychiatrie), schloss jedoch außermenschliche Ursachen nicht generell aus. Andererseits versuchte auch die Theologie bei aller Neigung, psychische Auffälligkeiten mit dem Einwirken dämonischer Mächte zu verbinden, dämonische B. von psychischen Krankheiten (→Psychopathologie) abzugrenzen. Entgegen einer weit verbreiteten Vorstellung wurden psychische Krankheiten in der mittelalterlichen Gesellschaft keineswegs mit B. gleichgesetzt. Unter dem wachsenden Einfluss der neuplatonischen Dämonologie in Spätmittelalter und früher Neuzeit wurden zunehmend psychisch Kranke und auch Gesunde der B. verdächtigt; gleichzeitig verband sich der Besessenheitsglaube mit dem sich epidemisch ausbreitenden Hexenglauben. Von kirchlicher Seite wurde im 17. Jh. der Glaube an die Möglichkeit des realen Besessenseins durch Dämonen oder Teufel und die Praxis des Exorzismus durch das »Rituale Romanum« (1614) befestigt, das im Wesentlichen bis heute gültig ist. In der Neuzeit waren B. und Exorzismus keineswegs selten: 1565/66 erregte der Exorzismus an Nicole Obri in Frankreich, an dem außer Priestern auch Ärzte beteiligt waren, großes Aufsehen, während sich im 17. Jh. der kollektive Besessenheitszustand der Ursulinerinnen des Klosters Loudun (1633–42) ereignete, den Krzystof Penderecki im 20. Jh. als Oper inszenierte. Bekannt ist ebenfalls die B. des Malers Christoph Haitzmann im 17. Jh., die Sigmund Freud als Teufelsneurose beschreibt. Auch im 18. Jh. war der Besessenheitsglaube weit verbreitet: Der Priester Joseph Gassner konnte noch als Exorzist auftreten, der zahlreiche »Besessene« zu heilen vermochte. Um die Mitte des 19. Jh. beschrieb der evangelische Pfarrer Johann Christoph Blumhardt die B. und den Exorzismus der Gottliebin Dittus (*Die Krankheits- und Heilungsgeschichte der Gottliebin Dittus in Möttlingen*, 1844/50). Vor der Jahrhundertmitte stellte der Dichter und Arzt Justinus Kerner Besessenheitszustände bei Friederike Hauffe, der *Die Seherin von Prevorst* (1829), und in seinen *Geschichten Besessener neuerer Zeit* (1834) drei weitere von ihm selbst untersuchte besessene Frauen dar, deren Störungen er den »magisch-magnetischen Erkrankungen« (→Mesmerismus) zuordnete. Im Allgemeinen wurden von der Medizin seit der Aufklärung Besessenheitsphänomene zu den psychischen Krankheiten gerechnet. Spätestens seit Jean Martin Charcots *Hysterie-Studien* (1886–91) setzte sich in der Psychiatrie die einhellige Auffassung durch, dass es sich bei der B. im Wesentlichen um hysterische Erscheinungen (→Hysterie) bzw. um dissoziative Störungen handelt. Verwechslungen mit psychotischen Erkrankungen (→Neurose und Psychose, →Schizophre-

nie und →Epilepsie) dürfte es inzwischen kaum mehr geben, in der Vergangenheit jedoch waren sie nicht selten. Gleichwohl sind bis in die Gegenwart hinein psychisch Kranke, welche die Symptome der B. aufwiesen, von kirchlicher Seite mit dem Exorzismus behandelt worden. Am bekanntesten wurde der tragische Fall der Anneliese Michel aus Unterfranken in den 1970er Jahren, die an einer epileptischen Psychose litt, mit bischöflicher Genehmigung exorziert wurde und wegen unterbliebener ärztlicher Behandlung zu Tode kam.

In der fiktionalen Literatur ist die dämonische B. eher selten thematisiert worden. Am wirkmächtigsten war der Roman *The Exorcist* (1971; dt. *Der Exorzist*) von William Peter Blatty, der sich über ein Jahr lang auf der Bestsellerliste der New York Times hielt. Ebenso erfolgreich war die Verfilmung von William Friedkin (1973), die zahlreiche Auszeichnungen erhielt, zwei Fortsetzungen fand und eine ganze Reihe Filme mit ähnlicher Thematik nach sich zog. Der Roman beruht auf dem konkreten Fall eines Exorzismus in Maryland im Jahr 1949 sowie auf weiteren Nachforschungen zur B. Der Exorzismus an dem besessenen Mädchen vergegenwärtigt den Kampf zwischen dem Guten und dem personifizierten Bösen. Der Exorzist opfert sich selbst, in dem er den real gesehenen Teufel austreibt, ihn von sich selbst Besitz ergreifen lässt und anschließend aus dem Fenster in den Tod springt. So wird der Sieg des Guten über das Böse gezeigt und zugleich die Realität des Bösen im Sinn der kirchlichen Lehre bekräftigt. In Fjodor M. Dostojewskijs Roman *Besy* (1871/72; dt. *Die Dämonen*) wird die Entstehung und Verwirklichung des Bösen im zeitgenössischen Russland in der Gestalt des Stawrogin und des ihn umgebenden elitären Kreises dargestellt. Die B. aller vom Bösen gipfelt in der Ermordung Schatows und im Selbstmord Stawrogins, zeigt sich aber auch im sittlichen Verfall einer dekadenten Zeit: Ganz Russland ist von den Dämonen besessen. Auch in Heimito von Doderers *Die Dämonen* (1956), das ausdrücklich auf Dostojewskij Bezug nimmt, wird die dämonische B. zum Bild für die politische und gesellschaftliche Wirklichkeit, hier in Wien 1926–28. In Spannungen und Zerfall der Wiener Gesellschaft im Zeichen des Antisemitismus und des kommenden Faschismus verdichtet sich das Dämonische. Dem Studenten

Nathanael in E. T. A. Hoffmanns Erzählung *Der Sandmann* (1817) wiederum erscheint das dämonische »böse Prinzip« in dem teuflischen Advokaten Coppelius verkörpert. Durch die Begegnung mit dem Dämonischen fällt Nathanael in »Wahnsinn«, verliert seine Identität und stürzt sich letztlich vom Turm. Mittels einer unaufgelösten Doppelperspektive bleibt offen, ob das Böse in Coppelius Wirklichkeit ist oder lediglich die Ausgeburt des →Wahns Nathanaels.

Hermes Andreas Kick, Dietrich v. Engelhardt, Horst-Jürgen Gerigk, Wolfram Schmitt (Hg.): Besessenheit, Trance, Exorzismus, Münster 2004
Gunter Wahl, Wolfram Schmitt (Hg.): Besessenheit und Hysterie. Weinsberger Gespräche zur Geschichte der Seelenheilkunde, Reichenbach 2001
Klaus Dieckhöfer: Katamnestische Betrachtungen zum Fall einer Obsession. Dämonische Besessenheit heute. In: Confinia psychiatrica 22 (1979), S. 219–225
Klaus Dieckhöfer, Erich Lungershausen, Josef Vliegen: Zum Problem der Besessenheit. In: Confinia psychiatrica 14 (1971), S. 203–225
Adolf Rodewyk: Dämonische Besessenheit heute. Tatsachen und Deutungen, Aschaffenburg 1966
                                                                                                    W.S.

Bewusstsein Der Begriff des B. hängt im Deutschen, aber auch im Englischen (consciousness) oder in den romanischen →Sprachen (lat. conscientia) etymologisch mit dem Begriff des Wissens und der Wissenschaft zusammen. Allein die Wortbildung verweist auf eine wesentliche Struktur, wie man sich das Phänomen des B. vorgestellt hat: B. impliziert eine Zweiteilung der Erfahrungswelt in das Gewusste und in das Wissen und mithin in eine gegenständliche und in eine prozessuale Dimension. Schon früh geht damit eine Innen-/Außen-Unterscheidung einher. Was der Mensch wissen kann, findet er in seiner Außenwelt, das Wissen selbst aber ist eine ›innere‹ Angelegenheit. Damit weist B. analoge Phänomene auf wie →Gesundheit und Krankheit: Das Wissen über eine Krankheit z. B. gehörte dann der ›Außenwelt‹ an, wohingegen Krankheit an sich nur erlebt und erfahren werden kann, demnach also eine Angelegenheit der ›Innenwelt‹ des Menschen ist. Die Begriffsgeschichte selbst ist in der Philosophie beheimatet und wird im deutschsprachigen Bereich mit Rückgriff auf die Übersetzung des lat. conscientia durch Christian Wolff in die philosophische Fachterminologie eingeführt. Systematische Ausprägungen konnten sich grundsätzlich auf die platonische Vorstellung einer Zweiteilung der Welt in einen empirischen und einen ideellen Bereich berufen. Bereits im Rationalismus findet sich der Rekurs auf das B. als eine Instanz der Wahrnehmung, des Wissens, des Wollens und des Meinens. B. wird z. B. über →Sinneswahrnehmungen gestaltet. Erst mit René Descartes' Philosophie, insbesondere mit seinen *Meditationes de prima philosophia* (1641; dt. *Meditationen über die erste Philosophie*) wurde eine systematische Grundlage geschaffen, ohne den Begriff des B. selbst zentral zu verwenden. Descartes greift die alte Unterscheidung entlang einer Grenzziehung zwischen Innerem und Äußerem auf und unterscheidet zwischen res cogitans und res extensa. Damit wird das Denken selbst zur Grundlage dessen, was später B. genannt wird, wohingegen dem Äußeren explizit eine räumliche und somit eine körperliche Dimension zugesprochen wird. Hier wird die zentrale Unterscheidung durch den Gegensatz des Immateriellen und des Materiellen erweitert. Descartes' zentrale Idee ist es, über diese Differenz zu einem prinzipiellen Konstitutionsmoment menschlicher Weltwahrnehmung und Welterkenntnis zu gelangen. Seine Vorgehensweise beruht auf dem methodischen Zweifel, dem zufolge alles angezweifelt werden kann, nur eben das Zweifeln selbst nicht. Die Folgerungen daraus werden erst später durch Immanuel Kant, v. a. aber durch Fichte gezogen, doch bereits bei Descartes ist die wesentliche Struktur des B. erkennbar: Seine Autoreflexivität. Bei Kant wird dies in der *Kritik der reinen Vernunft* (1781, 2. Aufl. (= B) 1787) in der Idee einer transzendentalen Apperzeption gefasst. Berühmt geworden ist seine Formulierung: »Das: Ich denke, muß alle meine Vorstellungen begleiten können« (B 131 f.). Das heißt nichts anderes, als dass das B. die Instanz ist, die die Welt dem Menschen erst bewusst macht, und das Selbstbewusstsein die Instanz, die den Menschen für ihn selbst zum Subjekt macht.

Literarisch werden solche Modelle der Selbstinthronisation eines Selbstbewusstseins als absolute Selbsterfahrung kritisch zumeist vor dem Hintergrund restriktiver gesellschaftlicher Erfahrungen durchgespielt (Goethe, *Die Leiden des jungen Werthers*, 1774). Fichte radikalisiert diese

Idee und stößt dabei an eine unüberwindliche Aporie. Er stützt sich als Erster auf den Begriff des B., den er in der engen Verbindung mit Wissen sieht. Wissen meint dabei aber nicht nur enzyklopädisches Wissen, sondern grundsätzlich jede Form von Weltwahrnehmung und Welterkenntnis. Wissen ist mithin dasjenige, worin sich das B. schlechterdings ausdrückt. B. ist die absolute Instanz der Wissenskonstitution. Es wird zum konstitutiven und konstituierenden Prinzip und damit radikal prozessual gedacht als sich konstitutiv vollziehendes B. Das Wissen, welches das B. konstituiert, kann als Tatsache begriffen werden, das B. selbst konstituiert sich hingegen als Tathandlung. Die Beschreibung dieses Prinzips stößt dort an eine Grenze, wo es der Autoreflexivität des B. folgt. In veränderter Form ist diese Aporie auch in Hegels Systemphilosophie eingegangen, in der – so z. B. in der *Phänomenologie des Geistes* (1807) – das Selbstbewusstsein lediglich eine Stufe in einem Prozess des zu sich selbst kommenden Weltgeistes, des absoluten Wissens, darstellt. In der modernen Bewusstseinstheorie wird diese Uneinholbarkeit und Unhintergehbarkeit als konstitutive Struktur des B. selbst begriffen. Man geht davon aus, dass sich die Aporie der Selbsterfassung des B. in einem Reflexionsmodell des Selbstbewusstseins wiederholen muss, das Selbstbewusstsein nur als Reflexion des B. zu konzipieren vermag. Dem werden dann irreflexive Modelle des Selbstbewusstseins gegenübergestellt. In dieser philosophischen Entwicklungslinie wird der Begriff des B. nicht empirisch, sondern transzendental, d. h. als Bedingung der Möglichkeit von Erfahrung überhaupt, nicht konkret, sondern abstrakt, nicht individuell, sondern überindividuell, nicht als Erfahrung, sondern als Apriori, d. h. jeder Erfahrung konstitutiv vorausgehend, nicht psychologisch, sondern philosophisch definiert. In dieser Traditionslinie verliert der Begriff des B. jene Dimension, die ihn medizinisch oder medizinhistorisch interessant macht. In diesem Zusammenhang gilt es, eine andere philosophische Entwicklungslinie zu beachten, die sich erst nach dem Idealismus entwickelt und die ältere materialistische Bezugspunkte wieder aufgreift. Hier wird v. a. nach dem Verhältnis von →Körper und B. gefragt. Philosophisch gesehen bilden sich im 19. Jh. unterschiedliche Richtungen aus, die bis ins

20. Jh. fortgeführt und nicht zuletzt im Kontext der analytischen Philosophie des Geistes neu durchdacht werden. Dabei geht es v. a. um das Verhältnis von Körper und Geist und um die entsprechenden Modelle, beide Sphären entweder dualistisch oder monistisch ins Verhältnis zu setzen. Monistisch idealistische oder monistisch materialistische Positionen werden heutzutage kaum mehr vertreten. Spätestens seit Gilbert Ryles *The Concept of Mind* (1949; dt. *Der Begriff des Geistes*) hat auch der Dualismus an Bedeutung verloren. Durch sprachanalytische Verfahren will Ryle den Dualismus überwinden, indem er zeigt, dass der Mythos von den zwei Welten (der immateriellen und der materiellen) auf Kategoriefehlern beruht, wenn körperliche und geistige Vorgänge wechselseitig vermischt werden und die eine Sphäre in Kategorien der anderen beschrieben wird. Für die Medizin ist das B. dort interessant, wo es selbst als empirisches Phänomen in Wechselwirkung mit dem Körper gesehen wird, wo es also als psychologisches Phänomen betrachtet wird. Bereits im 18. Jh. bildet sich ein psychologisch motiviertes, literarisches Interesse am Zusammenhang von Körper bzw. Natur einerseits und B. andererseits aus. Das Verhältnis zwischen Innen- und Außenwelt, zwischen B. und körperlicher Erfahrung wird dynamisiert. Charakteristisch in Szene gesetzt hat das der Bildungsroman (z. B. Christoph Martin Wieland, *Geschichte des Agathon*, 1766–67; Karl Philipp Moritz, *Anton Reiser*, 1785–90; Johann Wolfgang von Goethe, *Wilhelm Meister* (1795/96, 1821/29); Ludwig Tieck, *Franz Sternbalds Wanderungen*, 1798; Novalis, *Heinrich von Ofterdingen*, 1802; Gottfried Keller, *Der grüne Heinrich*, 1854/55; Thomas Mann, *Der Zauberberg*, 1924; als europäisches Pendant im Entwicklungsroman z. B. Charles Dickens, *David Copperfield*, 1849/50; dt. *David Copperfield*; oder Romain Rolland, *Jean-Christophe*, 1904–12; dt. *Johann Christoph*). Dabei geht es nicht allein um die Bedingungen der Erfahrbarkeit einer Natur und Außenwelt, sondern mehr und mehr darum, v. a. im späten 19. Jh., inwiefern und auf welche Weise bestimmte Zustände der Außenwelt das B. nicht zuletzt über den Körper als Medium von Erfahrung beeinflussen können. Exemplarisch können hier die Großstadtgedichte von Baudelaire aus *Les fleurs du mal* (1857; dt. *Die Blumen des Bösen*) genannt werden, in denen über die

Erfahrung des Schocks Zustände wie Geschwindigkeit und Vergänglichkeit literarisiert werden (etwa in »A une passante« aus dem Zyklus *Tableaux Parisiens*). Die Medizin entwickelt Vorstellungen des Körpers, in denen das B. als komplexe körperliche Funktion angesehen wird. Gleichzeitig entwickelt sich eine umgekehrte Fragestellung, wie durch bestimmte Beeinflussung und Manipulation des B., z. B. durch extreme psychische Erfahrungen oder später auch verstärkt durch →Drogen, die Welterfahrung wiederum manipuliert werden kann. Darin unterscheidet sich der medizinisch-körperliche vom psychologisch-psychischen Zugriff auf das Phänomen des B. Im Blickpunkt stehen dabei aber immer auch Interdependenzen zwischen B. und Körper v. a. unter den Extrembedingungen einer einseitigen oder wechselseitigen negativen Beeinflussung. Und schließlich interessiert man sich insbesondere für die Grenzen des B. im Sinn einer Grenze der Bewusstheit. Dabei gilt der Grundsatz, dass das B. um so deutlicher markiert wird, je weniger man von einer ›realistischen‹ Vorstellung einer Übereinstimmung von Erfahrungswelt und ihrem B. ausgeht. Um 1900 kommt mit der Entwicklung von Erzähltechniken wie dem Stream of Consciousness, dem inneren Monolog und der erlebten Rede eine Entwicklung zu ihrem Höhepunkt, die das B. als narrativen Reflektor der Außenwelt funktionalisiert. Exemplarisch hat das James Joyce in *Ulysses* (1922; dt. *Ulysses*) vorgeführt. Im späten 20. Jh. spielt das B. im Kontext der neuen Subjektivität noch einmal eine Rolle, indem es als Instanz einer Bewusstheit für gesellschaftliche und politische Verhältnisse, aber auch für die eigene Befindlichkeit vorgeführt wird. Beispielhaft hierfür steht Florian Illies' Roman *Generation Golf. Eine Inspektion* (2000).

Karen Gloy: Bewußtseinstheorien. Zur Problematik und Problemgeschichte des Bewußtseins und Selbstbewußtseins, Freiburg/Br., München 1998

Jeremy Hayward: Die Erforschung der Innenwelt. Neue Wege zum wissenschaftlichen Verständnis von Wahrnehmung, Erkennen und Bewußtsein, Frankfurt/M. 1996

Sybille Krämer (Hg.): Bewußtsein. Philosophische Beiträge, Frankfurt/M. 1996

Thomas Metzinger (Hg.): Bewußtsein. Beiträge aus der Gegenwartsphilosophie. 3. Aufl., Paderborn 1996

Manfred Frank: Selbstbewußtsein und Selbsterkenntnis, Stuttgart 1991

                                                                        O.J.

Bibliomanie   Im medizinischen Diskurs ist die B. (gr. biblíon: Buch, manía: Wahn) seit dem Beginn des 18. Jh. belegt. Der älteste bekannte Nachweis des Begriffs findet sich bei dem bibliophilen Arzt Guy Patin in der Schrift *L'Esprit de Guy Patin* (1709). In der zweiten Hälfte des 18. Jh. taucht der traditionell in Frankreich beheimatete Begriff als Lemma in Allgemein- und Fachwörterbüchern auf. Hervorzuheben sind darunter insbesondere die beiden Artikel von Jean le Rond d'Alembert, von denen einer in der von ihm gemeinsam mit Denis Diderot herausgegebenen *Encyclopédie* (1751–72; dt. *Enzyklopädie*) und der zweite in Antoine-Fabio Sticottis *Dictionnaire des passions* (1777) erschien. Mit Louis Bollioud-Mermets Schrift *De la Bibliomanie* (1761) verbreitet sich eine topische Merkmaltrias von Maßlosigkeit, Nichtsnutzigkeit und krankhafter Neigung des Bibliomanen. Demgegenüber erscheint 1809 unter dem Titel *Bibliomania or Book-Madness* eine leidenschaftliche Verteidigung der B. von Thomas Frognall Dibdin, aufgrund derer die Krankheit im angelsächsischen Raum auch als ›Dibdin's Syndrome‹ bekannt ist. Zur Klassifizierung der B. als pathologisches Phänomen liefert der Psychiater Philippe Pinel 1801 erstmals eine Standarddefinition der auf ein bestimmtes Objekt wie das Buch ausgerichteten Monomanien. Er interpretiert das krankhaft übersteigerte Verlangen nach Büchern als »manie sans délire« in einem sozialpsychiatrischen Kontext. Auch nachfolgende Deutungen fragen vorwiegend nach sozialen Ursachen und Folgen der B., deren Verlauf durchweg als chronisch-progredient gilt, wenngleich um 1900 auch vereinzelt der Infektionsweg per bacillus librorum diskutiert wird.

Nach heutigem Verständnis ist die B. als Suchterkrankung (→Sucht) von einer Symptomatik gekennzeichnet, die typischerweise folgende Punkte umfasst: (1) die kontinuierliche Dosissteigerung mit Ausfällen im Bereich des Wählens und Wertens beim Bucherwerb, (2) den Verlust der rationalen Kontrolle über die benötigte und realistisch nutzbare Menge an Büchern, (3) den Verzicht auf Nahrungsaufnahme und Schlaf aufgrund der einseitigen Bücherfixierung, so dass bibliomanische Figuren in der Literatur entsprechend als blass, rastlos und abgemagert beschrieben werden, (4) die Fortsetzung des Suchtverhaltens trotz negativer Folgen gesundheitlicher, sozialer oder finanzieller Art sowie oftmals auch (5) die Beschaffungskriminalität, um Bücher oder die dazu erforderlichen Geldmittel zu erlangen. Bei manchen Formen der B. werden bestimmte Sammlungskriterien verfolgt, d. h. es werden Bücher nach bestimmten Formaten, Materialien, Epochen, Gegenständen, Druckorten oder Vorbesitzern angehäuft. Meist geht es um die rein quantitative Akquisition von Büchern. Dieser Aspekt erlaubt die Differentialdiagnose gegenüber der nicht als krankhaft eingestuften Nachbarpassion der Bibliophilie: Während ein Bibliomane Bücher nicht erwirbt um sie zu lesen, sondern ausschließlich aus dem Zwang sie zu besitzen, erfreut sich der Bibliophile aus freien Stücken an den haptischen und intellektuellen Reizen der Lektüre. Darüber hinaus kann auch die Anschaffung mehrerer Exemplare desselben Buches als wichtiges Kriterium zur Feststellung der B. herangezogen werden.

In literarischen Repräsentationen der B. wird auf eine trennscharfe Unterscheidung dieser beiden Ausprägungen der Leidenschaft für das Buch meist verzichtet. Die derzeit jüngste literarische Definition des Krankheitsbildes, die typischerweise B. und Bibliophilie vermengt, formuliert Hanns-Josef Ortheil in *Das Element des Elephanten* (2001). Der Bibliomane wird dort metaphorisch als Elefant des Lesens apostrophiert, der sich in gigantischen Büchermassen verliert, während er sie anhäuft, systematisiert und – hier wenig typisch – auch liest. Nichtmedizinische Quellen zur Kritik an Menschen, die eine große Bibliothek nicht aus Wissensdrang, sondern zum reinen Selbstzweck anhäufen, lassen sich punktuell bereits seit der Antike beibringen. So liest man bei Seneca in *De tranquillitate animi* (dt. *Über die Gemütsruhe*) von Bibliotheken mit rein dekorativer Funktion, was Francesco Petrarca aufgreift, wenn er sich in *De remediis utriusque fortunae* (1366; dt. *Heilmittel gegen Glück und Unglück*) über Buchsammler empört, die nur die äußere Aufmachung der Bände kennen, nicht aber ihren Inhalt. Als erster literarischer Text bietet Sebastian Brants *Narrenschiff* (1494) einen Passus zu derartigen Büchernarren. In ihrer vollen Komplexität werden die Befindlichkeiten der B. erst seit dem 19. Jh. durch literarische Figuren verkörpert, abermals schwerpunktmäßig in Frankreich. So wird der Antiheld

Théodore in Charles Nodiers Erzählung *Le bibliomane* (1831; dt. *Der Bibliomane*) erst durch die Nachricht gesundheitlich schwer beeinträchtigt, dass er die Versteigerung einer Vergil-Ausgabe verpasst hat, die um eine Drittellinie größer ist als sein eigenes Exemplar, um letztlich zu sterben, als er vom Verkauf einer seltenen Boccaccio-Ausgabe erfährt. Wenig später entwirft Gustave Flaubert in der Erzählung *Bibliomanie* (1836; dt. *Bücherwahn*) mit dem Buchhändler Giacomo den literarischen Bibliomanen par excellence. Der als vorzeitig gealtert, abgemagert und nervös beschriebene Mann, den die Betrachtung seiner Bibliothek in Ekstase versetzt, wird auf der Suche nach seltenen Büchern zum Mörder. Eine besonders traditionsgängige Bibliomanenfigur in der deutschsprachigen Literatur geht auf den historischen Fall des Theologen Johann Georg Tinius (1768–1846) zurück, der reich heiratete, Kirchengelder unterschlug und mindestens einen Raubmord beging, um seine Büchersammlung zu arrondieren. Aktenmäßig fundierte Bearbeitungen finden sich in der von Julius Eduard Hitzig und Georg Wilhelm Heinrich Häring herausgegebenen Kriminalgeschichtensammlung *Der Neue Pitaval* (1842) und in der Familienzeitschrift »Die Gartenlaube«, die 1893 eine ganze Artikelserie über Tinius abdruckt. Hinzu kommen zahlreiche stärker fiktionalisierte Anverwandlungen des Stoffes, darunter zuerst die mit *Der tolle Hans* (1871) betitelte Kriminalnovelle von Adolf Streckfuß, die Magister Tinius zum Pfarrer Tridens verfremdet und den Titelhelden, zunächst unschuldig, unter Verdacht geraten lässt. Helene Homeyers Erzählung *Bericht über das Leben des Pfarrers und Magisters Tinius, Mörders aus Büchersammelwut* (1932) erklärt Tinius' Bücherdiebstähle aus einer leichtsinnigen Jugendepisode heraus. In der Dramatisierung durch Paul Gurk in dem Dreiakter *Magister Tinius. Ein Drama des Gewissens* (1946) erhält der Drang zum Buch faustische Züge, während eine Gerichtsverhandlung um das Seelenheil des sterbenden Magisters stattfindet. Einen kurzen Passus über Tinius gibt es auch in Arno Schmidts *Das steinerne Herz* (1956), in dem der Heimathistoriker Walter Eggers eine seltene Auflage eines historischen Kartenwerks aus der Ostberliner Staatsbibliothek durch eine Fälschung ersetzt. In Klaas Huizings Roman *Der Buchtrinker* (1994) werden abwechselnd die Lebensgeschichten des fiktiven Pro tagonisten Falk Reinhold und des historischen, im Detail fiktional ergänzten Tinius erzählt. Als prominente literarische Figuren mit bibliomanischen Zügen sind darüber hinaus nennenswert der notorische Buchkäufer in Charles Asselineaus *L'enfer du bibliophile* (1866; dt. *Die Hölle des Bibliomanen*), der Altphilologe Bonnard in Anatole Frances *Le crime de Sylvestre Bonnard* (1881; dt. *Die Schuld des Professors Bonnard*), der Bibliothekar Cesare in Mircea Eliades *Das verlöschende Licht* (1934), der Sinologe Peter Kien, der in Elias Canettis *Die Blendung* (1936) mit seiner Bibliothek verbrennt, die namenlosen Protagonisten in Hermann Burgers *Der Büchernarr* (1970), in dem Bücher als Vampire erscheinen, die dem Leser die Lebenskraft aussaugen, und in Elias Canettis *Der Papiersäufer* (1974), der blinde Mönch Jorge von Burgos in Umberto Ecos *Il nome della rosa* (1980; dt. *Der Name der Rose*), der sich und die Klosterbibliothek opfert, um die aristotelische Abhandlung »Über das Komische« zu unterdrücken, sowie auch der professionelle Bücherjäger Lucas Corso in Arturo Pérez-Revertes *El club Dumas* (1993; dt. *Der Club Dumas*).

Kirsten Dickhaut: Sammler und Jäger – zur Pathogenese der Bücherlust und Charles Nodiers modernem Umgang mit den historischen Denkmustern in ›Le Bibliomane‹. In: Britta Hermann, Barbara Thums (Hg.): Ästhetische Erfindung der Moderne? Perspektiven und Modelle 1750–1850, Würzburg 2003, S. 55–75
Andreas Frewer, Stefanie Stockhorst: Bibliomanie als Krankheit und Kulturphänomen. Pathographische Fallstudien zur Rezeption von Magister Johann Georg Tinius (1768–1846). In: KulturPoetik 3 (2003), S. 246–262
Marcel Garrigou: Bibliomanes et bibliophiles. In: Mémoires de l'Académie des Sciences, Inscriptions et Belles Lettres de Toulouse 158 (1996), S. 201–212
Nicholas Basbanes: A Gentle Madness: Bibliophiles, Bibliomanes and the Eternal Passion for Books, New York 1995
William D. M. Paton: Bibliomania. A Clinical Case Study or Forty Years Messing about with Books. In: The Book Collector 37 (1988), S. 207–224
St. St.

Bibliotherapie Lesen und Schreiben als Therapeutikum gehören seit der Antike traditionell zur →Diätetik als dem dritten Bereich der medizinischen Therapie – neben der medikamentösen Behandlung (→Arzneimittel) und dem chirurgischen Eingriff (→Chirurg, →Operation). Diätetik besteht aus dem Umgang mit den sechs Bereichen Luft und Licht, →Essen und Trinken, Bewegung und Ruhe, →Schlafen und Wachen, Ausscheidungen, Gefühle (»sex res non naturales«). Lesen und Schreiben werden in dieser Perspektive v. a. dem Bereich der Gefühle oder →Affekte zugeordnet. Tragödien sollen nach Aristoteles den Menschen von Leidenschaften befreien oder diese reinigen können. Hildegard von Bingen gewinnt mit der Niederschrift ihrer Visionen neue Lebenskraft im Umgang mit ihren psychosomatischen Leiden. Das Al-Mansur Hospital in Kairo bietet neben Medikament und Operation immer auch die Lektüre des Koran an. Mit dem 19. Jh. bricht diese kunsttherapeutische Tradition weitgehend ab; Heilung wird überwiegend von somatischer Therapie erwartet, Krankheit als objektive Erscheinung verstanden, Diätetik auf Diät reduziert (→Gesundheit und Krankheit). Zu neuen Initiativen kommt es im 20. Jh., v. a. in der Kunsttherapie (→Kunst der psychisch Kranken), zunehmend auch der B. Der Ausdruck »Bibliotherapy« wird 1916 von Samuel McCord Crothers geprägt; bereits 1705 veröffentlicht Georg Heinrich Götze eine *Kranken-Bibliothek*. Entscheidend sind die Dimensionen: Lesen in Gesundheit und Krankheit, Einfluss der unterschiedlichen Krankheiten, Abhängigkeit von der Therapieform, Persönlichkeit der Kranken, Vermittlung des literarischen Textes, Berufsbild des Bibliotherapeuten.

Bücher sollen Lavinias Kummer in Shakespeares *Titus Andronicus* (um 1592; dt. *Titus Andronicus*) über Entehrung und Amputation von Händen und Zunge lindern. Rabelais, Arzt und Schriftsteller, will seinen lebens- und sinnenfreudigen Roman *Gargantua et Pantagruel* (1532–64; dt. *Gargantua und Pantagruel*) Betrübten und Kranken als Fernhilfe anbieten – in Ergänzung zur Therapie im unmittelbaren Kontakt. Mit *Novelas amorosas y ejemplares* (María de Zayas y Sotomayor, 1637; dt. *Lehrreiche und amouröse Novellen*) stehen zehn Madrider Damen und Herren der an Liebeskummer erkrankten Lisis bei. Henry Fieldings *Amelia* (1751; dt. *Amelia*) richtet ihren verwundeten Ehemann Captain Booth während seiner Anfälle mit Lektüre auf, erkrankt allerdings selbst durch die hiermit verbundene Anspannung. Montesquieu empfiehlt in den *Lettres persanes* (1721; dt. *Persische Brie-fe*) Romane, Lebenserinnerungen und Lobreden als Abführ- und Brechmittel, philosophische und theologische Schriften gegen Krätze, Grind, Lie-beskrankheit und Schlaflosigkeit. Wieland hält seinen Roman *Die Abenteuer des Don Sylvio von Rosalva* (1764) für ein Heilmittel gegen →Hypo-chondrie, Milz-Krankheiten, →Hysterie, sogar Gicht. Nach Jean Pauls *Dr. Katzenbergers Baderei-se* (1809) können Lustspiele Lungengeschwüre, englische Krankheit (→Syphilis), →Ekel oder Rheumatismus überwinden helfen, während Trauerspiele eher Leberverstopfung, Gelbsucht, Lungenerkrankungen und Darmkrämpfe aus-lösen würden. In Samuel Warrens Erzählung *Cancer* (1830) liest die Patientin Liebesbriefe ih-res Mannes, um die furchtbaren →Schmerzen während der Brustamputation zu betäuben. Ent-gegen der zeitgleichen Verdrängung aus der Me-dizin wird im literarischen Medium des 19. und 20. Jh. die heilsame Tradition des Lesens und Schreibens weiter hervorgehoben. Balzacs psy-chisch erkrankter Louis Lambert wird in der Er-zählung *Un drame au bord de la mer* (1835; dt. *Ein Drama am Meeresufer*) von seiner Geliebten Pauline de Villenoix aufgefordert, sich von bedrü-ckenden Erlebnissen durch Schreiben zu befreien. In Conrad Ferdinand Meyers Novelle *Angela Borgia* (1891) mildert Ariosto den Kummer des ge-blendeten Giulio von Este über den Verlust seiner Augen mit der Lektüre seiner Dichtung *Orlando Furioso* (1516/32; dt. *Der rasende Roland*). Hélè-ne Grandjean in Zolas *Une page d'amour* (1878; dt. *Ein Blatt Liebe*) greift zu Walter Scotts Roman *Ivanhoe* (1819; dt. *Ivanhoe*), um sich die Lange-weile während ihrer Erholung nach einem Sturz zu vertreiben. Ablenkung kann in Hinlenkung übergehen, die selbst wieder spezifische Ziele verfolgen kann. In André Gides Roman *Paludes* (1895; dt. *Paludes*) wird für Bilder der Gesund-heit über jedem Spitalbett plädiert. Elisabeth Alione nimmt bewusst in *Détruire, dit-elle* (Mar-guerite Duras, 1969; dt. *Zerstören, sagt sie*) in das Hotel-Sanatorium Bücher mit, um an ihnen in der Einsamkeit Halt zu gewinnen. Der tod-kranke Apotheker Malone wird in Carson McCullers' Roman *Clock Without Hands* (1961; dt. *Uhr ohne Zeiger*) durch die Lektüre von Kier-kegaards Schrift *Sygdommen til døden* (1849; dt. *Die Krankheit zum Tode*) auf die Gefahr, im all-täglichen Leben das eigene Selbst zu verlieren,

hingewiesen. Der Arzt Antoine Thibault in *Les Thibaults* (Roger Martin du Gard, 1922/40; dt. *Die Thibaults*) beginnt mit seiner schweren Er-krankung das Verfassen eines Tagebuchs. Wie viele andere Schriftsteller haben auch Rilke, Goethe, Balzac und Proust Schreiben als Selbst-behandlung verstanden, die ebenfalls die Per-spektive zahlreicher Selbsterfahrungsberichte der Gegenwart ausmacht; Caroline Muhr hält mit der Niederschrift der *Depressionen. Tagebuch einer Krankheit* (1970) die Verbindung zur Reali-tät aufrecht und vergewissert sich auf diese Wei-se ihrer Autonomie gegenüber den Ärzten. Lite-ratur kann auch belasten, verwirren und Krank-heiten auslösen. Vor der Lektüre von Goethes *Die Leiden des jungen Werthers* (1774) wird be-reits im 18. Jh. gewarnt. In Meyers Novellenfrag-ment *Der Gewissensanfall* löst das Lesen von Sil-vio Pellicos *Le mie prigioni* (1832/43; dt. *Meine Gefängnisse*) eine schon lange drohende und in den →Suizid führende Schwermut aus. Der Icherzähler in Edgar Allan Poes Erzählung *Bere-nice* (1835; dt. *Berenice*) erkennt einen unheilvol-len Zusammenhang zwischen seiner Lektüre und seinem Leiden. Die übernervöse Mrs. Wititterly (Charles Dickens, *The Life and Adventures of Nicholas Nickleby* (1838/39; dt. *Nikolas Nickleby*), die sich vom Duft eines Pfirsichs oder vom Flü-gelstaub eines Schmetterlings irritieren lässt, kann auch den Besuch von Theaterstücken Shakespeares kaum verkraften. Käthe von Rien-äcker erhält in Theodor Fontanes Roman *Irrun-gen, Wirrungen* (1887/88) von ihrem Mann Botho acht Bände Novellen für die Kur in Schlangenbad sowie zur Dämpfung der eventuell erhitzten Phantasie ein Buch über künstliche Fischzucht. Dr. Rummschüttel denkt bei seinen diätetischen Ratschlägen zur Beruhigung der nervlich ange-spannten *Effi Briest* (1894/95) ebenfalls an die Literatur, warnt vor geistig anstrengenden Tex-ten und rät zu Reisebeschreibungen. Des Essein-tes in Huysmans *A rebours* (1884; dt. *Gegen den Strich*) wird durch die Lektüre romantischer und dekadenter Autoren vor der Krankheit weniger bewahrt, als in sie vielmehr hineingetrieben. In *La lectrice* (1986; dt. *Die Vorleserin*) von Raymond Jean hilft die Titelfigur einem ihrer Patienten zwar durch die von ihr ausgewählten Bücher, verursacht zugleich bei ihm auf diese Weise aber auch →Krisen. Zum Lesen und Schreiben als Therapie, die der Logik von Medikamenten nicht entspricht, muss angeregt werden. Romane werden in der Erzählung *Out of the Machine* (1960; dt. *Außerhalb der Maschine*) von Jean Rhys von Pflegepersonen zur Beruhigung verteilt. Ein Bücherwagen im Krankenhaus bringt Malone (Carson McCullers, *Clock Without Hands*) zur Lektüre literarischer und philosophischer Texte. B. setzt Kenntnis der Literatur wie Kenntnis der Krankheit voraus. Die von Settembrini in Thomas Manns *Der Zauberberg* (1924) geplante Zusammenstellung und Analyse von tröstenden und belehrenden Meisterwerken der Weltliteratur kommt wegen der Schwindsucht des Verfassers nicht zum Abschluss. Literatur kann in der therapeutischen Funktion auch mit den anderen Künsten verbunden werden. In Shakespeares *Pericles* (1608; dt. *Perikles*) befreit Marina ihren Vater aus seiner Depression (→Depression/Manisch-depressive Krankheit) mit Worten und Tönen. Molière plädiert im *Le médecin malgré lui* (1666; dt. *Arzt wider Willen*) für die Anwendung aller Künste in der Heilung; selbst die Farbe der Krankenzimmer soll die Behandlung unterstützen können. In Goethes *Wilhelm Meisters Wanderjahre* (1821/29) wird das Modell einer integrierten Kunsttherapie als Zusammenwirken von Gespräch und Musik unter der leitenden Aufsicht des Arztes entworfen. Literatur übersteigt schließlich auch alle therapeutischen Ziele, ist ein grundsätzliches Bildungsmittel des Menschen. In der Überzeitlichkeit der Kunstwerke liegt der Beitrag zur Bewältigung von Krankheit und Tod. Nach Kafka soll das Buch eine »Axt« sein für das »gefrorne Meer in uns«. Literatur weckt nach Joseph Conrad (*The Nigger of the ›Narcissus‹*, 1897; dt. *Der Nigger von der ›Narcissus‹*) ein Gefühl der Zusammengehörigkeit aller Menschen, nicht nur der Lebenden untereinander, sondern auch der Lebenden mit den Verstorbenen und der Lebenden mit den noch Ungeborenen.

Walther Zifreund (Hg.): Therapien im Zusammenspiel der Künste, Tübingen 1996

Dietrich v. Engelhardt (Hg.): Bibliotherapie. Arbeitsgespräch der Robert Bosch Stiftung 1985 in Stuttgart, Gerlingen 1987

Morris R. Morrison (Hg.): Poetry as Therapy, New York 1987

Hilarion Petzold u. Ilse Orth (Hg.): Poesie und Therapie. Über die Heilkraft der Sprache. Poesietherapie, Bibliotherapie, Literarische Werkstätten, Paderborn 1985

Adolf Muschg: Literatur als Therapie? Ein Exkurs über das Heilsame und das Unheilbare, Frankfurt/M. 1981

D.v.E.

Bioethik   Die B. beschäftigt sich v. a. mit der Reflexion über die Widersprüche zwischen medizinisch-technologischem Wissen und den humanen Grundwerten (→Medical Humanities). Dieses Phänomen trat mit den in den letzten 30 Jahren erfolgten Entwicklungsschüben in Medizin- und →Reproduktionstechnologien in die öffentliche Wahrnehmung. Rasch wurde es im Kontext der generellen Problematisierung eines bis dahin überwiegend teleologisch gedachten technischen Fortschritts diskutiert. Der Begriff »Bioethics« wurde 1971 von dem Biologen und Krebsforscher Van Rensselaer Potter geprägt und durch den Arzt und Entwicklungsphysiologen Andre Hellegers in Richtung einer biomedizinischen Ethik (→Ethik in der Medizin) weiterentwickelt, deren zentrales Anliegen in der normativen Neuregelung einer in radikaler Weise technisierten Medizin besteht. Aufgrund ihrer engen Verzahnung mit technischen Fragestellungen umfasst B. heute sowohl medizin- als auch technikethische Aspekte. Ihr Ziel besteht überwiegend in der Festschreibung ethischer Grenzen gegenüber technischen Handlungsoptionen. Als Reaktion auf die rapiden Entwicklungen in Medizintechnologie und biologischer Grundlagenforschung (→Medizinische Forschung) entstehen, zunächst maßgeblich getragen durch Philosophie und Theologie, Überlegungen zur ethischen Dimension dieser neuartigen Phänomene. In den 1980er Jahren dehnt sich die Diskussion auf die Soziologie, Rechtswissenschaft, Medizin sowie auf die Politik aus und gelangt zunehmend in die Öffentlichkeit – so wird 1984 die erste Enquête-Kommission des Deutschen Bundestages zu »Chancen und Risiken der Gentechnologie« eingesetzt. Indem biowissenschaftliche Themen öffentlich v. a. in Hinblick auf ihre ethische Dimension diskutiert werden (Grenzen der Artifizialisierung, Datenschutz, Bestimmung des Menschen), erhält die Debatte bald generell das Etikett B. Dass es sich insofern bei der B. um einen jungen Ansatz handelt, ist umso erstaunlicher, als in Westeuropa, Nordamerika und der UdSSR seit den 1920er Jahren eugenische Prämissen (→Eugenik) allgemein akzeptiert waren und erheblichen Einfluss auf die Gesundheitspolitik erlangten. Dennoch sind in diesem Zeitraum vergleichbare Strömungen nicht erkennbar; vielmehr hatten entsprechende, eugenisch motivierte Sterilisationsgesetzgebungen vielfach noch nach 1945 Bestand – so in Schweden bis in die 1960er Jahre sowie in den USA bis 1974. In den 1970er Jahren macht Hans Jonas auf Fragen der B. aufmerksam, insbesondere auf Probleme, die aus der Reproduktionsmedizin und möglichen Klonierungsverfahren resultieren könnten. Als einer der ersten reflektiert er über die neue Schöpferrolle des Menschen, die sich mit den Möglichkeiten des medizinischen Fortschritts anbahnt. Jonas legt Studien über Patientenversuche (→Experiment) zur seinerzeit zwar noch utopischen, in manchen Kreisen aber real diskutierten Klonierung sowie zum Umgang mit menschlichen Mikroorganismen vor. Anschließend an sein *Prinzip Verantwortung* (1979) legt er in Anlehnung an Kants *Grundlegung zur Metaphysik der Sitten* (1785) dar, weshalb die Klonierung ein Verfahren sei, das ihr Objekt (den künftigen Klon) lediglich als Mittel, nicht aber als Zweck behandle und deshalb abzulehnen sei. Jonas geißelt die biologischen Technologien als mit der »transzendenten Würde ›des‹ Menschen« nicht zu vereinbarende »konventionelle Ingenieurskunst«. Die von ihm erarbeiteten Argumentationsmuster für die B. sind im Kern nach wie vor grundlegend. Parallel zur akademischen Etablierung der B. in Form von Forschungszentren (BIOGUM, Hamburg; Centrum für Bioethik, Münster; Zentrum für medizinische Ethik, Bochum) und Lehrstühlen (Ethik in den Biowissenschaften, Tübingen; Sozialethik/Bioethik, Marburg; Institut für Medizinrecht, Gesundheitsrecht, Bioethik, Mannheim), erfolgt seit den 1980er Jahren ihre politische Institutionalisierung. Diese vollzieht sich v.a. in Form von Enquête- sowie parlamentarischen und ministeriellen Beratungskommissionen, jedoch auch in Maßnahmen wie dem 1990 verabschiedeten Embryonenschutzgesetz und gipfelte zunächst in der 2001 erfolgten Einrichtung des »Nationalen Ethikrates«, der ein »nationales Forum des Dialogs über ethische Fragen in den Lebenswissenschaften« darstellen und u.a. die Bundesregierung in Hinblick auf bioethische Fragestellungen beraten soll. Als Bestandteil eines allgemeinen Bedürfnisses nach Technikfolgenabschätzung werden auch auf internationaler und nationaler Ebene verschiedene Kommissionen und Gremien eingerichtet, die sich mit Fragen der B. befassen: so etwa das 1993 gegründete »International Bioethics Committee« (IBC) der UNESCO, das die 1997 angenommene »Allgemeine Erklärung über das menschliche Genom (→Genetik) und Menschenrechte« erarbeitete. Nennenswert sind in diesem Zusammenhang auch die Bemühungen der Europäischen Union, die 2001 zur Bioethik-Richtlinie der EU führten. Gegenüber den modernen Lebenswissenschaften kommt der B. heute die Aufgabe zu, innerhalb einer »nachmetaphysischen Gesellschaft« (Jürgen Habermas) jene Grenzen menschlichen Handelns zu redefinieren, die zuvor entweder biologisch oder über transzendent basierte →Normen gesetzt waren. Hervorstechende Absicht dabei ist nach wie vor, den Menschen vor den Prozessen einer umfassenden Artifizialisierung zu schützen, die mit der radikalen Beschleunigung des technologischen Fortschritts im 20. Jh. auch den menschlichen Organismus erreicht haben. Eine Leitfunktion nimmt dabei v.a. das Instrumentalisierungsverbot des Menschen aus der kantischen Ethik ein. Entsprechend ist die in den bioethischen Debatten aktuell maßgeblich diskutierte Frage, von welchem Zeitpunkt seiner Entwicklung an menschliches →Leben als Mensch zu werten sei. Dies ist kein bloß philosophisches Problem, sondern zeigt über die Garantie der Menschenwürde in Art. 1 (1) Grundgesetz unmittelbar Konsequenzen für die Anerkennung menschlicher Embryonen und Feten als Rechtssubjekte. Diese Anerkennung erfolgt in der Regel über das auf die theologische Beseelungslehre (→Leib und Seele) zurückgehende sog. »Kontinuitätsargument«, welches besagt, das eine personale Identität gewährende Kontinuitätslinie vom Moment der Befruchtung an das Individuum konstituiert. Insgesamt folgt die B. überwiegend einer eher pragmatischen Ausrichtung und zielt darauf ab, normative Instrumente für die Lösung aktueller Problemlagen bereitzustellen. Diese können auf die engeren Bedürfnisse einer Institution, wie etwa eines →Krankenhauses, oder von Paaren, die vor der Entscheidung für oder gegen den Prozess einer künstlichen Befruchtung stehen, ausgerichtet sein. Letztlich zielen sie jedoch immer auf eine gesamtgesellschaftliche Gültigkeit und intendieren damit auch eine politische und rechtliche Regelung. Innerhalb der Medizin sieht sich die B. durch die Einrichtung von Klinischen Ethikkomitees und Forschungsethikkommissionen an Krankenhäusern sowie durch ein breites Angebot an genetischer Beratung im Bereich der Humangenetik mittlerweile gut institutionalisiert. Allerdings birgt die B. auch reichhaltiges Konfliktpotenzial, was sich aktuell v. a. an der Frage nach einer Forschung an menschlichen Embryonen ablesen lässt. Während theologische, kantianische und diskurstheoretische Positionen auf den Schutz menschlichen Lebens vor biomedizinischen Eingriffen abzielen, redet der sog. Utilitarismus einer Differenzierung innerhalb der Spezies das Wort. Seine Vertreter suchen rationale Kriterien dafür aufzuzeigen, ab wann menschliches Leben in den Status einer Person aufrückt und damit normativ geschützt ist. Dieser Zeitpunkt, in dessen Vorlauf etwa Forschung am menschlichen Leben als legitim gälte, muss nicht zwingend mit der →Geburt zusammenfallen. Kriterien können ebenso im Schmerzempfinden (→Schmerz) oder in der Ausbildung von →Bewusstsein gesucht werden. Ein bekannter Vertreter dieser Richtung ist der australische Philosoph Peter Singer. In dieser Perspektive verschwimmen die Grenzen zwischen Mensch und Primaten, denen ebenfalls Menschenrechte zugestanden werden sollen (sog. Speziezismus).

In der Literatur spiegelt sich die gesellschaftliche Bedeutung des Themas. Der Autor und Chemiker Carl Djerassi, Erfinder der Anti-Baby-Pille (→Empfängnisverhütung), thematisiert in seinem *An Immaculate Misconception. Sex in an Age of Mechanical Reproduction* (2000; dt. *ICSI. Sex im Zeitalter der technischen Reproduzierbarkeit*) die ethischen Folgeprobleme der Reproduktionsmedizin. Am Beispiel einer Wissenschaftlerin, die im Selbstexperiment ein Reproduktionsverfahren erprobt, werden verschiedene bioethische Fragestellungen abgehandelt. So etwa die Frage nach dem Recht, Leben künstlich herstellen zu dürfen und nach den Konsequenzen der Samenspende für das Bild von Vaterschaft (→Generation). Literarisch besonders virulent ist die Klonierung, die in verschiedenen Science Fiction-Szenarien verarbeitet wird: Mit *Spares* (1998; dt. *Geklont*) legt Michael Marshall Smith einen klassischen Thriller vor, der eher neben-

bei auf mögliche soziale Konsequenzen einer fortschreitenden Technologisierung der Gesellschaft und der Menschen hinweist. Mittlerweile wird darauf Wert gelegt, das reale Problempotenzial einer Technologie zu betonen, deren Realisierung am Menschen seit der Klonierung des Schafs Dolly 1997 nur noch als eine Frage der Zeit empfunden wird. Entsprechend werden alltagsnahe Handlungsstränge entfaltet. In *Blueprint* (1999) erzählt Charlotte Kerner die Geschichte von Siri, der geklonten Tochter einer erfolgreichen Komponistin und Musikerin, die an Multipler Sklerose erkrankt und sich über ein Klon-Kind selbst verwirklichen will. Indem der Klon sich erst nach dem Tod der Mutter als frei erfahren kann, knüpft Kerner exakt an die von Jonas 1973 vorgelegte ethische Bewertung des Klonens als einer Instrumentalisierung durch den Chromosomenspender an. Ähnlich geht Eva Hoffmann mit *Die kopierte Frau* (2004) vor. Hier entdeckt das Mädchen Ada, dass es ein Klon ist und gerät darüber in eine schwere Identitätskrise, die sie sowohl ihrer Mutter als auch sich selbst entfremdet. Damit werden Reflektionen über die Legitimität wissenschaftlichen Handelns ausgeführt. Motivisch schließt diese Literatur an ältere Motive der Automatenliteratur an, deren Ursprünge sich bis zum Mythos von Prometheus zurückverfolgen lassen (→Homunculus). Mit E. T. A. Hoffmann und Jean Paul werden sie jedoch v. a. in der Romantik einflussreich und gehen schließlich in die Roboter- und Androidenfiguren des Science Fiction ein, die Gegenstand ähnlicher Diskussionen um Willensfreiheit, →Autonomie, Personalität und Authentizität sind, wie die bislang weitgehend noch ebenso phantastischen Produkte der Reproduktionsmedizin.

Otfried Höffe: Medizin ohne Ethik?, Frankfurt/M. 2002
Thomas Schramme: Bioethik. Campus Einführungen, Frankfurt/M. 2002
Jürgen Habermas: Die Zukunft der menschlichen Natur. Auf dem Weg zu einer liberalen Eugenik?, Frankfurt/M. 2001
Peter Singer: Praktische Ethik, Stuttgart 1994
Hans Jonas: Technik, Medizin und Ethik. Praxis des Prinzips Verantwortung, Frankfurt/M. 1987

J. A.

Biopolitik   Von Michel Foucault 1975/76 in seinen am Collège de France gehaltenen Vorlesungen *Il faut défendre la société* (1996; dt. *In Vertei-digung der Gesellschaft*) und in *Histoire de la se-xualité I: La volonté de savoir* (1976; dt. *Der Wille zum Wissen. Sexualität und Wahrheit I*) einge-führt, ist der Begriff der B. innerhalb der Hu-manwissenschaften ein junger Begriff. Begin-nend mit dem 17. Jh. diagnostiziert Foucault ei-nen Bruch innerhalb des Paradigmas der Souve-ränität, den er im 19. Jh. endgültig vollzogen sieht. Sei die klassische Souveränität durch das Recht des Herrschers über →Leben und →Tod aller anderen legitimiert gewesen, so ziele die moderne Souveränität auf die Entwicklung und Implementierung neuer rationaler Techniken zur Steuerung von Bevölkerungszusammenhän-gen. Eine der wichtigsten Transformationen im 19. Jh. sei die Ergänzung des alten Rechts der Souveränität – »sterben zu machen oder leben zu lassen« (Foucault) – durch eine neue Form des Rechts, die umgekehrt auf der Macht basie-re, leben zu »machen« und sterben zu »lassen«. Kennzeichnend dafür sei das Interesse an einer demographisch orientierten Politik, die nicht länger in politischer Absicht primär Analogien zur →Anatomie des menschlichen →Körpers aufsuche, sondern den Menschen als Gattungs-exemplar anvisiere. In diesem Sinn spricht Fou-cault von einer »›Biopolitik‹ der menschlichen Gattung«, die sich der Bevölkerung als einem zentralen politischen wie auch wissenschaftli-chen und biologischen Problem zuwende. Zwei Aspekte menschlichen Lebens werden durch die B. in den Vordergrund gerückt: das Problem der Fruchtbarkeit sowie das der Sterblichkeit. Dies wäre nicht denkbar ohne entsprechende Ent-wicklungen in Medizin und Biologie, die in eine Verwissenschaftlichung der Medizin einmünden. So kommt es seit Mitte des 18. Jh. zu wichtigen Entwicklungen in Anatomie, Chirurgie (→Chi-rurg) sowie in der Geburtshilfe (→Hebamme); ebenso halten Entdeckungen und Produkte der Chemie Einzug in die Medizin und wirken sich auch auf deren Verfahren aus. Schließlich setzt sich als Manifestation einer wissenschaftlichen Medizin die Klinik (→Krankenhaus) als Ort standardisierter Behandlung durch. Dieser Kampf gegen die Krankheit (→Gesundheit und Krankheit) wäre ohne staatliches Engagement nicht denkbar gewesen. Das beinhaltet auch das Bemühen um eine Regulierung scheinbar kon-tingenter Phänomene wie der Reproduktion, der

Geburts- und der Sterberate. In diesem Sinn lässt sich die B. als eine erste Wissenspolitik be-zeichnen. Souveränität zeichnet sich an diesem Punkt nicht mehr dadurch aus, dass sie legitim über das Leben der ihr unterworfenen Men-schen verfügt, sondern durch die Organisation dieses Lebens, bis hinunter zur Sorge um den einzelnen Organismus. Mit der B. erscheinen Felder wie die Gesundheits-, Bevölkerungs- und Versicherungspolitik, die eine moderne, national-staatliche Verwaltungspolitik begründen. Teil-weise daran anknüpfend, in seiner radikalen Ausschließungsintention jedoch über die ge-nannten Felder hinausgehend, tritt ebenso der Rassismus auf. Von historischer Bedeutung für diese von Foucault als B. zugespitzte Entwick-lung sind im 19. Jh. v. a. zwei Namen: der als Be-gründer der modernen Bevölkerungspolitik gel-tende Ökonom Thomas R. Malthus (1766–1834) und der Begründer der →Eugenik und Vetter Charles Darwins, Francis Galton (1822–1911), der über die →Genetik eine Verbesserung der Spezies Mensch anstrebte. Der Einfluss beider Ansätze auf die Entwicklung rassistischer Posi-tionen im 19. und 20. Jh. ist wiederholt belegt worden. Mit zunehmender Bedeutung der mo-dernen Biowissenschaften und der Reproduk-tionsmedizin (→Reproduktionstechnologien) ge-winnt der Terminus B. innerhalb der Humanwis-senschaften rasch an Profil, bleibt allerdings im Wesentlichen auf diese beschränkt. Zunächst ar-beiten besonders feministisch orientierte Studi-en, welche die Reproduktionsmedizin in Macht-diskurse und politische Strategien der Moderne einzuordnen suchen, mit dem Begriff (→Ge-schlechterdifferenz). Beabsichtigt wird dort häu-fig, mit Mitteln der Diskursanalyse eine syste-matische Enteignung der weiblichen Gebärfähig-keit nachzuweisen, abzielend auf eine androzen-trische Verstaatlichung und Medikalisierung weiblicher Fruchtbarkeit. Der diskurstheoreti-sche Ansatz der B. wirkt attraktiv angesichts ei-nes neuartigen technologischen Zugriffs auf den menschlichen Körper, gepaart mit den Möglich-keiten einer humangenetisch angeleiteten regu-lierenden Medizin- und Bevölkerungspolitik so-wie unter dem Eindruck einer theoretischen Neubestimmung diverser Zweige der Humanwis-senschaften nach dem Niedergang des Marxis-mus. Schließlich stellt Giorgio Agamben in sei-ner Studie *Homo sacer* (1995; dt. *Homo sacer*) ei-

nen Zusammenhang zwischen antiken Rechts-
sätzen und dem modernen Menschenrechtsver-
ständnis her. Das Geburtsprinzip des National-
staats mache die B. zur originären Politikform
der Moderne, die sich in der nationalsozialistischen Vernichtungspolitik vollende. Michael
Hardt und Antonio Negri fusionieren in ihrer
Globalisierungstheorie Foucaults Konzept der B.
mit einem politisch-ökonomischen gesellschafts-
analytischen Ansatz (*Empire*, 2000). Dennoch
bleibt der Begriff insgesamt randständig und
wird über die Humanwissenschaften hinaus
kaum wahrgenommen. Das ändert sich erst Mitte der 1990er Jahre unter dem Eindruck der zü-
gig voranschreitenden Decodierung des menschlichen Genoms und neuer, massiv in die Öffentlichkeit drängender biomedizinischer Techniken.
Schon bald werden alle mit Biowissenschaften,
Biotechnologie und Reproduktionsmedizin in Zusammenhang stehenden Diskussionen, Problemfelder und Maßnahmen als B. begriffen. Von B.
wird nun in Bezug auf aktuelle politische Hand-
lungsweisen gesprochen, auch innerhalb der Politik selbst. Indem der Begriff sich derart alltags-
weltlich pragmatisiert und generalisiert, büßt er
zugleich an analytischem Potenzial ein. Zuletzt
wurde über B. im Sinn einer Verflechtung von
Politik, Philosophie und Literatur 1999 anlässlich Peter Sloterdijks Text *Regeln für den Menschenpark* debattiert. Literarisch wird biopolitischen Reflexionen eine überaus lange Tradition
eingeräumt. Dabei fällt ihre Nähe zu etatisti-
schen bis totalitären Gesellschaftsentwürfen auf,
die erst im 20. Jh. eine dystopische Wendung erfahren. Diese erklärt sich aus einer zunehmend
skeptischen Auseinandersetzung mit der Kategorie des technisch/sozialen Fortschritts, dessen
destruktive Elemente in den Vordergrund zu rücken beginnen, sowie aus den Erfahrungen totali-
tär ausgerichteter Vergesellschaftungsmodi
(Deutschland, UdSSR), worin die politischen Versprechen der Moderne ihre Negation erfahren.
Diese Brechung einer Fortschrittsteleologie reflektiert sich auch in der Literatur. Als erster
biopolitischer Entwurf gilt Platons *Politeia* (dt.
Der Staat). Dort legt Platon eine Verbindung zwischen der Idee des gerechten Staates und einem
Fortpflanzungsreglement vor, das eine auf Selektion basierende Züchtung bestmöglicher Bürger
anzielt. Die Frage, auf welche Weise die besten
physischen wie kognitiven Eigenschaften der In-

dividuen zum Nutzen des Staates durch gezielte
Fortpflanzung vermehrt und tradiert werden
können, ist von hier aus wirkmächtig geworden.
Auch in Tommaso Campanellas utopischer
Schrift *Civitas solis* (1602; dt. *Sonnenstaat*) tritt
dieses Fortpflanzungsreglement prominent in
Erscheinung; ebenso, wenn auch weniger deutlich ausgeprägt, in Thomas Morus' *De optimo rei
publicae statu, deque nova insula Utopia*, (1516;
dt. *Utopia*) sowie in Francis Bacons *Nova Atlantis*
(postum 1627; dt. *Neu-Atlantis*). In deutlicher Anlehnung an Platon geht es hier ebenfalls um
den Entwurf eines sozialen Ordnungssystems,
das mit Hilfe eugenischer Techniken eine Optimierung der Individuen anstrebt. Der Staat in
seiner Funktion als Sinnstifter und -bewahrer
ist demnach legitimiert, an Stelle der Individuen
die Gattenwahl zu betreiben. Angezielt wird eine
rationale Organisation der Kinderzeugung und
-erziehung, welche ungeregelt »sinnlos« verlie-
fen. Hier ist ein kulturell konnotierter Zucht-
gedanke klar erkennbar. Biopolitisch unterlegt
erscheint schließlich auch Thomas Hobbes' *Leviathan* (1651; dt. *Leviathan*); das Frontispiz der
Erstausgabe zeigt eine allegorische Darstellung
des Souveräns, der sich als sozialer Organismus
aus den Leibern aller ihm unterworfenen Individuen zusammenfügt. Im engeren Sinn treten
biopolitische Motive in der Literatur erst wieder
im 19. Jh. auf, insbesondere nachdem der Pathologe Rudolf Virchow in seiner *Cellularpathologie*
(1858) mit dem Begriff des »Zellstaats« eine direkte Analogie zwischen organischer und sozialer Organisation herstellte. In Anknüpfung daran überwiegt jedoch zunächst ein soziologisches
(Paul v. Lilienfeld, *Die menschliche Gesellschaft
als realer Organismus*, 1873) oder sozialbiologi-
sches (Jakob v. Uexküll, *Staatsbiologie*, 1920) Interesse an diesem Topos. Gustav Freytag etwa greift
in *Soll und Haben* (1855) auf biopolitische Ideen
zurück, wenn er den biederen Deutschen Anton
Wohlfahrt mit seinem jüdischen Gegenspieler
Veitel Itzig konfrontiert und mit dieser Gegenüberstellung zweier rassischer Typen den vermeintlichen Konflikt zwischen einer ehrbaren
bürgerlichen Existenz und jüdischer Dekomposition illustriert. Zugleich mehren sich utopische
Romane, die in einem nationalen, zumeist indus-
trialisierungsfeindlichen Kontext stehen; sie entwerfen Gesellschaftsmodelle, die deutlich an die
frühneuzeitlichen Utopien anschließen und

durchaus mit dem sozialen Züchtungsgedanken spielen. Am einflussreichsten dürfte Theodor Hertzkas Roman *Freiland* (1890) sein, der eine ganze Siedlungsbewegung initiierte. Schließlich wird im 20. Jh. dezidiert an die Tradition biopolitisch orientierter Zukunftsromane angeknüpft. Der Einfluss Platons und Campanellas ist weiterhin deutlich spürbar, mit dem Unterschied, dass das Motiv jetzt häufig dystopisch benutzt wird. Ordneten die frühen Utopisten eine Gesellschaftsformation, die sich staatlich reglementierter B. bediente, noch positiv dem gesellschaftlichen Fortschritt und seiner Symbiose mit wachsenden technischen Fertigkeiten zu, so sind biopolitische Szenarien nunmehr Ausdruck eines negativen gesellschaftlichen Primats von Technik, das auch auf biologische Kontexte übergreift. Paradigmatisch für diese Spielart der Science Fiction ist Jewgenij Samjatins in der Sowjetunion entstandener Roman *My* (1920; dt. *Wir*). Dort wird ein Weltstaat geschildert, in dem die Individuen zu Nummern degradiert sind; das gesamte Leben, von der Arbeit bis zur Liebe, wird gemäß mathematischer Gesetze streng reglementiert. Typisch erscheint die Verbindung zwischen einer technischen Welt und deren Ausdehnung auf organische sowie sinnliche Lebenszusammenhänge, worin sich auch das Erbe der mechanistischen Philosophie des 16. und 17. Jh. widerspiegelt. Samjatins Roman beeinflusste zahlreiche Autoren wie Ray Bradbury, George Orwell und Aldous Huxley, der zum Thema B. mit *Brave New World* (1932; dt. *Schöne neue Welt*) bekannt geworden ist. Darin zeichnet er eine degenerierte Zukunftsgesellschaft, die jede →Sexualität abgeschafft und durch künstliche Reproduktion ersetzt hat und deren Individuen durch Einnahme synthetischer →Drogen manipuliert werden. Die negative Analogie zum gerechten Staat Platons ist unübersehbar. Neuerdings werden biopolitische Fiktionen v. a. von feministischen Autorinnen genutzt. In diesem Sinn thematisiert etwa Marge Piercy, beeinflusst durch die amerikanische Theoretikerin Donna Haraway, in *He, She, and It* (1991; dt. *Er, Sie und Es*) die Konstruktion von Geschlechtlichkeit ebenso wie die Artifizialität der Gattungskategorie Mensch anhand der Konfrontation eines Menschen mit einem Cyborg.

Andreas Mietzsch (Hg.): Kursbuch Biopolitik, Berlin 2004

Giorgio Agamben: Homo sacer. Die souveräne Macht und das nackte Leben, Frankfurt/M. 2002

Christian Geyer (Hg.): Biopolitik. Die Positionen, Frankfurt/M. 2001

Peter Sloterdijk: Regeln für den Menschenpark. In: Peter Sloterdijk: Nicht gerettet. Versuche nach Heidegger, Frankfurt/M. 2001, S. 302–337

Michel Foucault: In Verteidigung der Gesellschaft. Vorlesungen am Collège de France (1975–76) (1996), Frankfurt/M. 1999, S. 276–305

J.A.

Bipolare affektive Störung   →Depression/Manisch-depressive Krankheit

Blindheit   →Sinneswahrnehmung

Blut   B. ist die in Hohlraumsystemen bzw. im Herz-Kreislauf-System zirkulierende Körperflüssigkeit, die aus dem Blutplasma und den Blutzellen besteht. Hauptaufgaben des B. liegen in der Atemfunktion, also dem Sauerstofftransport von den Lungen zu den Geweben; der Entschlackungsfunktion, d. h. dem Transport von Kohlensäure aus den Geweben zur Lunge und von Stoffwechselabbauprodukten zu den Nieren und der Leber; der Ernährungsfunktion, d. h. dem Transport von Nährstoffen aus Darm und Leber zu den Geweben hin; dem Transport von Vitaminen und Hormonen; der Blutgerinnung im Dienste der Blutstillung; der Abwehrfunktion gegen Krankheitserreger und körperfremde Stoffe; der Ableitung überschüssiger Wärme aus dem Körperinneren an die Körperoberfläche. Dabei sorgt das B. für ein gleichbleibendes chemisches Milieu mit einem konstanten Ionengleichgewicht und pH-Wert (zwischen 7,35–7,4). Die Blutmenge des Menschen beträgt etwa 7–8% des Körpergewichts (Blutvolumen). Ein Erwachsener von 70 kg hat 5–5,5 l B. Davon entfallen auf die Blutzellen etwa 45%, auf das Blutplasma etwa 55%. Das Blutplasma ist eine leicht gelbliche Flüssigkeit, die anorganische Salze, Kohlenhydrate, Fettstoffe, Vitamine, Schlackenstoffe und Plasmaeiweiße enthält. Die Blutzellen (Blutkörperchen, Hämozyten) bestehen zu 99% aus den roten Blutkörperchen. Den Rest bilden die weißen Blutkörperchen und die Blutplättchen. Die roten Blutkörperchen (Erythrozyten) der Säuger einschließlich des Menschen haben keinen Zellkern. Sie bestehen aus einem Gerüst (Stroma) und dem eingelagerten roten Blutfarbstoff (Hämoglobin). Die normale Erythrozytenzahl liegt bei 5 bis 5,5 Mio./mm^3. Die weißen Blutkörperchen (Leukozyten) stellen im Gegensatz zu den Erythrozyten eine uneinheitliche Gruppe von kernhaltigen Zellen verschiedener Größe und Form dar. Ihre Normalzahl liegt zwischen 5000 und 10000 je mm^3. Die größte Gruppe der Leukozyten (70 %) bilden die Granulozyten mit gekörntem Zellplasma und vielgestaltigem Kern. Die Lymphozyten (25 %) sind kleiner und haben einen großen, runden Kern. Am größten sind die Monozyten (5 %) mit gelapptem Kern. Monozyten und einige Granulozyten können aus der Gefäßbahn auswandern und Bakterien durch Aufnahme in den Zellleib unschädlich machen (Phagozytose). Die Blutplättchen (Thrombozyten) haben beim Menschen eine Lebensdauer von 2 bis 10 Tagen (Abbau in der Milz). Ihre durchschnittliche Zahl beträgt zwischen 250000 und 400000 je mm^3. Sie entstehen durch Abschnürung aus den Riesenzellen des Knochenmarks und spielen sowohl bei der Blutgerinnung als auch bei der Blutstillung eine bedeutende Rolle.

Schon früh wurde das B. als eine für das physiologische Geschehen außerordentlich wichtige Körperflüssigkeit betrachtet. In den Religionen der Völker gilt es seit alters als Träger der Lebenskraft, die mit dem Tod aus dem Körper fließt. Austretendes B. ruft daher einerseits Entsetzen hervor, ist Zeichen des Verlustes an Leben, möglicherweise Folge eines Gewaltverbrechens und so zugleich Zeichen der Anklage. In diesem Sinn nimmt die Titelfigur in William Shakespeares *Macbeth* (1606; dt. *Macbeth*) nach dem Mord an König Duncan das B. an den eigenen Händen peinigend in Besitz. Andererseits galt, zumal in der paganen Welt, das Trinken des B. von Feinden oder Opfertieren als Möglichkeit, sich ihre (oftmals transzendentale) Kraft einzuverleiben. In der Regel ist B. als Lebenselixier jedoch tabuisiert und sein Genuss in Judentum und Islam verboten. Die ihm zugeschriebene verbindende Kraft (Blutsverwandtschaft, Blutsbrüderschaft) wird auch zwischen Gott und Mensch wirksam. In den antiken Mysterien sollte das B. so v.a. Reinigung bewirken; im Kult der Kybele und des Mithras etwa hoffte der mit dem B. eines Stiers getaufte Myste von Sünden gereinigt und Gott gleich zu werden. Dieses Mo-

tiv spielt auch im Judentum mittels der sühnenden, den Bund mit Gott erneuernden und damit Leben sichernden Kraft des an die Türpfosten gestrichenen B. des Passahlammes (*Ex* 12,7.13) eine zentrale Rolle. Im Christentum weiß man sich insbesondere nach dem Zeugnis der Evangelien (*Mt* 26,28; *Mk* 14,24; *Lk* 22,20; *Joh* 6,54ff.) durch das B. Christi, das in der Eucharistie in Gestalt von Wein auf dem Altar geopfert wird, mit Gott versöhnt. Seit dem späten Mittelalter existiert eine regelrechte Ikonographie des Erlöserblutes (Ecce Homo), die mit der Verehrung des heiligen B. korreliert. Sie findet ihre maßgebliche literarische Ausgestaltung in Robert de Borons *Estoire del Graal* (1170/80), welche die Geschichte des Abendmahlskelches erzählt, in dem das B. Christi aufgefangen und der von Josef von Arimathia zum Kultgefäß einer christlichen Gemeinde gemacht wurde. Durch Chrétien de Troyes' *Perceval ou Le Conte du Graal* (1181–90) mit dem Parzival- und dem Artus-Stoff verflochten, kulminiert das Gralsgeschehen musterhaft in Wolfram von Eschenbachs *Parzifal* (um 1200–10), dessen Motive Jahrhunderte später in Richard Wagners *Parsifal* (1877) im Sinn eines weltfernen, um das Abendmahlsheiligtum gruppierten Gralsrittertums akzentuiert werden.

Das B., dieser »ganz besondere Saft«, mit dem man sich nicht nur Gott oder Maria weihte, sondern sich auch – wie etwa die Titelfigur in Johann Wolfgang von Goethes *Faust* (1790/1808) – dem Teufel verschrieb, hat eine solche Fülle von literarischen Verarbeitungen erfahren, dass hier nur drei Erscheinungsformen benannt werden sollen, die in ihrer großen Unterschiedlichkeit exemplarisch auf die Variationsbreite des Blutmotivs verweisen. Eine wesentliche Ausgestaltung gewinnt es zunächst in der Blutschande, also bei →Inzest, der, meist geknüpft an die frühe Trennung von Mutter und Sohn, Vater und Tochter, Bruder und Schwester und gebunden an den schockartigen Augenblick des Wiedererkennens, seine klassische Form in Sophokles' Tragödie *Oidipous tyrannos* (dt. *König Ödipus*) gefunden und eine Tradition geprägt hat, aus der nur Hartmanns von Aue *Gregorius* (um 1190) und Thomas Manns *Der Erwählte* (1951) genannt seien. Eine zweite bedeutende Funktion erfüllt das B. mit seiner vermeintlichen Bindung an ›Sippe und Scholle‹ in der völkischen Literatur des späten 19. Jh., insbesondere jedoch in der sog. Blut-

und-Boden-Dichtung des Nationalsozialismus, in der die Vorstellung einer ›reinen‹ Führer- und Herrenrasse prägend ist. Hans Grimms *Volk ohne Raum* (1926) oder Friedrich Bluncks Adaptionen der germanischen Vorgeschichte in seinen Romantrilogien *Werdendes Volk* (1934) und *Die Urvätersaga* (1934) stehen exemplarisch für jenen Typus von Bauern-, Siedler- und Landnahmeromanen, die Themen und Tendenzen aus dem Gedankengut der Heimatbewegung aufgreifen, sie jedoch mit Blick auf B., Rasse und Volk tendenziös umgestalten. Ein dritter Motivstrang schließlich führt zu den Blutsaugern, also jenen aus dem Volksglauben, namentlich dem des Balkans, stammenden, seit dem Sturm und Drang literarisch entdeckten Vampiren. Der bekannten Vorstellung nach handelt es sich bei ihnen um Verstorbene, die Opfer des Teufels geworden sind, keine Ruhe finden können und nicht verwesen, da sie sich vom B. der Lebenden ernähren. Mit ihrem Blutdurst verbinden sich dabei nicht selten sexuelle Gelüste. Der – in literarischem Kontext meist – weibliche Vampir tritt zuerst in Goethes ›vampirischem Gedicht‹ »Die Braut von Korinth« aus den *Balladen* (1798) auf, in dem das Gespenst der von der Mutter Gott geweihten Tochter eine Liebesnacht mit dem ehemaligen Bräutigam verbringt und ihm den Tod verkündet, da sie sein Herzblut gesaugt hat. Der Graf in »Cyprians Erzählung« von E. T. A. Hoffmann (in *Die Serapionsbrüder*, 1819–21) wiederum muss eines Tages entdecken, dass die Frau, die er geheiratet hat, sich nachts auf dem Friedhof von einer Leiche ernährt, und wird von ihr, als er ihr dies zum Vorwurf macht, angefallen. Théophile Gautiers Novelle *La morte amoureuse* (1836; dt. *Die tote Geliebte*) nimmt sich ebenfalls dieses Sujets an, in dem sie die Geschichte des Priesters Romuald erzählt, der eine Leiche küsst und ihr verfällt. Nicht um wirklichen, sondern um psychologischen Vampirismus handelt es sich hingegen in der Erzählung *Berenice* (1835; dt. *Berenice*) von Edgar Allan Poe, bei der das Vampirische nur in der Zwangsvorstellung des Ich-Erzählers existiert.

James M. Bradburne (Hg.): Blut: Kunst, Macht, Politik, Pathologie, München u. a. 2001
Friedhelm Schneidewind: Das Lexikon rund ums Blut. Der rote Lebenssaft in Mystik und Mythologie, Magie und Medizin, Religion und Volksglaube, Legende und Literatur, Berlin 1999

Leopold Kretzenbacher: Bild-Gedanken der spätmittelalterlichen Hl. Blut-Mystik und ihr Fortleben in mittel- und südosteuropäischen Volksüberlieferungen, München 1997

C.K.

Borderline-Störung Die B. zählt nach ICD-10 zu den emotional instabilen Persönlichkeitsstörungen. Der impulsive Subtypus dieser Persönlichkeitsstörung ist gekennzeichnet durch emotionale Instabilität und mangelnde Impulskontrolle. Der Borderline-Typus zeichnet sich zusätzlich durch Störungen des Selbstbildes, der Ziele und der inneren Präferenzen, durch ein chronisches Gefühl von Leere, durch intensive, aber unbeständige Beziehungen (oft mit der Folge von emotionalen Krisen mit übermäßigen Anstrengungen, nicht verlassen zu werden) und eine Neigung zu selbstverletzendem Verhalten (Ritzen) mit parasuizidalen Handlungen und Suizidversuchen aus (→Suizid). Es besteht eine hohe Comorbidität zu depressiven Erkrankungen, Angststörungen, Substanzmissbrauch und -abhängigkeit, Essstörungen und anderen Persönlichkeitsstörungen. Vielfach liegen traumatische Kindheitserlebnisse (sexueller Missbrauch, Misshandlung, emotionale Vernachlässigung) zugrunde. Der amerikanische Neurologe und Psychiater Charles Hamilton Hughes beschreibt in seinem 1884 erschienenen Artikel »Borderland Psychiatric Records – Prodromal Symptoms of Psychical Impairment« Züge einer B. Bei einigen 1893 von Sigmund Freud und Joseph Breuer beschriebenen Patientinnen können Symptome erkannt werden, die man heute als B. bezeichnen würde. 1925 bewertet der Psychoanalytiker Wilhelm Reich in *Der triebhafte Charakter* eine Patientin als Grenzfall zwischen →Neurose und Psychose. Mit der Veröffentlichung »Borderline-Störungen und pathologischer Narzissmus« (→Narzisstische Persönlichkeitsstörung) des amerikanischen Psychiaters und Psychoanalytikers Otto F. Kernberg im Jahr 1975 etabliert sich der Begriff.

Eine B. bei einer literarischen Figur vor dem 19. Jh. zu diagnostizieren, ist äußerst spekulativ, zumal die Erzählperspektive die erforderliche Objektivität verhindert. Die herangezogenen Beispiele verstehen sich daher als Hinweise auf Ähnlichkeiten zwischen literarischen Motiven und Borderline-Symptomen. Der französische Vagant François Villon thematisiert in seinen Dichtungen seine eigene Situation als gesellschaftlicher Außenseiter. Mehrfach zum Tode verurteilt und für vogelfrei erklärt, preist er in der *Ballade des Contradictions* (1457; dt. *Ballade der Vogelfreien*, 1931 Nachdichtung von Paul Zech) trotzig sein exzessives Leben. Ähnlich impulsiv und dennoch von dem Wunsch getrieben, in ein bürgerliches Leben zurückzukehren, ist Räuberhauptmann Karl in *Die Räuber* (1781) von Friedrich Schiller. An die marodierende und mordende Räuberbande durch einen Schwur gebunden, erdolcht er seine Braut und liefert sich selbst der Gerichtsbarkeit aus. E. T. A. Hoffmann lässt in seinem Roman *Die Elixiere des Teufels* (1815/16) den Kapuzinermönch Medardus von einem Doppelgänger verfolgt werden. Schrittweise wird eine Serie von so kompliziert miteinander zusammenhängenden inzestuösen Verbindungen (→Inzest) in Merdardus' Vorfahrenschaft enthüllt, dass Medardus nicht mehr zwischen sich und seinem Doppelgänger unterscheiden kann. Obwohl das Verwirrspiel in eine externe Handlung aufgelöst wird, geht es vielmehr um innerpsychische Spaltungszustände, die dem Borderline-Symptom der Dissoziation/ multiplen Persönlichkeit ähneln. Fjodor M. Dostojewskij gestaltet in *Bratja Karamazovy* (1879/80; dt. *Die Brüder Karamasow*) einen aufbrausenden, spielsüchtigen Protagonisten, Dimitri Karamasow. Zu Unrecht des Mordes an seinem Vater schuldig gesprochen, nimmt er das Urteil dennoch an, da er solche Absichten hegte. In Robert Louis Stevensons *The Strange Case of Dr. Jekyll and Mr. Hyde* (1886; dt. *Dr. Jekyll und Mr. Hyde*) haben Dr. Jekyll und sein alter ego sowohl gemeinsame wie auch dem anderen nicht zugängliche Erinnerungen. Zudem unterscheiden sie sich deutlich in ihrer Physiognomie, wie dies auch von realen multiplen Persönlichkeiten berichtet wird. Wie Villon greift Jean Genet sein eigenes gesellschaftliches Außenseitertum in seinen Werken auf. Einem Erziehungsheim entflohen, wird Genet Fremdenlegionär, prostituiert sich, stiehlt, nimmt diverse Namen an und wird mehrfach zu Gefängnis verurteilt. In seinem Roman *Querelle de Brest* (1953; dt. *Querelle*) dealt der Matrose Querelle mit Opium und ermordet einen Bordkameraden. Als Verlierer eines Würfelspiels muss Querelle sich seinem Gegner – zunächst widerwillig – sexuell hingeben und entdeckt so seine homosexu-

ellen Neigungen. Seinen Geliebten Gil verrät er in einer Mischung aus Liebe und Verachtung an die Polizei. Ken Kesey lässt in seinem Roman *One Flew over the Cuckoo's Nest* (1962; dt. *Einer flog über das Kuckucksnest*) den aufsässigen, spielsüchtigen und sexbesessenen Randall Patrick McMurphy eine Revolte unter den Patienten einer psychiatrischen Anstalt anzetteln. McMurphy sagt von sich, er sei »psychopath« und in die Klinik eingeliefert worden, weil er »[…] fight and f-k too much.« Transportierten Villon, Schiller oder Genet mit ihren impulsiven Charakteren Gesellschaftskritik, so fragt Kesey nach der Grenze zwischen psychischer →Gesundheit und Krankheit und übt scharfe Kritik an der bis in die fünfziger Jahre praktizierten Lobotomie als Behandlungsmethode. Dient das Doppelgänger-Motiv im 19. Jh. dazu, Identität fragwürdig werden zu lassen, verwenden es Autoren des 20. Jh. dazu, den Prozess der Literaturproduktion zu inszenieren: so Paul Auster in seiner *New York Trilogie* (1989; dt. *New York Trilogie*). Der erste Teil *City of Glass* (1985; dt. *Stadt aus Glas*) hat diverse Rahmenhandlungen; auch eine Figur namens Paul Auster tritt auf – ein Verwirrspiel zwischen Autor, Erzählern und Erzählebenen setzt ein. In *Ghosts* (1986; dt. *Schlagschatten*) erfindet der Schriftsteller Black die Figur Blue, die ihn umbringt, während im dritten Teil, *The Locked Room* (1986; dt. *Hinter verschlossenen Türen*), ein Autor das Leben eines anderen recherchiert und zunehmend dessen Identität annimmt. Weniger selbstreferenziell verfährt Rainald Goetz (1986) in seinem Roman *Irre* (1983). Sein Erzähler berichtet von einem Bekannten, Raspe, der sich auf einem Fest vor allen Gästen mit einer Rasierklinge verletzt und nicht versteht, warum diese seine Schnitte nicht wie er als Ornamente sehen. Nicht nur durch extrem wechselhafte Stimmungen, Wutanfälle und depressive Phasen wird die weibliche Hauptfigur Betty als Borderline-Patientin in dem Roman *37°2 le matin* (1985; dt. *Betty Blue. 37,2 Grad am Morgen*) von Philippe Djian charakterisiert. Schon vor dem Ausbruch ihrer Psychose, in deren Verlauf sie sich ein Auge aussticht, fügt sie sich Verletzungen zu. Neben fiktionalen Texten liegen auch autobiographische Texte von Borderline-Patientinnen vor: So schildert Susanna Kaysen in *Girl interrupted* (1993; dt. *Durchgeknallt. Seelensprung*) ihren Aufenthalt in einer psychiatrischen Klinik. Marie-Sissi Labrèche gewährt mit *Borderline* (2000; dt. *Borderline*) einen Einblick in die extreme Gefühlswelt von Borderline-Patientinnen. Erst nach einer Krise, während der sie sich ihr Gesicht zerschneidet, beginnt sie eine Therapie. Die schmerzhafte Aufarbeitung ihrer Kindheit, in der sie sexuell missbraucht wurden, beschreiben Gerhard Mell in *Mein Name ist Borderline. Die Story* (1998) und Janna Stoll in *Auf der Spur der Schattenschwester. Erfahrungen einer Borderline-Patientin* (2002). Nur mittels eines »anderen Ich« können sie sich an ihre traumatischen Erfahrungen erinnern und diese verarbeiten. In seinem Kriminalroman *La Reprise* (2001; dt. *Die Wiederholung*) erweitert Alain Robbe-Grillet das Doppelgängermotiv zum Motiv der multiplen Persönlichkeit. Der Ich-Erzähler – sofern man ihn so bezeichnen kann – spaltet sich in eine Vielzahl von Figuren bzw. Figurfragmenten auf. Kindheitserinnerungen (aber: wessen Kindheit?), Versatzstücke einer fragwürdigen Realität und Beschreibungen verschiedener psychischer Zustände werden unauflösbar ineinander verwoben.

Harald Weilnböck: Die Psychoanalyse des körperlichen und gestischen Agierens. Über ein neues Paradigma für Psychotherapie und Kulturwissenschaften mit einem Ausblick auf Ernst Jüngers »In Stahlgewittern«. In: Literaturkritik Nr. 3 (2003), Schwerpunkt »Psychoanalyse und Medizin«, http://www.literaturkritik.de/public/rezension.php?rez_id=5676&ausgabe=200303
Bettina Rabelhofer: Multiplizität und Dissoziation als Paradigmen der Moderne. In: Newsletter Moderne. Zeitschrift des SFB Moderne 5 (2002), S. 4–7
Birger Dulz, Angela Schneider: Borderline-Störungen. Theorie und Therapie. 2. Aufl., Stuttgart, New York 1999
Ursula Link-Heer: Doppelgänger und multiple Persönlichkeiten. Eine Faszination der Jahrhundertwende. In: Christina von Braun, Gabriele Dietze (Hg.): Multiple Persönlichkeit. Krankheit, Medium oder Metapher?, Frankfurt/M. 1999, S. 32–59

B.K.

Bulimie   Der Begriff B. (gr. bous: Ochse, limos: Hunger) bezeichnet ein impulsives Verschlingen von Nahrung. Die B. nervosa ist gekennzeichnet durch die ständige Beschäftigung mit dem Essen und Episoden übermäßigen Essens. In der Folge versuchen Betroffene, gegen die dick machende Wirkung eine der folgenden Aktivitäten einzusetzen: selbstinduziertes Erbrechen, Laxantien-abusus, vorübergehendes Fasten, Medikamentenmissbrauch (Appetitzügler, Schilddrüsenpräparate oder Diuretika) oder Vernachlässigung der Insulin-Behandlung (bei Diabetikern). Von der B. Betroffene haben eine übertriebene Furcht vor dem Dicksein. In der Forschung ist umstritten, ob bei der B. eine Körperschemastörung vorliegt, die für die →Anorexie charakteristisch ist. B. nervosa tritt in der Regel am Ende der Adoleszenz bzw. im frühen Erwachsenenalter und fast ausschließlich bei Frauen und im westlichen Kulturkreis auf. Bereits in antiken medizinischen Texten werden Hungeranfälle beschrieben: Galen führt »bulimis« auf ein gestörtes Gleichgewicht der Magensäure zurück. Im 5. Jh. n. Chr. findet sich in den Schriften des Theodorus Priscianus der Begriff »fames canina« für übermäßigen Appetit. Moses Maimonides rät im 12. Jh. in seiner Schrift zur Mäßigung – man solle nicht wie von B. befallen in großen Bissen das Essen hinunterschlingen. In Bartholomäus de Glanvillas enzyklopädischem Werk *De proprietatibus rerum* (13. Jh.) wird nicht nur das Verschlingen, sondern auch das anschließende Erbrechen von Nahrung beschrieben. Der Mediziner Robert James beschreibt 1743 in seinem *Medicinal Dictionary, Including Physic, Surgery, Anatomy, Chemistry and Botany* mit dem Begriff »boulimus« ein eigenes Krankheitsbild. 1869 bezeichnet der französische Mediziner Pierre-François Blachez dieses Verhalten bei einer Patientin als »Kynorexie«, interpretiert dies allerdings als psychosomatische Störung. 1873 erwähnen William Whitey Gull und Charles Lasègue in ihren Arbeiten zur Anorexia nervosa Patientinnen mit Bulimie-Symptomen, ordnen diese aber dem Krankheitsbild der Anorexie zu. Auch Pierre Janet liefert 1903 in seinem Buch *Les obsessions et la psychasthénie* vier detaillierte Fallbeschreibungen (darunter auch ein männlicher Patient), ohne jedoch den Begriff B. nervosa zu verwenden. Dieser wird 1979 von dem Psychiater Gerald F. M. Russell mit seinem Artikel »Bulimia Nervosa: An Ominous Variant of Anorexia Nervosa« geprägt.

In Ovids *Metamorphosen* wird im achten Buch die Figur des Erysichthon beschrieben, der von der Göttin Ceres für einen Frevel mit einem unersättlichen Hunger betraft wird. Er verschlingt seinen gesamten Besitz und am Ende sogar sich selbst. In François Rabelais' *Gargantua et Pan-*

tagruel (1532–64; dt. *Gargantua und Pantagruel*) muss der Protagonist nach seiner Geburt von 17.913 Kühen gesäugt werden, um seinen unermesslichen Hunger zu stillen. So verschlingt der erwachsene Gargantua versehentlich mit einem Salat sechs Pilger, und so unmäßig sein Appetit, so beeindruckend sind auch seine Verdauungsfunktionen, die ausführlich geschildert werden. Die betonte Körperlichkeit des Protagonisten ist Ausdruck der Weltzugewandtheit der Renaissance. Die Protagonistin der Erzählung *Pierrette* (1840; dt. *Pierrette*) von Honoré de Balzac leidet an Chlorose, einer »Modekrankheit« des 19. Jh. Sie wird von Heißhungerattacken befallen (was nicht in das gängige Krankheitsbild passt), jedoch zugleich als extrem dünn beschrieben. Ihre Krankheit wird als »Maladie de l'adolescence« bezeichnet, als die man die Chlorose ansah. Franz Kafkas Roman *Der Verschollene* (1913– 1927) ist die Geschichte des kontinuierlichen gesellschaftlichen Abstiegs des Protagonisten Karl Roßmann. Von seinen Eltern verstoßen, schlägt er sich in Amerika als Liftboy durch, wird entlassen und in die dubiose Lebens- und Wohngemeinschaft der Sängerin Brunelda aufgenommen. Brunelda kultiviert zusammen mit ihrem Liebhaber Delamarche nächtliche Fressorgien, deren Überreste die ausgehungerten übrigen männlichen Mitbewohner aufessen. Brunelda ist beruflich erfolgreich und herrscht über einen männlichen Harem. Sie vereint scheinbar mühelos die einander widersprechenden Ideale von weiblicher Autonomie und erotischer Attraktivität und ist damit der Gegenentwurf zum Scheitern des männlichen Protagonisten. In Marco Ferreris Filmsatire *La grande bouffe* (1973; dt. *Das große Fressen*) beschließen vier vom Leben gelangweilte Männer, sich stilvoll zu Tode zu essen. In einer Villa am Stadtrand von Paris treffen sie sich zu einem tödlichen Dauergelage. Die Fress- und Brechanfälle der Agnes Matzerath in Günter Grass' Roman *Die Blechtrommel* (1959) haben eine physiologische Ursache, nämlich ihre (unentdeckte) Schwangerschaft. Auf einem Spaziergang schauen sie und ihr Mann der Bergung eines Pferdekopfes zu, in dem sich mehrere Aale eingenistet haben. Agnes erträgt den Anblick nicht – die sexuelle Assoziation ist offenbar –, und weigert sich kategorisch, je wieder Fisch zu essen. Nach einigen Wochen jedoch verschlingt sie in Heißhungeranfällen Unmengen davon, bis

sie mit einer Fischvergiftung ins Krankenhaus eingeliefert wird; dort stirbt sie. Erst bei der Obduktion stellt sich ihre Schwangerschaft heraus. Leon de Winter verknüpft in seinem Spionage-Roman *Hoffman's honger* (1990; dt. *Hoffmans Hunger*) zwei Handlungsstränge, deren männliche Protagonisten beide fresssüchtig sind. Freddy Mancini, ein immens übergewichtiger Waschsalonbesitzer aus den USA, unternimmt im Juni 1989 auf Anraten seiner Ärzte eine Europareise um abzunehmen und wird in deren Verlauf Opfer eines Überfalls. Zur selben Zeit hat die zweite zentrale Figur, Hoffman, niederländischer Botschafter in Prag, in seiner Küche einen Fressanfall. Er ist beruflich und privat gescheitert. Zudem leidet er an chronischer Schlaflosigkeit, die er mit Spinoza-Lektüre und übermäßigem Essen und Trinken zu bekämpfen versucht. Der Hunger Hoffmans ist Ausdruck seiner Sehnsucht, das Trauma seiner Kindheit (seine Eltern wurden Opfer der Judenvernichtung) zu verwinden und privates Glück zu finden. Der Kauf eines Hauses im Moor ist für das junge Ehepaar Martina und Leon Ulbricht in Karen Duves *Regenroman* (1999) der Anfang vom Ende. Erst nach einer Vergewaltigung und dem Tod ihres Ehemannes schafft es die bulimische Martina, sich von den Demütigungen ihrer Kindheit zu befreien und ein neues, selbstbestimmtes Leben zu beginnen. In *Der Vogel ist ein Rabe* (2003) schildert Benjamin Lebert die tragische Geschichte dreier Freunde, der magersüchtigen Christine, des von chronischem Durchfall geplagten Erzählers Henry und des Bulimikers Jens. Jens und Christine lernen sich in einer Klinik für Essgestörte kennen. Die zwei männlichen Protagonisten sind in Christine verliebt, und das gestörte Verhältnis der drei Protagonisten zu ihrem Körper ist der Motor, der die Handlung auf einen Mord zutreibt: Christine erzählt Jens von ihren erotischen Abenteuern, was diesen angesichts seiner Fettleibigkeit in die Verzweiflung treibt und gewalttätig werden lässt. Henry bringt Jens schließlich um, um Christine zu befreien, die jedoch weder seine noch die Liebe von Jens erwidert. In ihrem autobiographischen Text *Biographie de la faim* (2004) beschreibt Amélie Nothomb ihre von einem extremen Hunger geprägte Kindheit – »la faim, c'est moi«. Ihr enormer Appetit bezieht sich sowohl auf Nahrung wie auch auf Getränke. Sie potenziert ihre Lust, indem sie sich beim Essen im Spiegel betrachtet. Im Alter von dreizehn Jahren jedoch beschließt sie, das Essen einzustellen. Das Ende der Kindheit wird zum Ende der Essenslust und zum Beginn einer Anorexie, die sie einige Jahre später überwindet.

Pamela K. Keel, Kelly L. Klump: Are Eating Disorders Culture-Bound Syndromes? Implications for Conceptualizing Their Etioloy. In: Psychological Bulletin 129 (2003), S. 747–769
Gerhard Neumann, Hans-Jürgen Teuteberg, Alois Wierlacher (Hg.): Kulturthema Essen. Ansichten und Problemfelder, Berlin 1993
Tilmann Habermas: Heißhunger. Historische Bedingungen der Bulimia nervosa, Frankfurt/M. 1992
Manfred Fichter: Bulimia nervosa: Grundlagen und Behandlung, Stuttgart 1989

B.K.

Chirurg Der Begriff C. (gr. cheirourgós: Handarbeiter) bezeichnet nach heutigem Verständnis einen für operative Eingriffe (→Operation) ausgebildeten akademischen Arzt, der nach der Approbation eine mehrjährige Weiterbildung in der Diagnostik (→Diagnose) und Behandlung chirurgischer Krankheiten absolviert hat. Die Akademisierung der C. und ihre Eingliederung in die universitäre Medizin kam in den meisten europäischen Staaten erst im 19. Jh. zum Abschluss. Während sich in Frankreich die Kluft zwischen C. und Ärzten um 1800 zu schließen begann, lag z.B. die chirurgische Versorgung der deutschen Bevölkerung noch zum Zeitpunkt der Reichsgründung (1871) mehrheitlich in den Händen handwerklich ausgebildeter Wundärzte. 1873 wurden im Deutschen Reich letztmalig Wundärzte zur Prüfung zugelassen. Fortan war die Ausbildung zum C. auch in Deutschland an die Absolvierung eines vollständigen Medizinstudiums gebunden. Vor diesem Zeitpunkt existierte für die chirurgisch Tätigen eine Vielzahl verschiedener Berufsbezeichnungen. Neben dem seit dem 14. Jh. gebräuchlichen Begriff Wundarzt finden sich u.a. die Bezeichnungen Barbier, Bader und – mit Blick auf die Militärchirurgie – Feldscher. Sie werden in der sozialhistorischen Forschung mittlerweile unter dem Oberbegriff Handwerkschirurgen subsumiert und als solche dem modernen akademischen C. gegenübergestellt. C. werden bereits in der *Ilias*, dem ältesten erhaltenen Großepos der europäischen Literatur, thematisiert. Das Homer zugeschriebene Werk erzählt von Machaon, dem Sohn des Asklepios und der Epione. Machaon erbt die väterliche Kunst des Heilens, nimmt am Zug nach Troja teil und dient während des Krieges dem griechischen Heer als Wundarzt. Er zieht Menelaos den Pfeil aus dem Gürtel, versorgt dessen Wunde und heilt ihn. Später wird Machaon selbst durch einen Pfeil des Paris getroffen und von Nestor gepflegt. Auch Machaons Bruder, Podaleirios, zieht mit dem griechischen Heer nach Troja und betätigt sich als Militärarzt. Wenngleich Podaleirios anders als sein chirurgisch versierter Bruder auf die (innere) Heilkunde spezialisiert war, soll er doch Philoktets infizierte Wunde geheilt und ihm so ermöglicht haben, Paris zu töten. In François Rabelais' *Gargantua et Pantagruel* (1532–64; dt. *Gargantua und Pantagruel*) wird eine im wahrsten Wortsinn fantastische Chirurgie beschrieben: Epistemon verliert in einer Schlacht seinen Kopf, worauf Panurge diesen wieder annäht. Epistemon leidet darauf hin drei Wochen lang an Husten und Heiserkeit. Was die zeitgenössische Chirurgie realiter zu leisten vermochte, entnehmen wir dagegen den Werken des Franzosen Ambroise Paré (1510–90), dem wichtigen Wundarzt der frühen Neuzeit: Paré stellt die Chirurgie im 16. Jh. in Werken wie *Méthode de traiter les plaies faites par arquebuses et autres bâtons à feu* (1545) und *Les dix livres de la chirurgie* (1564) auf eine neue Grundlage. Er führt bei Amputationen anstelle des Gluteisens die Ligatur ein, wendet sich gegen das Ausgießen von Schusswunden mit siedendem Öl, entwickelt funktionelle Prothesen und eine künstliche Hand. Sein Ansehen als Wundarzt ist so groß, dass er 1554 gegen den Widerstand der mächtigen Pariser Medizinischen Fakultät, die den sog. einfachen Barbier ablehnt, in das dortige Chirurgen-Kollegium aufgenommen wird. Paré taucht in der Folgezeit auch in einigen Werken als literarische Figur auf: Laurence Sterne baut ihn in *The Life and Opinions of Tristram Shandy Gentleman* (1759–67; dt. *Leben und Meinungen des Herrn Tristram Shandy*) ebenso in die Handlung ein wie Honoré de Balzac in *Sur Cathérine de Médicis* (1831–41; dt. *Katharina von Medici*): Hier tritt Ambroise Paré als Behandler von Mitgliedern des französischen Königshauses in Erscheinung. Auch die Entwicklung des C. vom umstrittenen Empiriker bis zum angesehenen Bildungsbürger des 19. und 20. Jh. spiegelt sich in der Literatur wider. Als eindrucksvolles Beispiel für die geringe Geltung der frühneuzeitlichen Handwerkschirurgie kann das *Ständebuch* von Jost Amman gelten, dessen Verse von dem deutschen Lyriker und Dramatiker Hans Sachs stammen (1568). Hier findet sich auch Sachs' Gedicht »Der Balbierer«, der von sich u. a. behauptet, den Star zu stechen und Lues und Beinbrüche zu heilen. Von insgesamt 114 aufgeführten Ständen – angeführt vom Papst bis hin zum Narren – nimmt der sog. Balbierer hinter dem Schuhmacher und vor dem Zahnbrecher lediglich den 51. Rang ein. In Thomas Middletons Theaterstück *A Fair Quarrel* (1613; dt. *Ein ehrlicher Streit*) wie auch in Henry Fieldings *Amelia* (1751; dt. *Amelia*) treten Wundärzte auf, die vergeblich versuchen, durch den Gebrauch (vermeintlicher) Fachausdrücke Gelehrtheit zu demonstrieren. Miguel de Cervantes, selbst Sohn eines Arztes, skizziert in *El Ingenioso Hidalgo Don Quixote de la Mancha* (1605/15; dt. *Don Quijote*) einen pfiffigen, aber ungebildeten Barbier, der Sancho Pansa begleitet. In *El Médico de Su Honra* (1637; dt. *Der Arzt seiner Ehre*) von Pedro Calderón de la Barca verdächtigt Don Alfonso seine Gattin zu Unrecht der ehelichen Untreue und beauftragt einen Wundarzt, der schlafenden Frau mit einem Dolch die Adern zu öffnen und sie verbluten zu lassen. Bei Calderón erscheint der C. somit – jenseits des (wund)ärztlichen Heilauftrags – als bloßer Erfüllungsgehilfe eines Ehrenmanns. In Jonathan Swifts *Travels into Several Remote Nations of the World* (1726; dt. *Gullivers Reisen*) wird die Hauptfigur Lemuel Gulliver selbst im Untertitel als »Wundarzt, später Kapitän verschiedener Schiffe« beschrieben. Weitere Wundärzte treten im Land der Riesen auf: So extrahiert ein Handwerkschirurg einem Diener von Glumdalclitch versehentlich einen gesunden →Zahn. In *The Adventures of Roderick Random* (1748; dt. *Die Abenteuer des Roderick Random*) stellt Tobias George Smollett die Aufnahmebedingungen eines zeitgenössischen Barbiers in England dar. Der Barbier besteht die geschilderte Prüfung trotz offensichtlicher Wissenslücken. Auch Theodor Gottlieb von Hippel beschreibt die Disparität zwischen C. und Arzt. Er charakterisiert in *Lebensläufen nach aufsteigender Linie* (1778) den Soldaten als Wundarzt des Staats und den Zivilisten als dessen Medi-

cus. In Hippels Werk *Über die Ehe* (1774) steht zu lesen, dass sich der Jurist vom Moralisten ebenso unterscheide wie ein Wundarzt von einem Mediziner. Johann Wolfgang von Goethe schildert in *Wilhelm Meisters Wanderjahre* (1821/29) den Entschluss seines Protagonisten, C. zu werden. Hier erscheint der Beruf des C. bereits in einem weit positiveren Licht. An vielen Stellen wird die soziale Bedeutung der Chirurgie erkennbar, auch die Kunstfertigkeit der C. und deren Nähe zum Bildhauer werden thematisiert. In Goethes *Wahlverwandtschaften* (1809) wird der C. als »erfahren, kunstreich, klug« beschrieben. Wiederum wird der soziale Charakter seiner Tätigkeit besonders unterstrichen. Ähnliches gilt für die Figur des Dr. Desplain, die Honoré de Balzac in mehreren Romanen einsetzt, so etwa in *La messe de l'Athée* (1836; dt. *Die Messe des Gottesleugners*) und mehrfach in anderen Werken seiner *Comédie humaine* (1842–48; dt. *Die menschliche Komödie*). Die Gestalt des Desplain ist dem zeitgenössischen Pariser C. Guillaume Dupuytren nachempfunden. Desplain wird skizziert als begnadeter C., der allein von den Vertretern der gelehrten Medizin nicht hinreichend gewürdigt wird. Gleichzeitig beschreibt Balzac Desplain als ungläubig, launisch, exzentrisch und menschenfeindlich. Herman Melville zeichnet den Marinechirurgen Cadwallader Cuticle in seinem Roman *White Jacket or, The World in a Man-of-War* (1850; dt. *Weißjacke oder die Welt auf einem Kriegsschiff*) bereits als akademischen Arzt, der den renommiertesten europäischen Fachgremien angehört und über ein profundes Wissen verfügt. Cuticle versorgt als routinierter, abgeklärter und flinker C. Kriegsverwundungen auf See und imponiert als Spezialist für Amputationen. Auch bei Fjodor M. Dostojewskij deutet sich die Überwindung des Dualismus zwischen äußerer und innerer Heilkunde an: In *Prestuplenie i nakazanie* (1866; dt. *Schuld und Sühne*) beschäftigt sich der C. Sosimoff zugleich mit Krankheitsbildern aus dem Bereich der →Psychiatrie, die er als besonders interessanten Zweig der Medizin ansieht. In der zweiten Hälfte des 19. Jh. wird der C. dank überragender Neuerungen auf den Gebieten der →Anästhesie, der →Hygiene und der Operationstechnik (→Operation) endgültig zum Sinnbild des medizinischen Fortschritts. Diese Entwicklung wird in Leo N. Tolstojs *Vojna i mir*

(1868/69; dt. *Krieg und Frieden*) besonders anschaulich. So zeigt Anna Michailovnas Gesicht
in einem Moment des persönlichen Triumphes
den »stolzen Ausdruck eines Chirurgen, der eine
schwere Amputation beendet hat.« Dieses gängige Bild des hehren Operateurs stellt Gottfried
Benn in seinem expressionistischen Zyklus *Morgue und andere Gedichte* (1912) radikal in Frage:
Sein zynisches Gedicht »Blinddarm« beschreibt
einen C., der operiert » […] als schnitte man
Brot.« Benn degradiert den stolzen C. zum Me-
chaniker und seine operative Kunst zur bloßen
Reparatur.

Dominik Groß: Die Aufhebung des Wundarztberufs,
    Stuttgart 1999
Walter Müller-Seidel: Dichtung und Medizin in Goethes
    Denken. Über Wilhelm Meister und seine Ausbil-
    dung zum Wundarzt. In: Hans-Jürgen Gawoll (Hg.):
    Idealismus mit Folgen: die Epochenschwelle um
    1800 in Kunst und Geisteswissenschaften. Fest-
    schrift zum 65. Geburtstag Otto Pöggelers, Mün-
    chen 1994, S. 107–137
Dietrich v. Engelhardt: Der Chirurg des 18. und
    19. Jahrhunderts In: D. v. E.: Medizin in der Literatur
    der Neuzeit. Bd. 1, Hürtgenwald 1991, S. 207–222
Sabine Sander: Handwerkschirurgen. Sozialgeschichte
    einer verdrängten Berufsgruppe, Göttingen 1989
                                                    D.G./J.St.

Cholera Bei der Ch. (Ch. asiatica, über lat.
cholera aus gr. choléra »Gallenbrechdurchfall«
zu cholē, chólos »Galle«) handelt es sich um eine
akute, die Darmschleimhaut befallende Infektionskrankheit (→Infektion), die heftiges Erbrechen und Durchfall hervorruft (sog. reiswasser-
artige Ausscheidungen). Zu den Folgesympto-
men (→Symptom) des plötzlichen Flüssigkeits-
und Elektrolytverlustes zählen Kollaps, Waden-
krämpfe, mitunter Erkalten und schwarz-blaue
Verfärbung der →Haut bzw. der Gliedmaßen, tro-
cken-heisere Stimme (vox cholerica), Nierenver-
sagen, Herzrhythmusstörungen und Koma, sofern nicht sofort Maßnahmen (→Therapie) ergriffen werden (Infusion, Antibiotika). Verursacher ist das in feuchtem Milieu lebende, Toxin
bildende Bakterium Vibrio cholerae, welches
ausschließlich beim Menschen in den Elektrolythaushalt des →Körpers eingreift. Die Übertragung erfolgt in der Regel durch verunreinigtes
Trinkwasser oder über kontaminierte Nahrung
(v. a. roher Fisch, Obst, Gemüse), doch sind auch

Kontaktinfektionen durch andere Keimträger
(vom Brechdurchfall der Kranken befleckte Kleidungsstücke, Bettlaken etc.) möglich. Die Inkubationszeit beträgt in der Regel 2–3 (maximal 5)
Tage, kann sich aber auch auf wenige Stunden
verkürzen. Charakteristisch für die Ch. ist bei
unbehandeltem Krankheitsverlauf ihre hohe Letalität (bis zu 70%) und das schnelle Eintreten
des Todes, bei besonders rasanten Verläufen innerhalb von Stunden (sog. Ch. sicca noch vor
dem Auftreten der Durchfälle). Der Tod wird zumeist bei vollem Bewusstsein erlebt. In Form lokal begrenzter Endemien trat die Ch. seit Jh. im
indischen Mündungsdelta von Ganges und Brah-
maputra in Erscheinung. Erst der durch die englische Kolonialherrschaft intensivierte Menschen-
und Warenverkehr sowie Truppenbewegungen
führten seit dem Ende des 18. Jh. zu einer Ausbreitung über den gesamten indischen Subkon-
tinent. Im Anschluss an die erste große Cholera-
pandemie (→Epidemie) der Jahre 1817–23 über-
schritt die Infektionskrankheit in Etappen entlang der Fernhandelswege ihren Ursprungskonti-
nent und gelangte über Mittelasien bis in die europäischen Gebiete Russlands. Der polnische Auf-
stand von 1830 begünstigte die Ausbreitung nach
Westen, 1831 wurden Deutschland, Österreich
und England, 1832 Frankreich und die USA erreicht. Weitere pandemische Wellen sollten folgen. Entscheidend für diese Entwicklung waren
neben der erhöhten allgemeinen Mobilität v. a.
die Begleiterscheinungen von Industrialisierung
und Urbanisierung, so die unzureichenden hygienischen Verhältnisse (→Hygiene) in den städtischen Elendsquartieren, insbesondere hinsichtlich der Abwasserbeseitigung und Trinkwasser-
versorgung. Als Abwehrreaktionen von staatlicher Seite standen bis zum Durchbruch mikrobio-
logischer Erkenntnisse zunächst die schon zuvor
in den Pestzügen (→Pest) des 17. und 18. Jh. angewandten Maßnahmen im Vordergrund, die sich
einerseits auf eine verstärkte medizinische Kontrolle der Bevölkerung, andererseits auf eine Einschränkung des Reise- und Warenverkehrs (teils
unter der Einrichtung von militärischen Sperr-
kordons und Quarantänen, der ›Räucherung‹ von
Post und Gütern) erstreckten. Bestimmend für
die Einstellung und das Vorgehen der Obrigkeit
war indes die von ihr akkreditierte medizinische
Lehrmeinung, die sich in zwei große Lager spalte-
te. So gingen die sog. Miasmatiker im Sinn der

antiken Miasmen-Vorstellung von einem ursächlichen Zusammenhang zwischen der Ch. und der Beschaffenheit von Boden- und Klimaverhältnissen aus, weshalb neben besonderen Witterungsumständen die Verwahrlosung in den ärmlichen Massenquartieren des Proletariats als Hauptquelle der Krankheit benannt wurde. Im Gegensatz dazu vertraten die sog. Kontagionisten die Ansicht, das Leiden werde von einer ansteckenden Substanz übertragen, die auch ortsunabhängig und unsichtbar das Übel verbreite, was die Beschränkung von Reisefreiheit und freiem Handel erforderlich machte. Nach der Entdeckung des sog. Komma-Bacillus durch Robert Koch 1883 (genau genommen war ihm bereits 1854 der Italiener Filippo Pacini zuvorgekommen) gelang es schließlich im anbrechenden mikrobiologischen Zeitalter, die zuvor sich widersprechenden Lehrmeinungen in ein neues Konzept von Krankheit einzugliedern und deren Ausbreitung durch vorbeugende sanitäre Maßnahmen, durch den Einsatz von Antibiotika sowie durch zeitlich begrenzt wirksame Schutzimpfungen (→Impfung) einzudämmen.

Zu den bekanntesten Textzeugnissen der Europa erreichenden Pandemiewellen zählt ein Zeitungsbeitrag Heinrich Heines, in dem die Lage in Paris nach dem Choleraausbruch von 1832 beschrieben wird und zu dessen Beginn die Epidemie ein unbekümmertes Maskentreiben jäh in Schrecken auflöst (*Französische Zustände*, Artikel VI, 19.4.1832). Entscheidend für die Darstellung ist nicht nur Heines plastische Dramatisierung, sondern zugleich seine scharfsinnige Analyse der sozialen und ideologischen Verhältnisse. Nicht weniger explizit setzt Karl Gutzkow die Epidemie mit der gesellschaftlichen und politischen →Krise seiner Epoche in Verbindung; seine persönlichen Beobachtungen (*Das Kastanienwäldchen in Berlin*, 1869) münden letztlich in eine Metaphorisierung der Seuche, die als »moralische Cholera« bzw. »sittliche Brechruhr« zum Ausdruck der verfallenden Sozialgesinnung wird (*Diese Kritik gehört Bettinen*, 1843). In vielen weiteren autobiografisch geprägten Berichten hat die Ch. ihre Spuren hinterlassen, so in Karl Immermanns *Reisejournal* (1833), den *Mémoires d'outre-tombe* (1848; dt. *Erinnerungen von jenseits des Grabes*) von François-René de Chateaubriand, Marie von Ebner-Eschenbachs *Meine Kinderjahre* (1906) oder in den Reisebriefen *Från*

Napoli (1885) des schwedischen Arztes, Psychiaters und Schriftstellers Axel Martin Fredrik Munthe, der seine Eindrücke aus dem Neapel des Jahres 1884 niederlegte, während der Däne Vilhelm Bergsøe für seinen Novellenzyklus *Fra piazza del popolo* (1877; dt. *Von der Piazza del Popolo*) eine fiktionale Gestaltung der Ch. in Italien wählte. Früh finden sich auch lyrische Formen, so bei Nikolaus Lenau, der in seinem Gedicht »Auf meinen ausgebälgten Geier« (1838, *Neue Gedichte*) in endzeitlichen Bildern das Massensterben bei einer Wallfahrt in Hurdwar am Ganges imaginiert, während Ernst Ortlepp bereits 1832 ein Versepos *Die Cholera* verfasst hatte. Eugène Sue wiederum lässt in seinem erfolgreichen Feuilleton-Roman *Le juif errant* (1844/45; dt. *Der ewige Jude*) die Ch. der Hauptfigur stets auf dem Fuße folgen. In Rudyard Kiplings Gesamtwerk wird das Motiv sogar einer mehrfachen literarischen Ausgestaltung unterzogen, so in der Kurzgeschichte *Only A Subaltern* (1888; dt. *Nur ein Leutnant!*) oder in dem Gedicht »Cholera Camp« (1896; *Barrack-Room Ballads*), welches aus der Sicht und in der Sprache des einfachen Infanteristen das Wüten der Ch. im indischen Kolonialheer ins Bild setzt. Eine signifikante Verbindung zwischen dem Choleramotiv und dem Motiv der (meist verderblichen) Leidenschaft findet sich in Ricarda Huchs Roman *Erinnerungen von Ludolf Ursleu dem Jüngeren* (1893), der den Niedergang einer Hamburger Patrizierfamilie nachzeichnet, während in Rudolf G. Bindings Novelle *Der Opfergang* (1912) speziell das Ehebruchmotiv im Vordergrund steht. In Thomas Manns Novelle *Der Tod in Venedig* (1912) wird die Ch. zur Chiffre einer zerstörerischen Sinnlichkeit, die allmählich in die geordnete Geisteswelt des alternden Komponisten Gustav von Aschenbach einbricht und den Künstler inmitten einer dekadenten Kulisse in den →Tod führt. William Somerset Maughams psychologischer Roman *The Painted Veil* (1925; dt. *Der bunte Schleier*) folgt einer traditionelleren Deutung der Seuche als moralische Bewährungsprobe: Ursprünglich als Strafe für seine ehebrecherische Gattin Kitty gedacht, lässt sich der Bakteriologe Walter Fane in ein Choleragebiet versetzen. Im Zuge des gemeinsamen Engagements für die Kranken läutert sich Kitty jedoch und gewinnt an menschlicher Größe, die ihr ein neues Leben ermöglicht, als ihr egozentrischer

Ehemann an der Ch. stirbt. Auch Jean Giono lässt in *Le hussard sur le toit* (1951; dt. *Der Husar auf dem Dach*) seinen jugendlich-unreifen Helden eine endzeitliche Choleraepidemie im Südfrankreich der 1840er Jahre überstehen, doch verbirgt sich unter dem Anschein des Abenteuerromans eine persönliche Abrechnung des Autors mit den politischen Gegnern, die dem überzeugten Pazifisten in und nach dem Zweiten Weltkrieg zusetzten. Erneut wird die Epidemie somit zum Sinnbild einer korrupten und jeglicher Ideale beraubten Gesellschaft. Im Roman *El amor en los tiempos del colera* (1985; dt. *Die Liebe in den Zeiten der Cholera*) des kolumbianischen Schriftstellers Gabriel García Márquez hingegen findet die über Jahrzehnte hinweg verhinderte Liebe der beiden unterdessen alt gewordenen Hauptfiguren ihre Erfüllung: Im Schutz der auf ihrem Flussdampfer (grundlos) gehissten Cholerafahne genügen die beiden Spätvereinten sich selbst. Das Motiv der Quarantäne überwiegt hier gegenüber den Reminiszenzen an eine Krankheit, die sich stärker noch als die Pest als besonders menschenunwürdiger Tod in das kollektive Gedächtnis eingeschrieben hat.

Olaf Briese: Angst in den Zeiten der Cholera. 4 Bde., Berlin 2003

Stefan Winkle: Geißeln der Menschheit. Kulturgeschichte der Seuchen, Düsseldorf 1997

René Garguilo: Mythologie du choléra. In: Max Milner (Hg.): Littérature et pathologie. Saint-Denis 1989, S.149–165

Brigitta Schader: Die Cholera in der deutschen Literatur, Gräfelfing 1985

M.G.

Compliance →Coping

Coping Der Begriff C. steht für den Umgang des →Patienten mit der Krankheit, mit der Medizin und dem durch das Leiden veränderten Leben; die Befolgung der vom Arzt vorgeschlagenen →Therapie wird »Compliance« genannt. Verhalten und Einstellung des Kranken haben seit der Antike bis in die Neuzeit in der Medizin und anderen Wissenschaften wiederholt Beachtung gefunden, so dass zahlreiche Beobachtungen zur individuellen und sozialen Situation des Kranken überliefert wurden und immer wieder auf Ethos und Ethik, auf Rechte, Pflichten sowie

Tugenden eingegangen wurde. Zu einer differenzierten und systematischen Erforschung des Patientenverhaltens aus der Copingperspektive kam es erst im 20. Jh. Körperlich-seelische Veränderungen und →Schmerzen werden zunächst vom Kranken subjektiv wahrgenommen, bewertet und dann mit einem bestimmten Verhalten im Hinblick auf die Krankheit, die Medizin und das →Leben mit der Krankheit beantwortet. In allen drei Bereichen kann es zu unterschiedlichen Reaktionen kommen. Der Erkrankte kann die Krankheit (Art, Stadium, Ursache, Prognose) übertreiben (Aggravierer) oder untertreiben (Minimisierer), er kann sie verleugnen (Negierer) oder annehmen (Akzeptierer), Krankheiten können im Übrigen simuliert (→Simulation) oder dissimuliert werden; das Verhältnis zur Medizin (Arzt, Pflegeperson, Therapie, Krankenhaus) kann in den Extremen kooperativ oder unkooperativ ausfallen; der Kranke kann die Krankheit schließlich – ebenfalls mit vielen Zwischenformen – entweder konstruktiv in sein Leben (Selbstbild, Familie, Beruf, Freizeit) integrieren oder destruktiv an ihr scheitern. Die drei Bereiche des C. (Krankheit, Medizin und Leben) sowie die unterschiedlichen Typen der Reaktion wiederum werden von einer Reihe von Voraussetzungen beeinflusst (kulturhistorische Epoche, ethnische Herkunft, sozioökonomische Verhältnisse, →Alter, Geschlecht (→Geschlechterdifferenz), Persönlichkeit). Krankheit wird von Menschen der Gegenwart nach empirischen Studien v.a. als Herausforderung, Feind, Bestrafung, Schwäche, Erleichterung, strategische Möglichkeit, Verlust, Beschädigung oder Wertsteigerung verstanden.

Differenzierte Darstellungen der →Subjektivität des Kranken finden sich in Leo N. Tolstojs *Smert' Ivana Iljiča* (1886; dt. *Der Tod des Iwan Iljitsch*), Thomas Manns *Der Zauberberg* (1924), Marcel Prousts *A la recherche du temps perdu* (1913–27; dt. *Auf der Suche nach der verlorenen Zeit*), Robert Musils *Der Mann ohne Eigenschaften* (1930–52) und Carson McCullers' *Clock Without Hands* (1961; dt. *Uhr ohne Zeiger*). Empfindungen, Gedanken und →Sprache des schwachsinnigen Benjy Compson beschreibt William Faulkner in *The Sound and the Fury* (1929; dt. *Schall und Wahn*). Krankheit wird keineswegs immer nur negativ bewertet. In Jean Pauls *Titan* (1800–03) erscheinen Krankheiten als »Aschermittwoche«, die dem ganzen Leben eine neue Richtung geben. Nach Novalis können chronische Krankheiten zu »Lehrjahren der Lebenskunst und der Gemütsbildung« (*Fragmente und Studien*, 1799/1800) werden. Fürst Myschkin in Dostojewskijs Roman *Idiot* (1868/69; dt. *Der Idiot*) erlebt kurz vor den epileptischen Anfällen Glücksgefühle von mystischer Intensität und ist sich zugleich des zerstörerischen Verlaufs seines Leidens bewusst. Christian Buddenbrooks hypochondrische Beschäftigung (→Hypochondrie) mit dem eigenen Körper in Thomas Manns *Die Buddenbrooks. Verfall einer Familie* (1901) will sein Bruder Thomas zwar Dichtern, aber nicht Kaufleuten zugestehen. Odysseus simuliert Wahnsinn (→Wahn), um nicht in den Krieg gegen Troja ziehen zu müssen (Homer, *Ilias*), Felix Krull täuscht einen epileptischen Anfall vor, um dem Wehrdienst zu entgehen (Thomas Mann, *Die Bekenntnisse des Hochstaplers Felix Krull*, 1954). Vielfältig wie die Art der Erkrankung ist das Verhalten der Patienten gegenüber →Ärzten, Pflegekräften, Diagnostik, Therapie und →Krankenhaus in Alexander Solschenizyns *Rakovyj korpus* (1968; dt. *Krebsstation*), Thomas Manns *Der Zauberberg* und Anton Tschechows *Palata No. 6* (1892; dt. *Krankenzimmer Nr. 6*). Während der Senator Thomas Buddenbrook die therapeutischen Vorschläge seiner Ärzte nicht befolgt, beeindruckt seine Mutter Elisabeth Buddenbrook während ihrer tödlichen Lungenentzündung durch ihre Kooperation. Die unzulängliche Einnahme der verschriebenen Medikamente (Non-Compliance) wird in Janet Frames *When Owls Do Cry* (1957; dt. *Wenn Eulen schreien*) thematisiert. In Samuel Warrens Erzählung *Cancer* (1830) gewinnt eine Frau während der Brustamputation – zu jener Zeit noch ohne Anästhesie durchgeführt – Kraft und Trost durch die Lektüre der Liebesbriefe ihres Mannes. Verwandte und Freunde können den Kranken unterstützen, aber ebenso zu einer zusätzlichen Behinderung werden. Dass Rudolf von Schlitz in Theodor Storms Erzählung *Schweigen* (1883) seiner Braut Anna die überwundene psychische Erkrankung (→Psychopathologie) aus Scham und →Angst verheimlicht, belastet die junge Ehe und gefährdet erneut seine Gesundheit. Ihre verzeihende →Liebe rettet ihn. Agathe in Robert Musils *Der Mann ohne Eigenschaften* hat während einer Erkrankung im Mädchenalter die Fä-

higkeit gewonnen, sich dem Leben zu entziehen und andere Menschen zu beherrschen. Die an Schwindsucht (→Tuberkulose) sterbende Lady Brandon in *La Grenadière* (Honoré de Balzac, 1832; dt. *Die Grenadiere*) versucht dagegen vor ihren beiden Söhnen das eigene Leiden zu verbergen – für sie eine wesentliche Bedingung des sozialen Zusammenlebens. In Carson McCullers' Roman *The Heart is a Lonely Hunter* (1940; dt. *Das Herz ist ein einsamer Jäger*) stehen die taubstummen Freunde John Singer und Spiro Antonapoulos einander so einfühlsam bei, dass Spiros Einweisung in eine psychiatrische Klinik und sein →Tod John aus Verzweiflung →Suizid begehen lassen. In Elsa Morantes Roman *La Storia* (1974; dt. *La Storia*) wendet sich die epilepsiekranke Ida Mancuso ihrem ebenso an →Epilepsie leidenden Sohn Useppe verständnisvoll zu und kann an seinen Anfällen beobachten, was ihr bei ihren eigenen verborgen bleibt. In Jean-Paul Sartres *La chambre* (1939; dt. *Das Zimmer*) versucht Eve vergeblich, an der Welt ihres Mannes Pierre teilzunehmen. In der Erzählung *Souvenir* (1979; dt. *Andenken*) von Jayne Anne Phillips verschweigen Robert und Kate ihrer Mutter die Wahrheit über den diagnostizierten Gehirntumor (→Aufklärung des Patienten, →Krebs), um sie zu schonen, was aber unnötig ist, da sie den Krankheitsbefund bereits kennt. Die Lebensgemeinschaft der Brüder Paul und Aubert (Jean-Edern Hallier, *Le Premier qui dort réveille l'autre*, 1977; dt. *Der zuerst schläft, weckt den anderen*) ist v. a. eine Bewusstseinsgemeinschaft, die von der Überzeugung getragen wird, dass der Sterbende dem Lebenden Wahrheit vermittelt, da der Tod zum Leben dazugehört. Die sozialkulturellen und individualpsychologischen Voraussetzungen im Umgang mit Krankheit, Medizin und Leben sind durchgängig Themen der Literatur. Im Russland des 19. Jh. genießen Ärzte, wie sie Dostojewskij in den *Zapiski iz mërtvogo doma* (1861/62; dt. *Aufzeichnungen aus dem Totenhaus*) darstellt, oft die →Liebe und Achtung des einfachen Volkes, das sich jedoch eher von einem alten Kräuterweib behandeln lasse als von einem Arzt im Hospital. Der Glaube kann die Bewältigung der Krankheit unterstützen (William Somerset Maugham, *Of Human Bondage*, 1915; dt. *Der Menschen Hörigkeit*), wie umgekehrt der Verlust des Glaubens oder der kulturellen Sicherheit in vielen Fällen möglicherweise zum Suizid führen (Thomas Manns, *Der Zauber-berg*). In Ernest Hemingways *Indiancamp* (1924; dt. *Indianerlager*) bringt sich ein Indianer um, weil er die Schmerzen seiner Frau bei der Geburt nicht zu ertragen vermag. Der hinkende und geistig gestörte Smike in *The Life and Adventures of Nicholas Nickleby* (1838/39; dt. *Nikolas Nickleby*) von Charles Dickens und die sensible Jeanne in *Une Page d'amour* (1878; dt. *Ein Blatt Liebe*) von Emile Zola zeigen, wie sich →Kinder in ihrer Krankheit verhalten. Der lungenkranke Ippolit in Dostojewskijs *Idiot* (1868/69; dt. *Der Idiot*) begegnet seinen gesunden Mitmenschen mit Neid und Hass. Ebenso gönnt der an Schwindsucht erkrankte Michel in André Gides *L'Immoraliste* (1902; dt. *Der Immoralist*) seiner Frau Marceline nicht ihre Gesundheit. In Arthur Schnitzlers Novelle *Sterben* (1895) verlangt der sterbende Felix selbstsüchtig von seiner Geliebten Marie, gemeinsam mit ihm in den Tod zu gehen. Wie eine starke und phantasievolle Frau ihr bescheidenes Krankenzimmer, in das sie dauerhaft durch ihr schmerzhaftes Leiden eingeschlossen ist, kontaktfreudig und anteilnehmend in ein reiches und lebensfrohes Universum verwandelt, schildert Henry James in *Princess Casamassima* (1886; dt. *Prinzessin Casamassima*).

Franz Peterman, Inge Ehebrecht-König (Hg.): Motivierung, Compliance und Krankheitsbewältigung, Regensburg 2004
Dietrich v. Engelhardt: Mit der Krankheit leben. Grundlagen und Perspektiven der Copingstruktur des Patienten, Heidelberg 1986
Edgar Heim: Krankheit als Krise und Chance, Stuttgart 1980
George V. Coelho, David A. Hamburg, John E. Adams (Hg.): Coping and Adaptation, New York 1974
Jerzy Zbigniew Lipowski: Physical Illness, the Individual and the Coping Processes. In: Psychiatry in Medicine 1 (1970), S. 91–102

D.v.E.

Depression/Manisch-depressive Krankheit

D. und Manie (M.) sind affektive Erkrankungen, die episodisch auftreten und einen rezidivierenden Verlauf nehmen können. Man unterscheidet unipolare, auf D. oder M. beschränkte Verläufe von bipolaren Störungen, bei denen es sowohl zu D. als auch zu M. kommen kann. Die bipolare affektive Störung, früher manisch-depressive Krankheit, ist gegenüber der unipolaren D. eine

eigene Krankheit, wiewohl die depressiven Symptome jeweils die gleichen sein können. Symptome der D. sind gedrückte Stimmung, Freudlosigkeit, Interessenverlust, Antriebsminderung, vermindertes Selbstwertgefühl, Schuldgefühle, Zukunftsängste, Suizidalität (→Suizid), Schlafstörungen, Libido- und Appetitverlust, auch →Wahn (nihilistischer Wahn, Verarmungswahn, Schuldwahn). Charakteristisch für die M. sind gehobene Stimmung, erhöhtes Selbstwertgefühl, Antriebssteigerung, Überaktivität, Enthemmung, Rededrang, beschleunigtes und assoziativ gelockertes Denken (Ideenflucht), Libidosteigerung, auch Größenwahn und Verfolgungswahn. D. und M. sind schon in der griechischen Antike (seit dem *Corpus Hippocraticum*) unter den umfassenderen Begriffen melancholia bzw. mania als Grundformen der Geisteskrankheit beschrieben und auf ein Ungleichgewicht der vier Körpersäfte (humoralpathologisches Konzept) zurückgeführt worden. Im *Corpus Hippocraticum* wie auch im Œuvre Galens wird bereits das →Gehirn als Sitz der Erkrankungen angesehen. Galen führte die Melancholie auf ein Überwiegen der schwarzen Galle, die M. auf ein Vorherrschen der gelben Galle zurück. Schon im *Corpus Hippocraticum* wird die M. als eine in Aufgeregtheit und Raserei entgleiste Melancholie gesehen. Die klassische und zukunftsweisende Beschreibung der Melancholie bei Theophrast unterscheidet Melancholie als Krankheit und als Temperament; seit dem 17. Jh. erscheint sie auch als (nicht krankhafte) Verstimmtheit. Bei Aretaios von Kappadokien erscheinen Melancholie und M. erstmals bipolar aufeinander bezogen. Im Mittelalter wurden die antiken Konzepte von Melancholie und M. übernommen und bis ins 18. Jh. hinein tradiert, während die Bipolarität der Krankheitsbilder in der Renaissance- und Barockmedizin im Anschluss an Aretaios wieder entdeckt und im 19. Jh. zur manisch-depressiven Krankheit weiterentwickelt wurde. Seit dem 18. Jh. wurde die Bipolarität von Melancholie und M. auch mit den – mehr auf die Stimmungsauslenkung bezogenen – Begriffen D. und Exaltation bezeichnet. Im Konzept der Einheitspsychose (→Psychopathologie) von Wilhelm Griesinger (1845) gehörten Melancholie und M. (Tollheit) zu den reversiblen Seelenstörungen, die ineinander übergehen bzw. sich ablösen konnten. Die funktionell zusammengehörigen depressiven und manischen Phasen wurden so- dann von Jean-Pierre Falret (1851) als »Folie cir- culaire« beschrieben und von Jules Gabriel Fran- çois Baillarger (1854) zur Krankheitseinheit der »Folie à double forme« zusammengefasst. Bei Emil Kraepelin erscheinen 1896 die manischen, zirkulären und depressiven Krankheitsformen als periodisches Irresein, ab 1899 als manisch- depressives Irresein, das als Krankheitskonzept für ein halbes Jahrhundert grundlegend blieb. Nach 1950 gewann die Lehre Kurt Schneiders von der Zyklothymie, zu der er die zyklothyme D. und M. wie auch die bipolaren Verlaufsfor- men rechnete, zunehmend an Einfluss, wobei der Bedeutungsumfang der alten Melancholie und M. enger wurde. Früher häufiger gebrauch- te Bezeichnungen wie endogene D., reaktive und neurotische D. oder depressive Persönlichkeit treten in der Gegenwart mehr in den Hinter- grund. Unter Hintanstellung ätiologischer Ge- sichtspunkte werden heute diagnostische Be- zeichnungen wie depressive Episode, manische Episode, rezidivierende depressive Störung oder bipolare Störung bevorzugt, chronische bipolare oder depressive Verstimmungen als Zyklothymie bzw. Dysthymie und depressive Reaktionen als Anpassungsstörungen klassifiziert.

Die D. findet sich in der Dichtung sehr häufig dargestellt, meist aufgrund eigener Erfahrung und nicht ohne Bezug zu zeitgenössischen medi- zinischen Beschreibungen. In Karl Philipp Mo- ritz' *Anton Reiser* (1785–90), der autobiogra- phisch geprägt ist, leidet der Held in der zeitge- nössischen Terminologie an einer Melancholie, aus heutiger psychiatrischer Sicht an einer en- dogenen D. Eine langjährige depressive Entwick- lung, die an den Rand des →Suizids führt, wird zum Schlüssel für das Verständnis des »ver- flochtenen Gewebes eines Menschenlebens«. In Johann Wolfgang von Goethes *Die Leiden des jungen Werthers* (1774), ebenfalls autobiogra- phisch begründet, entspringt Werthers Gemüts- krankheit aus der Sicht der Zeit zweifellos einer Melancholie, einer übersteigerten Emotionalität, die wegen einer unglücklichen Liebe nicht mehr kontrollierbar in eine zunehmende depressive Auswegslosigkeit bis zum Suizid führt. Eigene Le- bens- und Depressionserfahrung Goethes sind hier verarbeitet. Eigenes Depressionserleben wird auch in Hermann Hesses *Unterm Rad* (1906) gestaltet als im Suizid endende depressi-

ve Entwicklung eines begabten Schülers. Sylvia Plaths *The Bell Jar* (1963; dt. *Die Glasglocke*), er- schienen kurz vor ihrem Suizid, ein Gang durch die Selbst- und Weltentfremdung der D. und ihre Heilung, ist ebenso von persönlicher depressiver Leidenserfahrung geprägt wie Karl Krolows *Im Gehen* (1981), der dichterischen Gestaltung einer »endogenen Depression« im Alter als Weg in den Tod. Selbsterfahrungsbericht der eigenen D. sind u. a. Caroline Muhrs *Depressionen. Tage- buch einer Krankheit* (1970) und Piet C. Kuipers *Seelenfinsternis. Die Depression eines Psychiaters* (1991). Die M. als selbstständiges Krankheitsbild ist in der Dichtung schwerer zu fassen, da sie sich im literarischen Text nicht scharf vom Wahnsinn (→Wahn) und in neuzeitlichen Texten von der →Schizophrenie abgrenzen lässt. Die mania im Sinn der antiken Bezeichnung für ex- pansiv-erregte Formen der Geisteskrankheit (Ra- serei) wäre der textimmanente Begriff für Aias' Wahnsinn in Sophokles' *Aias* wie auch für die Raserei der Helden von Senecas *Hercules furens* und Ariostos *Orlando furioso* (1505–15; dt. *Der rasende Roland*). Die bipolare affektive Störung gelangt sehr selten zu dichterischer Darstellung. Voraussetzung scheint eigene Krankheitserfah- rung des Autors oder persönliche Kenntnis ei- nes von der Krankheit Betroffenen zu sein. In Hermann Burgers *Die künstliche Mutter* (1982) wird die manisch-depressive Krankheitserfah- rung des Privatdozenten Wolfram Schöllkopf zur Metapher für die misslingende Identitätsfindung und die Unmöglichkeit zu leben infolge früh- kindlichen Mangels an mütterlicher Liebe. Der »chronische Somatopsychopath« leidet an D., er ist »zu einem Zentralmassiv von Depressionen erstarrt« und wird von Genitalschmerzen, Impo- tenz, Schmerzmittelabhängigkeit und Angina- pectoris-Anfällen gequält. Als Höhepunkt seiner Patientenkarriere unterzieht er sich in einer Ra- don-Stollenklinik im Gotthard-Massiv als »künst- licher Mutter« einer pseudomedizinisch-ero- tischen Therapie, die seine depressive verstei- nerte Existenz in einer lustvollen Wiedergeburt zum Leben befreien soll. Was er schließlich nach der Hinwendung »ganz zu den Müttern« als Re- vitalisierung und neues Glücksgefühl erlebt, er- weist sich nicht als Gesundheit, sondern als Um- schlag in die M. Seine im Stollen mit dem Na- men Armando angenommene Patientenpseudoi- dentität verdoppelt er jetzt und rast im manischen Größenwahn als »Duo Armando e Armando« mit einem roten Sportwagen auf einer chaotischen Fahrt ins Tessin. Als Zwilling lebt er die Doppelexistenz des manisch-depressiv Kranken. »Wie eine Feuerwerkssonne« entgleitet er »aus der manischen Depression in die manische Euphorie«, als wollte er »nur noch hemmungslos abbrennen«, bis ihn der Tod in Lugano dahinrafft. Auf der sprachlichen Ebene tritt das manische Hochgefühl als furiose, ideenflüchtig beschleunigte Rede im Telegrammstil in Erscheinung, sprühend vor Witz und Ironie. Der sarkastische Sprachduktus trägt auch die Beschreibung der D., die auch als »Multiple Matrose« bezeichnet wird, denn »die Auflösung aller Verhältnisse, die Verzweiflung oder das geistige Sterben« sind »am fürchterlichsten witzig«. So wird die existenzielle Einheit von D. und M. sprachlich evident. Die ironisch verfremdete Pathographie einer Krankheit zum Tod trägt autobiographische Züge, der Autor litt selbst an schweren D. Noch offener autobiographisch ist Thomas Bernhards *Wittgensteins Neffe* (1982) in der Beschreibung seiner Freundschaft mit Paul Wittgenstein, der an einer manisch-depressiven Krankheit gelitten hat, die Bernhard zu seiner eigenen Lungenkrankheit in Parallele setzt. Der Autor selbst hatte außerdem »jahrelang mit einer krankhaften Melancholie, wenn nicht gar Depression zu kämpfen«, die ihn an den Rand des Selbstmords führte, bis ihn die Begegnung mit dem späteren Freund wieder zu sich selbst brachte. Er hat sich – im Gegensatz zu diesem – von seiner ebenso großen »Verrücktheit« nie vollkommen beherrschen lassen. Der Freund hatte über viele Jahre häufige depressive oder manische Phasen mit freien Intervallen von nur 4 bis 5 Monaten und musste jährlich mindestens zweimal in die »Irrenanstalten« in Wien und Linz »unter den fürchterlichsten Umständen« aufgenommen werden. Ständig mussten die »psychiatrischen Ärzte«, die als inkompetent dargestellt werden, die Diagnose »manisch« oder »depressiv« ändern, aber sie »war in jedem Fall immer falsch«, denn es handelt sich um eine »sogenannte Geisteskrankheit«, mit der er bis zu seinem Tod »auf das selbstverständlichste« lebte. Des Autors und des Freundes Krankheiten sind unheilbare Lebenskrankheiten, entstanden aus einer »krankhaften Rücksichtslosigkeit« und »Aufsässigkeit« gegen sich selbst und die Welt,

aus einer Radikalisierung der Existenz und des Denkens, was unausweichlich über die »totale Verrücktheit« und Wahnsinn in den Tod führt.

Jörg Walden, Heinz Grunze: Bipolar affektive Störungen. 3. Aufl., Stuttgart, New York 2003

Wolfram Schmitt: Melancholie und Suizid als literarisches Thema in der Goethezeit – Fiktion und Realität. In: Josef Domes, Werner E. Gerabek, Bernhard D. Haage, Christoph Weißer, Volker Zimmermann (Hg.): Licht der Natur. Medizin in Fachliteratur und Dichtung. FS Gundolf Keil zum 60. Geburtstag, Göppingen 1994, S. 399–420

Dietrich v. Engelhardt, Horst Jürgen Gerigk, Guido Pressler, Wolfram Schmitt (Hg.): Melancholie in Literatur und Kunst, Hürtgenwald 1990

Thomas Anz: Gesund oder krank? Medizin, Moral und Ästhetik in der deutschen Gegenwartsliteratur, Stuttgart 1989

Michael Schmidt-Degenhard: Melancholie und Depression. Zur Problemgeschichte depressiver Erkrankungen seit Beginn des 19. Jahrhunderts, Stuttgart 1983

W.S.

Diabetes D. (gr. diabetes) bezeichnet als Substantiv zunächst den Zirkel oder Saugheber; die verbale Ableitung (gr. diabainein: hindurchgehen) verweist auf ein Hindurchgehen der Flüssigkeit durch den Kranken (→Patient). Das Adjektiv mellitus (lat. mel: Honig) steht für die Glykosurie, d.h. den süßen Geschmack des Urins. Im medizinischen Bereich wird mit D. mellitus eine Stoffwechselstörung des Zuckers bezeichnet, der ein absoluter oder relativer Mangel an Insulin zugrunde liegt und für die ein erhöhter Glucosewert im Blut (Hyperglykämie) charakteristisch ist. Beim D. mellitus Typ I liegt ein absoluter Insulinmangel vor; die Produktion des Insulins in der Bauchspeicheldrüse (Pankreas) ist aufgrund einer Zerstörung der Insulin produzierenden Zellen vermindert oder aufgehoben. Man spricht in diesem Zusammenhang auch vom sog. insulinabhängigen D. Zumeist beginnt der Typ I im Jugendalter (früher bezeichnete man den Typ I auch als sog. juvenilen D.). Der D. mellitus Typ II ist durch einen relativen Insulinmangel gekennzeichnet. Das vom Pankreas produzierte Insulin deckt nicht den Bedarf des →Körpers. Pathophysiologisch ist eine zunehmende Unempfindlichkeit der Zellen gegenüber dem Insulin ursächlich; man spricht auch vom sog. nichtinsulinabhängigen D. Der Typ II tritt häufiger bei älteren Menschen (→Alter) auf und steht im Zusammenhang mit Wohlstand (früher sprach man deshalb auch beim Typ II-Diabetes vom sog. Altersdiabetes). Klinisch liegt im Unterschied zum Typ I beim Typ II eine lange Phase mit gestörter Glukosetoleranz vor, die häufig noch reversibel wäre. Insofern wird eine Prävention des D. mellitus Typ II durch Aufmerksamkeit gegenüber der Glukosetoleranz und eine Lebensstil-Intervention (Gewichtskontrolle, Bewegung, Ernährung: →Diätetik, →Essen und Trinken) gefordert. Schließlich kann der D. auch als Folge anderer Krankheiten (z.B. Pankreatitis) auftreten; man spricht dann vom sekundären D. Das Verhältnis von Typ I zu Typ II liegt bei 1:9. Typische Symptome des D. sind Durst, vermehrtes Wasserlassen, Heißhunger, Juckreiz, Abgeschlagenheit und Infektanfälligkeit (→Infektion). Beim Typ II bleiben Symptome oft aus und treten erst als sog. Spätsymptome (Herzinfarkt, Schlaganfall, Durchblutungsstörungen) in Erscheinung. Insofern ist eine sorgfältige Einstellung des Blutzuckerspiegels bei Typ I durch Insulin-Injektion oder bei Typ II durch Veränderung des Lebensstils und Insulintherapie notwendig. Nach Schätzungen der WHO sollen im Jahr 2010 mehr als 220 Millionen Menschen davon betroffen sein.

Als Krankheitsname wurde der Begriff D. von Demetrios von Apameia geprägt. Bereits im alten Ägypten war eine Krankheit mit übermäßigem Harnfluss bekannt. Von Aretaios von Kappadokien stammt die erste ausführliche Schilderung der klinischen →Symptome des D. (Brand in den Eingeweiden, übermäßiger Harnfluss; zwei Stadien: chronisch und akut letal), in der die Krankheit auch als äußerst selten beschrieben wird. Zwischen der (einfachen) Harnruhr (diarrhoia eis oura) und der Zuckerkrankheit konnte noch nicht unterschieden werden. Erst im 18. Jh. erfolgt eine Differenzierung zwischen D. insipidus, der einfachen Harnruhr, und D. mellitus (William Cullen und Johann Peter Frank) neben anderen Unterformen. Synonym für D. existierten in der Antike die Bezeichnungen Durchfall im Harn, Durstkrankheit (Dipsakos) und Wassersucht im Nachttopf (hydrops ad matulam bzw. hyderos eis amída). Im *Corpus Hippocraticum* taucht weder der Begriff D. noch die Darstellung des Verlaufs auf. Auch die erste

klassische Schilderung der Krankheit von Aulus Cornelius Celsus, der auf den übermäßigen Harnfluss verweist, verzichtet auf die Bezeichnung D. Die folgende Tradition wurde wesentlich von Galen bestimmt, der die Ursache der Krankheit nicht im Magen, sondern in den Nieren verortete. Erst Paracelsus brach mit dem von Galen beeinflussten Schema, so auch bei der Erörterung der Ursache des D.: Indem er neue, biochemische Prinzipien anführte, löste er die alte Vorstellung von der anatomischen Läsion als Ursache der Krankheit zugunsten der Vorstellung einer Stoffwechselstörung ab, die sich im gesamten Organismus ausprägte und sekundär auch bestimmte Organe in Mitleidenschaft zog. Ausschließlich im deutschen Sprachraum hat sich neben dem Begriff D. auch die Bezeichnung »Zuckerharnruhr« oder »Zuckerkrankheit« etabliert, nachdem als entscheidendes Symptom der Zuckergehalt des Urins durch Thomas Willis festgestellt worden war (1674); dies führte auch zum Zusatz »mellitus«. Die Zusammenhänge zwischen sozialen und wirtschaftlichen Verhältnissen und D. waren in der folgenden Zeit Gegenstand zahlreicher Untersuchungen. Von D. mellitus und D. insipidus wird in der Aufklärung der D. decipiens (Zucker ohne Polyurie) unterschieden. In dieser Zeit wurden auch neuere Therapievorschläge eingebracht. Bis Mitte des 19. Jh. wurde der Sitz des D. in Nieren, Magen und Leber vermutet. Erst durch eine Pankreasexstirpation konnte das Pankreas als Entstehungsort der Krankheit identifiziert werden (Joseph von Mering und Oskar Minkowski, 1889). Der D. kann heute mit Insulin (Entdeckung durch Frederick Banting, Charles H. Best, J.J.H. MacLeod und J.B. Collip, 1922; bereits 1923 erhielten Banting und MacLeod dafür den Nobelpreis) und weiterer Antidiabetika sowie Lebensstil-Interventionen gut behandelt werden. In der Transplantationsmedizin (→Transplantation) wird das Pankreas seit 1966 wieder verpflanzt und seit den 1980er Jahren in größerem Rahmen auch als kombinierte Nieren-Pankreas-Transplantation durchgeführt. Erste erfolglose Transplantationsversuche gehen bis in die Jahre 1894, 1903 und 1916 zurück.

D. als Thema der Literatur wird v.a. in der Moderne virulent. Angesichts der Popularität ist die Häufigkeit der Verwendung des D. in der Literatur - gerade in Anbetracht anderer Krank-

heiten (→AIDS, →Syphilis, →Tuberkulose) - gering. Darstellungen der Krankheit finden sich
v. a. in der Literatur des 20. Jh.; hier ist insbesondere die englische Literatur von Bedeutung. Angus Wilson schildert in *Sad Fall* (1957;
dt. *Ein trauriger Fall*) den Verlauf des D. der alten Miss Tanner, ihre Diät, ihr Verhalten und
die Reaktion ihres sozialen Umfeldes sowie ihre
eigene Haltung zur Krankheit. Auch ihr Aussehen und ihre Empfindungen werden beschrieben. Miss Tanner selbst führt den D. auf eine
psychische Ursache, die Aufregung über den
→Tod ihres Mannes, zurück. In weiteren Erzählungen, die in der Literaturgeschichte jedoch
kaum Beachtung fanden, wird D. thematisiert
(Lamed Shapiro, *Journeying through the Milky
Way*, 1971; Brian Lester Glanville, *The King of
Hackney Marshes*, 1965; John Keefauver, *How
Henry J. Littlefinger licked the Hippies*, 1971;
Eduoard Roditi, *Mademoiselle Blanche, or Diabetes can be Fun*, 1977; Josef Kampos de Meto,
The Slugger Heart, 1984; Stephen Dixon, *Cut*,
1980). Der Senator James Möllendorpf erkrankt
in Thomas Manns *Die Buddenbrooks. Verfall einer Familie* (1901) an D. und stirbt, nachdem er
sich über längere Zeit heimlich in einem gemie-
teten Zimmer mit süßem Gebäck versorgt hatte.
D. wird auch in Gedichten repräsentiert, etwa
durch Ärzte und Ärztinnen wie z. B. Cecil Striker
in *The Song of Diabetes* (1952) oder Wilhelm Jaenecke in *Der Kluge Diabetiker* (1969), in dem in
ironischer Weise das Leid, aber auch das Gute
der Zuckerkrankheit für den Betroffenen geschildert wird: Jaenecke kehrt die Unannehmlichkei-
ten des Diabetikers mit der strengen Lebensführung im Sinn einer →Diätetik um und sagt ihm,
dass ihn andere um seine gute Figur, die er
durch Maß und Vernunft erhält, beneiden werden. Und Striker versetzt ihren Arzt in die Zeit
vor der Entdeckung des Insulins, lässt ihn alle
Symptome an einem Patienten beobachten, ihn
nachdenken und grübeln darüber, wie er helfen
kann, um ihn schließlich von der Entdeckung
des Insulins träumen zu lassen.

Roberto de Lucia: Diabetes. In: Karl-Heinz Leven (Hg.):
    Antike Medizin. Ein Lexikon, München 2005,
    Sp. 216
Thomas Schlich: Diabetes. In: Werner E. Gerabek,
    Bernhard D. Haage, Gundolf Keil, Wolfgang Wegner
    (Hg.): Enzyklopädie Medizingeschichte, Berlin 2005,
    S. 298f.

Dietrich v. Engelhardt (Hg.): Diabetes in Medizin- und
    Kulturgeschichte. Grundzüge, Texte, Bibliographie,
    Berlin u. a. 1989
Hans Schadewaldt: Geschichte des Diabetes mellitus,
    Berlin u. a. 1975

                                    B. v. J./A. M./F. St.

Diätetik Unter D. (gr. díaita, lat. diaeta: Lebensweise) versteht man die in der antiken und
mittelalterlichen Medizin begründete Lehre vom
gesunden Leben mit den praktischen Zielsetzun-
gen der Gesunderhaltung, Krankheitsvorbeu-
gung und Krankheitsbehandlung. Sie hat die Regelung und Balance der basalen Lebensbereiche
zum Ziel. Diese umfassen traditionell eine Gesamtheit von sechs »nicht-natürlichen Dingen«
(»sex res non naturales«), die es über die gege-
bene Natur des Menschen hinaus zu kultivieren
gilt: (1) »aer«: Licht, Luft und Örtlichkeit; (2)
»motus et quies«: Bewegung und Ruhe; (3) »ci-
bus et potus«: →Essen und Trinken; (4) »somnus
et vigilia«: →Schlafen und Wachen; (5) »repletio
et evacuatio« (»secreta et excreta«): Füllung und
Entleerung (einschließlich Sexualität und Bad
(→Badekultur)); (6) »affectus animi« (»accidentia
animae«): Gemütsbewegungen (→Affekte). Diese
auf der Grundlage des *Corpus Hippocraticum*
durch Galen systematisierten, in der arabischen
und lateinisch-scholastischen Medizin des Mittelalters weiter ausdifferenzierten »sex res non
naturales« (auch »causae non naturales«, »causae salubres«) bildeten in der alten Heilkunde
als »regimen sanitatis« (Gesundheitsregimen)
neben der »materia medica« (Pharmakotherapie)
und der »chirurgia« (Chirurgie) eine der drei
Säulen der Therapeutik. Die »sex res non naturales« sind in der Theorie der mittelalterlichen
Medizin die durch den Menschen selbst zu regu-
lierenden und in einer Mittellage zwischen den
Extremen zu haltenden anthropologischen
Grundgegebenheiten. Sie stehen neben den »res
naturales« (→Anatomie und Physiologie) und
den »res praeternaturales« (Pathologie, Krankheiten) als Grundlagen einer medizinischen Lebenskunst (»ars vivendi«). Der Kanon der »sex
res non naturales« fungiert als Medium einer
Kultivierung der Natur des Menschen und enthält alle wesentlichen Elemente einer Ökologie
von Klima und geographischer Umwelt, einer

Regelung des Ess- und Trinkverhaltens, des Rhythmus von Arbeit und Freizeit, von Sport und Spiel, von Schlafen und Wachen, der Verdauungs- und Ausscheidungsvorgänge, einer Sexual- und Körperhygiene (→Hygiene) sowie einer Psychohygiene und →Psychotherapie unter Einbeziehung der psychischen Wirkungen der Künste. Der diätetischen Lebenskunst stand im Mittelalter auch eine »Kunst des heilsamen Sterbens« (»ars moriendi«, →Euthanasie) gegenüber, welche die Lebensordnung der »ars vivendi« mit der christlichen Lebenskultur verband. Seit jeher bestanden enge Beziehungen zur Philosophie (→Ethik in der Medizin) und den Künsten. So galt die Kunst des gesunden Lebens als untrennbar von derjenigen des guten und schönen Lebens. Als psychosomatisches und damit anthropologisches Modell trug die D. seit dem Spätmittelalter wesentlich zur Entwicklung des neuzeitlichen Individualismus bei. Das »regimen sanitatis« als Praxis der Regulierung der »sex res non naturales« blieb bis ins 19. Jh. hinein Kernstück der alten Heilkunde und trat erst nach der Etablierung des naturwissenschaftlichen Paradigmas in der Medizin um die Jahrhundertmitte in den Hintergrund. Die alte Konzeption des Gesundheitsregimens bildete noch zu Beginn der neuen anthropologischen →Psychiatrie in der ersten Hälfte des 19. Jh. (Philippe Pinel, Jean-Etienne Dominique Esquirol, Johann Christian August Heinroth, Karl Wilhelm Ideler, Freiherr Ernst von Feuchtersleben) die Grundlage einer diätetisch orientierten Psychotherapie (»Moral management«, »Traitement moral«, »psychische Curmethode«). Sie lebt in der eine Lebensregelung intendierenden »allgemeinen Psychotherapie« bis heute fort und wurde auch in der frühen Psychoanalyse rezipiert. Ebenso ist das alte diätetische Regimen bis in die Gegenwart die – allerdings unreflektierte – Grundlage des pflegerischen Umgangs mit dem Kranken in der Klinik. In den ganzheitlich-naturheilkundlichen Konzeptionen der →Alternativmedizin ist gesundheitsorientiertes diätetisches Denken noch immer ebenso lebendig wie im Salutogenese-Modell (Aaron Antonowsky) der Gegenwart, jedoch ohne dass die historische Kontinuität jeweils bewusst wäre. Die antike D. wurde im 8.-10. Jh. n.Chr. in die arabische Medizin übernommen und ging von da in einer zweiten Übersetzungswelle im 11. bis 13. Jh. in die

lateinischen medizinischen Lehrbücher des Abendlandes über (*Isagoge Johannitii, Tegni Galeni*, Haly Abbas, Rhazes, Avicenna). Seit dem 12. Jh. entstanden aus dieser Überlieferung als eigene literarische Gattung die selbstständigen Gesundheitsregimina (*Regimen sanitatis Salernitanum*, 13. Jh.) in lateinischer Sprache und bald auch in den Volkssprachen. Besonders verbreitet waren der *Alexanderbrief* (12. Jh.), das *Regimen sanitatis* des Moses Maimonides (13. Jh.), das *Tacuinum sanitatis* des Ibn Butlan (13. Jh.), das *Regimen sanitatis Salernitanum* (13. Jh.), das noch im Mittelalter ins Deutsche übersetzt und vom 15. bis 19. Jh. vielfach gedruckt wurde, sowie *De triplici vita* (1489; dt. *Das Buch des Lebens*) des Marsilio Ficino. Bedeutende Vertreter der Universitätsmedizin des 13. bis 15. Jh. haben ebenfalls wirkmächtige Gesundheitsregimina verfasst (Taddeo Alderotti, Petrus Hispanus, Arnold von Villanova, Maino di Maineri, Ugo Benzi), ebenso spätmittelalterliche Ärzte außerhalb der Universitäten wie Aldobrandino da Siena, Konrad von Eichstätt, Antonio Benivieni. Die erfolgreichsten deutschsprachigen Regimina sanitatis waren die anonyme *Ordnung der Gesundheit* (um 1400) und das in Versen abgefasste *Regimen* des Heinrich von Laufenberg (1429). Spezielle Regimina gab es im Mittelalter für Schwangere, →Kinder, Greise (→Alter), Ordensgeistliche, Gelehrte, Reisende, Soldaten auf dem Heereszug und Seeleute. Verbreitet waren die Jahreszeiten- und Monats- sowie die Speiseregimina, überaus zahlreich die Pestregimina (→Pest). Im 16. bis 18. Jh. berücksichtigten die großen medizinischen Lehrbücher (Jean Fernel 1554, Friedrich Hoffmann 1703, Hermann Boerhaave 1746) ebenso die »sex res non naturales« wie die Gesundheitsschriften von Thomas Elyot (1541), Johan Katzsch (1570), Robert Burton (*The Anatomy of Melancholy* (dt. *Die Anatomie der Melancholie*), 1621; speziell zur →Melancholie) und – in der D. der Aufklärung – Samuel Auguste André David Tissots *De la santé des gens de lettres* (1766; dt. *Von der Gesundheit der Gelehrten*), Johann Friedrich Zückerts *Medizinisches Tischbuch* (1785), Franz Anton Mais *Medizinische Fastenpredigten* (1793/94), Bernhard Christoph Fausts *Gesundheitskatechismus* (1794) oder Christoph Wilhelm Hufelands *Die Kunst, das menschliche Leben zu verlängern*, 1796.

Die diätetische Tradition einer medizinisch

begründeten Lebenskunst wurde in ihren Grundgedanken und in Teilaspekten vielfach in die fiktionale Literatur vom Mittelalter bis ins 20. Jh. aufgenommen. Sie ist zu greifen bei Hartmann von Aue und Wolfram von Eschenbach, bei Chaucer, Shakespeare, Cervantes, Milton, bei Goethe, Balzac, Stifter, Dickens, Zola, Proust und Thomas Mann. Das gesamte Ensemble der »sechs nicht natürlichen Dinge« bietet Jean Paul in seinem Roman *Die unsichtbare Loge* (1793) auf, um die Heimkehr des Grafen und den Empfang durch seine Leute ironisch als einen völligen Entzug der »nicht natürlichen Dinge« zu beschreiben (2. Sektor, 1. Extrablatt). In einer Anmerkung erläutert der Dichter zwar, was die Ärzte unter den »sechs nicht natürlichen Dingen« verstehen, nämlich (in leicht veränderter Reihenfolge): »1) Wachen und Schlafen, 2) Essen und Trinken, 3) Bewegung, 4) Atmen, 5) Ausleerungen, 6) Leidenschaften«, doch es wird deutlich, dass er bei seinen Lesern mit der Kenntnis dieses diätetischen Modells rechnen konnte. Jean Pauls kurzes Romankapitel ist hierbei, analog der Form der Regimina sanitatis, entsprechend der Reihenfolge der einzelnen »nicht natürlichen Dinge« aufgebaut. Schließlich ist die dichterische Literatur selbst seit alters ein Diätetikum ersten Ranges, insbesondere als Heilmittel bei gestörter Balance der »affectus animi«, v. a. bei der Melancholie. Lektüre von Dichtung ist als →Bibliotherapie bis heute Bestandteil der klinischen Therapeutik.

Wolfram Schmitt: Diätetik als anthropologisches Modell und ethische Leitlinie angesichts medizinischer Forschungsfortschritte. In: Hermes Andreas Kick, Jochen Taupitz (Hg.): Handeln und Unterlassen. Ethik und Recht in den Grenzbereichen von Medizin und Psychologie, Berlin u. a. 2003, S. 9–16
Wolfram Schmitt: Das Regimen sanitatis des Mittelalters. In: Hubertus Tellenbach (Hg.): Antike Diaita und moderne Therapeutik, Stuttgart 1982, S. 51–63
Wolfram Schmitt: Gesundheitstheorien in Antike und Mittelalter. In: Maria Blohmke, Heinrich Schipperges, Gustav Wagner (Hg.): Medizinische Ökologie. Aspekte und Perspektiven, Heidelberg 1979, S. 18–35
Ludwig Edelstein: Antike Diätetik. In: Medizinhistorisches Journal 1 (1966), S. 162–174
Heinrich Schipperges: Ärztliche Bemühungen um die Gesunderhaltung seit der Antike. In: Heidelberger Jahrbücher 7 (1963), S. 121–136

W.S.

Diagnose   Der Begriff D. bezeichnet ein definiertes Krankheitsbild, das sich in ein Klassifikationssystem von krankhaften Erscheinungen einordnen lässt. Die Diagnostik ist wortwörtlich die Kunst, Krankheitszeichen zu sammeln und zu erkennen, so dass aus der Synopsis aller gesammelten Informationen die D. erstellt bzw. das definierte Krankheitsbild benannt werden kann. Eine D. kann sich sowohl auf den einzelnen →Patienten beziehen, wenn dessen individuelle Krankheit bestimmt werden soll, als auch auf ganze Krankheitskonzepte und die Stellung einzelner Krankheitsentitäten in diesen. Als Methoden zur Sammlung von Krankheitszeichen stehen dem Mediziner die Anamnese, die körperliche Untersuchung (mit und ohne Hilfsmittel wie z. B. Stethoskop oder Reflexhammer), physikalische und chemische Laborverfahren (z. B. in Harn, →Blut oder Liquor) sowie verschiedene technische Apparate zur Verfügung (z. B. Röntgengerät, Mikroskop). Die Aussagekraft der einzelnen Methoden für die Diagnosefindung wird durch ihre Sensitivität und ihre Spezifität charakterisiert. Die Synthese aller zur Verfügung stehenden krankheitsbezogenen Informationen (Befunde) zur D. wird kognitionspsychologisch als operationalisierte Ordnung gedeutet. Der diagnostizierende Arzt folgt dabei unter impliziter Auswertung bedingter Wahrscheinlichkeiten einem unsichtbaren Entscheidungsbaum. Da seine Entscheidungen (von ihm selber) nie als mit letzter Sicherheit richtig angenommen werden können, werden Entscheidungsfindungsprozesse wahrscheinlichkeitstheoretisch mit dem sog. Bayes-Theorem erklärt. Wahrscheinlichkeiten verschiedener möglicher Differenzialdiagnosen werden gegeneinander abgewogen. Derzeit existieren verschiedene, mehr oder weniger operationalisierte Klassifikationssysteme. Sie dienen hauptsächlich der Standardisierung von D. Die weltweit gebräuchliche ICD-10 wird von der WHO herausgegeben. Für die →Psychiatrie existiert u. a. parallel das von der American Psychiatric Association herausgegebene DSM-IV. Die Ursprünge des zeitgenössischen Verständnisses von D. liegen in der Antike. Als Untersuchungsmethoden stehen dem antiken Arzt v. a. seine fünf Sinne (→Sinneswahrnehmung) zur Verfügung. Seine in humoralpathologische Konzepte integrierten D. synthetisiert er vornehmlich in einem mehrere Tage dauernden Prozess aus der umfänglichen Anamnese, dem Aspekt des Kranken, einem körperlichen Untersuchungsbefund und der Untersuchung der Körpersäfte. Mit dem Wandel von Krankheitskonzepten verschieben sich auch die von Ärzten angewandten diagnostischen Spektren. Ab dem 19. Jh. bringen anatomisches Denken (→Anatomie) und mechanistisch-materialistische Vorstellungen (→Mechanismus) eine zunehmende Standardisierung der Untersuchungs- und Diagnosesysteme mit sich. Neue medizinische Disziplinen wie z. B. die Bakteriologie erzeugen neue Wahrnehmungen von D. und den mit ihnen verbundenen Testverfahren. Die lange Zeit allein sensitiv und kognitiv erzeugte D. wird mehr und mehr apparativ und technisch gestützt. Heute gibt es Versuche, D. derart zu standardisieren, dass sie schnell und rational computergestützt erzeugt werden können. Hatte die D. lange Zeit v. a. einen prognostischen Wert und eine therapeutische Relevanz, so wird sie heute um eine dritte Dimension ergänzt: Sie entscheidet heute nicht mehr nur über die weitere Lebensplanung von →Patienten oder die anzuwendende →Therapie, sondern (z. B. über die Diagnosis Related Groups) auch über die Bezahlung von Krankenhäusern für ihre Leistungen.

Literarisch hat die D. ihren ersten bekannten Repräsentanten in der griechischen Mythologie: Der Epiker Arktinos erzählt im *Aithiopis*-Fragment, dass der Heilgott Asklepios seinem Sohn Podaleirios »alle Genauigkeit in die Seele« gelegt habe, um »Unsichtbares zu kennen«. Von der frühen Neuzeit bis ins 18. Jh. ist die ärztliche D. wie die Therapie v. a. Gegenstand der Satire, was auf den begrenzten diagnostischen Möglichkeiten der Ärzte bzw. Laienheiler und den Vorgaben der herrschenden Ästhetik beruht. Als zentrales diagnostisches Verfahren neben Palpation (Abtasten) und Perkussion (Abklopfen) fordert v. a. die Harnschau Spott heraus. Darin versagen die Ärzte in Sebastian Brants Ständesatire *Das Narrenschiff* (1494) selbst bei einem Todkranken. Thomas Murner verhöhnt in *Die Narrenbeschwörung* (1512) ihre vielfältigen interpretatorischen Möglichkeiten. Grundsätzliche diagnostische Schwächen der Ärzte beklagen u. a. die Adeligen in Giovanni Boccaccios *Il Decamerone* (1349–53, postum 1470; dt. *Das Dekameron*) angesichts der Pest. In Molières Arztsatire *L'amour médecin* (1665; dt. *Die Liebe als Arzt*)

stellt jeder Arzt eine andere bombastische D., während in Jonathan Swifts *Travels into Several Remote Nations of the World* (1726; dt. *Gullivers Reisen*) die Ärzte ausschließlich die D. »Verstopfung« kennen. Erst das ausgehende 18. Jh. verbessert die Reputation des Arztes und damit seiner D., ohne dass sie in der klassischen Literatur eine besondere Rolle spielt. Während die positiv überhöhten Arztfiguren der Romantik metaphysisch und ganzheitlich diagnostizieren – z. B. in Novalis' *Heinrich von Ofterdingen* (1802) – stellen ihre unheimlichen Ärzte dämonisch rasch die Ursache fest, so in E. T. A. Hoffmanns Novelle *Der unheimliche Gast* (1818). Eine frühe Kritik an den Folgen der ›Medikalisierung‹ der Gesellschaft übt Georg Büchners Dramenfragment *Woyzeck* (postum 1878); hier degradiert die interessante D. den Protagonisten für den Arzt zum »casus«. Im Naturalismus chiffriert die Einzel- die Gesellschaftsdiagnose, wie die Lungenschwindsucht der Bergarbeiter in Emile Zolas Sozialroman *Germinal* (1885; dt. *Germinal*) zeigt. Der Aufschwung, den die Diagnostik im späten 19. Jh. durch die Bakteriologie erfährt, geht explizit kaum in die Literatur ein; das literarische Interesse gilt zunehmend psychischen Krankheitsbildern (→Psychopathologie) und wenig später der →Psychoanalyse. Entsprechend betreiben um 1900 die introspektiven Ich-Erzähler der Sprach- und Bewusstseinskrise gründliche Selbstdiagnose, so Lord Chandos in Hugo von Hofmannsthals *Ein Brief* (1902). Moderne apparative Diagnoseverfahren werden v. a. in Sanatoriumsromanen aufgenommen. In Thomas Manns *Der Zauberberg* (1924) zeigt der Röntgenapparat mit dem menschlichen Herzen das Verboten-Verborgene. Manns Schelmenroman *Die Bekenntnisse des Hochstaplers Felix Krull* (1954) beweist, dass die Fehldiagnose eines selbstgefälligen (Militär-)Arztes seit Molière nichts von ihrem satirischen Reiz verloren hat. Auch Jules Romains Komödie *Knock ou le triomphe de la médecine* (1923; dt. *Knock oder Der Triumph der Medizin*) zeigt die humoristische Qualität der willkürlichen D., die der neue Dorfarzt Knock für die Dorfbewohner zur Sicherung seiner Existenz erstellt. In den psychiatrie-kritischen Romanen der siebziger Jahre ist die D. →Schizophrenie, Depression (→Depression/Manisch-depressive Krankheit) oder →Krebs immer auch Ausdruck eines psychischen Leidens an der Gesellschaft. Die D.

hat hier entweder eine Initiationsfunktion für die Romanhandlung oder wird chiffriert. So spielt in den jüngeren AIDS-Romanen der HIV-Test (→AIDS) eine größere Rolle, wobei Irene Disches Roman *A Violent Chord* (1993; dt. *Ein fremdes Gefühl oder Veränderungen über einen Deutschen*) auf die Nennung dieser D. verzichtet.

Jürgen Dahmer: Anamnese und Befund. Die ärztliche Untersuchung als Grundlage klinischer Diagnostik. 9. Aufl., Stuttgart u. a. 2002
Allen Y. Tien, Joseph J. Gallo: Clinical Diagnosis: a Marker for Disease? In: The Journal of Nervous and Mental Disease 185 (1997), S. 739–747
Malcolm Nicolson: The Art of Diagnosis: Medicine and the Five Senses. In: William F. Bynum, Roy Porter (Hg.): Companion Encyclopedia of the History of Medicine. Bd. 2, London, New York 1993, S. 801–825
Stanley Joel Reiser: The Science of Diagnosis: Diagnostic Technology. In: William F. Bynum, Roy Porter (Hg.): Companion Encyclopedia of the History of Medicine. Bd. 2, London, New York 1993, S. 826–851
H.F./T.N./A.S.

Drogen D. sind Präparate pflanzlichen, tierischen und mineralischen Ursprungs, die als Heilmittel, Stimulanzien und Gewürze Verwendung finden. Ihre Giftigkeit (→Gift) beruht darauf, dass bei unsachgemäßer Anwendung die Heilwirkung in eine schädliche Wirkung umschlägt. Insbesondere sind solche Substanzen als D. zu bezeichnen, die eine Wirkung auf das Zentralnervensystem (ZNS) haben. Dazu zählen als ›legale‹ D. auch die Großgruppen der Genussmittel (Koffein, Tabak, Alkohol), Arzneimittel (Schlaf-, Beruhigungs-, Aufputsch- und Schmerzmittel) und Lösemittel (sog. Schnüffelstoffe). Seitdem in den vergangenen Jahrzehnten die Bedeutung der pflanzlichen D. stark zurückgegangen ist, wird der Begriff D. oft ungenau im Sinn von engl. drug (Arzneimittel) oder aber im Sinn von Rausch-Droge und Sucht (Betäubungsmittel, suchterregende Arzneimittel, Opiate) verwendet. Drogenabhängigkeit bezeichnet jenen anomalen Zustand, der durch die wiederholte und schließlich gewohnheitsmäßige Anwendung einer D. entsteht oder permanent aufrecht erhalten wird. Das entscheidende Merkmal hierbei besteht in der psychischen Abhängigkeit von der D., also der →Sucht, für die psychisch unausgeglichene Menschen anfälliger sind. Die Abhängigkeit wird beschrieben als ein unwiderstehlicher Drang, das Suchtmittel einzunehmen, entweder um ein besonderes Gefühl des Wohlbefindens (Euphorie) zu erreichen oder um Missempfindungen auszuschalten. Von der psychischen ist eine physische Abhängigkeit zu unterscheiden. Sie besteht in einer Art Anpassung des Zellstoffwechsels, in deren Konsequenz die süchtig machende D. schließlich zum unentbehrlichen ›Nährstoff‹ bestimmter Gewebe wird. D., die v. a. eine seelische Abhängigkeit erzeugen, sind Kokain, Haschisch, Meskalin und LSD, in gewisser Weise auch die Weckamine. Bei Stoffen, die neben der seelischen auch eine körperliche Abhängigkeit herbeiführen (Toleranzentwicklung, Entzugssymptome), unterscheidet man u. a. nach den jeweiligen Abstinenzerscheinungen solche vom Opiat- (v. a. Morphin, Heroin und synthetische Schmerzmittel) und solche vom Barbiturattyp (Beruhigungs- und Schlafmittel).

Vom frühen Umgang mit D. und Heilerden zeugen bereits das Pharmakologiewerk des sagenhaften chinesischen Kaisers Sheng-nung (2828–2698 v.Chr.) oder der sog. *Papyrus Ebers* aus dem alten Ägypten (1700–1600 v.Chr.). In der Antike, die zwischen kriegsdienlichen Giftdrogen, Medizinalpflanzen und Zauberpflanzen unterschied (wobei letztere als Sakraldrogen eine Mittlerfunktion zwischen dem Menschen und den Göttern erfüllten), wurden bereits 2000–1500 v.Chr. auf den großen Umschlagplätzen auch Rauschgetränke (Wein), Arzneidrogen, z.T. aber auch verbotene schwere Gifte angeboten, z.B. der hochgiftige Eisenhut. Kultur- und literaturhistorisch von besonderer Bedeutung ist das Opium (griech. opós: (milchiger) Pflanzensaft), also der an der Luft zu plastischer Masse getrocknete, durch Anritzen der unreifen Fruchtkapsel gewonnene dunkelbraune, eigenartig dumpf und betäubend riechende Milchsaft des Schlafmohns, der seiner beruhigenden und schmerzstillenden Wirkung wegen besonders in asiatischen Ländern als Rauschmittel missbraucht wird, indem er geraucht, gegessen oder in Wasser gelöst injiziert wird. Seine hohe Zeit erlebte das Opium seit dem 18. Jh. – in Asien wie in Europa. Im China der Qingdynastie hatten die Mandschukaiser zwar 1729 das Opium verboten. Doch setzte England in mehreren sog. Opiumkriegen schließlich den Export des Rauschgiftes durch die East India Company durch. Als Königin Victoria 1877 den Titel einer

Kaiserin von Indien annahm, wurden in ihrem Namen jährlich mehr als 5000 Tonnen Opium nach China exportiert. Opium wurde zum Geschäft, aber auch zu einem gefragten Genussmittel im eigenen Land. Dessen starke Verbreitung in der ersten Hälfte des 19. Jh. behandelt Thomas de Quincey in seinen *Confessions of an English Opium Eater* (1821/22; dt. *Bekenntnisse eines englischen Opiumessers*), während zur gleichen Zeit E. T. A. Hoffmann in seinen *Die Elixiere des Teufels* (1815/16) Rauschgift dazu verwendet, um die Ich-Spaltungen seiner Hauptfigur zu akzentuieren. Der Drogenkonsum des Meisterdetektivs in Sir Arthur Conan Doyles *The Adventures of Sherlock Holmes* (1892; dt. *Die Abenteuer des Sherlock Holmes*), der unwillkürlich die geistesanregende Funktion der Opiate hervorzustreichen suchte, vermochte kaum mehr Aufsehen zu erregen, da die Anzahl allein der Opiumkonsumenten in der zweiten Hälfte des 19. Jh. weltweit auf ca. 400 Mio. angestiegen war. In den Häfen Frankreichs, Englands, Deutschlands, der Niederlande und der USA fanden sich Tausende von Rauchlokalen, vom vornehmen Etablissement bis hin zu den berüchtigten ›Opiumhöhlen‹. Neben Opium war es in dieser Zeit v. a. Cannabis, der Hanf (›khif‹) aus Algerien, der sowohl in französischen als auch in amerikanischen Künstlerkreisen eine Rolle spielte. Tatsächlich waren es nicht selten Künstler und Schriftsteller, die den Rausch als Seinserfahrung erprobten und genossen. In das Reich des Abenteuers, das seine Konturen in Charles Baudelaires *Le spleen de Paris* (1857; dt. *Pariser Spleen*) und *Les paradis artificiels* (1860; dt. *Die künstlichen Paradiese*) gefunden hatte, lockten die Visionen einer Gefühlserweiterung, die alle Normalität überstieg, die Sehnsucht nach völliger Einheit mit der Natur, das Streben nach intensiver Selbst- und Weltwahrnehmungen, aber auch Träume von Macht und sexueller Befriedigung.

Die Schrecknisse der beiden Weltkriege führten inmitten einer ohnehin immer unüberschaubareren Welt der Moderne im 20. Jh. zu einer Expansion des Drogenkonsums, die in mehreren Wellen bestimmte D. vermehrt als Alltagshilfe etablierte und zugleich literarische Verarbeitung fand. Von der Drogenwelt der 1920er Jahre, die allein im vergnügungssüchtigen Berlin 10–20000 Kokser kannte, zeugen etwa Gottfried Benns *Be-*

täubung (1925) und Julien Greens *Mont-Cinère* (1926; dt. *Mont Cinère*), *Le Voyageur sur la terre* (1927; dt. *Pilger auf Erden*) und *Adrienne Mesurat* (1927; dt. *Adrienne Mesurat*). Eine distanzierte Haltung eignet Ernst Jüngers kulturphilosophischem Essay und Erfahrungsbericht *Annäherungen. Drogen und Rausch* (1970), der – weder als Warnung noch als Verführung – das bewusste Studium von D. spiegelt und in Logbuchprotokollen von ›Rauschfahrten‹ dokumentiert. In anderen Texten Jüngers steht hingegen das kreative Potenzial des eigenen oder fingierten Drogenkonsums im Mittelpunkt. So soll Jüngers *Besuch auf Godenholm* (1952) nach einem LSD-Trip entstanden sein, und in der späten Erzählung *Eine gefährliche Begegnung* (1985) hilft Kokain dem Inspektor Dobrowsky, den Kriminalfall zu lösen. Seit den 1960er Jahren bildete sich in den USA und Westeuropa schließlich ein vom Halluzinogenkonsum (LSD u. a.) dominierter Drogenuntergrund, der durch Einfluss von Jugendsubkulturen (z. B. Hippies) und einschlägigen Drogenideologien (Psychedelismus) rasch anwuchs. Ihren Ausdruck fand diese Drogenepoche in William S. Burroughs' *Junky. Confessions of an Unredeemed Drug Addict* (1953; dt. *Junky*) und *The Naked Lunch* (1959; dt. *The Naked Lunch*). Mit seinem Debut *Junky. Confessions of an Unredeemed Drug Addict* beschreibt Burroughs sein Leben als Heroinsüchtiger. Das Buch löste zunächst einen Skandal aus, wurde dann aber zum Kultbuch. Spätestens seit der Verfilmung erreicht auch Irvine Welshs Buch *Trainspotting* (1993; dt. *Trainspotting*) eine enorme Popularität. Geschildert wird der zum Teil groteske Drogenalltag der vier Protagonisten in einem Vorort von Edinburgh. Anders als Aldous Huxley, der bei allem Interesse am Rauschphänomen in seinen Romanen *The Doors of Perception* (1954; dt. *Die Pforten der Wahrnehmung*) und *Brave New World* (1932; dt. *Schöne neue Welt*) immer auch vor seinen Gefahren gewarnt hatte, schrieb Burroughs seinen verstörend-fulminanten Erstlingsroman selbst weitgehend unter Rauschgifteinfluss, im Delirium und während verschiedener Entziehungskuren. Es handelt sich um einen phantastisch-unkoordinierten Bericht in erster Linie über die Erfahrungen als Rauschgiftsüchtiger in den USA und Mittelamerika, in zweiter Linie über die →Homosexualität des Süchtigen. Die Welt der Addicts, das Verhalten der Verkäufer, Razzien, homosexuelle Orgien und brutale Gewalt blitzen in einzelnen, wild geschnittenen Sequenzen auf. Nur im Zustand der Halluzination scheint der Mensch das tiefe Leid, die Interessenlosigkeit und Lethargie des 20. Jh. erdulden zu können, zahlt dafür aber einen Preis, an dessen Vermessenheit Burroughs schonungslose Dokumentation des Schmutzes und des Elends der Sucht keinen Zweifel lässt: Die Flucht aus der Welt verwirft den Menschen in die Unterwelt.

Michael Soyka: Drogen- und Medikamentenabhängigkeit. In: Hans-Jürgen Möller, Gerd Laux, Hans-Peter Kapfhammer (Hg.): Psychiatrie und Psychotherapie. 2. Aufl., Berlin u. a. 2003, S.1005–1047
Helmuth Kiesel (Hg.): Rausch, Berlin 1999
Alexander Kupfer: Die künstlichen Paradiese. Rausch und Realität seit der Romantik. Ein Handbuch, Stuttgart 1996
Robert Allen Durr: Poetic Vision and the Psychedelic Experience, Syracuse/N. Y. 1976
Günter Witschel: Rausch und Rauschgift bei Baudelaire, Huxley, Benn, Burroughs, Bonn 1968
C.K.

Eifersucht   Mit E. (idg. ai: Feuer; mhd. eivar: scharf, siechen: krank sein) wird die Angst bezeichnet, eine geliebte Person mit anderen Menschen teilen zu müssen oder sie sogar zu verlieren. Die E. kann als Affekt oder Leidenschaft verstanden werden; sie ist auch als Streben nach dem Alleinbesitz eines begehrten Objekts oder Subjekts zu interpretieren. Die Reaktion der E. ist eine primär-impulsive; sie besteht aus einem Verdrängungsimpuls, der aus einem gehemmten Betätigungstrieb entsteht. Der Auslösungsfaktor eines solchen →Affekts kann persönliche Gegnerschaft oder Konkurrenz sein, meistens Untreue des Partners. Als kulturhistorische Meilensteine sind die Arbeiten von Richard von Krafft-Ebing, *Über Eifersuchtwahn beim Mann* (1891), Sigmund Freud, der in *Psychopathologie des Alltagslebens* (1901) den Grund von Vergesslichkeit und Versprechen auf Egoismus, Feindseligkeit und E. bezieht, und Karl Jaspers, *Eifersuchtwahn. Ein Beitrag zur Frage:* »*Entwicklung einer Persönlichkeit oder Prozeß?*« (1910) zu nennen. E. kann Unlust, Trauer oder Rache auslösen.

Cesare Ripa beschreibt die E. paradigmatisch in *Iconologia* (1593; dt. *Ikonologie*) als eine Frau, die in einem himmelblauen Kleid mit etlichen aufgemalten Augen und Ohren einen Hahn auf dem linken Arm trägt und einen Dornenzweig in der linken Hand hält. Der Hahn ist ein höchst aufmerksames Tier und kämpft häufig um die Herrschaft im Hühnerstall. Die Dornen beziehen sich auf die Pein, die sich mit der eifersüchtigen Empfindung verbindet. Äsop bringt in seinen *Fabeln* allgemeine Lebensweisheiten zur Darstellung, die zum Teil auf die Charaktere der Götter Bezug nehmen. Die E. hat hier wie auch in Phaedrus' *Fabeln* mehr mit Neid zu tun, da meistens vom Besitz von Gütern oder von Privilegien die Rede ist. Auch im *Alten Testament* findet sich eine ganze Reihe von Beispielen für E. (Kain und Abel). Ovid warnt in der *Ars amatoria* (dt. *Liebeskunst*) die Männer davor, sich von ihrer Gattin mit einer anderen Frau im Bett überraschen zu lassen: Er vergleicht die wütende Frau mit angreifenden Hunden, mit einer Löwin, die beim Stillen gestört wird oder mit einer giftigen Schlange, die sich gegen den unvorsichtigen Wanderer mit einem Biss wehrt. Properz zeigt in seinen *Elegien* die Enttäuschung und den Schmerz auf, den er wegen seiner untreuen Geliebten Cynthia erfährt. Die unglückliche Liebe ist auch zentrales Thema in Tibulls *Elegien*; er hofft, einziger Liebhaber Delias zu sein (I,2,60), und er spricht Bitten und Verwünschungen gegen Nemesis (II,4,5–10) und Marathus (I,9, 75–80) aus, die er später hoffnungslos lieben wird; auch bei Catull findet sich Ähnliches. Margot Grzywacz hat 1937 eine umfassende Studie über die E. in den romanischen Sprachen vorgelegt, in der sie die Wiederkehr des Wortes in der provenzalischen Dichtung analysiert. Sie führt u. a. Bertran de Born (1180–96) und Peire Vidal (1180–1205) an und entdeckt im *Tractatus Amoris* von Andreas Capellanus (13. Jh.) ein zentrales Interesse für das Thema. Weitere dichterische Werke, in denen die E. Bedeutung hat, sind *Flamenca* (1220–50, verm. 1234), in dem die E. als hässliche Eigenschaft beschrieben wird und der *Roman de la Rose* (I Teil ca. 1230; dt. *Rosenroman*); hier wird die E. personifiziert. Von einem möglichen Einfluss dieses zentralen Textes auf Dante Alighieris *Divina Commedia* (1307–21, postum 1472; dt. *Die Göttliche Komödie*) ist auszugehen: Zentral ist die Geschichte von Paolo und Francesca, in der es um den Betrug der adligen Familie Da Polenta geht, welche die Tochter Francesca glauben lässt, sie würde den schönen Paolo Malatesta aus Rimini heiraten, obwohl für sie der hässliche und gelähmte Gianciotto bestimmt worden ist. Dieser überrascht die Verliebten Paolo und Francesca und tötet sie. E. spielt in Boccaccios *Il Decamerone* (1349–53, postum 1470; dt. *Das Dekameron*) in den Geschichten »Der Brunnen des Tofano«, »Der Eifersüchtige als Beichtvater«, »Der Bindfaden der Monna Sismonda« und in »Der eifersüchtige Estremadurer« ebenfalls eine Rolle. Bei der Brunnengeschichte wie bei dem eifersüchtigen Estremadurer ergreifen die Ehemänner Maßnahmen, um ihre Frauen zu überwachen: Der eine schläft immer mit dem Hausschlüssel unter dem Kopfkissen, ebenso wie auch der Estremadurer den Schlüssel zu seinem Haus immer bei sich trägt. Beide Geschichten werden glücklich gelöst. Petrarcas *Canzoniere* (postum 1470) dreht sich um die Liebe des Dichters zu Laura. Im Sonett 115 ist der Übergang von einer fröhlichen zu einer trüben Stimmung des Gegners beschrieben, sobald er merkt, dass die Frau ihm den Dichter vorzieht. Das italienische Epos *Orlando Furioso* (1516; dt. *Der rasende Roland*) von Ludovico Ariosto bietet zu Beginn des 31. Gesangs einen Anlass zu überlegen, wie schön die Liebe sein könnte, wenn die Angst vor dem Betrug nicht alles verderben würde. Die berühmteste Tragödie der E. spielt sich mit Sicherheit in William Shakespeares *Othello* (um 1603; dt. *Othello*) ab. Zentral ist Emilias Überlegung im Bezug auf die E.: Männer unterliegen sehr oft solchem negativem Affekt; der Ausgang kann fürchterlich sein. Auch in *The Merry Wives of Windsor* (1597; dt. *Die lustigen Weiber von Windsor*), *Measure for Measure* (1603; dt. *Maß für Maß*), *Winter's Tale* (1610; dt. *Ein Wintermärchen*) spielt die E. eine wichtige Rolle. Das 18. Jh. erlebt die Blüte dieses Themas im Werk Friedrich Schillers, der in *Die Räuber* (1781) und *Kabale und Liebe* (1784) die emotionalen Spannungen der Sturm-und-Drang-Zeit interpretiert. Auch in *Don Carlos* (1787) ist dies Gegenstand. Später, mit der *Braut von Messina* (1803), wird der Höhepunkt der dramatischen Atmosphäre des Hofverbrechens erreicht, indem Schiller den Kampf zweier Brüder um die Hand der sich später als ihre Schwester entpuppenden Beatrice zeigt. Quelle für dieses Werk sind die *Phönizierinnen* des Euripides, Sophokles' *Oidipous tyrannos* (dt. *König Ödipus*) und *Die Perser* des Aischylos. Im englischen Kontext ist hier auf William Makepea-

ce Thackeray hinzuweisen als Fortsetzung von Walter Scotts *Ivanhoe* (1819; dt. *Ivanhoe*), der unter dem Pseudonym Michael Angelo Titmarsh schrieb. Er nimmt die Handlung dort auf, wo Scott sie hatte enden lassen, gesteht, dass er Ivanhoes Heirat mit Rowena und das Verschwinden der Jüdin Rebecca aus England für die falsche Lösung hält, und schildert nun Rowena als dünkelhafte, überreligiöse Frau, die mit ihrer E. auf die einstige Rivalin ihren Mann fast zur Verzweifelung treibt. *Rebecca and Rowena. A Romance upon Romance* erschien 1850 (dt. *Rebecca und Rowena*). Natürlich gipfelt Thackerays Darstellungskunst menschlicher Laster in seinem bekanntesten Roman *Vanity Fair, or A Novel without a Hero* (1847/48; dt. *Jahrmarkt der Eitelkeit oder ein Roman ohne Held*). Vermeintliche E. und Rivalität bestimmen das Schicksal des ältesten der drei Brüder Karamasow, der mit seinem verhassten Vater die Liebe zu Gruschenka teilt. Als der Vater eines Tages ermordet wird, fällt der Verdacht auf Dmitrij, der nach Sibirien verbannt wird. Fjodor M. Dostojewskij schildert in *Bratja Karamazovy* (1879/80; dt. *Die Brüder Karamasow*) das Elend einer Existenz ohne Gott. Zweifelsohne ist aber *Anna Karenina* (1875–77; dt. *Anna Karenina*) von Leo N. Tolstoj der Roman der E. par excellence im russischen Milieu. Wichtig ist die Tatsache, dass in einer Ehe keine E. entstehen kann, wenn keine Liebe vorhanden ist. Wronskij und Anna lieben sich, aber der Status der Frau als Verheiratete und als Aristokratin verlangt von ihr, beim Gatten und beim Kind zu bleiben. Dann entscheidet sie sich doch für den Liebhaber, aus Verzweiflung aber wirft sie sich vor den Zug. Wie wichtig die Ehrenfrage in einem Dreiecksverhältnis ist, erzählt Theodor Fontane in *Effi Briest* (1894/95), in dem nicht nur von Verdacht und Rache die Rede ist, sondern in dem es auch um die Auseinandersetzung zwischen aristokratischer und bürgerlicher Schicht geht. Nach der Jahrhundertwende wird die Eifersucht-Thematik von der sog. Liebesliteratur absorbiert, wie am Beispiel von Sidonie-Gabrielle Colettes (1873–1954) Roman *La Chatte* (1933; dt. *Eifersucht*) zu sehen ist, aber auch in der Trivialliteratur, wie der Erfolg der Italienerin Liala (1897–1995, Pseud. von Amalia Liana Cambiasi Negretti) beweist, die aber nur im eigenen Land bekannt ist. In der spanischen Literatur ist besonders die Zeit des hispanischen Realismus wichtig, in dem ehebrecherische Beziehungen oft E. und Gewalt verursachen. Man denke an die Romane von Vicente Blasco Ibáñez (1867–1928), an *Sangre y arena* (1908; dt. *Blutige Arena*), oder Leopoldo Alas' Werk *La Regenta* (1884–85; dt. *Die Präsidentin*), in dem nicht die klassische Dreiecksbeziehung, sondern eine Viereck-Situation zu höllischen, affektiven Dynamiken führt.

Béatrice Guernier: Vaincre la jalousie, Paris 2004
David Konstan: Envy, Spite and Jealousy: The Rivalrous Emotions in Ancient Greece, Edinburgh 2003
Verena Kast: Neid und Eifersucht, München 1996
David M. Buss: The Evolution of Desire: Strategies on Human Mating, New York 1994
Peter Salovey: The Psychology of Jealousy and Envy, New York 1991

E.A.

Einwilligung   →Aufklärung des Patienten

Ekel   Unter E. ist ein starker Widerwille zu verstehen, der eine warnende und bewahrende Funktion erfüllt, z. B. vor Ungesundem warnt. Eine Ekel-Prädisposition kann durch Erfahrungen spezifiziert werden. Frauen haben eine höhere Empfindlichkeit für Abscheu und E. erregende Objekte. Dieses Abwehr-Verhalten hat auch einen kulturellen Hintergrund. Wenig beachtet ist die Äquivalenz zwischen E. und »taedium vitae«, die besonders in der römischen Antike und in der Literatur vor dem Zweiten Weltkrieg (besonders im Existenzialismus, z. B. in Jean-Paul Sartres *La Nausée* (1938; dt. *Der Ekel*) eine wichtige Rolle spielt. Der E. wird zu den elementaren menschlichen Gefühlen gezählt. Diese Gefühle werden vom Alltag in Literatur und Kunst übertragen. Anlässe für künstlerische Darstellungen finden sich besonders dann, wenn in der Geschichte →Epidemien, erzwungene Massenwanderungen oder Massenvernichtungen, Revolutionen, Kriege oder Errichtungen von totalitären Regierungsformen stattfinden. Das subjektive und moralische Ekelgefühl verwandelt sich in diesem Fall in eine kollektive Abwehr-Reaktion, weil die tödliche Bedrohung des gesamten Sozialkörpers als Seuche (→AIDS, →Cholera, →Pest) verspürt wird. Immanuel Kant gibt in seiner *Anthropologie in pragmatischer Hinsicht* (1798, III. Buch, Teil 1) eine Beschreibung der physischen und emotionalen Reaktionen, welche die sinnliche Wahrnehmung beängstigender Objekte und Situationen verursachen. Als E. oder »taedium« vor dem eigenen Leben versteht Kant die Unzufriedenheit mit dem eigenen Tun (I. Buch, Teil 1), die aber auch beim Nichtstun vorliegt. Vom »taedium vitae«, dessen Symptomatologie Seneca in *De tranquillitate animi* (dt. *Über die Gemütsruhe*) beschreibt, gibt es viele Varianten. Diese Symptome lassen sich auch beim nosologischen Konzept der Melancholie (→Depression/Manisch-depressive Krankheit, →Psychopathologie) finden. In Thomas von Aquins *Quaestiones disputatae de malo* (ca. 1266–67; dt. *Erörterte Untersuchungen über das Böse*) wird das Ekelhafte mit dem Bösen identifiziert. Karl Rosenkranz hat in seiner *Ästhetik des Häßlichen* (1853) darauf hingewiesen, dass das Ekelgefühl in enger Verbindung mit der Vorstellung der Verwesung steht, die auch auf den moralischen Bereich übertragen wird. Das dem Bereich des Natürlichen zugehörige Ekelhafte (Schweiß, Schleim, Exkremente, Geschwüre) ist tot, von schlechtem Geruch begleitet und für den Menschen widerlich. Die Pest vereinigt alle diese Aspekte.

E. kann in der Literatur v. a. im Medium des Dramas inszeniert werden: So wird er angesichts starken Geruchs der in der Sonne und auf offenem Feld verwesenden Leiche von Antigones Bruder in Sophokles' *Antigone* ebenso (beim Zuschauer/Leser) provoziert wie in dem Moment, in dem sich Ödipus angesichts seiner Einsicht und des Wissens um den Vatermord in Sophokles' *Oidipous tyrannos* (dt. *König Ödipus*) die Augen aussticht. William Shakespeare kann zu den Dramatikern gezählt werden, die in der Renaissance Gefühle hemmungslos auf die Bühne gebracht haben: E. kommt auf, wenn Titania in *A Midsummer Night's Dream*, 1594/95; dt. *Ein Sommernachtstraum* einen Esel liebt, aber auch, wenn Julia in *Romeo and Juliet* (1597; dt. *Romeo und Julia*) das Gift schluckt, das zu ihrem tragischen Tod und dem ihres Geliebten führt. In der französischen Klassik hingegen werden Gefühle durch die sog. doctrine classique von der Bühne verbannt, mit Ausnahme der Komödie. Ekelerregend sind auf der Bühne schließlich die modernen Szenarien von →Krieg, →Kannibalismus und →Tod, wie sie z. B. Christoph Schlingensief an der Berliner Volksbühne inszeniert und dabei die topographische Trennung zwischen Bühne und Zuschauer gänzlich auflöst, so dass z. B. Essen, blutrote Farbe oder Matsch von der Bühne in den Zuschauerraum geschleudert werden. E. wird hier nicht nur imaginär provoziert, sondern real vom Rezipienten erlebt. Werner Schwab hingegen versucht, durch sprachliche Gestaltung des Obszönen E. auf die Bühne zu bringen (Fäkaldramen). In literarischen Texten anderer Gattungen wie der Lyrik und der Narrativik kann E. über sprachlich ausgestaltete Darstellungen repräsentiert und erregt werden. In Gotthold Ephraim Lessings *Wie die Alten den Tod gebildet* (1769) wird z.B. die Darstellung des Todes in schrecklichen und E. erregenden Bildern der Kunst des Barock zum Ausdruck gebracht. In Tobias Smolletts *Humphry Clinker* (1771; dt. *Humphry Clinkers Reise*) wird das Ekelhafte mit den Attitüden und der Unsittlichkeit der spießbürgerlichen Gesellschaft identifiziert (auch in Laurence Sternes *The Life and Opinions of Tristram Shandy Gentleman* (1759–67; dt. *Leben und Meinungen des Herrn Tristram Shandy*). Gretchen spricht zwar ihren E. gegenüber Faust in Johann Wolfgang von Goethes *Faust. Der Tragödie erster Teil* (1808) nicht direkt aus, meint jedoch ein solches Gefühl dem Verführer gegenüber, der sie und das von ihm gezeugte Kind in den Tod treibt, wenn sie in der Kerker-Szene des ersten Teils spricht: »Heinrich! Mir graut's vor dir« (V. 4610). Wie morbide die Leidenschaft für den eigenen Beruf werden kann, zeigt Jean Paul in der Parodie des begabten Entomologen Katzenberger (*Dr. Katzenbergers Badereise*, 1809), der Insekten nicht nur untersucht, sondern auch isst. Das markanteste Beispiel für die Interpretation des Hässlichen als Anspielung auf die sexuelle Begierde finden wir in Charles Baudelaires' Gedicht »Une charogne« aus der Sammlung *Les fleurs du mal* (1857; dt. *Die Blumen des Bösen*). Im Symbolismus sind Anspielungen auf die Nähe von Verwesung und Überdruss zu finden (Arthur Rimbaud, *Le bateau ivre*, 1883; dt. *Das trunkene Schiff*). E. kommt auch in Stefan Zweigs *Marie Antoinette* (1932) in dem Moment auf, in dem die Protagonistin geköpft wird und noch von einem Röcheln die Rede ist, wenn also die detailgetreue Schilderung der Enthauptung sprachlich ausgemalt wird. Auch die Tötungsprozedur in Franz Kafkas Erzählung *In der Strafkolonie* (1919) ist E. erregend: Der Delinquent muss einen schon etliche Male zuvor von anderen Todgeweihten gebrauchten Filzstumpf in den Mund nehmen, damit er sich nicht auf die Zunge beisst, wenn der Apparat ihm sein Urteil in den Körper graviert. Als E. erregend kann schließlich Günter Grass' Umgang mit den Aalen in seiner *Die Blechtrommel* (1959) bezeichnet werden. Die Kopplung von menschlichen Bedürfnissen wie →Essen und Trinken, →Schlafen und Wachen, →Sexualität oder →Hygiene mit schmerzbringenden Ereignissen wie →Krieg, →Tod, →Trauer, aber auch →Liebe und →Schwangerschaft scheint für Repräsentationen von Gefühlen in der Literatur, wie der E. eines darstellt, paradigmatisch zu sein.

Winfried Menninghaus: Ekel. Theorie und Geschichte einer starken Empfindung, Frankfurt/M. 1999
William Jan Miller: The Anatomy of Disgust, Cambridge, London 1997
Konrad Paul Liessmann: »Ekel! Ekel! Ekel! – Wehe mir!« Eine kleine Philosophie des Abscheus. In: Kursbuch 129 (1997), S.101–110
Julia Kristeva: Pouvoirs de l'Horreur. Essai sur l'Abjection, Paris 1980
Aurel Kolnai: Der Ekel. In: Jahrbuch für Philosophie und phänomenologische Forschung, hg. von Edmund Husserl, Bd.10, Halle (Saale) 1929 (Reprint 1974), S.515–569

                                                             E.A.

Embryo   →Schwangerschaft

Emotionen   →Affekte

Empfängnisverhütung   Unter E. werden Praktiken subsumiert, welche auf die Vermeidung unerwünschter →Schwangerschaften und damit auf eine Geburtenkontrolle abzielen. Die individuelle wie öffentliche Dimension der E. ist bestimmt durch technische Entwicklungen, staatliche Bevölkerungspolitik und gesamtgesellschaftliche Rahmenbedingungen (Geschlechterverhältnis, Status der Familie, Machtverhältnisse in öffentlichen Diskursen). Der Begriff der E. ist für das späte 19. Jh. belegt. Menschen waren zu allen Zeiten bereit, Techniken zur Beschränkung der Kinderzahl anzuwenden. Erste Zeugnisse lassen sich altägyptischen Papyri entnehmen (*Papyrus Kahun*, *Papyrus Ebers*, *Papyrus Berlin*), in denen Rezepturen für intravaginale Okklusivpessare aus natürlichen Ingredienzien beschrieben werden. Aus der griechischen und römischen Medizin sind Rezepte für Vaginalapplikationen aus Pflanzenextrakten, Ölen und Salben erhalten, die teils abortive Wirkungen (→Abtreibung) entfalteten. Obwohl das Wissen um Empfängnisverhütungsmethoden v. a. im *Corpus Hippocraticum* und in den Werken von Aristoteles, Plinius dem Älteren und Galen überliefert wurde, war es dennoch nicht den Ärztinnen und →Ärzten vorbehalten. Nicht zuletzt trugen →Hebammen zur Verbreitung von Kontrazeptionsmethoden ohne Hilfsmittel (»coitus interruptus«), mit mechanischen, pflanzlichen und magischen Mitteln (→Magie) bei. In der griechisch-römischen Antike wurde die E. noch nicht als bevölkerungspolitische Maßnahme eingesetzt. E. war ein Privileg der Reichen, wie Juvenal in *Saturae*; dt. *Satiren* (6,592–598) ausführt. Soranos von Ephesos zieht zwar die E. einer Abtreibung vor, und Plinius der Jüngere thematisiert in den *Epistulae* (4,15) wie Petronius im *Satyricon* sozioökonomische Abwägungen einer hohen Kinderzahl, doch lassen sich kaum Erörterungen zur ethischen Rechtfertigung (→Bioethik, →Ethik in der Medizin) der E. finden. Dennoch lässt sich in der Literatur ein öffentlicher Diskurs über die Sittenwidrigkeit ausmachen. Nur selten finden Empfängnisverhütungsmethoden Erwähnung, allenfalls in Komödien oder moralisierenden Lehrgedichten. Aristophanes verweist in seinen Komödien *Eirene (dt. Der Friede)* und *Lysistráte (dt. Lysistrate)* auf verhütende Wirkungen. Verdeckt deutet Plautus in *Truculentus* auf von Prostituierten praktizierte E. durch →Gift und Essig hin. Offenbar versuchten Frauen eine Schwangerschaft durch Verkehr mit Kastrierten zu vermeiden, wie Juvenal (*Saturae*; dt. *Satiren* 6,366–368) und Martial (*Epigrammata*, dt. *Epigramme* 6,67) berichten. Lukrez beschreibt Stellungen beim Geschlechtsverkehr, die eine Empfängnis verhindern sollen (*De rerum natura* 4, 1263–67; dt. *Von der Natur*). Zwar wurde E. offenbar als sittenwidrig angesehen, im engen Sinn rechtfertigungsbedürftig wird sie aber v. a. in religiösen Kontexten: Während E. in Ausnahmefällen, meist wegen medizinischer Indikationen, im Judentum nicht grundsätzlich verboten ist, begründete Augustinus die bis heute im Katholizismus nachwirkende christliche Sicht, der zufolge E. der religiösen Pflicht zur Fortpflanzung widerspricht. Die erotische Literatur des Hochmittelalters un-

terscheidet sich von den medizinischen und theologischen Diskursen: Giovanni Boccaccio etwa legt in *Il Decamerone* (1349–53, postum 1470; dt. *Das Dekameron*) ein Recht auf E. zu Grunde; eine Rechtfertigung schien nicht nötig. Im Mittelalter galt E. als eine Sünde und wurde mit hohen Bußstrafen geahndet, die auch im weltlichen Recht Entsprechung fanden. Widerspruch von Seiten einer Laienbewegung oder der Ärzteschaft hatte die Kirche nicht zu befürchten; überdies zementierten ausbleibende technische Entwicklungen diesen Status: Die Empfängnisverhütungsmethoden der Antike wurden nur um weitere naturkundliche Mittel und alchemistische Verfahren ergänzt; »coitus interruptus« und Scheidenapplikationen waren weiterhin die verbreitetsten Praktiken. Kastration wurde zwar praktiziert, blieb aber v. a. auf Sängerknaben beschränkt und war kein Mittel zur Geburtenkontrolle. Neu war die Entwicklung des Kondoms aus Leinen oder Tierdärmen im 16. und 17. Jh., dessen verhütende Funktion in der erotischen Literatur dieser Zeit auch beschrieben wird, etwa in Michel Millots Theaterstück *L'Escole des Filles* (1655), Giacomo Girolamo Casanova de Seingalts *Histoire de ma vie* (1825–29; dt. *Aus meinem Leben*), Marquis de Sades *La Philosophie dans le Boudoir* (1795; dt. *Die Philosophie im Boudoir*) oder *Lina's aufrichtige Bekenntnisse oder Die Freuden der Wollust* (um 1790) eines unbekannten Autors. Allerdings wurde das Kondom vorerst v. a. zum Schutz vor Geschlechtskrankheiten und nur von einer Minderheit genutzt. Familienplanung blieb zunächst ein auf die Oberschicht begrenztes Phänomen. Trotz dieser Kontinuität deutete sich in der Frühen Neuzeit eine Transformation an: Frauenheilkundliche Schriftstücke (Kräuter-, Koch- und Hebammenbücher) fanden regen Anklang in der Bevölkerung und trugen wesentlich zur Verbreitung des sonst nur mündlich tradierten Wissens um Empfängnisverhütungsmethoden bei. Im Wissenstransfer kam auch Prostituierten eine Rolle zu: Sie berieten Männer in Empfängnisverhütungsfragen. Erotische Literatur hatte in diesem Prozess nur eine untergeordnete Funktion als Informationsquelle: Werke wie *Vies des dames galantes* (1665; dt. *Das Leben der galanten Damen*) von Pierre de Bourdeille Brantôme oder *Histoire de ma vie* (1825–29; dt. *Aus meinem Leben*) des Giacomo Girolamo Casanova de Sein-

galt richteten sich eher an die Männer. Gleichwohl lassen sich diesen Werken einige Empfäng-
nisverhütungspraktiken entnehmen: Casanova
berichtet von einer Goldkugel, die er vaginal
eingeführt habe, um Schwangerschaften zu vermeiden, und Marquis de Sades *La Philosophie
dans le Boudoir* (1795; dt. *Die Philosophie im
Boudoir*) enthält mehrere Hinweise zur E. Bis
ins 18. Jh. war das Wissen um →Sexualität und
E. lebensweltlich geprägt und E. nicht primär in
medizinischen, theologischen oder bevölkerungspolitischen Diskursen thematisiert. Im Zuge neuer naturwissenschaftlicher Erkenntnisse um die
Physiologie der Fortpflanzung und einer »rationalistischen Wende« in der Medizin wurde die Wirksamkeit und Verlässlichkeit des lebensweltlichen
Wissens in Frage gestellt: Im 19. Jh. sind die Anfänge einer Sexualwissenschaft zu erkennen, die
zu einem erheblichen Teil bevölkerungspolitisch
motiviert war. Der Neomalthusianismus versuchte der Industrialisierung und der Armut in Europa mit Geburtenkontrolle (→Geburt, →Generati-
on) entgegenzuwirken. Aufklärung über E. und
deren Anwendung wurden als Pflicht angesehen
und mit generationenübergreifender Verantwortung begründet. Gegen Ende des 19. Jh. sank die
Zahl der Geburten tatsächlich, was aber nicht allein auf den Neomalthusianismus zurückgeht.
Ebenso formierte sich das Wissen um E. durch
Aufklärungsbroschüren und Ratgeberliteratur
neu: *Das neue Naturheilverfahren* (100. Aufl.
1898) von Friedrich E. Bilz, *Die Frau als Hausärz-
tin* (2. Aufl. 1901) von Anna Fischer-Dückelmann
und viele weitere Schriften waren sehr weit verbreitet. Neben informellem Wissenstransfer
durch Hebammen, öffentliche Vorträge über E.
und Postsendungen der Hersteller von Empfäng-
nisverhütungsmitteln spielte auch erotische Literatur eine bedeutende Rolle: *Die Geheimnisse
meines Alkovens* eines anonymen Verfassers beschreiben Empfängnisverhütungsmethoden mit
bewusster Akzentuierung der →Lust. Darin spiegeln sich Anfänge einer beginnenden öffentlich
vertretenen Emanzipation von Lust und Fortpflanzung. Literatur wurde erstmals als eigen-
ständig den Diskurs um E. tragendes Medium relevant: Daniel Riches *Stérile* enthält beispielsweise neomalthusianische Gedanken. Aufklärungs-
literatur war Teil einer Rationalisierungsströ-
mung, die sich auch in der Empfängnisver-
hütungspraxis niederschlug: Kräutertränke und

andere Heilmittel wurden durch verlässlichere
Mittel wie Scheidenspülungen mit chemischen
Mitteln und später durch Pessar sowie Kondom
ersetzt. Der »coitus interruptus« war noch immer
sehr verbreitet. Von einer Minderheit praktiziert
wurde offenbar auch die von Leo N. Tolstoj in
Krejcerova sonata (1891; dt. *Kreutzersonate*) befürwortete dauerhafte sexuelle Enthaltsamkeit.
Gegen die Liberalisierungstendenzen versuchten
Kirche, Staat und die Ärzteschaft ihre Macht als
Kontrollinstanzen über Sexualität und E. zu wahren: Strenge Gesetze zur »Verbreitung unsitt-
licher Schriften« wurden erlassen, die Ärzte
wandten sich noch im 19. Jh. mehrheitlich mit
wissenschaftlicher Deutungsmacht und teils
auch als moralische Instanzen gegen Empfängnisverhütungsmethoden. Die Entwicklung neuer
Techniken wie des Okklusivpessars von Wilhelm
Peter Johann Mensinga boten den Paaren größere Sicherheit bei der E. und übten Druck auf die
»Sittenwächter« aus. Die katholische Kirche rang
sich schließlich zu einer begrenzten Tolerierung
des »coitus interruptus« durch, hielt aber am
Grundsatz fest, E. sei Sünde. Die Macht der katholischen Kirche schwand im Kontext zunehmender Säkularisierung. Im 20. Jh. setzte sich
diese Entwicklung fort: Der Einfluss päpstlicher
Enzykliken war kaum mehr spürbar und ver-
flachte schließlich ganz. Andere Konfessionen
öffneten sich ohnehin stärker, konnten aber auch
nicht verhindern, dass individuelle Werte zusehends kirchliche Normen ersetzten. Der Wandel
in der Sexualmoral wurde geleitet und angestoßen durch die Frauenemanzipationsbewegung: E.
und Abtreibung waren Themen, in denen sich
genuin weibliche Interessen artikulierten (→Ge-
schlechterdifferenz); sie spielten daher - anfangs
noch als »häuslicher Feminismus« im Privaten,
bald zunehmend popularisiert - in der Emanzipationsbewegung eine wichtige Rolle und wurden literarisch v. a. autobiografisch verarbeitet,
etwa in Helene Stöckers *Liebe* (1922). Auf nicht-
staatliche Initiativen der Frauenbewegung hin
entstanden um 1920 in Europa die ersten Bera-
tungsstellen für Empfängnisverhütungsfragen.
Die vollständige Entkopplung von Fortpflanzung
und Lust wurde mit der Entwicklung von Ovulationshemmern (»Pille«) möglich. Sie ist neben
anderen ein wichtiger Faktor der sexuellen Revolution in den 1960er und 1970er Jahren gewesen:
Das Risiko einer Empfängnis konnte auf ein Mi-

nimum reduziert werden. Zugleich wurde E. endgültig zur »Frauensache« und änderte die Arzt-
Patientinnen-Beziehung (→Arzt-Patienten-Bezie-
hung) nachhaltig, indem das Recht auf E. mittels
der »Pille« eingefordert wurde. Ein uneingeschränkter Siegeszug der ovulationshemmenden
Präparate lässt sich nicht konstatieren, denn
Männern wie Frauen scheinen Anwendungs-
freundlichkeit und mögliche gesundheitliche Risiken ein Grund zu sein, auch andere Empfäng-
nisverhütungsmittel, v.a. das Kondom, in Erwägung zu ziehen. Wie man an David Lodges Roman *The British Museum is Falling Down* (1965)
sehen kann, wurde die Pille in den katholischen
Ländern Europas weiter abgelehnt: David Lodge
ist mit einer Irin verheiratet und zum Katholizismus übergetreten. Das Buch schildert ironisch
den Konflikt zwischen »verbotener« E. und der
Vermeidung unbegrenzten Familienzuwachses.
Auch die Frauenbewegung distanzierte sich zunehmend von Ovulationshemmern, weil diese
der »Entkörperung der Frau« Vorschub leisteten.
Von einem »post-pill paradise« kann also wie bei
John Updikes *Couples* (1968; dt. *Ehepaare*) nur
ironisch die Rede sein. Die Vorteile hormonaler
Konzeption haben Bemühungen um die Entwicklung einer »Pille für den Mann« angestoßen, welche die Spermienproduktion in den Hoden tempo-
rär verhindert. In jüngster Zeit sind erste Erfolge
zu verzeichnen: Mit einem Kombinationspräparat
aus Gestagen- und Testosteronderivaten ist es gelungen, die erheblichen Nebenwirkungen einer
Testosteronbehandlung zu vermeiden. Das Präpa-
rat kann jedoch nicht in Pillenform, sondern lediglich intravenös verabreicht werden. Mittlerweile ist dies bei einer täglichen Einnahme einer
Desogestrel-Tablette nur noch vierteljährlich nötig. Sollte die Entwicklung eines hormonalen
Präparats diese Schwierigkeiten überwunden haben, wird neben dem »coitus interruptus« und
dem Kondom auch die hormonelle E. zu gleichen
Teilen in die Verantwortung des Mannes fallen
und so eine Angelegenheit beider Geschlechter
werden.

Peter Schneck: Empfängnisverhütung. In: Werner E.
    Gerabek, Bernhard D. Haage, Gundolf Keil, Wolf-
    gang Wegner (Hg.): Enzyklopädie Medizingeschich-
    te, Berlin, New York 2005, S. 350–352
Robert Jütte: Lust ohne Last. Geschichte der Empfäng-
    nisverhütung, München 2003

                                                    F.St./C.Se.

Epidemie   Das Wort E. (gr. epi: auf, demos:
Volk) bedeutet soviel wie »im Volk verbreitet«. E.
sind Infektionskrankheiten (→Ansteckung, →In-
fektion), die räumlich und zeitlich begrenzt in
gehäuftem Maß auftreten. Wird die besonders
schnelle Verbreitung oder der hohe Grad der Letalität hervorgehoben, spricht man mitunter von
»Seuche« (→AIDS, →Cholera, →Pest). E. und
Seuche werden heute in der Regel synonym verwendet. Das heißt nach heutiger Erkenntnis: alle
E. sind Infektionskrankheiten, aber nicht alle Infektionskrankheiten treten epidemisch auf. Ursache für Infektionen sind Krankheitserreger, genauer: sog. Mikroorganismen, Bakterien oder
→Viren, möglicherweise auch →Prionen. Diese
beeinträchtigen das menschliche (und tierische)
Immunsystem und können Körperfunktionen
(→Körper) bis hin zum möglichen →Tod destabi-
lisieren. Die Übertragungswege von Mikroorganismen können für jeweilige E. ganz singulär
und spezifisch sein; Überlappungen sind möglich. Häufig vorkommend sind: Infektion per
Trinkwasser und Lebensmittel, Infektion der
Atemwege, Infektion per Tierbiss oder Stich, Infektion per Geschlechtsverkehr (→Geschlechts-
krankheiten). Gegenstand von Mikrobiologie
bzw. Medizin sind das Identifizieren von Krankheitserregern, das Aufdecken von Infektionsket-
ten und die Entwicklung von immunisierenden
Substanzen (→Immunisierung, →Impfung). Seit
dem Beginn der Mikrobiologie unter den wissen-
schaftspolitisch einflussreichen Akteuren Louis
Pasteur und Robert Koch (ab ca. 1870) kann die
→medizinische Forschung und Praxis wichtige
Erfolge verzeichnen. Obwohl 1980 mit großem
publizistischen Aufwand der Sieg über die Pocken gefeiert wurde und Plänen der Weltgesund-
heitsorganisationen zufolge bis zum Jahr 2000
die ›Ausrottung‹ weiterer E. geplant war, haben
sich die Hoffnungen eines universalen Siegs
über Seuchen nicht erfüllt. Es gibt nicht nur die
alten epidemischen Krankheiten, sondern eine
Vielzahl von neuen, u.a. die Immunschwächekrankheit →AIDS. Medizinisch nach wie vor
nicht geklärt sind die Ursachen von Herausbildung sowie Mutation von Erregern und die Umstände, die zu ihrer plötzlichen Verbreitung führen. Warum E. wieder verlöschen, ist ungeklärt.
Plausibel erscheinen gegenwärtig die Theorien,
die von einem stabilen Fließgleichgewicht von
Menschen und Mikroben ausgehen. Erst emp-

findliche Veränderungen dieser relativ stabilen Gleichgewichte (durch natürliche oder soziale Faktoren) führen zur rasanten Ausbreitung bzw. zu Mutationen von Erregern. Als E. gelten unter anderem: →Pest, →Lepra, Milzbrand, Ruhr/Typhus, Pocken, Krätze, Tollwut, Gelbsucht, Grippe, →Syphilis, AIDS. Es können hier nur drei ausgewählte epidemische Krankheiten und ihre literarische Reflexion bzw. Konzeptualisierung behandelt werden. Lepra (Hartmann von Aue, *Der arme Heinrich*, um 1195; Konrad von Würzburg, *Engelhardt*, vor 1260); Pocken (Hans Jakob Christoffel von Grimmelshausen, *Der Abenteuerliche Simplicissimus Teutsch*, 1669); Johann Wolfgang von Goethe, *Dichtung und Wahrheit*, 1811–33), und Ruhr/Typhus (Benvenuto Cellini, *Vita di Bevenuto Cellini da lui medesmo scritta*, 1558/66; dt. *Leben des Benvenuto Cellini*; Thomas Mann, *Die Buddenbrooks. Verfall einer Familie*, 1901). Auf →Tuberkulose (Alexandre Dumas, *La dame aux camélias*, 1848/52; dt. *Die Kameliendame*; Thomas Mann, *Der Zauberberg*, 1924) kann nicht näher eingegangen werden. Die Pest ist eine Infektionskrankheit, die durch Biss infizierter Flöhe (Beulenpest) oder durch Atemluft von Kranken (Lungenpest) übertragen wird. Die Folge sind Beeinträchtigungen des Lymph- oder des Lungensystems. Über den Quellenstatus bestimmter antiker und biblischer Zeugnisse besteht Unsicherheit. Von der einstigen Gewissheit, viele quellenmäßig bezeugte epidemische Krankheiten des Altertums als Pest zu identifizieren, rückt man heute ab. Die Angaben aus der *Ilias* Homers sind zu vage, die ausführlichen Beschreibungen, die Thukydides in *Der Peloponnesische Krieg* gibt, deuten heute mehr auf ein Bündel von Infektionskrankheiten hin als auf die Pest. Als Pest klassifiziert werden die E. 165–180 im Mittelmeerraum (auch Pest des Galen) und die Pest des Justinian 541–544 im Byzantinischen Reich. Nach mehreren kleineren E. brach ab 1347 die schwerste mittelalterliche Pestwelle aus. Anfangs zeigte sie sich im östlichen Mittelmeerraum, dann im Jahr darauf in Italien und überzog bis 1349 fast ganz Europa. Giovanni Boccaccio thematisiert in der Rahmenhandlung seines *Il Decamerone* (1349–53, postum 1470; dt. *Das Dekameron*) die Panik, welche die heftige E. auslöste, die Hilflosigkeit der Ärzte und das Versagen der Behörden (wobei er offenbar auch Anleihen bei antiken Vorlagen

nahm). Unter den literarischen Zeugnissen aus der Renaissance sind hervorzuheben Francesco Bernis *Capitoli della Peste* (1532), Gedichte, die im Zug der enkomiastischen Renaissance-Literatur satirisch die Wohltaten der Seuche würdigen. Eines der eindrücklichsten literarischen Zeugnisse der Pest ist Daniel Defoes fiktiver Dokumentarbericht *A Journal of the Plague Year of London* (1722; dt. *Die Pest zu London*). Im Stil eines fingierten Augenzeugenberichts behandelt Defoe die Londoner Pest 1664/65. Gestützt auf zeitgenössische Quellen schildert er politische und soziale Verhältnisse, unterbreitet statistisches Material, dokumentiert die Verhütungsmaßnahmen und die Ängste der Bewohner. Alessandro Manzonis wenig bekannter Kurzroman *Storia della Colonna Infame* (1840; dt. *Die Schandsäule*) behandelt Pestereignisse von 1630 in Mailand, insbesondere Anklagen gegen Ärzte wegen Verbreitung der Pest. Die Eindringlichkeit und Ausführlichkeit der Darstellung Defoes ist erst wieder von Albert Camus' *La peste* (1947; dt. *Die Pest*) erreicht worden, einem existenzialistisch geprägten Roman über Verantwortung und Bewährung in Seuchenzeiten, der tatsächliche Pestereignisse in Algerien zum Hintergrund hat. Die Cholera asiatica ist im Gegensatz zur relativ ungefährlichen Cholera nostra für Europa eine neue epidemische Krankheit, erreichte Osteuropa erstmals 1830 und kam im 19. Jh. in mehreren pandemischen Wellen immer wieder. →Symptome sind Schwächegefühl, Erbrechen, sturzartiges Ausscheiden von Körperflüssigkeit im Stuhl und Krämpfe der Gliedmaßen. Ursache ist das Eindringen von Cholerabakterien durch Wasser bzw. Nahrung in den Organismus. Im Dünndarm bilden sie ein Gift, das den Elektrolythaushalt des Körpers beeinträchtigt und zu rasantem Flüssigkeitsverlust führt. Fälschlicherweise wird die Entdeckung des Cholera-Bakteriums Robert Koch (1883) zugeschrieben. Tatsächlich gelang sie rund dreißig Jahre vor Koch dem Florentiner Anatom Filippo Pacini (der auch die einzig helfende Therapieart, die Infusion von Salzwasser, anwandte). Noch heute ist eine grundlegende Vorsorge nicht möglich: Schutzimpfungen wirken nur über wenige Wochen. Bei ihrem ersten Kommen 1830/32 löste die Cholera, die sog. neue Pest, teilweise panikartige Reaktionen (→Panik) aus (bis hin zu blutigen lokalen Revolten wegen der angeblichen Volksvergiftung (→Gift) durch Mediziner wie in St. Petersburg 1831). Angesichts dieser →Krise fand die Cholera bei ihrem ersten Vorkommen in der Literatur überwältigenden Widerhall. Typisch waren Kleinformen (Lyrik, Reportage, Feuilleton, Kurznovelle, Anekdote, Rätsel, Glosse u. a.). Berühmt wurden Heinrich Heines Reportagen aus Paris (*Französische Zustände*, 1832). Umfangreiche Auseinandersetzungen mit der Cholera fehlen in der Anfangszeit. Erst in der zweiten Hälfte des 19. Jh. entstanden bemerkenswerte, z. T. autobiografisch geprägte Cholera-Romane. Vilhelm Bergsøes *Død in Købnhavn* (1911; dt. *Als die Cholera Morbus kam*) schildert die Krankheit aus der Sicht eines Arztes. Axel Munthes *Letters from a Mourning City* (1884) dokumentiert, gleichfalls aus Sicht eines Arztes, die Dramatik beim Ausbruch der Seuche 1884 in Neapel. Ricarda Huchs *Erinnerungen von Ludolf Ursleu dem Jüngeren* (1893) behandeln die Versuche und das Scheitern städtebaulicher →Hygiene- und Kanalisationsmaßnahmen. Rudolf G. Bindings Novelle *Der Opfergang* (1912) brachte die Choleraepidemie in Hamburg 1892 in eine tragisch-heroische Perspektive. Jean Gionos *Le hussard sur le toit* (1951; dt. *Der Husar auf dem Dach*) griff noch weiter zurück und behandelte in seinem historischen Roman Ereignisse in Südfrankreich von 1838. Die durch Bakterien ausgelöste Viehkrankheit Milzbrand (Anthrax) – literarisch bekannt geworden u. a. durch Jeremias Gotthelfs *Die schwarze Spinne* (1842) – greift auch auf Menschen über und kann als Haut-, Lungen- oder Darmmilzbrand auftreten. Letztere sind am gefährlichsten, da sie zu schweren blutigen Entzündungen der Atem- bzw. Verdauungsorgane und zum Tod führen können. Literarisch bekannt geworden ist Anthrax v. a. durch die Bio-Terror-Thriller *The Cobra Event* von Michael Preston (1997; dt. *Cobra*) sowie *Vector* von Robin Cook (1999; dt. *Der Experte*), ein Buch über Anschläge mit technisch aufbereiteten hoch gefährlichen Erregern in Großstädten.

Philipp Sarasin: »Anthrax«. Bioterror als Phantasma, Frankfurt/M. 2004
Olaf Briese: Angst in den Zeiten der Cholera. 4 Bde., Berlin 2003
Brigitte Weingart: Ansteckende Wörter. Repräsentationen von AIDS, Frankfurt/M. 2002
Karl-Heinz Leven: Die Geschichte der Infektionskrank-

heiten. Von der Antike bis ins 20. Jahrhundert, Landsberg/Lech 1997
Manfred Vasold: Pest, Not und schwere Plagen. Seuchen und Epidemien vom Mittelalter bis heute, München 1991

                                                          O.B.

Epilepsie   Von E. spricht man dann, wenn bei einem Menschen immer wieder spontan epileptische Anfälle auftreten. Ein solcher Anfall ist eine episodische unspezifische Reaktion des →Gehirns, die pathophysiologisch mit einer Störung der cerebralen elektro-chemischen Vorgänge und klinisch mit unterschiedlichen →Symptomen einhergeht. Es gibt viele, z. T. sehr verschiedenartige Anfallsbilder – von der sog. blanden Absence (kurze, Sekunden dauernde Bewusstseinstrübung ohne weitere Symptome →Bewusstsein ohne weitere Symptome) bis zum wenige Minuten dauernden dramatischen großen Anfall (sog. Grand mal). Die Ätiologie der E. (es gibt unterschiedliche Erscheinungsformen) ist uneinheitlich – Tumore, Verletzungs- oder Entzündungsfolgen, →Missbildungen, Stoffwechselstörungen oder Durchblutungsstörungen sind häufige Ursachen sog. symptomatischer E.; demgegenüber sind idiopathische E. solche, bei denen die Hauptursache in einer genetisch bedingten Veranlagung (Disposition, →Genetik) liegt. Beim therapeutischen Vorgehen wird zwischen kausaler Behandlung (Beseitigung der Ursache – z. B. Hirntumor) und symptomatischer Behandlung (Bekämpfung der Anfälle ohne Ursachenbeseitigung) unterschieden. Die überwiegende Epilepsietherapie ist medikamentös, etwa 5% aller Anfallkranken profitieren von einer epilepsie-chirurgischen Intervention (→Operation). Mit den modernen Behandlungsmethoden können etwa 60% aller Epilepsiekranken von ihren Anfällen befreit und weitere 20% deutlich gebessert werden. Wie sehr viele chronische Krankheiten (→Gesundheit und Krankheit) können auch die E. von erheblichen psychosozialen Nachteilen begleitet sein. Die E. ist wie kaum eine andere Krankheit auch in nichtmedizinischen Texten dokumentiert: in religiösen Quellen (*Altes* und *Neues Testament* der *Bibel*, *Talmud*, *Koran*), Gesetzesparagraphen, behördlichen Vorschriften und in der Literatur. Zwei Gründe sind für die überraschend häufige Präsenz des Epilepsiethemas in nichtmedizinischen Texten ausschlaggebend: zum einen die Prävalenz (Häufigkeit) dieser Krankheit (sie beträgt heute weltweit etwa 0,5-1% und war in früheren Jh. sicherlich nicht geringer), zum anderen die beeindruckende Symptomatik des Prototyps epileptischen Geschehens, des großen Anfalls. Bereits in schriftlichen Zeugnissen aus vorchristlichen Jh. finden sich Hinweise auf die E., so z.B. im *Alten Testament* – u.a. im vierten Buch des Pentateuch (*Num* 24,4), wenn der Seher Bileam als fallend bezeichnet wird; oder in Aischylos' *Orestie*, wenn Kassandras prophetische Aussagen von den Phänomenen Schaum, Krampf und Ausspucken von Blut begleitet werden. Es ist auffallend, wie häufig E. in die Nähe von Prophetie gerückt wird. Auch in der modernen Literatur wird diese Konnexion – epileptische Symptomatik und Prophetie – immer wieder hergestellt, z.B. in Thomas Manns *Joseph und seine Brüder* (1933–42); in Christa Wolfs *Kassandra* (1983); bei den Epilepsiegestalten Myschkin (*Idiot*, 1868/69; dt. *Der Idiot*) und Murin (*Chozjajka*, 1847; dt. *Ein junges Weib*) Dostojewskijs; in Isabel Allendes *De amor y de sombra* (1984; dt. *Von Liebe und Schatten*) oder in Amos Oz' Roman *Lada'at ischa* (1989; dt. *Eine Frau erkennen*). In der antiken Literatur gibt es das Epilepsiemotiv auch bei Plautus, in dessen Komödie *Captivi* (dt. *Die Gefangenen*) der große epileptische Anfall mit einem Amoklauf in Verbindung gebracht wird; Xenophon von Ephesos beschreibt in seinen *Ephesiaka* (dt. *Abrokomes und Anthia, die Liebenden von Ephesos*) einen simulierten epileptischen Anfall; Apuleius von Madaura beschreibt in der *Apologia* erstmals ausführlicher die Flackerlicht-Empfindlichkeit (Fotosensibilität) mancher Epilepsiekranker. Im *Neuen Testament* lassen die Krankheitssymptome, welche die drei Synoptiker-Evangelisten (*Mt* 17, 14–18, *Mk* 9, 14–27, *Lk* 9, 37–43) beschreiben, keinen Zweifel daran, dass es sich bei dem mondsüchtigen Knaben, der von Christus durch eine Dämonenaustreibung geheilt wird, um einen epilepsiekranken Jungen handelt. Auch in der mittelalterlichen Literatur ist das Epilepsiemotiv gelegentlich zu finden, so z.B. in der altfranzösischen Liebesgeschichte von *Aucassin und Nicolette* eines anonymen Autors (13. Jh.), in welcher der Anblick eines entblößten, schön geformten Beines einer jungen Frau einen fallsüchtigen Pilger von seiner Krankheit zu heilen vermag; oder in Dantes *Divi-*

na Commedia (1307–21, postum 1472; dt. *Die Göttliche Komödie*), in dessen 24. Inferno-Gesang der Zustand des Sünders mit einem durch den Teufel verursachten Sturzanfall mit anschließender Desorientierung verglichen wird. An der Schwelle zur Neuzeit hat auch Shakespeare das Epilepsiemotiv benutzt; am bekanntesten ist dabei die Beschreibung des epileptischen Anfalls der Titelfigur im Drama *Julius Caesar* (1599; dt. *Julius Cäsar*). Weniger bekannt ist eine Szene aus *Othello* (um 1603; dt. *Othello*), in welcher der dunkelhäutige venezianische General beim Anhören einer erschreckenden Nachricht zu Boden fällt, und der dabeistehende Zeuge (Jago) dies als epileptisches Geschehen benennt. Während das Epilepsiemotiv in Antike, Mittelalter und beginnender Neuzeit in der nichtmedizinischen Literatur eher selten anzutreffen ist, stößt man in den vergangenen eineinhalb Jh. vergleichsweise häufig auf diese Thematik. Dabei wird erkennbar, dass für die Autorinnen und Autoren nicht allein die Häufigkeit und Dramatik epileptischen Geschehens Grund für die Einbeziehung der Krankheit in das literarische Schaffen war, sondern zunehmend waren es die psychosozialen Auswirkungen, welche die E. für die Betroffenen und ihre Angehörigen hatte. Dies wird nicht zuletzt in der literarischen Darstellung epilepsiekranker Kinder und Jugendlicher deutlich – z.B. bei dem Mädchen Nelly in Dostojewskijs *Unižennye i oskorblënnye* (1861; dt. *Die Erniedrigten und Beleidigten*); bei Bronja in André Gides *Les Faux-Monnayeurs* (1925; dt. *Die Falschmünzer*); bei Menuchim in Joseph Roths *Hiob* (1930); bei Simon in William Goldings *Lord of the Flies* (1954; dt. *Herr der Fliegen*); bei Henriette in Heinrich Bölls *Ansichten eines Clowns* (1963); bei Useppe in Elsa Morantes *La Storia* (1974; dt. *La Storia*); beim autistischen Knaben Pokko in Peter Härtlings *Das Windrad* (1983); bei Battus in Christoph Ransmayrs *Die letzte Welt* (1988); oder beim Jugendlichen Traska in Ralf Rothmanns *Milch und Kohle* (2002). Es ist erstaunlich, wie oft dabei die jungen Epilepsiekranken von ihren Autoren als Lichtgestalten charakterisiert werden, als ein Prinzip des Guten. Viele weitere Autorinnen und Autoren (v.a. des 20. Jh.) haben das Epilepsiemotiv in ihren Werken verarbeitet, wobei neben dem Anfallsgeschehen selbst besonders die negativen sozialen Begleiterscheinungen, verschiedene (auch medizinferne) Behandlungsansätze und Epilepsie-Vorurteile (diese teils abbauend, mitunter aber auch bekräftigend) thematisiert werden. Beispielhaft seien angeführt Thomas Mann u.a. in *Der Zauberberg* (1924); Robert Musil in *Der Mann ohne Eigenschaften* (Buch 1 und 1. Teil von Buch 2 1930/33 und 2. Teil von Buch 2 1943); Franz Werfel in *Höret die Stimme* (1937); Pinhas Kahanowitsch, genannt Der Nister in *Di mispokhe Masber* (1939/48; dt. *Die Brüder Maschber*); Jakob Wassermann in *Der Fall Maurizius* (1947); Janet Frame u.a. in *Owls do cry* (1957; dt. *Wenn Eulen schreien*); Thomas Bernhard in *Amras* (1964); Siegfried Lenz in *Die Deutschstunde* (1927); Umberto Eco in *Il nome della rosa* (1980; dt. *Der Name der Rose*); Marsha Norman in dem Theaterstück *Night Mother* (1983); Stefan Zweig in dem Gedicht »Heroischer Augenblick« (1927) aus *Sternstunden der Menschheit*; Martin Walser in *Die Verteidigung der Kindheit* (1991); Connie Palmen in *De wetten* (1991; dt. *Die Gesetze*); Arnold Stadler in *Mein Hund, meine Sau, mein Leben* (1994); Klaus Merz in *Im Schläfengebiet* (1994) und in *Jakob schläft* (1997); Barbara Honigmann in *Soharas Reise* (1996); Monika Maron in *Animal triste* (1996); Paolo Maurensig in *Canone inverso* (1996; dt. *Spiegelkanon*); John Griesemer in *Signal and Noise: A Novel* (2003; dt. *Rausch*). Eine weitere Motivation, das Thema E. literarisch zu verarbeiten, findet sich bei selbst betroffenen Autoren. Wichtigster Vertreter dieser Gruppe ist ohne Zweifel Dostojewskij, der in vier seiner großen Romane diese Krankheit ausführlich thematisiert hat: In *Unižennye i oskorblënnye* (1861; dt. *Die Erniedrigten und Beleidigten*); *Idiot* (1868/69; dt. *Der Idiot*); *Besy* (1871/72; dt. *Die Dämonen*); *Bratja Karamazovy* (1879/80; dt. *Die Brüder Karamasow*). Zuvor hatte bereits Karl Friedrich Drais von Sauerbronn im 18. Jh. seine eigene E. schriftstellerisch verarbeitet: *Geschichte einer siebenjährigen Epilepsie* (1798). In den letzten zwei bis drei Jahrzehnten hat die Selbsterfahrungsliteratur (→Bibliotherapie) deutlich zugenommen, in der Regel weniger aus einem literarischen Anspruch heraus als viel mehr vor dem Hintergrund einer Krankheitsbewältigung.

Friederike Waller, Hans Dierck Waller, Georg Marckmann (Hg,): Gesichter der Heiligen Krankheit. Die Epilepsie in der Literatur, Tübingen 2004

Hansjörg Schneble: Heillos, heilig, heilbar. Geschichte der Epilepsie, Berlin 2003
Dietrich v. Engelhardt, Hansjörg Schneble, Peter Wolf (Hg.): Das ist eine alte Krankheit. Epilepsie in der Literatur, Stuttgart 2000
Peter Wolf: Epilepsy in Literature. In: Epilepsia 36 (1995) (Suppl. 1), S.12–17
Dietrich v. Engelhardt: Epilepsie in der Literatur der Neuzeit. In: Fundamenta Psychiatrica 7 (1993), S.148–156

H.S.

Erotomanie Der Begriff E. (gr. eros: Liebe, Liebesverlangen; mania: Wahn, Wahnsinn) bezeichnet den krankhaften Zustand einer wahnhaften →Liebe. Während die E. in ihrer historischen Entwicklung stark variiert hat und für viele Phänomene einer krankhaften oder krank machenden Liebe verwendet wurde, definiert sie sich heute im engeren Sinn als ›Liebeswahn‹: also als die wahnhafte Vorstellung, von einer anderen, unerreichbaren und oftmals kaum näher bekannten Person geliebt zu werden. Abweisende, distanzierende Signale werden ignoriert oder als implizite Liebeszeichen umgedeutet; alles erscheint als Zeichen einer realen Gegenliebe. Da Erotomanen oft keine Distanz zu ihren Opfern wahren, sondern sie verfolgen und belästigen, wird die E. gegenwärtig v.a. im strafrechtlich relevanten Bereich des Stalkings diskutiert. Nach dem Arzt Gaetan de Clérambault, der sie um 1940 in ihrer heutigen Form definiert hatte, wird die E. auch als de-Clérambault-Syndrom bezeichnet. Im Gegensatz zur Amour Fou zeichnet sich die E. zumeist durch Einseitigkeit aus; ebenso werden von der E. die Nymphomanie und die Satyriasis, also übersteigertes sexuelles Begehren bei Frauen bzw. bei Männern, unterschieden, die jedoch aufgrund ihrer Nähe zur E. oft mit dieser diskutiert wurden. Medizingeschichtlich lassen sich mehrere Phasen der Diskursivierung unterscheiden. Schon die antike Medizin kennt die E. Im *Corpus Hippocraticum* und im Werk Galens wird sie als eine übersteigerte Liebe begriffen, die zu Krankheiten führt. Nachdem schon Cicero in den *Tusculanae disputationes* (dt. *Gespräche in Tusculum*) eine leidenschaftliche Liebe als dem Wahnsinn (→Wahn) verwandt beschrieben hatte (IV, 35), definiert Plutarch in den *Moralia* die E. auch begrifflich als Wahnsinn aus Liebe. Diese antike Sicht der E. als ›krank machender Liebe‹ bleibt bis ins späte 16. Jh. bestehen. Ab dem 17. Jh. wird die E. zunehmend als eine selbst krankhafte, da übersteigerte Liebe definiert und darüber hinaus mit körperlich-sexuellen Aspekten besetzt; dies wird etwa bereits in Jacques Ferrands *De la maladie d'amour ou mélancolie érotique* (1623) deutlich. Obschon vorher diskutiert, gewinnt im späten 18. Jh. die körperliche E. als Nymphomanie (Furor uterinus, Mutterwuth) mit J. D. T. de Bienvilles *La Nymphomanie ou Traité de la fureur utérine* (1771; dt. *Die Nymphomanie oder Abhandlung von der Mutterwuth*) kulturell prägende Bedeutung. Fortan steht die E. bis Mitte des 19. Jh. immer zwischen physischer und psychischer Krankheit (→Psychopathologie). So wird etwa in der *Encyclopédie* (1755) die E. als »délire érotique« nicht zuletzt mit einem »excès de l'appétit corporel« in Verbindung gebracht. Hingegen grenzt Jean-Etienne Dominique Esquirol in *Des maladies mentales* (1838; dt. *Von den Geisteskrankheiten*) die E. ausdrücklich von der Nymphomanie ab: Erstere ist eine Krankheit des Kopfes, während letztere aus einer »Irritation der Geschlechtsorgane« entsteht. Daher begreift das spätere 19. Jh. die E. primär als mentale Störung, zunächst als Monomanie, später auch als Paranoia. Diese Sicht der E. als einer exzessiven und darum ›kranken‹ Liebe bleibt bis ins frühe 20. Jh. hinein bestehen. Erst mit de Clérambaults *Les Psychoses Passionelles* (1942) verlagert sich der Fokus von der Exzessivität der Liebe hin zu ihrem Objekt. Daher gilt die E. fortan als Wahn, von einer anderen Person geliebt zu werden.

Literarische Beispiele für die E. als Ursache von Krankheiten finden sich bereits in der Antike. Während in Sapphos *Fragment 31* die Liebe zwar schmerzhaft ist, aber noch keine pathologischen Symptome aufweist, stellt die liebeskranke Phädra in Euripides' *Hippolytos* eines der ersten literarischen Beispiele für eine ›krank machende Liebe‹ dar; Phädras E. äußert sich in Symptomen wie Schlaflosigkeit, Kräfteverlust, Wahnsinn, Todesgedanken und schließlich Selbstmord (→Suizid). Theokrit führt dies in seiner *2. Idylle* (dt. *Die Liebesbeschwörerin*) weiter und lässt Simaetha an →Fieber, Desorientierung oder obsessiven Gedanken leiden; auch in Plautus' *Cistellaria* (dt. *Die Kästchenkomödie*) wird Alcesimarchus von seiner exzessiven Liebe gequält: »iactor, crucior, agitor, stimulor, uorsor in

amori' rota [...]« (II, 1). Eine der Varianten der Hohen Minne im Mittelalter ist die wân-Minne, wie sie v. a. von Heinrich von Morungen und Reinmar formuliert wird: Obwohl das Ich seinen Zustand als einen »tumben wâne« erkennt (*Minnesangs Frühling* 136,1) und das Verhalten der Frau als hochmütig und abweisend empfindet, hält es mit »staeten muot« an seiner leidvollen Minne fest und will der Frau »alle tage« (170,5) dienen. Auch die schrankenlose Liebe von Orlando zu der Prinzessin Angelika in Ariostos *Orlando furioso* (1505–21; dt. *Der rasende Roland*) steigert sich bis zum Wahnsinn. Hingegen signalisiert die Figur Don Juans einen Wechsel von der E. als krank machender Liebe hin zur E. als übersteigertem, oftmals körperlichem Liebesempfinden. Während Don Juan in seinen verschiedenen Ausprägungen von Tirso de Molinas *El burlador de Sevilla y convidado de piedra* (1630; dt. *Der Spötter von Sevilla und der steinerne Gast*) über Molières *Dom Juan ou le festin de pierre* (1655; dt. *Don Juan oder Der steinerne Gast*) bis hin zu W. A. Mozarts *Il dissoluto punito o sia Il D. Giovanni* (1787; dt. *Der bestrafte Wüstling oder Der Don Giovanni*) mehr der körperlich codierten Satyriasis zuzuschlagen ist, gelten Giacomo Girolamo Casanova de Seingalts *Histoire de ma vie* (1825–29; dt. *Aus meinem Leben*) als herausragendes Zeugnis einer E. im engeren Sinn. Der Protagonist von Johann Wolfgang von Goethes Roman *Die Leiden des jungen Werthers* (1774) missversteht Lottes empfindsame Losung »Klopstock« als Liebesbeweis und steigert sich in seine asymmetrische Liebe hinein; Werthers E. wird durch seine tagebuchartigen Briefe von innen vorgeführt. Kleists *Penthesilea* (1808) hat die wahnsinnige Hassliebe der Protagonistin zu Achilles zum Gegenstand, während in Tiecks *Der Runenberg* (1804) der Held an seiner unbezwinglichen Liebe zur Bergkönigin zu Grunde geht, obwohl sich diese am Ende als hässliche Alte entpuppt. Zugleich spitzt die Romantik den asymmetrischen Charakter der E. zu und erhebt vorzugsweise statuen- oder automatenhafte Frauen zu ihrem Objekt. In E. T. A. Hoffmanns *Der Sandmann* (1817) fällt Nathanael durch sein »Taschenperspektiv« in einen Liebeswahnsinn zu der Automate Olimpia und glaubt sich von dieser geliebt: »verzweifelt und getrieben von Sehnsucht und glühendem Verlangen« kann er nur an sie denken und findet »nur in Olimpias

Liebe« sein »Selbst wieder«. Ähnlich wird in Hoffmanns *Das öde Haus* (1817) die E. des Protagonisten durch einen Taschenspiegel hervorgerufen und äußert sich in einem »wonnigen Schmerz süßer Sehnsucht«. In Heinrich Heines Versepos *Atta Troll* (1843) wird Herodias aus Liebe zum geköpften Johannes »verrückt« und stirbt an »Liebeswahnsinn«. Der Protagonist Nardini von Ferdinand von Saars Erzählung *Conte Gasparo* (1899) leidet an einer »greisenhaften Erotomanie«, die »aufs tiefste in seinem Organismus begründet« ist, und bringt sich so um sein gesamtes Vermögen. Bezeichnenderweise wird das Ausleben dieser E. unentschlossen zwischen »unabwendbarer Notwendigkeit« und »Mangel ethischer Kraft« gedeutet. Oscar Wilde bzw. Richard Strauss greifen mit *Salome* (1893/1905) die schon von Heine thematisierte morbide E. auf. Gustav von Aschenbach, der Protagonist von Thomas Manns *Der Tod in Venedig* (1912), verfolgt in seiner unbezwinglichen Liebe zu dem Knaben Tadzio diesen sogar quer durch Venedig. In Gerhard Hennes' für eine erbauliche »Feuerpause« geschriebener Erzählung *Geheilter Liebeswahn* (1915) wird der Soldat Nikola durch einen gefälschten Brief von seiner blinden E. geheilt und erkennt seine ferne Geliebte als »alte Schachtel« und »Drachen«. Auch in Ingrid Nolls Roman *Der Hahn ist tot* (1993) erliegt die Protagonistin Rosemarie ihrem Liebeswahn – mit verheerenden Folgen für Nebenbuhlerinnen und für den Mann, den sie begehrt. In Ian McEwans Roman *Enduring Love* (1997; dt. *Liebeswahn*) wird die glückliche Ehe des Journalisten Joe Rose durch Jed zerstört, der eine wahnhafte und religiös überhöhte Liebe für Joe empfindet: eine »unspoken love between us as strong as steel cable«. Hingegen bezieht Laetitia Colombanis Film *A la folie, pas du tout* (2002; dt. *Wahnsinnig verliebt*) seine Spannung gerade aus seiner Perspektivierung. Er erzählt in der ersten Hälfte die Geschichte einer jungen Frau, die – als Trägerin der Zuschauersympathien – von ihrem Liebhaber scheinbar rüde zurückgewiesen wird; im zweiten Teil wird dies durch die als wahr deklarierte Perspektive des Mannes als »Geliebtheitswahn« entlarvt. Am Ende wird die Frau als Fall von E. diagnostiziert und in die →Psychiatrie überstellt.

Oliver Jahraus: Amour fou, Tübingen 2004
German E. Berrios, N. Kennedy: Erotomania: A Concep-
tual History. In: History of Psychiatry 13 (2003), S. 381–400
Carole Groneman: Nymphomanie. Die Geschichte einer Obsession, Frankfurt/M. 2001
Susanne Schumacher: Liebeswahn: geliebt, verfolgt, gehetzt, Köln 2000
Andrea Möhr: Liebeswahn. Phänomenologie und Psychodynamik der Erotomanie, Stuttgart 1987

S.B.

Essen und Trinken   E. und T. sind soziokulturelle Totalphänomene. In der Mahlzeit verbindet sich die naturhafte, auf körperliche Erhaltung ausgerichtete Ernährung im Sinn einer Befriedigung physiologischer Bedürfnisse mit dem E. als sozialem Phänomen. In der umfassenden Lebensordnung der antiken →Diätetik aufs Engste verbunden, strebten Natur und Kultur mit der Verwissenschaftlichung des menschlichen Lebens seit dem 18. Jh. auseinander, so dass in der Medizin der auch das Soziale umfassende Begriff des E., wie er in den zahlreichen Diätetiken des 18. und frühen 19. Jh. zu finden ist, seit der Mitte des 19. Jh. zusehends durch die Vorstellung einer reproduzierbaren, eindeutigen Naturgesetzen gehorchenden »rationellen Ernährung« verdrängt wurde. Schließlich bezeichnete die Diätetik keine ganzheitliche Lebensordnung mehr, sondern eine nach naturwissenschaftlichen Grundsätzen gestaltete Ernährungsweise, vorrangig für Kranke. Damit wurde der Arzt (→Ärzte) vom Berater in Fragen des Lebensregimes zur Quelle strikter, formalisierter und exakt quantifizierter Ernährungsvorschriften. Diätetische Vorstellungen von einem anzustrebenden, aber individuell verschiedenen, stets vielfach gefährdeten Gleichgewicht von Einverleibung und Verausgabung, das allein Gesundheit langfristig sichere, lassen sich dennoch bis ins späte 19. Jh. hinein in literarischen Repräsentationen wiederfinden; Verstöße gegen diese Linie des Mittelmaßes dienen zur literarischen Skizzierung von Figuren und zur Kennzeichnung weitreichender individueller wie gesellschaftlicher Konflikte, die in den Widersprüchen zwischen Genussverlangen und physiologischer Notwendigkeit ihren Ausdruck finden. Die antike Literatur zeigte sich ganz durchzogen vom Mäßigkeitsideal der hippokratischen Diätetik; Maßhalten und das Gleichgewicht der Säfte galt ihr nicht allein als Garant für Gesundheit, sondern auch als Ausweis persönlicher Tugend. Als ihr Zerrbild taucht etwa in den *Sermones* des Horaz der Genussmensch und Prasser auf, dem Beherrschung und Disziplin fehlen, der aufgrund übermäßigen und wahllosen E. und T. körperlich wie geistig träge und krank wird. Ohne einheitliche und für alle verbindliche Vorschriften zu machen, wurde bis ins frühe Mittelalter hinein empfohlen, einfach und wenig zu essen, wie in Petrarcas *De remediis utriusque fortunae* (1366; dt. *Heilmittel gegen Glück und Unglück*). Gestützt auf die stoische Ethik tradierte v. a. das Christentum diese Forderung. Das Fasten (→Hunger) war gleichbedeutend mit körperlicher wie geistiger Reinwerdung (→Affekte) und Reinhaltung (→Hygiene), fette Mönche und schlemmende Pfarrer bevölkern die mittelalterliche Schwankliteratur. Sie stehen für die kirchliche Doppelmoral, verkörpern zugleich aber auch die Schwäche des Menschen. Augustinus forderte im zehnten Buch seiner *Confessiones* (397; dt. *Bekenntnisse*), die Nahrung nur als Medikament (→Arzneimittel) zu betrachten, das man ohne jedes sinnliche Vergnügen einnehmen solle, um den täglichen Kampf gegen die Essenslust (→Lust) zu bestehen. Agrippa von Nettesheim empfahl in seinen *De incertitudine et vanitate scientiarum* (1527; dt. *Die Eitelkeit und Unsicherheit der Wissenschaften*) die Orientierung an der einfachen Kost der Bauern und den Verzicht auf üppig beladene Tafeln und eine delikate Zubereitung der Speisen, weil dies zu Vielfresserei führe, die Koliken und Gallensteine zur Folge habe. In der Literatur des Barock wird manches aufwändige Festmahl von später an Podagra leidenden Fressern beschrieben und auch in der Romantik blieb genusshaftes E. in Gemeinschaft ein zentrales Motiv, das zur Skizzierung charakterlicher Eigenschaften wie des sozialen Milieus genutzt wurde. Normativer Grundkonsens blieb die Mäßigkeit. Inspiriert vom französischen Naturalismus, insbesondere von Jean-Jacques Rousseaus *Emile ou De l'éducation* (1762; dt. *Emile oder Über die Erziehung*) hielt der poetische Realismus noch am Mäßigkeitsideal fest, sah in maßvollem, gemäßigtem E. und T. die Garantie für ein friedvolles und gesundes Leben. Vor allem unter dem Ansturm des Brownianismus entwickelte sich die mäßige Kost zunehmend zur knappen Kost und der Arzt zum disziplinierenden Kontrolleur. Dennoch zeigen Ego-Dokumente

eindrücklich, dass im Kern humoralpathologische Auffassungen von der Diät bis weit ins 19. Jh. Grundkonsens zwischen Arzt und →Patient blieben (→Arzt-Patienten-Beziehung), welche die Kur (→Kurort, →Therapie) einer Krankheit (→Gesundheit und Krankheit) als gemeinsame Arbeit verstanden. In gewisser Weise setzte die gastrosophische Literatur des 19. Jh., unter deren profilitiertesten Autoren sich mit Egon von Vaerst und Gustav Blumröder auch Ärzte fanden, die humoralpathologische Tradition noch fort. Doch löst sich hier der Ausgleich zwischen Genuss und nur weltlich gedachter Mäßigkeit tendenziell bereits auf: Denn bei den Gastrosophen stand die Mäßigkeit primär im Dienst einer Steigerung des Genusses und einer Erziehung der Sinne. Nur der kenntnisreiche, mäßige Esser weist sich als Gourmet aus und stellt in seiner gesteigerten Sinnlichkeit – nicht durch den Verzicht per se – seine sittliche Höherwertigkeit unter Beweis. Zugleich nehmen die Gastrosophen mit der Erziehung der Sinne Bezug auf die Konstruktion der Körper, wie sich auch in den zahlreichen Mahlzeitensituationen des bürgerlichen Romans des 19. Jh. zeigt. Im bürgerlichen Roman wird an der gemeinsamen Tafel nicht nur die körperliche Differenz von Mann und Frau, von Erwachsenem und Kind, von alt und jung, sondern auch zwischen sozialen Schichten im E. hergestellt und inszeniert. Insbesondere die französische Literatur des 19. Jh. ist reich an solchen Schilderungen. Sie zeigt zwar einerseits ein wachsendes soziales Bewusstsein von der Mangelernährung als Ursache zahlreicher Krankheiten, andererseits jedoch auch eine wachsende Akzeptanz säkularisierter Gourmandise, wie in den Romanen Emile Zolas oder Honoré de Balzacs, in welchen die mächtige Entwicklung einer kommerziellen Genusskultur gespiegelt wird. Sie macht erst dort Halt, wo gesundheitliche Probleme zur Bedrohung werden, wie etwa bei Zola durch erhebliches Übergewicht mit all seinen Folgen. Um 1900 zerfällt die bürgerliche Selbstgewissheit: Mit dem auf Literaten sehr anziehend wirkenden Vegetarismus und der Lebensreform wird die bürgerliche Mahlzeitenordnung mit dem Schwergewicht auf dem Grundnahrungsmittel Fleisch grundlegend in Frage gestellt. Hermann Hesses *Doktor Knölgens Ende* (1910), in dem das lebensreformerische Sanatorium auf dem Schweizer Monte Verità zum Ort der Auseinandersetzung über die Möglichkeiten von Utopien wird, thematisiert sie ebenso wie Alfred Döblins *Berlin Alexanderplatz. Die Geschichte vom Franz Biberkopf* (1929). Die Literatur spiegelt die aus dem Zerfall bürgerlicher Werte folgenden Widersprüchlichkeiten ebenso wie die ständig gegenwärtige Gefährdung durch Hunger und Krankheit im ersten Weltkrieg (→Krieg) und die →Krise der Zwanziger und frühen Dreißiger Jahre, für die etwa Irmgard Keuns *Das kunstseidene Mädchen* (1932) stehen mag, das keine Rücksicht auf eine »vernünftige« Erhaltung der eigenen physischen Existenz nimmt, im Alltag existenzielle Not leidet, sich aber hemmungslos und ungezügelt verausgabt, sobald sich die Möglichkeit dazu ergibt. Dem steht der Appell an das diätetische Maßhalten als bürgerliche Tugend gegenüber, wie er neuerlich in Thomas Manns Schilderungen bürgerlicher Mahlzeiten zu finden ist. Sein *Der Zauberberg* (1924) bildet die noch gängige, aus dem 19. Jh. stammende Diätbehandlung der →Tuberkulose nach Dettenweiler ab, in dem reichliches E. zur Wiederherstellung körperlicher wie seelischer Gesundheit dient. Spätestens mit dem Zweiten Weltkrieg gingen diese normierenden Elemente ebenso verloren wie die Reste bürgerlicher Selbstgewissheit. So nehmen die Gefährdung durch Hunger und das karge Mahl in der Nachkriegsliteratur, etwa bei Heinrich Böll, einen wichtigen Platz ein, Günter Grass interpretiert die Ernährungsgeschichte in *Der Butt* (1977) gar als Spiegel der menschlichen Geschichte überhaupt. Dabei wird der Zerfall gemeinsamer Werte und Normen deutlich: In Grass' *Die Blechtrommel* (1959) wird das übermäßige E. von Fisch zum Element gezielter Selbstzerstörung (→Autoaggression), die Romanfiguren essen zunehmend allein, während in den Romanen von Gabriele Wohmann (*Paulinchen war allein zuhaus*, 1974) das E. auf die reine Kalorienaufnahme reduziert wird und so den Verlust seelisch-körperlicher Einheit dokumentiert. Die Rezeption psychologischer Theorien über die Ursachen der →Bulimie wie der →Anorexie dokumentiert schließlich die Faszination der zeitgenössischen Literatur durch die Paradoxien einer Welt, in der nicht das Zuwenig, sondern das Zuviel zum existenziellen Sinnproblem geworden ist. Die leibseelische Einheit (→Leib und Seele) ist zusehends zerfallen, so dass die

Ordnung des E. und die Grenzen des Subjekts in scharfen, existenzgefährdenden Attacken auf das eigene Ich wiederhergestellt werden, um überhaupt noch erfahrbar zu sein.

Karin Becker: Der Gourmand, der Bourgeois und der Romancier. Die französische Esskultur in Literatur und Gesellschaft des bürgerlichen Zeitalters, Frankfurt/M. 2000
Evelyn Hintz (Hg.): Diet and Discourse: Eating, Drinking and Literature, Winnipeg (Canada) 1991 (= Sonderheft von Mosaic. A Journal for the Interdisciplinary Study of Literature, 24/3–4, Summer/Fall 1991).
Alois Wierlacher: Vom Essen in der deutschen Literatur. Mahlzeiten in Erzähltexten von Goethe bis Grass, Stuttgart u. a. 1987

U.T.

Ethik in der Medizin   Ethik in der Medizin ist ohne soziokulturelle und historische Kontextualisierung nicht zu denken und schon gar nicht zu praktizieren. Medizin ist in Theorie wie Praxis historisch gewachsen, hat im Laufe der Zeit einen sehr vielschichtigen Verlauf genommen und von innen wie außen prägende Veränderungen erfahren. Diese Gewachsenheit kann durch die Vorstellung von »medizinische[n] Kulturen«, die einem facettenreichen medizinischen Markt zugrunde liegen, zum Ausdruck gebracht werden. Medizin ist Anthropologie, wie dies Viktor von Weizsäcker (1886–1957) beschrieben hat. E. hat als analytische Methode auf theoretischer Ebene jene →Normen und Werte in Erinnerung zu rufen, die einer Medizin ihre Grenzen aufzeigen; sie soll dazu befähigen, für moralische Phänomene verschiedene Argumente zu bündeln, Begründungen abzuwägen, allgemeine Prinzipien abzuleiten, um zu einer guten Entscheidung zu verhelfen. Dabei ist es nicht Aufgabe einer E., Verantwortung qua Entscheidung abzunehmen, sondern vielmehr zu sensibilisieren, die moralischen Konflikte freizulegen und Anregungen für eine gute Entscheidung zu geben. Der Begriff hat gegenüber dem Terminus »Medizinische Ethik« oder »Medizinethik« den Vorteil, dass nicht der Eindruck einer Bereichs- oder Sonderethik suggeriert wird. Im englischen Sprachraum trifft man v.a. auf den Terminus »Bioethics«, der mittlerweile auch im deutschen Sprachgebiet (→Bioethik) gebräuchlich ist und auch die Biologie (Tiere, →Umwelt) umfasst. Im

Grunde geht es um Anthropologie, die in einer hoch technisierten und spezialisierten Medizin stark zu machen ist, und dies nicht aus einer übertriebenen →Angst vor der Macht des technisch Möglichen in der Medizin, sondern aufgrund echter Wertschätzung des Menschen (Empathie, →Patient, →Arzt-Patienten-Beziehung). So hält schon Sophokles im berühmten Chorlied der *Antigone* fest:»Vielgestalt ist das Ungeheure, und nichts ist ungeheurer als der Mensch (…)« Ärztliches Handeln (→Ärzte) hat Grenzen; zum Teil sind diese selbst bestimmt, zum Teil erwachsen sie aus Anforderungen der Gesellschaft: Sie definieren von innen und außen ein sog. ärztliches Ethos: Um ein »guter Arzt« zu sein (Klaus Dörner, *Der gute Arzt. Lehrbuch der ärztlichen Grundhaltung*, 2001), soll ärztliches Handeln zum Ziel haben, zu nutzen, Schaden zu vermeiden, und nach dem Grundsatz ausgerichtet sein, alle Menschen unabhängig von Geschlecht, Alter, Aussehen, Herkunft, Rang oder ökonomischen Verhältnissen gleich zu behandeln; diese drei Prinzipien stehen bereits in Hippokratischer Tradition (*Corpus Hippocraticum*) und haben ihre Gültigkeit bis heute bewahrt. So ist auch der Hippokratische Eid nach wie vor ein zentraler Bezugspunkt vieler Ärzte. Thomas J. Beauchamp und James F. Childress haben das Prinzip der →Autonomie, d.h. die Selbstbestimmung des Patienten, hinzugenommen und Ende der 1970er Jahre ihr Konzept der vier Prinzipien (autonomy, beneficence, justice, non maleficence; *Principles of Biomedical Ethics*, 1979, 5. Aufl. 2001) vorgelegt. Es handelt sich hierbei nicht um eine in sich geschlossene ethische Theorie, vielmehr um prinzipienorientierte Ansätze, die auf anerkannten Prinzipien sog. mittlerer Reichweite gründen. Diese Prinzipien sollen auf einzelne Fragestellungen hin spezifiziert und gegeneinander abgewogen werden. Beauchamp und Childress haben mit ihrem v.a. für praktische Fragen – solche sind in der Medizin täglich zu verhandeln – geeigneten Ansatz maßgeblich auf den US-amerikanischen sowie den europäischen Raum Einfluss nehmen können. So wurde das Prinzip der Autonomie in Deutschland sogar in die Berufsordnung der Ärzte aufgenommen. Bedenkt man die mächtige Wirkungsgeschichte der *Principles of Biomedical Ethics* gerade für den europäischen Kulturraum, so ist doch bemerkenswert, dass bis heute keine deutsche Übersetzung dieses viel beachteten Werkes vorliegt. Die erste Zusammenstellung der Auseinandersetzung mit prinzipienorientierten Ansätzen haben Oliver Rauprich und Florian Steger (*Prinzipienethik in der Biomedizin. Moralphilosophie und medizinische Praxis*, 2005) herausgegeben. Wenn sich auch immer wieder kontextgebundene Traditionslinien einer E. herausarbeiten lassen werden, so gilt es doch auch die Veränderungen, wie z.B. die des ärztlichen Selbstverständnisses, zu konstatieren. Der Patient ist durch die starke Betonung seiner Autonomie ins Zentrum der Ethik gerückt, was wiederum eigene Probleme mit sich bringt. An die Stelle eines ausgeprägten Paternalismus (»Als Arzt weiß ich, was für meinen Patienten gut und richtig ist.«) ist die zunehmende Einbeziehung des Patienten in den Entscheidungsfindungsprozess gerückt: Nicht mehr die »salus aegroti«, sondern die »voluntas aegroti« ist die »suprema lex«. Um den Patienten stärker in den Entscheidungsfindungsprozess einzubeziehen, ist eine gezielte Sensibilisierung/Verbesserung der →Kommunikation im ärztlichen Alltag anzustreben. Sind Ärzte auch grundsätzlich sehr geschätzt von ihren Patienten, bestehen oft im kommunikativen Bereich gewisse Defizite, die einer informierten Zustimmung (Informed Consent) oder eines gemeinsamen Entscheidungsfindungsprozesses (Shared Decision Making) im Wege stehen. Um diese Defizite zu vermeiden bedarf es einer gezielten Ausbildung, in der die Technik der ärztlichen Kommunikation trainiert wird. Solche Seminare gehören ebenso zur medizinischen Ausbildung wie ganz allgemein die Reflexion über Geschichte, Theorie, Ethik (in) der Medizin (GTE). GTE ist mit der neuen Approbationsordnung für Ärzte (2002) fester Bestandteil des Studiums der Humanmedizin geworden und sollte zukünftig in der Lehre professionellen Fachvertretern für GTE übertragen werden. Hierzu gibt es (noch) an der Mehrzahl der medizinischen Fakultäten deutscher Universitäten Institute für Geschichte und/oder Ethik (in) der Medizin. Neben der studentischen Ausbildung sind oft auch Dienstleistungen im Bereich der E. zu erbringen, so z.B. in beratender Funktion im Rahmen von Forschungsethikkommissionen oder Klinischen Ethikkommittees unter Einschluss von Klinischer Ethikberatung (Ethikkonsil).

Da die Kulturgeschichte des Gesundens und Heilens und auch der E. nicht ohne die Literatur (und die Künste) zu denken ist, liegt das enge Verhältnis von Literatur und Medizin qua beidseitiger Kontextgebundenheit (historisch, kulturell und sozial) auf der Hand. Literatur hat darüber hinaus als literarisierte Medizin (Dietrich v. Engelhardt) die Funktion, Anregung für alle Menschen in ihrem Umgang mit Krankheit (→Gesundheit und Krankheit) und →Tod sowie den diagnostisch-therapeutischen Möglichkeiten (→Diagnose, →Therapie) der Medizin zu sein. Literatur kann insofern therapeutische Arbeit leisten, da die Lektüre die Möglichkeit zur →Bibliotherapie bietet; hier ist v.a. an die sog. Selbsterfahrungsliteratur zu denken, in der die Betroffenen Einblick in ihr Erleben der Krankheit geben (z.B. ist solche für die →Epilepsie geschrieben). Die Kontextgebundenheit der Medizin spricht auch dafür, dass jene Ethik, die in der Medizin (E.) statthat, ebenfalls historisch, sozial und kulturell gebunden ist. Fragen wie »Wo beginnt das Leben?«, »Was macht den Mensch zum Menschen?« oder »Worin besteht der Sinn des menschlichen Seins?« sind heute so aktuell wie immer. Die Würde des Menschen ist unantastbar und das zu Beginn wie am Ende des Lebens. Antigone in Sophokles *Antigone* bestattet ihren Bruder Polyneikes und zwar gegen den Willen König Kreons, aber in Anbetracht ungeschriebener Gesetze, die sie dazu regelrecht auffordern. Dies führt auch Christoph Spielberg in seinem Kriminalroman *Denn wer zuletzt stirbt* (2002) vor Augen, wenn er die tägliche Arbeit von Dr. Felix Hoffmann in einer Nachsorgeabteilung für alte Menschen thematisiert. Es geht hier um den Profit, der mit alten Menschen gemacht wird – um jeden Preis. Ein Jahr zuvor hatte Spielberg in seinem Debütroman *Die russische Spende* (2001) den Klinikalltag (→Krankenhaus) von Dr. Felix Hoffmann in einem spannenden Krimi aufbereitet: hier geht es um den Handel mit Organen (→Transplantation), um die Privatisierung der Krankenhäuser und um sehr viel Geld. Einerseits spricht dies für die Aktualität der seit der Antike existenten Problematik auch für die Gegenwart, zugleich ist eine historische, soziale und kulturelle Fundierung einzufordern. Sind für die zentralen Konflikte zu Beginn des Lebens (→Abtreibung), in der Arzt-Patienten-Beziehung, am Ende des Lebens (→Eu-

thanasie), bei der Forschung am Menschen (→Experiment, →Medizinische Forschung) oder bei Fragen der Gerechtigkeit im öffentlichen Gesundheitswesen (Allokation) oft ähnliche Fragen zu stellen, so bleiben doch verschiedene Antworten darauf denkbar – und diese hängen wiederum von der Kontextualisierung ab. Insofern ist zwar eine gewisse Kontinuität der Probleme, Konflikte und Denkansätze zu erkennen, jedoch ist die Ethik in der jeweiligen medizinischen Situation nach Zeit und Ort sowie nach Anschauung und Prägung hoch differenziert zu sehen. Daher hat die medizinische Kasuistik (→Fallgeschichte) ihren Wert besonders in der Konkretisierung, die dennoch nicht unmittelbar zu individualethischen Erwägungen führen muss. Es bestehen neben individuellen Normen und Werten bestimmte Bezugssysteme (u.a. Fürsorgeethik, Pflichtenethik, Prinzipienethik, Tugendethik). Darüber hinaus gibt es gewisse (auch religiöse) konstante Werte, die auch einem noch so individuellen Abwägungsprozess zugrundeliegen. Das Vertrauen in Gott kann groß sein, da seine Geduld keine Grenze kennt; hierauf vertrauend verfügt ein Christ über ethische Grundwerte aus seinem Glauben heraus. In Georg Friedrich Händels (1685–1759) Oratorium *Saul* (1739; Libretto von Charles Jennens, 1700–73) versucht David den wütenden König Saul mit Harfenspiel zu besänftigen und singt: »O Lord, whose mercies numberless / O'er all thy works prevail: / Though daily man thy law transgress, / Thy patience cannot fail.« Jennens Libretto liegt die alttestamentarische Geschichte von Sauls Verwerfung und Davids Aufstieg zum König über ganz Israel zugrunde (1 *Sam* 15 – 2 *Sam* 5). Ortrun Riha macht sich für solch ein Bekenntnis zu christlich-ethischen Grundwerten stark, und zwar gerade in Anbetracht des modernen Trends zur Individualisierung und verstanden als Reaktion auf den Werte- und Normenpluralismus.

Claudia Wiesemann, Nikola Biller-Andorno, Andreas Frewer (unter Mitarbeit): Medizinethik. Für die neue AO, Stuttgart 2005
Klaus Bergdolt: Das Gewissen der Medizin. Ärztliche Moral von der Antike bis heute, München 2004
Bettina von Jagow und Florian Steger (Hg.): Repräsentationen. Medizin und Ethik in Literatur und Kunst der Moderne, Heidelberg 2004
Ortrun Riha: Aktuelle Probleme der Medizin- und Bio-

ethik. In: Theologische Literaturzeitung 127 (2002),
S. 716–729
Urban Wiesing unter Mitarbeit von Johann S. Ach,
Matthias Bormuth, Georg Marckmann (Hg.): Ethik
in der Medizin. Ein Reader, Stuttgart 2000
Ortrun Riha: Ethik in der Medizin. Eine Einführung,
Aachen 1998

F. St.

Ethos →Ethik in der Medizin

Eugenik Der Neologismus E. wurde 1883 von
dem englischen Biometriker Francis Galton geprägt und ersetzt seinen früheren terminologischen Vorschlag Virikultur (vir: Mensch, Mann;
cultura: Pflege). Der Ausdruck E. ist vom gr. eu-
genês: wohlgeboren abgeleitet und soll die praktische Anwendung genetischer Theorien (→Ge-
netik) zum Zweck der Züchtung von Menschen
mit bestimmten sozial erwünschten physischen
und psychischen Eigenschaften bezeichnen. Aus
zwei Gründen war die gesellschaftliche Planung
der Gattenwahl – analog zu den traditionellen
Verfahren der Pflanzen- und Tierzüchtung – bis
vor wenigen Jahren das allein zur Verfügung
stehende Mittel, wie der Mensch die Gesetzmäßigkeiten der Vererbung für eugenische Zwecke nutzen konnte: Im Laufe eines Lebens durch
Erfahrung erworbene Eigenschaften werden
nicht vererbt, und gentechnische Eingriffsmög-
lichkeiten in die Keimbahn standen nicht zur
Verfügung. Motiviert werden eugenische Maßnahmen durch die Befürchtung, dass infolge der
wohlfahrtsstaatlich und mitleidsethisch (→Ethik
in der Medizin, →Mitleid) ausgeschalteten ›natürlichen Selektion‹ die Menschen einer kontinuierlichen körperlichen, geistigen und moralischen Degradation unterworfen seien. Erste
Anzeichen dafür seien schon in der Gegenwart
zu bemerken und würden trotz des technischen
und wirtschaftlichen Fortschritts zum Untergang
der menschlichen Zivilisation führen (sog. »race
suicide«). Es lassen sich zwei Grundformen der
E. unterscheiden. Die negative E. konzentriert
sich auf Maßnahmen zur Senkung der absoluten
Reproduktionsrate der genetisch für minderwertig erachteten Individuen, um so die angebliche
Verschlechterung des Erbguts der ›menschlichen
Rasse‹ aufzuhalten. Im Extremfall führt negative
E. zur systematischen Ermordung der für ›min-

derwertig‹ erachteten Bevölkerungsgruppen (sog.
→Euthanasie). Die positive E. stellt Maßnahmen
zur Förderung der absoluten Reproduktionsrate
der genetisch für wertvoll erachteten Individuen
in das Zentrum ihrer Bevölkerungspolitik, um
eine angebliche Verbesserung des menschlichen
Erbgutes einzuleiten. Dies kann bis zur zwangsweisen Vereinigung der als vorbildhaft erachteten Individuen führen. Beide Grundformen der
E. sind eng aneinander gekoppelt, da das Grund-
ziel jedweder eugenischen Strategie darin bestehen muss, die mittlere differenzielle Reproduktionsrate (→Fitness) der für wertvoll erachteten
Individuen in einer Gesellschaft gegenüber der
restlichen Bevölkerung zu erhöhen.

Die Idee, in das Fortpflanzungsverhalten von
Menschen geplant einzugreifen, um gesellschaftlich nützliche Individuen zu erzeugen, ist nicht
erst Ende des 19. Jh. entstanden. Sie lässt sich
schon in Platons Staatsutopie, wie sie in seinem
Dialog *Politeia* (dt. *Der Staat*) konstruiert wird,
finden: Von der strikten Regulation der möglichen Lebensläufe der Staatsangehörigen zum
Zweck der gesellschaftlichen Reproduktion bis
zur Kontrolle der biologischen Reproduktion der
Bevölkerung ist es in allen Utopien nur ein kleiner Schritt, sobald die physischen wie psychischen Charakteristika von Menschen als naturhafte anthropologische Grundlagen eines Gemeinwesens betrachtet werden. Die frühneuzeitlichen positiven Utopien eines Thomas Morus
(*De optimo rei publicae statu, deque nova insula
Utopia*, 1516; dt. *Utopia*) und eines Francis Bacon
(*Nova Atlantis*, postum 1627; dt. *Neu-Atlantis*) belegen diese Beobachtung; es gibt auch Ausnahmen wie Johann Valentin Andreaes *Christianopolis* (1619; dt. *Christianopolis*), deren traditio-
nell-christliche Naturauffassung den Menschen
der Herrschaft des Menschen über die Natur
entziehen will. Diesseits solcher utopischen Vorstellungen kann von der E. als einem deutlich
konturierbaren ideengeschichtlichen Phänomen
erst in der 2. Hälfte des 19. Jh. gesprochen werden. Zwei Voraussetzungen, eine wissenschaftliche und eine gesellschaftliche, mussten hierfür
erfüllt werden. Im Rahmen der Auseinandersetzung um die Evolutionstheorie Charles Darwins
wurde auch die Übertragbarkeit naturgeschicht-
licher Theorien auf die Entwicklung der menschlichen Zivilisationen diskutiert (Herbert Spen-
cers Sozialdarwinismus gehört zu den damals

vorgeschlagenen Theorien). Galton, ein Cousin Darwins, und Karl Pearson, späterer Inhaber der Galton-Professur für E. und Genetik am University College in London, begründeten die Biometrik. Diese neue Disziplin entwickelte statistische Verfahren, welche die Variationen phänotypischer Merkmale von Organismen quantifizieren, und versuchte dadurch, der Diskussion um die biologische Entwicklung menschlicher Populationen eine kontrollierte empirische Grundlage zu geben. So konnte die auf biometrische Daten rekurrierende E. sowohl gesellschaftlichen Eliten als auch weiten Teilen der Bevölkerung als praktische Teildisziplin der Genetik erscheinen, die wissenschaftliche Wahrheit konsequent auf den genetischen Bestand menschlicher Populationen im Dienste des Gemeinwohls anwendet. Die Biometrik lieferte mit ihren mathematischen Modellen einen wichtigen Beitrag für die Entstehung der modernen Populationsgenetik, obwohl sich die Biometriker heftig gegen die Synthese von Darwinismus und mendelscher Genetik, die für die heutige neodarwinistische Evolutionstheorie grundlegend ist, gewehrt hatten. Einer der drei Begründer dieser Synthese, der englische Statistiker und Genetiker Ronald A. Fisher, war sein Leben lang Eugeniker, und sein bedeutendster Nachfolger, der Biologe William D. Hamilton, hat sich in seinen Schriften offen für eugenische Maßnahmen ausgesprochen. Alle diese Theoretiker waren Engländer. Es verwundert nicht, dass die moderne E. gerade in einem Land entwickelt und zu einer weit verbreiteten Ideologie werden konnte, dessen Gesellschaft durch die industrielle Revolution mit all ihren sozialen Folgen wie Verstädterung und Pauperisierung am frühesten und am stärksten geprägt worden war: im viktorianischen England. Hier kommt es u.a. zur Gründung einer Eugenics Society und einer Eugenics Review. Großen Einfluss übte eugenisches Gedankengut auch auf die literarische Moderne im Vereinigten Königreich aus. George Bernard Shaw (*Man and Superman*, 1903; dt. *Mensch und Übermensch*) und H.G. Wells (*Anticipations of the Reaction of Mechanical and Scientific Progress upon Human Life and Thought*, 1901; dt. *Ausblicke auf die Folgen des technischen und wissenschaftlichen Fortschritts für das Leben und Denken des Menschen*) propagieren eugenische Maßnahmen als Beitrag zum Aufbau einer sozia-

listischen Gesellschaft. T.S. Eliot verarbeitet den Zusammenhang zwischen biologischer Fruchtbarkeit und sozialer Fragmentierung aus einer stark eugenisch beeinflussten Perspektive (*The Waste Land*, 1922; dt. *Das wüste Land*). Virginia Woolfs *A Room of One's Own* (1928; dt. *Ein eigenes Zimmer*) überträgt eugenische Erklärungsmuster auf Literaturgeschichte, um ›Abstammungslinien‹ genuin weiblichen Schreibens zu konstruieren. William Butler Yeats will mit Hilfe der E. den Untergang der irischen Kultur verhindern (*On the Boiler*, 1939). Über ihr theoretisches Ursprungsland hinaus wurde die moderne E. zu einer der wirkungsmächtigsten Formen der modernen Biopolitik (Michel Foucault), deren Anhängerschaft in allen politischen Lagern zu finden war. So wurde auch eine stalinistisch gefärbte E. von dem Genetiker Herman J. Muller propagiert (*Out of the Night*, 1935; dt. *Heraus aus der Nacht*). In fast allen europäischen Ländern (ironischerweise nicht in England) wurden eugenisch inspirierte Gesetze bis in die Zeit nach dem 2. Weltkrieg verabschiedet (v.a. Zwangssterilisierung von Kranken und Verbrechern). Das eugenische Gemenge aus (Pseudo-)Wissenschaft, Sozialethik und politischer Ideologie explodierte in der 1. Hälfte des 20. Jh. in der nationalsozialistischen ›Rassenlehre‹ und der von ihr legitimierten ›Rassenpolitik‹. Sie basierte auf der Verbindung der E. mit der Idee der sog. Rassenhygiene (Alfred Ploetz 1895). Die Befürchtung, dass die deutsche Bevölkerung durch genetische Vermischung ›entnordet‹ werde, führte einerseits negativ-eugenisch zur Verfolgung und Auslöschung des sog. lebensunwerten Lebens und andererseits positiv-eugenisch zur Auswahl eines zu überdurchschnittlicher Fortpflanzung aufgeforderten Personenkreises gemäß dem Idealbild einer phantasmatischen ›arischen Rasse‹. An diesen Maßnahmen waren führende deutsche Mediziner und Genetiker beteiligt. Insbesondere über ihre antisemitische Dimension findet diese extreme eugenische Biopolitik Befürworter in der literarischen Moderne (Louis-Ferdinand Céline, *Bagatelles pour un massacre*, 1937; dt. *Die Judenverschwörung in Frankreich*). Schärfste Kritik an der E. als Massenmord und Zuchtprogramm formuliert Günter Grass' Roman *Die Blechtrommel* (1959). Er thematisiert E. nicht bloß inhaltlich, sondern stellt die nationalsozialistische Gesellschaft aus der

Perspektive eines Protagonisten dar, dessen zwergwüchsige Gestalt und dessen Weigerung, erwachsen zu werden, jedem nationalsozialistischen →Körper- und Geistesideal widersprechen. Hierdurch wird den ›rassenhygienisch‹ verfolgten Minderheiten eine eigene Stimme verliehen. Nach den Erfahrungen des Nationalsozialismus steht jedweder positive Bezug auf E. unter dem Verdacht, einer inhumanen und pseudowissenschaftlichen Biologisierung des menschlichen Zusammenlebens zu dienen. Erst im Gefolge der →Gentechnik wird E. wieder als mögliche biopolitische Option wahrgenommen, wobei die Differenzen einer solchen liberalen E. (Jürgen Habermas) zur klassischen und totalitären E. zu beachten sind: Unter den Bedingungen des globalisierten Kapitalismus und des demokratischen Verfassungsstaates wird die E. gleichsam privatisiert; der autonom handelnde Staatsbürger wird möglicherweise gentechnisch in den Stand gesetzt werden, seine Reproduktion (→Reproduktionstechnologien) an eigenen eugenischen Idealen auszurichten.

Stefan Artmann: Hamiltons Leben. Autobiographisches Sein und evolutionstheoretisches Sollen in der populationsgenetischen Klinik. In: Bettina von Jagow und Florian Steger (Hg.): Repräsentationen. Medizin und Ethik in Literatur und Kunst der Moderne, Heidelberg 2004, S. 141–157
Donald J. Childs: Modernism and Eugenics. Woolf, Eliot, Yeats, and the Culture of Degeneration, Cambridge 2001
Jürgen Habermas: Die Zukunft der menschlichen Natur. Auf dem Weg zu einer liberalen Eugenik?, Frankfurt/M. 2001
André Pichot: L'eugénisme ou les généticiens saisis par la philanthropie, Paris 1995
Pauline M. H. Mazumdar: Eugenics, Human Genetics and Human Failings. The Eugenics Society, its Sources and its Critics in Britain, London 1992
St.A.

Euthanasie Mit E. wird in der Antike das Ideal des sanften und guten Sterbens, nicht aber die aktive Beendigung des Lebens bezeichnet, die im Eid des Hippokrates aus dem 5./4. Jh. v. Chr. ausdrücklich verboten, von Philosophen der Zeit dagegen gerechtfertigt und von Ärzten auch durchgeführt wird. Im christlichen Mittelalter, das den Ausdruck E. offensichtlich nicht verwendet, sind Selbsttötung (→Suizid) und Tötung durch den Arzt ausgeschlossen. Zur Kunst des Lebens (»ars vivendi«) wird die Kunst des Sterbens (»ars moriendi«) gezählt; der einsame, plötzliche und unvorhergesehene →Tod gilt als »schlechter Tod« (»mala mors«), der Beistand der Priester und das Vorlesen geistlicher Texte sollen eine wesentliche Hilfe sein können. In der Renaissance plädieren Thomas Morus (1516) und Francis Bacon (1623) erneut für die Möglichkeit der aktiven, nach ihnen aber stets freiwilligen Lebensbeendigung; unterschieden wird von Bacon zwischen einer »euthanasia interior« als seelischer Vorbereitung (»animae praeparatio«) und einer »euthanasia exterior« (»excessus e vita magis lenis et placidus«) als physischer Beendigung des Lebens. Die Ärzte der kommenden Jh. lehnen die aktive Lebensbeendigung ab und verstehen unter E. weiterhin Sterbeerleichterung und Sterbebeistand. Für den Mediziner Christoph Wilhelm Hufeland wird um 1830 der Arzt, sollte er über Wert und Unwert des menschlichen Lebens entscheiden können, zum »gefährlichsten Menschen« im Staat. Sich in der »absoluten Zerrissenheit«, die der Tod für den Menschen bedeutet, bewahren zu können und nicht ihn zu verdrängen, manifestiert für den Philosophen Hegel die Wahrheit des Geistes. Der französische Mediziner Maximilien Simon versteht 1845 unter »wahrer Euthanasie« (»vraie euthanasie«) die »innige Verbindung mit Gott« (»union intime avec Dieu«). Mehrfach wird dann seit 1900 in verschiedenen Ländern und verschiedenen Wissenschaften für aktive E. plädiert, die auch in der Bevölkerung auf Unterstützung stößt. Der Jurist Karl Binding und der Mediziner Alfred Hoche setzen sich in ihrer Schrift »Die Freigabe der Vernichtung lebensunwerten Lebens. Ihr Maß und ihre Form« (1920) für die aktive E. von Behinderten (→Behinderung) und Geisteskranken (→Psychiatrie, →Psychopathologie) unter Berücksichtigung ihres Lebenswillens und einer zugleich inhumanen Terminologie ein. Im Terrorregime des Nationalsozialismus pervertiert E. zur Tötung von Behinderten und Geisteskranken ohne Einwilligung und ohne Gesetzesgrundlage, die unter dem Druck der Kirchen abgebrochen, aber bis 1945 als »wilde Euthanasie« fortgesetzt wird. Aktive E. ist heute in der Bundesrepublik Deutschland verboten, in Holland und Belgien bei unheilbar Sterbenden mit unerträglichen Schmerzen und nur auf eigenen Wunsch dagegen erlaubt. Zu unterscheiden sind bei aller Problematik klarer Grenzziehungen: aktive und passive E., direkte und indirekte E., äußere und innere E., autonome und heteronome E., Anlass und Motiv, Person und Modus der Durchführung sowie schließlich sozial-kultureller Kontext. Wichtiger als die Frage der Legalisierung der aktiven E. scheint allerdings in quantitativer wie ethischer Sicht (→Ethik in der Medizin) der Sterbebeistand, die Hilfe im und nicht zum Sterben zu sein.

E. als Lebensbeendigung wie Sterbebeistand ist ein Thema der Weltliteratur, auch in Dramen und Gedichten, als aktive Tötung durch den Arzt insbesondere seit dem ausgehenden 19. und beginnenden 20. Jh. In der Antike findet sich E. als Adjektiv, Adverb und Substantiv bei den griechischen Komödiendichtern Kratinos, Menandros (*Der Wechselbalg oder der Bauer, Die Fischer*) und Poseidippos (*Myrmex*) für einen angenehmen und guten Tod, in diesem Sinn als Sterbekunst auch im Mittelalter, wenn auch ohne diese Bezeichnung. Die Literatur der Neuzeit folgt im Spektrum der äußeren und inneren E. der dominierenden Logik der Säkularisierung, Individualisierung und Naturalisierung. Michel de Montaigne rechtfertigt in seinen *Essais* (1580; dt. *Essais*) E. als freiwillige Selbsttötung und versteht den Tod als notwendiges Moment des Lebens und nicht als Folge von Krankheiten (→Gesundheit und Krankheit). Offen bleibt in Henrik Ibsens Stück *Gengangere* (1881; dt. *Gespenster*), ob die Mutter Alring ihren an Paralyse (→Syphilis) erkrankten Sohn Osvald mit Morphium tötet, worum er sie gebeten hat. In Guy de Maupassants Novelle *Le diable* (1886; dt. *Der Teufel*) bringt die Totenfrau der Gemeinde eine sterbende Bäuerin durch ihr Erscheinen in der Verkleidung eines Teufels um. In Paul Heyses Erzählung *Auf Tod und Leben* (1885) ermöglicht ein Hauptmann seiner unheilbar herzkranken Frau ein sanftes Sterben, fühlt sich schuldig, bereut aber nicht und findet Erlösung in der verstehenden →Liebe einer jungen Frau. In Storms Erzählung *Ein Bekenntnis* (1887) tötet ein Arzt seine ihn darum bittende krebskranke Frau und muss später erfahren, dass er eine neue Therapiemöglichkeit übersehen hat, was ihn die »Heiligkeit des Lebens« und die unüberschreitbaren Grenzen der Medizin und damit seine Schuld begreifen lässt. In Edith Whartons Roman *The Fruit of the Tree* (1907) tötet eine Krankenschwester ihre durch einen Unfall gelähmte Freundin. Indirekte E. verbindet ein junger Arzt mit Sterbebegleitung in Max Nassauers Roman *Sterben … ich bitte darum* (1911). In Ricarda Huchs *Der Fall Deruga* (1917) erlöst wiederum ein Arzt seine herzkranke Frau aus →Mitleid und Liebe mit Curare und begeht anschließend Selbstmord. Hjalmar Söderbergs *Doktor Glas* (1905; dt. *Doktor Glas*), der einen Giftmord (→Gift, →Mord) durchführt und geistig erkrankt, verzichtet nur aus Angst vor dem Gesetz auf aktive Lebensbeendigung, die nach ihm in wenigen Jahren zur ärztlichen Tätigkeit gehören wird. Aus Liebe entscheidet sich Eve in Jean-Paul Sartres Erzählung *La Chambre* (1939; dt. *Das Zimmer*), ihren geisteskranken Verlobten Pierre vor dem Schicksal der Verblödung durch aktive E. zu bewahren. Sterben und Tod werden in Aldous Huxleys *Brave New World* (1932; dt. *Schöne Neue Welt*) wie auch →Geburt und Krankheit (→Eugenik) verdrängt; Sterben ist hier ein ebenso angenehmes wie belangloses Ereignis, auf das bereits Kinder durch den Besuch von Moribundenkliniken eingestimmt werden. Aktive E. wird in literarischen Texten des 20. Jh. aber weiterhin auch ausdrücklich abgelehnt, so in Thomas Manns *Die Buddenbrooks. Verfall einer Familie* (1901) oder in Walker Percys *The Thanatossyndrom* (1987; dt. *Das Thanatos-Syndrom*) unter dem Hinweis auf das »Dritte Reich« und der Forderung nach einem humanen Umgang mit »Geisteskranken«, »Krüppeln« und Sterbenden. E. als Sterbebeistand durch Ärzte, Angehörige und Freunde sowie als seelisch-geistige Vorbereitung des Sterbenden selbst wird mehrfach dargestellt: In der Dichtung *Euthanasia, drei Gespräche über das Leben nach dem Tode* (1805) von Christoph Martin Wieland; in den Romanen *La Grenadière* (1832; dt. *Die Grenadiere*), *Louis Lambert* (1832; dt. *Louis Lambert*) und *Le médecin de campagne* (1833; dt. *Der Landarzt*) von Honoré de Balzac; im Sterben des Heiligen Sossima in den *Bratja Karamazovy* (1879/80; dt. *Die Brüder Karamasow*) wie ebenfalls im Sterben der jungen Nelly in *Unižennye i oskorblënnye* (1861; dt. *Die Erniedrigten und Beleidigten*) von Fjodor M. Dostojewskij; in der Zuwendung eines Bauernjungen zum sterbenden Richter in *Smert' Ivana Iljiča* (1886; dt. *Der Tod des Iwan Iljitsch*) von Leo N. Tolstoj; in der Begleitung der Sterbenden und ihrer eigenen Bereitschaft zum Sterben in *Joseph und seine Brüder* (1933–42) von Thomas Mann; in der Darstellung des »schönen Sterbens« als umgekehrter Genesis und zugleich Konflikt zwischen Kunst und Leben in *Der Tod des Vergil* (1945) wie der vorangegangenen Erzählung *Die Heimkehr des Vergil* (1935) von Hermann Broch; im Prozess der Annahme des eigenen Todes und der liebevollen Unterstützung durch den Ehepartner in *Clock Without Hands* (1961; dt. *Uhr ohne Zeiger*) von Carson McCullers; in der Pflege der sterbenden Mutter durch die beiden Töchter in *Une mort très douce* (1964; dt. *Ein sanfter Tod*) von Simone de Beauvoir; in der Fortführung des Lebens eines verstorbenen Jungen durch seinen jüngeren Bruder in *Le premier qui dort réveille l'autre* (1977; dt. *Der zuerst schläft, weckt den anderen*) von Jean-Edern Hallier. Willem Jan Otten greift in seinem Roman *Ons mankeert niets* (1994; dt. *Uns fehlt nichts*) die Situation der aktiven E. in den Niederlanden auf, auf die auch der Roman *Nåde* (2002; dt. *Gnade*) von Linn Ullmann Bezug nimmt, in dem in Norwegen eine Kinderärztin ihren krebskranken Mann in der letzten Phase mit dem muskellähmenden Mittel Curacit aktiv tötet. Aktive Tötung durch den Arzt ist Thema der Kriminalromane *The Sisterhood* (1982; dt. *Die unbarmherzigen Schwestern*) von Michael Palmer, *Morfindoktoren nekter seg skyldig* (1958) von Waldemar Brögger und *Oath* (2001; dt. *Der Schwur*) von John T. Lescroart. Jüngster Beleg für die gesellschaftliche Brisanz des Themas ist der mit dem Oskar ausgezeichnete Film *Das Meer in mir* von Alejandro Amenábar. Er greift die wahre Geschichte des Ramón Sampedro auf, der seit seinem 25. Lebensjahr durch einen Badeunfall querschnittsgelähmt ist und sich Jahrzehnte später vor laufender Kamera umbringt. Man sieht auf dem Video nur eine Hand, die ihm ein Glas mit Gift reicht. 12 Freunde Sampedros bezichtigten sich der Tat, niemand konnte bestraft werden. Das weite Spektrum der Euthanasieformen zwischen Beendigung des Lebens und Beistand im Sterben erscheint auch in zahlreichen Texten der Selbsterfahrungsliteratur. Als entscheidend für die literarische Darstellung der E. als Sterbebeistand oder eigene Sterbevorbereitung im ursprünglichen Sinn des Wortes erweist sich die Aufnahme des Todes in die individuelle und soziale Wirklichkeit sowie die immanente Verbindung von Leben und Tod oder Natur und Kultur.

Dietrich v. Engelhardt: Euthanasie zwischen Lebensverkürzung und Sterbebeistand, Regensburg 2000

Udo Benzenhöfer (Hg.): Der gute Tod? Euthanasie und Sterbehilfe in Geschichte und Gegenwart, München 1999

Bert Gordijn: Euthanasie: strafbar und doch zugestanden? Die niederländische Duldungspolitik in Sachen Euthanasie. In: Ethik in der Medizin 10 (1998), S.12–25

Markus Zimmermann-Acklin: Euthanasie. Eine theologisch-ethische Untersuchung, Freiburg/Br. 1997

Herbert Viefhues: Das Motiv der »Euthanasie« in der fiktionalen Literatur – zugleich ein Beitrag zu einer metaphorischen Verstehensweise der Ethik (=Medizinethische Materialien, H.68), Bochum 1991

D.v.E.

Experiment   Das E. kann in drei große Kategorien eingeteilt werden: (1) Medizinischer Menschenversuch, (2) Tierversuch und (3) ärztlicher Selbstversuch. (1) Der medizinische Menschenversuch ist gemäß dem *Nürnberger Kodex (Nuremberg Code)* von 1947 vor dem Hintergrund der verbrecherischen Menschenversuche in den Konzentrationslagern des nationalsozialistischen Terrorregimes überhaupt nur zulässig, wenn zwei Voraussetzungen gewährleistet sind: (a) die absolute Freiwilligkeit der Versuchsperson, d.h. ihre Einwilligung nach einer umfassenden Aufklärung (Informed Consent) (→Aufklärung des Patienten); und (b) die sog. Nutzen-Risiko-Abwägung gemäß der *Deklaration von Helsinki* (1964) bzw. *Tokio* (1975): »Biomedizinische Forschung am Menschen (→Medizinische Forschung) ist nur dann gerechtfertigt, wenn das Ziel des Versuchs in einem vernünftigen Verhältnis zum Risiko für die Versuchsperson steht.« Ein inzwischen gesetzlich verankertes Regelwerk gehört seit den 1980er Jahren zum Standard-Repertoire der Ethikkommissionen (→Bioethik, →Ethik in der Medizin). Es beruht auf formal nachprüfbaren Kriterien wie Aufklärung, Einwilligung, Risikoabwägung, wobei der Heilversuch zum Nutzen des individuellen Kranken generell als ethisch weitaus unproblematischer einzustufen ist als das fremdnützige Humanexperiment an (gesunden oder kranken) Versuchspersonen. Versuche an nicht einwilligungsfähigen Personen sind dabei besonders umstritten. Zwar gab es bereits in Antike und Mittelalter vereinzelt Menschen- und Tierversuche sowohl zu Forschungs- als auch zu Heilzwecken. Aber erst in der Neuzeit setzte sich in den (Natur-)Wissenschaften die Auffassung durch, dass der Natur durch E. eine Antwort auf die Fragen der Forscher abzuringen sei. So sagt Immanuel Kant in der *Kritik der reinen Vernunft* (1781), dass die Vernunft mit ihren Prinzipien »die Natur nöthigen müsse auf ihre Fragen zu antworten, nicht aber sich von ihr allein gleichsam am Leitbande gängeln lassen müsse«. Die Vernunft solle durch das E. von der Natur belehrt werden, »aber nicht in der Qualität eines Schülers, der sich alles vorsagen lässt, was der Lehrer will, sondern eines bestallten Richters, der die Zeugen nöthigt, auf die Fragen zu antworten, die er ihnen vorlegt.« Gleichwohl äußerten noch im frühen 19. Jh. manche Naturforscher und Ärzte gewisse Vorbehalte gegenüber dem (physiologischen) E. So unterschied der Anatom und Physiologe Johannes Müller in seiner Bonner Antrittvorlesung *Von dem Bedürfnis der Physiologie nach einer philosophischen Naturbetrachtung* (1824) scharf zwischen der »schlichten«, »aufrichtigen« Beobachtung und dem »künstlichen«, »ungeduldigen« E.: »Es ist nichts leichter, als eine Reihe sogenannter interessanter Versuche [zu] machen. Man darf die Natur nur auf irgendeine Weise gewalttätig versuchen; sie wird immer in ihrer Noth eine leidende Antwort geben.« Gegen eine solch ambivalente Einstellung zog der französische Physiologe Claude Bernard eine Forschergeneration später vehement zu Felde. Er stellte in seiner programmatischen Schrift *Einführung in das Studium der experimentellen Medizin* (1865) der »beobachtenden Medizin« die »experimentelle« gegenüber, der es als Experimentalwissenschaft – wie der Physik und Chemie – nicht nur darum gehe, die Naturvorgänge vorauszusehen, sondern »sie nach Belieben zu lenken und Herr über sie zu werden.« Das Labor wurde somit zum Tempel der naturwissenschaftlichen Medizin stilisiert. Ziel war es, aus der Wissenschaft alle persönlichen Ansichten zu eliminieren und nur allgemeine Theorien zu akzeptieren, die auf experimentell begründeten Tatsachen beruhten. Bevorzugt wandte sich die Forschung im 19. und 20. Jh. stigmatisierten Randgruppen zu: Strafgefangenen, politischen Häftlingen, »Asozialen«, rassenbiologisch »Minderwertigen«, Armen und Behinderten. Als ein eklatantes Beispiel kann der berühmt-berüchtigte Fall des Breslauer Der-

matologen Albert Neisser dienen, der 1892 in seiner Klinik eine Reihe von Patientinnen mit dem Serum von Syphiliskranken impfte, um festzustellen, ob sich hierdurch eine Immunisierung erreichen ließe. Während vier Patientinnen – davon drei minderjährige Mädchen – nicht erkrankten und somit Neissers Annahme sich zu bestätigen schien, brach bei den vier übrigen Patientinnen – Prostituierten, die wegen anderer Geschlechtskrankheiten in Behandlung waren – in der Folgezeit die Syphilis aus. Neisser wurde in einem Disziplinarverfahren zu 300 Mark Geldstrafe verurteilt und dafür gerügt, dass er seine Patientinnen ohne deren Zustimmung geimpft hatte. In der anonymen Broschüre *Arme Leute in Krankenhäusern* (1900) wurden eine Reihe von Fällen geschildert, bei denen hochangesehene Universitätsprofessoren mit ihren Krankhauspatienten ohne deren Aufklärung und Einwilligung experimentierten. Im Zeitalter der aufblühenden naturwissenschaftlichen Medizin schien die Freiheit der Wissenschaft zunächst fast grenzenlos zu sein. Als einer der wenigen Ärzte beklagte Albert Moll in seiner Schrift *Ärztliche Ethik. Die Pflichten des Arztes in allen Beziehungen seiner Thätigkeit* (1902) die unethische »Forschungsmanie« vieler Mediziner, wodurch der Mensch zum »Versuchskaninchen« degradiert werde. Die Menschenversuche in den Konzentrationslagern während der nationalsozialistischen Diktatur offenbaren erschreckende Verbrechen, die von Ärzten begangen wurden. Das monströse Ergebnis einer Medizin ohne Menschlichkeit, so die gleichnamige Dokumentation des Nürnberger Ärzteprozesses von Alexander Mitscherlich und Fred Mielke – erstmals 1947 unter dem Titel *Das Diktat der Menschenverachtung* erschienen – ist: Unter bestimmten Bedingungen sind »ganz normale« Menschen bereit, im Namen eines heiligen Zwecks (»Volk«, »Vaterland«, »Wissenschaft« etc.) andere Menschen bis zu deren Vernichtung zu quälen und gleichsam zu opfern. In diesem Zusammenhang ist zu erwähnen, dass unter Kriegsbedingungen und zu Kriegszwecken auch in anderen Ländern während des Zweiten Weltkriegs unethische Menschenversuche durchgeführt wurden, v. a. in Japan. Zu (2): Für die »experimentelle Medizin« im ausgehenden 19. Jh. hatte der Tierversuch – häufig mit Vivisektion verbunden –, der in der Regel dem Menschenversuch bzw. der klinischen Erprobung vorgeschaltet war, eine überragende Bedeutung, die sich bis zur heutigen biomedizinischen Forschung erhalten hat. Auf den z. T. erbitterten Kampf der Tierversuchsgegner (»Antivivisektionisten«) sei hier nur kurz verwiesen, der sich in diversen Verordnungen und Regelungen, vom ersten Gesetz zur Verhinderung der Grausamkeit gegen Tiere in Großbritannien (1876) bis zum heute in Deutschland gültigen Tierschutzgesetz (seit 1987) zieht, das in Paragraph 1 ausdrücklich die »Verantwortung des Menschen für das Tier als Mitgeschöpf« hervorhebt. 1987 erscheint der Text »*Tiere sehen dich an*« *oder Das Potential Mengele* von Hans Wollschläger. Er zieht hier eine Parallele zwischen den grausamen Tierversuchen der Pharmaindustrie und den Menschenversuchen in den Konzentrationslagern: In beiden Fällen fehlt den Versuchsleitern jede Empathie für die Opfer (→Mitleid). Zu (3): Der ärztliche Selbstversuch stellt ein faszinierendes Kapitel der Medizingeschichte dar. Vier Charakteristika tauchen in den diesbezüglichen literarischen Darstellungen auf: (a) Er gilt als heroischer Akt eines Kämpfers an der wissenschaftlichen Front; (b) er stehe im Dienst des wissenschaftlichen Fortschritts und sei deshalb wertvoll; (c) der betreffende Arzt sei ein Retter der Menschheit, sein Selbstversuch ein Akt der Nächstenliebe; und (d) der ärztliche Selbstversuch sei ethisch vorbildlich. Allerdings sahen die ärztlichen Selbstversuche höchst unterschiedlich aus: von Samuel Hahnemanns systematischen Selbstversuchen zur Begründung der Homöopathie (um 1800), über Selbstversuche des Medizinstudenten Daniel Carrión zum Oroya-Fieber in Peru (an dem er 1885 starb) und Max von Pettenkofers Selbstversuch mit Cholera-Bazillen (den er 1892 gut überlebte) bis hin zu Sigmund Freuds Selbstanalyse zur Begründung der Psychoanalyse (vor 1900), der Selbstversuche mit Kokain in den 1880er Jahren vorangegangen waren, und schließlich Werner Forßmanns Katheterisierung des rechten Herzens (1929; Nobelpreis 1956). Selbstversuche sind jedoch nicht per se ethisch unproblematisch. Wie bestimmte Selbstversuche zur Erforschung der Übertragung von Infektionskrankheiten zeigen, können diese auch andere Menschen gefährden.

Ausgehend vom naturwissenschaftlichen E. wird das literarische E. ab der Frühromantik für die Dichtung zunehmend bedeutend. In seinem Buch *Experimentalphysik des Geistes. Novalis und das romantische Experiment* (2001) schildert Jürgen Daiber den in dieser Epoche geprägten Typus des naturwissenschaftlich beeinflussten Literaten am Beispiel Friedrich von Hardenbergs, der (a) naturwissenschaftlich experimentiert, (b) Verfahrensbestandteile naturwissenschaftlicher E. in seine Literatur transferiert und (c) diesen Transfer in die literarische Sphäre mittels Theorienbildung sichert. Als medizinisches E. ist der Menschenversuch literarisch vielfach problematisiert worden. Im Drama *Woyzeck* (postum 1878) schildert Georg Büchner, wie sich der geplagte Titelheld wegen des maßlosen Ehrgeizes eines Doktors einem peinlichen Ernährungsversuch mit Erbsen unterziehen muss. Franz Kafka entwirft in seiner Erzählung *In der Strafkolonie* (1919) eine perfide Versuchsanordnung, die Urteilsverkündung, Folter, Strafe und Hinrichtung in einem darstellt. Das Hintergründige, Untergründige, Abgründige des Menschenversuchs kommt bei Kafka abschreckend zum Vorschein, die Darstellung transzendiert den Horizont der gängigen medizinischen Ethik. Noch die Protagonistin in Ingeborg Bachmanns Romanfragment *Der Fall Franza* (postum 1978) sieht sich als Opfer eines Menschenversuchs, wenn sie in ihrem Eheleben von der geliebten Frau zum medizinischen Versuchsobjekt degradiert wird, psychische Schäden davonträgt und letztlich dadurch zu Tode kommt. H. G. Wells verbindet das E. am Tier mit dem Menschenversuch, indem er in *The Island of Doctor Moreau* (1896; dt. *Die Insel des Doktor Moreau*) die Biologen und Mediziner Moreau und Montgomery daran arbeiten lässt, Tiere in Menschen zu verwandeln. Dabei werden nicht nur ethische Maßstäbe gebrochen, wenn sie aus Schweinen, Ziegen, Affen, Hunden und Pumas Menschen züchten wollen – deshalb mussten sie auch London verlassen –, sondern es werden zugleich die Möglichkeiten und Grenzen der →Genetik überschritten. Einen Selbstversuch der Persönlichkeitsumwandlung wird in Robert Louis Stevensons Erzählung *The Strange Case of Dr. Jekyll and Mr. Hyde* (1886; dt. *Dr. Jekyll und Mr. Hyde*) beschrieben, in dem v. a. alchemistische E. im Mittelpunkt stehen. Schließlich wird medizinische Forschung und das E. in Gustave Flauberts *Bouvard et Pécuchet* (postum 1881; dt. *Bouvard und Pecuchet*) in zahlreichen Selbstversuchen der beiden komischen Helden ironisch camoufliert. Literatur problematisiert das medizinische E., sie kann es fiktional übersteigern oder gar ironisieren.

Heinz Schott: Menschenversuche. Ethische Probleme im Spiegel der Medizingeschichte. In: Scheidewege, Jahresschrift für skeptisches Denken 33 (2003/2004), S. 87–107

Barbara Elkeles: Der moralische Diskurs über das medizinische Menschenexperiment im 19. Jahrhundert, Stuttgart u. a. 1996

Heinz Schott: Die Bedeutung des ärztlichen Selbstversuchs in der Medizingeschichte. In: Rainer G. Appell (Hg.): Der verwundete Heiler, Heidelberg 1995, S. 13–33

Andreas-Holger Maehle, Ulrich Tröhler: Animal Experimentation from Antiquity to the End of the Eighteenth Century. In: Nicolaas A. Rupke (Hg.): Vivisection in Historical Perspective, London, New York 1990, S. 14–47

Hanfried Helmchen, Rolf Winau (Hg.): Versuche mit Menschen in Medizin, Humanwissenschaft und Politik, Berlin u. a. 1986

H. Sch.

Fallgeschichte   Die F. als Erzählform behandelt die Anwendung von Regeln auf Einzelfälle und die Ausweitung von Einzelfällen zu Regeln. Ihren erkenntnistheoretischen Ort hat sie in der Kasus-Lehre des Römischen Rechts, das hinsichtlich der Setzung juristischer Normen ein Wechselverhältnis von Fall und Regel anlegt, sowie in der Kasuistik als einer moraltheologischen (insbesondere jesuitischen) Argumentationstechnik. Als medizinische F. kann jede erzählerische Darbietung eines medizinischen Phänomens bezeichnet werden, sofern dieses als Fall – d. h. als einzelne Ausprägung – eines übergeordneten, allgemeinen Sachverhalts, etwa eines Krankheitsbildes, gilt. Bei diesem Allgemeinen kann es sich um bereits bekanntes und gesichertes medizinisches Wissen handeln, dieses kann aber auch erst über das Zusammentragen ähnlicher und vergleichbarer F. induktiv erschlossen werden. In der F. überschneiden sich Medizin und Literatur in exemplarischer Weise.

Jede anamnestische Aufnahme, Auflistung, Sortierung und Interpretation von Patientendaten steht in Wechselwirkung mit generalisiertem medizinischem Wissen und verfährt demnach kasuistisch. So gesehen beschäftigt sich die medizinische Literatur seit den »Epidemien« aus dem *Corpus Hippocraticum* mit dem Erstellen von F. Allerdings lässt sich erst seit dem 17. Jh. in Westeuropa von einer beginnenden Institutionalisierung der F. für Klinik und Ausbildung sprechen. Von da an ist sie entscheidender Bestandteil einer empirisch verfahrenden Medizin, die in Distanz zu einer klassifizierenden Nosologie ihren, wie Michel Foucault es formuliert, »Ausgang von der aleatorischen Struktur des Falls« nimmt und ihn als Einheit der Beobachtung festlegt, wobei die Struktur der Krankheit und die sie erfassende Sprachform »grundsätzlich isomorph« sind. In Handbüchern festgeschrieben wird die medizinische Kasuistik erst ab Mitte des 19. Jh. (z. B. Samuel Crompton, *Medical Reporting, or, Case-Taking*, 1847; John S. Warter, *Observation in Medicine or the Art of Case-Taking*, 1865). Der für lange Zeit unklare methodische Status der F. hängt mit ihrer heuristischen Funktion für die Gewinnung neuer medizinischer Erkenntnisse und Gegenstandsbereiche zusammen, wie die kasuistische Formierung der →Psychiatrie (→Psychopathologie) als Wissensbereich zwischen Anthropologie und Medizin deutlich macht. Während eine Veröffentlichung wie Christian Heinrich Spieß' *Biographien der Wahnsinnigen* (1796–1803) v. a. das Spektakuläre der gesammelten Fälle betont – anschließend an Sammlungen juristischer F. wie die *Causes célèbres et interessantes* von François Gayot de Pitaval (1734–43; dt. *Unerhörte Kriminalfälle*) –, stellt Karl Philipp Moritz in seiner Zeitschrift *Magazin zur Erfahrungsseelenkunde* (1783–93) F. in der Absicht zusammen, aus den »vereinigten Berichten mehrerer sorgfältiger Beobachter des menschlichen Herzens« eine empirische Psychologie entstehen zu lassen, »welche an praktischen Nutzen alles das weit übertreffen würde, was unsere Vorfahren in diesem Fache geleistet haben.« (→Psychotherapie) Über eine solche unmittelbare Nutzanwendung hinaus erhebt das empirische Projekt Philippe Pinels im *Traité médico-philosophique sur l'aliénation mentale ou la manie* (1801; dt. *Philosophisch-medicinische Abhandlung über Geistesverirrungen oder Manie*) den Anspruch, aus einer Fülle von F. (»des exemples multipliés«) eine Systematik der Geisteskrankheiten abzuleiten. Exemplarisch sind Moritz' und Pinels Fälle also nicht im Sinn des Belegs für so schon bekannte und festgestellte Normen, sondern als Ausgangsbeispiele für erst noch festzuschreibendes Wissen. Zentralen Stellenwert erhält die F. bei Sigmund Freud in den groß angelegten und literarisch ambitionierten Krankengeschichten wie dem *Bruchstück einer Hysterie-Analyse* (1905) und den Fällen des »Rattenmanns« und des »Wolfsmanns« (*Bemerkungen über einen Fall von Zwangsneurose*, 1909, *Aus der Geschichte einer infantilen Neurose*, 1918) (→Neurose und Psychose, →Zwang). Schon in den zusammen mit Joseph Breuer verfassten *Studien über Hysterie* (1895) (→Hysterie) bemerkt Freud, »daß die Krankengeschichten, die ich schreibe, wie Novellen zu lesen sind«. Ist diese Feststellung hier noch in der Sorge formuliert, dass die F. »sozusagen des ernsten Gepräges der Wissenschaftlichkeit entbehren«, zeigt sich gerade an der grundlegenden Affinität von →Psychoanalyse und Literatur, dass im Medium der F. wissenschaftliche Innovation und Wissenschaftspopularisierung Hand in Hand gehen können. Bis heute erfüllen F. den durchaus aufklärerischen Zweck der Popularisierung, sei es in medizinischer Ratgeberliteratur (→Bibliotherapie, →Psychotherapie), in der autobiographischen Aufarbeitung von Krankengeschichten aus Patientenperspektive oder in Sachbüchern wie Oliver Sacks' *The Man Who Mistook his Wife for a Hat* (1985; dt. *Der Mann, der seine Frau mit einem Hut verwechselte*). Als strittig kann dabei gelten, ob der Fokus auf den einzelnen Fall eine Wiedergewinnung von Individualität darstellt oder ob nicht das als Fall verstandene Einzelschicksal typisiert und somit entindividualisiert, zum bloßen Fall, wird.

Da sich in F. besonders deutlich das literarische Potenzial medizinischer (wie auch juristischer oder philosophischer) Erkenntnis bemerkbar macht, erscheint es zunächst widersinnig, sie erneut als eine Angelegenheit der Literatur hervorzuheben. Was im engeren Sinn literarische F. jedoch leisten können, ist eine erneute Infragestellung des Zusammenhangs von Erzählung und kasuistischer Wissensproduktion, die sich sowohl auf die Inkommensurabilität des Einzelnen als auch auf die Brüchigkeit von Normen richtet. Als paradoxe F. in diesem Verständnis lassen sich die Erzählungen von Heinrich von Kleist lesen, die es fast durchgehend mit Rechtsfällen zu tun haben (thematisch am einschlägigsten in *Der Zweikampf* und in der Anekdote *Sonderbarer Rechtsfall in England*, beide 1811) und die darüber hinaus eine detaillierte Semantik des »Falls« vom Sündenfall über den Fall von Gebäuden (*Das Erdbeben in Chili*, 1810) bis zum Vorfall und Zufall entwickelt. Eine F.

anderer Art ist die Erzählung *Lenz* von Georg Büchner (postum veröffentlicht 1839). Um den »Wahnsinn« des Sturm-und-Drang-Dramatikers Jakob Michael Reinhold Lenz darzustellen, greift Büchner auf den zeitgenössischen Krankenbericht eines Pfarrers zurück, ersetzt aber dessen pflegerische und seelsorgerische Außensicht auf die Krankheit durch die literarische Darstellung psychischer Krankheitssymptome, die erzähltechnisch durch rasche Perspektivwechsel und stilistisch durch expressive Verkürzungen und Verdichtungen erzeugt wird. Aus der Unzurechnungsfähigkeit der zentralen Figur des Textes resultiert eine Verunsicherung hinsichtlich der Welt- und Realitätserfahrung als solcher. Eine ähnliche Tendenz zur Ausweitung pathologisch grenzwertiger Bewusstseinszustände zeigen die zahlreichen literarischen Verarbeitungen des medizinischen Wissens über Hysterie im 19. und beginnenden 20. Jh. Die Protagonistin in Gustave Flauberts Ehebruchsroman *Madame Bovary. Moeurs de province* (1856; dt. *Madame Bovary. Ein Sittenbild aus der Provinz*) präsentiert bis hin zu ihrem →Suizid ein ganzes Tableau hysterischer Symptome zwischen Hypersensibilität und Wutanfällen. Ein literarischer Fall ist dies v. a. deswegen, weil er als psychischer Konflikt einer Figur erscheint, deren Wahrnehmung in sehr weitgehender Weise die Darstellungstechnik des Romans bestimmt. Flauberts Programm einer Verwissenschaftlichung seines Schreibens, insbesondere seine schon von den Zeitgenossen als klinisch aufgefasste Ungerührtheit, realisiert sich literarisch also nicht über die Behauptung gleichsam ärztlicher Objektivität, sondern in radikaler Personalisierung. Die ebenfalls als Hysterikerin präsentierte Heldin der Erzählung *Fräulein Else* (1924) von Arthur Schnitzler wird in noch durchgreifenderer Innensicht dargestellt, nämlich mit dem narrativen Mittel des inneren Monologs noch im Moment ihres Zusammenbruchs. Die erzählerische Verabsolutierung der persönlichen Wahrnehmung und ihre theatralische Inszenierung sind ihrerseits Symptome dafür, dass hier Hysterie als literarischer Fall vorliegt; gerade deswegen kann aber die kasuistische Struktur in der Erzählung nicht thematisch werden. Wo hingegen literarische Texte auf sich selbst die Bezeichnung F. anwenden, wird explizite Kritik an medizinischer Kasuistik möglich. Das gilt etwa für Ingeborg

Bachmanns fragmentarischen Roman *Der Fall Franza* (postum 1978). Zum »Fall« wird hier die kranke Protagonistin v.a. im und durch den klinischen Blick ihres Ehemanns, eines Psychiaters. Um einen medizinischen Fall, so legt es die Vorrede nahe, handelt es sich hier genau in dem Maße, wie er auch ein juristischer und moralischer ist: »Das Buch ist aber nicht nur eine Reise durch eine Krankheit. Todesarten, unter die fallen auch die Verbrechen. Das ist ein Buch über ein Verbrechen.« (→Forensik)

Nicolas Pethes: Vom Einzelfall zur Menschheit. Die Fallgeschichte als Medium der Wissenspopularisierung zwischen Recht, Medizin und Literatur. In: Gereon Blaseio, Hedwig Pompe, Jens Ruchatz (Hg.): Popularität und Popularisierung, Köln 2005, S. 63–92
Marc Föcking: Pathologia litteralis. Erzählte Wissenschaft und wissenschaftliches Erzählen im französischen 19. Jahrhundert, Tübingen 2002
Gerd Kimmerle (Hg.): Zur Theorie der psychoanalytischen Fallgeschichte, Tübingen 1998
Julia Epstein: Altered Conditions. Disease, Medicine, and Storytelling, New York, London 1995
Ulrich Stuhr, Friedrich-Wilhelm Deneke (Hg.): Die Fallgeschichte. Beiträge zu ihrer Bedeutung als Forschungsinstrument, Heidelberg 1993

St.W.

Fasten   →Hunger

Fetischismus   F. bezeichnet allgemein eine spezifische Objektbeziehung, bei der einem unbelebten Ding besondere, z.B. magische Kräfte zugeschrieben werden. Der Begriff Fetisch (lat. facere: machen; portugies. feitiço: Zauber) stammt ursprünglich aus dem kolonialen Kontext, wo er zur Beschreibung heterogener Gegenstände und Praktiken der sog. Anderen diente, die aus europäischer Perspektive unverständlich und fremd schienen. Neben der klassifizierenden Funktion ist ihm dabei die der Abgrenzung und Hierarchisierung unterschiedlicher Formen des Objektbezugs eigentümlich. Diese Tendenz verfestigt sich im späten 18. und v.a. 19. Jh. mit der Herausbildung des Begriffs F., der von verschiedenen Wissenschaften (Religionswissenschaft, Ethnologie, Philosophie, marxistische Ökonomie) aufgegriffen und jeweils zur Unterscheidung von aufgeklärtem und primitivem Dingverständnis, Erkennen und Aberglauben

adaptiert wurde. Im medizinischen Diskurs taucht er in den 1880er Jahren zur Kennzeichnung eines vom ›normalen‹ abweichenden Sexualverhaltens auf (→Norm). 1887 nimmt der Charcot-Schüler Alfred Binet eine systematische Begriffsbestimmung vor. In seiner einflussreichen Studie *Le fetichisme dans l'amour* (1888) stellt er Parallelen zwischen der kultischen Verehrung, die der sog. Wilde bestimmten Gegenständen entgegenbringe, und klinischen Befunden an →Patienten fest, die ebenfalls einen, allerdings sexuell (→Sexualität) konnotierten Kult mit Dingen betrieben. Gleichgültig ob es sich um Körperteile wie rote Lippen oder um Gegenstände aus dem Umfeld einer Person handelt, stets vollzieht der Fetischist eine Partialisierung, die das Ganze (eine begehrte Person, aber auch die Gesellschaft) gegenüber dem individuell und zufällig gewählten Teil herabsetzt. Binet räumt ein, dass jede Liebesbeziehung (→Liebe) fetischistische Züge trage. Krankhaft seien derartige libidinöse Besetzungen von Gegenständen oder Körperteilen jedoch dann zu nennen, wenn diese zum privilegierten oder ausschließlichen Ziel des Begehrens würden. Diese Unterscheidung greift auch Richard von Krafft-Ebing in seiner *Psychopathia Sexualis* (1886) auf, in der er den F. anhand zahlreicher Fallbeispiele darstellt (am ausführlichsten in der 12. Aufl. 1902). Die Grenze zwischen einem ›normalen‹ F., der als Keim jeder individuellen Liebeswahl vermutet wird, und seinen »perversen« Ausprägungen könne jedoch nicht eindeutig bestimmt werden. In der Diskussion um den F., der nach Michel Foucault im Diskurs der Zeit regelrecht als »Modell-Perversion« (→Sexuelle Verhaltensstörung) fungiert, verschränken sich häufig medizinische und juristische Perspektiven (→Forensik). Große forensische Bedeutung kommt dem F. bei Krafft-Ebing in solchen Fällen zu, in denen der unwiderstehliche Zwang, sich bestimmte Kleidungsstücke anderer anzueignen, strafbare Übergriffe provoziert. Hierzu zählen neben dem Diebstahl das Zerstören fremder (Kleider-)Stoffe durch Abschneiden oder Abreißen einzelner Teile sowie das häufig beobachtete Phänomen des Zopfabschneidens. Letzteres Beispiel nutzte auch Sigmund Freud zur bildhaften Vergegenwärtigung seiner zentralen These von der Genese des F. Der Zopfabschneider setze eine Kastration in Szene und bringe sich dadurch zugleich in den

Besitz desjenigen Zeichens, das ihm die Verleugnung der Kastration als soziales Faktum ermögliche. Die Behauptung, der Fetisch stelle den Phallus des Weibes dar und erinnere damit an eine Phase vor dem Kastrationskomplex sowie an die für die ›normale‹ Entwicklung zentrale Erfahrung der Verschiedenheit von Mann und Frau, betont die Verschränkung von F. und →Geschlechterdifferenz, die bereits in früheren Arbeiten latent ist. Bis heute findet man in Medizin und Psychologie die Auffassung, F. sei eine primär männliche Perversion, die im Ausweichen vor der Frau gleichsam eine Identifikation mit der (allmächtigen, verfügbaren) infantilen Mutter zum Ausdruck bringe. Dagegen sind neuerdings empirische Daten und literarische Beispiele für weiblichen F. angeführt worden. Zudem hat eine genderkritisch arbeitende Kulturwissenschaft die bei Sigmund Freud und Jacques Lacan angedeutete Verknüpfung von Phallus und Fetisch als Indiz für die kulturelle und rhetorische Verfasstheit des Phallus' als Macht- und Identitätszeichen gelesen.

Bereits in den programmatischen Schriften über F. als sexuelle Perversion ist die enge Verflechtung von literarischem und medizinischem Diskurs evident. Binet nimmt nicht nur Jean-Jacques Rousseaus Schriften zum Anlass, ihren Autor als Fußfetischisten zu pathologisieren, er zieht v. a. zeitgenössische Romane und Novellen heran, in denen er fetischistische Objektbeziehungen ausgestaltet und z. T. regelrecht analysiert sieht; z. B. Aldophe Belots Bestseller *La bouche de Madame X…* (1882; dt. *Der Mund der Madame X…*) oder Gustave Droz' *Une femme gênante* (1875; dt. *Eine genierliche Frau*). Umgekehrt verarbeiten Autoren des Realismus und Naturalismus wie Emile Zola, Guy de Maupassant oder Edmond und Jules Huot de Goncourt neue medizinische Daten, so dass die enge Wechselbeziehung zwischen literarischer und medizinischer Betrachtung des F. erkennbar wird. Vor allem in Texten der sog. Dekadenzliteratur der 1880er und 1890er Jahre exponieren die Protagonisten neben anderen Perversionen häufig auch fetischistische Neigungen. In Joris-Karl Huysmans' *A rebours* (1884; dt. *Gegen den Strich*) etwa korrespondiert der Lebensüberdruss (→Suizid) des Protagonisten Des Esseintes, der Kontakte zur Außenwelt kappt und sich in den hermetischen Raum seines luxuriös und exzentrisch aus-

staffierten Schlosses zurückzieht, mit einer sexuellen Verfallsgeschichte. Während zum einen das Erlahmen seiner Manneskraft und seines Interesses an sexuellem Kontakt zu Frauen dargestellt wird, ist zum anderen von seiner Effeminierung die Rede, die sich in seiner Fixierung auf Stoffe, Schmuck und reliquienartige Gegenstände bekundet. In ihrer Anordnung und Inszenierung tendieren sie dazu, die natürliche (Außen-)Welt durch ein künstliches Interieur zu ersetzen und damit jede Differenz, zumal die der Geschlechter, auszulöschen. Die Idiosynkrasie dieser Hermetisierung, deren Gewaltförmigkeit und Todesverfallenheit deutlich markiert sind, wird dabei gerade nicht als Abweichung, sondern als Signatur einer ›perversen‹ Epoche modelliert. Auch Oscar Wildes Einakter *Salomé* (frz. 1893, engl. 1894) reflektiert die Unmöglichkeit sexueller Begegnung. So bietet der unfruchtbare König Herodes für den Schleiertanz der Stieftochter Schmuckstücke und Artefakte aus seinem Besitz, die als artifizieller Ersatz für Lebendiges und Körperliches erscheinen. Auch Salomes auf Jochanaan gerichtetes Begehren bleibt unerfüllt, worauf sie mit der imaginären Fragmentierung seines Körpers (Haare, Mund) reagiert. Seine Enthauptung führt schließlich die mortifizierende Abtrennung als Operation einer symbolistischen Kunst vor, welche eine fetischistische Selbstbezüglichkeit an die Stelle mimetischer Bezugnahme auf die Welt des Lebendigen setzt. Auch in der *Psychopathia Sexualis* (1886) von Richard von Krafft-Ebing vermischen sich zuweilen klinische und literarische Beispiele. Im Fall des Schriftstellers Leopold von Sacher-Masoch, den Krafft-Ebing zum Namensgeber des Masochismus (→Sadismus und Masochismus) macht, werden beide Register unauflöslich miteinander vermischt, indem der – den Autor betreffende – psychopathologische Befund (→Psychopathologie) seinen literarischen Texten abgelesen wird. Anhand der Novelle *Venus im Pelz* (1869) demonstriert Krafft-Ebing seine These vom engen Zusammenhang von Masochismus und F., insofern dessen Protagonist Severin nicht nur die Unterwerfung unter die phallische Frau ersehnt, sondern dieses Begehren sich zugleich an unerlässliche, wiederholt erwähnte Attribute (Peitsche, Pantoffeln, Pelz) knüpft. Explizit wird die medizinische Fallgeschichte bei Oskar Panizza zur Erkundung der Pathographie ei-

nes Fetischisten als literarisches Genre eingesetzt. Panizza, selbst praktizierender Psychiater
(→Psychiatrie), lässt in der Novelle *Der Corset-
ten-Fritz* (1893) einen bereits in der Irrenanstalt
lebenden Ich-Erzähler rückblickend über die Genese seiner eigentümlichen Faszination für Kor-
setts berichten, in denen er mortifizierte Hüllen
einer fremdartig-exotischen Menschenrasse erblickt. Die Ambivalenz von gewaltsamer Zerstückelung und idealer Ganzheit, die seine Darstellung dieser Objekte bestimmt, ist als Reflex auf
die Ich-Figur selbst bzw. auf die Gesellschaft lesbar, deren repressive Instanzen die Körper auf
eine Weise zurichten, die sie selbst schließlich
als krank diagnostizieren. Ähnlich angelegt ist
die Erzählung (zuerst Theaterstück) Michel Tour-
niers *Le fétichiste* (1973 als Theaterstück, 1978
als Erzählung; dt. *Der Fetischist*). Dort wird das
zunehmend als asozial und verrückt etikettierte
Verhalten des Protagonisten, der sich für Damen-
unterwäsche, aber auch für benutzte Geldbörsen
und -scheine begeistert, als exzessiver Ausdruck
eines ›ganz normalen Wahnsinns‹ dargestellt.
Dieser manifestiert sich in militärischem Drill
ebenso wie in der geisttötenden Monotonie ent-
fremdeter Arbeit sowie in den illusionären Versprechen einer Konsumgesellschaft, die Frauen
auf Wäschestücke, Männer auf Brieftaschen reduziert und sie austauschbar macht. Die charakteristische Verschränkung von sexuellem F. mit
ökonomischen, religiösen und philosophischen
Konnotationen des Begriffs, die sich bei Tournier
und Panizza beobachten lässt, ist typisch für literarische Gestaltungen fetischistischer Konstellationen. Diese zielen in der Regel gerade nicht
auf eindeutige Diagnosen und Klassifikationen
ab, sondern problematisieren vielmehr die Kons-
truktivität wissenschaftlicher Grenzziehungen.
In der Literatur der Romantik verwechseln die
Helden die idealisierte Frau mit einer Marmor-
statue, einer Puppe oder einem Automaten und
erscheinen deshalb typischerweise als krank,
verwirrt und asozial. Wenn es spätestens seit
dieser Epoche eine literarische Analyse des erotischen F. »avant la lettre« gibt, so ist diese doch
nahezu immer an weiter ausgreifende Analysen
moderner Zeichenpraxis und Tauschprozesse geknüpft. Bringen die romantischen Fetischisten
die prekäre Logik neuzeitlicher Subjektkonstitu-
tion zum Vorschein, so verschiebt sich in der Literatur des 19. Jh. die Perspektive mit dem Auf-

tauchen obsessiver Sammler und Dingliebhaber.
Adalbert Stifters Erzählung *Kalkstein* (1847/52)
ist ein Schulbeispiel für einen erst später begrifflich fixierten sexuellen F., insofern ihr Protagonist Frauen aus dem Weg geht und sich sozialen Abläufen und Institutionen entzieht. Statt
dessen entfaltet er eine obsessive Liebe zu weißer Wäsche, die er sammelt und trägt. Zuletzt
jedoch ist es sein sonderbares Verhältnis zu den
Dingen, das in seiner paradoxen und unkalku-
lierbaren Logik soziale Kohärenz stiftet, während sich die ökonomistische Logik seiner Umwelt als unzuverlässig erweist.

Hartmut Böhme: Fetischismus und Sexualität. Auf dem
   Weg zu einem metapsychologischen Konzept: Binet
   – Krafft-Ebbing – Freud. In: Ortrud Gutjahr (Hg.):
   Freiburger literaturpsychologische Gespräche 24
   (Kulturtheorie), Würzburg 2005, S. 161–184
Liliane Weissberg (Hg.): Weiblichkeit als Maskerade,
   Frankfurt/M. 1994
Robert A. Nye: The Medical Origins of Sexual Fetis-
   hism. In: Emily Apter, William Pietz (Hg.): Fetis-
   hism as Cultural Discourse, New York 1993,
   S. 13–30
Emily Apter: Feminizing the Fetish. Psychoanalysis
   and Narrative Obsession in Turn-of-the-Century
   France, Ithaca, London 1991
Alfred Binet: Le Fétichisme dans l'Amour. In: Revue
   Philosophique 12 (1887), H. 8, S. 143–167; H. 9,
   S. 252–274
                                                      D. B.

Fieber F. (lat. febris) ist eine Erhöhung der
Körpertemperatur, die als Folge einer Veränderung des Sollwertes im Wärmeregulationszen-
trum im Hypothalamus eintritt. Bewirkt wird diese Sollwertverstellung in der Regel durch →In-
fektionen, durch die Zerstörung von Körperzellen
oder z. B. durch die Injektion von körperfremdem
Protein; zu denken ist auch an zentrales Fieber
oder Fieber beim malignen neuroleptischen Syndrom, beim zentralen Serotonin-Syndrom bzw.
beim malignen L-DOPA-Entzugssyndrom. F. beschleunigt biochemische Reaktionen und kann
daher Abwehrvorgänge im →Körper unterstützen. Es ist häufig begleitet von Frösteln, Kreis-
laufzentralisation und Schüttelfrost; bei hohem F.
kann ein delirantes Syndrom mit Störungen des
→Bewusstseins, der Kognition, der Psychomotorik, des Schlaf-Wach-Rhythmus und Wahrnehmungsstörungen (→Sinneswahrnehmung) auftreten. Subjektive Beschwerden der Patienten äu-

ßern sich als allgemeines Krankheitsgefühl, Antriebslosigkeit und →Kopfschmerzen. Neben dem allgemein gebrauchten Begriff F., der als solcher ein →Symptom bezeichnet, existieren verschiedene Viruserkrankungen (→Virus), die ebenfalls F. genannt werden (z. B. argentinisches hämorrhagisches F.). F. ist als Krankheitszustand seit der Antike bekannt. Es wurde dabei – etwa in Galens *De febrium differentiis* – deutlich als krankhafter Zustand (calor) von der natürlichen animalischen Lebenswärme (spiritus vitalis) abgegrenzt. Es existierte schon früh eine Vielzahl unterschiedlicher Fieberbegriffe und Fiebersysteme, die F. in unterschiedliche Kategorien einteilten, wie etwa große und kleine F., kaltes F. (Einteilung nach Grad der Hitze), ephemeres, septisches oder hektisches F. (Einteilung nach dem Elementarstoff, in dem das F. entstand), langsames, schnelles, intermittierendes und kontinuierendes F. (Einteilung nach Bewegungsart des F.), Wundfieber oder Kindbettfieber (Einteilung nach Entstehungskontext). Die Gesamtmenge unterschiedlicher F. ist je nach System variabel, immer aber beträchtlich: In Heilungssegen ist die Zahl der unterschiedlichen F. mit 77 oder 99 angegeben, in nosologischen Registern des 18. Jh. treten bis zu 155 Unterarten auf. Trotz dieser Vielzahl spezieller Fieberbenennungen ist bis in die Frühe Neuzeit von einem allgemeinen, unscharfen Gebrauch der Bezeichnung F. auszugehen, die sich häufig nur als Umschreibung einer nicht näher bestimmbaren inneren Krankheit eingrenzen lässt. Die Gründe, die für die Entstehung von F. angegeben werden, sind entsprechend heterogen: F. konnte die Auswirkung eines Kochungsvorganges sein, mit dem der Körper das in Unordnung geratene Gleichgewicht der Säfte wieder herstellte; für das Eintreten von F. wurden aber auch ungünstige Umwelteinflüsse (genius epidemicus) oder falsche Ernährung (→Essen und Trinken) verantwortlich gemacht; ebenso konnte F. auf starke seelische Erschütterungen, sündhaftes Verhalten oder magische Manipulationen zurückzuführen sein. Als stets präsente Gefährdung spielte das F. zu allen Zeiten in verschiedenen Bereichen kultureller Praxis eine wichtige Rolle. So existierte im antiken Rom ein Kult für die Dea febris, der eine Ausbreitung bis nach England und Gallien fand. Heilungswunder im Zusammenhang mit Fiebererkrankungen werden schon von antiken Heroenstandbildern berichtet und finden sich ganz ähnlich später auch im christlichen Kontext in Berichten der *Bibel* (*Mt* 8,15; *Mk* 1,31; *Joh* 4,52; *Apg* 28,8) und im hagiographischen Schrifttum. Kontinuität zwischen paganer und christlicher Kultur bestand auch hinsichtlich magisch-alternativer Heil- und Präventivmaßnahmen, wie etwa bei Fieberamuletten, Fieberbriefen, Fiebersegen. Das Verständnis von F. änderte sich grundlegend zu Beginn des 19. Jh.: Auf Grundlage von Johann Christian Reils *Ueber die Erkenntniß und Kur der Fieber* (1799) wurden durch die naturhistorische Schule zum einen einzelne F. als fest umrissene Krankheitsbilder eingegrenzt, zum anderen das F. als einheitliche Reaktion des Organismus auf verschiedene Krankheiten charakterisiert. Vor allem die bürgerliche Körpersorge dürfte den Einzug der →Diagnose von F. in den privaten Haushalt befördert haben – mit Hilfe des Thermometers wurden →Gesundheit und Krankheit für den Einzelnen messbar. Erst über das Thermometer setzte sich deutlich zeitversetzt auch das Verständnis des F. als Symptom breitenwirksam durch. Gemäß der langen, bedeutungs- und variationsreichen Tradition des F. als Krankheitsbezeichnung bildete sich das F. auch in der europäischen Literatur- und Kulturtradition ab, obwohl festzuhalten bleibt, dass eine Kulturgeschichte des F. in der Literatur in interdisziplinärer Perspektive ein Desiderat ist. Es ist zu unterscheiden zwischen dem F. und den F., die wiederum jeweils in der ihrer Zeit eigenen Deutung gesehen werden wollen. Der Wandel im medizinischen Verständnis geht nicht parallel, sondern zeitverzögert in die Literatur ein, wird aber zum Teil literarisch diskutiert und umgesetzt. Die F. sind dort allgegenwärtig, jedoch meist nicht genuin ob ihrer Eigenart als F. zu befragen, sondern vielmehr in ihrer Funktion als Krankheit. Spezielle Bedeutung kommt z. B. in der Reiseliteratur den hämorrhagischen F. zu, die ein festes Motiv im Rahmen der Beschreibung exotischer Welten bilden. Dabei wird F. nicht nur Teil eines Abenteuers im vermeintlichen Tatsachenbericht wie etwa in Jules Vernes *Cinq semaines en ballon* (1863; dt. *Fünf Wochen im Ballon*), sondern v. a. in der Literatur des 20. Jh. auch zu einer parallelen Erfahrungswelt. Die in Michel Leiris' *Fibrilles* (1966; dt. *Fasern*) aus den französischen Begriffen für F. und Wildnis gebildete Beschwörungsformel »La fière, la fière!« steht sinnbildlich für die Verbindung eines tatsächlichen Reiseberichts mit der Entgrenzung des psychischen Erfahrungsraums: Über das F. des Körpers wird die Seele zur eigentlich Reisenden. Ein genrebildendes Beispiel ist *The Voyage Out* (1915; dt. *Die Fahrt hinaus*) von Virginia Woolf. Dem Expressionismus dient das Virusfieber als Folie einer düsteren, explosiven Metaphorik der Menschheitsdämmerung; entsprechend gestaltet etwa Georg Heym die Fiebersymptomatik der afrikanischen Ureinwohner in seinem Gedicht *Das Fieberspital* (1912) und die Erinnerungen und Fieberträume des Protagonisten in seiner Novelle *Jonathan* (1913). Besondere literarische Ausgestaltung und Funktion erfährt der Bewusstseinszustand im F. Da das F. die »Erkenntnis verlarvt« (Jean Paul, *Siebenkäs*, 1796) wird wahnhaftes oder unerklärliches Verhalten gängig auf F. befragt, wie es sich im Faust'schen Diktum »Mich dünkt, die Alte spricht im Fieber!« nahezu sprichwörtlich transportiert hat. Im Zusammenhang mit der Entwicklung der Psychologie seit dem 19. Jh. wird das F. zu einem spezifischen Erfahrungsraum; es kann zur archäologischen Erforschung des Seelenlebens dienen, bietet es doch Zugriff auf das Unbewusste. Wahn, Visionen und Träume, aber auch Bewusstseinserweiterung und Vergangenheitsschau sind hier gestaltbar. Georges Bataille bezeichnete in seinem Essay *L'expérience intérieure* (1943; dt. *Die innere Erfahrung*) das F. als idealen Weg für die Reise an die Grenze des für den Menschen Möglichen, für die intensivste Erfahrung des Inneren. In Rainer Maria Rilkes *Die Aufzeichnungen des Malte Laurids Brigge* (1910) gibt nur die »Welt der F.« Erfahrungen, Bilder und Tatsachen preis, die im Unterbewusstsein verschüttet waren. Im F. kann Vergangenheits- und Gegenwartsbewältigung erfolgen (Christa Wolf, *Leibhaftig*, 2002); es kann durch Visionen existenzielle Erkenntnisse fördern (Mia Couto, *A fogueira*, 1987; dt. *Die Feuerstelle*; Jean Giradoux, *Combat avec l'ange*, 1934; dt. *Kampf mit dem Engel*). Eine wesentliche Komponente für diese literarische Fieberpsychologie ist auch die seelische Erschütterung als Ursache des F. Ein persönlicher oder sozialer Schock (Schrecken, Angst, Trauer, Enttäuschung etc.) führt zum F. und dieses wiederum zur Beruhigung und Heilung oder zum Tod. So reagiert in Leopoldo Alas' (= Clarín) *La Regenta* (1884-85; dt. *Die Präsidentin*) die Ti

telheldin Ana Ozores auf ein mystisches Erlebnis mit heftigem F., bei dem Protagonisten in Dschingis Aitmatow *Belyj parachod* (1970; dt. *Der weiße Dampfer*) führt die Erfahrung des absoluten Verlassenseins zu F. und schließlich zum →Suizid. F. kann dabei auch der Übergang zur Nervenkrankheit (→Psychiatrie, →Psychopathologie) sein, wie etwa in der Novelle *Le Horla* (1887; dt. *Der Horla*) von Guy de Maupassant. Zu der psychologisierenden Fieberdarstellung tritt zu Beginn des 20. Jh. die Auseinandersetzung mit der neuen Kulturtechnik des Fiebermessens, z.B. Hans Castorps Konfrontation mit dem Thermometer in Thomas Mann, *Der Zauberberg* (1924), oder die Manipulation desselben in *Die Bekenntnisse des Hochstaplers Felix Krull* (1954). Besonderheiten literarischer Fieberdarstellung bieten etwa der Fieberdialog in Ulrich von Huttens *Gesprächsbüchlein* (1521), der verschiedene F. als Zeitkrankheiten personifiziert, und Ina Seidels *Lennacker. Das Buch einer Heimkehr* (1938), in dem Fieberträume in Folge einer verschleppten Grippe strukturgebend für das Werk werden.

Gundolf Keil: Fieberlehre. In: Werner E. Gerabek, Bernhard D. Haage, Gundolf Keil, Wolfgang Wegner (Hg.): Enzyklopädie der Medizingeschichte, Berlin, New York 2004, S. 398-400
Volker Hess: Der wohltemperierte Mensch. Wissenschaft und Alltag des Fiebermessens (1850-1900), Frankfurt/M., New York 2000
Marianne Schuller: Körper. Fieber. Räuber. Medizinischer Diskurs und literarische Figur beim jungen Schiller. In: Wolfram Groddeck, Ulrich Stadler (Hg.): Physiognomie und Pathognomie. Zur literarischen Darstellung von Individualität. Festschrift Karl Pestalozzi, Berlin, New York 1994, S. 153-168

I.H./T.R.

Fitness Der Begriff F. hat zwei Bedeutungen: eine evolutionsbiologische und eine medizinisch-psychologische. Um den Zusammenhang beider Bedeutungen anschaulich zu machen, ist es sinnvoll, von der präzisen Verwendungsweise des Begriffs in der Evolutionsbiologie auszugehen. In der darwinistischen Evolutionstheorie, welche die Naturgeschichte des Lebens auf der Erde als einen durch natürliche Selektion zu erklärenden Prozess betrachtet, ist die individuelle F. eines Organismus die Basis, um dessen evolutionären Erfolg zu quantifizieren. Zur Ermittlung der individuellen F. wird die absolute Reproduktionsrate eines Lebewesens, also die Anzahl sei ner reproduktionsfähigen Nachkommen, festgestellt. Ein Organismus ist nur dann evolutionär erfolgreich, wenn die Anzahl seiner fortpflanzungsreifen Kinder größer ist als bei seinen Konkurrenten. Daher müssen die absoluten Reproduktionsraten aller Angehörigen einer Population miteinander verglichen werden, um die differenzielle Reproduktionsrate jedes Individuums zu ermitteln. Erst diese Größe gibt den evolutionär relevanten Wert der F. eines Organismus an: Fällt sie unter den Durchschnittswert in einer Population, ist seine Nachkommenschaft vom Aussterben bedroht. Damit zeigt sich der normative (→Norm) Gehalt des Begriffs: Ein Organismus, der sich nicht mindestens ebenso häufig reproduziert wie der Durchschnitt einer Population, wird naturgeschichtlich nicht überleben. Seit den sechziger Jahren des 20. Jh. besitzt die Evolutionsbiologie einen komplexeren Begriff, der insbesondere von dem englischen Biologen William D. Hamilton ausgearbeitet worden ist. Um die sog. inklusive F. eines Lebewesens zu bestimmen, wird zu dessen individueller F. sein Anteil am Fortpflanzungserfolg seiner genetischen (→Genetik) Verwandten – gewichtet nach dem jeweiligen Verwandtschaftsgrad – hinzugerechnet. Von diesem Wert wird der Anteil, den andere Organismen an seinem Überleben und dem seiner →Kinder haben, abgezogen. Aus soziobiologischer Perspektive ist das Verhalten eines Lebewesens darauf ausgerichtet, dessen inklusive F. zu maximieren; aus genetischer Sicht entspricht dieser Verhaltensoptimierung die Ausbreitung der in erfolgreichen Individuen vorhandenen Erbinformation im genetischen Bestand einer Population. Eine häufig (z.B. von Karl Popper) geäußerte Kritik am Begriff F. lautet, dass er inhaltsleer, da tautologisch sei. Diese Kritik entzündet sich an der berühmten, von Herbert Spencer stammenden Umschreibung von evolutionärem Erfolg als »Survival of the Fittest«: F. werde hier an der bloßen Tatsache des Überlebens abgelesen, doch als Ursache des Überlebens könne wiederum nur die F. angegeben werden, so dass Survival of the Fittest letztendlich nur Survival of the Survivors heiße. Die moderne Evolutionstheorie entgeht dieser Zirkularität, indem sie konkrete Faktoren für den Fortpflanzungserfolg von Organismen angibt und damit die Verteilung von Fitness-Werten in verschiedenen Populationen kausal erklärt. Die

inhaltliche Auskleidung der F. greift insbesondere auf das Konzept der Anpassung zurück: Ein Lebewesen kann erst dann eine hohe F. besitzen, wenn es sowohl an seine biotische als auch an seine abiotische Umwelt besser angepasst ist als seine Konkurrenten. Die ökologischen Randbedingungen einer Population bilden sich in deren durchschnittlicher F. ab. Liegt nun der Fitness-Wert eines Organismus unterhalb dieses statistischen Mittels, so wird die in ihm enthaltene Erbinformation im genetischen Bestand der Population tendenziell verschwinden; liegt der individuelle Fitness-Wert aber oberhalb der durchschnittlichen F., so wird sie sich darin ausbreiten. Damit ist der normative Kern des Fitness-Begriffs auch auf der genetischen Ebene offengelegt. Die heute im allgemeinen Sprachgebrauch verbreitete medizinisch-psychologische Bedeutung von F. lässt sich aus ihrer evolutionsbiologischen Bedeutung herleiten. F. bezeichnet üblicherweise den objektiv guten bis sehr guten körperlichen Zustand eines Organismus und dessen subjektives Wohlbefinden als psychisches Korrelat seines körperlichen Zustands. Aus evolutionsbiologischer Perspektive ist die Gesundheit eines Lebewesens letztendlich nur die Voraussetzung für dessen Reproduktionserfolg; aus humanmedizinischer Perspektive hingegen ist diese Finalisierung von F. auf Fortpflanzung hin nicht mehr zwingend. Es geht vielmehr um die Optimierung der gefühlten Befindlichkeit des in seiner spezifischen Individualität ernst genommenen Menschen, so dass dieser sozial vermittelte, aber autonom übernommene Lebensziele dank seines guten Gesundheitszustands realisieren kann. Der Fitness-Begriff betont also den Zusammenhang zwischen subjektiven, intersubjektiven und objektiven Faktoren, die zur individuellen Leistungsfähigkeit eines Menschen beitragen: Ein aus medizinischer Sicht hervorragend funktionierender Körper ohne die psychische Bejahung und ohne die soziale Anerkennung dieses Zustands kann nicht als fit gelten. Erst das Zusammenspiel aller drei Faktoren zieht jene positiven Konsequenzen nach sich, die üblicherweise mit F. verbunden werden, z.B. körperliche Belastbarkeit, sportliche Ausdauer und Gesundheit bis ins hohe Alter.

Literarische Werke, die als ästhetische Auseinandersetzungen mit F. gelten sollen, können alle drei Dimensionen von F. thematisieren, wobei je nach Gestaltungsinteresse des Autors eine der Relationen in dem Geflecht von Psyche, Körper und Gesellschaft besonders hervorgehoben sein mag. Vom biopolitischen Standpunkt der Gesellschaft aus erscheint die F. der sie bildenden Individuen als naturhafte Voraussetzung der gesellschaftlichen Reproduktion. Übernimmt der Autor eine solche Perspektive, liegt es nahe, F. im Namen politischer Zwecke zu instrumentalisieren. Eine solche Tradition lässt sich bis zu Platons Dialog *Politeia* (dt. *Der Staat*) und der in ihm entfalteten Staatsutopie zurückverfolgen: Die geistige wie körperliche Erziehung des Individuums ist dort unmittelbar dem Überleben des Gemeinwesens untergeordnet. Eine offene Pervertierung dieser gesellschaftlichen Indienstnahme des Fitness-Gedankens findet sich in den Romanen des Marquis de Sade (z. B. *Les 120 journées de Sodome ou L'école de libertinage*, entstanden 1785, Erstausgabe 1904; dt. *Die 120 Tage von Sodom oder die Schule des Lasters*). Hier bewertet eine soziale Ordnung, welche das Verbrechen zu ihrem Gesetz erhoben hat, die F. eines Individuums zwar anhand seiner sexuellen Potenz, setzt die in ihr naturhaft mit F. verbundene Macht aber konsequent ein, um →Sexualität von Reproduktion zu entkoppeln. In die Moderne transponiert droht der Zugriff der Gesellschaft auf die individuelle Körperlichkeit in die totalitaristische Feier des opferbereiten Leibes als Bestandteil eines um seine Existenz kämpfenden Volkskörpers zu münden. Wie ein Individuum, das seine körperlichen wie geistigen Kräfte bis zur Selbstaufgabe in den Dienst der Gesellschaft stellt, zum Vorbild einer ganzen Generation erhoben werden kann, zeigt Nikolaj A. Ostrowskijs *Kak sakaljalas stal* (1934; dt. *Wie der Stahl gehärtet wurde*). Dieser stalinistische Bildungsroman erzählt die Geschichte eines jungen Bolschewisten (ein Selbstporträt des Autors), der trotz seiner im Bürgerkrieg erlittenen schweren Verletzungen heroisch die Kraft aufbringt, Lebenserinnerungen niederzuschreiben, um die Notwendigkeit, das eigene Überleben dem des Staates unterzuordnen, autobiographisch zu legitimieren. Vom Standpunkt des Individuums ausgehende literarische Thematisierungen von F. betonen dagegen v.a. das Auseinanderfallen von gesellschaftlicher Norm, objektivem Körperzustand und subjektiver Körpererfahrung. Besonders eindringlich ist dies durch die Erzählung der Diskrepanz zwischen psychischem Wohlbefinden und körperlichem Verfall möglich, so z. B. in Thomas Manns Novelle *Die Betrogene* (1953). Sie erzählt von der sozial beargwöhnten psychischen Verjüngung einer alternden Frau, die durch die Erfahrung einer neuen →Liebe zu einem sehr viel jüngeren Mann ausgelöst wird, aber letztendlich am körperlichen Verfall infolge einer Krebserkrankung scheitert – also am Widerspruch zwischen der biologischen und der psychischen Dimension von F. In Johann Wolfgang von Goethes Novelle *Der Mann von funfzig Jahren* (1808), die in *Wilhelm Meisters Wanderjahre* (1821/29) eingeschaltet ist und gleichfalls die Möglichkeit einer die Generationen übergreifenden Liebe kritisch reflektiert, konnten beide Dimensionen der F. gerade im Scheitern solcher Beziehungen dank einer vermittelnd wirkenden sozialen Umgebung noch harmonisch ineinander gefügt werden. Das Verhältnis von individueller F. und gesellschaftlichem Zustand kann auch in der Moderne auf seine Symbolfähigkeit hin fiktional untersucht werden. Italo Svevos Roman *Senilità* (1898; dt. *Ein Mann wird älter*) berichtet von einem fünfunddreißigjährigen Mann, der zunehmend unfähiger wird, die an ihn gerichteten sozialen Erwartungen zu erfüllen, weil ihn, abgekoppelt vom körperlichen Zustand, das Gefühl der eigenen vorzeitigen Senilität immer stärker durchdringt. Ist damit die Fin-de-siècle-Stimmung im individuellen Schicksal symbolisiert, so entfaltet Guiseppe Tomasi di Lampedusas *Il Gattopardo* (1958; dt. *Der Leopard*) den Widerspruch zwischen einem vor Lebenskraft strotzenden adeligen Protagonisten und dem Niedergang der feudalen Welt, die allein seiner Individualität eine symbolische Kraft hätte verschaffen können. Die Gegenwartsliteratur muss sich mit der sozialen Interpretation von F. als sinnlicher Erscheinung von gesellschaftlichem Erfolg, die ein Symptom einer durchgehenden Ästhetisierung der Lebenswelt darstellt, auseinandersetzen. John von Düffels *Ego* (2001) kritisiert mit den Mitteln der Gesellschaftssatire die Identifikation von zur Schau gestellter F. und gelungenem Leben am Beispiel eines letztlich scheiternden Karrieristen, dessen Selbststilisierung ihren natürlichen Ort gefunden hat: das heutige Pendant des Jungbrunnens, das Fitness-Studio.

Udo Pollmer, Gunter Frank, Susanne Warmuth: Lexikon der Fitness-Irrtümer. Mißverständnisse, Fehlinterpretationen und Halbwahrheiten von Aerobic bis Zerrung, Frankfurt/M. 2003
Eckhart Voland: Grundriss der Soziobiologie. 2. Aufl., Heidelberg 2000
Dietrich v. Engelhardt: Krankheit, Schmerz und Lebenskunst. Eine Kulturgeschichte der Körpererfahrung, München 1999
Georges Canguilhem: Le normal et le pathologique. 5. Aufl., Paris 1994

St.A.

Forensik Unter dem Oberbegriff F. (lat. forum: Markt, Rechtspflege) werden jene natur- und humanwissenschaftlichen Methoden, Verfahren und Hilfsmittel erfasst, die der Aufklärung juristisch relevanter Sachverhalte dienen. Zentrale Fragestellungen der F. betreffen die Identifizierung von Personen und die Klärung von Verwandtschaftsbeziehungen, die Aufklärung von Kausalzusammenhängen (z. B. Todesursache) sowie den Nachweis der Schuldfähigkeit bzw. Schuldunfähigkeit. Das Spektrum eingesetzter wissenschaftlicher Methoden reicht von mechanischen Methoden der Beweissicherung über physikalisch-chemische Analysemethoden und biochemische Nachweisverfahren (z. B. genetischer Fingerabdruck) bis zu medizinisch-psychologischen Untersuchungsmethoden. Letzteren kommt insbesondere bei der juristischen Aufklärung von Gewalttaten eine zentrale Bedeutung zu. So kann bei jedem Todesfall, dessen Ursache nicht offensichtlich natürlicher Art ist, eine →Obduktion zur Aufklärung der Todesursache angezeigt sein. Forensische Methoden kommen auch bei der Ermittlung wichtiger kontextbezogener Informationen zum Einsatz, etwa bei der Ermittlung des Todeszeitpunkts oder bei der Spurensicherung (z. B. von →Blut, Sperma, Haaren usw.). Von ebenso großer Bedeutung wie die kriminologische Evidenzproblematik ist die juristische Frage nach der Schuldfähigkeit, insbesondere bei psychisch Kranken. Schon Platon argumentiert in den *Nomoi* (dt. *Gesetze*), dass Wahnsinnige (→Wahn) für ihre Taten nicht bestraft werden sollten. In der römischen Rechtstradition wurden Geisteskrankheiten als strafmildernde subjektive Faktoren unter die durch den Richter zu bewertenden Tatumstände subsumiert. Durch Einführung der Constitutio Criminalis Carolina 1532 durch Karl V. fand diese Praxis im Rechtsgebiet des Heiligen Römischen Reiches Deutscher Nation Verbreitung. Ebenfalls übernommen wurde die italienische Rechtspraxis, in Zweifelsfällen Gelehrte an den Universitäten zu Rate zu ziehen. Im Gegensatz zum englischen Common Law traten Fachleute nicht als Zeugen einer Partei auf, sondern wurden durch den Richter als unabhängige Gutachter bestellt. Früher als in England entstand dadurch in Kontinentaleuropa ein Bedarf an Regeln zur juristischen Auslegung schriftlich protokollierter Expertenmeinungen. Einen Schlüsseltext stellen Paolo Zacchias *Quaestiones medico-legales* (1628) dar, worin zahlreiche Quellen und Expertenmeinungen aus weltlichen wie kirchlichen Gerichtsverfahren versammelt sind. Ob eine Geisteskrankheit vorliegt oder nicht, kann Zacchia zufolge nur durch →Ärzte beantwortet werden. Über die Zuständigkeit der Medizin bei der Bestimmung der Zurechnungsfähigkeit bestand jedoch keineswegs Einigkeit. In seiner *Anthropologie in pragmatischer Hinsicht* (1798) erklärt Immanuel Kant, womöglich unter dem Einfluss von August Wilhelm Rehbergs *Ideen zu einer Criminal-Psychologie* (1792), die Schuldfrage in Abgrenzung zur Medizin für »gänzlich psychologisch« (§ 51). Im 19. Jh. erlebten psychologische Theorien zum Umgang mit geistesgestörten Straftätern einen Aufschwung und wurden kontrovers diskutiert, so etwa die Monomanienlehre Jean-Etienne Dominique Esquirols, durch die Begriffe wie Pyromanie zu Topoi der kulturellen Wahrnehmung wurden. Mehr denn je operiert die forensische →Psychiatrie heute in einem wesentlich durch die mediale Öffentlichkeit vermittelten Spannungsfeld und muss dabei zwischen individueller Therapiebedürftigkeit (→Psychotherapie) des Täters und regulativen Forderungen der Gesellschaft sorgfältig abwägen. Das Motiv der empirischen Identifizierbarkeit des Individuums – unabhängig von der juristisch motivierten Frage nach möglicher Täterschaft – lässt sich historisch weit zurückverfolgen. So beschreibt Homer in der *Odyssee*, wie Odysseus bei seiner Heimkehr auf Ithaka trotz seiner ansonsten durch die Göttin Athene verwandelten äußeren Erscheinung von seiner Amme anhand einer Narbe am Bein wiedererkannt wird (19,390). Der Evidenzcharakter des Körperlichen (→Körper) ist damit als kulturelle Grundkonstante etabliert. Im juristischen Kontext gewinnt der materielle Beweis im selben Maß an Bedeutung, wie die Alleinstellung des Kriteriums des Geständnisses in den Hintergrund tritt.

Literarische Verarbeitungen, soweit sie den Evidenzaspekt der F. betreffen, finden sich v. a. in der Kriminalliteratur. Früh rückten Schilderungen aus der Sicht des Täters in den Mittelpunkt. So stützt sich Daniel Defoes *The Fortunes and Misfortunes of the Famous Moll Flanders* (1722; dt. *Glück und Unglück der berühmten Moll Flanders*) auf angeblich authentische Lebenserinnerungen der Titelfigur, die in Newgate als Tochter einer Verbrecherin geboren wird und deren Lebensweg in die Kriminalität vor dem Leser ausgebreitet wird. Ebenfalls weit verbreitet waren sich objektiv gebende, meist anonyme Chroniken wichtiger Kriminalfälle (*The Newgate Calendar* (1773), benannt nach dem Londoner Gefängnis Newgate), bei denen der berichtende Aspekt im Vordergrund stand. In Eugène François Vidocqs *Mémoires* (1827/28; dt. *Erinnerungen*) wird zwar die Täterperspektive zugunsten der des Detektivs aufgegeben, doch zeichnet sich dieser eher durch seine Milieukenntnis als ehemaliger Kleinkrimineller aus als durch eine ausgeprägte forensische Methodik. Zu deren mustergültigem Exponenten wird erst Sherlock Holmes in Arthur Conan Doyles erster Holmes-Erzählung *A Study in Scarlet* (1887; dt. *Eine Studie in Scharlachrot*). Verkörpert Holmes die kühle Rationalität des wissenschaftlichen Analytikers, so sein Kompagnon Dr. Watson das menschliche Einfühlungsvermögen des praktizierenden Arztes. Die Trennung zwischen wissenschaftlicher Erklärung und menschlichem Verständnis wird zur Vorbedingung für die erfolgreiche Verbrechensaufklärung und zum Kriterium des professionellen Umgangs mit pathologischen Verhaltensweisen. In Charles Dickens' *Bleak House* (1852; dt. *Bleakhaus*) spiegelt sich die zunehmende Professionalisierung erzähltechnisch im Wechsel zwischen der distanzierten Perspektive des ermittelnden Experten und der des emotional Anteil nehmenden Laien wider. Emile Zola spricht in seinem programmatischen Text *Le roman expérimental* (1880; dt. *Der Experimentalroman*) gar explizit von einer Identität der Ziele der Wissenschaft – Zola erwähnt stellvertretend deren Vertreter aus Physiologie und experimenteller Medizin (→Experiment, →medi-

zinische Forschung) – und der Ziele des Schriftstellers: Beide verfahren auf ihre Weise experimentell und zielen auf die Untersuchung des Menschen in seinem sozialen und biologischen Kontext ab. Kehrseite der experimentellen Methode ist die Enthumanisierung, die mit der Herabstufung des Menschen zum Forschungsgegenstand einhergeht, wie dies in Georg Büchners *Woyzeck* (postum 1878) nachdrücklich zur Entfaltung gebracht wird. Während Woyzeck von einem skrupellosen Arzt aktiv als Versuchsobjekt zu Forschungszwecken missbraucht wird, wird in Alfred Döblins *Berlin Alexanderplatz. Die Geschichte vom Franz Biberkopf* (1929) an dem aus dem Gefängnis überstellten Franz Biberkopf lediglich schematisch das seelenlose Instrumentarium einer forensischen Psychiatrie abgearbeitet, die den Patienten nur als Fall, nicht aber als Person wahrnimmt. Mit dem an die F. gerichteten bürgerlich-gesellschaftlichen Anspruch auf wirksame Aufklärung von Verbrechen verbindet sich die Hoffnung auf eine Anthropologie des Verbrechens und der Verbrechensbekämpfung. So spürt Cesare Lombroso in seinem wissenschaftlichen Werk *L'Uomo delinquente, in rapporto all'anthropologia, alla giurisprudenza ed alle discipline carcerarie* (1876; dt. *Der Verbrecher in anthropologischer, ärztlicher und juristischer Beziehung*) dem Wesen des Verbrechers nach und bezieht sich dabei explizit auf Zola, Daudet, Tolstoj und Dostojewskij, die trotz der vorwissenschaftlichen Natur ihrer Beobachtungen wichtige Vorarbeit geleistet hätten. Hat die Literatur zunächst noch Vorbildfunktion, wie etwa in Lombrosos Werk *Genio e follia* (1864; dt. *Genie und Irrsinn in ihren Beziehungen zum Gesetz, zur Kritik und zur Geschichte*), so wird sie bald als Konkurrentin wahrgenommen. In Abgrenzung von der literarischen Methode verteidigt die F. ihren Anspruch auf Deutungshoheit, indem sie das Literarische selbst zum Untersuchungsobjekt erklärt. Dies kann entweder den Autor treffen oder sein Werk. So präsentiert Edouard Toulouse in seinen *Enquêtes médico-psychologiques sur les rapports de la superiorité intellectuelle avec la névropathie* (1896) eine mit forensischer Gründlichkeit durchgeführte empirische Studie des Probanden Emile Zola, während Max Nordau in seiner Studie *Entartung* (1892/93) dessen literarisches Werk als Beweismittel heranzieht. Die Vorstellung, Verbrecher seien als separater Menschenschlag anhand spezifischer Merkmale identifizierbar, war – und ist – in der kulturellen Wahrnehmung weit verbreitet und lag z. B. auch kriminologischen Interpretationen der →Phrenologie zugrunde. Ein weniger reduktionistisches Erklärungsmodell wird auf die Umstände der Tat und auf das Tatmotiv mindestens ebenso großen Wert legen wie auf psychologische Grunddispositionen des Täters. So wendet sich E. T. A. Hoffmann in seinen juristischen Schriften gegen rein psychologische Argumente, die so lange als spekulativ gelten müssen, wie sie nicht aus den Umständen der Tat, den sozialen Verhältnissen und dem Charakter des Angeklagten plausibel erschlossen werden können (vgl. *Schmolling-Urtei*, 1818/19). Ähnlich weist auch Theodor Fontane im Zusammenhang mit seinen balladesken Morderzählungen (→Mord) *Grete Minde* (1880), *Ellernklipp* (1881), *Unterm Birnbaum* (1885) und *Quitt* (1891) darauf hin, dass eine kriminelle »Beanlagung« nie allein ausreicht, konkrete Taten zu erklären. Trotz solcher frühen Kritik an reduktionistischen medizinisch-psychologischen Erklärungsmodellen hat sich erst in der zweiten Hälfte des 20. Jh. die Einsicht durchgesetzt, dass Delinquenz nicht ausschließlich eine Eigenschaft des Individuums ist, sondern stets durch moralische Wertvorstellungen (→Ethik in der Medizin) und gesellschaftliche Sanktionsmechanismen mitkonstituiert ist. Nicht zuletzt aufgrund der Erfahrungen mit den biologistischen Exzessen der NS-Psychiatrie wurde diese wissenschaftliche Einsicht oft mit der programmatischen Absicht verbunden, politische Hintergründe der institutionalisierten Psychiatrie offen zu legen. So wählt Rainald Goetz in dem Roman *Irre* (1983) für seine Kritik an der als brutal wahrgenommenen Psychiatrie eine dem Wahnsinn nahe Erzählweise; die Kritik an der institutionalisierten Gewalt präsentiert sich damit selbst als gewalttätige Subversion. Einzelne Straftaten sind stets nur rückwirkend erklärbar, nie jedoch mit Sicherheit prognostizierbar. Zudem ist jede forensische Methodologie notwendigerweise fehlbar: In Edgar Allan Poes Schlüsseltext *The Murders in the Rue Morgue* (1841; dt. *Der Doppelmord in der Rue Morgue*) läuft die Suche nach dem Täter dadurch ins Leere, dass sich der Mord nicht als Tat eines Menschen, sondern als die eines wilden Tieres herausstellt. Gerade dadurch wird jedoch auf die Parallele von Täter und Bestie verwiesen, die noch heute vielfach die öffentliche Wahrnehmung von Kriminalfällen bestimmt. Beides – das Problem der Prognose und die Gleichsetzung des Unmenschlichen mit dem Bestialischen – beeinflusst in besonderem Maße die öffentliche Wahrnehmung von psychisch kranken Straftätern. Sie stehen unter dem Generalverdacht, ohnehin nicht therapierbar zu sein, weswegen bei geeignetem Anlass schnell Forderungen laut werden, die Betroffenen wegzuschließen. Verstärkt werden derartige Überzeugungen durch die Art der Repräsentation psychisch kranker Straftäter in der Populär- und Trivialkultur, insbesondere in Film und Fernsehen. Das einprägsame Bild z. B. des in einen Hochsicherheitskäfig gesperrten Hannibal Lecter in der Verfilmung von Thomas Harris' Roman *The Silence of the Lambs* (1988; dt. *Das Schweigen der Lämmer*) bedient sich dieser Klischees ebenso bewusst, wie es sie verstärkt.

Gabriela Holzmann: Schaulust und Verbrechen. Eine Geschichte des Krimis als Mediengeschichte, Stuttgart 2001
Norbert Nedopil: Forensische Psychiatrie. Klinik, Begutachtung und Behandlung zwischen Psychiatrie und Recht, Stuttgart 2000
Ronald R. Thomas: Detective Fiction and the Rise of Forensic Science, Cambridge 1999
Esther Fischer-Homberger: Medizin vor Gericht. Gerichtsmedizin von der Renaissance bis zur Aufklärung, Bern 1983
Michel Foucault: Der Fall Rivière. Materialien zum Verhältnis von Psychiatrie und Strafjustiz, Frankfurt/M. 1975

A.Ge.

Forschung   →Medizinische Forschung

Freitod   →Suizid

Geburt   Als gynäkologischer Terminus bezeichnet G. zum einen die Ausstoßung des Fötus aus dem Mutterleib, zum anderen den Beginn des extra-uterinen →Lebens; der Begriff richtet sich also sowohl auf das gebärende als auch auf das geborene Individuum. Diese Doppelung artikuliert sich in unterschiedlichen Sprachen auf grammatisch unterschiedliche Weise. So kann im Deutschen und Englischen die G. des neuen

Individuums nur als Partizip Perfekt Passiv von gebären ausgedrückt werden (geboren werden, to be born), in den romanischen Sprachen hingegen als Aktiv: nacer (span.), nascere (ital.), naître (frz.) (ohne etymologischen Zusammenhang mit den Vokabeln für gebären wie parir, partorire, accoucher). Solche idiomatischen Besonderheiten sind bezeichnend für den Perspektivreichtum des Geburtsbegriffs, der neben dem Vorgang des Zur-Welt-Bringens und -Kommens auch den Abschluss dieses Vorgangs sowie sein Produkt umfassen kann. Die kulturellen Konzepte und Symbolisierungen der G. fallen sehr unterschiedlich aus, je nachdem, ob eher der Anfang neuen Lebens oder eher der Prozess des Gebärens betont wird.

Die moderne Medizingeschichte der G. ist die Geschichte zunehmender Technisierung und zugleich zunehmender Skepsis angesichts dieser Entwicklung. Zum einen hat sich seit der Verstaatlichung der Hebammenausbildung (→Hebamme) im 18. Jh. und der Etablierung einer männlich dominierten Geburtsmedizin eine Sichtweise der Gebärenden als →Patientin durchgesetzt, die heute Hand in Hand mit Versuchen einer durchgreifenden Medikalisierung der Fortpflanzung überhaupt geht (→Reproduktionstechnologien). Zum anderen lässt sich in den wohlhabenden Industriestaaten in den letzten Jahrzehnten eine partielle Abkehr von der apparativen Steuerung des Entbindungsvorgangs feststellen (Hausgeburten, Geburtshäuser). Dass der Vorteil dieser Entwicklung nicht in einem vermeintlichen Zurück zur Natürlichkeit medizinisch unbeeinflusster Entbindungen liegt, zeigt sich schon daran, dass in weiten Teilen der Welt angesichts medizinischer Unterversorgung die Mütter- und Kindersterblichkeit (→Tod) während der G. nach wie vor ein gravierendes Problem darstellt. Darüber hinaus stellt sich die Frage, ob es angesichts der reichhaltigen Kulturgeschichte der G. überhaupt so etwas wie eine natürliche G. vor aller Kulturalisierung geben kann oder ob nicht diese Natürlichkeit schon immer kulturell überformt worden ist. In jedem Fall hat das physiologische Ereignis der G. zu allen Zeiten die menschliche Vorstellungskraft beschäftigt. Fast allen mythischen Überlieferungen ist gemeinsam, dass die Entstehung der Welt als Zeugungs- und Geburtsvorgang aufgefasst wird. Die mythische Sexualisierung der Ursprünge zeigt sich oft in Entbindungen, die nach menschlichen Maßstäben als unnatürlich und zudem oft als gewaltsam gelten müssen (etwa die G. der Aphrodite aus dem Meeresschaum, den das von Kronos abgeschlagene Glied des Uranos produziert hatte), wobei auch die Mühsal menschlichen Gebärens in übersteigerter Form Eingang in die Mythen finden kann (Alkmenes zehnmonatige →Schwangerschaft mit dem Zeussohn Herakles, mündend in siebentägige Wehen). Für die jüdisch-christliche Überlieferung sind die →Schmerzen des Gebärens unmittelbarer Effekt der Erbsünde (*Gen* 3,16). Um so wichtiger wird für das Christentum die Spiritualisierung des Sexuellen (→Sexualität) in der jungfräulichen Empfängnis und G. des Gottessohns. In diesem schlechthin widernatürlichen Vorgang fand das christliche Europa über Jh. hinweg seinen kulturellen Inbegriff der G. Allerdings behielten auch nichtchristliche Paradigmen ihre Funktion, insbesondere das astrologisch-kalendarische Wissen um die Errechnung und Deutung von Geburtsstunde und -tag. Daraus lässt sich die kulturelle Praxis der Geburtstagsfeier ebenso ableiten wie die weitreichende politisch-legitimatorische →Metaphorik der G., etwa im Sinn der G. einer Nation. Letzteres verweist wiederum auf die im Verlauf des 19. Jh. zunehmende Bedeutung nicht metaphorischer, sondern realer G. in demographischer und biopolitischer Hinsicht. Geburtsprämien verschiedener Art zur Behebung von Bevölkerungsrückgang und Geburtenkontrollen zur Eindämmung von Überbevölkerung sind Instrumente einer genuin modernen Geburtenpolitik.

Die Literatur hat sich mit den konkret körperlichen Aspekten der G. schon früh auseinandergesetzt. Bereits einer der grundlegenden Texte der griechischen Kultur, Hesiods *Theogonie*, dokumentiert ausführlich und detailliert die überschwängliche Körperlichkeit in den Geburtsvorgängen der heidnischen Götter. In der europäischen Literatur der Neuzeit findet sich eine solche Betonung des gebärenden und geborenen →Körpers v.a. in der Tradition des Grotesken. François Rabelais inszeniert in seinem Roman *Gargantua et Pantagruel* (1532–64; dt. *Gargantua und Pantagruel*) ein Spiel hybrider Körper, deren räumliche und zeitliche Grenzen sich beständig verkehren. Die G. seiner Helden, der Riesen Gargantua und Pantagruel sind bemerkenswert:

Gargantua muss nach elfmonatiger Schwangerschaft den Weg durch die Gedärme und Adern seiner Mutter nehmen und kommt durch ihr Ohr zu Welt; sein Sohn Pantagruel ist von so enormer Größe, dass er seine Mutter bei der G. erdrückt. Auch in dem spätbarocken Roman *Schelmuffskys wahrhaftige curiöse und sehr gefährliche Reisebeschreibung zu Wasser und Lande* (1696) von Christian Reuter (1696) beginnt der Protagonist mit seiner »wunderlichen Geburth«, bei der die Mutter in Ohnmacht liegt. Der ungeborene Held, der sieht, wo im Mutterleib »der Zimmermann das Loch gelassen hatte«, kommt ganze vier Monate zu früh »sporenstreichs in die Welt gekrochen«, vollständig sprachbegabt, aber gleichwohl »willens wieder in das Verborgene zu wandern«. In Anknüpfung an frühneuzeitliche Traditionen haben sich moderne Autorinnen wiederholt des Grotesken-Registers bedient, um – unter Umgehung der Affirmation ›weiblichen Schreibens‹ – die männliche Vereinnahmung des weiblichen gebärenden Körpers zu kritisieren. In Elfriede Jelineks Theaterstück *Krankheit oder Moderne Frauen* (1987) wird eine Mutter auf einen monströsen Gynäkologenstuhl geschnallt, um dort ihr sechstes →Kind zur Welt zu bringen, während ihr selbstgefälliger Ehemann die Funktion des Frauenarztes gleich mit übernimmt. Dass die Frau während der G. ums Leben kommt, entgeht dem männlich-ärztlichen Blick, der sich nur auf den »Stammhalter« richtet: »*Benno beugt sich über ihren Unterleib*: Schau, der Kopf zeigt sich schon im Abfluß.« Gerade eine solche hyperbolische Patriarchatskritik schärft den Blick dafür, in welchem Ausmaß die G. des Helden als Formel männlich bestimmter literarischer Autorschaft fungieren kann – mustergültig im ersten Satz von Johann Wolfgang von Goethes Autobiographie *Aus meinem Leben. Dichtung und Wahrheit* (1811): »Am 28. August 1749, Mittags mit dem Glockenschlage zwölf, kam ich in Frankfurt am Main auf die Welt.« Diese G. erscheint hier als Sache einer planetaren »Konstellation«: Während der mittäglichen »Planetenstunde« des Mondes »widersetzt« sich dieser »meiner Geburt, die nicht eher erfolgen konnte, als bis diese Stunde vorübergegangen.« Die glücklichen »Aspekte[n]« der Himmelskörper werden gegen die »Ungeschicklichkeit der Hebamme« gesetzt, aufgrund derer der Erzähler »für tot auf die Welt« kam. Programmatisch beansprucht hier der moderne Autor-Held für sich, jenseits weiblicher Geburtshilfepraxis zur Welt gekommen zu sein. Das gegenläufige Modell zu einer solchen gleichsam voraussetzungslosen G. des Autors ist Laurence Sternes Roman *The Life and Opinions of Tristram Shandy Gentleman* (1759–67; dt. *Leben und Meinungen des Herrn Tristram Shandy*). Im gesamten ersten Drittel des Textes behandelt die beständig abschweifende und sich selbst kommentierende Erzählung Probleme der Zeugung und der G. des Ich-Erzählers, insbesondere den Gegensatz von neuer medizinischer Technik und tradiertem Erfahrungswissen. Während die Mutter auf die Hilfe einer Hebamme vertraut, bestellt der Vater einen Arzt als Geburtshelfer, der schließlich mit seinen »vile instruments« die Nase des Kindes »as flat as a pancake« quetscht. Indem Tristram die Entstehung dieser und anderer Schädigungen in aller Ausführlichkeit darlegt, wird sein Erzählen selbst zum humoristischen Modell eines mühseligen Zeugungs- und Gebär-Prozesses. Nicht nur hier steht in engem Zusammenhang mit der G. des Autors der Topos vom Gebären des Kunstwerks. Mit diesem metaphorischen Argument lässt sich v.a. die Körperlichkeit künstlerischer Produktion bekräftigen – wie in Franz Kafkas Tagebuchnotiz über seine Erzählung *Das Urteil*: »die Geschichte ist wie eine regelrechte Geburt mit Schmutz und Schleim bedeckt aus mir herausgekommen und nur ich habe die Hand, die bis zum Körper dringen kann und Lust dazu hat«.

Christian Begemann, David E. Wellbery (Hg.): Kunst - Zeugung - Geburt. Theorien und Metaphern ästhetischer Produktion in der Neuzeit, Freiburg/Br. 2002
Jürgen Schlumbohm, Barbara Duden, Jacques Gélis, Patrice Veit (Hg.): Rituale der Geburt. Eine Kulturgeschichte, München 1998
Hilary Marland, Anne Marie Rafferty (Hg.): Midwives, Society and Childbirth. Debates and Controversies in the Modern Period, London 1997
Carol A. Mossman: Politics and Narratives of Birth. Gynocolonization from Rousseau to Zola, Cambridge 1993
Jacques Gélis: L'arbre et le fruit. La naissance dans l'occident moderne, XVIe-XIXe siècle, Paris 1984
St.W.

Geburtshilfe →Hebamme

Gedächtnis Allgemein ist das G. definiert als die individuell unterschiedlich ausgebildete Fähigkeit, Wahrnehmungen, Erfahrungen und erlerntes Wissen aufzunehmen, über einen gewissen Zeitraum zu behalten und später anforderungs- und bedürfnisabhängig zu reproduzieren. Gedächtnisvorgänge sind dabei nicht notwendigerweise bewusst. Der Begriff des G. ist eng mit dem Begriff der Erinnerung verbunden; der Unterschied liegt v. a. darin, dass das G. eine virtuelle Fähigkeit, ein organisches Substrat und eine neurophysiologische Funktion bezeichnet. Erinnerung stellt dagegen den Rückruf spezifischer Inhalte in einem aktuellen, konkreten Vorgang dar, eine kognitive Konstruktion also, die dem Erinnernden bewusst wird. Nach der Haltbarkeit der Gedächtnisinhalte können unmittelbares oder Ultrakurzzeit-Gedächtnis, Kurzzeit- und Langzeitgedächtnis unterschieden werden. Beim Übergang vom Kurz- ins Langzeitgedächtnis ist ein ›molekularer Filter‹ wirksam; dieser sorgt dafür, dass nicht alle aufgenommenen Reize erinnert werden, sondern nur diejenigen, die eine gewisse Intensität erreichen bzw. vom →Gehirn als relevant bewertet worden sind. Es werden Formen des unbewussten, impliziten G. von denen des bewussten, expliziten G. abgegrenzt. Zu Ersterem gehören das prozedurale G. (automatisierte Bewegungsabläufe wie Fahrrad fahren) und die unbewusste Wahrnehmung (Priming), zu Letzterem das episodische und das semantische G. Das episodische G. (autobiographisches G.) umfasst persönliche Erlebnisse und die sie begleitenden Emotionen, das semantische G. Faktenwissen wie z. B. erlernte Vokabeln. Wahrnehmung und Speichern finden in der Großhirnrinde (Cortex) statt, so dass bei jeder Wahrnehmung auch das G. beteiligt ist. Einen lokal genau eingrenzbaren Bereich, der als ›Sitz‹ des G. gelten könnte, gibt es nicht. Bei der Bildung von Gedächtnisinhalten entstehen Verknüpfungen von Nervenzellen (Synapsen): Bei hoher Intensität oder bei wiederholtem Reiz werden sog. Bahnungen angelegt, die bei Nichtgebrauch wieder verloren gehen (Vergessen). Die Verbindungen der Nervenzellen sind plastisch und können sich bis zu einem gewissen Grad unter dem Einfluss von Erfahrungen verändern. Das G. ist demnach kein passiver Wissensspeicher, sondern es zeichnet sich durch Selektivität, Wandelbarkeit und permanente Selbstorganisation aus; es ist abhängig von externen Kontexten und inneren Befindlichkeiten. So erscheint das Erinnern mehr als ein Prozess aktiver Konstruktion und weniger als Rekonstruktion. In der Antike sind hinsichtlich des G. zwei Diskursstränge auszumachen, die bis ins 16. Jh. hinein wirksam geblieben sind: Memoria als »ars« (Gedächtniskunst) und als »vis« (psychische Kraft). Die Memoria als »vis« versteht das G. neben der Phantasie und der Vernunft als einen der drei inneren Sinne. Diese sind nach Aristoteles und später Galen in drei miteinander kommunizierenden Gehirnkammern lokalisiert. Die Memoria als »ars« ist einer der fünf Verfahrensschritte der Rhetorik. Ihre bekannte Gründungslegende wird von Cicero in *De oratore* (dt. *Über den Redner*) erzählt: Der Dichter Simonides erfindet die Gedächtniskunst, indem er nach dem Einsturz der Saaldecke die Teilnehmer eines Festmahles identifiziert, die unter den Steinen begraben wurden und bis zur Unkenntlichkeit entstellt sind. Er orientiert sich dabei an der Sitzordnung der Gäste. Die planmäßige Anordnung des zu Memorierenden, so der Schluss, sei entscheidend für ein gutes G., indem Vorstellungsbilder an verschiedenen Orten eines imaginierten Gebäudes ›abgelegt‹ werden, um sie in der Erinnerung beim Durchqueren des imaginären Raums wieder abrufen zu können. Das künstliche G. besteht aus Orten (»loci«) und Bildern (»imagines«). Damit in engem Zusammenhang steht die Metapher vom G. als einem »Magazin«, die seit der Antike neben der Gedächtnismetapher der Wachstafel (eingeführt durch Platons *Theaitetos*) besteht. Im 16. Jh. setzt ein Wandel ein, nach dem das Erinnern nicht mehr als starre Reproduktion, sondern als Umdeutung und Reaktivieren des Vergangenen verstanden wird. Zudem wird eine Fülle von Literatur über das G. publiziert – möglicherweise als Folge des Buchdrucks, der das G. einerseits entlastet, andererseits, wie schon die Schrift, im Verdacht steht, das Vergessen zu fördern. Mit der Aufklärung gerät die Subjektivität der Erinnerung in den Blick. John Locke (*An Essay Concerning Human Understanding*, 1690; dt. *Ein Versuch über den menschlichen Verstand*) beschreibt Individualität vor dem Horizont der persönlichen Lebensgeschichte und prägt den Begriff der Assoziation für sich gegenseitig ins G. rufende Inhalte. Im 18. Jh. knüpft Giambattista Vico in seiner zyklischen Geschichtstheorie an die Vorstellung der Memoria als psychische Kraft an. Demnach bildet die produktive Kraft der Memoria den Anfang aller menschlichen Kultur. Erste systematische medizinische und psychologische Erforschungen des G. finden im 19. Jh. u.a. durch Hermann Ebbinghaus (*Über das Gedächtnis. Untersuchungen zur experimentellen Psychologie*, 1885) statt. Die Forschungen von Georg Elias Müller und Frederic Bartlett sind Wegweiser für die Erkenntnisse über die kreative Rolle des G. Durch die verstärkte Aufmerksamkeit, die das Phänomen G. v.a. seit Ende der 1980er Jahre erfahren hat, ist es als eines der wichtigsten Paradigmen der Kulturwissenschaften bezeichnet worden. Mit der Erforschung des komplexen Phänomens G. sind nahezu alle Wissensdisziplinen beschäftigt: Neurologie, Psychologie (→Psychiatrie, →Psychopathologie), Philosophie, Medienwissenschaft u.a. nehmen die für sie jeweils relevanten Aspekte mit ihren je eigenen Fragestellungen und Methoden in den Blick, die sich nur partiell überschneiden und nicht unter einer einheitlichen Perspektive gefasst werden können. Für die Kulturwissenschaften sind die Ausdrucksformen des kulturellen G. von besonderem Interesse: Sämtliche Künste wie Literatur, Architektur oder Malerei sind Medien des kulturellen oder kollektiven G. Die Rolle des G. wird als konstitutiv nicht nur in Hinsicht auf individuelle, sondern auch in Hinsicht auf kulturelle Identität beschrieben. Einen wichtigen Zugang hat hier Maurice Halbwachs' *La Mémoire Collective* (1950; dt. *Das kollektive Gedächtnis*) eröffnet: Ihm zufolge gibt es kein (individuelles) G., das nicht von der sozialen Gruppe mitbestimmt ist. Medien vermitteln zwischen den beiden Typen des kulturellen/kollektiven und individuellen G. und stellen ihrerseits eine Form eines ›externen‹ G. dar. Die Gedächtnismetaphorik (→Metaphorik) steht seit der Antike in einer engen Wechselbeziehung zu den Medien des G., von der Wachstafel über Buch und Bibliothek bis zum Computer.

Literatur an sich ist ein paradigmatisches Beispiel für ein kulturelles G. Sie bewahrt ein generelles »G. der Texte«. Schriftlich niedergelegte Texte sind kein bloßer Speicher – es bedarf der ›Wiederbelebung‹, der Neukonstruktion ihrer Inhalte durch ihre Rezipienten, eines produktiven Lesaktes der Vergegenwärtigung. Eine solche literarische Gedächtnisarbeit illustriert Walter Kempowskis *Das Echolot* (1993–2005), eine Zitatmontage aus einem umfangreichen Archiv von Aufzeichnungen, Briefen und Tagebuchnotizen aus dem Zweiten Weltkrieg. Sammeln, Ordnen, Auswählen, Ausschneiden und Neukombinieren sind Äquivalente der Verfahrensweisen des G.; das Lesen entspricht dem Erinnern dessen, was historisch verdrängt oder vergessen worden ist. Dass in den historischen Konstruktionen des G. stets das Imaginäre mitwirkt, hat Walter Benjamin in seinen Schriften aufgezeigt. Er versteht das Erinnern als archäologische Grabung, die heterogene Fundstücke zutage fördert. Im *Passagen-Werk* (verfasst 1927–39; postum publiziert 1982) wird ihm die Stadt Paris zu einer solchen archäologischen Fundstätte: Bruchstücke von Vergangenem und Gegenwärtigem bilden eine Montage, in der unvermutete Konstellationen im Idealfall zu einer schockähnlichen Erkenntnis führen sollen. Stets hat Literatur auch die Funktion der Konstitution personaler wie kultureller bzw. nationaler Identität. Davon sprechen etwa William Shakespeares historische Dramen (*King Richard II*, 1597; dt. *König Richard II.*; *Henry V*, 1600; dt. *König Heinrich V.*), in denen Geschichte monumentalisiert und im Hinblick auf nationale Identitätsbildung gedeutet wird. Die literarische Auseinandersetzung mit dem Phänomen G. hat immer wieder die Problematik dieser Identitätskonstruktionen aufgezeigt. Erinnerungen schwinden, das G. ist unzuverlässig und stellt sich dem Bestreben entgegen, eine vergangene Welt in der Erzählung wiedererstehen zu lassen, wie in Marcel Prousts *A la recherche du temps perdu* (1913–27; dt. *Auf der Suche nach der verlorenen Zeit*), in der die Wiedererweckung des Vergangenen durch die »mémoire involontaire« momentweise gelingt. Deutlicher noch zeigt sich die Konstruktionsarbeit des G. in der Ununterscheidbarkeit von Erinnerung und Erfindung etwa bei William Faulkners *Absalom, Absalom!* (1936; dt. *Absalom, Absalom!*). Besonders virulent wird das Gedächtnisproblem in der autobiographischen Selbstverständigung: Primo Levis Berichte über die Zeit seiner Inhaftierung in Auschwitz (z.B. *Se questo è un uomo?* 1958; dt. *Ist das ein Mensch?*) geben Zeugnis vom Streben, das Vergangene genauestens zu behalten, um davon berichten zu können, doch droht der Erinnernde an der Ungeheuerlichkeit und Unfassbarkeit des Erlebten zu zerbrechen (→Trauma). Jorge Semprún zeigt in *Quel beau dimanche!* (1980; dt. *Was für ein schöner Sonntag!*) die schwankende Identitätsbildung durch ein G. auf, das angesichts unfassbarer Erfahrungen seiner selbst nicht mehr sicher sein kann. Vergangenheit und Gegenwart durchdringen einander; der Text vollzieht die Sprunghaftigkeit, Unvollständigkeit und die Abweichungen des G. nach.

Hans J. Markowitsch: Dem Gedächtnis auf der Spur. Vom Erinnern und Vergessen, Darmstadt 2002
Daniel L. Schacter: Wir sind Erinnerung. Gedächtnis und Persönlichkeit, Reinbek bei Hamburg 2001
Aleida Assmann: Erinnerungsräume. Formen und Wandlungen des kulturellen Gedächtnisses, München 1999
Siegfried J. Schmidt (Hg.): Gedächtnis. Probleme und Perspektiven der interdisziplinären Gedächtnisforschung. 3. Aufl., Frankfurt/M. 1996
Frances A. Yates: The Art of Memory, Chicago 1966
                                                    C.S.

Gehirn   Die Hirnforschung ist heute ein interdisziplinäres Arbeitsgebiet zur Erforschung der Struktur und Funktionsweise des G., an dem neben Physiologen, Anatomen (→Anatomie) und Neuro(bio)logen auch Chemiker, (Quanten)Physiker, Informatiker, Psychologen, Neurolinguisten oder Philosophen u. a. beteiligt sind. Neben den medizinisch-therapeutischen Aspekten hat die moderne Hirnforschung insbesondere durch ihre Frage nach den hirnphysiologischen Grundlagen kognitiver und emotionaler Prozesse bis hin zu Spekulationen über die Entstehung des →Bewusstseins die Selbstwahrnehmung des Menschen entscheidend verändert. Im *Corpus Hippocraticum* lässt sich bereits vor Aristoteles, der das G. als Kühlorgan verstanden und das →Herz zum Sitz von Wahrnehmung und Empfindung (→Affekte) erklärt hatte, die Bedeutung des G. als zentrales Organ erkennen. Doch galten in der Antike die Hirnhöhlen und das in ihnen befindliche, vom göttlichen nur graduell verschiedene Seelenpneuma (später lat. spiritus animalis) als die entscheidenden funktionalen Elemente des G. In dieser Tradition stehen noch jene berühmten Abbildungen aus dem 16. Jh., die drei miteinander verbundene Hirnventrikel mit den ihnen zugeordneten Vermögen der Wahrnehmung, des Denkens und des Gedächtnisses darstellen. Der entscheidende epistemische Wandel von der Vorstellung des G. als Schaltstelle zwischen Körper und Seele (→Leib und Seele) zur Etablierung des G. als Ort kognitiver und emotionaler Prozesse wird im 19. Jh. auf drei Ebenen eingeleitet. Zum einen durch die Lokalisationslehre Franz Joseph Galls (→Phrenologie), der um 1800 in einer spekulativen Verbindung der Befunde von vergleichenden hirnanatomischen Untersuchungen mit der zeitgenössischen Psychologie und bürgerlichen Moralvorstellungen die kognitiven Fähigkeiten und Charaktereigenschaften des Menschen erstmalig einzelnen Arealen der Großhirnrinde zuordnete. Die Identifizierung eines Sprachzentrums 1861 durch Paul Broca, die Lokalisierung spezifischer Hirnregionen für die Steuerung der Motorik durch den Anatomen Gustav Fritsch und den Psychiater Eduard Hitzig in den 1870er Jahren und die Hirnkartierungen von Korbinian Brodman 1909 führten zu einer experimentellen Begründung dieses funktionalen Lokalisationsparadigmas, das in den letzten Jahren durch die neuen bildgebenden Verfahren wie PET (= Positronenemissionstomographie) und Kernspintomographie erneut ins Zentrum der Aufmerksamkeit getreten ist (→Psychiatrie, →Psychopathologie). Von entscheidender Bedeutung war zweitens Luigi Galvanis Postulat einer tierischen Elektrizität 1791, die 1849 von Emile du Bois-Reymond experimentell nachgewiesen wurde. Diese Entdeckung führte bereits um 1800 dazu, dass die Nerventätigkeit zunehmend als eine Form elektrischer Informationsweiterleitung verstanden wurde. 1928 entwickelte Hans Berger eine Methode zur Ableitung von Hirnströmen (Elektroenzephalographie), wodurch die nichtinvasive Registrierung normaler und pathologischer Hirnaktivität möglich wurde. Entscheidend für die heutige Vorstellung des G. als selbstständig aktives Denkorgan war drittens die Entdeckung der Ganglienzellen, die mit ihren Nervenfasern die funktionelle Einheit des Neurons (Wilhelm von Waldeyer-Hartz 1891) bildeten, die Verschaltung dieser Neuronen durch Synapsen (Santiago Ramón y Cajal, Charles Scott Sherrington 1896) und der Nachweis nicht nur aktivierender, sondern auch hemmender Neuronen und Synapsen in spezifischen Schaltkreisen des G. durch John Carew Eccles (1967). Mit dem Modell des G. als neuronales Netzwerk konnte Sigmund Exner bereits 1894 die Hypothese aufstellen, dass es sich bei kognitiven Vorgängen um das Resultat neu-ronaler Verschaltungen zwischen spezialisierten Hirnarealen handle. Diese Vorstellung des G. als neuronales Netzwerk erlebte in der Kybernetik der 1950er Jahre insbesondere durch John von Neumann eine Renaissance und ist auch heute in der Neurobiologie in der Vorstellung eines ausgedehnten neuronalen Netzwerks dominant. Die Computer-Metapher des G. ist jedoch (z. B. bei Antonio R. Damasio, *Looking for Spinoza*, 2003; dt. *Der Spinoza-Effekt*) einem komplexeren Interaktionsverhältnis zwischen G., Körper und Umwelt, zwischen kognitiven, emotionalen und kommunikativen Faktoren gewichen. Besonders hervorgehoben wird in der neueren Hirnforschung die parallele Verarbeitung von Informationen in verschiedenen Subsystemen, die aktiv selektierende Qualität dieser Verarbeitung auf der Grundlage vorhandener Erwartungsmuster sowie die enorme Plastizität, d. h. Veränderbarkeit neuronaler Netze. Problematisch wird die Hirnforschung dort, wo sie von neuronalen Aktivationsmustern auf subjektive Erlebniszustände schließt oder Vorgänge bei komplexen Entscheidungsprozessen allein aus den heute messbaren Daten heraus erklärt, um daraus generelle anthropologische Aussagen z. B. über die Beziehung zwischen ›bewusstem Ich‹ und Gehirnzustand, Willensfreiheit und Determinismus abzuleiten. Übersehen werden dabei die Übersetzungsprozesse einmal zwischen den Vorgängen im G. und den heute generierbaren Daten über diese Vorgänge, sodann zwischen diesen Messergebnissen und den computergenerierten Bildern, in denen die Ergebnisse dargestellt werden, und drittens zwischen den Bildern und ihrer Interpretation. Dantons Feststellung in Georg Büchners Drama *Dantons Tod* (1835), dass man sich gegenseitig »die Schädeldecken aufbrechen und die Gedanken einander aus den Hirnfasern zerren« müsse, wollte man sich wirklich kennen, stellt auch heute keine von der Hirnforschung realisierbare Alternative zur Kommunikation dar.

In der Literatur und Ästhetik wird die Hirnforschung um 1800 insbesondere über Samuel Thomas Soemmerrings *Über das Organ der Seele* (1796) und Franz Joseph Galls populäre Vorträge rezipiert. Friedrich von Hardenberg (Novalis) z. B. macht in *Die Lehrlinge zu Sais* (1799) Soemmerrings Seelenorgan, die Hirnhöhlenflüssig-

keit, in der Physiologisches und Geistiges zueinander in Wechselwirkung treten, zum ästhetischen Sinn und reflektiert über die Bedeutung dieses Ortes für die Entstehung und Wirkung romantischer Autonomieästhetik (→Autonomie). Die Verwirklichung des Traums vom direkten Einblick ins Innere eines lebenden G. findet sich in der Gemeinschaftsproduktion von Clemens Brentano und Joseph von Görres *Wunderbare Geschichte von BOGS dem Uhrmacher* (1807). Der auf einer Besichtigung des G. basierende Bericht der Ärzte über die Zurechnungsfähigkeit des Uhrmachers deckt dabei auf satirisch-kritische Weise einige problematische Motive eines solchen Traums auf. In der Literatur der Moderne werden die Implikationen einer biologischen Verortung psychischer Funktionen für das Selbstverständnis des Menschen verhandelt. Nach der Sektion vieler G. sieht sich z. B. der Arzt Rönne in Gottfried Benns Erzählung *Gehirne*, 1915/16 mit der Frage nach dem Zusammenhang zwischen Persönlichkeit und G. konfrontiert, um schließlich mit der Feststellung, G. »lebten in Gesetzen, die nicht von uns seien«, die Unvereinbarkeit subjektiver Selbstwahrnehmung und objektiver Hirnforschung zu konstatieren. Ästhetisch produktiv wird die Konzeption des G. als Ort des Denkens und des Bewusstseins dort, wo es zugleich zum Ort der Wahrnehmung und der ästhetischen Projektion und Produktion von Wirklichkeit erklärt wird. Steht in George MacDonalds Roman *Lilith* (1895; dt. *Lilith*) die Fremdheit des eigenen G., das aus sich heraus, jenseits der Kontrolle des Subjekts andere Wirklichkeiten zu produzieren vermag, im Vordergrund, so präsentieren sich die Romane von Adam Melchior Fischer (*Sekunde durchs Hirn*, 1920) und Leo Perutz (*Zwischen Neun und Neun*, 1918) als »Hirnkino«, als Projektionen eines G. in den Sekunden vor dem Tode. Auch Robert Müllers *Tropen* (1915) spielt mit der Auflösung der Grenzen zwischen Wirklichkeitswahrnehmung, →Halluzinationen und ästhetischer Produktion. Zugleich bearbeitet der Roman in den kulturanthropologischen Passagen Aspekte der zeitgenössischen ›Elitehirnforschung‹. Gleichfalls vor dem Hintergrund einer eugenisch (→Eugenik) motivierten ›Elitehirnforschung‹ (→Medizinische Forschung) wird in Michail Bulgakows *Sobač'e serdce* (1925, ersch. 1968; dt. *Hundeherz*) nach der Grenzlinie zwischen ethischem Handeln und Barbarei (→Ethik in der Medizin) gefragt indem – ähnlich wie bereits H.G. Wells' *The Island of Doctor Moreau* (1896; dt. *Die Insel des Doktor Moreau*) – die Verwandlung von Tieren in Menschen durch Eingriffe ins G. reflektiert werden. Um Möglichkeiten und Gefahren einer zentral organisierten, chemischen Manipulation des Menschen auf der Grundlage der Ergebnisse der Hirnforschung geht es in Aldous Huxleys *Brave New World* (1932; dt. *Schöne neue Welt*) und in Leo Perutz' *St. Petri Schnee* (1933) und, einige Dekaden später, in der Science-Fiction-Erzählung *Kongres futurologiczny* (1971; dt. *Der futurologische Kongress*) von Stanislaw Lem. Auch die Literatur der Gegenwart ist durch dieses doppelte Interesse an den ästhetischen Herausforderungen und an den ethischen Problemen und historischen Fehltritten der Hirnforschung geprägt. Aus der Innenperspektive neurochirurgischer Praxis stellt Hans Meyer-Hörstgen in *Hirntod* (1985) den Konflikt zwischen dem Heilberuf des Arztes (→Ärzte) und dem Forschungsinteresse des Hirnchirurgen (→Chirurg) dar. Indem er das biblische Schöpfungswort durch ein G. ersetzt, das denkend die Welt aus sich heraus generiert, spielt Friedrich Dürrenmatts *Das Gehirn* (1990) ästhetisch mit dem Aufstieg des G. zum zentralen Erklärungsparadigma des Menschen, um in einem zweiten Schritt die Diskrepanz zwischen dieser Welt des G. und der gegebenen Wirklichkeit zu betonen. Tilman Spenglers Roman *Lenins Hirn* (2003) arbeitet die Geschichte der ›Elitehirnforschung‹ im Kontext der Debatten zu Degeneration und Eugenik zu Beginn des 20. Jh. literarisch auf, wobei er, ausgehend vom berühmten deutschen Hirnforscherehepaar Oskar und Cecilie Vogt, insbesondere auf die Verflechtungen zwischen wissenschaftlichen, therapeutischen, finanziellen und politischen Interessen aufmerksam macht. Mit der ›Elitehirnforschung‹ und der Suche nach den biologischen Grundlagen der Seele in Schweden zu Beginn des 20. Jh. beschäftigt sich Aris Fioretos in seinem Roman *Stockholm Noir* (2000; dt. *Die Seelensucherin*). Bereits in diesem Roman wird die fanatisch betriebene Seelenbiologie eines Hirnforschers mit der subjektiven Erlebniswelt und den psychologisch-philosophischen Reflexionen der »Seelensucherin« kontrastiert, wobei Fragen und Ergebnisse der Hirnforschung in diese Reflexio-

nen durchaus mit einbezogen werden. Mit der Darstellung des Schriftstellers als Kranionauten und Seelenarchäologen präsentiert Fioretos in seinem Essay *Min svarta skalle* (2003; dt. *Mein Schwarzer Schädel*) die Literatur als Alternativprogramm zur Hirnforschung, als seismographische Erkundung der Gedankenwelt des G. mit anderen Mitteln.

Jutta Müller-Tamm: Abstraktion als Einfühlung. Zur Denkfigur der Projektion in Psychophysiologie, Kulturtheorie, Ästhetik und Literatur der frühen Moderne, Freiburg/Br. 2005

Martin Stingelin: Ort, undenkbar. Friedrich Dürrenmatts Sicht vom Gehirn. In: Christian Geyer (Hg.): Hirnforschung und Willensfreiheit. Zur Deutung der neuesten Experimente, Frankfurt/M. 2004, S. 255–260

Michael Hagner: Geniale Gehirne. Zur Geschichte der Elitegehirnforschung, Göttingen 2004

Olaf Breidbach: Die Materialisierung des Ichs. Zur Geschichte der Hirnforschung im 19. und 20. Jahrhundert, Frankfurt/M. 1997

Ernst Florey: Geist – Seele – Gehirn: Eine kurze Ideengeschichte der Hirnforschung. In: Gerhard Roth, Wolfgang Prinz (Hg.): Gehirnfunktion und kognitive Leistungen, Heidelberg 1996, S. 37–86

C.W.

Geisteskrankheit   →Psychiatrie, →Psychopathologie

Gelehrtenkrankheiten   Ratschläge zur Beförderung der →Gesundheit bzw. Warnungen vor drohenden Leiden des »homo litteratus« gibt es seit der Antike. G. ist aber kein systematisch-nosologischer Begriff, sondern bezeichnet im Sinn der →Diätetik ursprünglich ein breites Spektrum von Befindlichkeitsstörungen von Kopfarbeitern, die später von der aufkommenden Arbeitsmedizin eingehender beschrieben wurden. Seit dem pseudoaristotelischen »locus classicus« in *Problemata physica* (953a10–954b41) – also der Frage, warum alle außergewöhnlichen Männer in Philosophie, Politik, Dichtung oder den Künsten sich als Melancholiker erweisen – scheinen →Melancholie und →Hypochondrie das Krankheitsbild umfassend zu beschreiben. Das trifft aber nur mit Einschränkungen zu, denn auch Hämorrhoiden, →Kopfschmerz, Sehschwäche, Abmagerung oder →Bibliomanie gelten unter Gelehrten traditionell als weit verbreitet, vom →Tod in der Bibliothek durch Feuer oder umstürzende Regale ganz zu schweigen. Die prominente Verknüpfung von Hypochondrie und Melancholie mit gelehrten Professionen im 18. Jh. – Gerard van Swieten spricht von »flagellum eruditorum« – verfügt über eine lange Vorgeschichte. Dafür gibt es wenigstens drei Voraussetzungen: (1) Erst seit den griechischen Sophisten, die für ihren Unterricht Geld verlangen, wird geistige Arbeit überhaupt als Beruf verstanden. (2) Die Einsicht, dass zwischen →Leib und Seele eine Wechselwirkung besteht und Krankheiten von der Lebensführung abhängen, findet sich in frühen hippokratischen Schriften wie auch bei Platon oder Xenophon. Platon verweist etwa im *Timaios* (87e-88b) auf die Gefahr, dass heftige Leidenschaften (→Affekte) Krankheiten verursachen und starke geistige Anstrengungen den Körper auflösen können: das geflügelte Wort »mens sana in corpore sano« (Juvenal 10, 356) fasst das in eine griffige Formel. Erst Aulus Cornelius Celsus bezieht diesen Zusammenhang im Proömium zu *De medicina*; dt. *Über die Arzneiwissenschaft* ausdrücklich auf die wissenschaftliche Tätigkeit und erklärt, dass die »Körpersäfte durch Nachdenken in stiller Zurückgezogenheit und durch nächtliches Wachen geschwächt« (6 f.) werden können. Kurz darauf zeichnet Aretaios von Kappadokien die Gelehrten als blasse, magere, entkräftete Magenleidende »nach der Art von Schwarzgalligen«. Im Mittelalter verliert sich das Thema, erst seit dem 14. Jh. gibt es vereinzelte Ansätze über antike Quellen hinaus. (3) Die seit der platonischen Inspirationslehre hergestellte Verbindung zwischen göttlichem Wahnsinn (→Wahn) und Genie erhebt Krankheit zur notwendigen Voraussetzung für künstlerische und geistige Schaffenskraft. Marsilio Ficino differenziert in *De triplici vita* (1489; dt. *Das Buch des Lebens*), der ersten Gesundheitslehre für Wissenschaftler, den pseudo-aristotelischen Melancholietopos durch die These, dass es neben der verderblichen, durch Verbrennung, falsche Ernährung (→Essen und Trinken), Bewegungsmangel oder Überarbeitung entstehenden nichtnatürlichen schwarzen Galle auch eine natürliche, die Kreativität steigernde gäbe. Die diätetischen »sex res non naturales« sollen helfen, eine entsprechend optimale Balance der Säfte herzustellen. Ficino warnt den »homo litteratus« besonders vor einem Übermaß an

Wein und Speisen, vor häufigem Beischlaf (→Sexualität) und der Nachtarbeit. Im Humanismus richtet sich der Kampf gegen Melancholie und Mönchskrankheit (acedia) – ikonographisch durch das »Studiolo« oder »Gehäus« versinnbildlicht (z. B. Cranach, Dürer) – v. a. gegen die sitzende Lebensweise der Stubenhocker (vita sedentaria). Ab dem 16. Jh. nimmt die Zahl der Fachschriften über die Gesundheit der Studierenden und Gelehrten rapide zu, meist in lateinischer Sprache, vereinzelt aber auch in Landessprachen. Die wichtigsten Abhandlungen – Bernardino Ramazzinis Diatribe *De morbis artificium* (1700) als Gründungsurkunde der Arbeitsmedizin und Samuel Auguste André David Tissots *De la santé des gens de lettres* (1766; dt. *Von der Gesundheit der Gelehrten*) – wurden rasch übersetzt. Während sie noch der Humoralpathologie und Diätetik verhaftet bleiben, führen neue Anthropologen in der Nachfolge Ernst Platners die Gelehrtenkrankheit genauer auf die psychophysische Wechselwirkung (Influxus physicus) zurück. Der Tissot-Übersetzer Johann Christian Gottlieb Ackermann leitet sie in seiner Abhandlung *Ueber die Krankheiten der Gelehrten* (1777) etwa neurophysiologisch aus »der Spannung der Hirnfasern« her. Gleichwohl bestehen auch popularmedizinische Lehren der Lebensklugheit bis in die Gegenwart fort, zahlreich sind Titel wie: *Physiologie et Hygiène des hommes livrés* (Joseph-Henri Reveillé-Parise, 1840), *Die allgemeine Diätetik für Gebildete* (Karl Wilhelm Ideler, 1846), *Hygiene der geistigen Arbeit* (Otto Dornblüth, 1907).

Mit der seit dem 18. Jh. intensivierten Tradition der Gelehrtensatire gelangen spezifische Krankheiten auch ins Kreuzfeuer literarischer Kritik. Entweder geschieht das durch medizinische Metaphern in Traktaten, etwa in Jean-Jacques Rousseaus erstem *Discours* (1750) durch die Rede von der »ansteckenden Seuche der Gelehrsamkeit«, oder durch die Karikatur kopflastiger Grenzgänger zwischen Genie und Wahnsinn. Im Genre des Irrenhausbesuchs (→Psychiatrie) haben sie ihren festen Platz: Georg Christoph Lichtenberg macht sie etwa im ausführlichen Kommentar zur 8. Platte von William Hogarths *The Rake's Progress* (1735/63) anhand eines rechnenden Geodäten sichtbar, Heinrich von Kleist mokiert sich im Würzburger Juliusspital über einen lateinisch parlierenden »überstudierten Professor« (Brief v. 13. 9. 1800). August Klingemann in der neunten seiner *Nachtwachen von Bonaventura* (1804) oder Ludwig Tieck in *Die Reisenden* (1824) schüren bei der Inspektion des »Tollhauses« Zweifel an der prinzipiellen Unterscheidbarkeit wirklicher Narren von den »Fakultisten in den Hörsälen«. Solche Fälle scheinen Michel Foucaults These vom Wahn als »Strafe einer aus den Regeln geratenen und unnützen Wissenschaft« zu bestätigen. Friedrich Nicolai versucht ihr durch Selbsttherapie zu entgehen: Sein redlicher Versuch, Halluzinationen per Aderlass – durch Ansetzen von »Blutigel an den After« – zu bekämpfen, wird von den Romantikern und von Johann Wolfgang von Goethe mittels des »Proktophantasmisten« in *Faust I* (1808) gnadenlos verspottet. Anders verhält es sich mit pathologisch weltfremden und sexuell verkorksten Buchmenschen wie Tiecks *Der Gelehrte* (1827), Georg Weerths *Der Professor* (1848) oder Elias Canettis Peter Kien in *Die Blendung* (1936), die nur durch ärztlichen Beistand oder durch Zufälle ihre Misogynie oder Junggesellenexistenz – wenn überhaupt – vorübergehend überwinden. Schließlich gibt es literarische Darstellungen von klinisch depressiven, suizidgefährdeten (→Suizid), völlig realitätsblinden oder gemeingefährlichen Gelehrten, etwa den mit einem krankhaften Traumgespinst kämpfenden Magister Kowrin in Anton Tschechows *Cernyj monach* (1894; dt. *Der schwarze Mönch*), den wirr philosophierenden *Immanuel Kant* in Thomas Bernhards gleichnamigem Stück (1978) oder den besessenen Gehörforscher in Bernhards *Kalkwerk* (1970). Der Deutschlektor in Gert Hofmanns *Die Fistelstimme* (1980) verliert über seiner Doktorarbeit den Verstand, die Professoren in Eugène Ionescos *La Leçon* (1950; dt. *Die Unterrichtsstunde*) oder Ulrich Sauers *Uniklinik* (1999) stellen als Mörder (→Mord) und Selbstmörder ihren harmlos vor sich hin spinnenden Kollegen in Vladimir Nabokovs *Pnin* (1953; dt. *Pnin*) weit in den Schatten. Und die Dozenten in Andreas Höfeles *Heimsuchung des Assistenten Jung* (1978), Alois Brandstetters *Die Burg* (1986) oder Michael Zellers *Follens Erbe* (1986) erleiden über ihren unbewältigbaren Habilitationen geistige Schäden.

Alexander Košenina: Der gelehrte Narr. Gelehrtensatire seit der Aufklärung. 2. Aufl., Göttingen 2004, S. 110–132

Alexander Košenina: Wissensfreuden und Studienleiden. Medizin- u. Literaturgeschichte im Umfeld von J. Chr. G. Ackermanns »Ueber die Krankheiten der Gelehrten« (1777). In: Helwig Schmidt-Glintzer (Hg.): Fördern und Bewahren. Studien zur europäischen Kulturgeschichte der frühen Neuzeit, Wiesbaden 1996, S. 265–279

Werner Friedrich Kümmel: Kopfarbeit und Sitzberuf. Das früheste Paradigma der Arbeitsmedizin. In: Jahrbuch des Instituts für Geschichte der Medizin der Robert Bosch Stiftung 6 (1987), S. 53–70

Werner Friedrich Kümmel: Der Homo litteratus und die Kunst gesund zu leben. Zur Entfaltung eines Zweiges der Diätetik im Humanismus. In: Rudolf Schmitz, Gundolf Keil (Hg.): Humanismus und Medizin, Weinheim 1984, S. 67–85

Erna Lesky: Van Swietens Hypochondrie. Zur Berufskrankheit der Gelehrten und zur Musiktherapie. In: Clio Medica 8 (1973), S. 171–190

A.K.

Gen →Genetik

Generation Im heutigen Sprachgebrauch bezeichnet G. eine Erlebnisgemeinschaft, die sich aufgrund gleicher oder ähnlicher Prägungen ihrer Angehörigen konstituiert. Im Kontrast zu dieser modernen, soziologisch geprägten Verwendung steht die Bedeutung von lat. generatio und gr. genesis mit der Bedeutung Zeugung oder Entstehung. Frz. génération, ital. generazione, engl. generation bedeuten auch heute Zeugung, während G. im Deutschen diese Bedeutung nur als Fremd- und Fachwort bis zum Anfang des 19. Jh. besaß. Seit dem späten 18. Jh. kristallisierte sich hier nach und nach die heutige Wortbedeutung heraus, wobei G. bis ins frühe 20. Jh. hinein mit »Geschlecht« austauschbar blieb. Der Aspekt der Zeugung wurde sowohl zurückgedrängt als auch weiterhin sprachlich erinnert. Ein semantischer Zwischenschritt zwischen Zeugung und Erlebnisgemeinschaft ist für alle genannten Sprachen die Bedeutung von G. zur Bezeichnung dessen, was aus dem Akt der Zeugung hervorgeht: sowohl die einzelne Filiation (G. als ›horizontale‹ genealogische Einheit) als auch die Reihe der Nachkommen von G. zu G. Jedoch findet sich im Übergang vom Lateinischen zu den romanischen Volkssprachen in den Derivaten von generatio schon früh der Aspekt der Gleichzeitigkeit von Individuen auch ohne genealogische und verwandtschaftliche Bindung.

Die komplexe Wortgeschichte zeigt einen vielfältigen Begriffstransfer an. G. markiert einen epistemologischen und wissenschaftsgeschichtlichen Bereich der Überschneidung von Zeugungs-, Wachstums- und Vererbungstheorien, von Soziologie und Biologie, von Kultur- und Naturwissenschaften. Schon Aristoteles platziert »genesis« mit dem Gegenpart »genos« in das Zentrum sowohl naturkundlicher als auch metaphysischer Abhandlungen. Während sich in der *Metaphysik* die logische »genesis« von Begriffen und die biologische »genesis« von Seiendem gegenseitig erläutern, dient das Konzept der G. in den Schriften *De generatione animalium* und *De partibus animalium* der Verknüpfung von Zeugungslehre und zoologischer Klassifikation. »Genos« bezeichnet hier zum einen die Geschlechterdifferenz und somit die Grundlage jeder einzelnen »genesis«, zum anderen die Gattung, also die Einheit der klassifikatorischen Einteilung, die ihrerseits wiederum vorrangig über den Vergleich der Zeugungsorgane und -vorgänge gewährleistet wird. Eben diese Wechselbeziehung von Zeugung und Klassifikation prägt seit der griechischen Dichtung und Historiographie die Darstellung genealogischer Zusammenhänge. Hier wird mittels der G. eine erzählerische Ordnung der Geschlechter vorgenommen, so dass in der Abfolge immer neuer Zeugungen genealogische Kontinuität garantiert bleibt. Das Prinzip des Genealogischen stellt bis in die Moderne die Bezugsgröße für jedes Denken der G. dar, wird allerdings seit dem 18. Jh. von wechselnden wissenschaftlichen und gesellschaftlichen Konzepten überlagert. Der Ausgangspunkt der modernen Geschichte des Generationsbegriffs lässt sich in den um 1750 v. a. in Deutschland geführten embryologischen Debatten lokalisieren. In seiner *Theorie von der Generation* (1764, zuvor 1759 lat. als *Theoria generationis*) versuchte Caspar Friedrich Wolff als erster eine theoretische Begründung für die Annahme einer »epigenetischen«, sukzessiven Selbstorganisation neuen Lebens. Während nach Wolff die »essentielle Kraft« jedes Organismus eines unorganisierten Zeugungsstoffes beider Elternteile bedarf, hatten ältere Erklärungen angenommen, dass Lebewesen schon vor der Zeugung im Keim ausgebildet seien. Das epigenetische Modell mit seiner zwei-

fachen Betonung von Geschlechtlichkeit und Selbstorganisation beförderte die ästhetische Karriere der Zeugung als Formel männlich kodierter Genialität um 1800 bei Johann Gottfried Herder, Wilhelm von Humboldt und anderen – kurzgefasst in Novalis' Satz »Dichten ist zeugen«. Das emphatische Zeitkonzept der Erneuerung verbindet diese poetologischen mit politischen Erwägungen im Gefolge der Französischen Revolution, in denen die organische Logik der Selbstausbildung auf überindividuelle Einheiten wie Volk oder Nation übertragen wird, aber auch mit pädagogischen Programmen, welche die Beziehung der G. v. a. im Maßstab der Kleinfamilie wiederfinden. In der Biologie des 19. Jh. zeigt sich eine Ausweitung des Generationenbegriffs über die Zeugungslehre und Embryologie hinaus auf die Gesetzmäßigkeiten intergenerationeller Übertragungen. Prominentestes Beispiel für diese Reformulierung der Generationstheorie im Sinn einer Vererbungstheorie (→Genetik) sind Johann Gregor Mendels Untersuchungen von Populationen als G. Die Konjunktur geistesgeschichtlicher Generationskonzepte in den 1920er Jahren führte zu einer oft spekulativen Biologisierung kultureller Phänomene (Wilhelm Pinder, *Das Problem der Generation in der Kunstgeschichte Europas*, 1926); Karl Mannheims methodisch abgesicherte Skepsis gegen solche Übertragungen (*Das Problem der Generationen*, 1928) bewirkte die Soziologisierung des Begriffs G. bis heute.

Genealogisches Denken prägt die Literatur seit den ältesten bekannten mythischen Erzählungen. Demgegenüber ist die literarische Beschäftigung mit der G., im mehrfachen Sinn der Zeugung, Nachkommenschaft und Gleichzeitigkeit, ein neueres Phänomen, das sich am genauesten im Familienroman und Generationenroman des 19. und 20. Jh. manifestiert. Die genealogische Abfolge von G. zu G. wird hier über das Muster des Generationenkonflikts erzählerisch organisiert, das zur selben Zeit auch die politischen Auseinandersetzungen zwischen jeweils älteren und jüngeren G. bestimmt. Die Familie erscheint somit als Austragungsort gesellschaftlicher Verwerfungen wie in Benjamin Disraelis *Coningsby or, The New Generation* (1844; dt. *Coningsby oder die neue Generation*) oder Iwan Turgenjews *Otcy i deti* (1862; dt. *Väter und Söhne*), um die Jahrhundertwende zunehmend auch als Schauplatz von Verfall und ›Entartung‹ wie in Emile Zolas Romanzyklus *Les Rougon-Macquart* (1871–93; dt. *Die Rougon-Macquart*) oder in Thomas Manns *Die Buddenbrooks. Verfall einer Familie* (1901). Vor allem solche Degenerations-Geschichten verleihen dem Argument der G. erzählerische Plausibilität, oft unter Bezug auf zeitgenössische erbbiologische Forschungen. Angesichts dessen gerät die literarische Behandlung gelingender oder auch nur ›normaler‹ Generativität leicht zur Ideologisierung von Familie und Fortpflanzung – auffällig in Zolas spätem Roman *Fécondité* (1899), der nach der zwanzigbändigen Degenerationsgeschichte der *Rougon-Macquart* nun über Hunderte von Seiten die Fruchtbarkeit seiner Protagonisten Mathieu und Marianne feiert, die nicht nur als Landwirte öden Boden urbar machen, sondern darüber hinaus vierzehn →Kinder und alles in allem einhundertachtundfünfzig Nachkommen in vier G. hervorbringen. Im Verlauf des 20. Jh. wird der Generationenroman mehr und mehr zum konventionellen Erzählmodell standardisiert – eine Tendenz zum Restaurativen, die auch in verfeinerten Gattungsexemplaren wie John Galswor-thys *The Forsyte Saga* (1906–21; dt. *Die Forsyte-Saga*) zu erkennen ist (und in diesem Fall vom Autor selbst ausdrücklich betont wurde). Daneben gibt es allerdings erzählerische Experimente, die insbesondere das Motiv der Familienähnlichkeit übersteigern und ins Groteske oder Unheimliche treiben. So erzählt Heimito von Doderers *Die Merowinger oder die totale Familie* (1962) die Geschichte eines Adligen, der durch aufeinander folgende endogame Heiraten auf möglichst vielfältige Weise mit sich selbst verwandt zu werden versucht; im Zentrum von Vladimir Nabokovs *Ada or Ardor, a Family Chronicle* (1969; dt. *Ada oder Das Verlangen*) steht ein inzestuös (→Inzest) verbundenes genialisches Halbgeschwisterpaar, das ein schwer zu durchdringendes Spiel mit Namen, Verwandtschaftsgraden und Zeitfolgen treibt. Vor dem Hintergrund aktueller →Reproduktionstechnologien hat das Erzählmodell der G. in jüngster Zeit neue Beachtung gefunden, spektakulär in *Les particules élémentaires* (1998; dt. *Elementarteilchen*) von Michel Houellebecq, der zwar vom katastrophalen Scheitern der Institution Familie erzählt und die Vision einer nicht mehr biologischen Fortzeugung entwirft, sich aber gleichwohl des Generationenromans bedient.

Sigrid Weigel, Ohad Parnes, Ulrike Vedder, Stefan Willer (Hg.): Generation. Zur Genealogie des Konzepts – Konzepte von Genealogie, München 2005

Kurt Lüscher, Ludwig Liegle: Generationenbeziehungen in Familie und Gesellschaft, Konstanz 2003

Kilian Heck, Bernhard Jahn (Hg.): Genealogie als Denkform in Mittelalter und Früher Neuzeit, Tübingen 2000

Shirley A. Roe: Matter, Life and Generation. Eighteenth-Century Embryology and the Haller-Wolff Debate, Cambridge 1981

Laura L. Nash: Concepts of Existence. Greek Origins of Generational Thought. In: Daedalus 107 (1978), S. 1–21

St. W.

Genetik Die Ausdrücke Gen, Genom und G. lassen sich etymologisch auf das altgriechische Verb gennáo mit der Bedeutung ›zeugen, erzeugen, hervorbringen‹ zurückführen. Die G. bildet das Teilgebiet der Biologie, das die Phänomene der Vererbung untersucht. Vererbung ist der Prozess, in dem von elterlichen Organismen auf deren Nachkommen Informationen (Erbanlagen) übertragen werden, welche den Entwicklungsprozess dieser Nachkommen steuern. Da Selbstreproduktion ein fundamentales Charakteristikum von →Leben ist, zählt die G. zu den biologischen Grunddisziplinen. Ihr Forschungsspektrum reicht von der biochemischen Untersuchung der molekularen Grundlagen der Vererbung über die evolutionäre Betrachtung der Veränderung genetischer Informationen in der Naturgeschichte des Lebens bis zur formalen Modellierung und Computersimulation der Dynamik des genetischen Bestandes von Populationen. Es lassen sich eher mathematisch ausgerichtete Zweige der G., die in der lange unbeachteten Entdeckung der mendelschen Gesetze 1865 gründen, von eher biochemisch ausgerichteten genetischen Forschungsrichtungen unterscheiden. Deren erster großer Erfolg bestand in der Aufstellung einer allgemeinen Theorie der chromosomalen Basis der mendelschen Gesetze durch Thomas H. Morgan 1915. Die genetische Grundlagenforschung darf angesichts der gegenwärtig sich entwickelnden →Gentechnik nicht unterschätzt werden: Ihre Bedeutung sowohl für die Züchtung von Kulturpflanzen und Haustieren als auch für die Prävention und →Therapie von Erbkrankheiten ist eminent. Das alle genetischen Forschungsrichtungen vereinigende konzeptuelle Band besteht in einer informations-theoretischen Begrifflichkeit, die es erlaubt, Vererbung als Vorgang der Speicherung, Übertragung, Verarbeitung und Veränderung genetischer Information zu beschreiben. Das wichtigste Beispiel für die Bedeutung dieser informationstheoretischen Darstellbarkeit genetischer Prozesse ist der Einsatz des Codebegriffs in der Molekulargenetik. 1944 hatte Oswald T. Avery entdeckt, dass die Desoxyribonukleinsäure (DNS) das genetisch aktive Material, also der Träger der Erbinformation ist. Nach der Entdeckung der Doppelhelix-Struktur der DNS durch James D. Watson und Francis H. Crick 1953 war bekannt, dass die DNS genetische Information in der Sequenz ihrer vier Nukleotidbausteine speichert. Die Reihenfolge dieser Nukleotide in bestimmten Abschnitten der DNS kodiert die lineare Abfolge von Aminosäuren in Proteinen, also die Primärstruktur dieser für den Stoffwechsel einer Zelle entscheidenden Makromoleküle. Genetische Information bedeutet demnach, molekularbiologisch präzisiert, Instruktion der Proteinbiosynthese mittels sequenzieller Strukturen in der DNS. Dabei kodiert jeweils eine Folge von drei Nukleotiden (Codon) eine Aminosäure. Die Zuordnungsregeln, also der genetische Code, wurden in der ersten Hälfte der 1960er Jahre entdeckt. Unter Gen wird diejenige Organisationseinheit genetischer Information verstanden, deren Funktion es ist, die gesamte Primärstruktur eines Proteins zu kodieren. Die verbreitete Redeweise, dass es Gene für bestimmte phänotypische Merkmale eines Organismus gebe, meint, dass ohne die Präsenz eines bestimmten Gens in einem Organismus das von ihm kodierte Protein nicht synthetisiert werden könnte, so dass auch der Zellstoffwechsel mit entsprechenden Auswirkungen auf die Struktur und Funktion des Gesamtorganismus anders verliefe. Die Anzahl von Genen variiert von Spezies zu Spezies. Für die am besten bekannten Modellorganismen liegen folgende Zahlen vor (Stand Frühjahr 2004): Ein Mensch besitzt ca. 27000 Gene, eine Hausmaus ca. 29000 Gene, die Fruchtfliege ca. 13700 Gene, eine Hefezelle ca. 5800 Gene und das Darmbakterium Escherichia coli ca. 4400 Gene. Werden sämtliche Gene eines Organismus mitsamt der zu ihrer Ablesung und Reproduktion notwendigen Information, die ebenfalls in der DNS kodiert ist, zu einer hierarchisch höhe-

ren Einheit zusammengefasst, so erhält man das Genom eines Organismus. Funktional betrachtet bildet das Genom die informationelle Einheit der Mitose, das heißt der Zellteilung unter Beibehaltung der Chromosomenzahl. Vom Genom eines Organismus ist dessen Genotyp zu unterscheiden; Letzterer umfasst die gesamte genetische Information in einem Organismus – neben dem Genom also auch zytoplasmatische Träger genetischer Information, z.B. die mitochondriale DNS, die auf Grund ihrer evolutionären Stabilität für die Rekonstruktion der Entstehungsgeschichte der Arten von besonderem Interesse ist. Über das Phänomen, dass aus einem Menschen ein Mensch entsteht, aus einem Schwein ein Schwein, haben sich die Menschen vermutlich seit vorgeschichtlichen Zeiten Gedanken gemacht. Wendet sich dieses Nachdenken der Entstehung des ersten Exemplars einer Art zu, so finden solche Reflexionen ihren Niederschlag in den überlieferten Ursprungsmythen aller bekannten Kulturen. Die europäische literarische Tradition der Thematisierung von Natur ist mit der wissenschaftlichen G. über eine metaphorische Brücke verbunden, nämlich durch die Metapher vom Buch der Natur. Schon in Äußerungen Friedrich Mieschners, der 1869 erstmals Nukleinsäure isolierte, wird das newtonsche Bild vom mechanischen Uhrwerk als Metapher für das Naturgeschehen abgelöst durch das spezifisch biologische Bild der Sprache als Metapher für die genetische Funktionalität. Nachdem die G. der zweiten Hälfte des 20. Jh. diese Metapher informationstheoretisch formalisiert hat, wird ihr Anwendungsbereich gegenwärtig von der Biosemiotik systematisch erweitert, indem sie alle Phänomene des Lebendigen auf ihre Zeichenstruktur untersucht.

Infolge der intensiven wissenschaftlichen Diskussion um die Gesetze des Lebens insbesondere in der zweiten Hälfte des 19. Jh., die weder auf Kenntnisse der formalen Grundlagen der Vererbung noch auf biochemisches Wissen über ihr materielles Substrat zurückgreifen konnte, zeigt sich auch die Literatur von den genetischen Voraussetzungen menschlicher Existenz fasziniert. Die bestimmende Fragestellung, die bei dieser Engführung von Natur- und Kulturgeschichte fiktional verhandelt wird, ist die Frage nach der determinierenden Reichweite der Vererbung im Spannungsfeld zwischen Angeborenem und Erworbenem. Dies wird bereits durch den vollständigen Titel des zwanzigbändigen Romanzyklus Emile Zolas, *Les Rougon-Macquart* (1871–93; dt. *Die Rougon-Macquart*), des Hauptwerks des französischen Naturalismus, dokumentiert. Die experimentelle Ästhetik Zolas versteht sich als literarisches Pendant zur methodischen Verfahrensweise der Naturwissenschaften; sie will psychologische Gesetzmäßigkeiten entdecken, welche das Verhalten eines Individuums, dessen Entwicklung bestimmten genetischen Anfangs- und sozialen Randbedingungen unterworfen ist, in einer kontingenten Situation deterministisch erklären. Die naturalistische Ästhetik ist auch in Deutschland intensiv rezipiert worden. Noch im Werk von Hans Henny Jahnn (z.B. *Perrudja*, 1929) verquickt sich das naturalistische Interesse an genetischen Faktoren des Verhaltens mit einer expressionistisch-vitalistischen Anklage des von seinen natürlichen Wurzeln entfremdeten modernen Lebens und einer Analyse der →Sexualität als Austragungsort des Kampfes zwischen natürlicher Gesundheit (→Gesundheit und Krankheit) und kultureller Degeneration. Eine kulturalistische Relativierung genetischer Determinismen findet sich in Thomas Manns Familienroman *Die Buddenbrooks. Verfall einer Familie* (1901), der zwar auch das Porträt eines psychophysischen Verfalls zeichnet, diese zunehmende Lebensunfähigkeit einer Familie aber zugleich als Möglichkeit zur geistigen Verfeinerung interpretiert. Dadurch werden Natur und Kultur nicht mehr rigide aneinander gebunden, so dass das genetische Wissen als neutrales Material für die ästhetische Gestaltung nutzbar wird. Der Protagonist in *Der Zauberberg* (1924) z.B. studiert mit großem Interesse die zeitgenössische biologische Fachliteratur und stößt dabei auf die Vorstellung, dass der Organismus nur Erscheinungsform und Mittel des wesentlichen Lebensprozesses sei: der durch genetische Gesetze gesteuerten Fortpflanzung – eine Theorie, die in modernisierter Form unter dem Schlagwort des sog. »Selfish Gene« (Richard Dawkins) heute weite Verbreitung gefunden hat. Eine solche distanzierte Verwendung von genetischen Motiven findet eine Fortsetzung in Günter Grass' dialogisch geprägter Erzählung *Kopfgeburten oder die Deutschen sterben aus* (1980), die als spielerische Diskussion des Zusammenhangs von kultureller Entwicklung und genetischer

Evolution gelesen werden kann. Wenn derselbe Autor jedoch in seiner modernen Eschatologie *Die Rättin* (1986) die gemeinsamen Nachfahren der Menschen und der Ratten ironisch Watsoncricks nennt, dann liegt es nahe, von der Darstellung genetischen Wissens zur Diskussion derjenigen ethischen Probleme (→Ethik in der Medizin) überzugehen, die infolge der durch Watsons und Cricks Entdeckung ermöglichten eugenischen (→Eugenik) Anwendungen der G. in den →Reproduktionstechnologien entstehen können.

James D. Watson, Tania A. Baker, Stephen P. Bell, Alexander Gann, Michael Levine, Richard Losick: Molecular Biology of the Gene. 5. Aufl., San Francisco 2004

Sigrid Weigel (Hg.): Genealogie und Genetik, Berlin 2002

Lily E. Kay: Who Wrote the Book of Life? A History of the Genetic Code, Stanford 2000

Bernd-Olaf Küppers: Der Ursprung biologischer Information, München 1986

Hans Blumenberg: Der genetische Code und seine Leser. In: Hans Blumenberg: Die Lesbarkeit der Welt, Frankfurt/M. 1986 (zuerst 1981), S. 372–409

                                                                St.A.

Genom   →Genetik

Gentechnik Zur G. werden alle methodisch angeleiteten Verfahren gezählt, die auf der theoretischen Grundlage der →Genetik mittels der Rekombination von Strukturelementen des materiellen Trägers der Erbinformation (der Desoxyribonukleinsäure, DNS) in den Genotyp eines Organismus eingreifen. Dies geschieht in der Absicht, die genetische Basis des Phänotyps eines Lebewesens zu ermitteln und sie ggf. so zu verändern, dass bestimmte erwünschte phänotypische Merkmale hervorgebracht werden. Die G. hat große Wirkungen auf Medizin, Pharmazeutik (→Arzneimittel) und Nahrungsmittelwirtschaft (→Essen und Trinken) ausgeübt; zu ihren Errungenschaften gehören u.a. die Aufklärung der genetischen Struktur von →Viren (wie z.B. des HIV) und die Präimplantationsdiagnostik für Erbkrankheiten, die bakterielle Produktion künstlichen Insulins und die Züchtung transgener (d.h. Gene anderer Arten enthaltender) Pflanzen mit erhöhter Schädlingsresistenz. Der entscheidende Unterschied dieser modernen Biotechnik (→Bioethik, →Biopolitik) zu klassischen Verfahren der Züchtung von Kulturpflanzen und Haustieren, wie sie sich seit der neolithischen Revolution entwickelt haben, liegt darin, dass die G. den Phänotyp eines Lebewesens nicht mehr indirekt vermittels künstlicher Selektion von Elterntieren über Generationen hinweg zu beeinflussen versucht, sondern ihn unmittelbar durch künstliche Variation des Genotyps verändern kann. Die notwendige wissenschaftsgeschichtliche Voraussetzung für die G. ist die schnelle Entwicklung der Molekulargenetik seit der Entdeckung der biochemischen Struktur der DNS durch Francis H. Crick und James D. Watson im Jahr 1953; letzterer gehört gegenwärtig zu den entschiedenen Verfechtern der ungehinderten Weiterentwicklung der G. Von besonderer Bedeutung für die Entstehung der G. waren Forschungsergebnisse der späten 1960er und frühen 1970er Jahre. In diesem Zeitraum konnten erstmals sowohl dasjenige Enzym isoliert werden, welches die beiden Stränge der DNS miteinander verbindet (DNS-Ligase), als auch diejenigen Enzyme, welche einen DNS-Strang an wohl definierten Stellen durchtrennen können (Restriktionsenzyme). Beide Operationen sind für die Rekombination der DNS und damit die Neuordnung der Erbinformation erforderlich. Die G. eröffnet eine natur- wie kulturgeschichtlich neue Phase des »evolutionären Bastelns« (François Jacob), in der es möglich geworden ist, dass die genetischen Mechanismen der Evolution durch eines ihrer Produkte, den Menschen, auf der Ebene des Genotyps unmittelbar in den Dienst genommen werden. Der Biologe Edward O. Wilson spricht von der durch die G. eingeleiteten »volitional evolution« als einer dritten Phase der Geschichte des Lebens auf der Erde. Daher ist es nicht überraschend, dass - mehr noch als andere Techniken - die G. in weiten Kreisen der westlichen Gesellschaften als Gefahrenquelle betrachtet wird. Die Befürchtungen zielen auf verschiedene Anwendungsbereiche der G. Angesichts der Möglichkeit, transgene Pflanzen und Tiere zu züchten, wird z. B. auf das Risiko hingewiesen, dass sich die gentechnisch veränderten Varietäten unkontrolliert in ihrer Umwelt ausbreiten und dadurch unabsehbare negative Wirkungen auf die Artenvielfalt bestehender Ökosysteme ausüben könnten. Sozialethisch und gesellschaftspolitisch werden die Gefahren einer Wie-

derauferstehung der →Eugenik mit den machtvollen Mitteln der G., allerdings unter den Bedingungen westlicher Gesellschaften liberalisiert (Jürgen Habermas), diskutiert. Diese Befürchtungen entzünden sich insbesondere an Versuchen, Organismen zu klonen, d. h. genetisch identische Organismen herzustellen. Berühmtestes Exemplar eines klonierten Lebewesens ist das Schaf Dolly (1996–2003), das erste Säugetier, das aus einer adulten Zelle geklont worden ist. In der Diskussion um eine neue Eugenik reicht die Spannweite der Positionen von einer prinzipiellen Aufgeschlossenheit gegenüber den Möglichkeiten der G. (François Dagognet) über nietzscheanische Gedankenspiele, die zur Suche nach einem den biotechnischen Entwicklungen gewachsenen Humanismus auffordern wollen (Peter Sloterdijk), bis zur vollständigen Ablehnung der Anwendung von G. auf den Menschen auf der Grundlage traditioneller (z. B. christlicher) Menschenbilder.

Obwohl sich auf Grund der Neuheit der G. Beispiele für eine literarische Auseinandersetzung mit ihren realistischen Anwendungsmöglichkeiten erst seit wenigen Jahrzehnten auffinden lassen können, gibt es Motive in der früheren Literatur, die eine thematische Nähe zur G. aufweisen. Hier ist z. B. an den Homunculus aus Johann Wolfgang von Goethes *Faust. Der Tragödie zweiter Teil* (1832) zu denken, der alchemistische Vorstellungen von der Erschaffung künstlichen Lebens aufgreift, oder an H. G. Wells' Roman *The Island of Doctor Moreau* (1896; dt. *Die Insel des Doktor Moreau*), dessen Beschreibung des Versuchs, Tiere zu humanisieren und damit die Artgrenzen zu verwischen, an die Züchtung transgener Organismen gemahnen mag. Des Weiteren gibt es negativ-utopische Darstellungen des Missbrauchs von Verfahren der Menschenzüchtung in totalitären Gesellschaftsformen, z. B. an Aldous Huxleys *Brave New World* (1932; dt. *Schöne neue Welt*) und *Brave New World Revisited* (1958). Der Autor, Enkel des einflussreichen Darwinisten Thomas Henry Huxley und Bruder des berühmten Biologen und Eugenikers Julian Huxley, greift auf eine Zukunftsvision des Mitbegründers der modernen Evolutionstheorie, John B. S. Haldane, zurück (*Daedalus, or Science and the Future*, 1923; dt. *Daedalus oder Wissenschaft und Zukunft*) und schildert den industrialisierten Einsatz von Klonierungstechnik zum Zweck der eugenisch überwachten Reproduktion (→Reproduktionstechnologien) der Gesellschaft. Die Science Fiction konnte mögliche Anwendungen der Genetik entwerfen, ohne die technische Auflösung der Grenze zwischen Natur und Kultur unmittelbar ethisch und politisch aufzuladen. So betrachtet Stanislaw Lem die natürliche Evolution als Informationszucht (*Summa technologiae*, 1964; dt. *Summa technologiae*) und entwirft auf dieser theoretischen Grundlage fiktionale Möglichkeiten der Indienstnahme von Organismen zum Zwecke der Produktion von Artefakten (*Dzienniki Gwiadowe*, dt. *Sterntagebücher*, 1971). Die reale Entwicklung der G. ermöglicht den literarischen Übergang von der Utopie zur Gesellschaftsdiagnose, von der Science Fiction zur Gegenwartsbeschreibung. Am Aufsehen erregendsten ist dieser Schritt bisher von Michel Houellebecqs Roman *Les particules élémentaires* (1998; dt. *Elementarteilchen*) vollzogen worden. Er beschreibt betont distanziert eine gentechnisch radikalisierte Eugenik und begreift sie als Konsequenz der modernen ökonomischen und sexuellen (→Sexualität) Liberalisierung sowie zugleich als gegensteuernde Reaktion auf sie: Im Roman wird epilogisch darüber reflektiert, ob gegen den Werteverfall in der Moderne die individuelle Freiheit (→Autonomie) auch der biologischen Reproduktion eingeschränkt werden müsse, um den neuen Menschen als zwar gleichgeschalteten, aber glücklichen hermaphroditischen Klon konstruieren zu können. Hinsichtlich der ostentativ durchgehaltenen ideologischen Neutralität des Autors, die auch vor Angriffen, dass sein Roman unverantwortlich mit totalitaristischen Ideen spiele, nicht zurückweicht, ist der literaturgeschichtliche Hinweis vonnöten, dass Houellebecq zuallererst vor dem Hintergrund der schwarzromantischen Tradition der phantastischen Erzählung zu interpretieren wäre (Michel Houellebecq, *H. P. Lovecraft. Contre le monde, contre la vie*, 1991; dt. *H. P. Lovecraft. Gegen die Welt, gegen das Leben*). Das Klonmotiv kann auch mit offenkundig satirischer Absicht ins absurd Groteske übersteigert werden. So verwendet Wladimir Sorokins skandalträchtiger Roman *Goluboje salo* (1999; dt. *Der himmelblaue Speck*) Versatzstücke des Science-Fiction-Motivs der durcheinander gewirbelten Zeiten, um die Klone berühmter russischer Schriftsteller die Geschichte des 20. Jh. beeinflussen lassen zu können. Eine Houellebecq und Sorokin entgegen

gesetzte ästhetische Strategie angesichts der beschworenen Austauschbarkeit der Individuen als Elementarteilchen einer homogenisierten Gesellschaft kündigt Botho Strauß schon im Titel seines Prosabandes *Das Partikular* (2000) an: Er lotet fiktional die unterschiedlichen Formen des Beziehungsgeflechts zwischen Mann und Frau im Zeitalter der biotechnischen Verfügbarmachung ihrer biologischen Reproduktion aus, um beider Singularität gerade in ihrer geschlechtlichen Dimension zu retten. Die aufgeregte gesellschaftliche Diskussion über G. hatte auch zur Folge, dass sich die Unterhaltungsliteratur rasch und intensiv diesem Thema zuwandte. Charakteristisch ist hier ein Gattungsmix aus Wissenschafts- und Enthüllungsjournalismus, Liebesroman und Politthriller, Moraltraktat und Apokalypse (Johannes Mario Simmel, *Doch mit den Clowns kamen die Tränen*, 1987; Tanja Kinkel, *Götterdämmerung*, 2003). In der Kinder- und Jugendliteratur wird die G. mittlerweile gleichfalls thematisiert (Andreas Eschbach, *Perfect Copy*, 2002).

Desmond S. T. Nicholl: An Introduction to Genetic Engineering. 2. Aufl., Cambridge 2002

Sloterdijk, Peter: Regeln für den Menschenpark. Ein Antwortschreiben zu Heideggers Brief über den Humanismus, Frankfurt/M. 2001

Bernd-Olaf Küppers: Perspectives for an Evolutionary Biotechnology. In: Hans Lenk, Matthias Maring (Hg.): Advances and Problems in the Philosophy of Technology, Münster 2001, S. 383–389

Jon Turney: Frankenstein's Footsteps. Science, Genetics and Popular Culture, New Haven 1998

François Jacob: La souris, la mouche et l'homme, Paris 1997

St. A.

Geruch Die Beurteilung des menschlichen Geruchssinns unterliegt philosophischer, medizinischer, soziologischer, religiöser und ideologischer Perspektiven. In der griechisch-römischen Antike findet der Geruchssinn - nach einer Überbetonung des Hörens und Sehens bei Homer und Hesiod Erwähnung als Werkzeug der Wahrnehmung (→Sinneswahrnehmung) bei Alkmaion von Kroton. Demokrit unterstreicht die Bedeutung aller Sinne als Mittel zur Erkenntnis. In der aristotelischen Fünfsinnessystematik - sehen, hören, schmecken, tasten und riechen - wird dem G. das Gefühl (→Affekte) zugeordnet.

Aus Sicht der modernen Medizin befindet sich der Sensor des Geruchssinns in der Nasenschleimhaut (primäre Sinneszellen). Diese bilden die Fila olfactoria, welche nach Austritt aus dem Riechepithel den Nervus olfactorius bilden. Dieser endet im Bulbus olfactorius (Riechkolben, vorgelagerter Hirnteil). Die Signale werden über den Tractus olfactorius in zahlreiche Gebiete des Palaeocortex, zusammengefasst als Riechhirn weitergeleitet. Über Neokortex (Cortex praepiriformis), limbisches System, Hypothalamus und Formatio reticularis erfolgt die Informationsverarbeitung hinsichtlich emotionaler Komponenten, sozialer →Kommunikation, →Gedächtnis und vegetativer →Symptomatik. Bei der Nahrungsaufnahme (→Essen und Trinken) unterstützt der Geruchssinn den Geschmackssinn und liefert Informationen über den Zustand der Speisen. Aus psychologischer Sicht ist die Bedeutung des Geruchssinns erheblich. Bereits die Beziehung zwischen Mutter und Neugeborenem wird durch den Geruchssinn gesteuert; im zwischenmenschlichen Bereich entscheidet er wesentlich über Zu- und Abneigung. Aus soziologischer Sicht ist die Nase des Menschen ein Sinnesorgan, das weniger individuell ausgeprägt als kulturell beeinflusst ist und insofern historisch wie interkulturell differiert. Die gesellschaftliche Kanonisierung der Geruchswahrnehmungen schwankt zwischen Wohlgefühl und →Ekel. Die sog. Duftkultur entscheidet über die soziale Konstruktion von Wirklichkeit zwischen Code und →Tabu. Das betrifft den wertenden Umgang mit naturgegebenen Gerüchen ebenso wie den Gebrauch künstlich erzeugter Gerüche der Parfumindustrie. Zu sakralen, therapeutischen (→Therapie) oder hygienischen (→Hygiene) Zwecken werden Duftstoffe zu allen Zeiten und in allen Kulturen verwendet. Nach Europa gelangen olfaktorische Erzeugnisse vermehrt Anfang des 11. Jh. und kennzeichnen die Zugehörigkeit zur gesellschaftlichen Elite. Die sich seit dem Mittelalter allmählich durchsetzende Trias von Gestank, Verderben und sozialer Minderwertigkeit, bzw. von Duft, Wohlbefinden und Elite bildet die Grundlage für einen grundsätzlichen Wandel in der Wahrnehmung von Gerüchen und ihrer kollektiven Bewertung im 18. Jh. Das führt zur sog. Desodorisierung der Städte (z.B. Einführung der Kanalisations- und Abfallbeseitigungssysteme, Auslagerung geruchsinten-siver Stätten wie Friedhöfe, Spitäler (→Krankenhaus), Schlachthöfe) infolge objektiv zu kennzeichnender Geruchsbelästigung, gleichzeitig aber auch zu einer Individualisierung des menschlichen G. hinsichtlich immer bedeutender werdender Einzel- und Gruppenidentitäten. Unterstützung findet die Aufwertung des Geruchssinns in der Sensualphilosophie Immanuel Kants, der menschliche Erkenntnis auf die passive Aufnahme von Sinnesdaten zurückführt. Individualität (→Subjektivität) und Klassenbewusstsein führen im 19. Jh. verstärkt zur Anwendung künstlich erzeugter Gerüche. Während ein bis heute bestehender Minimalkonsens über Widerwillen hervorrufende Gerüche besteht, ist die Kanonisierung einer Geruchsästhetik kurzlebig. Ende des 20. und zu Beginn des 21. Jh. ist ein stark kommerziell gesteuerter Umgang mit dem Geruchssinn festzustellen. Das gilt für den Bereich der Körperpflegemittel, aber auch für die unter hygienischen Gesichtspunkten als wohlriechend angepriesenen Haushalts- und Konsumartikel, ferner für die Kreation sog. Psycho-Parfüms, die Kunden zum Kauf verführen und den Arbeitseifer in Fabriken und Büros steigern sollen. Der Überfluss an künstlich hergestellten Duftauren führt zu einem Mangel an Wahrnehmungsmöglichkeiten natürlicher Duftstoffe. Im Zuge der umfassenden Desodorisierung der Städte werden z.B. sog. Duftreservate empfohlen, grüne Inseln, die gesundheitliche Regenerierung versprechen, oder Parfums kreiert, die Pheromone enthalten, um es den Geschlechtern (→Geschlechterdifferenz) zu erleichtern, Kontakte zu knüpfen. Mit der Ausbreitung olfaktorischer Diskurse wächst die gesellschaftliche Einflussnahme und das Interesse an wissenschaftlicher Erforschung der Ursachen des postmodernen Interesses am G. Eine Flut populärwissenschaftlicher Publikationen in allen Medien trägt dieser Entwicklung Rechnung. Es ist schwer, in deutscher Sprache G. zu beschreiben, die quantitative Rückläufigkeit der den Geruchssinn betreffenden Wörter ist belegt. Ein Vergleich mit den einschlägigen Grundwörtern des Alt- und Mittelhochdeutschen zeigt, dass sich seit der im 18. Jh. einsetzenden Desodorisierung der Geruchswortschatz verringert und bis heute auf ein Viertel zurückgegangen ist. Zur Beschreibung von Geruchsempfindungen braucht es ausgeprägte →Metaphorik und Analogeme, deren

Problematik darin begründet liegt, dass durch Düfte ausgelöste Wahrnehmungen und Erinnerungen (→Gedächtnis) flüchtig, subjektiv und damit prinzipiell schwer mitteilbar sind. Gerade darin liegt das Potenzial eines kreativen Umgangs in der Darstellung des Geruchssinns. Zentrale Phänomene menschlicher Erfahrungswelt, die von Geruchswahrnehmungen begleitet sind, wie Glück, →Liebe, →Gesundheit und Krankheit, →Angst und →Tod verlangen nach einer bildreichen assoziativen →Sprache.

In der europäischen Literatur existiert eine reiche Zahl an Darstellungen von Geruchserfahrungen und -bedeutungen. Als Medium der Erinnerung emotionaler, sinnlicher Stimmungen und Sehnsüchte, welche die Erfahrungsgeschichte des Subjekts beschreiben, entdecken Literaten wie Honoré de Balzac, Gustave Flaubert, Charles Baudelaire, Joris-Karl Huysmans und Marcel Proust im 19. Jh. synästhetische Geruchsfelder. Z.B. verbindet Charles Baudelaire in »La chevelure« aus der Sammlung »Spleen et Idéal« aus *Les fleurs du mal* (1857; dt. *Die Blumen des Bösen*) G. und Traumbild der Frau: Der erinnerte Duft des Haares setzt den Geruchssinn mit dem Gefühlssinn gleich; zur Beschreibung werden andere Sinnesorgane zu Hilfe genommen; Metaphern aus den Wortfeldern des Meeres werden zur Verbildlichung des Duftes herangezogen sowie Analogeme von anderen, scheinbar überindividuellen Geruchserfahrungen verwendet. In *Les fleurs du mal* dienen schöne Gerüche (»parfums«) zudem als Rauschmittel (→Rausch) und ästhetizistische Darstellungen von Sensationen oder Befindlichkeiten werden durch die entsprechenden Gerüche ausgelöst. In Filippo Tommaso Marinettis futuristischer Ästhetik steht der G. für die »Verteilungsfähigkeit« der Dinge und Vorgänge (*Fondazione manifesto del Futurismo*, 1909). Der Versinnbildlichung von Glückserfahrungen stehen solche gegenüber, die Krankheits-, Untergangs- und Todeserlebnisse im Kontext spezifischer Geruchswahrnehmungen darstellen. Thomas Mann greift in seinen Illustrationen von →Cholera (*Der Tod in Venedig*, 1912) und Krankheit (*Die Betrogene*, 1953) auf ekelerregende, gängige Geruchs-Codes zurück (assoziiert den G. von Kadavern, Exkrementen oder verwendet allgemeingültige Adjektive wie »faulig«, »fies«, »übel« riechend). Ernst Jüngers Darstellungen des Krieges assoziieren in der Dar-

stellung von Geruchswahrnehmung ambivalente Erfahrungen: »Über diesen Ruinen lag, wie über allen gefährlichen Zonen dieses Gebietes, ein dicker Leichengeruch, denn das Feuer war so stark, daß sich um die Gefallenen niemand kümmerte. Man rannte durchaus auf Leben und Tod, und als ich diesen Dunst im Laufen verspürte, war ich kaum überrascht – er gehörte zum Ort. Übrigens war dieser schwere und süßliche Hauch nicht lediglich widerwärtig; er rief darüber hinaus, eng mit den stechenden Nebeln des Sprengstoffs vermischt, eine fast hellseherische Erregung hervor, wie sie nur die nächste Nähe des Todes zu erzeugen vermag.« (*In Stahlgewittern*, 1920). Mit den Kriegserlebnissen verbunden sind Wortkreationen wie z.B. »Offensivparfüm«, »Frontparfüm«. In Ernest Hemingways *For Whom the Bell Tolls* (1940; dt. *Wem die Stunde schlägt*), behauptet die Zigeunerin Pilar, dass diejenigen, denen der Tod bevorsteht, schon einige Zeit vorher nach Tod riechen. Durch sie erhält der Leser eine bildreiche Schilderung des »Geruchs des Todes«, der sich im Wesentlichen so äußert: als G., der entsteht, wenn auf dem Meer ein Sturm ausbricht und auf einem Schiff alles hektisch verstaut und vertäut wird; als G., der von einem alten Weib ausgeht, das morgens aus einem »Matadero« kommt, wo es das Blut der frisch geschlachteten Tiere getrunken hat; als G. der in einem Mülleimer verwelkenden Blumen; als G., der von den Rinnsteinen und vom Unrat der Nuttenviertel ausgeht. Patrick Süskind reizt in *Das Parfüm* (1985) die Ausdrucksmöglichkeiten literarischer Geruchsbeschreibungen aus. Der Roman ist insofern ein Unikat, als er sich explizit mit der Thematik des G. auseinander setzt. In der Entwicklung des Geruchsgenies Grenouille, der selbst geruchlos ist, zeigt Süskind zunächst eine realistische, sich an historischen Fakten orientierende Geschichte der künstlichen Herstellung von Parfüms, führt dann an die Unrealisierbarkeit des menschlichen Wunsches heran, »den Dingen ihre duftende Seele zu entreißen«, und überführt das Romangeschehen schließlich in das phantasmagorische Ansinnen, Abstracta wie Schönheit, Unschuld und Anmut mittels eines aus Mädchenhaut destillierten Duftes als Parfüm herzustellen. Thomas Böhme verwendet in *Der Geruch des Gastes* (1996) G. als Metapher für eine Lebensreise in die Region der Phantasie; für Emmanuélle Bernheim, *Vendredi Soir* (1998), ist der G. eines fremden Mannes, mit dem die Hauptfigur eine Nacht verbringt, die Metapher für die Fragwürdigkeit eines Lebenskonzepts, das am nächsten Tag beginnen soll. Für Christian Bernhardt (*Tagelang*, 2004) dient die Geruchswahrnehmung von Körpermilch dazu, die unpersönliche, unsinnige Beziehungsstruktur eines Paares zu verdeutlichen.

Jürgen Raab: Soziologie des Geruchs. Über die soziale Konstruktion olfaktorischer Wahrnehmung, Konstanz 2001
Kunst- und Ausstellungshalle der Bundesrepublik Deutschland (Hg.): Das Riechen. Von Nasen, Düften und Gestank, Göttingen 1995
Günther Ohloff: Irdische Düfte – Himmlische Lust: Eine Kulturgeschichte der Duftstoffe, Basel u. a. 1992
Karl-Heinz Berg: Duftwirkungen auf der Spur. Eine anthropologische Studie zu Geruchseinflüssen im körperlichen, seelischen und geistigen Bereich, Gießen 1988
Alain Corbin: Pesthauch und Blütenduft. Eine Geschichte des Geruchs, Berlin 1984

K.T.

Geschlecht →Geschlechterdifferenz

Geschlechterdifferenz

G. bezeichnet die Vorstellung, es gebe von Natur aus zwei unterschiedliche Geschlechter, Männer und Frauen. Sie zählt zu den Grunddualismen aller Kulturen, besitzt jedoch keinen universalen Charakter, da sich historisch und kulturell verschiedenartige Zuordnungen von »sex« und »gender« zeigen. Die Kategorie »sex« (→Sexualität) bezieht sich auf die Vorstellung eines natürlichen, aufgrund körperlicher Merkmale eindeutig zuzuordnenden Geschlechts, die Kategorie »gender« auf kulturell-soziale Aspekte. Das alltagsweltliche Wissen über G. stützt sich auf das chromosomale Geschlecht und die Übereinstimmung von primären und sekundären Geschlechtsmerkmalen, während die Medizin selbst eine größere Vielfalt männlicher und weiblicher Anteile anerkennt (chromosomal, gonadal, hormonell und morphologisch). Dies hat jedoch an der medizinischen Praxis, die unbedingt nur ein Geschlecht zuweist, nichts geändert – dies zeigt auch der Umgang mit dem Phänomen Intersexualität (→Hermaphroditismus). Die Frage nach der Bedeutung der Kategorie Geschlecht im medizi-

nischen Wissenssystem und den Interdependenzen unterschiedlicher Diskurse eröffnet vielfältige Forschungsfelder. Untersucht werden geschlechtsspezifische Konstruktionen von →Gesundheit und Krankheit von der Antike bis zur Gegenwart; die Bedeutung von geschlechtsspezifischen Rollenbildern für einzelne Krankheitsbilder und die Diagnostik (→Diagnose), für Prävention und Krankheitsverlauf, aber auch für die Vorstellung von Zeugung (→Schwangerschaft); die legitimierende Funktion der Medizin für die Alltagsevidenz der G.; die Rolle der Medizin für die Bewertung sexueller Orientierung (→Homosexualität); die Wandlungen von medizinischen Berufsbildern; Zuschreibungen von ›Abweichung‹ (→Norm), in denen sich mit medizinischen Kategorien operierendes Denken der G. mit Diagnosen von →Wahn oder Kriminalität verbindet oder in denen Merkmale der G. auf ethnische ›Andersartigkeit‹ bzw. ›Fremdheit‹ übertragen werden. Von besonderer gesellschaftspolitischer Relevanz ist derzeit das Spektrum der Bio- und →Reproduktionstechnologien, von dem eine radikale Wandlung der Vorstellung von Humanität (künstliche Intelligenz) sowie der Reproduktionsbedingungen und damit der (geschlechtlichen) Körperlichkeit (→Körper, →Körperkultur) erwartet bzw. befürchtet wird.

Die Erkenntnisse der historischen Forschung stellen Selbstverständlichkeiten unserer heutigen Wahrnehmung infrage: In den Blick rücken Medikalisierung und Technisierung und die damit veränderte Wahrnehmung von Schwangerschaft (Barbara Duden, *Der Frauenleib als öffentlicher Ort*, 1991) sowie die Rolle der Geschlechterbilder für die Zuweisung von Krankheit und Gesundheit (Esther Fischer-Homberger, *Krankheit Frau*, 1979): Ab der zweiten Hälfte des 19. Jh. führte eine hierarchisch-wertende Konstruktion von G., welche den Mann als Norm und die Frau als Abweichung definiert (hierauf spielt kritisch der Titel von Simone de Beauvoir an: *Le deuxième sexe* (1949; dt. *Das andere Geschlecht*), von der Zuschreibung geschlechtsspezifischer Dispositionen für einzelne Krankheiten schließlich zur Identifikation von Weiblichkeit mit Krankheit (Paul Julius Moebius, *Der physiologische Schwachsinn des Weibes*, 1900). Dieser Topos »Krankheit Frau« ist noch in der modernen Medizin virulent: Unterschiede in der Diagnostik, z. B. organische vs. psychische Ursachen für

Erkrankungen des Herz-Kreislauf-Systems, gehen auf Vorstellungen der G. zurück.

Die sex-gender-Trennung bleibt im feministischen Denken zunächst unangetastet, da die Gleichheitstheoretikerinnen an der Infragestellung von »gender«-Zuschreibungen, die Differenztheoretikerinnen an der Nobilitierung ›weiblicher‹ Werte arbeiten. Erst seit Mitte der 1980er Jahre wird im Rahmen konstruktivistischer Ansätze die Unterscheidung von »sex« und »gender« selbst als kulturelles Konstrukt begriffen. Zu den profiliertesten und einflussreichsten Vertreterinnen gehört Judith Butler mit ihren Arbeiten *Gender Trouble* (1990; dt. *Das Unbehagen der Geschlechter*) und *Bodies That Matter* (1993; dt. *Körper von Gewicht. Die diskursiven Grenzen des Geschlechts*). Ihre Theorie vom Performanzcharakter des Geschlechts – Körper sind keine passiven Medien, in die sich Kultur einschreibt, sondern werden performativ hervorgebracht – zeigt die Mechanismen und Strategien der Naturalisierung im Denken der G. auf. Als Wegbereiter des Konstruktivismus kann die Intersexualitätsforschung gelten; allerdings zeichnen sich an Studien zur Lebenspraxis von Intersexuellen in jüngster Zeit auch gegenläufige Tendenzen ab.

Im Theoriekontext des Konstruktivismus gewann die Beschäftigung mit der Medizin neue Relevanz: Man erkannte, dass die Vorstellung zweier ›natürlicher‹ bipolarer Geschlechter über moderne naturwissenschaftliche Diskurse relativiert und sogar zurückgewiesen werden kann. In kultur- und diskurshistorischen Studien wird gezeigt, dass die kulturelle Ordnung – im Verbund und Wechselspiel mit epistemologischen und gesellschaftspolitischen Entwicklungen – das Modell für das Wissen und zugleich die Erforschung des Geschlechts zur Verfügung stellt, die wiederum die Evidenz einer ›natürlichen‹ sexuellen Differenz absichert. Zu den herausragenden Arbeiten gehören Thomas Laqueur, *Making Sex. Body and Gender from Greeks to Freud* (1990; dt. *Auf den Leib geschrieben. Die Inszenierung der Geschlechter von der Antike bis Freud*) und Claudia Honegger, *Die Ordnung der Geschlechter. Die Wissenschaften vom Menschen und das Weib. 1750–1850* (1991). Laqueur fasst die historische Veränderung in der Vorstellung körperlicher G. als einen Paradigmenwechsel von einem antiken Eingeschlechtermodell – Denken der Übergängigkeit, die Frau als ›mindere Aus-

gabe‹ des Mannes – zu einem neuzeitlich dominanten Zweigeschlechtermodell – Denken der Differenzen, die Frau als das gänzlich ›Andere‹. Für die Frühe Neuzeit lässt sich dieser Wandel als ein Schulenstreit zwischen Anhängern von Aristoteles und Galen beschreiben. Honegger zeichnet die Entwicklung einer ›Sonderanthropologie‹ für Frauen nach: Moralische Zuschreibungen wurden aus ›physiologischen Fakten‹ abgeleitet, die zugleich die Individualisierung – als das Kennzeichen der Moderne – den Männern zusprachen, während man Frauen als Gattungswesen betrachtete, die in weitaus höherem Maß in völliger Abhängigkeit von ihrem Leib existieren. Beide Studien zeigen, dass die Konstruktionen von »sex« und »gender« stets voneinander abhängig, aber historisch veränderlich sind, und dass trotz divergierender Körperkonzepte eine Abwertung des Weiblichen vorherrscht.

In literarischen Repräsentationen der G. ist die Verknüpfung zwischen Medizin und Literatur als eine Bewegung des Austausches bzw. der Verhandlung (nicht des ›Einflusses‹) zu begreifen; dies meint einzelne medizinische Problemstellungen und deren Beschreibungsformen, d. h. narrative Strategien und Modelle, die von einer Semantik der G. durchdrungen sind. Der medizinische Diskurs selbst hält unterschiedliche bis konfligierende Deutungsangebote für medizinische Probleme bereit, weshalb medizinisches Wissen prinzipiell fungibel verwendbar ist, wie sich etwa im Kontext der frühneuzeitlichen ›querelles de femmes‹ zeigt. Dem literarischen Diskurs kann daher auch nicht generell die Funktion eines kritischen Korrektivs zugesprochen werden. Dies gilt für das abendländische Denken der G. insgesamt, das an einer Begründung medizinischer Wissensbestände partizipiert. Darüber hinaus müssen sich geschlechtsspezifische Codierungen von Krankheiten im medizinischen und literarischen Diskurs nicht entsprechen. Dies meint nicht nur Veränderungen von Codierungen; dies bedenkt auch, dass literarische Texte ein entsprechendes Potenzial nicht aktualisieren müssen und dass sie umgekehrt Codierungen vornehmen können, ohne dass diese im medizinischen Diskurs dominant sind. Verflechtung und Eigenständigkeit der Diskurse lassen sich exemplarisch für die Phänomene →Melancholie und die sog. ›Nervenleiden‹ (→Neurasthenie, →Neurose und Psychose) aufzeigen: Im Diskurs über Melancholie finden sich mit Ausnahme des Mittelalters, in dem eine pathogene Bestimmung der Melancholie bestimmend ist, nobilitierende Elemente; dabei ist sie, verstanden als Krankheit der Philosophen und Dichter, männlich codiert. Bereits in der antiken pseudoaristotelischen Schrift *Problemata physica* XXX,1 wird ein Zusammenhang zwischen Melancholie und Genialität hergestellt. Für die Moderne wurde die Verbindung von geistigem Vermögen/Genie und →Trauer wegweisend, die sich in der italienischen Renaissance herausbildete und u. a. vom Neuplatonismus (Marsilio Ficino) geformt wurde. Selbst in diätetischen Schriften (→Diätetik), die zur Bekämpfung der Melancholie anleiten, ist sie als typische →Gelehrtenkrankheit eine ›männliche‹ (Samuel Auguste André David Tissot, *De la santé des gens de lettres*, 1766; dt. *Von der Gesundheit der Gelehrten*). Im Kontext der Genie-Ästhetik avancierte Johann Wolfgang von Goethes *Torquato Tasso* (1790) zum Inbegriff des Melancholikers, der seinen →Schmerz in ästhetisch reflektierter Form zu artikulieren vermag. Dass sein Leiden als Ausdruck gesellschaftlicher Missstände verstanden wird, verbindet diese Darstellungen mit anderen literarischen Krankheitsbildern wie →Wahn oder →Hysterie. Die historische Forschung hat Hysterie als Folge gesellschaftlicher Repressionen sowie als Widerstand dagegen gedeutet, das subversive Potenzial der die kranke Gesellschaft spiegelnden kranken Frau betont, aber auch affirmative Qualitäten in der Annahme dieses Rollenangebots gesehen. In Texten des 19. Jh., die sich mit medizinischen Formulierungen der Hysterie im Rahmen der Degenerationstheorie beschäftigen, ist die Hysterikerin vielfach eine Figur der Kulturkritik; dabei können konfligierende Frauenbilder (Nymphomanie vs. Frigidität (→Erotomanie)) verknüpft werden. So erscheint Hysterie in Karl Immermanns *Die Epigonen* (1836) oder Theodor Fontanes *Ellernklipp* (1881) als Effekt gesellschaftlicher Zwänge. Derartige Zeitdiagnosen können allerdings in Aporien geraten, wenn sie in der Auseinandersetzung mit der Hysterie gesellschaftliche Zustände angreifen, aber dabei Lösungen anbieten, welche die eigentlich kulturkonstitutiven Prinzipien unangetastet lassen. Daneben finden sich literarische Texte als Korrektiv der Medizin: Charlotte Perkins Gilmans schrieb *The Yellow Wallpaper* (1892) als Kritik an der »rest cure« des Arztes S. Weir Mitchell, die er als Behandlung gegen ›nervöse Frauenleiden‹ entwickelt hatte. Doch nicht nur medizinische Konstruktionen ›weiblicher Nervenschwäche‹ werden in der Literatur produktiv: Die Degenerationstheorie stellt z. B. dem Familienroman des 19. Jh. ein Modell zur Verfügung, in dessen Rahmen auch Geschichten einer →Psychopathologie der Männlichkeit als Vererbungs- und Generationengeschichten (→Generation) entworfen werden (Heinrich Mann, *In einer Familie*, 1894; Theodor Fontane, *Der Stechlin* (1897/98). Die →Psychiatrie des frühen 20. Jh. bildet einen Hintergrund für literarische →Fallgeschichten, die sich (z. T. authentischen) Kriminalfällen widmen. So entwirft Alfred Döblin in *Die beiden Freundinnen und ihr Giftmord* (1924) eine Interpretation der Ereignisse, die sich als Gegenrede zur Anklageschrift lesen lässt, in der ebenfalls medizinische Begründungen für das als geschlechtsspezifisch erkannte Verbrechen herangezogen werden. Dabei griff die Kriminologie noch in den 1960er Jahren auf tradierte Vorstellungen von der ›Natur‹ der Frau zurück, um die spezifische Bevorzugung bestimmter Deliktarten zu erklären, wie etwa das Stereotyp vom ›weiblichen‹ Giftmord (→Gift, →Mord), das in den Fallgeschichten des *Neuen Pitaval* (1842) (hg. von Julius Eduard Hitzig und Georg Wilhelm Heinrich Häring, 1842) festgeschrieben worden war. Neben problematischen Aufwertungen von Krankheiten als ›Widerstand‹ in der feministischen Literatur (*Wahnsinnsfrauen*, hg. von Sibylle Duda und Luise Pusch, 1992 ff.) haben Autorinnen der Gegenwart Krankheitsgeschichten als Anklagen gegen Rollenzwänge und gesellschaftliche Normen beschrieben, etwa die krebserkrankte (→Krebs) Christa T. in Christa Wolfs Roman *Nachdenken über Christa T.* (1968) oder die Figur der Carmilla in Elfriede Jelineks *Krankheit oder moderne Frauen* (1987), welche die Rede von der »Krankheit Frau« wörtlich nimmt: »Ich bin krank, daher bin ich«.

Walter Erhart: Familienmänner. Über den literarischen Ursprung moderner Männlichkeit, München 2001
Inge Weiler: Giftmordwissen und Giftmörderinnen. Eine diskursgeschichtliche Studie, Tübingen 1998
Marianne van den Wijngaard: Reinventing the Sexes. The Biomedical Construction of Femininity and Masculinity, Bloomington, Indianapolis 1997

Ulrike Maschewsky-Schneider (Hg.): Frauen – das kranke Geschlecht? Mythos und Wirklichkeit, Opladen 1996

Diane Prince Herndl: Invalid Women. Figuring Feminine Illness in American Fiction and Culture, 1840–1940, Chapel Hill 1993

A.G.

Geschlechtskrankheiten Die sog. klassischen G. umfassen eine Gruppe von Erkrankungen, die meist beim Geschlechtsverkehr übertragen werden und sich vorwiegend im Genitalbereich entwickeln, nämlich →Syphilis (Lues; Harter Schanker), Tripper (Gonorrhöe), Weicher Schanker (Ulcus molle) und Venerische Lymphknotenentzündung (Lymphogranuloma venereum). Der von der WHO bevorzugte Begriff STD (Sexually Transmitted Diseases) ist demgegenüber weiter gefasst und bezieht sich auch auf andere sexuell (→Sexualität) übertragbare Erkrankungen, welche durch Bakterien (z.B. Chlamydia trachomatis, Mykoplasmen, Gardnerella vaginalis), →Viren (Herpes genitalis, Zytomegalie, Hepatitis A und B, Condylomat acuminata, HIV/→AIDS), Pilze (Candida-Mykosen), Protozoen (Trichomoniasis, Amöbiasis, Giardiasis) oder Ektoparasiten (Scabies, Pediculosis pubis) verursacht werden. Unter ihnen wird der HIV-Infektion infolge ihrer medizinischen und gesundheitspolitischen Relevanz häufig eine Sonderstellung eingeräumt. Eine medizinhistorische Erfassung des Aufkommens, der Ausprägung und der Ausbreitung von STD ist in der Regel mit großen Schwierigkeiten verbunden, auch wenn osteopathologische Untersuchungen von Knochenfunden gewisse Indizien bereitstellen können. Bis zum Spätmittelalter wurde in den meisten schriftlichen Überlieferungen kaum zwischen den diversen Erkrankungen differenziert, obwohl in der Medizin seit der Antike Gonorrhöe und Ulcus molle, seit dem Mittelalter auch Lymphogranuloma venereum bekannt waren. Gonorrhöeartige Symptome finden bereits in der *Bibel* (*Lev* 15,2–15) Erwähnung. In vielen Fällen schildern die Quellen jedoch warzenartige Wucherungen oder anderweitige Hautveränderungen im Genitalbereich, die unterschiedlichen Ursprungs sein könnten. Aufgrund ähnlicher äußerer Erscheinungsformen wurde die Grenze zwischen G. und nicht venerischen Krankheitsformen wie →Lepra, Hauttuberkulose (→Haut, →Tuberkulose) oder Psoriasis

vulgaris selten gezogen. Vor allem die Fehldeutung der Lepra, die man im Mittelalter immer wieder auf außereheliche Beischlaf zurückführte, ebnete einer Verwechslung mit G. den Weg, so dass diese hinter den Figuren von ›Aussätzigen‹ oder Leprösen in manchen Texten bestenfalls vermutet werden können. Der Ausbruch der großen europäischen Syphilisepidemie selbst ist auf das Jahr 1493 datierbar (Namensgebung durch Girolamo Fracastoro, *Syphilis sive de morbo gallico*, 1530; dt. *Lehrgedicht über die Syphilis*). Genaue ärztliche Symptombeschreibungen erlaubten es zumindest zu Beginn, das neue Übel von den altbekannten abzugrenzen. Im weiteren Verlauf wurde die Unterscheidung in zunehmendem Maße nivelliert. So gingen die Anhänger des sog. Unitarismus davon aus, Syphilis und Tripper entstammten ein und derselben Wurzel und würden nur durch die physische Konstitution der Befallenen eine jeweils andere Ausformung erfahren – ein Irrtum, der nicht zuletzt durch den Umstand aufrecht erhalten blieb, dass viele Betroffene gleichzeitig an beiden G. litten. Erst an der Wende vom 18. zum 19. Jh. wurden sie erneut als eigenständige Erkrankungen diagnostiziert. Auch die Differenzierung zwischen Hartem und Weichem Schanker gelang erst Mitte des 19. Jh., da man zuvor davon ausgegangen war, es handele sich um aufeinander folgende Stadien desselben Leidens.

Mit der Syphilis (bzw. unter ihrem Etikett) fand die Erwähnung und Thematisierung von Geschlechtserkrankungen auf breiter Linie Eingang in die Literatur. Wenn auch die Beobachtung eines engen Kausalzusammenhangs zwischen lokalen Symptomen und sexuellem Infektionsweg von der medizinischen Lehre eher zögerlich aufgegriffen wurde, so steht fest, dass die Erkrankten im Allgemeinen sehr bald als von einer gottgesandten Strafe getroffene Sünder galten. In der Folge öffnete sich ein weites Feld von moralischen Schriften (z.B. Martin Luther, *Vom ehelichen Leben*, 1522), zumal im Rahmen der Satire und Polemik (z.B. John Donne: »Why doth the Poxe so much affect to undermine the Nose?«, 1633, in: *Iuvenilia, or: Paradoxes and Problems*). Ausgiebige Beschreibungen galten den an →Schmerzen und Nebenwirkungen reichen →Therapien, v.a. den Quecksilber-Schmierkuren oder den Zubereitungen mit aus der Südsee importiertem Guajak-Holz in Verbindung mit

Schwitzkuren (François Rabelais, *Gargantua et Pantagruel*, 1532–64; dt. *Gargantua und Pantagruel*). Als einer der wichtigsten Themenbereiche etablierte sich die Prostitution, deren Zurückdrängung und Kontrolle über die Jahrhunderte hinweg immer wieder im Zentrum der prophylaktischen Maßnahmen gegen STD standen. Weitere Motive bildeten die Ansteckung von ahnungslosen Ehepartnern bzw. Kindern oder die über absichtliche Infizierung verübte Rache (Guy de Maupassant, *Le lit 29*, 1884; dt. *Bett 29*). Im 19. und 20. Jh. nahm die literarische Gestaltung der Syphilis schließlich unter dem Aspekt der sog. Erbsyphilis (Henrik Ibsen, *Gengangere*, 1881; dt. *Gespenster*) bzw. durch die gezogene Verbindung zwischen Neurosyphilis und Genie (Thomas Mann, *Doktor Faustus*, 1947) noch einmal eine neue Wendung. Die vorrangig auf die Syphilis ausgerichtete schriftstellerische Aufmerksamkeit überlagerte weitgehend die Thematisierung anderer STD, so auch der nach wie vor am weitesten verbreiteten Erkrankung, der Gonorrhöe. Nur vereinzelt lassen sich anhand der Symptombeschreibungen (beim Mann: erst brennender, schließlich schneidender Schmerz beim Wasserlassen; schleimiger, später eitriger Ausfluss) nachträglich Fälle von Tripper ausmachen, v. a. in autobiographischen Berichten wie James Boswells *London Journal* (1762/63; dt. *Londoner Tagebuch*) oder in der *Histoire de ma vie* (1825–29; dt. *Aus meinem Leben*) von Giacomo Girolamo Casanova de Seingalt. Andere STD wie der Weiche Schanker scheinen infolge ihres selteneren Vorkommens und der z. T. schon in der Vergangenheit relativ günstigen Heilungsaussichten die künstlerische Phantasie ohnehin nicht weiter angeregt zu haben. Letztlich ist es den Therapiemöglichkeiten der modernen Medizin (wie auch den evolutionären Veränderungen der Erkrankungen selbst) zu verdanken, dass gerade die Syphilis inzwischen ihr einstiges Bedrohungspotenzial weitgehend eingebüßt hat, auch wenn keine der klassischen G. als besiegt gelten kann. Demgegenüber vermochte die seit den frühen 1980er Jahren um sich greifende HIV-Infektion erneut ein wirkmächtiges literarisches Motiv auszuprägen. Die erst allmählich erforschte Erkrankung konnte dabei über vielfältige Berührungspunkte an zentrale literarische Krankheitsmotive der Vergangenheit anknüpfen, v. a. an →Pest, Lepra und nicht zuletzt Syphilis. Die lange Latenzphase der viralen →Infektion, ihr unweigerlich tödlicher Verlauf nach Ausbruch des Vollbildes AIDS, das schmerzhafte Endstadium, ihre Übertragbarkeit auf sexuellem Wege und ihre rasche Ausbreitung fügten sich in eine angstbesetzte (→Angst) stereotypisierte Krankheitswahrnehmung, die auf eine Dämonisierung des seuchenartigen Erregers sowie eine Stigmatisierung (→Stigma) und Kriminalisierung der Betroffenen abzielte. Neben das Interesse an essayistischen Abhandlungen und authentischen Fallbeschreibungen (→Fallgeschichte), welches v. a. in den ersten Jahren die Rezeption prägte, ist seit Mitte der 1980er Jahre die Ausgestaltung von HIV/AIDS zu einem Motiv der fiktionalen Literatur getreten. Eine ganze Reihe von Texten ist seit diesem Zeitpunkt publiziert worden, die sich mit Problematiken aus dem Themenkreis von moderner Partnerschaft, →Homosexualität, Sexualpraktiken, sozialem Außenseitertum, Konsum intravenös gespritzter →Drogen und Patientengeschichten (→Patient) befassen, welche wiederum nicht selten auf einem autobiographischen Substrat aufbauen. Die Bandbreite der hierbei eingesetzten literarischen Gattungen reicht – wie einst schon bei der Syphilis – von der erzählenden Prosa (z. B. Hervé Guibert, *A l'ami qui ne m'a pas sauvé la vie*, 1990; dt. *Dem Freund, der mir das Leben nicht gerettet hat*) über Theaterstücke (z. B. Larry Kramer, *The Normal Heart*, 1985; dt. *Das normale Herz*) hin zur Lyrik (bspw. Mario Wirz, *Ich rufe die Wölfe*, 1993), wobei erstere dominiert und zur Ausprägung einer eigenen Gattungsbezeichnung, der sog. AIDS-Fiction (frz. sida-fiction), geführt hat.

Anja Schonlau: Syphilis in der Literatur. Über Ästhetik, Moral, Genie und Medizin (1880–2000), Würzburg 2005
Stefan Winkle: Geißeln der Menschheit. Kulturgeschichte der Seuchen, Düsseldorf 1997
John D. Oriel: The Scars of Venus. A History of Venerology, London 1994
Uwe-Frithjof Haustein (Hg.): Sexuell übertragbare Krankheiten, Jena 1990
Ernst Bäumler: Amors vergifteter Pfeil. Kulturgeschichte einer verschwiegenen Krankheit. Erw. Neuausg., München 1989

M.G.

Gesundheit und Krankheit   G. und K. beziehen sich auf Biologie und Kultur (→Medical Humanities), stellen deskriptive und zugleich normative Begriffe (→Norm) dar, gehören gleichermaßen zum Leben, bestehen nebeneinander und stellen stets Prozesse dar; K. entsteht aus G., ebenso G. aus K. Weitreichend sind die Auswirkungen der jeweiligen Konzepte auf →Diagnose und →Therapie, auf Einstellung und Verhalten der →Ärzte, auf den Umgang des →Patienten mit seinem Kranksein wie auf die sozialen Reaktionen. Objektivität und →Subjektivität erscheinen in G. und K. jeweils auf zweifache Weise: objektive oder allgemeine Objektivität meint Biologie; subjektive Objektivität meint den individuellen →Körper; subjektive Subjektivität das individuelle →Bewusstsein; objektive oder allgemeine Subjektivität meint Kultur. Zentral ist die Frage der Norm, die in der Medizin als statistische, individuelle und ideelle Norm eine Rolle spielt, differenziert zugleich in Norm als Seinsurteil und Norm als Werturteil. In der Antike werden G. und K. kosmologisch und anthropologisch interpretiert, wird der Blick auf die objektiven und subjektiven Dimensionen gelenkt. G. gilt als Wohlverhältnis (»Eukrasie«) der Elemente, Qualitäten und Säfte, K. als ihr Missverhältnis (»Dyskrasie«). Medizin soll für G. und nicht allein K. zuständig sein; zwischen G. und K. wird noch ein dritter Bereich der sog. Neutralität (ne utrum: keins von beiden) unterschieden, in dem weder vollständige G. noch vollständige K. vorliegt. Das christliche Mittelalter entwickelt ein Verständnis von G., K. und Therapie in der theologischen Perspektive der Transzendenz; die Bewegung von G. über K. zur Heilung wird auf den eschatologischen Verlauf von »constitutio« (Paradies), »destitutio« (irdische Existenz) und »restitutio« (Auferstehung) bezogen. G. kann für verderblich (»perniciosa sanitas«), K. dagegen für heilsam (»infirmitas salubris«) gehalten werden. Therapie heißt immer Beistand und keineswegs nur Behandlung. Mit der Neuzeit treten Natur, Individuum und irdische Welt in den Vordergrund. G., Jugend und ewiges →Leben sind im Sinne der Säkularisierung des Paradieses die großen Ziele, die mit Hilfe der Technik, der Naturwissenschaften und der Medizin erreicht werden sollen. Positivistische Objektivität lautet nun die Forderung, Metaphysik und Transzendenz sollen gleichermaßen überflüssig oder sogar gefährlich sein. Das Konzept einer naturwissenschaftlichen Medizin stößt

aber immer wieder auch auf Kritik, in der Medizin der Romantik um 1800, in der anthropologischen Medizin des 20 Jh.; Medizin soll in Naturwissenschaft nicht aufgehen, soll geisteswissenschaftliche Momente enthalten. Repräsentative Geltung gewinnt die Definition der Weltgesundheitsorganisation (WHO) von G. als eines »Zustandes vollständigen körperlichen, geistigen und sozialen Wohlbefindens und nicht nur das Freisein von K. und Gebrechen.« Diese Definition überzeugt durch ihre Ganzheitlichkeit, erscheint aber zugleich utopisch und anthropologisch flach; menschliche G. kann mit Recht auch als Bewältigung von K. und →Tod verstanden werden. Mit dem Begriff der »Salutogenese« (Aaron Antonowsky, 1987) wird in der Gegenwart der Blick auf Entstehung und Erhaltung der G. auf der Basis eines Gesundheits-Krankheits-Kontinuums gelenkt.

G. und K. werden im Medium der Literatur in ihren objektiven und subjektiven Erscheinungen, ihren Ursachen, ihren sozialkulturellen Zusammenhängen und ihren Bewertungen wie symbolischen Deutungen beschrieben. Nach dem römischen Satiriker Juvenal (*Saturae*; dt. *Satiren*) soll der Mensch um einen gesunden Geist in einem gesunden Körper beten. Michel de Montaigne spricht in den *Essais* (1580; dt. *Essais*) von »heilsamen Krankheiten« (»maladies salutaires«). Für Novalis (*Fragmente und Studien*, 1799/1800) können chronische Krankheiten zu »Lehrjahren der Gemütsbildung und Lebenskunst« werden; höhere G. schließt K. ein, Medizin sollte zur »Elementarwissenschaft« für jeden Menschen gehören. Fürst Myschkin empfindet in Fjodor M. Dostojewskijs Roman *Idiot* (1868/69; dt. *Der Idiot*) vor den zerstörerischen epileptischen Anfällen (→Epilepsie) Momente höchster Glückseligkeit. Valentin Knox hält in André Gides *Paludes* (1895; dt. *Paludes*) G. für durchschnittliches Gleichgewicht und Mittelmäßigkeit, während K. eine positive Abweichung von dieser Normalität bedeute. Im »großen Kolloquium« über G. und K. in Thomas Manns Roman *Der Zauberberg* (1924) stoßen unterschiedliche normative Positionen der negativen und positiven Bewertung aufeinander. K. und Dummheit sollen nicht zusammenpassen; entwickelt wird der Gedanke einer »Spiritualsoziopsychosomatik«, nach der sich kulturelle oder geistige Ideen über Gesellschaft und individuelle Psyche auf die Physis des Menschen negativ auswirken und K. hervorbringen können. In den Utopien von Thomas Morus (*De optimo rei publicae statu, deque nova insula Utopia*, 1516; dt. *Utopia*), Francis Bacon (*Nova Atlantis* (postum 1627; dt. *Neu-Atlantis*), Tommaso Campanella (*Civitas solis*, 1602; dt. *Sonnenstaat*) und Aldous Huxley (*Brave New World* (1932; dt. *Schöne neue Welt*) werden negative und positive, reale und irreale Bilder einer Gesellschaft in ihrem Umgang mit G. und K. entworfen. Das Ursachenkonzept für die Krankheiten fällt im Medium der Literatur meist multifaktoriell und keineswegs nur einseitig aus; physische und genetische Ursachen werden ebenso beachtet wie soziale, psychische und geistige Ursachen. In antiker Tradition werden G. und K. in Laurence Sternes *The Life and Opinions of Tristram Shandy Gentleman* (1759–67; dt. *Leben und Meinungen des Herrn Tristram Shandy*) vom Kampf zwischen radikaler Hitze und radikaler Feuchtigkeit hergeleitet. Nach Hofrat Behrens (Thomas Mann, *Der Zauberberg*; 1924) heißt Leben in einer von Arthur Schopenhauer angeregten Definition, »dass im Wechsel der Materie die Form erhalten bleibt.« Die Frage des epilepsiekranken Kindes Useppe: »Mama, walum?« (ital. »pelché«) in Elsa Morantes *La Storia* (1974; dt. *La Storia*) zielt auf eine transempirische Entstehung des Leidens. G. und K. beeinflussen Körper-, Raum- und Zeitgefühl, soziale Beziehungen und Selbstbild. In den Texten der Literatur finden sich nuancierte Beschreibungen der äußeren →Symptome (Objektivität) wie der inneren Bewusstseinszustände (Subjektivität): Lepra in Gustave Flauberts *Salambô* (1863; dt. *Salambo*), →Krebs in Leo N. Tolstojs *Smert' Ivana Iljiča* (1886; dt. *Der Tod des Iwan Iljitsch*), Lungentuberkulose (→Tuberkulose) in Thomas Manns *Der Zauberberg*, Epilepsie in Fjodor M. Dostojewskijs *Idiot*, psychische K. in Honoré de Balzacs *Louis Lambert* (1832; dt. *Louis Lambert*). K. lässt den Körper »sprechend« werden und sich in Teilbereichen verselbstständigen; der sterbende Vergil in Hermann Brochs *Der Tod des Vergil* (1945) leidet in den letzten Tagen unter dem »Eigenleben der Organe und Sinne«. Zur Subjektivität gehört die →Sprache des Kranken. Auf die Grenze der Sprache in der Wiedergabe der →Schmerzen weist Werner Helwig in *Totenklage* (1984) hin. Den Geburtsschmerz (→Geburt) beschreibt Balzac in den *Mémoires de jeu-*

nes mariées (1841/42; dt. *Memoiren zweier Jungvermählter*). Auf die modernen Möglichkeiten der Schmerzlinderung reagieren die krebskranken Männer in Thomas Wolfes Roman *Of Time and The River* (1935; dt. *Von Zeit und Strom*) mit Hass und Ablehnung. Um Erlösung vom Schmerz durch aktive →Euthanasie bittet die krebskranke Frau in Theodor Storms Erzählung *Ein Bekenntnis* (1887). Kongenial drückt William Faulkner in *The Sound and the Fury* (1929; dt. *Schall und Wahn*) die Gedanken und Gefühle des schwachsinnigen und taubstummen (→Sinneswahrnehmung) Benjy sprachlich aus. Der Umgang des Kranken mit der K., der Medizin und dem durch die K. veränderten Leben (→Coping) wird in Thomas Manns *Die Buddenbrooks. Verfall einer Familie* (1901) und Marcel Prousts *A la recherche du temps perdu* (1913-27; dt. *Auf der Suche nach der verlorenen Zeit*) differenziert und umfassend dargestellt. →Simulation und Dissimulation werden in Thomas Manns *Die Bekenntnisse des Hochstaplers Felix Krull* (1954) verbunden. Bereits Odysseus (Homer, *Ilias*) täuscht Wahnsinn (→Wahn) vor, um nicht in den Trojanischen Krieg ziehen zu müssen. Das Spektrum zwischen kooperativem und unkooperativem Verhalten gegenüber der Medizin wird thematisiert in Balzacs *Le médecin de campagne* (1833; dt. *Der Landarzt*), Michail A. Bulgakows *Zapiski junovo vrača* (1927; dt. *Arztgeschichten*) und Hannah Greens *I Never Promised You a Rose Garden* (1964; dt. *Ich hab Dir nie einen Rosengarten versprochen*). Graf Waldemar in Theodor Fontanes *Stine* (1890) verliert durch sein Leiden den Sinn für die Zerstreuung der »Glücklichen und Gesunden«, zugleich fühlt er sich seiner eigenen sozialen Schicht entfremdet. Enttäuschend verhalten sich die Angehörigen in Leo N. Tolstojs *Smert' Ivana Iljiča* (1886; dt. *Der Tod des Iwan Iljitsch*) gegenüber dem kranken und sterbenden Familienvater. Vergeblich versucht Eve in Jean-Paul Sartres Erzählung *La Chambre* (1939; dt. *Das Zimmer*) an den Wahnvorstellungen und →Halluzinationen ihres Mannes Pierre teilzunehmen. Der Psychiater Dick Diver in Francis Scott Fitzgeralds *Tender is the Night* (1934; dt. *Zärtlich ist die Nacht*) heiratet seine schizophrene Patientin Nicole Warren; während sie gesundet, geht er professionell und persönlich zugrunde. Agathe in Robert Musils *Der Mann ohne Eigenschaften* (1930–52) gewinnt während einer

K. als junges Mädchen die Fähigkeit, sich der Herrschaft und den Forderungen der Umwelt zu entziehen. An K. und →Behinderung verzweifeln und bereiten ihrem Leben ein Ende (→Suizid): Werther bei Johann Wolfgang von Goethe (*Die Leiden des jungen Werthers*, 1774), Hans Gübenrath bei Hermann Hesse (*Unterm Rad*, 1906), Septimus Warren Smith bei Virginia Woolf (*Mrs. Dalloway*, 1925; dt. *Mrs. Dalloway*), Johannes Friedemann bei Thomas Mann (*Der kleine Herr Friedemann*, 1897). Als das blinde Mädchen Gertrud in André Gides *La symphonie pastorale* (1919; dt. *Die Pastoral-Symphonie*) durch eine Operation sehend wird, treibt sie die Erkenntnis ihrer irrigen Liebe in den Selbstmord. G. und K. sind immer mehr als physische und psychische Erscheinungen, sie werden zu einem Symbol, zu einer Metapher (→Metaphorik). Zahlreiche Krankheitsbezeichnungen stammen aus der Literatur: Ödipuskomplex, Münchhausen- und Rapunzelsyndrom sind besonders bekannte Beispiele; aus neuerer Zeit stammt das Oblomovsyndrom, abgeleitet aus Iwan Alexandrowitsch Gontscharows Roman *Oblomow* (1859; dt. *Oblomow*). Die Narbe im Gesicht von Miss Dartle in *David Copperfield* (1849/50; dt. *David Copperfield*) von Charles Dickens ist ein Zeichen ihrer sozialen Abhängigkeit und manifestiert zugleich sichtbar bei emotionalen Erregungen die Einheit von →Leib und Seele. →Pest steht bei Giovanni Boccaccio (*Il Decamerone* (1349–53, postum 1470; dt. *Das Dekameron*), Alessandro Manzoni (*I Promessi Sposi* (1827; dt. *Die Verlobten*) und Albert Camus (*La peste*, 1947; dt. *Die Pest*) für moralischen und politischen Verfall. Schwindsucht (→Tuberkulose) verweist in Thomas Manns *Der Zauberberg* (1924) auf den Untergang der bürgerlichen Epoche des 19. Jh. Geisteskrankheit verheißt in *El licenciado Vidriera* (1613; dt. *Der Lizentiat Vidriera*) von Miguel de Cervantes und *Louis Lambert* (1832; dt. *Louis Lambert*) von Balzac wahre Einsicht und soziale Unabhängigkeit. Unterschiede zwischen den Epochen machen sich bemerkbar: →Lepra ist die K. des Mittelalters (Hartmann von Aue, *Der arme Heinrich*, um 1195), →Syphilis die der Renaissance (Girolamo Fracastoro, *Syphilis sive de morbo gallico*, 1530; dt. *Lehrgedicht über die Syphilis*). Emile Zolas Romanzyklus wird insgesamt dominiert von dem zeitgenössischen Konzept der Blut- und Nervenkrankheiten. Im 20. Jh. rücken in der literarischen Wiedergabe Lungentuberkulose, Krebs und Geisteskrankheiten in den Vordergrund. K. steht zugleich grundsätzlich über der Existenz des Menschen und nicht zuletzt auch der Kultur. In Marcel Prousts *A la recherche du temps perdu* (1913–27; dt. *Auf der Suche nach der verlorenen Zeit*) werden K. und Kultur verbunden, werden Religion, Philosophie und Kunstwerke auf die schöpferischen Leistungen kranker und leidender Menschen zurückgeführt (→Kunst der psychisch Kranken). Nach Michel de Montaigne (*Essais*) stirbt der Mensch nicht, weil er krank ist, sondern weil er lebt.

Bettina von Jagow, Florian Steger (Hg.): Repräsentationen. Medizin und Ethik in Literatur und Kunst der Moderne, Heidelberg 2004

Dietrich v. Engelhardt: Krankheit, Schmerz und Lebenskunst, München 1999

Alfons Labisch: Die soziale Konstruktion der »Geschichte« und der »homo hygienicus«. Zur Soziogenese eines sozialen Gutes. In: Österreichische Zeitschrift für Soziologie 10 (1985), S. 60–81

Heinrich Schipperges, Eduard Seidler, Paul Ulrich Unschuld (Hg.): Krankheit, Heilkunst, Heilung, Freiburg/Br. 1978

Karl-Eduard Rothschuh (Hg.): Was ist Krankheit? Erscheinung, Erklärung, Sinngebung, Darmstadt 1975

D.v.E.

Gift   Das deutsche Wort G. ist mit dem Verb geben verwandt, frz. und engl. poison hat ursprünglich die Bedeutung Trank (lat. potio). Das lat. venenum (Tränkchen; frz. venin) ist vielleicht verwandt mit venus (lieblich). Das gr. toxikon kommt von Giftpfeil; gr. pharmakon heißt sowohl →Arzneimittel als auch Zaubermittel und G. Die Furcht vor Vergiftungen hat die Geschichte der Arzneimittel geprägt. Die Geschichte des G. als Agens wäre zu schreiben als eine Geschichte des Abjekten (Bösen), der Konversion (Umkehr) und der Transgression (Überschreitung), eine Geschichte des G. als Stoff dagegen hätte die Facetten des Geheimnisses, des Sublimen und der Detektion zu berücksichtigen. Theophrast nennt in seinen pflanzenkundlichen Werken u. a. Eisenhut und Schierling. Er berichtet von Gewöhnung an Pharmaka sowie von Gegengiften. Berühmt war das universale Gegengift Theriak, das nach einem seiner Erfinder Mithridates VI. Eupator auch Mithridaticum genannt wurde. Von Paracelsus stammt die Aussage: »alle ding sind gifft / und nichts ohn' Gifft / allein die Dosis macht / dz ein ding kein Gifft ist.« (*Die Verantwortung uber eztlich verunglimpfung seiner Mißgunner*, 1564). Die Abgrenzung zwischen Arzneimitteln und G. sowie deren Wirkungsweise blieb problematisch. Richard Meads *Mechanical Account of Poisons* (1702) erklärte die Giftwirkung als Verletzung der Blutkörperchen durch die Spitzen von kristallinen Teilchen (er hatte kristallisiertes Viperngift im Mikroskop beobachtet). Andere Erklärungsansätze griffen auf iatrochemische Theorien oder den Vergleich mit Kontagien zurück. 1814 bezog sich Matthieu Orfila in seinem breit rezipierten *Traité des poisons … ou toxicologie générale* auf das umstrittene, aber schwer zu umgehende Kriterium der kleinen Dosis. Er integrierte systematisch Ergebnisse der →Forensik, der Pathologie und Klinik sowie der experimentellen Physiologie. Die Hoffnung, die James Marsh 1836 an sein neues Arsennachweis-Verfahren knüpfte, dass in Zukunft »gar kein Versuch einer heimlichen Vergiftung mehr gemacht würde«, erfüllte sich nicht. Die angewandten Vergiftungsmethoden entwickelten sich ebenso dynamisch wie die Toxikologie.

Vergiftungen sind ein fester Bestandteil von historischen Narrativen. Sie unterstellen dem Vergifter/der Vergifterin absolute Bosheit sowie ein Streben nach Macht und weisen ihm/ihr die Position des absoluten, von Staat und Gesellschaft ausgeschlossenen Bösen zu. Ein böses Agens ist das G. in William Shakespeares *Hamlet. Prince of Denmark* (1603; dt. *Hamlet. Prinz von Dänemark*): Der ins Ohr geträufelte, »verfluchte« Bilsenkrautsaft verdirbt, »wie Lab die Milch gerinnen macht« augenblicklich das Blut des königlichen →Körpers und zerstört den Staat zugunsten von Machtwahn (→Wahn) und heimlicher Liebschaft (→Liebe). Typisch ist das Motiv der plötzlichen Wirkung einer kleinen Dosis und des heimlichen Beibringens. Wer Giftwissen besitzt, kann Macht usurpieren und die bestehenden Verhältnisse umkehren. Das Motiv der Umkehr bezieht sich auch auf die Giftwirkung selbst: Dass im Gefühlsbereich »Balsam zu Gift« werden kann, beschreibt Johann Wolfgang von Goethe in der *Harzreise im Winter* (1777/1789): »Ach, wer heilet die Schmerzen / Des, dem Balsam zu Gift ward? / Der sich Menschenhaß / Aus der Fülle der Liebe trank?« Um-

gekehrt lässt Friedrich Hölderlin seinen *Empedokles* (1798–1800) sagen: »Die Kranken heilt das Gift.« Das G. der Einsamkeit hat ihn zu höherer Einsicht kommen lassen. Hier präludiert die metaphorische Koppelung (→Metaphorik), in der G. als Vermittler zwischen dem →Tod auf der einen sowie Erkenntnis und Kunst auf der anderen Seite fungiert. Im 18. Jh. werden Motivkombinationen geläufig, in denen schleichendes G. die Verderbnis der Gesellschaft bedeutet. So rechtfertigt sich Gotthold Ephraim Lessing im *Anti-Goeze* (1778) für die Publikation der Reimarus-Fragmente: »Weil ich das Gift, das im Finstern schleichet, dem Gesundheitsrate anzeige, soll ich die Pest in das Land gebracht haben?« Die geschickte Ineinssetzung von Staat und Öffentlichkeit mobilisiert die Bildersprache der schleichenden Vergiftung im Sinn einer Gefahr für das Bestehen des Staates und der Gesellschaft. Das berühmteste dieser subtilen G., Aqua Toffana, wurde in Süditalien angeblich von Giulia Toffana (der »Witwe Toffana«) und ihren Nachfolgerinnen vertrieben. Getarnt als heilsame Arznei, soll es für den Tod von über 600 Personen verantwortlich gewesen sein. 1659 wurden in Rom fünf Frauen hingerichtet, die im Besitz des Rezepts waren. Eine zentrale Rolle spielt dieses G. in E. T. A. Hoffmanns Erzählung *Ignaz Denner* (1816). Noch in Michail Bulgakows *Master i Margarita* (1936/40; dt. *Der Meister und Margarita*) tritt »Signora Toffana« auf dem »großen Ball beim Satan« auf. Die 1734–53 zuerst erschienene und von Gayot de Pitaval herausgegebene Sammlung berühmter Gerichtsfälle *Causes célèbres et interessantes* (1734-43; dt. *Unerhörte Kriminalfälle*) lieferte reiches Material für literarische Bearbeitungen, auch von Giftmordfällen. Marquis de Sade verarbeitete einen in der Sammlung erzählten kombinierten Anschlag mit Pistolen, Dolch und G. auf *La Marquise de Gange* im gleichnamigen Roman (1813). Die Giftmörderin Marquise de Brinvilliers wird z.B. in E. T. A. Hoffmanns *Das Fräulein von Scuderi* (1820) erwähnt. 1840/41 beschäftigte die französische Presse der Mordprozess gegen Marie Lafarge, die angeklagt war, ihren Mann mit Arsen vergiftet zu haben. Die berühmtesten Mediziner der Zeit verfassten Gutachten und Gegengutachten. Eine Reihe von literarischen Werken wurde durch die Geschehnisse inspiriert, u.a. Gustave Flauberts *Madame Bovary. Moeurs de province*

(1856; dt. *Madame Bovary. Ein Sittenbild aus der Provinz*). Zwar verübt Emma Bovary →Suizid, jedoch stimmt das verwendete G. (Arsen) mit dem Vorbild überein, auch ergeben sich Parallelen zwischen dem Leben von Marie Lafarge und Emma Bovary. Flaubert beschäftigte sich mit toxikologischer Literatur, um den Arsentod Emmas detailgetreu zu beschreiben. Auf einen authentischen Kriminalfall geht Edgar Allan Poes *The Mystery of Marie Roget* (1841; dt. *Das Geheimnis der Marie Roget*) zurück. Neben der tödlichen Laudanum-Vergiftung des Verlobten der Ermordeten ist die Rekonstruktion des Tathergangs von Interesse, in der Maßstäbe für die später entstehende Gattung der Kriminalliteratur gesetzt werden. Auch Charles Dickens ließ sich von prominenten Giftmordfällen seiner Zeit inspirieren (→Fallgeschichte). Die Schilderung der im 19. und 20. Jh. immer sensibler werdenden Methoden des wissenschaftlichen Giftnachweises wurde zum festen Bestand dieser Gattung. So wird in Dorothy L. Sayers' *The Documents in the Case* (1930; dt. *Die Akte Harrison)* der Täter überführt, indem eine chemische Analyse zwischen dem natürlich vorkommenden und dem synthetisch hergestellten Pilzgift Muscarin differenziert. Während in Flauberts *Madame Bovary* die Heroik von →Mord und Gifttod im Vordergrund steht, wird das im Roman ebenfalls angelegte Motiv der Transgression v. a. beim Zusammentreten von G. und →Rausch deutlich, so in Charles Baudelaires Gedicht »Le poison« aus *Les fleurs du mal* (1857; dt. *Die Blumen des Bösen*). Eine giftige, exotische Pflanze und eine verführerische Frau werden in *Datura fastuosa* von E. T. A. Hoffmann (1821) zusammengebracht. Die Koppelung von Tod, Rausch und Erkenntnis erfolgt in Robert Schneiders *Schlafes Bruder* (1992): Der Musiker Johann Elias Alder stirbt, nachdem er sich mit Hilfe u. a. von Tollkirschen 7 Tage lang wach gehalten hat. Die potenzielle Gefährdung der ganzen Menschheit durch geheimes Giftwissen erwähnt bereits Friedrich Schiller in *Die Räuber* (1781), möglicherweise inspiriert durch einen der Schiller vertrauten Pitaval-Fälle. Eine weltweite Gaswolke vergiftet in Arthur Conan Doyles *The Poison Belt* (1913; dt. *Im Giftstrom*) die gesamte Menschheit mit Ausnahme des genialen Professors Challenger und seines Gefährten, die sich mit ein paar Sauerstoffflaschen am Leben erhalten, bis die Wolke vorü-

ber gezogen ist. Seit den Erfahrungen mit Giftgas im →Krieg und dem Einsatz der Atombombe haben sich solche Szenarien immer wieder in Literatur und Film niedergeschlagen. Lewis Kornfields *Agent Orange* (2003) ist eine beißende Satire auf aktuelle, medial vermittelte Vergiftungsängste der westlichen Öffentlichkeiten und auf deren Neigung, eigene Schuld, wie z. B. den Einsatz des Entlaubungsmittels Agent Orange im Vietnamkrieg, auszublenden: Eine orangefarbene Ergotaminpille treibt einen sex-manischen und inzestuösen (→Inzest) Firmendespoten in den Herzinfarkt (→Herz), als dieser sie mit einem Nitropräparat verwechselt. Der heimliche Austausch der Pillen durch seine Ehefrau und die vom Opfer ignorierte, für G. traditionell angewandte farbige Markierung verweisen erneut auf die Motivik des Abjekten, in dem sich das Ausgestoßene als Markiertes und dennoch Verschwiegenes vermischt.

Ian Burney: Poison, Detection and the Victorian Imagination, Manchester 2006 (im Druck)
Francesco Mari, Elisabetta Bertol: Veleni. Intrighi e delitti nei secoli, Firenze 2001
Inge Weiler: Giftmordwissen und Giftmörderinnen. Eine diskursgeschichtliche Studie, Tübingen 1998
Hans-Jürgen Lüsebrink: Kriminalität und Literatur im Frankreich des 18. Jahrhunderts, München, Wien 1983
B.W.

Graphotherapie →Bibliotherapie

Grenzsituation G. ist eine in die Gemeinsprache eingegangene Begriffsprägung von Karl Jaspers, der 1919 mit *Psychologie der Weltanschauungen* sein philosophisches Hauptwerk vorlegt, worin menschliches Dasein als eingefasst von »Gehäuse« und »Grenzsituationen« beschrieben wird. Den Begriff des Gehäuses entlehnt Jaspers offensichtlich aus der Spätphilosophie Nietzsches: »Die Handlungen, die wir *am meisten tun*, sind schließlich wie ein *festes Gehäuse* um uns« (*Nachgelassene Fragmente*, Frühjahr – Sommer 1883). Die Sache selbst hat Anton Tschechow bereits in seiner Erzählung *Čelovek v futljare* (1898; dt. *Der Mensch im Futteral*) vollendet gekennzeichnet. Das Futteral schützt vor der →Angst und bedeutet Ordnung, feste Meinung, Ausschluss von Eventualitäten. Ob Jaspers von

Tschechows Erzählung Kenntnis hatte, ist nicht auszumachen. Seine Definition des Gehäuses sieht folgendermaßen aus: »Der im Gehäuse existierende Mensch ist der Tendenz nach abgesperrt von den Grenzsituationen. Diese sind ihm durch das fixierte Bild der Welt und der Werte ersetzt. So kann er, dem schwindelerregenden Prozess entronnen, sich gleichsam in einem behaglichen Wohnhaus einrichten« (Jaspers 1971, S. 305). Die Gefahr besteht darin, dass uns das lebendige Gehäuse, das wir als »Halt im Begrenzten« gewählt haben, zum toten Gehäuse wird, das keine neue Erfahrung mehr zulässt. Diese Warnung spricht auch Tschechow aus, wenn er in satirischer Zuspitzung den Sarg seines toten »Helden« als dessen ideales Futteral bezeichnet: endgültiger Schutz gegen alle Lebensangst. »Gehäuse« sind für Jaspers »Weltanschauungen«, die nach der Seite des Subjekts als »Einstellungen« gefasst werden und nach der Seite ihrer Inhalte als »Weltbilder«. Einstellungen sind »gegenständlich«, »selbstreflektiert« oder »enthusiastisch«; Weltbilder sind »sinnlich-räumlich«, »seelisch-kulturell« oder »metaphysisch«. Das »Leben des Geistes« besteht nun darin, dass sich in einem Subjekt eine »Einstellung« mit einem »Weltbild« verbindet: in der Existenz (→Leben). Vom Objekt her sind »Weltbilder« da, vom Subjekt her »Einstellungen«. Erst mit dem »Leben des Geistes« treten die »Grenzsituationen« auf. Man beachte die Aufgliederung dieser *Psychologie der Weltanschauungen* in drei große Kapitel mit den Titeln: »Die Einstellungen«, »Weltbilder«, »Das Leben des Geistes«. Erst im dritten Kapitel werden die »Grenzsituationen« und die »Gehäuse« zum Thema. Heidegger schlug vor, Kapitel III an den Anfang zu stellen oder, »noch wirkungsvoller«, die Kapitel I und II in dessen Mitte zu nehmen. G. sprengen die Gehäuse. Der Beruhigung im Gehäuse einer Weltanschauung mit ihrem Weltbild, das jeweils Bewältigungsstrategien für die Forderungen des Daseins bereitstellt, stehen die Provokationen und die Gefahren der G. entgegen, die allen Bewältigungsstrategien den Boden entziehen. Als G. benennt Jaspers: »Kampf«, »Tod«, »Zufall«, »Schuld«. G. sind jeweils durch eine »Antinomie« gekennzeichnet. In jedem der Fälle: Kampf, →Tod, Zufall, Schuld liegt eine Antinomie zugrunde. Kampf und gegenseitige Hilfe, Leben und Tod, Zufall und Sinn, Schuld und Ent-

sündigungsbewusstsein sind aneinander gebunden, das eine existiert nicht ohne das andere. Aber immer ist in der empirischen Welt die äußerste Grenze, das Letzte die »wertnegative Seite« (256). Dass Kampf, Tod und Schuld den Menschen überfordern, leuchtet sofort ein. Wie aber steht es mit dem Zufall? Das »Gewahrwerden des Zufalls« ist eine G. Im Zufall einen Sinn zu sehen, schlägt sich nieder in den Begriffen Tyche, Fatum, Schicksal, Verhängnis, Nemesis. Nackte Kontingenz lässt sich nicht aushalten. Zufälligkeit zu erleben, kann »erschüttern«. Den Zufall erlebt der »Einzelmensch« als »unheimliche Tatsächlichkeit überall«: das eigene Dasein verdankt sich dem zufälligen Treffen der Eltern, die große →Liebe geht aus dem Zufall einer Begegnung hervor, das Lebensschicksal aus »zufälligen Gegebenheiten«: der ökonomischen Lage, der Erziehung, dem Zusammentreffen mit geeignetem Milieu, dem Finden der »Aufgaben«. Wer sich der Zufälligkeit der eigenen Existenz bewusst wird, und zwar ohne den metaphysischen Trost eines Glaubens an Prädestination, gerät in die »Grenzsituation Zufall«, mit der alle Verbindlichkeiten in sich zusammensinken. Aus dieser Situation entspringt der Freiheitsbegriff der »Existenzphilosophie«, der im französischen Existenzialismus mit Jean-Paul Sartres Erzählung *Le Mur* (1939; dt. *Die Mauer*) und Albert Camus' Kurzroman *L'Etranger* (1942; dt. *Der Fremde*) seinen inzwischen klassischen literarischen Ausdruck gefunden hat. In der späteren Rekapitulation dieser Überlegungen, die sich im zweiten Band seiner *Philosophie* (1932) findet, setzt Jaspers das →Bewusstsein von der Zufälligkeit der geschichtlichen Bestimmtheit der Existenz als »erste Grenzsituation« an, in der die »einzelnen Grenzsituationen« »Tod«, »Leiden« (sic!), »Kampf«, »Schuld« (in dieser Reihenfolge) gründen. »Zufall« als Bestimmtheit wird damit als das beunruhigende Apriori von Existenz ausgezeichnet. Die Begegnung mit den G. ist für jedes menschliche Dasein unausweichlich, enthält immer die Möglichkeit psychischer Störung und macht das »Leben des Geistes« aus: als Korrektur gegen die Tendenz jeder »Weltanschauung«, zu einem »toten Gehäuse« zu werden und damit Freiheit auszuschalten. Den Antagonismus zwischen »Gehäuse« und »Grenzsituation« plausibel zu machen, kennzeichnet immer wieder die Leistungen der Weltliteratur: das Individuum, geworfen in Kampf, Tod, Zufall und Schuld. Homer, Ovid, Dante, Shakespeare, Goethe, Dostojewskij, Kafka belegen die von Jaspers benannte prozessuale Makrostruktur des menschlichen Daseins, der sich selber dieser Belege nicht versichert hat. Er argumentiert zentral aus seinen Erfahrungen als Psychiater (→Psychiatrie). »Mein philosophischer Impuls drängte im Kleide der Psychologie zum Ganzen«, vermerkt Jaspers rückblickend zur *Psychologie der Weltanschauungen*. Verschiedene G. können sich in einer →Krise überlagern, deren Besonderheit einer begrifflichen Erfassung Schwierigkeiten macht.

Zu den einzelnen G. seien die folgenden literarischen Texte als exemplarisch hervorgehoben: »Kampf«: Homer, *Ilias*; Vergil, *Aeneis*; *Beowulf* (vermutlich 8. Jh.; dt. *Beowulf*); *La Chanson de Roland* (um 1100; dt. *Rolandslied*); *El Cantar de Mio Cid* (entstanden um 1140; dt. *Der Cid*); *Nibelungenlied* (um 1200); *Slovo o polku Igoreve* (entstanden ca. Ende 12. Jh., Erstdruck 1800; dt. *Das Lied von der Heerfahrt Igors, auch Igorlied*); Luís Vaz de Camões, *Os Lusíadas* (1572; dt. *Die Lusiaden*); Herman Melville, *Moby-Dick, or The Whale* (1853; dt. *Moby Dick*); Leo N. Tolstoj, *Vojna i mir* (1868/69; dt. *Krieg und Frieden*); Stephen Crane, *The Red Badge of Courage* (1895; dt. *Das rote Siegel*); Henri Barbusse, *Le feu* (1916; dt. *Das Feuer*); Ludwig Renn, *Krieg* (1928); Ezra Pound, *The Cantos* (1917–69; dt. Teilübersetzung *Pisaner Cantos*).

»Tod«: Leo N. Tolstoj, *Tri smerti* (1859; dt. *Drei Tode*), *Smert' Ivana Iljiča* (1886; dt. *Der Tod des Iwan Iljitsch*); Maurice Maeterlinck, *L'Intruse* (1890; dt. *Der Eindringling*); Anton Tschechow, *Archierej* (1902; dt. *Der Bischof*); Thomas Mann, *Der Tod in Venedig* (1912); Willa Cather, *Death Comes for the Archbishop* (1927; dt. *Der Tod kommt zum Erzbischof*); Paul Celan, *Todesfuge* (1947/52); Marguerite Duras, *Hiroshima mon amour* (1960; dt. *Hiroshima mon amour*).

»Zufall«: misslungene weibliche Individuation als Ausbruch aus zufälliger ehelicher Bindung mit dem Resultat neuer Zufälligkeit, die in den →Suizid mündet, gestalten Gustave Flaubert mit *Madame Bovary. Moeurs de province* (1856; dt. *Madame Bovary. Ein Sittenbild aus der Provinz*), Leo N. Tolstoj mit *Anna Karenina* (1875–77; dt. *Anna Karenina*), Theodor Fontane mit *Effi Briest* (1894/95) und Kate Chopin mit *The Awakening* (1899; dt. *Das Erwachen*). Gelungene Individuati-

on als Überwindung der Zufallsprägung durch den familiären Hintergrund und die Schulbildung gestalten Fjodor M. Dostojewskij in *Podrostok* (1875; dt. *Der Jüngling*) und James Joyce in *A Portrait of the Artist as a Young Man* (1914; dt. *Ein Porträt des Künstlers als junger Mann*). Arkadij Dolgorukij, Dostojewskijs zwanzigjähriger Erzähler, befreit sich von seiner materialistischen idée fixe, ein Rothschild zu werden, und öffnet sich dem »lebendigen Leben«. James Joyce führt den jungen Mann Stephen Daedalus aus dem restriktiven Gehäuse der römisch-katholischen Kirche in ein lebensbejahendes Künstlertum, dessen Poesien die »Epiphanien« sind.

»Schuld«: Dante Alighieri, *Divina Commedia* (1307–21, postum 1472; dt. *Die Göttliche Komödie*); Fjodor M. Dostojewskij, *Prestuplenie i nakazanie* (1866; dt. *Schuld und Sühne*), *Idiot* (1868/69; dt. *Der Idiot*), *Besy* (1871/72; dt. *Die Dämonen*), *Bratja Karamazovy* (1879/80; dt. *Die Brüder Karamasow*); Franz Kafka, *Der Proceß* (postum 1925); Theodore Dreiser, *An American Tragedy* (1925; dt. *Eine amerikanische Tragödie*); François Mauriac, *Thérèse Desqueyroux* (1927; dt. *Die Tat der Thérèse Desqueyroux*); Vladimir Nabokov, *Lolita* (1955; dt. *Lolita*).

Horst-Jürgen Gerigk: Sucht und Literatur, mit speziellen Überlegungen zum Thema Ordnungssucht und Angst am Beispiel von Anton Tschechows Erzählung »Der Mensch im Futteral«. In: Sucht. Sammelband der Vorträge des Studium Generale der Ruprecht-Karls-Universität Heidelberg im Wintersemester 1997/1998, Heidelberg 1999, S. 51–73
Reiner Wiehl: Karl Jaspers' »Psychologie der Weltanschauungen« zwischen Metaphysik und Erfahrung. In: Colloquium Philosophicum 3 (1996/97), S. 95–11
Martin Heidegger: Anmerkungen zu Karl Jaspers' »Psychologie der Weltanschauungen« (1919/1921). In: Martin Heidegger: Wegmarken (= Gesamtausgabe, 9), Frankfurt/M. 1976, S. 1–44
Karl Jaspers: Psychologie der Weltanschauungen [1919]. 6. Aufl., Berlin u. a. 1971

H.-J.G.

Haarverlust Haar und Haarlosigkeit gehören zu den Grundphänomenen der äußeren Erscheinung des Menschen. Macht und Ohnmacht, Vitalität (→Vitalismus) und Schönheit, Verbundenheit mit dem Göttlichen und Gottverlassenheit, →Trauer und Freude, lustvolle Stilisierung (→Lust) und gesellschaftliches Ansehen wie Unterwerfung und Bestrafung fanden ihren Niederschlag im Medium Haar. Für H. und Kahlköpfigkeit wurden verschiedene Namen geprägt; Glatze erhielt die medizinische Bezeichnung »calvities«, Haarausfall »alopecia«. Im Ägypten des Alten Reiches waren nicht nur Arbeiter kahlgeschoren, auch vornehme Personen ließen sich die Kopfhaare abrasieren. Im Neuen Reich trugen Adlige kunstvolle Frisuren und Perücken, während Sklaven kurzgeschoren wurden. Kahlköpfigkeit war den Juden ein Zeichen der Unreinheit, wer an ihr litt, konnte nicht Priester werden. Den Griechen und Römern galt das Kopfhaar als Symbol und Träger der Kraft und der Seele und nicht nur als Mittel des Schmuckes, als Zeichen der Schönheit. Im *Corpus Hippocraticum* liest man, dass Eunuchen weder Gicht bekämen, noch ihnen die Haare ausfielen; intensive Gehirntätigkeit (→Gehirn) sollte Haarausfall zur Folge haben. Zahlreiche Mittel wurden im *Corpus Hippocraticum* gegen männlichen und weiblichen Haarausfall vorgeschlagen. Aulus Cornelius Celsus empfahl zur Behandlung des H. eine Mischung von Cistusharz und Öl. Nach Galen soll der Verzehr bestimmter Pilze wie auch das Einatmen spezifischer Luftdämpfe (»acri volatili«) (→Diätetik) Kahlheit begünstigen. Langes Haar war für die Germanen ein Signum des Freien; Knechte und Unfreie mussten sich ihr Haar kurz scheren, unter Berührung des Haares wurde geschworen. Für die christliche Religion wurde die künstliche Haareinbuße zu einem wesentlichen Kennzeichen des Glaubens; mit der Tonsur sollte an den Dornenkranz Christi erinnert werden. Auch die Araber kannten das religiöse Haaropfer, aus Trauer um Verstorbene, aber auch aus anderen Gründen wie zum Beispiel vor dem Kampf oder aus Dank für glückliche Ereignisse. Im europäischen Mittelalter konnten Ernährungsstörungen, Kastration, Gebrauch von Kamm und Messer Verstorbener, Urin von Fledermäusen, Regen in Hundstagen, auch das übertriebene Geldzählen als Ursachen des Haarausfalls angenommen werden. Guillaume Rondelet erörterte im 16. Jh. die Alopezie bei →Syphilis. François Boissier de Sauvages behandelte in seiner *Nosologie méthodique* (1760) den kreisrunden Haarausfall und schlug die Bezeichnung »Alopecia areata« vor. Perücken sollten im 17. und 18. Jh. die Kahlköpfigkeit verbergen; die Französische Revolution führte zu ihrer Abschaffung. Wissenschaftliche Studien des 18. und 19. Jh. brachten neue Einsichten zur Ätiologie, Pathophänomenologie und Therapie hervor. Charles Darwin hielt in evolutionärer Sicht die Hypertrichose für einen Atavismus; Kahlköpfigkeit konnte damit auch als Zeichen der Höherentwicklung aufgefasst werden. Neue wissenschaftliche Beiträge zu Haarwuchs und H. mit entsprechenden praktischen Umsetzungen brachen bis in die Gegenwart nicht ab. Psychologie, Daseinsphilosophie, →Psychiatrie und Psychosomatik (→Psychotherapie) wiesen ihrerseits auf sozialpsychologische Zusammenhänge hin. Weiterhin besitzen Haar und H. eine symbolische Bedeutung, die weit über das Ästhetische und Physische hinausreicht und geschlechtsspezifisch akzentuiert ist. Selbsthilfegruppen und überregionale Vereinigungen wollen zur Überwindung von Komplexen beitragen, die aus dem Kopfhaarverlust auftreten können. Der kahle Kopf als bewusstes politisches Bekenntnis wird seit den 1970er Jahren zunächst in England, dann aber auch in Deutschland von den »Skinheads« beansprucht: Sie bekunden über den rasierten Kopf nicht nur ein Zusammengehörigkeitsgefühl, sondern auch »Gehorsam« und Gesinnungstreue und eine gewisse Nähe zur »Arbeiterklasse«, grenzen sich aber gleichzeitig demonstrativ nach außen ab.

Die Literatur der Antike und religiöse Schriften sind reich an Aussagen zu Haar und H. In Homers *Ilias* opfert Achill Haare beim →Tod seines Freundes Patroklos wie ebenfalls Hekuba nach dem Untergang ihres Sohnes Hektor, Orest in der *Orestie* des Aischylos am Grab seines ermordeten Vaters Agamemnon. Der Eintritt von Lucius als Priester in eine Osirisgemeinschaft nach seinem Leben als Esel im *Asinus aureus* (dt. *Goldener Esel*) des Apuleius von Madaura ist mit einem Scheren der Kopfhaare verbunden. In der *Ars amatoria* (dt. *Liebeskunst*) des Ovid werden Felder ohne Gras, Tiere ohne Schweif und Menschen ohne Haare auf dem Kopf für gleichermaßen hässlich erklärt. Martial verspottet in seinen *Epigrammata* (dt. *Epigramme)* die Menschen, die ihr →Alter durch Bedecken der Haarblöße zu verbergen suchen. Im *Alten Testament* droht den stolzen, eitlen und lüsternen Frauen Zions H. (*Jes* 3,16–24); auch Ezechiels Zukunftsschau droht den Menschen mit Kahlheit (*Ez* 7,18). Simsons Kraft liegt in seinen Haaren, die

→Liebe zu Delila lässt ihn das Geheimnis seiner Kraft verraten und besiegelt seinen Untergang (*Ri* 16). Der *Koran* befiehlt die Rasur des Kopfes bei Beendigung der Pilgerfahrt nach Mekka (2. u. 22. Sure). Im 9. Jh. verfasst der Mönch Hugbald die Schrift *Über das Lob der Kahlheit*. Bereits um 400 n. Chr. hat Synesius aus Kyrene eine Lobrede auf die Kahlköpfigkeit als Antwort auf eine entsprechende Satire von Dion Chrysostomos entworfen. In Märchen finden sich zahlreiche Zeugnisse. Im Märchen *Der Teufel mit den drei goldenen Haaren* gewinnt der Jüngling, der mit einer »Glückshaut« (= Lanugo) geboren wird, die Königstochter, nachdem er ihrem Vater drei Haare des Teufels gebracht hat. An ihrem Haar steigt der Prinz zu *Rapunzel* (1810) empor, diese wird mit dem Verlust ihrer Haare bestraft und in eine Wüstenei verbannt, der Prinz verliert sein Augenlicht (→Sinneswahrnehmung). Die Literatur der Neuzeit hält sich ihrerseits bei diesem Thema nicht zurück. In Johann Wolfgang von Goethes Erzählung *Der Mann von funfzig Jahren* (1808) bemüht sich der Major, mit Hilfe eines in Kosmetik erfahrenen Freundes seiner Haut und seinem Haar ein jugendlicheres Aussehen zu geben, verzichtet dann aber auf diese Eingriffe und damit auch auf die Absicht einer Ehe mit der jungen Hilarie, unterstützt durch den peinlichen Ausfall eines Vorderzahns (→Zahn). In Goethes *Reineke Fuchs* (1794) verursacht der Urin des Fuchses beim Wolf Haarausfall. Im ersten Gesang *Don Juan* (1819/24; dt. *Don Juan*) von George Byron wird das Makassaröl zur Behandlung des Haarausfalls gepriesen. Der Offizier Hermann in Alexander P. Puschkins Erzählung *Pikovaja Dama* (1834; dt. *Pique Dame*) wird vor dem durch ihn verursachten Tod der alten russischen Gräfin, die er zur Angabe von Gewinnkarten im Glücksspiel zwingen will, Zeuge ihrer Abendtoilette mit der Abnahme einer gepuderten Perücke von ihrem grauen, fast kahl geschorenen Kopf. In Heinrich Heines *Romanzero* (1851) freuen sich Kleriker mit ihren Glatzen auf Goldlocken in zukünftigen himmlischen Zeiten. In Guy de Maupassants Erzählung *La Masque* (1889; dt. *Die Maske*) verbirgt ein alter Mann, der selbst als Coiffeur tätig ist, seine weißen Haare hinter einer Maske, um jungen Frauen auf Bällen noch Eindruck machen zu können. Honoré de Balzac stellt in der *Comédie humaine* (1842–48; dt. *Die menschliche Komödie*) das Haar

im weiten Spektrum seiner physiologischen, pathologischen, psychologischen, sozialen und geistigen Momente dar. Mit einem Griff in die Haare überträgt Ferragus (*Histoire des treize*, 1834; dt. *Geschichte der Dreizehn*) seinem Opfer ein tödliches Mittel. Wanda de Merga (*L'Envers de l'histoire contemporaine*, 1842/44; dt. *Kehrseite der Zeitgeschichte*) leidet an Weichselzopf, durch eine Kopfrasur wird sie von dem jüdischen Arzt Halpherson geheilt. Der Parfümhändler Birotteau und sein Mitarbeiter Anselme Popinot entwickeln und vertreiben ein Mittel gegen Haarschwund (*César Birotteau*, 1837; dt. *César Birotteau*). Der Kellner Pat in James Joyces *Ulysses* (1922; dt. *Ulysses*) ist kahl und taub; Bloom soll in einer traumhaften Theaterszene nach Dr. Mulligan seine Haare vorzeitig durch →Onanie verloren haben, zugleich geisteskrank sein und Metallzähne besitzen. In Alexander Solschenizyns *Rakovyj korpus* (1968; dt. *Krebsstation*) wie anderen entsprechenden Texten werden die Auswirkungen der Krebstherapie (→Krebs) auf Behaarung und Libido beschrieben. Haare und H. sind stets mehr als das äußere Phänomen. Vielfach beschreibt Karl May in seinen Romanen, wie Indianer mit dem Skalp des Gegners dessen Kraft zu gewinnen suchen. In Dante Alighieris *Divina Commedia* (1307–21, postum 1472; dt. *Die Göttliche Komödie*) befinden sich im 4. Kreis der Hölle unter den Menschen, die im Geben und Sparen das rechte Maß nicht halten konnten, auch Geistliche mit kahlen Köpfen. *Julius Caesar* (1599; dt. *Julius Caesar*) wünscht sich bei William Shakespeare zu seiner Begleitung wegen ihrer Umgänglichkeit und Lebensfreude kahlköpfige und dicke Menschen ohne Schlafprobleme (→Schlafen und Wachen). In seiner *Comedy of Errors* (1594; dt. *Komödie der Irrungen*) wird am H. der unerbittliche Charakter der Zeit, die Endgültigkeit des menschlichen Lebens, der Unterschied von Mensch und Tier, der Zusammenhang von starker Behaarung und geistiger Beschränktheit demonstriert. Balzac setzt in *Louis Lambert* (1832; dt. *Louis Lambert*) die Haare in Beziehung zu den metaphysischen Prinzipien des Willens und Denkens. Kahlscheren und Auspeitschen gehören in Herman Melvilles *White Jacket or, The World in a Man-of-War* (1850; dt. *Weißjacke oder die Welt auf einem Kriegsschiff*) zu den entwürdigenden und grausamen Strafen auf einem amerikanischen Kriegsschiff. Emile

Zolas Prostituierte und von Blattern zugrunde gerichtete *Nana* (1880; dt. *Nana*) hat sich noch im Tode – die Verwesung der Venus – die Schönheit ihrer goldenen Haare bewahrt. In Alfred Kubins Traumland (*Die andere Seite*, 1909) leben in der Vorstadt Ureinwohner mit kahlgeschorenen Köpfen. In Film und Fernsehen haben Yul Brynner und Telly Savalas der Kahlköpfigkeit die Bedeutung von Vitalität und Männlichkeit (→Geschlechterdifferenz) verliehen.

Ralph M. Trüeb, Doris Lier: Hauptsache Haar. Das Haar im Spiegel von Medizin und Psychologie, Zürich 2002
Robin Bryer: The History of Hair. Fashion and Fantasy Down the Ages, London 2000
Hans Wolff, Christian Kunte: Diagnostik und Therapie von Haarerkrankungen, Bremen 1999
Dietrich v. Engelhardt: Zur Kulturgeschichte der Kahlköpfigkeit. In: Die Heilkunst 90 (1977), S. 1–6
Hanns Bächtold-Stäubli: Haare. In: Handwörterbuch des Deutschen Aberglaubens, Bd. 3, Berlin 1930/31, S. 1239–1288

D.v.E.

Häsin Die Feldhäsin (Lepa europaea) ist ein Säugetier aus der Familie der Hasen (Leporidae, Ordnung: Hasenartige [Lagomorpha], Überordnung: Euarchontoglires]). Unter dem Aspekt der →Geschlechterdifferenz werden männliche Hasen (Rammler) und H. unterschieden. Die biblische Vorstellung von der H. als Wiederkäuer (*Lev* 11,6), die sich mit der modernen zoologischen Taxonomie nicht vereinbaren lässt, verweist auf die besondere evolutionäre Entwicklung der H. Jedoch sei auf die ernst zunehmende Kontroverse in der Theologie bezüglich der Übersetzung aus dem Hebräischen verwiesen (maˆalat gerah: Hochbringer von Gekautem). Im *Alten Testament* gilt die H. als unrein, insofern besteht ein Speiseverbot (→Diätetik, →Essen und Trinken, →Tabu). In römischer Zeit wurden H. in sog. Leporarien gezüchtet, um eine alimentäre Versorgung breiter Bevölkerungsschichten zu gewährleisten. Nur in primitiven barbarischen Kulturen werden H. heute noch verzehrt (Hasenbraten). Als Surrogat wurde der »falsche Hase« in die *Materia culinaria* aufgenommen. Bei Plinius ist belegt, dass H. nie fett würden. Die Frage, ob auch bei Lagomorpha eine Körperschemastörung und eine →Anorexie oder →Bulimie vorliegt, wird in der modernen Veterinär-

psychiatrie kontrovers diskutiert. In der griechischen Mythologie ist die H. als Symbol der Fruchtbarkeit der Aphrodite zugeordnet. Der chinesische Hase war seit der Han-Dynastie ein Symbol für →Homosexualität. Dieser Topos setzt sich bis in die moderne Comicliteratur fort: Bugs Bunny nuckelt an einer überdimensionalen Möhre, was psychoanalytisch (→Psychoanalyse) unschwer als Phallussymbol zu deuten ist. Als weiterer Hinweis auf invertierte Neigungen kann der Lebensstil von Bugs Bunny gesehen werden (allein lebend im Untergrund, getarnt vor der Öffentlichkeit). In jüngster Zeit wurde die H. als Fruchtbarkeitssymbol auch bei Ralf König, *Wie die Karnickel* (2002) zum Gegenstand von Piktogrammen gemacht. Zu unterscheiden von der kulinarischen Verwendung in primitiven bzw. degenerierten Kulturen ist der metaphorische Gebrauch (→Metaphorik) in Wendungen wie »wo der Hase im Pfeffer liegt«. Hiervon wiederum ist der »scharfe Hase« abzugrenzen, der in bestimmten Subkulturen (→Sexuelle Verhaltensstörung) sich großer Beliebtheit erfreut, besonders beim männlichen Geschlecht. Tizians *Die Madonna mit dem Kaninchen* (um 1530) stellt meisterhaft dar, wie Maria das Kaninchen in Öl auf Leinwand mit der linken Hand streichelt und das Jesuskind zu dem Kaninchen möchte. Nach der Interpretation Königs werde das Attribut der Aphrodite hier durch Maria gebändigt und so vom Christentum eingeholt. Die Auferstehung Jesu Christi am Ostersonntag ist ebenfalls mit der H. verbunden. So bringt noch heute die Osterhäsin die Ostereier. Das Ei selbst steht als Symbol der Fruchtbarkeit (→Sexualität). Auch der griechisch-römische Heilgott Asklepios wurde häufig mit einem Ei in der Hand dargestellt. Dies verweist ebenfalls auf die Fruchtbarkeit und insbesondere auf den Heroenkult. Das Ei hat also eine medizinische Funktion, die auch in der Geographie rezipiert wurde (Ei des Kolumbus). Die H. erfreut sich auch heute als Haustier großer Beliebtheit, gilt allerdings in bestimmten gesellschaftlichen Schichten als verschroben (→Psychiatrie, →Psychopathologie, →Neurose und Psychose). In Analogie zu der wissenschaftlich anerkannten Hippotherapie in der Psychiatrie für Erwachsene wurde als Pendant in der Kinder- und Jugendpsychiatrie die Häsinnentherapie als Therapieform (→Psychotherapie) entwickelt, die in Form von Streichelzoos institutionalisiert wurde. Hasenzähne (Lagodontes, Synonym: Bugs-Bunny-Syndrom) sind ein ernst zunehmendes zahnmedizinisches Problem (→Zahn), besonders bei →Kindern was häufig zur Ausgrenzung führt (→Stigma). Fehlende Empathie von Seiten der →Ärzte gegenüber dem betroffenen Patienten gefährdet die →Arzt-Patienten-Beziehung (→Ethik in der Medizin). Geschulte →Kommunikation begünstigt die Krankheitsbewältigung (→Coping) und verbessert die →Lebensqualität. Die Grenzen zu Normvarianten (→Norm) sind allerdings fließend. Differentialdiagnostisch (→Diagnose) abzugrenzen ist die Dysmorphophobie bzw. die körperdysmorphe Störung. Es ist auch an den Querulantenwahn (→Wahn) zu denken, wie er von Heinrich von Kleist in *Michael Kohlhaas* (1810) dargestellt wurde. Die sprichwörtliche Angsthäsin verweist auf die ernst zu nehmende →Angst vor dem Zahnarzt, die sich bis zur →Panik steigern kann und oft zu Vermeidungsverhalten und Flucht führt. Im Volksmund wird eine Person mit habitueller Neigung zu ängstlich-vermeidendem Fluchtverhalten als Hasenfuß (lagopous) bezeichnet. Die H. hat für die Chirurgie insofern zentrale Bedeutung, als schon der deutsche →Chirurg Lorenz Heister (1683–1758) als »Haasen-Schart« eine angeborene pathologische Fehlbildung der Oberlippe beim Menschen in Analogie zu der physiologisch gespaltenen Oberlippe bei H. (weil »bei den Haasen die oberste Lippe gleichsam zertheilet ist«) bezeichnete. In der Neurologie bezeichnet man den inkompletten Lidschluss nach einer Lähmung des VII. Hirnnerven (→Gehirn, →Nerv) (Facialisparese) auch als Hasenauge (Lagophthalmus) mit der Gefahr von Hornhautschäden infolge einer Austrocknung des Auges (→Sinneswahrnehmung); Therapie: Uhrglasverband. In der Trivialliteratur des Mittelalters wurde als Gegenpol zur literarischen Stilisierung der Falknerei die Häsinnenzucht (→Reproduktionstechnologien) verklärt (»ich zôch mir einen hasen«) – diese Tradition pflegen heutige Kaninchenzüchtervereine. In der bildenden Kunst ist die »Junge Feldhäsin« von Albrecht Dürer (1502) von größter kulturhistorischer Bedeutung. In der christlichen Ikonographie gilt die H. als Symbol der Wehrlosigkeit als Inbegriff des nur auf Gott vertrauenden Menschen. Albrecht Dürers *Die heilige Familie mit dem Hasen* gibt Hinweise auf die Trinität. *Der Hase und die Frösche* von Jean de La Fontaine kann als direkte Fortsetzung der *Batrachomyomachie* (1. Jh. v. Chr.; dt. *Froschmäuseschlacht*) eines unbekannten antiken griechischen Autors gelesen werden. Im Märchen *Der Hase und der Igel* sagen sich nicht Fuchs und H. gute Nacht, vielmehr weiß die alte H., wie die H. läuft. Für die Aporie bleibt: »Mein Name ist H.«

Frauke Schwarzer-Hasenbein: Der Phallus und die Häsin, Köln 2005
Ignaz Hasenfuss: Fertility Problems in Rabbits, Chicago 2003
Kurt Schwitters, Carsten Märtin: Die Geschichte vom Hasen, Hasenfurt 2001
Wolfram Hofmeister: Häsinnen im Kloster. Eine Geschichte des Klosters Hasenfurt 1321–1322, Berlin 1989
Roger Rabbit: Sexual Deviations in Bugs Bunny, a Psychoanalytical Approach, Oxford 1975
Für B.v.J. und M.&M.   J.B./F.St.

Halluzination Unter H. versteht man eine →Sinneswahrnehmung ohne entsprechenden Sinnesreiz, die für einen wirklichen Sinnesreiz gehalten wird (Trugwahrnehmung, Sinnestäuschung). Davon abzugrenzen ist die illusionäre Verkennung, bei der ein reales Objekt nicht adäquat wahrgenommen wird (Missdeutung von Sinneseindrücken). H. können sich auf alle Sinneswahrnehmungen erstrecken, so unterscheidet man akustische, optische, olfaktorische und gustatorische H. von Zönasthesien (Sinnestäuschung im Bereich der Körperwahrnehmung). H. kann in unterschiedlichen Formen auftauchen: als elementare H. mit ungestaltetem Inhalt, als komplexe H. mit ausgestaltetem Inhalt und als Pseudohalluzination, deren Trugcharakter erkannt wird. Sie kann sich auf alle Sinneswahrnehmungen erstrecken, am häufigsten ist die akustische Form. H. treten bei unterschiedlichen Störungen (→Symptom) auf, z.B. bei Delir, →Schizophrenie, →Psychose; hirnorganisch bedingt in der Aura eines epileptischen Anfalls (→Epilepsie) oder eines Migräneanfalls (→Kopfschmerz) sowie bei Verletzungen des →Gehirns; H. können auch durch Drogen verursacht sein. Obwohl seit Galen das Phänomen der Trugwahrnehmung bekannt ist, wird sie das erste Mal spezifischer von Jean-Etienne Dominique Esquirol in seiner Abhandlung *Des maladies mentales* (1838; dt. *Von den Geisteskrankheiten*) gefasst. Er definiert sie im heutigen Sinn als Wahrnehmung ohne Gegenstand, von deren Realität der Halluzinierende überzeugt ist. Daran anschließend beschäftigte man sich in der →Medizinischen Forschung v. a. mit zwei Fragen: mit dem Problem der (Sinnes-)Täuschung in der H. und mit der Wahrnehmungsähnlichkeit von H. Bereits Esquirol grenzt die H. von der illusionären Verkennung dadurch ab, dass hier ein Reiz auf die Sinnesorgane, also ein Objekt der Wahrnehmung, vorhanden sei. Man kann die illusionäre Verkennung damit als eine aus affektivem Anlass erfolgte Verkennung wahrgenommener Gegenstände verstehen. Während H. eindeutig als pathologische Symptome (→Gesundheit und Krankheit) gelten, ist bei der illusionären Verkennung der Übergang zur nicht pathologischen Wahrnehmungstäuschung fließend. Auch H. sind historisch, nicht nur psychopathologisch (→Psychopathologie) qualifiziert, vielmehr gehören sie als religiöse Vision zunächst in den Bereich der Offenbarung Gottes, werden dann aber seit der Aufklärung – etwa auch in Karl Philipp Moritz' *Magazin zur Erfahrungsseelenkunde* (1783–93) – als Symptome von sog. erhitzter Einbildungskraft gelesen und damit pathologisiert.

Im Gegensatz zur Häufigkeit von akustischen H. im klinischen Bereich ist die Inszenierung von H. in der Literatur vorwiegend auf die optische Wahrnehmung bezogen; vereinzelt tauchen Beispiele für die akustische H. auf. So lässt sich Johann Wolfgang von Goethes Gedicht »*Erlkönig*« (1782) als akustische Fieberhalluzination (→Fieber) des kranken →Kindes lesen, ebenso wie Thomas Bernhard in seinem späten Stück *Heldenplatz* (1988) die akustischen H. einer der Hauptfiguren inszeniert: Sie hört 1988 immer noch die Stimmen der Hitler zujubelnden Menschen auf dem Heldenplatz 1938. Bernhard benutzt die akustische H., um das →Trauma dieser Figur darzustellen. Generell zeigen H. literarischer Figuren meist den Ausnahmezustand des Subjekts an: So hört Heathcliff in Emily Brontës Roman *Wuthering Heights* (1847; dt. *Sturmhöhe*) am Grab seiner Geliebten, diese neben sich seufzen und spürt ihre Anwesenheit. Seine H. zeigt seine erotische →Besessenheit, die schließlich auch zu seinem →Tod führen wird. Auch in William Shakespeares Dramen gilt das Sehen von Geistern als Ausdruck der subjektiven Empfindung, der die jeweilige Figur nicht Herr werden

kann. Dieser innere Konflikt spiegelt sich in einer komplexen H., die als Wahrnehmung von äußeren Gegenständen erscheint. Damit ist die H. aber kein (psycho)pathologisches Symptom, sondern das Zeichen für ein meist moralisches Versagen des Subjekts (→Ethik in der Medizin). So sieht Macbeth im gleichnamigen Drama Shakespeares (*Macbeth* (1606; dt. *Macbeth*)) den Geist seines Mordopfers Banco umherwandeln. Anders als der Geist von Hamlets Vater wird der Geist Bancos nur vom Mörder Macbeth selbst wahrgenommen: Er symbolisiert als Projektion seine Schuldgefühle. Dieser Struktur folgt die Kerkerszene in Goethes *Faust I* (1808): Gretchen glaubt, dass sie ihr Kind bei sich hat, halluziniert etwas, das als Ausdruck ihrer Schuld verstanden wird. Anders als bei Shakespeare soll der Zuschauer jedoch, wie in den Regieanweisungen des Dramas festgehalten, nichts mehr sehen: die H. wird nun als rein psychischer Vorgang veranschaulicht, der nur durch Gretchens sprachliche Schilderung für den Zuschauer nachvollziehbar wird. Diese Psychologisierung wird in der Romantik fortgeschrieben: Die Konflikte, die Schuld, aber auch die Wünsche des Subjekts kommen in der H. zum Ausdruck, damit tritt der moralische Aspekt langsam zurück. Dabei führt gerade die Psychologisierung zur Weiterentwicklung der älteren sog. Gothic Novel mit ihren Geistererscheinungen – die nicht an das wahrnehmende Subjekt gebunden und im Nachhinein rational und als objektiv vorhanden erklärt werden. In der romantischen Prosa sieht das Subjekt in der H. nun seine eigenen Geister, die nur noch psychologisch erklärt werden können. So erscheint in E. T. A. Hoffmanns *Die Elixiere des Teufels* (1815/16) ein Maler dem Mönch Medardus als Zeichen für dessen Hybris, in Ludwig Tiecks *Der Runenberg* (1804) glaubt die Hauptfigur eine Bergfrau zu sehen, die für sie Natur und Erotik gleichermaßen verkörpert. Ähnlich wie bei Joseph von Eichendorffs halluzinierter Venus in *Das Marmorbild* (1819) scheinen hier die Wünsche des halluzinierenden Subjekts erkennbar zu werden. Anders als in Goethes *Faust* wird in diesen Texten aber nicht mehr eindeutig geklärt, ob es sich bei den Bildern um tatsächliche Wahrnehmung oder um H. handelt. Das Verwischen der Grenzen zwischen H. und Wahrnehmung ist eine zentrale Eigenschaft romantischer Texte. Es könnte zugleich die Relativierung der Einordnung der H. in die Psychopathologie bedeuten, was der Literatur der Romantik einen kulturdiagnostischen Wert zuspräche. Dagegen wird mit dem beginnenden Realismus in Georg Büchners *Woyzeck* (postum 1878) – parallel zur medizinischen Forschung – nach somatischen Ursachen für die H. geforscht. So halluziniert Woyzeck, weil der Doktor an ihm ein medizinisches →Experiment vornimmt: Er darf ausschließlich Erbsen essen. Durch die Verknüpfung von somatischer Ursache und H. wird die Verbindung von H. und moralischem Versagen des Subjekts hier obsolet. Mit der möglichen Einordnung der H. als somatisch verursacht kommt es in der Literatur zu Repräsentationen, in denen H. willentlich durch die Einnahme von →Drogen hervorgerufen werden. Dabei werden die H. als Ausdruck künstlerischer Sensibilität, ihre Bilder auch als Material für künstlerische Werke verstanden. Das willentliche Hervorrufen von H. reicht dabei von Charles Baudelaire über den französischen Symbolismus, einzelne Expressionisten, z. B. Gottfried Benn, bis zu den Surrealisten. Durch die Rezeption der →Psychoanalyse gewinnt die literarische Verarbeitung von H. einen weiteren Aspekt, weil die aufsteigenden Bilder jetzt explizit auch als Ausdruck des →Unbewussten verstanden werden können. Ähnlich wie die H. dient auch die illusionäre Verkennung in der Literatur zumeist zur Charakteristik des wahrnehmenden Subjekts: So wie die Elfenkönigin Titania den Weber Zettel in Shakespeares *A Midsummer Night's Dream*, 1594/95; dt. *Ein Sommernachtstraum* trotz seines Eselskopfes für einen besonders schönen und damit passenden Liebhaber hält, sieht Nathanael in E. T. A. Hoffmanns Novelle *Der Sandmann* (1817) in der Puppe Olimpia seine ideale Partnerin. Noch deutlicher als bei der H. sind es hier besonders die Wünsche erotischer Natur, die in der illusionären Verkennung zum Ausdruck kommen. Der Unterschied zwischen Schein und Sein kann dabei wie bei Shakespeare Teil einer komödiantischen Handlung sein, aber auch – wie bei Hoffmann – Teil eines grundlegenden Konflikts des Subjekts, das nicht mehr zwischen Realität und subjektiver Vorstellung unterscheiden kann. Noch in Ingeborg Bachmanns Erzählung »Ihr glücklichen Augen« (1971) aus der Sammlung *Simultan* geht es um diesen Konflikt, der jedoch einen deutlich

somatischen Hintergrund hat: Die Fehlsichtigkeit wird von der weiblichen Hauptfigur genutzt, um ihre Wahrnehmung der Welt zu verschieben, eine illusionäre Verkennung der Welt wird hier also bewusst hervorgerufen. Bei Bachmann wird diese andere Wahrnehmung als weiblich (→Geschlechterdifferenz) gekennzeichnet, es zeigt sich in ihr allerdings nicht nur ein pathologischer Aspekt, sondern auch eine utopische Möglichkeit, selbst wenn die Protagonistin scheitert.

Rainer Topitsch: Schriften des Körpers: zur Ästhetik von halluzinatorischen Texten und Bildern der Art Brut, der Avantgarde und der Mystik, Bielefeld 2002
Manfred Spitzer: Halluzinationen. Ein Beitrag zur allgemeinen und klinischen Psychopathologie, Berlin u. a. 1988
Friedhelm Auhuber: In einem dunklen Spiegel. E. T. A. Hoffmanns Poetisierung der Medizin, Opladen 1986
S. K.

Haut Die H. des Menschen ist sein größtes Organ und entsteht wie das zentrale Nervensystem (→Nerv) aus dem Ektoderm. Die H. bildet drei Schichten: das Unterhautzellgewebe (Subcutis, mit Fett, Blutgefäßen (→Blut), Schweißdrüsen u. Nervenendigungen), die Lederhaut (Cutis, mit Bindegewebe, Nerven und Schweißdrüsen) und als äußerste Schicht die Oberhaut (Epidermis), in der sich ein lebender Zellverband in tote Hornschichten verwandelt. Lebenswichtige Funktionen der H. sind die Regulation von Wärme und Kälte sowie die sog. Hautatmung. Die H. ist Grenzorgan und gleichzeitig Kontaktorgan zur Außenwelt, sie ist fähig zum Ausdruck von Emotionen (→Affekte) und fungiert als Sinnesorgan (→Sinneswahrnehmung). In der griechischen Antike wurde die H. als Grenzorgan zwischen Makrokosmos und Mikrokosmos betrachtet, das mit seinen Poren ein gesundes Fließgleichgewicht der Körpersäfte ermöglicht. In der Humoralpathologie wurde angenommen, dass ein Exanthem auf die Existenz verdorbener Säfte hinweist, was durch →Arzneimittel, Bäder (→Badekultur, →Kurort) und Aderlässe therapiert werden kann. Im *Corpus Hippocraticum* erschien die H. als eine Masse aus Fleisch, die sich erst unter der Einwirkung von Wind und Kälte an ihrer obersten Schicht zur wahrnehmbaren H. umbildet. Galen vertrat eine Vorstellung der H., die bis ins 18. Jh. (etwa bei Al-

brecht von Haller) und darüber hinaus fort-
bestanden hat. Die H. war für ihn ein schützen-
der Sack und ein eigener Kosmos, der nur an einigen Stellen durchbrochen ist, um Luft, Nahrung und Sinnesreize hinein- und auszuschei-
dende feste oder flüssige Stoffe wieder hinaus-
zulassen. Im Mittelalter wurde die antike humoralpathologische Perspektive auf die H. grundsätzlich beibehalten (→Temperamente). Hautkrankheiten wurden ausführlich beschrieben
(z. B. bei Constantinus Africanus). Es wurden
zahlreiche Bezeichnungen für Erkrankungen wie
Krätze und Räude gefunden (z. B. »schebigkait«,
»scharfer grind«, »rüdigkeit«, »flecht«, »wildes
Feuer«), die verdeutlichen, dass mit der →Diag-
nose bestimmter Hautkrankheiten eine soziale
Stigmatisierung (→Stigma) verbunden war. Das
traf v. a. im Kontext der →Lepra zu. Die Kreuz-
züge führten dazu, dass sich die Lepra, die während des Römischen Reiches und frühen Mittelalters nur in begrenzten Gebieten und nicht
häufig vorgekommen war, in Europa zunehmend
ausbreitete. Wer als aussätzig galt (und nicht
immer nur an Lepra, sondern auch an einer anderen Hautkrankheit leiden konnte), wurde sozial isoliert. Paracelsus hatte den Gedanken inten-
siviert, dass die H. Grenzorgan ist, indem er darauf verwies, dass die H. das Haus des Menschen sei, das ihn vor der großen Welt schütze.
1572 erschien ein Buch, das sich eingehend mit
Krankheiten der H. auseinander setzte: *De morbis cutaneis* von Hieronymus Mercurialis. Der
Abschied von der antiken Humoralpathologie
vollzog sich allerdings nur allmählich. Giovanni
Morgagni leistete mit seinem Alterswerk *De sedibus et causis morborum per anatomen indagatis
libre quinque* einen entscheidenden Beitrag dazu, Krankheiten nicht mehr als Störung der inneren Säfte zu betrachten, sondern als nach-
weisbare organgebundene Veränderungen. Auf
die H. wurde der Organbegriff Morgagnis von
Anne Charles Lorry in seinem Werk *Tractatus
de morbis cutaneis* (1777) bezogen. Die Vielzahl
der an der H. beobachteten krankhaften Veränderungen machte es erforderlich, die Hautkrankheiten zu klassifizieren. Einen Anfang zur
Begründung einer systematischen Dermatologie
machte Joseph J. Plenck, der in seiner *Doctrina
de morbis cutaneis* (1776) ein System vorschlug,
Hautkrankheiten nach äußeren Merkmalen zu
beurteilen. Impulsgeber in England war Robert

Willan, in Frankreich entwickelte sich das Hôpi-
tal Saint Louis unter Jean L. Alibert zum führenden europäischen Zentrum für Dermatologie
(→Krankenhaus). Seit den vierziger Jahren des
19. Jh. waren die entscheidenden Schritte zu einer Histopathologie der Hautkrankheiten unternommen worden. Um 1900 kann man von der
Gründung des modernen Fachgebietes der Dermatologie sprechen. Seit der Wende zum 20. Jh.
hat die dermatologische Therapeutik (→Thera-
pie) Fortschritte erzielt wie nie zuvor; neue Errungenschaften waren die Röntgen-, Licht- und
Elektrontherapie und neue Medikamente wie
z. B. das Cignolin gegen Favus. Für die neueste
Entwicklung ist zu konstatieren, dass die Häufigkeit von Hautkrankheiten, wie z. B. den Kon-
taktdermatosen, zuzunehmen scheint.

Bereits in der antiken Welt stellt die H. in ihrer physiologischen Grenzstellung zwischen
Mensch und Außenwelt auch eine symbolisch
verwendete Oberfläche dar. Wie kein anderes
Organ des →Körpers wird die H. unter ästhetischen Gesichtspunkten bewertet und ist dabei
vielfältigen Einwirkungen ausgesetzt: Schmin-
ken und Bemalungen, Piercing, Tätowierungen
oder Schönheitsoperationen. Die geschmückte H.
ist ein anthropologisches Phänomen, das in seiner Vielfalt Ausdruck kultureller Differenzen ist
(→Norm). In den literarischen Auseinandersetzungen mit der H. wird besonders ihre kranke
und verletzte Beschaffenheit deutlich: Nicht immer werden Krankheiten der H. dargestellt, aber
oft erscheinen symbolische Verletzungen bis hin
zur Häutung. Paradigmatisch ist hier der antike
Mythos des Marsyas (überliefert bei Platon, Herodot, Ovid und Hygin), der seinen Mut, mit
Apoll den Gott der Kunst zum Wettstreit heraus-
zufordern, damit bezahlt, dass er gehäutet wird.
Die abgelöste H. des Marsyas wird aufgehängt
und lässt nie gehörte Töne erklingen. Auch
Hiobs Leiden im *Alten Testament* ist u. a. als
Hautleiden dargestellt, die H. schrumpft und ei-
tert (→Infektion), an seiner H. klebt ihm sein
Gebein. In einem mittelalterlichen Text, dem *Li-
ber sanctae crucis* (um 810) des Hrabanus Mau-
rus, wird eine Darstellung des Dichters als Be-
schreibstoff genutzt. Der als Andacht konzipierte
Text verkörpert sich auf der H. der dargestellten
Figur und so wird ein eminent körperliches Moment in den Text integriert. Ähnliches ist in der
Vita des Mystikers Heinrich Seuses (um 1366)

zu beobachten: Auch dort wird als Medium des Meditationstextes der Beschreibstoff der H. gewählt, lässt aber, im Gegensatz zu Hrabanus' Beschriftung, eine sichtbare Verletzung erkennen. Ein zentrales Thema für die Dichtung, welche die H. fokussiert, ist die Lepra, die im späten Mittelalter (in Dante Alighieris »Inferno« der *Divina Commedia* (1307–21, postum 1472; dt. *Die Göttliche Komödie*), in Geoffrey Chaucers *The Canterbury Tales* (1385/1400, postum 1478; dt. *Die Canterbury Erzählungen*)) in Beziehung zu Religion und Moral gesetzt wird. Auch John Milton (*Paradise Lost* 1667; dt. *Das verlorene Paradies*) und Shakespeare (*Hamlet. Prince of Denmark*, 1603; dt. *Hamlet. Prinz von Dänemark*) rücken die Lepra in die Nähe der Sünde und des Verbrechens. Dies ändert sich mit der Aufklärung. Als exemplarischer Text ist *Le lépreux de la cité d'Aoste* (1811; dt. *Der Aussätzige von Aosta*) von Xavier de Maistre zu nennen. Im realistischen Roman des 19. Jh., insbesondere bei Honoré de Balzac, zeigt sich eine Technik der Semiotisierung von Charaktertypen (→Temperamente) mittels der Hauttönungen und Hautstrukturen. Dabei werden Gesichter und ihre hautliche Beschaffenheit zum Medium der Porträtierung einer Figur. In Honoré de Balzacs Roman *La femme de trente ans* (1842; dt. *Die Frau von dreißig Jahren*) entdecken die Figuren die Emotionen auf der Gesichtshaut des anderen eher in Hautmalen und Hautfarben als in der Mimik. In *Die Aufzeichnungen des Malte Laurids Brigge* (1910) von Rainer Maria Rilke beobachtet der Protagonist Malte, wie eine Frau, als er ihr nachgeht, ihr Gesicht so verliert, dass darunter das nackte Fleisch sichtbar wird. Dieser Verlust der schützenden Körperhülle erscheint als etwas Unsagbares, so dass nicht beschrieben werden kann, wie das von seiner Außenhülle abgetrennte Gesicht tatsächlich aussieht. Auch bei Franz Kafka stehen, wie häufig in der Klassischen Moderne, Verletzungen (→Wunde) der H. im Vordergrund. Als nicht nur beschriftete, sondern blutig durchstoßene H. präsentiert sich die H. des Delinquenten in Kafkas *In der Strafkolonie* (1919). Eine ausgeklügelte Foltermaschine sticht das Urteil in den Körper. Das Schreiben wird so zur Folter, ihr Opfer ist die H., die nicht nur tätowiert, sondern penetriert wird. Bei Robert Musil ist die H. auf verschiedenen Ebenen in seinen Werken bedeutsam. Oftmals wird in *Der Mann ohne Eigenschaften* (1930–52) die Hautempfindung mit dem Selbstbewusstsein der Figuren verbunden. Dabei ist als grundlegende Perspektive zu bemerken, dass Musil das Bewusstsein an die Peripherie der H. verlegt und somit in seinem Nachlass zum *Mann ohne Eigenschaften* einen Ich-Entwurf konstituiert hat, der auf der Empfindung der H. basiert. Als Theorie ausformuliert hat dies ein halbes Jh. später der Psychoanalytiker Didier Anzieu in *Le Moi-peau* (1985), der im Rückgriff auf Freuds topische Vorstellung von der Psyche als Es, Ich und Über-Ich das sog. Haut-Ich als ein Bild vom Ich begreift, das ausgehend von der Erfahrung des →Kindes mit seiner Körperoberfläche entsteht. Ein Klassiker der Frauenliteratur arbeitet mit der Haut als Metapher (→Metaphorik) für ein neues weibliches Selbstverständnis: *Häutungen* (1975) von Verena Stefan machte durch seinen unerwarteten Erfolg und sein seinerzeit erstmals angesprochenes Thema Furore. Die Suche der Frau nach ihrer eigenen →Sexualität, befreit aus den heterosexuellen Herrschaftsverhältnissen, wird hier als das Abstreifen alter H. im übertragenen Sinn gelesen.

Albrecht Scholz: Geschichte der Dermatologie in Deutschland, Berlin 1999

Claudia Benthien: Im Leibe wohnen. Literarische Imagologie und historische Anthropologie der Haut, Berlin 1998

Karl Gröning (Hg.): Geschmückte Haut: Eine Kulturgeschichte der Körperkunst, München 1997

Didier Anzieu: Le Moi-Peau, Paris 1985

Ashley Montagu: Touching: The Human Significance of the Skin, New York 1971

I.He.

Hebamme Der Beruf der H. ist alt. Bereits in der griechisch-römischen Antike ist der gr. Begriff »maia« für H. belegt, von dem sich die Maieutik als Hebammenkunst ableitet, auf die Sokrates verweist. Inwiefern H. in der Antike auch frauenärztliche Tätigkeit verrichteten (→Ärzte), ist in der Forschung umstritten. Ihre Einbettung in die kirchliche und weltliche Gemeinde steht im Zusammenhang mit den ersten Berufsordnungen für andere (handwerkliche) Berufe; die erste Hebammenverordnung datiert von 1452. Als medizinisch tätige Personen, die zu beinahe allen Haushalten Zutritt hatten, wurden die H. von der Obrigkeit auf bestimmte Pflichten vereidigt.

Ihre Pflicht, Arm und Reich gleichermaßen zu helfen, nicht betrunken den Dienst zu versehen sowie Tag und Nacht zur Verfügung zu stehen, ist mit Berufsordnungen der Wundärzte (→Chirurg) vergleichbar. Speziell den H. wurde auferlegt, Besonderheiten wie →Schwangerschaften außerhalb der Ehe oder den Verdacht auf Kindstötungen anzuzeigen. Bestimmte Charakteristika der H. sind durchgängig zu beobachten, so ihre anerkannt wichtige Rolle in der Gesellschaft (zu bestimmten Zeiten galten ihre Aussagen vor Gericht soviel wie die von männlichen Zeugen) bei gleichzeitig geringer Bezahlung (→Geschlechterdifferenz). Seit Geburtshilfe (→Geburt) Mitte des 18. Jh. als akademische Disziplin anerkannt wurde, sind auch bis in die heutige Zeit die Auseinandersetzungen zwischen dem ärztlichen Stand und den H. um den jeweiligen Kompetenzbereich anzutreffen. Die H. ist eine notwendige Hilfe für die Familie und gleichzeitig ein Kontrollorgan der Obrigkeit, besonders ausgeprägt war dieser Dualismus im Nationalsozialismus. Im Gegensatz zu Ärztinnen und Ärzten haben H. nur selten schriftstellerische Fähigkeiten entwickelt – auf Schulbildung für Mädchen wurde in der Regel kein Wert gelegt. Zudem sprach ihre Schichtzugehörigkeit gegen die höhere Bildung. Vor Entstehung der Hebammenlehranstalten Mitte des 18. Jh. ergriffen Frauen den Beruf, die bereits →Kinder hatten und oftmals verwitwet allein für den Lebensunterhalt der Familie sorgen mussten. Für spätere Hebammengenerationen liegen einzelne Lebenserinnerungen vor. In den Memoiren ist die Arbeit einer H. von mühseligen Wegen zur Gebärenden, von geduldigem Warten und tiefer Einblicknahme in die Verhältnisse jeder einzelnen Familie in der Gemeinde geprägt.

Nur selten erscheint die H. in Kunst, Film und Literatur. Die wenigen überlieferten Märchen und Sagen berichten von H., die zu nicht menschlichen Wesen gerufen werden. In der Belletristik wird das mit der H. verbundene Machtpotenzial weniger von seiner hilfreichen, positiven Seite als vielmehr von seiner gefährlichen, spannungsvolleren negativen Seite dargestellt. Zum Berufsstand und der Frage, ob H. jedem Ruf Folge leisten müssen, nimmt Theodor Storm in seinen *Kulturhistorischen Notizen* (1868) eine eindeutige Haltung ein. Auch wenn er die Erzählung etwa 200 Jahre zurückversetzt,

mag Storm (seit 1867 Amtsrichter) auch für seine Zeit eine politische Aussage dahingehend treffen, dass H. als vereidigte Amtspersonen Arm und Reich zu helfen haben (wie es alle Hebammenordnungen vorschreiben). In seinem Text verweigert die H. der Frau eines Scharfrichters die Geburtshilfe mit dem Argument, dass sie danach von keinen anderen Familien mehr gerufen werden würde. Der Text kann als Kampf der Spätaufklärung gegen den »Aberglauben« gewertet werden. Storm schreibt explizit, dass die Macht der Finsternis so groß gewesen sei. Seine Geburt gestaltet der damals 62-jährige Johann Wolfgang von Goethe in *Dichtung und Wahrheit* (1811–33) als die Ankunft eines Genies, das unter einem günstigen Stern geboren wurde. Dieser himmlische Stern leuchtet umso heller, je stärker die überstandenen Gefahren, hier durch die Person der ungeschickten H., herausgestellt werden. In Anspielung auf Goethes Sternenkonstellation lässt Günter Grass seine Hauptfigur Oskar Matzerath in der *Die Blechtrommel* (1959) unter zwei Sechzig-Watt-Glühbirnen im Jahr 1924 das Licht der Welt erblicken, nicht minder von sich überzeugt. Oskar trug sich mit dem Gedanken, in die Wärme des Mutterleibes zurückzukehren, doch spielte auch bei seiner Geburt die H. eine entscheidende Rolle: Sie hatte ihn schon abgenabelt, »es war nichts mehr zu machen«. Hier fungiert die H. nicht als Hemmnis für das Leben, sondern für die eigene Entscheidungsfreiheit des ansonsten so kompetenten Säuglings. Wenn das Auf-die-Welt-Kommen als besondere Eigenleistung der Hauptfigur gelten soll, werden Geburten auch betont ohne H. gestaltet. In Anspielung an den Schelmenroman von François Rabelais entwirft Christian Reuter in *Schelmuffskys wahrhaffte curiöse und sehr gefährliche Reisebeschreibung zu Wasser und Lande* (1696) eine märchenhafte Lebensgeschichte. Diese Reise beginnt mit der Frühgeburt aus Neugier auf die Außenwelt. Aus Scham über die eigene Nacktheit sucht Schelmuffsky vergeblich den Weg zurück ins »Verborgene«. Karikaturen von H. finden sich in Romanen wie *Martin Chuzzlewit* (1843; dt. *Martin Chuzzlewit*) von Charles Dickens: Sie ist hier eine geschäftstüchtige Trinkerin (→Alkohol und Alkoholismus), beschrieben in einer Zeit, in der die Kompetenzstreitigkeiten zwischen H. und sog. Man-Midwives in England noch nicht beigelegt waren. In

Fjodor M. Dostojewskijs *Besy* (1871/72; dt. *Die Dämonen*) steht die H. Arina Prochorowna als eine ordnende und disziplinierende Figur, die der Gebärenden Marie Gehorsam abringt und ihre Aufgabe meisterhaft verrichtet. Da es sich um eine außereheliche Geburt handelte, wollte die Schwangere zunächst keine (teure) H. und schon gar keinen Arzt. Die H. kann sie beruhigen, dass sie Stillschweigen bewahren, keinen Arzt einschalten und den Säugling ins Kinderasyl bringen werde. Beim Abschied verzichtet sie auf ihren Lohn, weil sie das Gebaren des werdenden Vaters amüsiert hatte. Der Autor selbst soll bei der Geburt seines ersten Kindes zur Verwunderung der H. außer sich vor Freude gewesen sein. In seinem Roman *Das Leben meiner Mutter* (1946) zeigt Oskar Maria Graf seine Mutter als kraftvollen Menschen in ständiger Sorge für ihre Familie. Als der Vater die H. nach dem Zustand seiner Frau fragt, weicht sie aus: »Mit einundvierzig Jahren! … Und das elfte Kindbett! So einfach ist das nicht mehr.« Gegen den Rat von Arzt und H. sollte Frau Graf noch zwei weitere Kinder bekommen. Die Sozialkritik in Grafs Werk verbindet sich mit der Kritik am Individuum, das die Konsequenz des eigenen Handelns nicht ausreichend überdenkt. Die Funktion der H. als Mittlerin zwischen Frau und Mann wird auch durch die Übergabe des Kindes ausgedrückt. Die Wehmutter hebt das Kind auf und dem Vater entgegen wie es Wilhelm Raabe in *Der Hungerpastor* (1864) beschreibt. Geburt in der Gemeinschaft der Frauen im häuslichen Rahmen war bis Mitte des 20. Jh. so selbstverständlich, dass .nicht der Geburtsort, sondern die Gastrolle der H. hervorgehoben wurde. Für Berlin schildert Heinrich Seidel aus der Perspektive des Großvaters *Leberecht Hühnchen* im gleichnamigen Roman (1890) die Ankunft seines Enkels (→Generation) unter Mithilfe von Frauen, darunter »eine fremde weise Frau von behäbigem und freundlichem Aussehen«. Das Bild der H. als Matrone ist stark verbreitet, wohl auch auf Grund der Tatsache, dass lange Zeit eher Frauen mittleren Alters H. wurden. Seidel benutzt hier die Übersetzung für H. aus dem Französischen (»sage femme«), die im »gebildeten« Berlin durchaus üblich war. Jeremias Gotthelf macht sich in seinem Roman *Wie Anne Bäbi Jowäger haushaltet und wie es mit dem Doktore geht* (1843/44) Gedanken über die verschiede-

nen Bezeichnungen für H.: Wehmutter als mütterliche Hilfe bei den Geburtsschmerzen (→Schmerz) im Deutschen, »sage femme« als Erinnerung an die Priesterinnen, die »das Leben der Menschen pflegten« im Französischen. Nur selten wird geschildert, dass mehrere Wehmütter zu einer Geburt kommen wie in der Familiensaga der norwegischen Schriftstellerin Sigrid Undset, deren Trilogie *Kristin Lavransdatter* (1920–23; dt. *Kristin Lavranstochter*) im 14. Jh. spielt. Einmalig ist der Roman von Gabriele Reuter, *Das Tränenhaus* (1908), der von einer Tochter aus gutem Haus handelt, die im Entbindungsheim der schwäbischen H., der alten Uffenbacherin, ihr Kind zur Welt bringt und sich nach und nach mit den anderen ledigen Schwangeren und Müttern gegen die Verachtung durch die H. solidarisiert. Gottfried Benn beschreibt ausdrucksstark in seinem Gedicht »Saal der Kreissenden Frauen« aus der Sammlung *Morgue und andere Gedichte* (1912) die Schmerzen der ärmsten Frauen von Berlin in beengten Entbindungsräumen. Die H. tritt hier in der Funktion der Antreiberin auf. In der amerikanischen Literatur herrscht eher der Ruf nach dem Arzt vor. »Gehen Sie den Arzt holen«, rät Mrs. Hines bei der normal verlaufenden Entbindung der Hauptfigur Lena Grove, die eigentlich die Verkörperung der Natur darstellen soll, im Roman *Light in August* (1932; dt. *Licht im August*). William Faulkner schrieb ihn in einer Zeit, in der H. in den USA zu einem aussterbenden Berufsstand gehörten. In Werken der deutschen Gegenwartsliteratur, *Lieben* (1977) und *Trennung* (1980) von Karin Struck, spielen H. eine wichtige Rolle. In einem weiteren Werk, *Die Mutter* (1975), setzt sich die Autorin mit der programmierten Geburt in Deutschland kritisch auseinander. Im vierten Kapitel, bezeichnenderweise mit »In der Fabrik« betitelt, kommen H. und Hebammenschülerinnen als Bedienerinnen der Apparaturen in einer großen Entbindungsabteilung vor, aber nicht als Beschützerinnen und Helferinnen der Gebärenden. Die Hauptperson, Nora Hanfland, hat als Hospitantin Distanz zum Klinikpersonal (→Krankenhaus, →Krankenschwester), doch gewinnt sie gleichzeitig auch Einblicke, die werdenden Eltern verwehrt bleiben. Die Arbeit der Klinikhebamme schildert auch Lydia Mischkuling in *Sieben Versuchungen* (1998) aus der Sicht eines hilflosen Vaters. Ganz

deutlich findet die Distanz zwischen den werdenden Eltern Ausdruck in der Frage, ob die Geburt gefilmt werden soll oder nicht. Zur H. findet die Hauptfigur Klaus auch keinen Kontakt,
alles bleibt ihm so fremd wie die unverständli-
chen Kurven des Kardiotokographen, die nur
von der H. entschlüsselt werden können. H. werden in der Literatur an Stellen, welche die Geburt als Stadium zwischen Leben und Tod beschreiben, zur Erhöhung der Spannung eingesetzt und in der zeitgenössischen Literatur aus
Sicht der Anwesenden als Werkzeuge der Technisierung behandelt. Es fehlen literarische Werke von H., die sich selbst einen Platz in den Erzählungen geben.

Heidi Schnettler: Die Geburt als Thema biographischer
    Literatur. In: Die Hebamme 18 (2005), S. 110–114
Christine Loytved: Hebammen und ihre Lehrer. Wende-
    punkte in Ausbildung und Amt Lübecker Hebam-
    men (1730–1850), Osnabrück 2002
Eva Labouvie: Beistand in Kindsnöten: Hebammen und
    weibliche Kultur auf dem Land (1550–1910), Frank-
    furt/M. 1999
Christian Lauritzen: Und hat ein Kind geboren.
    Schwangerschaft und Geburt im Spiegel der Litera-
    tur, Ulm 1992
Dietrich v. Engelhardt: Hebamme. In: Dietrich v. Engel-
    hardt (Hg.): Medizin in der Literatur der Neuzeit.
    Bd. I, Darstellung und Deutung, Hürtgenwald 1991,
    S. 318–319

C.L.

Heilversuch   →Experiment

Heimweh   Das H. (frz. hemvé, mal du pays)
galt zwischen dem späten 17. und frühen 20. Jh.
als schwere Krankheit (→Gesundheit und
Krankheit), die einen letalen Ausgang (→Tod)
nehmen konnte. Sie wurde um 1690 mit dem
Neologismus »Nostalgie« (lat. nostalgia; gr. nos-
tos: Heimkehr; algia: Schmerz, Leid) belegt.
→Symptome sind u.a. Traurigkeit (→Trauer),
Absonderung von Mitmenschen, stetes Denken
an und Sprechen von der Heimat, qualvolle
→Träume von der Heimat, Appetitlosigkeit oder
Abmagerung. Als besonders anfällig galten v.a.
Schweizer Söldner im Ausland, daneben aber
auch Bewohner ländlicher oder alpiner Gegen-
den, die man als tief in ihrer Heimat verwurzelt
ansah. Das einzige Heilmittel für einen Heimwehkranken sah man in der sofortigen Heim-

kehr; sonst sei das H. tödlich. Da das H. lange
Zeit als Schweizer Besonderheit galt, wurde es
auch oft als ›Schweizerkrankheit‹ bezeichnet. In
der Medizingeschichte besitzt das H. keine antiken Traditionsvorgaben; es findet sich weder im
Corpus Hippocraticum noch im Werk des Galen.
Begriff wie Diskurs der Nostalgie treten erst im
späten 17. Jh. auf, als der Basler Arzt Johannes
Hofer mit seiner *Dissertatio medica de nostalgia*
(1688) das H. als Krankheit beschreibt. Er leitet
sie aus einer »imaginatio laesa«, einer »kranken
Einbildung« ab, die von einem übermäßigen
Denken an die Heimat und der damit verbunde-
nen Verwirrung der »spiritus animales« herrührt
(→Psychopathologie). Im frühen 18. Jh. wird das
H. zunächst im Kontext von Hofer diskutiert;
sein Traktat wird vielfach nachgedruckt, übersetzt oder bearbeitet. Auch gibt es mit Johann
Jacob Scheuchzers Luftdrucktheorie (*Von dem
Heimwehe*, 1705) das einzige Gegenmodell zu
Hofer; nach Scheuchzer entsteht das H. durch
Verdickung des →Bluts aufgrund des höheren
Luftdrucks im Tal. Gegen Mitte des 18. Jh. wird
die neue Krankheit H. im System der Krankheiten nosologisch verortet und damit zugleich gegen verwandte Phänomene wie →Melancholie
oder →Wahn abgegrenzt. François B. de Sauvages rechnet in seiner *Pathologia methodica*
(1752) das H. zu den »Morositates«, den Krankheiten mit übermäßigem Verlangen, und rückt
es so in unmittelbare Nähe zur →Erotomanie
und Nymphomanie; hingegen wird die Melancholie als Verwirrung des Verstandes davon unterschieden (→Leib und Seele). Dem folgt Carl
von Linné in den *Genera morborum* (1763), während William Cullen in seiner *Synopsis nosolo-
giae methodicae* (1780) das H. der Melancholie
unterordnet. Erst um 1800 löst sich der Heimwehdiskurs von seiner regionalen Bindung an
die Schweiz. Bis zur Mitte des 19. Jh. erscheinen
v.a. in Frankreich, aber auch in England und
Amerika eine Fülle von Traktaten über das H.,
die aber kaum Neues bringen. Denn zu den Ei-
gentümlichkeiten des Heimwehdiskurses gehört
seine starke Intertextualität, das stete Wiederholen der immer gleichen Argumente und Beispiele; konkurrierende Theorien gibt es ebenso
wenig wie neue, empirische →Fallgeschichten.
Der Heimwehdiskurs bewegt sich stets in dem
von Hofer vorgegebenen Rahmen. Einzige Ausnahme ist die deutsche Entwicklung, die das H.

zwischen 1780 und 1850 primär in der →Forensik diskutiert: H. als Ursache von Verbrechen und als Grund für Straffreiheit. Wer zum Tatzeitpunkt heimwehkrank war, ist nur teilweise oder gar nicht zurechnungsfähig für seine Straftaten. Daneben gilt das H. als Ursache von Verbrechen wie Brandstiftung und Kindsmord: Um 1800 häufen sich die Fälle junger Dienstmädchen, die aus H. entweder das Haus ihrer Herrschaft in Brand gesteckt oder die ihnen anvertrauten →Kinder getötet haben, um »nach Hause« zu kommen; mit Abhandlungen wie Hermann Richters *Über jugendliche Brandstifter* (1844) wird das H. in den Diskurs der Pyromanie, also der sog. ›Feuerlust‹ bzw. des ›Brandstiftungstriebs‹, eingebunden. Ab Mitte des 19. Jh. verliert der Heimwehdiskurs an Bedeutung. Zunehmend wird der Status des H. als eigenständige Krankheit bezweifelt: Hermann Hettich stuft es etwa zu einer bloßen Krankheitsursache herab (*Über das Heimweh, hauptsächlich in seinen Beziehungen zur Staatsarzneikunde*, 1840), während es für Ludwig Meyer ein kaum präziser fassbares »Chamäleon der Pathologie« (*Der Wahnsinn aus Heimweh*, 1855) ist. Ab den 1860er Jahren erscheinen nur noch vereinzelt größere Arbeiten über das H.; um 1900 ist der Heimwehdiskurs fast ganz verschwunden. Bedingt wurde dies nicht bloß durch den »epistemologischen Bruch« (Gilles Micounin), durch den mit dem Erscheinen der Neurasthenie das H. abgelöst wird, sondern v. a. durch die stark sich wiederholenden Züge des Diskurses selbst. Daher ist die Dissertation von Karl Jaspers (*Heimweh und Verbrechen*, 1909), in welcher Jaspers die forensische Diskussion zusammenfasst, schon ein Anachronismus.

Begreift man das H. als ein Diskursprodukt, dann kann der Beginn seiner literarischen Verarbeitung erst in das 18. Jh. datiert werden; Homers *Odyssee* oder Ovids *Tristia* und *Epistulae ex ponto* sind in diesem Sinn keine Heimwehtexte. In der Frühphase bis Mitte des 18. Jh. hat die extreme Pathologisierung des H. und seine strikt regionale Einschränkung auf die Schweiz literarische Verarbeitungen weitgehend verhindert. So beschreibt noch Friedrich Schiller in seiner Dissertation *Versuch über den Zusammenhang der thierischen Natur des Menschen mit seiner geistigen* (1780) einen Heimwehkranken als jemanden, »den das fürchterliche Heimweh bis

zum Skelet verdorren gemacht hat«. Nach einem ersten vagen Bezug in Albrecht von Hallers Gedicht »Sehnsucht nach dem Vaterland« (1726) aus dem *Versuch von schweizerischen Gedichten* (1734) bildet die Figur Mignons in Johann Wolfgang von Goethes *Wilhelm Meisters Lehrjahre* (1795/96) die erste große Darstellung von H., wobei deren Sehnsucht nach dem »Land, wo die Zitronen blühn« nicht explizit als H. diagnostiziert wird. Zeitgleich wendet Johann Heinrich Jung-Stillings umfangreicher Erweckungsroman *Das Heimweh* (1794–96) das H. im Sinn einer transzendenten Sehnsucht ins Religiöse. In größerem Maße ist das H. erst nach 1800 in der Literatur präsent; eine zentrale Schnittstelle zwischen medizinischem und künstlerischem H. bildet dabei die Musik. In seiner Hofer-Bearbeitung *De Pothopatridalgia* (1710) erwähnt der Arzt Theodor Zwinger erstmals den Schweizer Kuhreigen als Auslöser des H.; sobald Soldaten diese Hirtenmusik gesungen oder auf Alphörnern geblasen hören, werden sie augenblicklich heimwehkrank. Während zunächst dieser Musik selbst eine inhärente pathologische Qualität zugeschrieben wurde, verallgemeinert dies schon Ernst A. Nicolai in seiner Abhandlung *Die Verbindung der Musik mit der Artzneygelahrtheit* (1745) dahingehend, dass der Kuhreigen die Schweizer an ihre Heimat erinnert und erkranken lässt. Prominent bringt dies Jean-Jacques Rousseau im Artikel »Musique« seines *Dictionnaire de musique* (1767) auf den Punkt: Nicht bloß der Kuhreigen, sondern letztlich jede Musik kann das H. hervorrufen, indem sie als »signe memoratif« fungiert. Von hier aus geht dann das H. in größerem Maß in die Literatur ein und wird dabei zunehmend entpathologisiert. Die Volksliedbearbeitung »Zu Straßburg auf der Schanz'« (1806) aus *Des Knaben Wunderhorn* von Achim von Arnim und Clemens Brentano steht noch ganz im Zeichen dieser pathologischen Wirkung des Kuhreigens; der Schweizer Soldat wird zum Deserteur, denn das »Alphorn hört' ich drüben wohl anstimmen, / Ins Vaterland mußt ich hinüberschwimmen«. Auch in Justinus Kerners Gedicht »Alphorn« (*Gedichte*, 1826) sucht das Ich in »süßer Qual« nach dem Ort, von dem das Alphorn hertönt. Hingegen empfindet das Ich in William Wordsworths Gedicht »On Hearing the Ranz de Vaches on the Top of the Pass of St. Gothard« (1822) aus den

Memorials of a Tour on the Continent (1820) nur »joys« beim Kuhreigen; eine pathologische Kraft kann es in den »modulations« nicht mehr entdecken. In Nikolaus Lenaus »Heimatklang« (1836) aus den *Neueren Gedichten* wird dies dann transzendent gewendet; der »Heimatklang« ist Ursache für die Sehnsucht der Seele nach ihrer göttlichen Heimat. Am Ende steht Siegfried Kracauers Rezension *Heimweh nach Sein* (1929), in der die heimwehauslösende Musik nur noch metaphorisch als »Sprachmusik des Heimwehs« im Sinn von sprachlichen Stilmerkmalen vorhanden ist. Diese Entpathologisierung des H. zeigt sich auch jenseits des Transferraums der Musik. So ist Heinrich Heines Gedicht »Nachtgedanken« (1843) aus den *Neuen Gedichten* das prominenteste Beispiel für politisches H. eines Exilierten; es äußert sich jedoch nicht mehr als tödliche Krankheit, sondern als bloße Schlaflosigkeit. In Gottfried Kellers *Der Grüne Heinrich* (1854/55) sind die Kapitel mit Heinrichs »Heimatträumen« gerade keine Darstellung pathologischer, schmerzhafter Symptome, sondern im Gegenteil die poetisch reichhaltigsten Passagen des Textes. In Wilhelm Raabes *Alte Nester* (1879) ist aus der schweren Krankheit H. die »Quelle aller Poesie« geworden. In den Jahren 1868/69 erscheint der durch seine Verfilmung wieder aktuelle Roman *Die Schwabenkinder. Die Geschichte des Kaspanaze* von Elmar Bereuter. Hier wird die Geschichte eines österreichischen Jungen geschildert, der von seiner verarmten Familie für ein Jahr an süddeutsche Bauernhöfe verkauft wird und dort wie ein Sklave arbeiten muss. Auch aus der Schweiz wurden in gleicher Weise Kinderarbeiter verkauft. Ähnliches ist Thema des Romans *Die schwarzen Brüder* (1941) von Lisa Tetzner. In beiden Büchern nimmt das unsägliche H. der Kinder eine zentrale Stellung ein. Als mustergültiger Heimwehtext gilt auch Johanna Spyris Roman *Heidi's Lehr- und Wanderjahre* (1881). Da der Heimwehdiskurs schon stark an Plausibilität eingebüßt hat, konstruiert die Arzt-Tochter Spyri mit Heidi einen ›hyperrealistischen Fall‹: Ein junges, naturhaftes Mädchen aus den Schweizer Bergen wird in der Großstadt heimwehkrank und zeigt alle typischen Symptome eines »brennenden Heimwehs« wie Traurigkeit, →Halluzinationen, Heimatträume oder Abmagerung (→Anorexie); da ein verständiger Arzt erkennt, dass das Kind vom »Heimweh verzehrt«

wird und fast zum »Geripplein abgemagert« ist, heilt er es durch sofortiges Heimschicken auf die Alm. Diese Trivialisierung zum Kinderbuch prägt das weitere kulturelle Wissen um das H.: Nicht mehr der heimwehkranke Soldat wie im 18./19. Jh., sondern das heimwehkranke Kind ist das Paradigma des 20. Jh.; Steven Spielbergs Film *E. T. the Extra-Terrestial* (1982) ist hierfür symptomatisch. Zwar gibt es im 20. Jh. noch vereinzelt Rückbezüge auf die pathologische Tradition des H., so etwa in Andrej Tarkowskijs Film *Nostalghia* (1983); eine diskursive Basis ist jedoch nicht mehr vorhanden. H. empfindet in gewisser Hinsicht auch der Schriftsteller in Wolfgang Hilbigs Roman *Das Provisorium* (2000). Er darf in den 1980er Jahren die DDR für einige Zeit verlassen, geht nach Westdeutschland und erliegt dort dem Alkohol (→Alkohol und Alkoholismus), weil er sich ganz und gar nicht heimisch fühlt und nicht mehr schreiben kann. Ebenso zeichnet sich die Literatur der Zeit nach der Wende durch ein H. nach einem früheren Zuhause aus, das es so nicht mehr gibt: so z. B. *Zonenkinder* von Jana Hensel (2002).

Klaus Brunnert: Nostalgie in der Geschichte der Medizin, Düsseldorf 1984
Jean Starobinski: Le concept de nostalgie. In: Diogène 54 (1966), S. 92–115
Fritz Ernst: Vom Heimweh, Zürich 1949

                                 S.B.

Hermaphroditismus Von Hermaphroditos, dem zweigeschlechtlichen →Kind des Hermes und der Aphrodite: Zwitterbildung, das Vorhandensein männlicher und weiblicher Geschlechtsorgane in einem Organismus. Als medizinischer Terminus bezeichnet H. eine Störung der Geschlechterdifferenzierung (→Geschlechterdifferenz) beim Menschen (Intersexualität; im Gegensatz zu Transsexualität, der Geschlechtsidentitätsstörung bei biologisch eindeutigem Geschlecht (→Sexuelle Verhaltensstörung)). Bisweilen wird unterschieden zwischen Pseudo-H. (eindeutiges chromosomales Geschlecht mit entsprechenden Keimdrüsen, aber uneindeutigen Geschlechtsorganen und -merkmalen) und echtem H. (mit Ausbildung von sowohl Hoden als auch Eierstöcken bzw. ihrer Verschmelzung (Ovotestis)); meist ist von echtem H. nur bei solchen Lebewesen die Rede, bei denen Doppelgeschlechtlichkeit den Normalfall (→Norm) natürlicher Reproduktion darstellt (z. B. Band- und Ringelwürmer, Schnecken, einige Fischarten, einhäusige Pflanzen und solche mit Zwitterblüten). Bemerkenswert ist, dass der Begriff H. hier überhaupt Verwendung findet. Der mythologische Ausnahmefall bezeichnet also das, was in weiten Bereichen der Natur die Regel ist.

Der Festlegung des medizinischen Terminus H. (bei Galen, 2. Jh. n. Chr.) geht eine lange Reihe mythologischer und künstlerischer, v. a. bildnerischer Verwendungen voraus. Die heutige Sichtweise von Zwitterbildung als Störung relativiert sich erheblich in dem Maß, wie die Geschlechterdifferenzierung nicht zwingend als vorgängig und als Fundament physischer Existenz des Menschen gedacht wird. Dass Hermaphroditos eigentlich ein Jüngling sei und seine Zweigeschlechtlichkeit Effekt einer späteren Verwandlung, ist die erst seit Ovid festgeschriebene Variante (s. u.) und wäre zu kontrastieren mit dem Mythologem seiner Eingeschlechtlichkeit von →Geburt an (worauf sein Name hindeutet). In diesem Verständnis verweist Hermaphroditos auf archaische Vorstellungen von zweigeschlechtlichen Gottheiten, aber auch auf den Mythos vom ursprünglich doppelgeschlechtlichen Menschen, der in Platons *Symposion* (dt. *Das Gastmahl*) die gesamte abendländische Liebestheorie (→Liebe) begründet. Obwohl an der Peripherie der Geschlechterordnung stehend, rückt der H. somit als exemplarischer Fall von Geschlechtertrennung und -vereinigung in ihr Zentrum. Aus dieser Exemplarität erklärt sich, dass dem H. immer auch der Charakter des Monströsen (→Missbildung) zugeschrieben wurde, von dem ausgehend sich die Möglichkeit oder Unmöglichkeit seiner Einfügung in eine (metaphysische oder taxonomische) Ordnung der Natur diskutieren ließ. So klassifizieren zeugungstheoretische Traktate des 16. Jh. den H. als Sonderfall, bei dem die männlichen und weiblichen Anteile im Zeugungsakt genau gleich verteilt seien, beschäftigen sich aber auch mit der Frage, ob Hermaphroditen tatsächlich zweigeschlechtlich, also anatomische Wunder, oder nur deformierte Männer bzw. Frauen seien. Darüber hinaus wird zu dieser Zeit erwogen, dass Männliches und Weibliches nicht kategorial voneinander getrennt, sondern nur verschiedene Ausprägungen ein und desselben Geschlechts

seien. Nach dem one-sex-model wäre H. die Kennzeichnung von Geschlechtlichkeit überhaupt. Demgegenüber ist die Wendung hin zur modernen Sexualbiologie und -politik dadurch markiert, dass eine Existenz zwischen den Geschlechtern nicht nur als Grenzwert von Geschlechterdifferenz, sondern als deren dramatische Herausforderung und somit als Bedrohung der generativen Ordnung (→Generation) gesehen wird. Seit dem späten 18. Jh. wird der H. definitiv zur Sache der Medizin, die jedem →Körper sein wahres Geschlecht zuweist und bei Zweideutigkeiten operativ einschreitet. Der exemplarische Status der Hermaphroditen dokumentiert sich, v. a. im 19. Jh., in einer Fülle medizinischer →Fallgeschichten. Die aktuelle →medizinische Forschung bezieht sich in ihren Stellungnahmen zum H. zunehmend auf Erkenntnisse der kulturwissenschaftlichen gender-Theorie und reformuliert zudem die Frage nach dem Geschlechtsunterschied auf genetischer Ebene (→Genetik). Verbände wie die Intersex Society of North America wenden sich gegen die chirurgische und hormonelle Einpassung in den biologischen Geschlechtsdimorphismus.

Der klassische literarische Ort des H. sind die *Metamorphosen* des Ovid (um 8 n. Chr.). Wie überall in diesem Werk zeigt sich in der Geschichte des Hermaphroditos (IV, 288–388) an der Brillanz der Darstellung, wie sehr hier der Mythos schon in seine Rezeption übergegangen ist. Mit besonderer Aufmerksamkeit ist die Frage des Namens behandelt, ganz offensichtlich im Bewusstsein darum, dass sich an seiner vorzeitigen Nennung die uneindeutige Geschlechtsidentität des Helden schon vor der Verwandlung ablesen ließe. Am Anfang der Passage heißt es, der Knabe trage den Namen beider Eltern, aber diese Namen werden verstellt: statt Hermes wird Merkur, statt Aphrodite der Herkunftsname Kythereia genannt. Der Name Hermaphroditos erscheint erst dann im Text, als die Verwandlung abgeschlossen ist. In der Erzählung von der Liebe der Teichnymphe Salmakis zu dem schönen badenden Jüngling fällt außerdem ein subtiles Blickarrangement auf, in dem Augen (→Sinneswahrnehmung), Spiegel und das klare Wasser einander reflektieren; die Umschlingung des Helden durch die Nymphe, die zusammen mit ihrer Anrufung der Götter die Verschmelzung der beiden in einen Zwitterleib bewirkt, wird mit einer Reihe zoologisch-botanischer Vergleiche kommentiert (ineinander verschlungene kämpfende Tiere, ein von Efeu überwucherter Stamm, aufeinandergepfropfte Zweige). Literarische Gestaltungen des H., die sich explizit mit der mythologischen Gestalt beschäftigen, beziehen sich sämtlich auf Ovid. So verstärkt der englische Dramatiker und Epiker Francis Beaumont in seiner Versdichtung *Salmacis and Hermaphroditus or, The Hermaphrodite* (1602) das visuelle Arrangement der Vorlage, nutzt dies aber, um das androgyne Wesen des Hermaphroditos schon vor der Verschmelzung zu betonen: Der ausdrücklich mit Narcissus verglichene Held sieht beim tiefen Blick in die Augen der Salmacis sein eigenes darin gespiegeltes Bild, das als »a far more beauteous nymph« bezeichnet wird. In Algernon Charles Swinburnes Adaption des Mythos, dem Gedicht *Hermaphroditus* (1866), fungiert Zweigeschlechtlichkeit als Idealbild der Ambiguität und Grenzüberschreitung – eine ästhetizistische Herausforderung viktorianischer Sexualmoral (→Sexualität). Die Frage nach dem wahren Geschlecht ist ein grundlegendes Dispositiv v. a. der erzählerischen Literatur. Androgyne und gynandrische Existenzen bevölkern europäische Romane seit dem 18. Jh. (berühmtes Beispiel ist Mignon in Johann Wolfgang von Goethes *Wilhelm Meisters Lehrjahre* (1795/96), ohne dass ein expliziter Bezug auf das medizinische Phänomen des H. vorläge. In erheblicher Komplexität behandelt Honoré de Balzacs Erzählung *Sarrasine* (1830; dt. *Sarrasine*) das Thema der Zweigeschlechtlichkeit. In der aufwändig gerahmten Geschichte eines Bildhauers und seiner Liebe zu einer Sängerin, die sich schließlich als Kastrat herausstellt, stehen zusammen mit der Geschlechterunterscheidung auch andere Dichotomien wie die von Kunst und Leben, aber auch die von Innen und Außen oder Rechts und Links zur Debatte, so dass mit der Verunklarung der Geschlechtergrenzen eine fundamentale Desorientierung einhergeht. In souveränem und ironischem Rückgriff auf die mythologisch-literarische Tradition, aber auch auf die Medizin- und Kulturgeschichte des H. erzählt Jeffrey Eugenides' *Middlesex* (2002; dt. *Middlesex*) die Geschichte eines Hermaphroditen als Generationenroman. Calliope, Tochter griechischer Einwanderer in Detroit, die sich in ihrer Pubertät als Hermaphrodit entpuppt, berich-

tet im Rückblick von den eigenen Erlebnissen und von der familiären Vorgeschichte. Im wiederkehrenden Motiv des Inzests wird sowohl das mythische Problem der Schuld als auch das biologische des Erbguts thematisiert; die genetische Lokalisierung des Chromosomen-Defekts, der zum H. des Protagonisten geführt hat, bildet sich ab auf die genealogische Chronologie des Erzählens.

Stefan Willer: Literarischer Hermaphrodismus. Intersexualität im Familienroman, 2002. In: Florian Steger, Bettina von Jagow (Hg.): Repräsentationen. Medizin und Ethik in Literatur und Kunst der Moderne, Heidelberg 2004, S. 83–97
Ursula Kuhnle, Wolfgang Krahl: Geschlechtsentwicklung zwischen Genen und Hormonen. Worin liegt der Unterschied zwischen Mädchen und Jungen, Männern und Frauen? In: Monatsschrift Kinderheilkunde 151 (2003), S. 586–593
Herculine Barbin, Michel Foucault: Über Hermaphroditismus, Frankfurt/M. 1998
Alice Domurat Dreger: Hermaphrodites and the Medical Invention of Sex, Cambridge 1998
Michel Serres: L'hermaphrodite. Sarrasine sculpteur, Paris 1987

St.W.

Herz Das H. wird im europäischen Kulturraum seit der Antike unumstritten als Organ der physiologischen und seelisch-geistigen Lebensmitte gedeutet. Es ist zugleich der Ort personaler Selbstbestimmung (→Autonomie), emotionaler Erkenntnis – »Man sieht nur mit dem Herzen gut« (→Affekte), konstatiert Saint-Exupéry (*Le petit prince*, 1943; dt. *Der kleine Prinz*) –, der Selbstverfügung und besonders der Identitätsbildung des Menschen, Mittelpunkt des →Körpers, Sitz aller Lebenskraft und Verkörperung menschlicher Emotionalität insgesamt. Dem H. werden dabei nahezu immer personale Eigenschaften zugesprochen: Es klopft, bebt, pocht, brennt, leidet, blutet, hüpft, schmachtet, bricht, zerspringt, zittert, flattert, ist bedrückt, aufgeregt, verhärtet, ist eng, weit, offen. Zahllose kultur- und sozialgeschichtliche Aspekte belegen dies unzweideutig: Redewendungen, Inhalte der Märchen- und Sagenwelt, der epischen Dichtung, der Poesie, prinzipiell in der Kunst als polymorph-erotisches Symbol, und nicht zuletzt Theologie und Laienfrömmigkeit wären hier in aller Reichhaltigkeit auszubreiten. Nicht zu Unrecht hat der Literaturkritiker Marcel Reich-Ranicki das H.

einmal als den »Joker« der Dichtung bezeichnet. Zurückverfolgen lässt sich die Motivbedeutung des H. in der deutschsprachigen Literatur bis ins Mittelalter. So schreibt Konrad von Megenberg in der Mitte des 14. Jh.: »wan diu nâtur hât dazs herz gesetzt ze mitelst in den leip, dar umb, dazs ezs ain prunn und ain ursprinch ist der kreften aller andern glider, und ist ain schatzlädlein des lebens«. In Johann Heinrich Zedlers *Großes vollständiges Universal-Lexikon* heißt es 1735 mechanistisch sachlich: »Das Hertz ist nach einiger Meynung nicht die Werckstatt des Blutes, sondern allein gleichsam das Druckwerck, wodurch das Blut nebst denen andern Säfften in dem Leibe umgetrieben wird. Und weil an solchem Umlauffe das Leben des Cörpers gelegen, immassen, so bald derselbe gehindert oder aufgehalten wird, Kranckheit und selbst der Tod entstehet, so wird nicht ohne Grund, das Hertz vor die Quelle des Lebens, und vor dasjenige, so an dem Menschen am ersten lebet, und am letzten stirbet, angegeben« (→Mechanismus). Das H. ist zugleich in unserem Kulturraum spätestens seit dem klassischen Altertum der Ort höchster Vulnerabilität (→Wunde). Jahrhunderte lang galten Herzwunden als tödlich. Von einem materiellen Fremdkörper vorsätzlich-gewaltsam oder unglücklich ›ins H. getroffen‹ worden zu sein, stand gemeinhin für den unwiderruflichen Verlust der physiologischen, seelisch-emotionalen und geistigen Lebensmitte (→Leib und Seele). Das irdische Schicksal des Getroffenen war besiegelt, denn sein Zentralorgan war zerstört. Die landläufige Auffassung war daher auch, dass schon ›alle Verletzungen desselben tödlich‹ sein müssten. Besonders wird dies in der Volkskunde deutlich, in der Magisches die Herzsymbolik bestimmt. Herzamulette und Herzbildzauber werden als Abwehrkräfte gegen Feinde, Dämonen und Krankheiten (→Gesundheit und Krankheit), aber auch als Liebesmittel (→Liebe) eingesetzt. Neben Ab- und Nachbildungen des H. aus Gebäck oder Wachs wurden die H. besonderer Tiere (Löwe, Hirsch, Geier, Fledermaus) gegessen, aufgelegt oder stellvertretenden Verletzungen (Herzstich) unterzogen. Hintergrund hierfür ist der Umstand, dass das H. im Volksglauben bis heute Reste der Lebenskraft auch über den →Tod hinaus birgt. Die Vernichtung dieser Restlebenskraft nach dem Erlöschen des Lebens ist nur durch die postmorta-

le Zerstörung des Organs möglich. In der Vampir-Mystik des 18. und 19. Jh. kommt der Verbrennung und Pfählung des Vampirherzens besondere Bedeutung zu. Von der Pfählung ungarischer Vampire berichtet bereits die Arbeit eines französischen Abts, die 1751 ins Deutsche übersetzt wurde und beim Publikum außerordentlich beliebt war. In einem Fall wurde die Leiche des Deutsch-Ungarn Arnold Paul, den man des Vampirismus verdächtigt hatte, noch 40 Tage nach der Bestattung exhumiert. Vergleichbare Vorstellungen finden sich beim Herzstechen von Bildern oder Figurinen, durch das der Porträtierte geschädigt oder emotional, meist erotisch, beeinflusst werden sollte. Der Vernichtungszauber durch den Herzstich ist seit dem 19. Jh. im Volksglauben ganz Europas verbreitet. So führt im niederländischen Liebeszauber der Herzstich an der Herz-As-Karte zur Vernichtung des Liebhabers. Auf Amrum dachte man, durch den Stich in die Herzgegend eines Wachsbildes eine Person krank machen zu können. In Luxemburg sollte durch den Stich in einen mit Wasser gefüllten Eimer der Hexe tötend ins H. gestochen werden. Das gleiche Motiv taucht in vielen Freimaurersagen auf, in denen die Bilder untreuer oder frevelnder Mitglieder in der Herzregion durchstochen werden, um so den Frevel oder Verrat zu sühnen. Wenn etwa in der Oberpfalz eine Liebhaberin um Mitternacht eine Kerze mit der folgenden Beschwörungsformel durchstach: »Ich stech das Licht, ich stech das Licht, ich stech das H., das ich liebe« so deshalb, weil das H. auch als Sitz der Liebe verstanden wurde. Den untreuen Liebhaber sollte durch den gleichen Zauber der Tod treffen. In England lautete ein vergleichbarer Zauberspruch: »It is not this candle alone I stick / But A. B's heart I mean to prick / Whether he be asleep or awake / I'd have him come to me and speak«. Eingang aus dem Mystisch-Volkskundlichen in die Literatur fand etwa das Symbol des Herz-Essens, mit dem eine geliebte Person gebunden werden soll, in den Isis-Osiris-Mythos, wie er literarisch bei Robert Musil (»Isis und Osiris« aus *Gedichte*, 1923) und in der Rezeption noch bei Ingeborg Bachmann (*Der Fall Franza*, postum 1978) aufleuchtet.

Literarisch tritt das H. in der →Metaphorik aller Kulturen und Epochen, so auch in Europa seit der Antike, in großer Dichte in Erscheinung; es gilt als physiologischer und emotional-seelischer Mittelpunkt des Lebendigen. In erster Linie steht es als Symbol für die erfüllte oder erwartete Liebe wie in zahllosen Beispielen, etwa bei Else Lasker-Schüler (*Mein Herz*, 1912), oder für echtes oder falsches →Mitleid wie bei Stefan Zweig (*Ungeduld des Herzens*, postum 1963). Anders als in der theologischen, der philosophischen oder der ökonomischen Fachprosa sind dabei unmittelbare Bezüge auf die konkrete Physiologie oder Pathologie des Herzens selten. Sie spielen allenfalls in der mechanistisch-cartesianischen und in der physikotheologischen Literatur um 1800 eine Rolle. Metaphorische Konnotationen hingegen sind häufig, so etwa die bei Thomas Hobbes (*Leviathan*, 1651; dt. *Leviathan*), wo der Geldkreislauf im Staat mit dem des →Blutes im Körper verglichen wird, was bei Hobbes erstaunlich früh nach der Veröffentlichung der Blutzirkulationstheorie Harveys (1628) geschieht. In der schönen Literatur überwiegt der metaphorische Einsatz des H. (einschließlich der Exzerpt-Literatur der Herzensworte) bei Themen wie Liebe und Leid, Hass oder Zuneigung, Geiz oder Freigiebigkeit. Gattungsexemplarisch finden sich hierfür in der Märchenliteratur des 19. Jh. zahllose Beispiele. Wilhelm Hauff (*Das kalte Herz*, 1828) etwa steht hierfür oder auch das Froschkönig-Märchen von Jacob und Wilhelm Grimm (*Der Froschkönig oder der eiserne Heinrich*, 1812/57): »Heinrich, der Wagen bricht.« / »Nein, Herr, der Wagen nicht, / es ist ein Band von meinem Herzen, / das da lag in großen Schmerzen, / als Ihr in dem Brunnen saßt, / als Ihr eine Fretsche (Frosch) wast (wart).« Genannt werden muss in diesem Zusammenhang auch E.T.A. Hoffmanns Nachtstück *Das steinerne Herz* (1817). Im Roman- und Novellenwerk des 19. und 20. Jh. taucht das H. als Metapher oder Symbol häufig in Titeln auf, so bei Gustave Flaubert (*L'éducation sentimentale*, 1869; dt. *Die Erziehung des Herzens*), Guy de Maupassant (*Notre cœur*, 1890; dt. *Unser Herz*), Joseph Conrad (*Heart of darkness*, 1902; dt. *Herz der Finsternis*), Heinrich Mann (*Das Herz*, 1910), Alfred Döblin (*Der Oberst und der Dichter oder das menschliche Herz*, 1946), Carson McCullers (*The Heart is a Lonely Hunter*, 1940; dt. *Das Herz ist ein einsamer Jäger*) und anderen. Die konkrete Erkrankung aber, die Pathologie des H., spielt keine zentrale Rolle im literarischen Krankheitsgeschehen – Schwindsucht (→Tuberkulose), Al-

koholismus (→Alkohol und Alkoholismus), →Syphilis und Geisteskrankheiten (→Psychiatrie) dominieren –; sie ist indes gelegentlich anzutreffen, so etwa bei Honoré de Balzacs philantropischem Landarzt Dr. Bénassis (*Le médecin de campagne*, 1833; dt. *Der Landarzt*) oder bei Emile Zolas Doktor Pascal (*Le docteur Pascal*, 1893; dt. *Doktor Pascal*). Bereits des sündhaft lebenslustigen Bénassis' erste Geliebte war herzkrank gewesen und hatte ihm einen ebenfalls herzkranken Sohn geschenkt, der jung gestorben war. Auch dem →Landarzt, der sich neben seiner medizinischen Tätigkeit in vielen kommunalen Projekten erschöpfend engagiert und sich v.a. des in seiner Region endemischen Zwergwuchses annimmt, fällt bald neben der Gicht eine eigene Schwäche des H. auf, die er beobachtet und der er im (Herz-)Schlaganfall erliegt. Bénassis Philanthropie, seine eigene Krankheit und schließlich sein Sterben am kranken H. bewirken Vergebung für ein früheres sündhaftes Leben. Auch der wissenschaftlich engagierte Arzt Dr. Pascal ist herzkrank. Er beobachtet seine Erkrankung nüchtern, fast distanziert, bis ihm ein Anfall von Angina Pectoris die Dramatik der Erkrankung verdeutlicht. Zwei Stunden bevor seine schwangere Verlobte Clotilde von einer längeren Reise zurückkehrt, erliegt Pascal seinem Herzleiden. Zuvor war es ihm noch gelungen, seinen eigenen Tod in seinen wissenschaftlichen Beobachtungen antizipierend zu dokumentieren: »Gestorben an Herzkrankheit, 7. November 1873; was wird mit dem 1874 zur Welt kommenden Kind?« – Der Herztod vollzog sich dann dramatisch still: »Pascal starb. Sein Gesicht war blau; er mühte sich zu atmen, spitzte die Lippen seines armen Mundes, wie ein kleiner Vogel den Schnabel für einen letzten Luftschnapp öffnet, und war tot.« Das unmittelbar zuvor fertig gestellte Manuskript seiner Erblichkeitsforschungen wird verbrannt und geht mit dem Autor zugrunde. Ein ungewöhnlich starkes H. hat bei Zola der trunksüchtige (→Sucht) Zinkarbeiter Coupeau (*L'Assommoir* (1877; dt. *Der Totschläger*) während seiner letzten Tage im →Krankenhaus, wo ihn Gervaise regelmäßig besucht, bis sein H. doch den aussichtslosen Kampf gegen den zitternden und tanzenden Körper verliert und Coupeau im Delirium endet. Am H. sterbenskrank ist auch William Faulkners Doktor Martino (*Doctor Martino*, 1931; dt. *Doktor Martino*), als er sich an einen Kurort am Mississippi begibt, da er unter einer schweren Koronarsklerose leidet. Herzkrank ist auch Dr. Schiwago in Boris Pasternaks gleichnamigem Roman (*Doktor Živago*, 1957; dt. *Doktor Schiwago*), für den seinem Verfasser bereits ein Jahr nach der italienischen Erstveröffentlichung der Literaturnobelpreis zugesprochen wurde, auf dessen Entgegennahme er allerdings auf Weisung der sowjetischen Regierung verzichten musste. Schiwago wundert sich über seine angegriffenen Herzkranzgefäße: »Dabei bin ich noch nicht einmal vierzig. Ich trinke nicht und bin auch sonst nicht leichtfertig.« Auch die chirurgische Behandlung des H. hat literarischen Niederschlag gefunden, wobei die Übergänge zwischen realitätsnaher Reportage und Fiktion – etwa in der Transplantationsliteratur (→Transplantation) – fließend sind. Lange galt für den chirurgischen Eingriff am H. das ›noli me tangere‹ jeder direkten Herzberührung. Eine hoffnungslose Prognose auf die zukünftige Entwicklung der Herzchirurgie wagte noch 1896 Stephan Paget, als er schrieb: »Die Herzchirurgie hat vermutlich die Grenze erreicht, welche die Natur aller Chirurgie gesetzt hat. Keine neue Methode und keine neue Entdeckung kann die natürlichen Schwierigkeiten überwinden, die eine Herzwunde bietet.« Noch im gleichen Jahr sollte der Frankfurter →Chirurg Ludwig Rehn, Professor der dortigen Universität und Chef der städtischen Krankenanstalten, durch eine gewagte →Operation eine neue Epoche der Chirurgie insgesamt begründen. Ihren im deutschsprachigen Raum vielleicht ersten literarischen Niederschlag fand die Herznaht im Roman *Mensch gegen Mensch* (1919) des jüdischen Arztes und Schriftstellers Ernst Weiß (1882–1940). In einer klinischen Hörsaaldemonstration muss der Medizinstudent Alfred Dawidowitsch im Sommer 1914 – zwischen Sarajevo und Kriegsbeginn – die Herzoperation an der geisteskranken Morphinistin Milada miterleben, in die er sich wenig zuvor bei einer psychiatrischen Visite verliebt hatte. Milada hatte sich mit Alfreds Schreibgerät, einem Federhalter – entwendet während einer Visite – durch einen Herzstich selbst zu töten versucht. Das H. kann vom Herzbeuteldruck (»Herztamponade«) entlastet werden, die Herznaht gelingt, wiedergegeben in einer an Reportagedramatik kaum zu überbietenden Operationsschilderung, die wohl vorbildlich für eine ähnliche Szene im späteren Spielfilm (Ferdinand Sauerbruch, *Das war mein Leben*, 1954) wurde, während sie im gleichnamigen autobiographischen Konstrukt Sauerbruchs (*Das war mein Leben*, 1951) fehlt. Alfred Dawidowitsch bleibt über die Genesung der Herzverletzung hinaus bei Milada, bis der →Krieg sie trennt. Zuvor sollte Alfred noch einmal mit einem H. in Berührung kommen, nun direkt und nicht heilend, sondern das →Leben beendend. →Patient war der unmenschlich leidende Lebenskünstler Ludwig Lessing. Eine erste Operation hatte die Aussichtslosigkeit jeder →Therapie erwiesen. Die →Anästhesie war Alfred Dawidowitsch anvertraut worden. Ein Erholungsurlaub hatte Lessing zwar geholfen, den Krankheitsprozess unterdessen nicht aufgehalten. Unsägliche →Schmerzen führen Patient und Narkotiseur wieder zusammen. Alfred hat eine erneute Operation vorzubereiten, von der außer Lessing alle wissen, dass sie die Leiden des Patienten nur verlängert. Alfred zieht daraus die für ihn einzig mögliche ärztliche Konsequenz: »Mit konzentrierter Güte schüttete Alfred Schmerzvernichtung in seinen Bruder Lessing. Er hatte die Injektionsspritze mit Sublimat gefüllt, stach sie schmerzlos schnell zwischen die sparren Rippen durch, entgegen dem hochzuckenden H. ›Nicht hier!‹ sagte Lessing, ›o Gott!‹ In einem Zuckkrampf endete sekundenschnell ein Mensch.«. Die Tötung durch Verletzung des H. ist auch Thema der Kriegsliteratur. Der Kriegsteilnehmer Alexander Moritz Frey (1881–1957) schildert in seinem Feldsanitätsroman (*Die Pflasterkästen*, 1929) die kleinen Ursachen, die den unwiderruflichen Herztod bewirken konnten. Ein Sanitätsschreiber wird 1918 an der Westfront von einem Granatsplitter ins H. getroffen und stirbt schnell: »Und als sollte […] demonstriert werden, durch welche Kleinigkeiten man um die Ecke gebracht werden kann […], bekommt eines Morgens der jüngere der beiden Kanzlisten ein Splitterchen in Linsengröße ab. […] ›Da ist offenbar etwas ganz Kleines mitten ins Herz gedrungen‹ […].« Der Herzschuss als zentrales literarisches Thema oder Titelelement bleibt selten. Wir finden ihn im Kriminalroman bei Ernst Friedrich Pinkert (*Herzschuss*, 1919) und Herbert O. Glattauer (*Der Herzschuss*, 2003) oder in der gleichnamigen Novelle bei Anna Langhoff (*Herzschuß*, 1986).

Georg Berkemer, Guido Rappe (Hg.), Das Herz im Kulturvergleich, Berlin 1996

Wolfgang U. Eckart: »Mitten ins Herz getroffen« - Herz und Gewalt. In: Susanne Hahn (Hg.): Herz - Das menschliche Herz - Der herzliche Mensch, Begleitbuch zur Ausstellung »Herz«, Dresden 1995, S. 49-68

Heinrich Schipperges: Die Welt des Herzens - Sinnbild, Organ, Mitte des Menschen, Frankfurt/M. 1989

Hermann Mannebach: Hundert Jahre Herzgeschichte - Entwicklung der Kardiologie 1887-1987, Heidelberg 1988

Noubar Boyadjian: Das Herz, seine Geschichte, seine Symbolik, seine Ikonographie und seine Krankheiten, Antwerpen 1980

W.U.E.

Herzleiden →Herz

Hirnforschung →Gehirn

HIV →AIDS

Hören →Sinneswahrnehmung

Hof- und Leibarzt

Die Aufmerksamkeit wird in besonderem Maße über die medizinische Therapie hinaus auf die soziale Stellung der →Ärzte im Wandel der Geschichte gelenkt. Mit dieser Arztgestalt wird die Verbindung von ärztlichem Handeln und politischem Engagement thematisiert, die auf ihre Weise auch für den →Landarzt Geltung besitzt. Ärztliche →Diagnose und →Therapie erhalten durch Ansehen und Macht der →Patienten des H. weitere Dimensionen. Die sozialkulturellen Veränderungen wirken sich auch auf die Literatur, ihre Themen, Gestalten und Strukturen aus; zahlreiche Autobiographien geben ein entsprechendes Zeugnis ab. Mit dem Untergang der Monarchie und Aristokratie geht auch der H. unter; eine gewisse Fortführung findet er im Hausarzt und v. a. in den Ärzten hoher Politiker, reicher Personen und Repräsentanten der Medienwelt.

Der H. tritt in der Literatur v. a. früherer Jh. und recht häufig auch im Drama auf, z.B. in Stücken von William Shakespeare (*King Lear*, 1605/06; dt. *König Lear*; *Macbeth*, 1606; dt. *Macbeth*; *Cymbeline*, 1611; dt. *Cymbeline*), John Lyly (*Midas*, 1592), Thomas Shadwell (*Epsom-Wells*, 1672), George Chapman (*The Gentleman Usher*, 1601), John Webster (*Duchess of Malfi*, 1614; dt. *Die Herzogin von Amalfi*), Johannes Riemer (*Von der erlösten Germania*, 1681; dt. *Von hohen Vermählungen*). H. finden sich auch in der Literatur des 18. und 19. Jh., kommen seit dem 20. Jh. dagegen seltener vor. Historische Romane und Erzählungen lassen naturgemäß H. der Vergangenheit lebendig werden. Die L. in Iwan Iwanowitsch Laschetschnikows *Poslednij Novik* (1833; dt. *Die Eroberung Livlands*) und *Basurman* (1838; dt. *Der Fremde*) führen in die Verhältnisse Russlands im 16. und 17. Jh. ein. In Heinrich Manns *Die Vollendung des Königs Henri Quatre* (1935/38) sowie Thomas Manns Roman *Königliche Hoheit* (1909) spielen H. eine Rolle. In Thomas Manns Schauspiel *Fiorenza* (1905) tritt auch Lorenzo il Magnificos L. Pierleone aus dem 15. Jh. auf, der als Arzt zwischen Mittelalter und Neuzeit für die Therapie sorgfältig »die Gunst der Sternenstunde« berechnet. Per Olov Enquist schildert in *Livläkarens besök* (1999; dt. *Der Besuch des Leibarztes*) das tragische Schicksal von Johann Friedrich Struensee am dänischen Königshof des ausgehenden 18. Jh. Unter einem L. wird nicht nur der Arzt für eine bestimmte Person - meist höheren Ranges - verstanden, vielmehr wird durch diese Bezeichnung in der Vergangenheit auch der Gegensatz zum Seelenarzt (→Leib und Seele, →Psychiatrie) angezeigt. In Hans Jakob Christoffel von Grimmelshausens *Der Abenteuerliche Simplicissimus Teutsch* (1669), der wichtige Aufschlüsse zur sozialen Stellung des Arztes seiner Zeit enthält, werden Seelen- und Leibärzte neben Feldschern und Barbieren dargestellt. Ebenso kann der L. als Arzt für innere Krankheiten mit dem →Chirurgen oder Wundarzt konfrontiert werden. Nach Johann Wolfgang von Goethe in *Wilhelm Meisters Wanderjahre* (1821/29) werden L. nur selten, Wundärzte dagegen zu jeder Zeit gebraucht. Die ärztlichen Aufgaben des H. und L. sind ebenso vielseitig wie das Spektrum seines Verhaltens und seiner Einstellungen. Rückschrittlich und selbstsüchtig erscheint der H. Mirzah Ahmaq in dem Roman *The Adventures of Hajji Baba of Ispahan* (1824; dt. *Die Abenteuer des Hadji Baba von Isfahan*) des englischen Diplomaten und Persienkenners James Morier. Als Leibchirurg des französischen Königshauses ist der berühmte Ambroise Paré in Honoré de Balzacs historischem Roman *Sur Cathérine de Médicis* (1831–41; dt. *Katharina von Medici*) tätig. Von Viktors unterschiedlichen medizinischen Aufgaben als L. am Hofe des Fürsten wird in Jean Pauls *Hesperus* (1795) weniger berichtet als von seinem persönlichen Schicksal, seinen theoretischen Auffassungen und seinen Erlebnissen am Hof. Geistreich erscheint der L. des Fürsten Barsanuph in E. T. A. Hoffmanns *Klein Zaches genannt Zinnober* (1819), der den in seinem Nachttopf ertrunkenen Zaches oder Minister Zinnober zwar nicht mehr zum Leben erwecken, wohl aber eine plausible Erklärung für dessen →Tod abgeben kann. Positive Züge verleiht Leo N. Tolstoj dem L. Villiers in *Vojna i mir* (1868/69; dt. *Krieg und Frieden*), der dem Zaren Alexander in seiner Appetit- und Schlaflosigkeit (→Essen und Trinken, →Schlafen und Wachen) auf Grund der quälenden Bilder von verwundeten und getöteten Soldaten Hilfe verspricht. Meist geht der H. – ebenso wie der Landarzt – nicht in der ärztlichen Tätigkeit auf; er ist bis in das 20. Jh. hinein zugleich und insbesondere eine politische Figur. Ambroise Paré steht bei Balzac als Leibchirurg zwischen den rivalisierenden Parteien und ist überdies wegen seines Übertritts zur reformierten Religion besonders gefährdet. Der mesmeristisch agierende L. Pankratius (Ludwig Tieck, *Die Vogelscheuche*, 1835) (→Mesmerismus) soll eine Verschwörung gegen die Regierung in England vereitelt sowie die Juli-Revolution in Frankreich gefördert haben. Der L. Numa Dati vermag zwar in Conrad Ferdinand Meyers Erzählung *Die Versuchung des Pescara* (1887) die →Wunde des Feldherrn in der Schlacht von Pavia nicht mehr zu heilen, durch seine Verschwiegenheit aber übt er einen entscheidenden Einfluss aus. Wenn Generalarzt und L. Eschrich dem Großherzog in Thomas Manns *Königliche Hoheit* (1909) Bericht über den verkrüppelten Arm (→Missbildung) seines gerade geborenen ersten Sohnes erstatten muss, gewinnt diese Mitteilung für den Großherzog zugleich politische Brisanz. Herrscher müssen sich vor der Macht ihrer Leibärzte schützen. Deshalb veranlasst *Herzog Karl der Kühne* in Werner Bergengruens gleichnamigem Roman (1930) im Burgund des 15. Jh. einen Wechsel seiner L. sowie seiner Beichtväter. H. sind ihrerseits wegen ihres Wissens gefährdet. Auf diese Gefährdung

wird in Bergengruens *Der Großtyrann und das Gericht* (1935) eingegangen. Politische Macht und soziales Prestige können Charakter und Moralität des Arztes korrumpieren (→Bioethik, →Ethik in der Medizin). Der Leibmedikus ist für Jean Pauls Dr. Katzenberger (*Dr. Katzenbergers Badereise*, 1809) der größte Schmeichler am Hof. Ludwig Tiecks L. Pankratius (*Die Vogelscheuche*, 1835) erkennt als Ursache der Bosheit eine selige Wollust, die zu Lügen und gegenseitiger Hetze verleitet. Als H. wird Sir Parker Peps von Charles Dickens (*Dealings with the Firm of Dombey and Son*, 1847/48; dt. *Dombey und Sohn*) bezeichnet, weil er in höheren Kreisen und besonders bei →Geburten zu Rate gezogen wird. Im historischen Wandel bleiben Formen und Funktionen der Vergangenheit erhalten. In Thomas Manns *Königliche Hoheit* wird die Bezeichnung L. als historisch überholt abgelehnt. Ironisch stellt sich Dr. Opispo als L. des amerikanischen Millionärs Stoyt in Aldous Huxleys Roman *After Many a Summer* (1929; dt. *Nach vielen Sommern*) vor. Den literarischen Untergang des H. aus der Sicht des Arztes signalisiert auch der L. Michail Ivanovič mit seiner Kritik am philanthropischen Engagement der Fürstin Vera Gavrilovna in Anton P. Tschechows Erzählung *Knjaginja* (1889; dt. *Die Fürstin*). In Dezsö Kosztolányis Roman *Nero* (*Nero, a véres költő*, 1921; dt. *Nero. Historischer Roman aus der römischen Kaiserzeit*) wird der Kaiser von seinem H. Andromachus, einem Anhänger der antiken Medizinschule der Methodiker, v. a. diätetisch behandelt (→Diätetik). Die Gewandtheit des gepflegten Charondas, H. bei Augustus, ist dem sterbenden Vergil in Hermann Brochs *Der Tod des Vergil* (1945) unangenehm. Viktors Überlegungen bei Jean Paul zum Verhältnis zwischen Ich und Organen ist auf die zeitgenössischen naturphilosophischen und medizinischen Diskussionen um 1800 bezogen. Das ärztliche Handeln im Dualismus von Leib und Seele wird vom L. bei Hoffmann in Kategorien politischer Herrschaft beschrieben. Marguerite Yourcenar lässt in ihren fiktiven *Mémoires d'Hadrian* (1951; dt. *Ich zähmte die Wölfin*) den Kaiser auch von seinem H. Hermogenes berichten, von seinen Bemühungen, vor seinem Arzt die Menschenwürde zu bewahren, von seinem vergeblichen Versuch, von dem jungen alexandrinischen Arzt Jollas eine tödliche Droge zu erhalten.

Elizabeth Lane Furdell: The Royal Doctors, 1485–1714, Rochester 2001

Dietrich v. Engelhardt: Der Hof- und Leibarzt von 18. bis zum 20. Jahrhundert. In: Dietrich v. Engelhardt: Medizin in der Literatur der Neuzeit, Bd. 1, Darstellung und Deutung, Hürtgenwald 1991, S. 196–206

Philipp Vandenberg: Die heimlichen Herrscher. Die Mächtigen und ihre Ärzte. Von Marc Aurel bis Pius XII., München 1991

Vivian Nutton (Hg.): Medicine at the Courts of Europe 1500–1837, London 1990

Heinz Sponsel: Die Ärzte der Großen, Düsseldorf 1976

D.v.E.

Homöopathie Die H. gehört heute neben der Anthroposophischen Medizin und der Phytotherapie zu den drei durch das Sozialgesetzbuch anerkannten besonderen Therapierichtungen und unkonventionellen medizinischen Methoden (→Alternativmedizin). Ihr Begründer ist der deutsche Arzt Samuel Hahnemann (Meißen 1755 – Paris 1843). Theoretische Grundlage dieser Heilweise ist das Simile-Prinzip (»Ähnliches wird mit Ähnlichem behandelt«), das sich ansatzweise bereits im *Corpus Hippocraticum* und in den Schriften des Theophrast von Hohenheim, genannt Paracelsus, finden lässt, aber von Hahnemann durch Prüfungen der →Arzneimittel an Gesunden systematisch erforscht wurde. In seinem Hauptwerk, dem *Organon* (1810), das in Anbetracht des dogmatischen Grundtons der späteren Auflagen oft als »Bibel der Homöopathie« bezeichnet wird, beschreibt Hahnemann, wie Krankheiten durch eine Fehlfunktion des ganzen Organismus entstehen. Diese könne man an ihren äußeren Zeichen, den →Symptomen, erkennen. Der Arzt müsse, nachdem er die sichtbaren Zeichen der Krankheit genau beobachtet habe, die passende Substanz finden, die bei einem Gesunden ähnliche Symptome verursache (→Gesundheit und Krankheit). Bezeichnenderweise ist es weniger das von Hahnemann 1796 entdeckte Simile-Prinzip, als vielmehr die aufgrund sorgfältiger empirischer Beobachtung von ihm entwickelte stufenweise Verdünnung der homöopathischen Arznei mit einem Wasser-Alkohol-Gemisch, an der sich bis heute die Geister scheiden. Als Hahnemann um 1800 begann, seine →Patienten homöopathisch zu behandeln, konzentrierte er sich zunächst auf das Ähnlichkeitsprinzip, doch bald entdeckte er, dass die verabreichte Substanz, die in hoher Dosis →Gift

sein konnte, um so wirksamer schien, je kleiner die Arzneimittelgabe war. Weiter glaubte er herausgefunden zu haben, dass Verdünnung und Schütteln zu einer engen Verbindung zwischen der Substanz und dem Verdünnungsmittel (Weingeist) führten und entscheidend zur »Arzneikraft-Entwicklung«, wie er es nannte, beitrügen. Als ähnlich kontrovers erwies sich bis heute die von Hahnemann in den 1820er Jahren entwickelte Lehre von den chronischen Krankheiten. Danach sind alle chronischen Leiden auf drei Miasmen, nämlich Psora (Krätze), →Syphilis und Sykosis (Feigwarzenkrankheit) zurückzuführen.

Der Streit um Hahnemann und seine Lehre, der bis heute anhält, hat nicht nur eine kaum noch zu überschauende Kontroversliteratur hervorgebracht, sondern auch ein beachtliches Echo in der literarischen Welt gefunden. Als Stoff für Literaten eignet sich unter anderem das fast romanhaft zu nennende Leben des Begründers der H. Neben mehreren populärwissenschaftlichen Biographien gibt es inzwischen ebenfalls einige historische Romane. Den Anfang machte 1934 der ins Exil gezwungene jüdische Arzt und Schriftsteller Martin Gumpert mit *Hahnemann*, der bereits im Untertitel seines Werks (»die abenteuerlichen Schicksale eines ärztlichen Rebellen«) gleichzeitig Spannung, aber auch Sympathie beim Leser zu wecken versucht. Einige Jahre später und besonders in jüngster Zeit hat Gumpert Nachahmer gefunden, die aber zweifellos über weniger Sachkenntnis und schriftstellerisches Talent verfügen: Otto Schumann, *Der Wanderer ins Ungewisse. Lebensgeschichte des Dr. Ch. F. S. Hahnemann, des Begründers der Homöopathie 1755–1843* (1942), Guido Dieckmann, *Die Gewölbe des Doktor Hahnemann* (2002), Angeline Bauer, *Hahnemanns Frau* (2005), Gisela Dietz *Mit Skalpell und Federkiel. Aus dem Leben des Homöopathiebegründers Samuel Hahnemann* (2005). Als Nebenhandlung kommt die H. bereits im 19. Jh. vor. In Karl Mays Reiseerzählung *Durch die Wüste* (1892) gibt es eine Episode, die von einer Heilung durch H. handelt. Der Erzähler berichtet, wie er zu einer kranken Frau gerufen wird und sie mit einer Arznei (Ignatia) aus seiner homöopathischen Reiseapotheke heilt. Auch in Isabel Allendes Erfolgsroman *La casa de los espíritus* (1982; dt. *Das Geisterhaus*) spielt eine homöopathische Hausapotheke eine Rolle.

Als Clara an starken Angstträumen leidet, versucht ihr Mann, Esteban Trueba, sie mit homöopathischen Mitteln, die er vorrätig hat, zu heilen. Im surrealen Roman *Bernhart* (1989; dt. *Bernhard*) des israelischen Autors Yoel Hoffmann gibt es einen kurzen Auftritt des historischen Hahnemann (wenn auch mit falschem Vornamen!), der sich als Kronzeuge gegen den Materialismus zu erkennen gibt. Sogar ein zentrales Motiv ist die H. in einem Werk Theodor Fontanes. In seinem Roman *Unwiederbringlich* (1891) gibt der Autor einen Einblick in die Welt um die Mitte des 19. Jh., in der die H. bereits in weiten Kreisen bekannt ist und sich einer großen Anhängerschaft im bürgerlichen Milieu erfreut. Nicht nur die Hauptfigur, der etwas einfältige Graf Holk ist von den homöopathischen Wunderkuren (→Kurort) eines Tierarztes, der sich in der Gegend niedergelassen hat, beeindruckt. Auch sein Schwager Arne bezieht in einem Gespräch über den Tierarzt für die H. Partei und spricht vom »Triumph eines neuen Prinzips« in der Heilkunde. Fontanes Interesse an diesem Thema und seine Detailkenntnisse der homöopathischen Lehre dürften mit seiner Apothekerausbildung zusammenhängen. Im autobiographisch geprägten Schelmenroman *Die Inseln des zweiten Gesichts* (1953) des niederrheinischen Erzählers Albert Vigoleis Thelen ist die H. gleichfalls ein Leitmotiv. Auch hier geht es um Selbstmedikation mittels H. Beatrice, eine der zentralen Figuren dieses pikaresken Romans, ist eine Laienheilerin, die sich sogar zutraut, die Syphilis ihres Bruders Zwingli mit homöopathischen Mitteln zu heilen. Aber nicht nur als Motiv, sondern auch als Metapher (→Metaphorik) kommt die H. in diesem Roman vor: Der Held des Romans, Vigoleis, spielt auf den Nationalsozialismus, der den Autor übrigens ins Exil zwang, mit dem Satz an: »Gegen nationale Vergiftung hat Hahnemann und seine Schule kein gleiches Fürgift im Reiche der Natur gefunden.« In der autobiographischen Literatur taucht die H. ebenfalls auf, was angesichts der Verbreitung dieser Heilweise in der Bevölkerung nicht überrascht. So erwähnt George Bernard Shaw seine kritische Einstellung zur H. in seiner medizinkritischen Essaysammlung *Doctor's Delusions, Crude Criminology, and Sham Education* (1932; dt. *Des Doktors Dilemma. Komödie in fünf Akten*). Ebenfalls nicht gut weg kommt die

H. in den Erinnerungen (*At Home in the World. A Memoir*, 1998; dt. *Tanzstunden. Mein Jahr mit Salinger*) der amerikanischen Journalistin und Schriftstellerin Joyce Maynard an ihre gemeinsamen Jahre mit dem Erfolgsautor J. D. Salinger, dessen im Alltag zur Schau gestellte große Sympathie für die H. sie persifliert. Dass sich die H. als Gegenstand der Satire eignet, kann man bereits in der Kontroversliteratur des frühen 19. Jh. erkennen, wo Hahnemanns Lehre mit spitzer Feder beschrieben oder lächerlich gemacht wird. In der Belletristik findet man ebenfalls karikierende Darstellungen, beispielsweise bei Anton Tschechow in seiner Kurzgeschichte *Simuljant* (1885; dt. *Der Simulant*). In einer Art Burleske wird dort die in Russland gegen Ende des 19. Jh. äußerst populäre H. der Lächerlichkeit preisgegeben und das angeblich Sektiererische an ihr gegeißelt. Der Dichter Eduard Mörike äußert sich in einem Gedicht, das mit »Scherz« überschrieben und in den nachgelassenen Gedichten in *Nachlese II* (postum 1909) verzeichnet ist, in humoristischer Form über die H.: »Und gegen dieses Übel [Zwiebelgeruch, R.J.], das sehr unangenehm, hilft selber nur die Zwiebel nach Hahnemanns System.« Ähnliches gilt für den Sechszeiler H. in Eugen Roths Gedichtsammlung *Der Wunderdoktor* (1938). Die H. eignet sich außerdem als poetische Metapher, z.B. bei Heinrich Heine, wo die Liebe zu Frauen mit dem Ähnlichkeitsprinzip verglichen wird (*Memoiren*, 1834), oder bei Jean Paul in *Dr. Katzenbergers Badereise* (1809), wo das Rezensionswesen mit dem Simile-Prinzip in Verbindung gebracht wird. Eine spielerische Namensumbenennung in Wilhelm Raabes *Frau Salome* (1874) geschieht angeblich in Form einer »homöopathischen Kur«. Als politische Metapher dient dagegen die H. in Iwan S. Turgenjews Roman *Otcy i deti* (1862; dt. *Väter und Söhne*), in dem die beiden gegensätzlichen Heilweisen, Allopathie und H., mit den konservativen und revolutionären politischen Strömungen im zaristischen Russland analog gesetzt werden. Später greift Bertolt Brecht diese Revolutionsmetapher in *Me-ti/Buch der Wendungen* (1934 ff.) auf. Mittlerweile ist »homöopathisch« sogar zu einem Modebegriff in der Literaturtheorie geworden. Dazu hat v. a. der amerikanische Film- und Literaturtheoretiker Eric Santner mit seinem 1990 erschienenen Buch *Stranded Objects* beigetragen und somit einer oft obskuren metaphorischen Verwendung des homöopathischen Simile-Begriffs Vorschub geleistet.

Karl Otto Sauerbeck: Fontane und die Homöopathie. In: Allgemeine Homöopathische Zeitung 249 (2004), S. 273–279
Karl Otto Sauerbeck: Hahnemann und die Dichter. In: Allgemeine Homöopathische Zeitung 234 (1989), S. 54–71
Robert Jütte: Wo alles anfing: Deutschland. In: Martin Dinges (Hg.): Weltgeschichte der Homöopathie: Länder, Schulen, Heilkundige, München 1996, S. 19–47
                                                                                            R.J.

Homosexualität Im medizinischen Sinn bezeichnet der Begriff H. das Verhalten von Menschen, deren →Sexualität, sexuelle Kontakte, Erregbarkeit bzw. sexuelles Begehren sich vornehmlich auf Personen des gleichen Geschlechts beziehen (→Geschlechterdifferenz). Geschätzte 5% der Männer und 2% der Frauen sind homosexuell, während weit mehr Menschen gleichgeschlechtliche Erfahrungen machen. Entstehung und Ursache der H. sind weitgehend unbekannt; umstritten ist, ob es Erbanlagen für H. gibt (→Genetik). In der Sexualwissenschaft geht man davon aus, dass H. biographisch in früher Kindheit (→Kind) entsteht, zumeist im Jugendalter entdeckt wird und sich nach der Adoleszenz zu einer dauerhaften homosexuellen (homosozialen) Identität entwickelt. Die Wahrnehmung der eigenen H. geht zunächst häufig mit starken Abwehrreaktionen einher, denn ungeachtet zunehmender Akzeptanz werden Homosexuelle als Minderheit in einer heterosexuellen Gesellschaft (Heterosexismus) noch immer diskriminiert (→Stigma, →Tabu). Bei vielen Homosexuellen ist die Ausprägung eines sicheren/ souveränen und positiven Selbstbildes erst im Anschluss an das öffentliche Bekenntnis zur eigenen H. (Coming-out) möglich. Die Verwendung des Begriffs H., einer Wortschöpfung von Karl Maria Kertbeny aus dem Jahr 1869 (§ 143 des *Preußischen Strafgesetzbuches* vom 14. April 1851), beschränkt sich zunehmend auf den medizinisch-akademischen Bereich (früher: Inversion bzw. Sodomie, Päderastie (→Pädophilie), Uranismus für männliche und Tribadismus, Tribadie, Sapphismus für weibliche H.). Heute werden v.a. die Termini »schwul« (ursprünglich abwertend für männliche H.) und »lesbisch« (für

weibliche H.) gebraucht, da der Begriff H. gleichgeschlechtliche Liebe zu stark auf die sexuelle Aktivität und medizinische Kategorie zu beschränken scheint, während sich dem Selbstverständnis schwuler Männer und lesbischer Frauen nach die sexuelle Identität aus einer Vielzahl von Faktoren zusammensetzt (Lebensstil, subkulturelle Phänomene etc.); in diesem Kontext wird auch der Begriff der Homosozialisation diskutiert. Neuere Ansätze, etwa im Rahmen der Queer Theory, gehen davon aus, dass Konzepte, die mit festen Identitätsmustern operieren, ohnehin obsolet sind. Queer Studies widmen sich allen Formen von Alterität, neben H. auch Bi- und Transsexualität. Historisch ist H. als relationale Kategorie zu verstehen, die stets im Kontext der gesellschaftlichen und kulturellen Situation zu betrachten und eng mit dem medizinischen und juristischen Diskurs verknüpft ist (→Ethik in der Medizin).

Erst in dem Moment, in dem sich eine gesellschaftliche Mehrheit als heterosexuell wahrnimmt (Heterosexismus), gerät H. als abweichendes Sexualverhalten (→Norm) in den Blick. Insofern ist verständlich, weshalb in der griechischen Antike, in der bestimmte homosexuelle Beziehungen, etwa im pädagogischen Rahmen, zum erzieherischen Programm zählten, gleichgeschlechtliche Sexualität nicht als abnorme Auffälligkeit (→Sexuelle Verhaltensstörung) galt (gleichwohl lehnte Aristoteles diese in der *Nikomachischen Ethik* ab). Platon schilderte in seinem *Symposion* (dt. *Das Gastmahl*) die positiven Wirkungen des pädagogischen Eros. Ein vergleichbares Ethos der pädagogischen Knabenliebe existierte im antiken Rom nicht. Dennoch galt auch hier die homosexuelle →Liebe nicht als unnatürlich bzw. anstößig, sofern man sie nicht mit gesellschaftlich Gleichgestellten, sondern mit Angestellten oder Sklaven praktizierte. Eine überspitzte Bestandsaufnahme der freizügigen römischen Sexualkultur liefert Gaius Petronius Arbiter in seinem *Satiricon* (dt. *Satyrikon*). Mit dem erstarkenden Christentum änderte sich die libertäre Einstellung zur Sexualität (*Lev* 20,13). Gegen Ende des 4. Jh. n.Chr. wurden Gesetze erlassen, die bestimmte homosexuelle Praktiken mit dem Feuertod bestraften. Kaiser Justinian erließ 559 n.Chr. im Rahmen des *Corpus Iuris Civilis* ein christlich geprägtes Edikt, das erstmals jede homosexuelle Handlung unter

Strafe stellte. Im Mittelalter galt H. in allen christlich geprägten Gesellschaften Westeuropas als Sünde gegen die Natur, da sie nicht dem Fortpflanzungszweck (→Schwangerschaft) diente. Im 13. Jh. setzte mit der Inquisition eine flächendeckende Verfolgung Homosexueller ein. H. galt als Kapitalverbrechen, das mit dem →Tod bestraft wurde. Literarische Zeugnisse aus dieser Zeit setzen sich unter negativem Vorzeichen mit H. auseinander (Der Stricker, *Klage*, erste Hälfte 13. Jh.). Mit der *Peinlichen Gerichtsordnung* wurde 1532 die Verfolgung Homosexueller auch nach weltlichen Gesetzen im Heiligen Römischen Reich legitimiert. Dennoch finden sich gerade gegen Ende des 16. und Anfang des 17. Jh. einige berühmte literarische Thematisierungen der gleichgeschlechtlichen Liebe: Während Christopher Marlowe in seinem Drama *The Troublesome Raigne and Lamentable Death of Edward the Second, King of England* (1594; dt. *König Eduard II.*) eindeutig den auch sexuellen Charakter der Beziehung zwischen dem König und seinem Geliebten Gaveston thematisiert, sind Michelangelos Sonette auf Tommaso Cavalieri *Rime* (1632; dt. *Sonette*) und Shakespeares *Sonnets* (1609; dt. *Sonette*) v.a. Hymnen auf die Liebe und die männliche Schönheit. Während der Aufklärung begann eine breite Auseinandersetzung mit H., die jedoch weiterhin unter der Prämisse der Ablehnung stand. Während für Theologen H. gleichbedeutend mit der Auflehnung gegen die gottgewollte Ordnung war, erklärten aufklärerische Philosophen homosexuelle Praktiken zu Ersatzhandlungen, die moralisch zu verurteilen seien, da sich der Mensch andernfalls allein seinen Trieben unterordne. Im Sinn nichtsexueller intensiv-emotionaler Beziehungen wurde ab der zweiten Hälfte des 18. Jh. ein regelrechter Kult um Männerfreundschaften betrieben (Goethe, Schiller, Jean Paul). Entscheidende Veränderungen erfuhr die Bewertung der H. in dieser Zeit aus juristischer Sicht. 1764 veröffentlichte Cesare de Beccaria seine Schrift *Dei delitti e delle pene* (1764; dt. *Über Verbrechen und Strafen*), in der er feststellte, dass H. moralisch verwerflich, nicht aber Gegenstand der Jurisprudenz sei, solange keine Gewalttaten vorlägen. Nicht nur Voltaire schloss sich dieser Meinung an: 1791 wurde H. in Frankreich aus dem Strafkatalog genommen. Auch in Teilen Deutschlands wurde H. als Delikt nicht mehr verfolgt (1795

im Rheinland, ab 1813 Bayern), bis 1871 ein einheitliches deutsches Recht geschaffen wurde, das H. gemäß § 175 mit Zuchthaus ahndete. In England wurde die Todesstrafe für homosexuelle Handlungen 1861, in Schottland 1889 abgeschafft. Dennoch boten homosexuelle Beziehungen weiterhin Stoff für Skandale, wie dies das Verhältnis der Dichter Jean Nicolas Arthur Rimbaud und Paul Verlaine zeigt. Künstlerisch gestaltete Rimbaud die Beziehung u.a. in seiner Dichtung *Une saison en enfer* (1873; dt. *Eine Zeit in der Hölle*), während Verlaine in noch heute erstaunlicher Offenheit homosexuellen Leidenschaften in seinem postum publizierten Werk *Hombres* (1903; dt. *Männer*) huldigte. Im Gegensatz zu Verlaine jedoch, der wegen zweier Schüsse auf Rimbaud zu einer Gefängnisstrafe verurteilt wurde, stand Oscar Wilde 1895 ausdrücklich wegen seiner Beziehung zu Lord Alfred Douglas vor Gericht. Seine Zuchthauserfahrung verarbeitete er in *Ballad of Reading Goal* (1898; dt. *Die Ballade vom Zuchthaus zu Reading*) und in dem postum publizierten Brief an Douglas unter dem Titel *De Profundis* (1905). Im Jahr des Prozesses erschien anonym der heute meist Wilde zugeschriebene Roman *Teleny* (1895), der offen und ausführlich gleichgeschlechtliche Liebe und Sexualität schildert. In dem Maß, in dem die Zuständigkeit von Religion und Jurisprudenz für die Bewertung der H. in Frage gestellt wurde, rückte die medizinische Beurteilung ins Zentrum. Aus dem kriminellen Akt wurde eine Krankheit (→Gesundheit und Krankheit). Michel Foucault datiert in seiner *Histoire de la sexualité I: La volonté de savoir* (1976; dt. *Der Wille zum Wissen. Sexualität und Wahrheit I*) die Etablierung der medizinischen, psychiatrischen und psychologischen Kategorie H. auf die Zeit um 1870. 1869 habe der Arzt Carl Friedrich Otto Westphal in seinem Artikel über *Die conträre Sexualempfindung* H. nicht mehr als bestimmten Typ sexueller Beziehungen, sondern als Qualität sexuellen Empfindens bestimmt. Westphals Artikel markierte tatsächlich einen Meinungsumschwung in der Medizin: Erstmals wurde H. nicht mehr als sündhaftes Verhalten, sondern als angeborene Krankheit gewertet, die auf Störungen im Zentralnervensystem (→Nerv) zurückzuführen sei. Es werde hier, so Foucault, ein Persönlichkeitstyp mit dem entscheidenden Charakteristikum einer devianten

Sexualität konstruiert, der alle anderen Wesens-eigenschaften untergeordnet würden. Der Psychiater Richard von Krafft-Ebing veröffentlichte 1886 seine Fallsammlung *Psychopathia Sexualis*, in der er zwischen erworbener und angeborener H. unterschied und Letztere als krankhafte Degeneration bezeichnete. Diese Differenzierung zwischen Perversität als Laster und Perversion als Krankheit wurde zum medizinisch und juristisch prägenden Paradigma. Gegen Ende des 19. Jh. bildete sich eine Bewegung zur Emanzipation Homosexueller heraus, welche die Straffreiheit homosexueller Handlungen verlangte. Magnus Hirschfeld rief 1897 in Berlin das »Wissenschaftlich-humanitäre Komitee« ins Leben, die erste Homosexuellen-Vereinigung der Welt. Hirschfeld war von der biologischen Grundlage der H. überzeugt und begründete eine Theorie der sexuellen Zwischenstufen (jeder Mensch bestehe aus einer Kombination von männlichen und weiblichen Eigenschaften), die innerhalb der Homosexuellen-Bewegung zahlreiche Kritiker fand, da sie feminine Männer und virile Frauen ins Zentrum der Betrachtung stellte. Ab 1899 gab das Komitee das *Jahrbuch für sexuelle Zwischenstufen* heraus, eine eher medizinische Zeitschrift, in welcher die Literaturkritik früh einen Platz hatte, da man Literatur als Argument für die hirschfeldsche Theorie vom Dritten Geschlecht (*Was soll das Volk vom dritten Geschlecht wissen?*, 1901) begriff. Literarisches wurde als unmittelbarer Ausdruck des Seelenlebens des Autors verstanden. 1900 erschien mit Elisarion von Kupffers Textsammlung *Lieblingsminne und Freundesliebe in der Weltliteratur* eine erste Anthologie literarischer Texte zur Homosexualität. Auch Sigmund Freud setzte sich in seinen *Drei Abhandlungen zur Sexualtheorie* (1905) eingehend mit H. auseinander und definierte sie als Normalphänomen, ohne sich eindeutig für die These von der angeborenen oder erworbenen H. zu entscheiden (→Psychoanalyse). Im Zuge der Ausdifferenzierung der Homosexuellen-Bewegung wurden weitere Vereinigungen gegründet, die sich auf unterschiedlichen Wegen um eine Akzeptanz der H. bemühten. Die von der Gemeinschaft der Eigenen ab 1903 herausgegebene Zeitschrift »Der Eigene« bevorzugte etwa das virile Ideal der mannmännlichen Liebe und Kameraderie, wie es auch Walt Whitman in seiner Gedichtsammlung *Lea-*

ves of Grass (1855; dt. *Grashalme*) zum Ausdruck brachte. Während der 1920er Jahre kam es zu einer bisdahin ungeahnten gesellschaftlichen Offenheit: Die Zahl an Publikationen zu homosexuellen Themen und deren Auflagen erreichten einen Höchststand, Autoren wie Bruno Vogel (*Alf*, 1929) oder Hans Siemsen (*Verbotene Liebe*, 1927) bezogen in ihren Büchern dezidiert Stellung gegen die herrschende Sexualmoral und Gesetzgebung. In ihren Romanen *Goodbye to Berlin* (1939; dt. *Leb' wohl Berlin*) und *The Temple* (1929; dt. *Der Tempel*) schilderten Christopher Isherwood und Stephen Spender das freie und anregende Alltagsleben im Deutschland der späten 1920er Jahre bis zur NS-Machtübernahme, mit der die Liberalisierungsansätze ein vorläufiges Ende fanden. Die Auswirkungen bekam etwa Christa Winsloe unmittelbar zu spüren, deren 1930 uraufgeführtes Drama *Gestern und heute* 1931 unter dem Titel *Mädchen in Uniform* verfilmt worden war und die Autorin über Nacht berühmt gemacht hatte. Ihr auf dem Stück basierender Roman *Das Mädchen Manuela* konnte 1934 schon nicht mehr in Deutschland erscheinen. 1935 verschärften die Nationalsozialisten den § 175, der Nachweis »beischlaffähnlicher Handlungen« entfiel. Schätzungen zufolge wurden zwischen 5000 und 15000 Homosexuelle in Konzentrationslager inhaftiert, wo viele umkamen (→Mord). Etliche homosexuelle Autoren gingen ins Exil (vgl. Klaus Mann, *Der Vulkan*, 1939). In England widmete Virginia Woolf den 1928 erschienenen Roman *Orlando* ihrer großen Liebe Vita Sackville-West; er gehört bis heute zu den kanonisierten Werken der Genderstudies. Bis 1969 blieb der von den Nationalsozialisten verschärfte § 175 unverändert in Kraft, so dass bis 1965 in Deutschland jährlich knapp 3000 Homosexuelle verurteilt wurden. Einen neuen Anstoß in der Debatte um H. lieferte Ende der 1940er Jahre Alfred Charles Kinsey u.a. in seinem Report *Sexual Behaviour in the Human Male*, 1948; dt. *Das sexuelle Verhalten des Mannes*. Indem Kinsey mit Fragebögen ermittelte, dass nur 50% der über 10000 Befragten ausschließlich heterosexuell, 4% ausschließlich homosexuell lebten, verschoben sich die wissenschaftlichen Diskussionsgrundlagen; der fließende Übergang zwischen H. und Heterosexualität war nun empirische Gewissheit. Gerade in dieser Phase unterstrichen verschiedene Literaten die

Unvereinbarkeit des homosexuellen Lebensstils mit den Normen der bürgerlichen Gesellschaft: So betont etwa Jean Genet in seinem provozierend direkten Roman *Querelle de Brest* (1953; dt. *Querelle*) die Außenseiterposition der Homosexuellen, deren Beziehungen hier von Gewalt und Leidenschaft geprägt sind. Auch in James Baldwins Roman *Giovanni's Room* (1956; dt. *Giovannis Zimmer*) findet die Beziehung der Protagonisten David und Giovanni im gesellschaftlichen Abseits statt und endet aufgrund der rigiden herrschenden Moralvorstellungen in Mord und Einsamkeit. Erst im Sommer 1969 erhielt die homosexuelle Emanzipationsbewegung weltweit neuen Schwung: Bei einer der regelmäßigen Razzien in New Yorker Schwulenbars setzten sich Homosexuelle zur Wehr. Die sich entwickelnde Straßenschlacht in der Christopher Street gilt als Ausgangspunkt der modernen Schwulen- und Lesbenbewegung. Im Zuge der gesellschaftlichen Liberalisierungstendenzen bildete sich ab den 1970er Jahren in den USA und Westeuropa eine zunehmend offene homosexuelle Subkultur und Literatur heraus. Parallel setzte eine Tendenz zur Entpathologisierung der H. ein: Ende der 1980er Jahre wurde die Definition der H. als Krankheit bzw. psychischer Defekt aus den einschlägigen Handbüchern gestrichen: 1987 aus dem DSM-III-R und 1992 auch aus dem ICD-10 (→Psychopathologie). Diese allmähliche Akzeptanz von Homosexuellen erfuhr Anfang der 1980er Jahre einen Rückschlag, als in der öffentlichen Meinung das Aufkommen von →AIDS als Konsequenz eines vermeintlich unmoralischen Lebenswandels bewertet wurde. Mit der zunehmenden Verbreitung der Krankheit gerade in schwulen Kreisen prägte diese verstärkt auch homosexuelle Beziehungen in der Literatur: wie etwa bei Hervé Guiberts *À l'ami qui ne m'a pas sauvé la vie* (1990; dt. *Dem Freund, der mir das Leben nicht gerettet hat*) oder in Tony Kushners Drama *Angels in America* (1990; dt. *Engel in Amerika*). Die jüngste homosexuelle Literatur indes ist - unterschiedlich korrespondierend mit Bestrebungen, Homosexuelle Heterosexuellen juristisch gleichzustellen - oft Ausdruck des Wunsches nach entpolitisierter Unbeschwertheit. Im Zentrum stehen weniger gesellschaftliche Veränderungen als vielmehr Fragen des individuellen schwulen Lebens. Beispielhaft seien hier die Erzählungen David Leavitts *A Place I've Ne-*

ver Been (1990; dt. *Alt genug, um fremdzugehen*) oder *Arkansas* (1997) genannt, die gleichzeitig das Streben nach Normalität kritisch hinterfragen.

Peter Fiedler: Sexuelle Orientierung und sexuelle Abweichung. Heterosexualtität - Homosexualität - Transgenderismus und Paraphilien - sexueller Missbrauch - sexuelle Gewalt, Weinheim, Basel 2004

Florian Mildenberger: ... in der Richtung der Homosexualität verdorben. Psychiater, Kriminalpsychologen und Gerichtsmediziner über männliche Homosexualität 1850–1970, Hamburg 2002

Rüdiger Lautmann (Hg.): Homosexualität. Handbuch der Theorie- und Forschungsgeschichte, Frankfurt/M., New York 1993

Wolfgang Popp: Männerliebe. Homosexualität und Literatur, Stuttgart 1992

Wayne R. Dynes (Hg.): Encyclopedia of Homosexuality, New York 1990

Chr.K.

Homunculus Künstliche Menschen üben seit jeher eine Faszination aus, sie existieren nicht nur in mannigfachen Schöpfungsutopien, sondern werden ebenfalls in den verschiedenen Weltreligionen tradiert. Der schon bei Apuleius von Madaura belegte Begriff »homunculus« (Menschlein; *Metamorphosen* 9,12) ist als Diminutivum von »homo« für Mensch abgeleitet. Auch wenn dieser in der Antike eher symbolisch gemeint ist, kam doch anderes ins Spiel, als derartige Leitideen ihre Anknüpfung am biologischen Wissenstand ihrer Zeit fanden. So soll bereits im Mittelalter Arnold von Villanova (1240–1311) erste Versuche unternommen haben, einen künstlichen Menschen im Reagenzglas (frz. retorte) zu erzeugen. Auch Albertus Magnus (um 1200–80 n.Chr.) stand im Ruf eines Alchemisten, der sich dieser Frage zugewandt hatte. Medizinhistorisch bedeutsam verbindet sich im Werk des Naturforschers und Arztes Paracelsus (1493/4–1541), *De generatione rerum naturalium* (1537), der Homunculus-Gedanke mit Rezepturen und Verfahrensbeschreibungen des alchemistischen Labors. Im Rückgriff auf die *Kabbala* behauptete er, mit einer bestimmten Rezeptur aus männlichem Sperma, Pferdemist und Menschenblut kleine Menschen erzeugen zu können. Paracelsus griff damit auf die empirische Erfahrung zurück, dass die Entstehung des Menschen nicht nur vom männlichen Sperma, sondern auch von der Aufbewahrung im Mutterleib

(→Schwangerschaft) abhängig ist, doch beschränkte er die Funktion der Frau auf die eines »passiven Behältnisses« und suchte sie durch eine gläserne Phiole zu ersetzen. Nachdem Antoni van Leeuwenhoek (1632-1723) mit selbst angefertigten Mikroskopen die menschliche Eizelle sichtbar gemacht hatte, war es Lazzaro Spallanzani (1729-99) im →Experiment gelungen, eine extrakorporale Befruchtung bei Hunden durchzuführen (→Reproduktionstechnologien). Aber neben dem Blick auf das Biologische faszinierte die Naturforscher des 18. Jh. besonders der Bau technischer Geräte, insbesondere der Automaten und Pumpanlagen der absolutistischen Schlösser. Sie verstanden die »tierische« und »menschliche« Technik als eine Abbildung bzw. Mimesis der Natur. Als Revolution erschien die Harnstoffsynthese durch den deutschen Chemiker Friedrich Woehler (1800-82), als es ihm 1828 gelang, eine biologische Substanz im Labor herzustellen, da man Synthese aus anorganischen Chemikalien für unmöglich gehalten hatte. Obgleich man ihn eher als Neovitalisten bezeichnen würde (→Vitalismus), lässt sich bei Hans Driesch (1876-1941) schließlich eine wichtige Hinwendung zu den formativen Kräften biologischer Gewebe verfolgen. Seine »Schüttelversuche« am Seeigel, bei denen ihm die Trennung der ersten Furchungszellen gelang, bestimmten die Vorstellungen von der Weiterentwicklung kompletter Individuen. Hier wurde eine biomedizinische Entwicklung eingeleitet, die an die Stelle der »Zuchtwahl«, von Charles Darwin (1809-82) bis hin zu den nationalsozialistischen Rassenhygienikern, eine aktive Veränderung der menschlichen Keimbahn setzte. Auf der Basis des experimentellen Nachweises von Oswald Theodore Avery (1877-1955) 1944, dass die DNA das überliefernde Prinzip des Erbguts ist (→Genetik, →Gentechnik), wurden schon in den 1960er Jahren erste Klonexperimente an Fröschen durchgeführt. Seit 1978 lassen sich menschliche Eizellen außerhalb des mütterlichen Organismus befruchten und in Kultur halten, was zu den Voraussetzungen für die →Geburt von Louise Brown als erstem Retortenbaby der Welt gehörte. Spätestens die genetische Erzeugung des Klonschafs Dolly durch das Wissenschaftlerteam um Ian Wilmut sorgte 1997 für einen Eklat, da nun die Erschaffung eines vollständig künstlichen Menschen in greifbarer Nähe schien: Zwar sollen internationale Gesetzesregelungen erlassen werden, um das Klonen von Menschen aus ethischen Gründen zu verbieten (→Bioethik, →Ethik in der Medizin), doch haben bereits der US-Biomediziner Richard Seed 1998 und der italienische Fortpflanzungsmediziner Severino Antinori 2002 angekündigt, das Rennen um den ersten geklonten Menschen aufzunehmen. Über den Kontext der Reproduktionsmedizin hinaus spielt das Homunculus-Motiv auch eine medizinische Rolle im Zusammenhang mit der Hirnforschung. So haben Wilder Penfield (1891-1976) und Theodore Rasmussen (1910-2002) erstmals 1950 die Zuordnung von motorischen und somatosensorischen Arealen der menschlichen Großhirnrinde zu Körperteilen im Sinn einer »funktionellen Neuroarchitektonik« beschrieben. Der H. setzt in diesem Zusammenhang gewissermaßen den Leib-Seele-Dualismus von René Descartes (1596-1650) fort, wenn er mit der Vorstellung verknüpft wird, dass es im menschlichen →Gehirn einen kleinen Menschen gibt, der die Sinneseindrücke des Gehirns selbst wahrnimmt.

Die Reflexion des H., Golem, Androiden oder Automaten in der Literatur besticht durch ihre Mannigfaltigkeit. Viele Schöpfungsmythen stimmen darin überein, dass ein göttlicher Hauch oder Funken zur Belebung des Menschen führt. Für dessen Kulturleistungen sind weitere Essenzen wie das Feuer vonnöten, so dass der Demiurg in der *Prometheus*-Version von Aischylos seinen Geschöpfen das Feuer von Zeus weiterreicht und dafür von diesem mit dem Martyrium bestraft wird. Nach den *Metamorphosen* von Ovid zeugte Prometheus den Menschen »nach dem Bilde der alles lenkenden Götter« aus Lehm und Wasser (*Met.* 1, 83). Athene hauchte ihm eine Seele ein - ähnlich dem Schöpfungsmythos des *Alten Testaments*, der Eva aus der Rippe des Adam (*Gen* 1,27; 2,7) erschaffen sieht. Ovids weitere Version von *Pygmalion*, welcher sich als Bildhauer in die selbst gefertigte Elfenbeinstatue verliebt, betont die Gefühle des menschlichen Schöpfers seinem Geschöpf gegenüber (*Met.* 10, 243 f.). In den *Homilien* des Clemens Romanus findet sich ein Bericht über Simon Magus, der durch →Mord und Beschwörungsformeln die Seele eines Knaben in dessen künstliches Abbild übertragen habe, und Jean de Meungs (1240-1305) altfranzösischer allegorischer Versroman *Roman de la rose* (1240-80; dt. *Der Ro-*

senroman) nimmt das Pygmalion-Motiv am Beispiel der höfischen Liebesliteratur wieder auf. Über die grundsätzliche Frage nach dem Schöpfungsakt hinaus sind die künstlichen Menschen in der Literatur zumeist als Knechte für unangenehme Arbeiten gedacht. Hierfür stehen z. B. die vom 14.-17. Jh. verbreiteten Golem-Sagen der jüdisch-kabbalistischen Tradition. Aus Lehm zum Dasein erweckt, muss der Golem dem Schriftgelehrten dienen, der ihn erschuf und sein Leben sofort beenden kann, wenn er den ersten Buchstaben des Worts auf seiner Stirn ›aemäth‹ (hebr. für Wahrheit) auswischt und seine Bedeutung zu ›mäth‹ (Tod) ändert. Der Sagenstoff um den berühmten Prager Rabbi Löw (1525-1609) wurde im 19. Jh., etwa in Achim von Arnims (1781-1831) Roman *Die Päpstin Johanna* (postum 1846) sowie später auch in Annette von Droste-Hülshoffs (1779-1848) Gedicht »Die Golems« (1844) aus der Sammlung *Letzte Gaben* aufgenommen. In E. T. A. Hoffmanns Erzählung *Der Sandmann* (1817) wird die Puppe Olimpia des Professors Spalanzani vom imaginären menschlichen Blick zum Leben erweckt, wobei sich der Student Nathanael nun für die Tochter des Physicus anstelle seiner Verlobten entscheidet. Die Automatenvorstellungen des 18. Jh. dienten als neue literarische Quelle, welche die Menschenähnlichkeit der Androiden (gr. anér: Mann) glaubhaft machten. Julien Offray de LaMettrie (1709-51) vollzog im *L'homme machine* (1747; dt. *Der Mensch als Maschine*) eine Wende, als er den Menschen als eine Ansammlung von Triebfedern präsentierte, doch wurde das materialistische Paradigma (→Mechanismus) durch Johann Jakob Bodmers (1698-1783) Epos *Pygmalion und Elise* (1749) bzw. Jean-Jacques Rousseaus (1844-1910) Monodrama *Pygmalion* (1771; dt. *Pygmalion*) auch kritisch reflektiert. Mary Shelleys starke Orientierung am Kenntnisstand der Medizin – am Galvanismus, an der Bluttransfusion (→Blut) und der Sektionspraxis (→Anatomie) – lässt die Figur des Monsters (→Missbildung) in ihrem Roman *Frankenstein, or The Modern Prometheus* (1818; dt. *Frankenstein oder Der moderne Prometheus*) besonders lebensecht erscheinen. Ihr Mann, Percy B. Shelley (1792-1822), hatte ihr gewissermaßen den Stoff durch seine Vorarbeiten zum lyrischen Drama *Prometheus Unbound* (1820) gegeben. Der Unterschied zwischen dem fanatischen Wissenschaftler Frankenstein und

den griechischen Demiurgen besteht v. a. darin, dass sich der antike Prometheus für seine Geschöpfe verantwortlich fühlte, während Frankenstein allein das Ziel verfolgt, »leblose Materie zu beleben«. Ridikülisierend wendet sich nicht nur Karl L. Immermanns (1796-1840) *Tulifäntchen* (1830) dieser verantwortungslosen Wissenserprobung zu, sondern auch Johann Wolfgang von Goethe (1749-1832) geht dem Topos in seinem *Faust II* (1832) nach, wenn er die Menschenfabrikation im mittelalterlichen Laboratorium des Dr. Wagner situiert, der einen H. nach Anleitung des Paracelsus erzeugen soll. Nicht der Skeptiker Faust, sondern Wagner, der fortschrittsorientierte Schüler, wird in dieser Darstellung zum Motor der Menschenzeugung und zum Opponenten des Mephistopheles. Wie in Goethes Gedicht »Prometheus« (1774) aus der Sammlung *Die großen Hymnen* ist der künstliche Mensch auch hier nach dem Bild des Menschengeschlechts und nicht länger nach dem Gottes geschaffen (V. 6848 ff.). Robert Hamerling (1830-89) macht in seinem Versepos *Homunculus* (1888) die Figur zum Helden einer satirischen Dichtung, in der das chemisch hergestellte Geschöpf seinem Erzeuger eine Tracht Prügel verabreicht, weil es sich selbst nur als eine »arge Pfuscherei« erkennen kann, während George Bernard Shaw (1856-1950) in *Pygmalion* (1912; dt. *Pygmalion*) literarisch eine neovitalistische Hypothese kreativer Evolution entwickelt. In William Somerset Maughams Buch *The Magician* (1907; dt. *Der Magier*) wird Oliver Haddo nicht nur der Alchemie und des Okkultismus verdächtigt, sondern auch der heimlichen Arbeit an einem Homunculus. Unter dem Eindruck zunehmender technischer Möglichkeiten der experimentellen Biologie findet das Leitmotiv des künstlichen Menschen seine Fortführung: Im Gegensatz zu den Homunculus-Geschichten wird in Aldous Huxleys (1894-1963) *Brave New World* (1932; dt. *Schöne neue Welt*) ein Zukunftsszenario entfaltet, Embryonen in Flaschenkulturen zu halten und nach bestimmten Gesichtspunkten heranzuzüchten. Bei Huxley geht es kaum um Zeugungsmomente, sondern um den Einstieg in eine Humanmanipulation großen Stils. Seine fiktiven Handlungen finden ihren konkreten Widerpart in *R. U. R. Rossumaj universal robotj* (1921; dt. *Werstands universale Roboter*) des tschechischen Schriftstellers Karel Čapek (1890-1938). Dank der Roboter (tschechisch robota: Fronarbeit) herrschen für die Menschen paradiesische Zustände, doch wird diese Entwicklung schnell zum Alptraum, weil sie den Weg zu einer sinnvollen Selbstfindung versperrt. In der neueren Literatur zu dieser Problematik greift etwa Stanisław Lem in *Solaris* (1968; dt. *Solaris*) das Golem-Motiv wieder auf. Die aktuelle Debatte um künstliche Befruchtung und genetische Selektion findet seither breiten Niederschlag, z.B. in Hans Magnus Enzensbergers Balladen aus dem *Mausoleum* (1974) über Lazzaro Spalanzani und Charles H. Babbage (1792–1871), in Wolfgang Deichsels *Szenen aus dem Leben eines Angestellten* (1980) oder in Michel Houellebecqs postmodernem Buch *Les particules élémentaires* (1998; dt. *Elementarteilchen*). Ein Homunculus eigener Art findet sich in dem Kinder- und Jugendbuch *Der Drachenreiter* (1997) von Cornelia Funke: Hier dient der von einem Alchemisten erschaffene Homunculus einem bösen Drachen. Aus seinem Sklavendasein kann er nur durch die Zuneigung eines Menschen erlöst werden.

Susan E. Lederer: Frankenstein: Penetrating the Secrets of Nature, New Brunswick 2002

Rudolf Drux (Hg.): Menschen aus Menschenhand. Zur Geschichte der Androiden - Texte von Homer bis Asimov, Stuttgart 1988

Klaus Völker (Hg.): Künstliche Menschen. Ueber Golems, Homunculi, Androiden und lebende Statuen, München 1972

John Cohen: Human Robots in Myth and Science, London 1966

A(lfred) Jacoby: Homunculus. In: Handwörterbuch des deutschen Aberglaubens. Bd. 3, Berlin 1931, S. 939–941

                                                   F.W.S.

Hospital   →Krankenhaus

Hospiz

H. (lat. hospitium: Herberge, gastfreundliches Haus) sind heute Einrichtungen, in denen Menschen mit nicht mehr heilbaren Erkrankungen (→Gesundheit und Krankheit) während der letzten Lebensphase betreut und versorgt werden (→Ethik in der Medizin). Die interdisziplinäre medizinische, psychologische und spirituelle Betreuung des unheilbar erkrankten bzw. sterbenden Menschen sind Kennzeichen der Hospizarbeit. Die Vorstellung von einem würdigen Sterben (→Tod), begleitet von professionellen Helfern und Laien sowie die Ablehnung der sog. aktiven Sterbehilfe (→Euthanasie) sind normative Grundlagen der Hospizarbeit. Die Leitung von H. erfolgt in Deutschland mehrheitlich durch nichtärztliches Personal, beispielsweise durch Mitarbeiterinnen und Mitarbeiter der Pflege (→Krankenschwester) aber auch engagierte Bürgerinnen und Bürger ohne professionellen medizinischen Hintergrund. In Abgrenzung dazu werden palliativmedizinische (lat. pallium: Mantel) Einrichtungen in der Regel von Ärztinnen und →Ärzten geleitet. Die Palliativmedizin umfasst die medizinische Behandlung (→Therapie) von →Patienten mit einer weit fortgeschrittenen, nicht kurativ behandelbaren Erkrankung und einer begrenzten Lebenserwartung sowie die psychologische, soziale und spirituelle Begleitung. Arbeitsinhalte und Ziele von H. und Palliativmedizin stimmen somit weitgehend überein. Vorläufer der H. existierten bereits vor annähernd 2000 Jahren in Form von Pilgerherbergen und Hospitalorden (→Krankenhaus), in denen Kranke und Sterbende gepflegt wurden. Beispiele für entsprechende Einrichtungen zur Zeit des frühen Christentums sind das von dem heiligen Ephrem um 375 n.Chr. in Edessa begründete Pflegehaus oder das von der Bürgerin Fabiola um 400 n.Chr. initiierte Hospitalium in Rom. Bekannte Neugründungen während des Mittelalters sind das Hotel Dieu in Paris (829 n.Chr.) und vergleichbare Einrichtungen in Beaune, Tonnere sowie das Heilig Geist Hospital in Lübeck (1286 n.Chr.). Anfang des 17. Jh. gründete Vinzenz von Paul in Paris die Vereinigung der Ordensschwestern Filles de la Charité, die sich um die häusliche Pflege kranker Menschen kümmerte. Eines der Vorläufer für H. der Gegenwart ist das St. Joseph Hospice in London (gegründet 1905), an dem auch Dame Cicely Saunders (geboren 1918) arbeitete. Die britische Krankenschwester und Ärztin gründete 1967 das St. Christopher's Hospice in London. Das von ihr entwickelte Konzept einer umfassenden medizinischen wie auch pflegerischen, psychologischen, sozialen und spirituellen Betreuung ist bis heute Vorbild für die Entwicklung von H. und palliativmedizinischen Einrichtungen. Das Konzept entstand unter anderem in Gesprächen mit dem an Krebs erkrankten David Tasma über die Beschaffenheit eines geeigneten Ortes zum Sterben. Tasma vermachte Saunders sein Erbe zum Aufbau einer entsprechenden Einrichtung. Einen wichtigen Beitrag zur Sensibilisierung der Öffentlichkeit für die Situation sterbender Menschen leistete Elisabeth Kübler-Ross (1926–2004), die Ende der 1960er Jahre Aufzeichnungen von Interviews mit schwer erkrankten Menschen in ihrer letzten Lebensphase veröffentlichte. In Deutschland wurde die Einrichtung von H. zunächst skeptisch bewertet. Die öffentliche Diskussion über Sterbebegleitung und Sterbehilfe war geprägt durch die sog. »Euthanasie«. Die Einrichtung von H. wurde unter anderem mit der Begründung abgelehnt, dass es keine Abschiebung von schwer kranken Menschen in Sterbehäuser geben solle. 1983 wurde in Deutschland mit Unterstützung der Deutschen Krebshilfe (→Krebs) die erste Palliativstation als Teil der Chirurgischen Universitätsklinik in Köln eröffnet. Es folgten in den nächsten Jahren unter anderem die Gründung des Christophorus-Hospiz-Vereins, München (1985) und die Einrichtung des Aachener H. Haus Hörn (1986). Nach Erhebung der Bundesarbeitsgemeinschaft H. existieren in Deutschland aktuell 120 Palliativstationen und 92 stationäre H. (Stand Oktober 2004).

Die ärztliche Kompetenz, das (professionelle) Verhalten, die Bewältigungsstrategien sowie die Pflichten und Grenzen ärztlichen Handelns im Spannungsfeld von Sterbebegleitung und Sterbehilfe sind wiederkehrende Motive in der Literatur. Die Kompetenz des Arztes, eine exakte →Prognose zu stellen, wird bereits im *Corpus Hippocraticum*, v.a. in der Schrift *Prognostikon* als eine der wesentlichen Fähigkeiten des Arztes beschrieben. Die Prognose war Ergebnis klinischer Beobachtung und zugleich Ausgangspunkt für die geplante Behandlung. Darüber hinaus sicherte sich der Arzt mit einer korrekten Prognose gegenüber falschen Erwartungen des Patienten im Hinblick auf den zu erwartenden Verlauf ab. Die Bedeutung der richtigen Prognose für das berufliche Ansehen und Einkommen ist auch ein zentraler Aspekt des Märchens *Gevatter Tod* (1812) von Wilhelm und Jacob Grimm. Dank des Paktes mit dem Tod wird dem Arzt die Gabe verliehen, die lebensbedrohlichen Zustände von weniger schweren Krankheitszuständen zu differenzieren und entsprechende Vorhersagen treffen zu können. Die ärztliche Fähigkeit der Prognose hatte im christlichen Mittelalter weiterhin eine wichtige kulturelle Bedeutung für die Vorbereitung der Menschen auf den Tod. Lediglich bei rechtzeitiger und genauer Kenntnis des Verlaufs der Erkrankung blieb dem Kranken und seiner Familie Zeit, die entsprechenden Riten zu vollziehen. Das Verhalten der in der Literatur beschriebenen Arztfiguren gegenüber dem sterbenden Menschen spiegelt die Bandbreite persönlicher und professioneller Reaktionen auf den nahenden Tod wider. In Jeremias Gotthelfs *Wie Anne Bäbi Jowäger haushaltet und wie es mit dem Doktore geht* (1843/44) wird die Anwesenheit des Arztes am Sterbebett, seine Anteilnahme am Schicksal des Sterbenden als eine die Profession kennzeichnende Eigenschaft dargestellt, die den Arzt vom abwesenden Quacksalber abgrenzt. In *Errand* von Raymond Carver (1988; dt. *Botengang*) folgt dem angesichts der weit fortgeschrittenen Erkrankung ablehnenden Verhalten des Lungenfacharztes Dr. Karl Ewald die respektvolle und bewundernde Haltung des Kurarztes (→Kurort) Dr. Schwöhrer gegenüber dem Schriftsteller Tschechow. Dr. Schwöhrer hält seine ärztliche Einschätzung gegenüber dem stets hoffenden und verdrängenden Kranken zurück und sorgt sich bis zur letzten Minute um das Wohlergehen des Sterbenden. Psychologische Strategien zur Bewältigung der Konfrontation werden plastisch in Albert Camus' *La Peste* (1947; dt. *Die Pest*) dargestellt. Ein Beispiel ist die Fähigkeit zur Abstraktion des Dr. Rieux angesichts der ständigen Begegnung mit Leid, Sterben und Tod. Die ärztlichen Pflichten und Grenzen im Spannungsfeld zwischen Sterbebegleitung und Sterbehilfe stehen im Mittelpunkt der beiden Werke *Auf Tod und Leben* (1885) von Paul Heyse und *Das Bekenntnis* (1887) von Theodor Storm. In Heyses Werk erfolgt die Tötung der an einer Herzkrankheit leidenden Ehefrau auf ihren ausdrücklichen Willen durch den Ehemann. Die ärztliche Standesethik verbot nicht nur die aktive Sterbehilfe, sondern auch die Gabe von Morphin (→Arzneimittel, →Drogen) zur Schmerzlinderung (→Schmerz). In Storms Novelle ist es der Ehemann und Arzt, der seine an Unterleibkrebs erkrankte Ehefrau tötet. Diese Konstellation ermöglicht die Gegenüberstellung professioneller und privater Reaktionen auf Sterben und Tod. Vor allem in den letzten Jahren wurde das Thema aus der Patientenperspektive literarisch bearbeitet. Einen

Schwerpunkt bilden autobiografische, dem Tagebuch verwandte Schilderungen wie Fritz Zorn,
Mars (1977), Peter Noll, *Diktate über Sterben und
Tod* (1984) oder John Diamond, *Because Cowards
Get Cancer Too* (1999), die Einblicke in den Prozess der Annäherung an Erkrankung und Tod
sowie persönliche Bewältigungsstrategien vermitteln. Die Vernetzung von Sterben, Körper
und Staat werden aus autobiografischer Perspektive z. B. in Christa Wolfs *Leibhaftig* (2002) thematisiert. Weiterhin werden die Beziehungen zu
Ärzten, Mitarbeiterinnen und Mitarbeiter der
Pflege sowie weiteren Vertretern des Medizinal-
systems aus der Patientenperspektive reflektiert.
Thomas Bernhards *Wittgensteins Neffe* (1982)
und Irvin D. Yaloms *Momma and the Meaning of
Life. Tales of Psychotherapy* (1999; dt. *Die Reise
mit Paula*) greifen in diesem Zusammenhang die
häufig gestörte →Kommunikation zwischen Ärzten und Patienten (→Arzt-Patienten-Beziehung)
angesichts des Todes auf. Die E-Mail-Korrespon-
denz der an Brustkrebs erkrankten Ruth Picar-
die (Autorin von *Before I Say Goodbye*, 1998; dt.
Es wird mir fehlen das Leben) ermöglicht neben
Einsichten in die persönlichen Erfahrungen der
Autorin Rückschlüsse auf die Auswirkungen einer lebensbedrohlichen Erkrankung auf das soziale Beziehungsgefüge. Die Autorin nutzt ebenso wie John Diamond die Form der Zeitungs-
kolumne für ihre Beschreibungen und vermittelt
auf diese Weise einer großen Zahl von Lesern
die persönliche Dimension einer lebensbedrohlichen Erkrankung und der damit verbundenen
Folgen.

Eduard Seidler, Karl-Heinz Leven: Geschichte der Me-
    dizin und der Krankenpflege, 7. Aufl., Stuttgart
    2003
Husebø Stein, Eberhard Klaschik: Palliativmedizin-
    Praktische Einführung in Schmerztherapie, Ethik
    und Kommunikation, Berlin 2000
Rudolf Käser: Arzt, Tod und Text. Grenzen der Medizin
    im Spiegel der deutschsprachigen Literatur, Mün-
    chen 1998
Renate Wittern: Prognose – Überlebensstrategie des
    antiken Arztes? In: Andreas Frewer, Claus Rödel
    (Hg.): Prognose und Ethik. Theorie und klinische
    Praxis eines Schlüsselbegriffs der Ethik in der Me-
    dizin, Erlangen 1994, S. 13–25
Gerd Fasselt: Hospiz/Hospizbewegung. In: Wilhelm
    Korff, Lutwin Beck, Paul Mikat (Hg): Lexikon der
    Bioethik, Gütersloh 1998, S. 230–237
                                                            J.S.

Humanexperiment →Experiment

Humoralpathologie →Affekte, →Diätetik

Hunger H. ist ein Allgemeingefühl, das den
Menschen zur Nahrungsaufnahme (→Essen und
Trinken) veranlasst, ein natürliches Bedürfnis.
H. kann definiert werden als die Zeitspanne des
totalen oder teilweisen Nahrungsentzugs, aber
auch als Empfindung, die mehrere Stunden nach
der letzten Mahlzeit auftritt. Davon abzugrenzen
wäre Spezialhunger als ein isoliertes Bedürfnis
nach einem bestimmten Nahrungselement sowie
Appetit als eine durch geschmackliche Vorlieben
und Gewohnheiten fixierte Einstellung, bestimmte Nahrungsmittel zu erstreben oder zu bevor-
zugen. Zur Klärung der physiologischen Bedingungen des H. existieren medizingeschichtlich
drei Hypothesen: die lokale Hypothese, die den
H. als Folge von Kontraktionen des leeren Ma-
gens ansieht, die allgemeine Hypothese, die Veränderungen in den Zellen des gesamten →Kör-
pers für die Entstehung des H. verantwortlich
macht, und die zentrale Hypothese, welche die
Rolle des Zentralnervensystems (→Nerv) betont.
Während Platon, Aristoteles und Galen von der
lokalen Hypothese ausgehen, wurden im Laufe
des 19. Jh. kritische Einwände erhoben, die für
die Annahme von differenzierten Regulations-
mechanismen des gesamten Organismus' bei
der Entstehung von H. plädierten (→Mechanis-
mus). H. und Sattheit sind jedoch auch eingebettet in das Gesamtfeld individueller Bezüge und
Motivationen, darauf verweisen Verhaltensunter-
schiede beim freiwilligen Fasten und beim
zwangsweisen Hungern. Dabei können sowohl
der relativ kurzfristige vollkommene Nahrungs-
entzug wie der länger andauernde Nahrungsmangel zu einer das gesamte Verhalten beein-
flussenden Komponente werden. Forschungen
zur Auswirkung des chronischen H. betonen dabei besonders, dass lang andauernder H. alle
körperlichen Funktionen beeinflusst, zu all-
gemeinem Antriebsschwund und der Verarmung
und Verlangsamung der motorischen Aktivität
führt. Auch die geistige Leistungsfähigkeit ist
v. a. durch die Abnahme der Konzentrations-
und Merkfähigkeit beeinträchtigt. Während die
Asexualisierung der Lebenshaltung zu beobach-

ten ist, tritt das Streben nach der Befriedigung des Nahrungsbedürfnisses in den Mittelpunkt des gesamten Erlebens und Verhaltens. So führt chronischer H. zu einer Verengung der psychischen Dynamik und einer Entdifferenzierung der Persönlichkeit (→Psychopathologie), die begleitet wird durch die psychischen →Symptome von Depression (→Depression/Manisch-depressive Krankheit) und Gedrücktheit.

In der literarischen Verarbeitung können Hungern und H. zu unbedingten Handlungsmotivationen werden: In Homers *Odyssee* zwingt der H. Odysseus, sich unbekleidet vor Nausikaa zu zeigen. In der *Bibel* äußert sich dagegen Josephs Auserwähltheit durch die Vorkehrungen, die dieser für die 7-jährige Hungersnot in Ägypten trifft. An diesem Beispiel wird auch deutlich, dass Hungersnöte im Allgemeinen als unabwendbares Schicksal verstanden wurden. Im Folgenden taucht dieses Motiv im Wesentlichen in drei Varianten auf: als unfreiwilliges Hungern und passives Erleiden dieses Mangels wie in der *Odyssee* und der *Bibel*, als bewusste Handlung sowie im Zusammenhang mit der künstlerischen Existenz. H. steht für den grundlegenden Mangel, der zunächst als rein körperliche Beeinträchtigung gesehen wird. So zählt Andreas Gryphius in seinem Sonett »Thränen des Vaterlandes. Anno 1636« (*Freuden und Trauer-Spiele auch Oden und Sonnette*, 1663) H. zu den Übeln des →Krieges, die nur den Körper betreffen, während die Zwangskonversionen im Dreißigjährigen Krieg die Seele angreifen. Bereits im 18. Jh. wird in der Literatur der Zusammenhang von H. und psychischer Veränderung aufgezeigt: In Karl Philipp Moritz' psychologischem Roman *Anton Reiser* (1785-90) wird die Entdifferenzierung der Persönlichkeit durch H. anschaulich beschrieben. In Charles Dickens realistischem Roman *The Adventures of Oliver Twist* (1837/38; dt. *Oliver Twist*) ist der H. ein Bestandteil der Kindheitsgeschichte seines Helden, der seine charakterliche Festigkeit unter diesen Bedingungen unter Beweis stellen muss - ähnlich wie die Heldin in Charlotte Brontës Roman *Jane Eyre* (1847; dt. *Jane Eyre*). Sobald er sich moralisch bewährt hat, verbessert sich auch seine materielle Lage. Ab Mitte des 19. Jh. dominiert die sozialgebundene Darstellung, die H. als Zeichen der Ungleichheit bis hin zur Ungerechtigkeit der gesellschaftlichen Ordnung begreift. So ist H. in Emile Zolas Romanen

ein Zeichen für soziale Missstände etwa bei den Bergarbeitern (*Germinal*, 1885; dt. *Germinal*), auch bei der Darstellung der Hungerunruhen in Gerhart Hauptmanns Drama *Die Weber* (1892) steht der H. für die existenzielle Bedrohung und legitimiert gleichermaßen das Aufbegehren der Weber. Die körperlichen Symptome des H. werden dabei entsprechend betont. So fällt in der ersten Szene von Hauptmanns Drama ein kleiner Junge vor H. in Ohnmacht (→Schwindel). Dabei führt der H. wie die soziale Lage insgesamt ebenfalls zur Entdifferenzierung von Individualität. Diese Tendenz ist noch in Bertolt Brechts Drama *Der gute Mensch von Sezuan* (Uraufführung 1943) spürbar: Die Armen von Sezuan interessieren sich nur noch für das Essen. Freiwilliges Hungern steht historisch zunächst einmal im Kontext religiösen Fastens, es bedeutet die Vernachlässigung der körperlichen Bedürfnisse (→Körperkultur) zugunsten höherer geistiger Werte. So kann freiwilliges Hungern wie in Samuel Richardsons Briefroman *Clarissa or The History of a Young Lady* (1747/48; dt. *Clarissa oder die Geschichten einer jungen Dame*), als Protest seiner Protagonistin gegen die unverschuldet »befleckte Ehre« und als Versuch, diese wiederherzustellen, verstanden werden. Hungern kann aber auch wie in Johann Wolfgang von Goethes Roman *Die Wahlverwandtschaften* (1809) als Ausdruck unerfüllter →Liebe dienen: Ottilie hungert, weil sie ihre Liebe zu Eduard nicht ausleben kann, ebenso wie Heathcliff in Emily Brontës Roman *Wuthering Heights* (1847; dt. *Sturmhöhe*). Hier steht das Hungern also in direkter Korrespondenz zu einem eigentlich psychischen Vorgang. Besonders bei der Darstellung des hungernden Künstlers werden aber die Auswirkungen des H. auf das psychische und physische Befinden des Individuums geschildert, die den klinischen Befunden entsprechen. So wird in Karl Philipp Moritz' psychologischem Roman *Anton Reiser* (1785-90) die Verengung des →Bewusstseins und die Abnahme des intellektuellen Leistungsvermögens durch den H. des jungen Reiser eindrücklich vorgeführt. Dabei zeigt sich eine Art Teufelskreis: Der junge Reiser steht als sensibler, künstlerisch begabter sozialer Aufsteiger unter Druck, weil seine Leistungen besonders überzeugend sein müssen und darüber hinaus von ihm erwartet wird, dass er sich seinen Gönnern gegenüber angemessen dankbar verhält. Durch seine ungenügende Ernährung kann er den Erwartungen allerdings nicht gerecht werden und zieht sich immer mehr zurück. Moritz schildert den H. Reisers als bedrückende Episode seines Lebensweges. Arthur Rimbaud feiert dagegen in seinem Gedicht »Fêtes de la faim« (*Les illuminations*, 1872/73; dt. *Illuminationen*) die inspirierenden Kräfte des H. In Knut Hamsuns Roman *Sult* (1899; dt. *Hunger*) dominiert die Darstellung des H. im gesamten Text. Hamsuns Ich-Erzähler beschreibt detailliert den H., der seine gesamte Persönlichkeit verändert: Er ist nervös und erregbar oder müde und zerstreut, er kann nur noch ans Essen denken, verliert sich in Wunschträumen und wirkt auf seine Mitmenschen überspannt und befremdlich. Wie bei Moritz ist dieser Zusammenhang ein Hinweis auf das Gezeichnetsein des Künstlers, auf seine Besonderheit, die ihn von den anderen unterscheidet. Beide Texte schildern also den Künstler über das Erleiden des H. als Außenseiter. Dabei verstärkt der H. das exzentrische Verhalten des Künstlers, der durch dieses ebenso wie durch sein vernachlässigtes Äußeres als nicht zur bürgerlichen Gesellschaft zugehörig erscheint. So wird der H. zum Äquivalent des künstlerischen Außenseitertums. Auch Franz Kafka erzählt vom *Hungerkünstler* (1924) und bringt damit diese Äquivalenz schon im Titel auf den Punkt. Der Hungerkünstler fällt nicht nur deshalb aus der Gesellschaft heraus, weil er in einem Käfig hungert, sondern auch, weil seine Kunst unzeitgemäß ist. Wie die Figuren von Hamsun und Moritz ist er ein Gezeichneter, der jedoch vor seinem →Tod das Gesetz seiner Existenz preisgibt: Er hat nicht das gefunden, was ihm schmeckt. Er hat ein Verhältnis zu seinem körperlichen Bedürfnis, das dem des Spezialhungers entspricht, der nur sein Objekt nicht gefunden hat. Den Motivkomplex von künstlerischer Existenz und Inspiration durch H. erweitert schließlich Friederike Mayröcker in ihrer Prosa *Die Abschiede* (1980) um das Element, welches das Hungern der Ich-Erzählerin auch als Reaktion auf den Fortgang des Geliebten darstellt, gleichzeitig aber die Kreativität der Schreibenden beflügelt.

Sarah Sceats: Food, Consumption and the Body in Contemporary Women's Fiction, Cambridge 2000
Maud Ellmann: Die Hungerkünstler. Hunger, Schreiben, Gefangenschaft, Stuttgart 1994
Jacques Le Magnen: Neurobiology of Feeding and Nutrition, San Diego 1992
Gerhard Neumann: Hungerkünstler und Menschenfresser. Zum Verhältnis von Kunst und kulturellem Ritual im Werk Franz Kafkas. In: Wolf Kittler, Gerhard Neumann (Hg.): Franz Kafka. Schriftverkehr, Freiburg/Br. 1990, S. 399–432
Ulrich-Christian Pallach: Hunger. Quellen zu einem Alltagsproblem seit dem Dreißigjährigen Krieg in Europa und der Dritten Welt. 17. bis 20. Jahrhundert, München 1986

S.K.

Hygiene Das Wort H. geht auf →Gesundheit (gr. hygieia) zurück; gleichzeitig ist Hygieia eine der Töchter des Asklepios und die Göttin derjenigen Kunst, die darauf bedacht ist, sich durch angemessene Lebensführung und Vorbeugung gesund zu halten. Während die griechische Göttin die individuelle Fürsorge personifiziert, steht ihre römische Nachfolgerin Salus für das öffentliche Wohl. H. bezeichnet im heutigen Verständnis Maßnahmen, die der Verhütung von Krankheiten und der Erhaltung der Gesundheit dienen. Bezogen werden diese Maßnahmen sowohl auf Individuen (Individualhygiene) als auch auf Gesellschaften (öffentliche Gesundheit). Die prophylaktischen Aufgaben der H. umfassen die Umwelthygiene (Gesunderhaltung, Gesundheitsförderung und Krankheitsverhütung durch Verbesserung der Lebensbedingungen), die Sozialhygiene (Untersuchung der Wechselwirkungen zwischen Gesundheit und sozialem Umfeld) sowie die Psychohygiene (Erkennung und Verhütung von Krankheiten im psychischen und psychosomatischen Bereich (→Psychopathologie)). Zwar kommt der Begriff H. schon in der medizinischen Literatur der Antike vor, doch ist ihr Ursprung später in den ersten systematischen, wissenschaftlichen Versuchen der öffentlichen Gesundheitspflege zu suchen. In diesen Ursprüngen weist die H. einen hohen Verflechtungsgrad mit verschiedenen öffentlichen Interventionsebenen (z.B. staatlichen und kommunalen) auf. So gilt Johann Peter Frank (1745–1821) seit der Publikation seines mit *System einer vollständigen medicinischen Policey* betitelten Werkes (6 Bände, 1779–1819) als der Begründer der wissenschaftlichen H. Die großen Seuchen (→Epidemie) des 19. Jh., v.a. die sich durch den stärker werdenden Welthandel epidemisch ausbreitende →Cholera, führen zur Institutionalisierung und Professionalisierung der H. als Wissenschaft. Auf eine Phase der experimentellen H. (Max v. Pettenkofer, 1818–90), die in der Assanierung der Städte die prophylaktische Lösung für durch Miasmen erzeugte Krankheiten sieht, folgt die teilweise konkurrierende bakterielle H. mit ihrem Hauptvertreter Robert Koch (1843–1910). Konstitutionshygiene, Sozialhygiene und Rassenhygiene sind weitere Ausläufer der Disziplin, die in der ersten Hälfte des 20. Jh. ihren Höhepunkt erleben. Während die Konstitutionshygiene Individuen durch Verbesserung ihrer körperlichen Beschaffenheit (über Ernährung, Sport, Körperpflege) widerstandsfähig gegen Krankheiten zu machen sucht und die Sozialhygiene v. a. die Wohnverhältnisse von benachteiligten Gruppen verbessern will, zielt die Rassenhygiene (→Euthanasie) auf die Optimierung der Erbanlagen einer ganzen Gesellschaft mittels Züchtung »höherwertiger« und Verhinderung der Fortpflanzung erblich kranker Personen. Die Verflechtung von H. und Staat kulminiert im Nationalsozialismus, in dem die Verfolgung rassenhygienischer Ziele zum Staatsziel erklärt wird. Heute spielt die staatliche H. die größte Rolle in der Gesundheitsförderung durch die sog. primäre Prävention, die gesundheitliche Belastungen in den drei oben geschilderten Bereichen (→Umwelt, soziales Milieu, Psyche) verhindern und Erkrankungen vermeiden will. Neben Lebensmittel- und Trinkwasserhygiene haben Maßnahmen zur Infektionsverhütung, Gesundheitsaufklärung, Abwasser- und Lufthygiene die größte Bedeutung.

Literarisch greift die Antike v. a. Hygieneregeln mit rituellem Charakter auf, so gehört in Homers *Ilias* das Händewaschen zum Tischritual. Die rituell-religiöse Dimension hygienischer Vorschriften zeigt die *Bibel*: Die Speisevorschriften im *Alten Testament*, z. B. das Verbot von (leicht verderblichem) Schweinefleisch, repräsentieren mit der Lebensmittelhygiene die wohl älteste Form der H. Im *Neuen Testament* stehen rituelle Waschungen im Mittelpunkt, insbesondere die Taufe im *Johannes-Evangelium*. In der frühen Neuzeit spielen vor dem Hintergrund des realen Stadtlebens in den utopischen Entwürfen stadthygienische Vorstellungen eine große Rolle. Thomas Morus' Staatsroman *De optimo rei publicae statu, deque nova insula Utopia,* (1516; dt.

Utopia) und Francis Bacons Utopie *Nova Atlantis* (postum 1627; dt. *Neu-Atlantis*) imaginieren ein funktionierendes Badewesen (→Kurort), Wasserversorgung, Abwasserentsorgung, Reinhaltung der Luft, Seuchenprophylaxe und ein umfassendes Hospitalwesen. Etwa zeitgleich zeigt das zwanghafte Händewaschen der schlafwandelnden Lady Macbeth in William Shakespeares gleichnamigem Drama (1606; dt. *Macbeth*) die metaphorisch-ethische Dimension individueller H. Im 18. Jh. gehört die Verbesserung der H. zum Programm der Aufklärung, die sie in der Satire fordert, z. B. Charles de Montesquieu in seinen *Lettres persanes* (1721; dt. *Persische Briefe*). Die ersten Sozialromane wie Eugène Sues Feuilletonroman *Les Mystères de Paris* (1842/43; dt. *Die Geheimnisse von Paris*) und Victor Hugos *Les Misérables* (1862; dt. *Die Elenden*) thematisieren mit dem sozialen auch das hygienische Elend der städtischen Unterschicht. Ende des 19. Jh. führt der Naturalismus das Problem der Stadthygiene gesellschaftskritisch fort: Die Bemühungen des Dr. Stockmann in Henrik Ibsens Drama *En folkefiende* (1882; dt. *Ein Volksfeind*) gegen die Verunreinigung des Wassers im Kurort scheitern an der Geldgier der Mitbürger. Gleichzeitig wird der Hygienebegriff seit Mitte des 19. Jh. zunehmend auf das Konstrukt der Volksgesundheit übertragen. Gerhart Hauptmann erörtert in seinem Drama *Vor Sonnenaufgang* (1889) eine Heirat mit der Tochter eines Alkoholikers unter dem Aspekt der Degeneration/Rassenhygiene. Um 1900 zeigen Milieuromane wie Charles-Louis Philippes *Bubu de Montparnasse* (1901; dt. *Bubu vom Montparnasse*) die →Zwänge der Sozialhygiene für Prostituierte und Dekadenzromane wie Thomas Manns *Die Buddenbrooks. Verfall einer Familie* (1901) die Zwänge der Konstitutionshygiene für sensible Charaktere wie Hanno Buddenbrook. In der expressionistischen Großstadt-Lyrik metaphorisieren (→Metaphorik) Schmutz und Krankheit die moralische Verkommenheit der Gesellschaft, so die »purpurne Seuche« in Georg Trakls Gedicht *An die Verstummten* (1914). Je weitgehender die H. gesellschaftlich verwirklicht wird, desto deutlicher schildert die Literatur ihr Störpotenzial für das öffentliche Leben und den durch ihre Regeln erzeugten individuellen Leidensdruck. Sinclair Lewis beschreibt in seinem Roman *Dr. Arrowsmith* (1925; dt. *Doktor Arrowsmith*) die an der Profitgier seiner Zeitgenossen scheiternden Versuche des Martin Arrowsmith zur Durchsetzung seuchenhygienischer Maßnahmen. Den Erfolg, aber auch die Zwänge einer Seuchenhygiene zeigt Albert Camus' Roman *La peste* (1947; dt. *Die Pest*). In Thomas Brussigs Roman *Helden wie wir* (1999) wird der Protagonist durch die rigiden hygienischen Maßnahmen seiner Mutter, einer DDR-Gesundheitsinspektorin, psychisch traumatisiert.

Susanne Rößiger, Heidrun Merk: »Hauptsache gesund«: Gesundheitsaufklärung zwischen Disziplinierung und Emanzipation. Deutsches Hygiene-Museum, 02.07.1998–03.01.1999, Marburg 1998
Alfons Labisch: Homo hygienicus. Gesundheit und Medizin in der Neuzeit, Frankfurt/M. 1992
Helmut Siefert: Hygiene in utopischen Entwürfen des 16. und 17. Jahrhunderts. In: Medizinhistorisches Journal 5 (1970), S. 24–41
Leopold Breitenecker: Die Bedeutung Johann Peter Franks für die Entwicklung der Hygiene in Österreich. In: Wiener klinische Wochenschrift 71 (1959), S. 165–167
Léon Moulé: L'hygiène dans les poèmes homèriques. In: Bulletin de la Societé Française de l'Histoire de la Médecine 17 (1923), S. 350–377

H.F./A.S./T.N.

Hypnose   Der Begriff der H. wurde von James Braid (1795–1860) in die medizinische Terminologie eingeführt. Braid war in Manchester als →Chirurg tätig, wobei er sich insbesondere auf →Operationen der Augenmuskulatur spezialisiert hatte. Mit seinem Buch *Neurypnology [sic] or the Rationale of Nervous Sleep, Considered in Relation to Animal Magnetism* (1843) begründete er den sog. Hypnotismus, der zunächst als Braidismus bezeichnet wurde und rasch in Europa und Nordamerika bekannt wurde. Seine große Leistung bestand darin, dass er den Hypnotismus auf neurophysiologischer Grundlage scharf vom →Mesmerismus und seinen naturphilosophisch-magischen Spekulationen abgrenzte und ihn damit auf der Schwelle zur Moderne mit der aufstrebenden naturwissenschaftlichen Medizin kompatibel machte. Als er 1841 an einer »magnetischen« (mesmeristischen) Sitzung teilnahm, war er von den Phänomenen so beeindruckt, dass er den »magnetischen Schlaf« selbst experimentell untersuchte. Er entwickelte die Methode der Augenfixation, die auch heute noch zur Einleitung der H. angewandt wird. Braid kam zum

Schluss, dass der hypnotische Zustand »durch fortgesetzte Fixierung des geistigen und sehenden Auges auf ein Objekt, das in sich selbst nicht erregender Art ist«, herbeigeführt werden kann. Diesen Zustand nannte er »nervous sleep« oder »hypnotism«, der sich ebenso vom normalen Schlaf wie vom Wachzustand unterscheide. Damit war der »Hypnotismus« als »nervöser Schlaf« definiert (→Neurasthenie). Dabei ging es Braid insbesondere um die Schmerzbekämpfung (→Schmerz), nicht zuletzt auch »um die Schmerzen bei chirurgischen Operationen zu vermindern oder gänzlich zu verhüten.« Tatsächlich richtete sich die Hoffnung vieler Chirurgen in der Zeit vor Einführung der Äthernarkose (→Anästhesie) 1846 auf die narkotischen Wirkungen der H., und auch nach der Etablierung der Inhalationsnarkosen erschien ihnen die H. angesichts von ernsten Narkosezwischenfällen noch eine Zeitlang als eine wünschenswerte Alternative. Braid kombinierte Hypnotismus und →Phrenologie, indem er während der H. Druck auf bestimmte Punkte des Schädels ausübte. Durch diesen »Phreno-Hypnotismus« sollten bestimmte geistige und körperliche Veränderungen hervorgerufen werden. Er erwähnte auch beiläufig die Möglichkeit der Selbsthypnose, die durchaus dem späteren Konzept des autogenen Trainings (ab 1928) nach Johannes Heinrich Schultz (1884–1970) entspricht (→Psychotherapie). So berichtet er, wie er sich erfolgreich selbst hypnotisieren und sich so von rheumatischen Schmerzen befreien konnte. Darüber hinaus stellte er fest, dass sich auch →Patienten selber hypnotisieren könnten. Erst in den 1880er Jahren gelang es Hippolyte Bernheim (1840–1919), Professor für Innere Medizin an der Universität von Nancy, den Hypnotismus auf dem Boden seiner Suggestionslehre zu einer anerkannten Behandlungsmethode (→Therapie), zum Kernstück der modernen Psychotherapie zu machen. Er beeinflusste nachhaltig die wissenschaftliche Entwicklung der Psychosomatik, medizinischen Psychologie und Pädagogik. Am bedeutendsten ist sein Einfluss auf die →Psychoanalyse: Sigmund Freud übersetzte seine Monographien ins Deutsche: *Die Suggestion und ihre Heilwirkung* (1888) und *Neue Studien über Hypnotismus, Suggestion und Psychotherapie* (1892). Er griff die psychodynamischen Modellvorstellungen Bernheims auf und übernahm, wenn auch in veränderter Perspektive, die Begriffe »Widerstand« und »Übertragung« von ihm. Bernheims Wandlung vom Internisten zum Psychotherapeuten wurde durch seine Begegnung mit dem →Landarzt Ambroise-Auguste Liébeault (1823–1904) im Jahre 1882 eingeleitet, der seine Patienten durch verbale Suggestionen in H. versetzte und behandelte, ein Verfahren, das bereits vor ihm von einigen wenigen Magnetiseuren (Mesmeristen) angewandt worden war. Bernheims Hauptleistung war es, Suggestion und H. miteinander zu verknüpfen, »die Anwendung der hypnotischen Suggestion als Psychotherapie.« Bernheim definierte die Suggestion als den »Vorgang, durch welchen eine Vorstellung in das →Gehirn eingeführt wird und von ihm angenommen wird.« Eine solche suggerierte Vorstellung strebe – quasi wie in einem Reflexbogen – sich in eine Handlung umzusetzen und zu einer Empfindung, einem Bild, einer Bewegung zu werden. Es komme nur darauf an, die kontrollierende kritische Vernunft auszuschalten, zu überlisten, um so zu einem »cerebralen Automatismus« zu gelangen. Jedenfalls könne die Dynamik der Suggestion therapeutisch genutzt werden. Um zu hypnotisieren, müsse man nur in besonderer Weise suggerieren, die Vorstellung des Schlaf (→Schlafen und Wachen) ins Gehirn einführen. Als Mittel der Suggestion sei das gesprochene Wort das einfachste und beste Mittel: »Das Wort allein genügt«, lautet deshalb Bernheims Wahlspruch. Bernheim hat eine Fülle von Fallbeispielen aus seiner Klinik (→Krankenhaus) mitgeteilt, welche die Indikationsbreite, Technik und Wirksamkeit seiner neuartigen »Psychotherapie« – ein Begriff, der von ihm geprägt wurde – dokumentieren sollten. Die psychodynamische Transformation des Hypnotismus à la Braid durch die Suggestionslehre Bernheims wurde zum Paradigma der modernen Psychotherapie – und v. a. zum Ausgangspunkt für die freudsche Psychoanalyse. Gegenüber der spektakulären Anwendung der H. bei Hysterikerinnen (→Hysterie) durch den Neurologen Jean Martin Charcot und die »Pariser Schule« wurde in der Psychiatriegeschichtsschreibung – v. a. im Hinblick auf Sigmund Freud – zumeist die bahnbrechende Bedeutung Bernheims und seiner »Schule von Nancy« unterschätzt (→Psychiatrie). Letzterer wurde nicht nur von Freud aufgesucht und intensiv konsultiert, sondern von einer Reihe bedeutender →Ärzte seiner Zeit, darunter der Zürcher Psychiater August Forel (1848–1931), der selbst ein Pionier der ärztlichen H. war und eine Reihe einschlägiger Schriften veröffentlichte, u. a. *Der Hypnotismus; oder, Die Suggestion und die Psychotherapie; ihre psychologische, psychophysiologische und medizinische Bedeutung* (in sechs Auflagen erschienen zwischen 1889 und 1911). Die Ausstrahlung der Psychoanalyse und die Abwertung der H. durch Freud im frühen 20. Jh. verdeckt bis heute weithin deren tatsächliche wissenschafts- und kulturgeschichtliche Bedeutung. So orientierte sich etwa Friedrich Nietzsche bei seiner gesellschaftskritischen Diagnose der »modernen Krankheit« in seiner Schrift *Die Genealogie einer Moral* (1887) ebenso am zeitgenössischen Diskurs über die H. wie der französische Arzt und Kulturanthropologe Gustave LeBon, der in seinem Buch *Die Psychologie der Massen* (1895) den Prozess der psychischen »Ansteckung« im Kollektiv brillant erklärte und damit spätere sozialpsychologische Deutungen des Faschismus bzw. Nationalsozialismus vorwegnahm. Wenngleich in ideologischer Hinsicht der Hypnotismus im Sinn der naturwissenschaftlichen Medizin einen klaren Trennungsstrich gegenüber dem animalischen Magnetismus gezogen hatte, der gegen Ende des 19. Jh. dem Verdikt des »Okkultismus« und der »Scharlatanerie« verfiel, gab es im Bereich der Volksmedizin und der von ihr propagierten Heilpraktiken bis weit ins 20. Jh. hinein eine beachtliche Koexistenz von Mesmerismus und H. Sie wurden in zahlreichen Gesundheitsratgebern in einem Atemzug genannt, sogar als Synonyme gebraucht. Zu nennen wären hier u. a. Gustav Wilhelm Geßmanns Buch *Magnetismus und Hypnotismus; eine Darstellung dieses Gebietes, mit besonderer Berücksichtigung der Beziehungen zwischen dem mineralischen Magnetismus, dem sogenannten thierischen Magnetismus und dem Hypnotismus* (1895) oder der *Lehrkursus in Hypnotismus, persönlichem Magnetismus und Suggestion. Zum Gebrauch für das praktische und gesellschaftliche Leben* (1920) von Max Blume.

Im späten 19. Jh. kam es neben dieser Popularisierung auch zu einer Literarisierung im Verbund mit der sich als Experimentalwissenschaft (→Experiment) verstehenden Parapsychologie, die sich insbesondere mit den Phänomenen des Spiritismus und Mediumismus auseinander setzte. Richard Beer-Hofmann hat bereits 1892 mit seinen Szenenanweisungen für eine pantomimische Darstellung *Pierrot Hypnotiseur* das Phänomen der Hypnose aufgegriffen, das in der Literatur des Fin de Siècle häufiger zum Thema wird: Hier nutzt der alternde Gelehrte Pierrot die Möglichkeiten der Hypnose aus, um die Liebe der jungen Colombine zu gewinnen. Auch Arthur Schnitzler war sehr interessiert an den Themen Traum, Unterbewusstsein (→Unbewusstes) und H. Im Jahr 1889 veröffentlichte er den Ausatz »*Über funktionelle Aphonie und deren Behandlung durch Hypnose und Suggestion*«. Er führte selbst Hypnoseversuche durch. Schnitzlers *Paracelsus* (1898) veranschaulicht den Missbrauch, der mit H. betrieben werde und vernichtende Folgen für die Betroffenen haben kann. Auch in Hofmannsthals *Der Schüler* (1901) bedient sich ein Wissenschaftler seiner hypnotischen Fähigkeiten, um seine Macht auszuspielen. Auch im 20. Jh. war das Interesse der Literaten an der H. ungebrochen. So nahm Thomas Mann 1922/23 im Haus des Münchner Neurologen und Parapsychologen Albert von Schrenck-Notzing (1862–1929) an entsprechenden Séancen teil; das Interesse des Dichters am Komplex der H. manifestiert sich mehrfach in seinem Werk, so etwa in *Der Zauberberg* (1924) oder in *Mario und der Zauberer* (1930). Auch Heinrich Mann stattet seinen Protagonisten Dr. Bieber in *Doktor Biebers Versuchung* (1898) mit einer Leidenschaft für die H. aus, dort im Verbund mit nervösen Frauenleiden. Irina Liebmanns Romanfigur Elisabeth Schlosser lässt sich selbst hypnotisieren, um ihren Sohn zurückzugewinnen, der ihr entgleitet und sich allem verweigert. Durch die Hypnose erfährt sie Dinge, die sie nicht ahnte. Auch im Kinder- und Jugendbuch findet sich die Hypnose als Problemlösung: In Paul Shiptons *Bug Muldoon: The Garden of Fear* (1995; dt. *Heiße Spur in Dixies Bar*) kann Detektiv Muldoon den Fall nur lösen, indem der einzige Zeuge sich unter Hypnose an den Tathergang erinnert. Gegenwärtig erlebt die H. mit modifizierten Techniken als Mesmerismus, Psychotherapie in neuem Gewand und unter neuen Bezeichnungen, eine bemerkenswerte Renaissance, ihre heuristische Bedeutung für die medizinische Psychologie, die medizinische Anthropologie und insbesondere die →Placebo-Forschung ist ungebrochen.

Heinz Schott, Barbara Wolf-Braun: Zur Geschichte der Hypnose und der Entspannungsverfahren. In: Dieter Vaitl, Franz Petermann (Hg.): Handbuch der Entspannungsverfahren. Bd. 1: Grundlagen und Methoden, Weinheim 1993, S. 113–131

Heinz Schott: Bibliographie: Der Mesmerismus im Schrifttum des 20. Jahrhunderts. In: Heinz Schott (Hrsg.): Franz Anton Mesmer und die Geschichte des Mesmerismus, Stuttgart 1985, S. 253–271

Heinz Schott: Mesmer, Braid und Bernheim. Zur Entstehungsgeschichte des Hypnotismus. In: Gesnerus 41 (1984), S. 33–48

Henry F. Ellenberger: Die Entdeckung des Unbewußten. 2 Bde. Ins Deutsche übertragen von Gudrun Theusner-Stampa, Bern u. a. 1973 (mit Untertitel: Geschichte und Entwicklung der dynamischen Psychiatrie von den Anfängen bis zu Janet, Freud, Adler und Jung, Zürich 1985; 2. verbesserte Aufl., Bern 1996)

                                                                H.Sch.

Hypochondrie Unter H. versteht man eine übertriebene Selbstbeobachtung aus Sorge um den →Körper. Unter der hypochondrischen Angststörung differenziert man nach krankheitsphobischen (die →Angst krank zu sein steigert sich bis zur festen Überzeugung) und körperdysmorphen Störungen (das Aussehen des Körpers wird im Sinn einer Erkrankung missinterpretiert). Das Phänomen der H. bzw. der Hypochonder ist seit der Antike bekannt. Der Begriff (gr. hypo: unter; chondrion: Knorpel) ist als »hypochondrion« schon im *Corpus Hippocraticum* belegt und meint ursprünglich die unterhalb des knorpeligen Anteils des Brustbeins gelegene anatomische Region (Regio hypochondriaca) sowie die inneren Eingeweide dieser Gegend oberhalb des Bauchnabels. In der pseudoaristotelischen Schrift *Problemata physica* ist von einer »hypochondria pathe« die Rede, die mit schwarzer Galle in Verbindung gebracht wird (→Temperamente). Von dieser Zuschreibung aus entwickelt sich dann die Bezeichnung »Hypochonder« und meint nunmehr einen hochsensiblen, diverse Krankheiten regelrecht suchenden Menschen. Inwiefern es sich bei der H. um eine eigenständige Krankheitsentität handelt, ist umstritten; es bestehen fließende Übergänge zu den phobischen Angststörungen und den Somatisierungsstörungen. Zu letzteren zählt die H. als hypochondrische Störung (ICD-10 F45.2), obgleich keine körperlichen Symptome vorliegen, da der Körper nur Projektionsfeld ist.

Aus der antiken Literatur erinnert man sich in diesem Zusammenhang an Publius Aelius Aristides, der dem griechisch-römischen Heilgott Asklepios (Aesculapius) sehr verbunden war. Er hat in seinen *Hieroi Logoi* (dt. *Heilige Berichte*) von den Kurerfahrungen (→Kurort), die er bei Asklepios in Pergamon gemacht hat, reichhaltiges Material hinterlassen. Man könnte den Eindruck bekommen, bei Aristides handle es sich um einen kaiserzeitlichen Hypochonder, doch sollte man sich stets der Problematik retrospektiver Zuschreibungen/Identifizierungsbemühungen gewahr sein. Die H. wird oft mit der Traurigkeit (→Trauer) und der →Melancholie verglichen. Entsprechend humoralpathologischer Vorstellungen kommen in der →Therapie diätetische Anschauungen zur Anwendung (→Diätetik), die auch Einlass in literarische Verarbeitungen gefunden haben. Als Heilmittel wird durch eine Regulierung der »sex res non naturales« eine ordentliche Lebensführung empfohlen (→Lebensqualität). Dem Kranken (→Patient) wird geraten, an die frische Luft zu gehen und zu atmen, statt in kleinen und engen Räumen zu leben. Er soll Unmäßigkeiten jeder Art vermeiden, insbesondere beim →Essen und Trinken. Der Hypochonder soll das Schädliche aus dem Körper durch Nessel- und Abführmittel ausscheiden, Wanderungen an der frischen Luft und Reisen unternehmen, seinen →Schlaf regulieren. Wegen der Nähe zur Melancholie sollen Hypchonder ihre starken Leidenschaften (→Affekte) im Zaum halten. Bis in das 17. Jh. gelten diese Maßstäbe fort. Robert Burton (1577–1640) beschreibt in der *The Anatomy of Melancholy* (1621; dt. *Die Anatomie der Melancholie*) die H. als eine körperliche Krankheit. Er versteht die H. als eine spezifische Form der Melancholie. Im 18. Jh. wird die H. fast zu einer Modekrankheit; es sind zahlreiche Synonyme belegt. Man erinnere sich an den Titel eines englischen Essays über die sog. englische Krankheit: *The English Malady; or, a Treatise of Nervous Diseases of all Kinds, as Spleen, Vapours, Lowness of Spirits, Hypochondriacal Distempers* (1733) von George Cheyne. Für das 18. Jh. sind viele Texte überliefert, die der H., die zu den sog. →Gelehrtenkrankheiten zählt, gewidmet sind. Unter Perspektive der →Geschlechterdifferenz ist der Titel eines im Jahr 1711 von Bernard de Man-

deville veröffentlichen Essays, *A Treatise of the Hypochondriack and Hysterick Passions, Vulgarly call'd the Hypo in MEN and Vapours in WOMEN*, von Interesse. Hier wird »hypo« für die Männer und »vapours« für die Frauen differenziert vorgehen. In der Folge werden Veröffentlichungen über die H. immer häufiger, so z. B. Johann Ulrich Bilguer: *Nachrichten an das Publikum in Absicht der Hypochondrie* (1767). Gerade wegen ihrer chamäleonartigen Eigenschaft wird die H. häufig als »ein Inbegriff und ein vollkommenes Wörterbuch aller möglichen Krankheiten« bezeichnet, wie Johann Gottlob Krüger in seiner *Naturlehre* (1750) behauptet. Johann Georg Zimmermann, einer der bekanntesten Ärzte der Zeit, widmet sich in *Über die Einsamkeit* (1784–85) der H. als einem gesellschaftlichen, pathologischen und affektvollen Aspekt. In der Literatur sind ab dem 17. Jh. viele Texte zu finden, die sich spezifisch mit der Figur des Hypochonders beschäftigen. Die bekannteste ist die Figur des Argan in der Komödie von Molière, *Le malade imaginaire* (1673; dt. *Der eingebildete Kranke*): Hier verkörpert der Protagonist die Pathologie in einer possenhaften Darstellung. Ab dieser Zeit ist die H. oftmals in Texten zu finden, die eine humoristische Neigung zeigen. Bei Theodor Johann Quistorp, *Der Hypochondrist* (1775), wird ein an H. leidender junger Mann durch die →Liebe geheilt. Hingegen wird die H. in Tagebüchern als recht ernsthafte Pathologie betrachtet, wie zum Beispiel in den *Mémoires* (1787; dt. *Erinnerungen des Herrn Goldoni, die die Geschichte seines Lebens und die seines Bühnenschaffens enthalten*) von Carlo Goldoni oder in Jean-Jacques Rousseaus *Les rêveries du promeneur solitaire* (1872; dt. *Die Träumereien eines einsamen Spaziergängers*). Im 19. Jh. wird die H. nicht mehr als unklare Pathologie betrachtet. Vielmehr identifizieren einige Autoren – wie z. B. der Kliniker Jean-Pierre Falret (*De l'hypochondrie et du suicide*, 1822; dt. *Betrachtungen über die Hypochondrie*) – die H. als eine geistige Störung (→Psychopathologie), die auch Effekte auf den Körper haben kann. Hierunter können v. a. die Dichter der Romantik im Paradigma von Melancholie/Schwermut (→Depression/Manisch-depressive Krankheit) subsumiert werden, deren Verfassung sich als analoge Verfasstheit in den Gedichten als ›Seeleninnenlandschaft‹ widerspiegelt. Unter ihnen sind Friedrich Hölderlin, Novalis, Clemens Brentano, Achim von Arnim, Joseph von Eichendorff, Lord Byron, Percy

Bysshe Shelley, John Keats, Lamartine, Victor Hugo, Gérard de Nerval und schließlich Charles Baudelaire, der mit seinen »Tableaux Parisiens« aus
den *Les fleurs du mal* (1857; dt. *Die Blumen des Bösen*) – neben Hugo von Hofmannsthal – den Übergang in die Moderne bildet. Zwischen H. und
→Hysterie bewegen sich auch die zahlreichen
Frauenfiguren Theodor Fontanes, z. B. die gleichnamige Protagonistin aus *Effi Briest* (1894/95),
oder aber jene Gustave Flauberts, z. B. die ›Heldin‹
aus *Madame Bovary. Moeurs de province* (1856; dt.
Madame Bovary. Ein Sittenbild aus der Provinz)
oder Marie Arnoux aus *L'éducation sentimentale*
(1869; dt. *Die Erziehung des Herzens*). In den *Zapiski iz mёrtvogo doma* (1861/62; dt. *Aufzeichnungen
aus dem Totenhaus*) von Fjodor M. Dostojewskij
identifiziert der Protagonist das Übel der H. als
das schlimmste, weil es alles andere nachahmt
und zudem die Angst schürt. Gerade die Angst vor
allen möglichen schlimmen Krankheiten kommt
auch in vielen Novellen und Romanen von Italo
Svevo immer wieder zum Ausdruck. Der Protagonist in Jerome K. Jeromes Roman *Drei Männer
in einem Boot* (1998) treibt es auf die Spitze, wenn
er – nachdem er in einer Nationalbibliothek eine
medizinische Abhandlung gelesen hat – alle dort
beschriebenen Krankheiten und korrelativen
Symptome zu fühlen glaubt, nur das des »Wäsche-
rinknies« nicht.

Karl-Heinz Leven: Hypochonder. In: Karl-Heinz Leven
    (Hg.): Antike Medizin. Ein Lexikon, München 2005,
    Sp. 447–448
Bernard Brusset: L'Hypochondrie, Paris 1998
Susan Baur: Die Welt der Hypochonder, München 1994
Massimo Riva: Saturno e le Grazie, Palermo 1992
Esther Fischer-Homberger: Hypochondrie. Melancholie
    bis Neurose: Krankheiten und Zustandsbilder, Bern
    1970

F.L.M./B.v.J./F.St.

Hysterie H. ist historisch mit verschiedenen
Bedeutungsinhalten verbunden und umfasst als
Sammelbegriff unterschiedliche psychische und
körperliche Störungen, die nicht auf einen organischen Befund zurückgeführt werden können.
Klassische →Symptome der Hysterie sind psychische Störungen wie →Halluzinationen, Be-
wusstseinsspaltung, Dämmerzustände und Amne-
sien (→Psychopathologie), körperliche Funktionsstörungen wie Krämpfe, Lähmungen, Anästhe-
sien, Erbrechen, Zittern, Beeinträchtigungen des

Sprechvermögens und der Sinne sowie hysterische Verhaltensmuster, unbewusste Inszenierung, exaltiertes, theatralisches Verhalten, Nymphomanie oder Hyperfeminität und Charakterzüge (Egozentrismus, Übererregbarkeit, hohe Sug-
gestibilität). Der fehlende organische Befund lieferte die Hysterikerinnen stets dem Verdacht
aus, Simulantinnen zu sein, die ihr ärztliches
Gegenüber arglistig täuschten. Von daher wurde
die H. auch teilweise mit der →Hypochondrie
identifiziert, wobei einige Autoren zur Zeit der
Aufklärung unter beiden Begriffen fast dasselbe
verstanden, die H. (abgeleitet von gr. »hystera«
für Gebärmutter) aber den Frauen, die Hypochondrie den Männern zuordneten (→Geschlech-
terdifferenz). In den neueren diagnostischen
(→Diagnose) Glossaren (DSM-IV und ICD-10) ist
der Begriff der H. nicht mehr enthalten. Dies begründet sich darin, dass die H. im Lauf der Zeit
zu einer Restkategorie für Krankheitsfälle geworden ist, die nicht in das Diagnoseraster der
Schulmedizin passten. In den 1960er Jahren
setzte eine Diskussion um die Genauigkeit diagnostischer Kriterien ein, da sich ein hoher Pro-
zentsatz der als hysterisch diagnostizierten Fälle
(→Fallgeschichte) retrospektiv oder mit neueren
Untersuchungsmethoden als z. T. schwerwiegend
organisch erkrankt herausgestellt hatte. Die
Krankheitsbilder der H. werden nun zu den Dis-
soziationsstörungen und den Konversionsstörun-
gen, Somatisierungsstörungen oder somatoformen Störungen (je nach Glossar unterschiedlich)
gezählt (→Psychotherapie). Der Begriff der
»Konversion« meint, wie der der somatoformen
Störung auch, dass die Ursache der körperlichen
Symptome in psychischen Konflikten liegt. Für
den ehemaligen »hysterischen Charakter« wird
nun der Begriff der »histrionischen Persönlichkeit« eingesetzt, um dem diskriminierenden
Charakter des Hysteriebegriffs zu entgehen.
Schon ca. 1900 v.Chr., in den altägyptischen
Fragmenten des *Papyrus Kahun*, werden Erkrankungen beschrieben, die ihren Symptomen nach
der späteren H. zugeordnet werden können. Sie
wurden v. a. auf Wanderungen des Uterus im
→Körper der Frau aufgrund sexueller Abstinenz
(→Sexualität) zurück geführt. Diese Theorie findet sich im *Corpus Hippocraticum* wieder. Platon
beschreibt die Gebärmutter als Tier, das nach
→Kindern verlange. Galen übernimmt die Annahme von der Enthaltsamkeit als Ursache der

H., geht aber nicht mehr von einer Wanderung des Uterus aus. Im Mittelalter hat sich die Ansicht von den körperlichen Ursachen der H. radikal gewandelt: H. tritt nun in Form der →Besessenheit und des Hexenwahns (»Massenhysterie«) in Erscheinung (→Wahn). Deutlich zeigt sich die Abhängigkeit des Hysteriediskurses von kulturellen Kontexten. Die hysterische →Patientin erscheint als Werkzeug dämonischer Kräfte; Hysteriesymptome werden zu »stigmata diaboli«. Der sog. Hexenhammer *Malleus Maleficarum* (zuerst 1487) von Heinrich Kramer (Institoris) und Jakob Sprenger nennt Symptome wie Krampfanfälle, Lähmungen, Sinnesstörungen (→Sinneswahrnehmung) und lasterhaftes Verhalten, die den historischen Beschreibungen der H. entsprechen, und deutet diese Hysterikerinnen als Hexen. Die Besessenheit ist lange Zeit ein wichtiger Bestandteil des Hysteriekonzepts geblieben. Bei Paracelsus deutet sich eine Rückkehr der H. zum medizinischen Diskurs an, die sich im 17. Jh. durch Thomas Willis und Thomas Sydenham konsolidiert. Beide vertreten die These, dass auch Männer hysterisch sein können, Frauen seien lediglich empfänglicher für das Leiden. Hypothesen über den Ursprung der H. libidinöser Art oder ihre Identifizierung mit der Besessenheit treten zugunsten einer Suche nach organischen und neurologischen Ursachen zurück, neurologische Störungen werden dabei teilweise durch psychische Einflüsse erklärt (→Neurose und Psychose). Als Erster rechnet Sydenham die H. eindeutig zu den psychischen Leiden. Im 18. Jh. wächst die Bedeutung psychischer Faktoren wie dem Temperament. Im 19. Jh. wird die H. wieder in den weiblichen Körper zurück verlagert, da Frauen in körperlicher und emotionaler Hinsicht zarter und verwundbarer seien – eine Ansicht, die geeignet war, den Ausschluss von Frauen aus wichtigen gesellschaftlichen Machtpositionen zu begründen. H. und Weiblichkeit sind im 19. Jh. Synonyme, sie repräsentieren Wankelmut, Streitlust, emotionale Verausgabung und Verstellung. In der zweiten Hälfte des 19. Jh. wird die H. weitgehend als Konversionssymptom verstanden, nachdem die Suche nach organischen Ursachen erfolglos geblieben war. Dagegen konnte beobachtet werden, dass sich die Symptombildung mehr nach den subjektiven Vorstellungen der Patienten (→Subjektivität) über die betroffenen Körperfunktio-

nen und -bereiche richtete und sich dabei auch an populären Vorstellungen orientierte. Jean-Martin Charcot beschrieb die H. als Neurose, die durch momentane Anfälle, die einem identischen Muster folgten (tonische und klonische Konvulsionen, Halluzinationen, bizarre Körperhaltungen) und dauerhafte →Stigmata (permanente sensorische und motorische Störungen) gekennzeichnet sei. Diese Symptome, konstatiert er weiter, ahmten eine organische Erkrankung nach. Charcot gelang es in seinen berühmten Dienstagsvorlesungen, an denen u.a. auch Schriftsteller und bildende Künstler teilnahmen, Hysteriepatienten unter Hypnose dazu zu veranlassen, ihre Symptome zu reproduzieren und hysterische Anfälle z.B. durch Druck auf die Ovarialgegend auszulösen. Als Ursache der H. benannte Charcot das psychische →Trauma und den Schock. Mit Hilfe der fotografischen Dokumentation (Désiré-Magloire Bourneville und Paul Régnard, *Iconographie photographique de la Salpêtrière*, 1877–80) konstruierte Charcot typische Verlaufsphasen eines hysterischen Anfalls, die auch als »Hystérie grande« oder Anfall »à la Charcot« bezeichnet werden (→Psychiatrie). Die Nachahmungstendenz und damit die Bedeutung des psychosozialen Umfelds (→Umwelt) für die Ausdrucksformen der H. erklärt, warum Charcot im eng umgrenzten klinischen Raum der Salpêtrière (→Krankenhaus) hysterische Verlaufsformen beobachten konnte, die auf dieses Umfeld begrenzt blieben und sich die H. in anderen Kontexten auch anders äußerte. So erklärte Hippolyte Bernheim die Hystérie grande zum Kunstprodukt und auch Sigmund Freud, der sich in den 1880er Jahren bei Charcot in der Salpêtrière aufhielt, kritisierte die suggestive Wirkung von Charcot auf seine Patienten. Bahnbrechend für das moderne Verständnis der H. sind Joseph Breuers und Sigmund Freuds *Studien über Hysterie* (1895), die als Geburtsstunde der →Psychoanalyse gelten. Freud und Breuer interpretieren das hysterische Symptom als psychische Repräsentation einer traumatischen Erfahrung, als Erinnerungsspur eines unzugänglichen und selbst nicht repräsentierbaren traumatischen Kerns. In der Folge Freuds wird H. als Botschaft verstanden, die sich an einen unbestimmten Adressaten wendet und deren Sinn aus dem Unbewussten hervorgeht (Israël). Allerdings bleibt die Problematisierung der geschlechtlichen Identität auch weiterhin Bestandteil des Hysteriediskurses. H. kann als Ausdruck flexibler Selbstentwürfe und Geschlechtsidentitäten verstanden werden. Sie erlaubt es dem Subjekt, persönliches und kulturelles Unbehagen zum Ausdruck zu bringen. Die Nicht-Erkennbarkeit eines wahren Subjekts ›hinter‹ den hysterischen Inszenierungen, die zweifelhafte Unterscheidung zwischen Sein und Schein, bindet das hysterische Subjekt in einen postmodernen Diskurs ein, in dem grundlegende Zweifel an einer Idee einer Identität des Subjekts bestehen und Selbstentwürfe im Kontext eines sozialen Diskurses entstehen und gelesen werden.

Das Erscheinungsbild der H. in der Literatur ist so vielfältig wie ihre Geschichte. Wichtige literarische Zeugnisse der H. sind im 19. Jh. angesiedelt und nehmen die medizinischen Studien Charcots und Freuds teilweise vorweg, teilweise sind sie durch die Lektüre psychiatrischer Schriften beeinflusst. Eine literarische Gattung, die sich partiell an den Hysteriediskurs anbindet, ist der Schauerroman: Das Unheimliche, die Wiederkehr des Verdrängten, die Anerkennung von Phantasien und Halluzinationen als eigene psychische Realität haben Entsprechungen in der zeitgenössischen Psychologie der H. Exemplarisch hierfür steht Bram Stokers *Dracula* (1897; dt. *Drakula*), nach Bronfen ein »hysterischer Phantasieroman«. Jonathan, der männliche Protagonist, kann nicht unterscheiden, ob seine Dracula-Visionen Wahnvorstellungen sind oder nicht und mag als Paradigma für Charcots Beschreibungen männlicher H. angesehen werden (Charcot wird im Text auch namentlich genannt); die Figur der Lucy, sensibel, erregbar, somnambul, zeigt die klassischen Hysteriesymptome. Gustave Flauberts Roman *Madame Bovary. Moeurs de province* (1856; dt. *Madame Bovary. Ein Sittenbild aus der Provinz*) gilt als einer der wichtigsten literarischen Bearbeitungen der Hysteriethematik im 19. Jh. Emma Bovary zeigt mit Schwindelanfällen (→Schwindel) und psychischen Schwankungen Zeichen der H. Unzufrieden mit ihrer gesellschaftlichen Rolle in den engen Grenzen des Kleinbürgertums, versucht sie, unter dem Einfluss der Lektüre romantischer fiktionaler Texte die Alltagsrealität ihren Phantasien unterzuordnen. Unabhängig von dieser Lektüre und den darin vorgefundenen Rollenvorbildern bildet sie keine eigene Identität

aus. Flaubert kannte die zeitgenössische psychiatrische Literatur zur H. und nannte sich selbst einen Hysteriker. In der Décadence-Literatur, die sich durch die Suche nach verfeinertem Sinnesgenuss, Überregbarkeit der Nerven (Nervenkunst, →Neurasthenie), Verabsolutierung des Künstlichen und die Betonung des traumhaft-Unbestimmten und Rauschhaften auszeichnet, ist die Hysterikerin eine zentrale Figur. Ihr steht als männliches Pendant der Neurastheniker gegenüber. Zur ›hysterischen‹ Décadence-Literatur können unter anderem die Romane von Rachilde (alias Marguerite Eymery) gezählt werden, einer Autorin, die sich selbst als hysterisch diagnostizierte und sich in ihren Werken gegen die üblichen Zuschreibungen geschlechtlicher Identität wandte, exemplarisch sei hier ihr erster Roman *Monsieur Vénus* (1884) genannt. 1885 veröffentlichte Camille Lemonnier *L'Hysterique* (dt. *Die Hysterische*), die Geschichte der jungen Frau Therese, die unter Beginen lebt, hysterische Zustände und Stigmata entwickelt und stark an die Falldarstellungen aus der Salpêtrière erinnert. *Là-Bas* von Joris-Karl Huysmans (1891; dt. *Là-Bas*) stellt eine enge Verbindung von Satanismus und Hysterie her. Octave Mirbeau entwirft in *Le Jardin des supplices* (1899; dt. *Der Garten der Qualen*) mit der Protagonistin Klara einen klassischen hysterischen Charakter, schön und begehrenswert, aber unnahbar und ständig in Krämpfe verfallend. Klassische Hysteriesymptome zeigen auch zahlreiche Frauenfiguren in Theodor Fontanes Romanen: Die titelgebende Heldin des Romans *Cécile* (1887) leidet an Mattigkeit, Apathie, Zittern, Hautflecken, ohne dass eine körperliche Ursache mit erzählt würde. Das Nervenleiden Céciles passt zu den gängigen Vorstellungen des 19. Jh. von einer Hysterikerin mit ihrer Verbindung von Weiblichkeit, Schwäche und Krankheit. Im Roman werden ihre Zustände durch eine Romanfigur als »hysterische Paroxysmen« klassifiziert. Hugo von Hofmannsthals Drama *Elektra* (1903) lässt deutliche Anleihen bei Freuds und Breuers Studien über Hysterie erkennen. Hofmannsthal hatte sie 1902 gelesen. In den Monologen Elektras wird das ätiologische Repertoire der H. ausgebreitet: die Fixierung an den Vater, die Unfähigkeit zur Ausbildung einer weiblichen Identität usw. Auch in Arthur Schnitzlers Erzählungen zeigen sich die Spuren der Auseinandersetzung des Autors mit den zeitgenössischen psychologischen und psychiatrischen Schriften; die Begeisterung, mit der Freud sich bei Schnitzler wiedererkannte, wurde von diesem allerdings nicht ganz geteilt. Seine Erzählung *Fräulein Else* (1924) zeichnet ebenfalls ein klassisches Bild einer Hysterikerin, hier aus der Innenperspektive der Figur heraus: Else gerät in eine seelische Notlage, für die ihr Vater verantwortlich ist, und reagiert mit sexuell herausforderndem Verhalten, dissoziativen Zuständen (Absencen, Ohnmacht), Zittern und schließlich mit einer vollständigen Lähmung. Im Gegensatz zu Freud wird hier als Auslöser der H. nicht etwa das verdrängte weibliche sexuelle Begehren, sondern der drohende Missbrauch erkennbar. Literarische Repräsentationen der H. werden bis ins 20. Jh. fortgeschrieben. Im Expressionismus, Dadaismus und v. a. im Surrealismus ist die Hysterikerin Sinnbild für erotische Entfesselung und antirationale Tendenzen. Indem die Surrealisten das psychische Leid der Hysterikerinnen ignorieren, kann ihnen der hysterische Anfall zum Ausdruck von nicht an die Zivilisation angepassten psychischen Kräften werden. André Breton und Louis Aragon widmen eine Ausgabe der Zeitschrift *La révolution surréaliste* (1928), dem 50. Geburtstag der H., mit dem Manifest »Le Cinquantenaire de l'Hystérie (1878–1928)« und einem Auszug aus Bretons Roman *Nadja* (1928; dt. *Nadja*), begleitet von zahlreichen Fotografien hysterischer Anfälle aus der Salpêtrière. In seinem Roman *Nadja* gibt Breton eine Definition der Schönheit, die sich an den krampfartigen Verrenkungen von Charcots Patientinnen während eines Anfalls orientiert: »die Schönheit wird konvulsivisch sein oder sie wird nicht sein«, die in *L'amour fou* (1937; dt. *L'amour fou*) von ihm noch einmal aufgegriffen wird. Seit dem Ende der 1970er Jahre stößt das Phänomen H. auf ein besonderes Interesse in der Frauenforschung und den Gender Studies, die in der H. einen Ausschluss weiblicher Subjektivität in der patriarchalischen Kultur sehen. So versuchen einige Autorinnen, neue literarische Formen zu entwickeln, mittels derer sich ein weibliches Subjekt artikulieren kann. Die Ausdrucksformen der H. werden darin v. a. als eine mögliche Form des Widerstands bzw. des Entzugs aufgegriffen, etwa bei Ingeborg Bachmann in ihrem Roman *Malina* (1971) oder im Romanfragment *Der Fall Franza* (postum 1978).

In beiden Fällen endet diese literarische Suche mit dem Tod bzw. einer Affirmation der weiblichen Nicht-Existenz, wobei die Leiden der Hysterikerinnen eine gelungene weibliche Identitätsfindung einfordern. Auch Hélène Cixous identifiziert sich, jedoch offensiv, mit den Hysterikerinnen der Geschichte, bezeichnenderweise v. a. mit Freuds Patientin Ida Bauer, genannt »Dora«, seinem prominentesten Misserfolg: Dora brach die →Therapie ab, nachdem sie sich erfolglos gegen Freuds Miss-Deutungen gewehrt hatte. Cixous hat in einem Theaterstück den ›Fall Dora‹ verhandelt (*Portrait de Dora*, 1976). Cixous endet in ihren Schriften nicht bei der weiblichen Selbstentäußerung, sondern zielt auf ein Schreiben, in dem ein multiples Subjekt jenseits der traditionellen Zuordnungen von männlich und weiblich ansichtig werden soll – eine Subjektivität, die die H. letztlich überwindet.

Alfred Springer: Hysterie als schöne Kunst betrachtet. Funktion und Bild der Hysterie in der Dekadenz und im Surrealismus. In: Wiener Psychoanalytische Vereinigung (Hg.): Hysterie, Wien 2003, S. 13–51
Elisabeth Bronfen: Das verknotete Subjekt. Hysterie in der Moderne, Berlin 1998
Regina Schaps: Hysterie und Weiblichkeit. Wissenschaftsmythen über die Frau, Frankfurt/M. 1992
Marianne Schuller: Im Unterschied: Lesen, Korrespondieren, Adressieren, Frankfurt/M. 1990
Lucien Israël: L'hystérique, le sexe et le médecin, Paris 1976

C.S.

Illusionäre Verkennung   →Halluzination

Immunisierung Der medizinische Begriff Immunität bezeichnet den Zustand der Resistenz gegen Infektionskrankheiten (→Infektion) und toxische Substanzen, der Terminus I. die technische Herbeiführung dieses Zustands. Die medizinische Begriffsverwendung etablierte sich in Deutschland und Frankreich zwischen 1860 und 1880, anfangs noch durch Zusätze (z. B. immunité morbide) als Übertragung eines ursprünglich staatsrechtlichen Konzepts markiert: »immunitas« bezeichnete im römischen Recht die Freiheit von Steuern oder Arbeitspflichten (munera) gegenüber der Gemeinde oder dem Staat. Fran-

zösisch »immunité« hatte noch im 18. Jh. die Bedeutung »Privileg« und bezog sich v. a. auf die
Privilegien der Kirche, darunter das Recht, Asyl
zu gewähren. Bis zu diesem Zeitpunkt bezeichnete Immunität also eine Ausnahme, die der
Staat in einem Akt der Selbstbegrenzung seiner
Souveränität gewährte; in dieser Tradition steht
der moderne Begriff der parlamentarischen Immunität, ein Instrument der Gewaltenteilung. Im
medizinischen Sprachgebrauch wird Immunität
dagegen zum natürlichen Attribut des individuellen →Körpers; sie stellt keine Ausnahme, sondern die →Norm dar; I. erscheint nicht als Gna-
denakt, sondern als Technik, die dazu dient, diese gesundheitliche Norm gegen Ausnahmen zu
sichern. Übertragung des medizinischen Begriffs
auf den Bereich des Psychischen ergab schließlich die für die Literatur v. a. relevante Rede von
seelischer I. Als Synonym für I. erscheint gelegentlich der Ausdruck »Mithridatisierung« –
nach Mithridates VI. Eupator von Pontos, dem
aufgrund seiner legendären Giftgewöhnung
(→Gift) und des ihm zugeschriebenen märchenhaften Antidots die Rolle des Gründungsheros
für diesen Zweig der Medizin zufällt. Der Begriff
erscheint auch in der Literatur – z. B. in Marcel
Prousts *Sodome et Gomorrhe* (1922; dt. *Sodom
und Gomorra*)– im übertragenen Sinn einer
Mithridatisierung der Seele (→Leib und Seele).

Viel älter als der Begriff I. ist der ihm zugrun-
deliegende archaische Phantasiekomplex der Fei-
ung oder Abhärtung mit den entsprechenden
kulturellen Praktiken (rituelle Medizin, →Ma-
gie). Apotropäische Ritualtexte gehören in einigen europäischen Sprachen zu den ältesten erhaltenen Zeugnissen (althochdeutsche Wurmse-
gen, 9.–12. Jh.). Gegenstand von I. ist in diesem
ersten und weitesten Sinn potenziell jeder Gegenstand der Furcht (→Angst), dem man sich
nicht durch Flucht oder gewaltsame Abwehr entziehen kann: Krankheiten (→Gesundheit und
Krankheit), Gifte, Magie, →Verführung, →Affek-
te, Triebe, →Schmerz, Unglücksfälle, etc. Als be-
grifflicher Gegenpol erscheint also der gesamte
Vorstellungsbereich der schädlichen Einflüsse
(contagiones). In den Bereich ritueller Medizin
verweist etwa das mythisch-tragische Motiv der
→Wunde, die nur durch ein Stück der Waffe geheilt werden kann, die sie schlug (Speer des Te-
lephos). Rituelle Züge wies möglicherweise auch
ein direkter Vorläufer moderner Immunisie-

rungstechniken auf: die im osmanischen Reich
traditionell geübte Praxis der →Impfung Gesunder mit Pockensekret (Inokulation).

Die Geschichte moderner medizinischer Im-
munisierungstechniken beginnt mit Edward Jen-
ners Kuhpockenimpfung (Vakzination, 1798), deren Mechanismus ebenso wie der der Erkrankung zunächst unverstanden blieb. Eine explizit
immunologische Forschung etablierte sich erst
ab ca. 1880. Entscheidende Voraussetzungen dafür waren Rudolf Virchows Zell-Lehre (1858) und
die Erfolge der Bakterienforschung, als deren
Meilensteine der Nachweis des Milzbrander-
regers durch Robert Koch (1876) und die erste
wissenschaftlich kontrollierte Aktivimmunisie-
rung durch Louis Pasteur (1880) gelten können.
Weitere Etappen waren die Entdeckung der sog.
Fresszellen durch Ilja Iljitsch Metschnikow (1884),
die Entwicklung der Passivimmunisierung gegen Diphtherie- und Tetanustoxin (von Emil
Behring und Shibasaburo Kitasato, 1890) und
Paul Ehrlichs Theorie der Antikörperbildung
(sog. Seitenkettentheorie, 1900). Die Generation
nach Pasteur und Koch vollzog den Paradigmenwechsel von der Erforschung (→Medizinische
Forschung) des Erregers hin zur Erforschung
der aktiven Antwort des Wirtsorganismus, deren
biochemische Beschreibung in den folgenden
Jahrzehnten im Zentrum stand. Seit den 1960er
Jahren hat sich die Immunologie als Schlüssel-
wissenschaft vom →Leben etabliert, deren Er-
kenntnisanspruch in der Erforschung komplexer
Interaktion auf molekularer Ebene weit über das
pragmatische Ziel der Entwicklung neuer Imm-
nisierungstechniken hinausreicht. Angesichts
ungeahnter Probleme (Autoimmunität), ungelös-
ter Aufgaben (→Krebs, Retroviren (→Virus))
und neuer Herausforderungen (→Transplantati-
on) hat sie sich als eine Schule der Paradoxien
erwiesen, die das binäre Fremd/Eigen-Denken
und die Kampfmetaphern (→Metaphorik) der
Gründergeneration als unzureichend erweist.
Grundsätzlich unterscheidet man zwischen aktiver I. (Auslösung einer Immunreaktion durch
abgeschwächte Erreger oder Toxine) und passiver I. (Schutz durch Übertragung fremder Im-
munstoffe), sowie zwischen spezifischer Immuntherapie (möglichst gezielte Bekämpfung eines
Erregers) und unspezifischer Immuntherapie
(Stimulierung der allgemeinen Immunreaktion,
z. B. durch Interferon).

Literarische Erwähnungen immunmedizinischer Phänomene – entsprechend dem jeweiligen Wissensstand – sind seit der Antike vertraut. Thukydides, *Peloponnesischer Krieg* (2,51), beschreibt erworbene Immunität gegen Infektion, Lukan, *Pharsalia* (9,896), natürliche Immunität gegen Schlangengift. Als literarischer Hauptgegenstand erscheint Immunmedizinisches erst im modernen Roman (Thomas Mann, *Der Zauberberg*, 1924) – nicht selten mit einem deutlichen Zug zur politischen Allegorie (Camus, *La Peste*, 1947; dt. *Die Pest*). Ein prominentes Beispiel aus jüngerer Zeit stellt die seit den 1980er Jahren unter dem Eindruck der Immunschwächekrankheit →AIDS entstandene Erzählliteratur dar. Die Gattung Roman, für Fachsprachen besonders durchlässig (wenn auch nur bis zu einer Grenze, die meist durch die mathematische Formalisierung des dargestellten Wissens gesetzt wird), ist in dieser Hinsicht das wichtigste Genre. Als der Lyriker García Lorca 1926 vorschlug, »den aufregenden Kampf der Leukozyten im geschlossenen Geäst der Adern« zum Gegenstand eines epischen Gedichts zu machen, war dies noch ein bloßes Aperçu im Geist barocker Naturgeschichte. Doch gegen Ende des 20. Jh. sind immunologische Themen lyrikfähig geworden (Miroslav Holub, *Interferon*, 1982) und kommen als Gegenstand philosophischer Essayistik in Betracht, wie in Roberto Espositos *Immunitas* (2002) und in Jean-Luc Nancys Schrift *L'intrus* (1999; dt. *Der Eindringling*), welche die Infragestellung der Identität durch eine Organtransplantation behandelt.

Wie die letzten Beispiele zeigen, dient die Darstellung immunmedizinischer Phänomene in der Literatur häufig als Ausgangspunkt, um Fragen der psychischen Immunität aufzuwerfen. Das betrifft sowohl die Darstellung seelischer Schutz- und Abwehrmechanismen, als auch die Konzeption von Literatur als Instrument aktiver psychischer I. Wenn in einem solchen prozessualen Sinn von Literatur als Immunisierungsverfahren die Rede ist, dann meist in Bezug auf Affekte. Geläufig ist die Vorstellung von Dichtung als affektiver →Ansteckung (tragisches Pathos, ansteckendes Lachen, empfindsamer Schriftverkehr, Horror etc.), doch die entgegengesetzte Vorstellung von Dichtung als Mittel zur Affektabwehr hat gleichfalls Tradition. Eine komplexe Verschränkung beider Motive liegt im Begriff

der Katharsis oder affektiven Reinigung vor, den Aristoteles, wohl aus medizinischen Quellen schöpfend, in die Theorie der Tragödie eintrug (*Poetik* 1449b). Ein untragisches Modell der Abwehr traumatischen Schreckens (→Trauma) wird in Ovids *Metamorphosen* entwickelt, in denen die Verwandlung strukturell an die Stelle des →Todes tritt. Eine strikt defensive Einstellung zum Affekt charakterisiert dagegen die stoisch beeinflusste Texttradition der sog. Consolatio (Seneca, Boethius). Die Selbstimmunisierung gegen quälende Gefühle zählt auch zu den Motiven der therapeutischen Traktatliteratur, wie sie z. B. die frühneuzeitlichen Melancholietraktate (→Melancholie) repräsentieren. Nicht zuletzt unter dem Eindruck medizinischer Entwicklungen tauchen schließlich im 19. Jh. Vorstellungen seelischer I. auf, die nach dem Modell der kontrollierten Selbstinfektion gedacht sind: Schiller konzipiert das Pathetische nach dem Vorbild der Pockenimpfung als »Inokulation des unvermeidlichen Schicksals« (*Über das Erhabene*, 1801). Flaubert entwickelt in seinem Briefwechsel eine Lehre vom unpersönlichen, unempfindsamen Stil und vom ärztlichen Blick des Erzählers, die er mit einer Serie von Metaphern medizinischer I. illustriert. Unpersönlichkeit, Affektlosigkeit und ironische bzw. klinische Distanz avancieren in der Folge zu kanonischen Merkmalen modernen Schreibens. In der deutschen Literatur der 1920er Jahre entwickeln sich auf dieser Grundlage regelrechte »Verhaltenslehren der Kälte« (Lethen, 1994), die um die Vorstellung einer gegen Erschütterungen gepanzerten Persönlichkeit kreisen. Dagegen reagiert bereits Walter Benjamins *Berliner Kindheit um Neunzehnhundert* (1933/50) mit einer dialektischen Konzeption der Kindheitserinnerung als Impfung gegen →Heimweh.

Zwei prominente literaturtheoretische Entwürfe des 20. Jh. begreifen den Text als Produkt eines Abwehrvorgangs: Benjamins *Über einige Motive bei Baudelaire* (1940), das moderne Lyrik und sog. ›Chockabwehr‹ in Beziehung setzt, und Harold Blooms *A Map of Misreading* (1975; dt. *Eine Topographie des Fehllesens*), das literarische Traditionsbildung als Rivalitätskampf beschreibt, in dem es um die Abwehr literarischer Einflüsse geht. Beiden Entwürfen stand Sigmund Freuds Begriff des psychischen Abwehrvorgangs Pate, der als psychoanalytisches (→Psychoanalyse)

Pendant zu medizinischen Konzepten der Immunabwehr betrachtet werden kann.

Roberto Esposito: Immunitas. Schutz und Negation des Lebens, Berlin 2004

Martin von Koppenfels: Flauberts Hand. Zur Rhetorik der Immunität. In: Eckart Goebel, Eberhard Lämmert (Hg.): »Für Viele stehen, indem man für sich steht«: Formen literarischer Selbstbehauptung in der Moderne, Berlin 2004, S. 83–105

Laura Otis: Membranes. Metaphors of Invasion in Nineteenth-Century Literature, Science and Politics, Baltimore, London 1999

Helmut Lethen: Verhaltenslehren der Kälte. Lebensversuche zwischen den Kriegen, Frankfurt/M. 1994

Anne-Marie Moulin: Le dernier langage de la médecine. Histoire de l'immunologie de Pasteur au Sida, Paris 1991

M.v.K.

Impfung I., im 18. Jh. Inoculation, meint das Verfahren, durch kontrollierte Verabreichung von veränderten oder abgetöteten Erregern das Abwehrsystem zu aktivieren, um Immunität (→Immunisierung) gegen →Infektionen zu erreichen. Impfstoffe (Vakzine) können aus toten Keimen, entgifteten Toxinen (→Gift) oder Antigenextrakten hergestellt werden. Der Begriff leitet sich von der Praxis des Impfens, Okulierens oder Pfropfens ab, bei der eine Pflanze zu Fortpflanzungszwecken mit dem Teil einer anderen verbunden und so veredelt wird. Das Prinzip der I. wurde im 18. Jh. an den Pocken erprobt. Eine erste, um 1720 aus der Türkei nach England importierte Strategie war die absichtliche →Ansteckung mit dem unveränderten Erreger (Variolation), bei der man eine kleine Menge des ausgetrockneten Pustelinhalts der echten Pocken (Variola) übertrug und so eine leichte →Infektion auslöste, die einen andauernden Schutz vor einer erneuten Infektion bewirkte. Auf →Experimente des englischen Arztes Edward Jenner (veröffentlicht 1798) geht der Ersatz der Variola durch die Infektion mit Vaccinia (lat. vacca; Kuh) zurück, die beim Rind die Kuhpocken, eine den menschlichen Pocken ähnliche Krankheit, auslöst. Den Begriff der Vakzinierung übernimmt Louis Pasteur auch für Schutzimpfungen gegen andere Infektionen. Die Praxis der Vakzinierung setzt sich durch, bevor das Prinzip theoretisch durchdrungen ist. Erst Pasteurs sog. Keimtheorie und Ilja Iljitsch Metschnikows Entdeckung der sog. Fresszellen (1834), die eindringende Mikroorganismen abtöten oder neutralisieren, bilden die Voraussetzung, die Wirkung der I. zu erklären. Ab 1881 stellt Pasteur Impfstoffe durch hoch erhitzte Bakterien her (Milzbrand, Hühnercholera (→Cholera), Tollwut). Paul Ehrlich lokalisiert die Antikörper im Blutserum und entwickelt 1892 an der Diphterie die passive Immunisierung, bei der ein Antikörper enthaltendes Serum geimpft wird. Die Verabreichung fremder Antikörper (Immunglobuline) entfaltet einen schnell wirksamen, aber nicht anhaltenden Schutz. Die gezielte Herstellung von Impfstoffen gegen Viruserkrankungen (→Virus) wie Kinderlähmung, Fleckfieber (→Fieber) oder auch die Pocken wird mit der Entwicklung der Virologie (1895) möglich. Die I. hat neben der individualmedizinischen auch eine biopolitische Dimension (→Biopolitik): Um →Epidemien zu verhindern, wird der Kollektivschutz der Bevölkerung durch Herstellung von Herdimmunität angestrebt. Ziel einer staatenübergreifenden Präventionspolitik im Rahmen von WHO-Programmen ist es, durch möglichst hohe Durchimpfungsraten Krankheitserreger zuerst regional, langfristig weltweit zu eliminieren. Die Einführung einer flächendeckenden Seuchenprävention ist bereits im 19. Jh. ein Politikum, wobei besonders der militärische Nutzen früh erkannt wird: So wird um 1800 die Pockenimpfung in der englischen Marine zur Pflicht.

Die Einführung und Akzeptanz der I. thematisieren George Saville Carey in der Komödie *The Inoculator* (1766) sowie Moritz August von Thümmel in *Die Inoculation der Liebe* (1771), einer satirischen Verserzählung über die Verführung eines jungen Mädchens vom Land durch einen Adeligen, der sich als Impfarzt ausgibt. In England tragen Dichter und Literaten bewusst zur Popularisierung der Vakzination bei. Robert Bloomfields Gedicht »Good Tidings« (1804) aus der Sammlung *The Poems of Robert Bloomfield* (1809), ein Lob des Landlebens, ist Edward Jenner gewidmet und stellt die Kuhpockenimpfung als natürliches Heilmittel gegen die in den Städten grassierenden Krankheiten dar. John Williams' »Ode to the Discoverer of Vaccination« (1810) aus der Sammlung *Sacred Allegories to Which is Added an Anacreontic: An Ode to the Discoverer of Vaccination* (1810) stilisiert die I. zur Waffe im Kampf gegen ein Übel von biblischem Ausmaß. Christopher Ansteys *Ode to*

Jenner (1804) verknüpft den →Krieg gegen die Pocken mit der Invasion napoleonischer Truppen, die den Republikanismus wie eine Seuche verbreiten. Die politische →Metaphorik nimmt auch Robert Southey auf, der 1816 die revolutionären Ideen, die von Frankreich nach England übertragen wurden, mit den Pocken vergleicht und hinzufügt, der »body politic« sei bereits erfolgreich dagegen geimpft. Auch Achim von Arnim nutzt die I. als politische Metapher. In *Armut, Reichtum, Schuld und Buße der Gräfin Dolores* (1810) wird die Revolution zur Krankheit, gegen die sich zwar nicht der »body politic«, wohl aber der Einzelne zu impfen habe. Politische Aspekte der I. thematisieren später Kurd Lasswitz in dem Zukunftsroman *Auf zwei Planeten* (1897), in dem die I. als biopolitisches Instrument der Kolonisierung dargestellt wird, sowie der türkische Dramatiker Nâzım Hikmet in *Kafatasi* (1932; dt. *Der Schädel*), das die politische Vereinnahmung eines neu entdeckten Impfstoffs schildert. Oft ist die metaphorische Rede von der I. mit dem Ausweis einer Gefühlslage oder einer weltanschaulichen oder ästhetischen Einstellung als Kinderkrankheit verbunden. So heißt es in Schillers *Philosophischen Briefen* (1786), der Skeptizismus sei eine fast unvermeidliche Kinderkrankheit, deren Verlauf durch absichtliche Infektion beschleunigt werden könne. Polemischer wird in Friedrich Schlegels *Gespräch über Poesie* (1800) die Vorstellung von einer klassischen Phase innerhalb von Nationalliteraturen als Kinderkrankheit bezeichnet, für die noch eine I. erfunden werden müsse. Achim von Arnim hingegen verwirft in *Des Knaben Wunderhorn* (1806) die I. als eine Desensibilisierung, die das natürliche ästhetische Empfinden zerstört. Als Verlust der Unschuld erscheint in Bettine von Arnims *Goethes Briefwechsel mit einem Kinde* (1835) eine Erziehung, die künstliche Maßstäbe über intuitives Moralgefühl setzt. Ähnlich diskutiert Jean-Jacques Rousseau in *Emile ou De l'éducation* (1762; dt. *Emile oder Über die Erziehung*) nicht nur den Nutzen der Pockenimpfung, er benutzt die Inokulation auch im übertragenen Sinn für eine Erziehung, die den Zöglingen die →Liebe zu den Lastern einimpft, vor denen sie gerade warnen will. Jean Paul macht häufig von der I. als Metapher Gebrauch, wobei medizinisches und gartenbauliches Verfahren ineinander spielen. In *Levana*

oder Erziehlehre (1807) ist ironisch von der I. des Kindes mit einer Sittlichkeit die Rede, die der Erwachsene dem →Kind einpflanzt, um sie später selbst auszureißen. In der *Vorschule der Ästhetik* (1804) meint die I. ein hybrides Verfahren der Aufpfropfung. Friedrich Wilhelm Nietzsche aktiviert in *Menschliches, Allzumenschliches* (1878) neben der Bedeutungsebene der Immunisierung auch den der veredelnden Kultivierung: an verletzten Stellen werde durch I. etwas Neues eingebracht. Das Interesse an der Verletzung als Teil des Impfvorgangs setzt sich im 20. Jh. fort. Das Gedicht »Dunkelimpflinge« im Band *Fadensonnen* (1968) von Paul Celan kreist um die von den Impfnadeln hinterlassenen →Wunden, die in das Bild von den Ritzspuren der Schrift überführt werden. Ein Verfahren der Selbstheilung durch vermittelte Selbstverletzung entwirft Adolf Muschg in den Frankfurter Vorlesungen *Literatur als Therapie? Ein Exkurs über das Heilsame und das Unheilbare* (1981), wenn er operative Eingriffe in den →Körper, denen er sich freiwillig unterzieht, als heilsame Katharsis bezeichnet. Das Prinzip der I. als künstliche →Krankheit, die →Affekte hervorruft, um gegen sie zu schützen, macht die I. für Spielarten der Katharsis-Lehre interessant. So benutzt Friedrich Schiller in seiner Schrift *Über das Erhabene* (1801) die Inokulation als Metapher für die Wirkungsabsicht der Tragödie. Das Pathetische, also das Rührung erregende Leiden des tragischen Helden, sei eine »Inokulation« des »Schicksals«, die sich der Zuschauer im Theater kontrolliert zuführt, um sich gegen die Kontingenz des eigenen Schicksals zu schützen. Das Prinzip einer Heilung der Krankheit (→Gesundheit und Krankheit) durch die Krankheit selbst erfasst auch Heinrich Heine, der in seinen in den 1830er Jahren verfassten *Memoiren*, 1834 die Liebe als Krankheit bezeichnet, obgleich die von der Mutter inokulierte Liebe keinen therapeutischen Erfolg hatte. Walter Benjamin beansprucht die I. einmal als produktions-, einmal als rezeptionsästhetisches Prinzip. In der *Berliner Kindheit um Neunzehnhundert* (1933/50) kennzeichnet er das dosierte Aufrufen von Erinnerungsbildern, welche die Voraussetzung des autobiographischen Projekts bilden, als I. gegen →Heimweh. Der Film, so Benjamins massenpsychologische Argumentation in der ersten Fassung seines Essays *Das Kunstwerk im Zeitalter seiner technischen Reproduzierbarkeit* (1935), bietet eine Form der psychischen I. Kollektiv rezipierte Filme können im Publikum Spannungen aufbauen wie entladen und helfen so, die Masse gegen »Massenpsychosen« zu immunisieren. Roland Barthes kritisiert in *La vaccine de l'avantgarde* (1955) in einer Auseinandersetzung mit Jean-Louis Barraults *Théâtre populaire* den Versuch, sich mit dem Impfstoff einer Ästhetik der Avantgarde gegen jede Kritik zu immunisieren.

Ian und Jenifer Glynn: The Life and Death of Smallpox, London 2004

Cornelia Zumbusch: Kunst als Impfung gegen das Leben? Eine medizinische Metapher in Schillers Theorie des Erhabenen. In: Miriam Schaub, Nicola Suthor (Hg): Ansteckung, München 2005, S. 251–261

Tim Fulford, Debbie Lee: The Jenneration of Disease: Vaccination, Romanticism and Revolution. In: Studies in Romanticism 39 (2000), S. 139–163

Ottmar Ette: Avantgarde – Postavantgarde – Postmoderne. Die avantgardistische Impfung. In: Wolfgang Asholt, Walter Fähnders (Hg.): Der Blick vom Wolkenkratzer. Avantgarde – Avantgardekritik – Avantgardeforschung, Amsterdam 2000, S. 671–718
C.Z.

Infektion Als I. (lat. inficere: anstecken), bezeichnet man heute sowohl das Eindringen pathogener Mikroorganismen (Bakterien, →Viren, →Prionen) in den →Körper als auch die Übertragung dieser Erreger zwischen Personen bzw. zwischen Mensch und Tier. Die I. weist meist charakteristische Phasen auf: Inkubation, Generalisation und Organmanifestation. Während sich Bakterien selbstständig im Körper vermehren, veranlassen Viren eine Körperzelle zur Produktion viruseigener DNA oder RNA. Neben Mikroorganismen können auch Pilze oder →Parasiten Ursache einer I. sein. Obwohl sich die Unterscheidung zwischen ansteckenden und nicht ansteckenden Krankheiten (→Gesundheit und Krankheit) bereits in der altarabischen Medizin um 700 v.Chr. findet, bildet sich die kausale Verbindung zwischen der I. und einem lebendigen Krankheitserreger erst mit der Mikrobiologie Ende des 19. Jh. heraus. Die hippokratischen Schriften begründen das Paradigma der →Ansteckung durch die Luft bzw. Atmosphäre, das die abendländische Medizin bis ins 19. Jh. prägt. Der alte Begriff der Miasmata (gr. miasma: Befleckung, Beschmutzung), der ursprünglich moralische sowie rituelle Verunreinigungen bezeichnete, wird übertragen auf Verschmutzungen der Luft. Bei entsprechender »epidemischer Konstitution« (→Epidemie) können Miasmen Krankheiten hervorrufen und sie über die faulige Atemluft des Kranken auch auf andere übertragen. Die Mehrdeutigkeit des Miasmabegriffs, der klimatische wie moralische, stoffliche als auch immaterielle »Einflüsse« umfasst, erleichtert die bis in die Gegenwart reichende Assoziation von Krankheit und moralischen Missständen. Während die Erfahrung der individuellen Ansteckung (durch Berührung von Kranken etc.) und die damit verbundene Panik bereits vom Seuchenausbruch 430 v.Chr. überliefert ist (Thukydides), findet die Vorstellung von I. durch ein stoffliches Kontagium erst in der frühen Neuzeit Eingang in medizinische Lehren. Die von Girolamo Fracastoro 1546 in *De contagionibus et contagiosis morbis et eorum curatione libri III* (1546) beschriebenen »seminaria« (Krankheitssamen) sind weder eindeutig stoffliche Teilchen noch belebte Organismen. Ende des 17. Jh. entdeckt der Jesuitenpater Athanasius Kirchner sog. vermiculi (lat. für »Würmchen«) im Blut Pestkranker (→Pest). Aufgrund der Nähe zur Theorie der Urzeugung stehen Vorstellungen eines »contagium animatum« jedoch in Misskredit, und die miasmatische Krankheitsauffassung bleibt bis in die 1860er Jahre bestimmend. Auch Ignaz Semmelweis entwickelt seine Infektionslehre in den 1840er Jahren noch ohne die Annahme krankheitsverursachender Mikroorganismen. Die höhere Sterblichkeitsrate von Schwangeren (→Schwangerschaft) auf Stationen mit praktizierter Leichensektion (→Anatomie, →Leichnam) erklärt er mit einer »cadaverösen Infektion«, d.h. der Übertragung chemischer Zersetzungsstoffe durch die Hände sezierender Ärzte. Die von Semmelweis gegen heftige Widerstände eingeführten Chlorwaschungen brachten große hygienische Fortschritte, auch wenn sie nicht auf die Abtötung von Mikroorganismen zielten. Erst Louis Pasteur und Joseph Lister begründen in den 1860er Jahren die Notwendigkeit der Desinfektion aller ärztlichen Untersuchungsinstrumente mikrobiologisch. Der Streit zwischen Kontagionisten und Miasmatikern äußert sich im 19. Jh. praktisch in höchst unterschiedlichen Konzepten der Seuchenbekämpfung. Während Erstere für die Fortführung der seit dem

Mittelalter praktizierten Quarantänemaßnahmen plädieren, lehnen Letztere diese vom Standpunkt liberaler Handelsfreiheit aus ab und treten für sozialreformerische Maßnahmen wie verbesserte Hygiene und Wasserversorgung in den Elendsquartieren ein. Das letzte Drittel des 19. Jh. wird oft als sog. heroisches Zeitalter der Bakteriologie bezeichnet. Zwischen seinen Hauptprotagonisten Robert Koch und Louis Pasteur entbrennt ein Wettstreit um die Identifikation krankheitsverursachender Mikroorganismen und die Suche nach Impfstoffen (→Impfung). Die Entdeckung des Myobacterium tuberculosis durch Robert Koch 1882 und die Veröffentlichung der Henle-Koch'schen Postulate im selben Jahr führen zum Durchbruch der modernen bakteriologischen Krankheitsauffassung. Der Kampf gegen die »Bazillen« bringt mit sich auch strikte staatliche Gesundheitskontrollen, v. a. von Prostituierten und anderen sozialen Randgruppen, die z. T. auch illegalen medizinischen Infektionsversuchen unterzogen werden. Trotz großer medizinischer und pharmazeutischer Fortschritte stellen auch im 20. Jh. viele Infektionskrankheiten ein weltweites Problem dar. Hinzu kommen das Auftreten bisher unbekannter Erreger (Ebola, HIV/→AIDS, SARS) sowie die sich ausbreitenden Antibiotikaresistenzen.

Literarische Schilderungen von Seuchen, von kollektiver Panik, Aberglauben und staatlichen Quarantänemaßnahmen finden sich seit der griechischen Antike (Homers *Ilias*, Thukydides' *Peloponnesischer Krieg*). Sophokles entfaltet in *Oidipous tyrannos* (dt. *König Ödipus*) die moralische Dimension des Miasmabegriffs, wenn er den Ausbruch der (von Athen nach Theben verlegten) Pest mit Ödipus' Vatermord in Beziehung bringt. Während die Pest in Giovanni Boccaccios Novellensammlung *Il Decamerone* (1349–53, postum 1470; dt. *Das Dekameron*) nach einer detaillierten Eingangsschilderung lediglich den Hintergrund abgibt, steht sie im Mittelpunkt zahlreicher Romanhandlungen – so etwa in Thomas Dekkers *The Wonderfull Yeare* (1603), Daniel Defoes fiktivem Dokumentarbericht vom Londoner Pestausbruch 1665 *A Journal of the Plague Year of London* (1722; dt. *Die Pest zu London*), Alessandro Manzonis Roman *I Promessi Sposi* (1827; dt. *Die Verlobten*), Jens Peter Jacobsens *Pesten i Bergamo* (1882; dt. *Die Pest in Bergamo*) bis hin zu Albert Camus' Ro-

man *La Peste* (1947; dt. *Die Pest*). I. als literarisches Motiv ist häufig verknüpft mit der Gefährlichkeit oder Illegitimität sexueller Kontakte. Die Marquise de Merteuil in Choderlos de Laclos' *Les liaisons dangereuses* (1782; dt. *Gefährliche Liebschaften*) wird für ihr intrigantes Initiieren von Liebschaften (metaphorische I.) mit realen Pocken bestraft. Besonders häufig geht die I. von der zugleich bedrohlichen und lockenden Sexualität der Frau bzw. Hure aus, so in Alexandre Dumas' Roman *La dame aux camélias* (1848/52; dt. *Die Kameliendame*), Alphonse Daudets *Sappho* (1852) oder Emile Zolas *Nana* (1880; dt. *Nana*). In satirischer Zuspitzung findet sich das Motiv in Oskar Panizzas zensiertem Stück *Das Liebeskonzil. Eine Himmels-Tragödie in fünf Aufzügen* (1894). Panizza widmet es Ulrich von Hutten, der seine →Syphilis 1519 als göttliche Strafe für seine Unzucht beschrieb (*De guaiaci medicina et morbo gallico*; dt. *Ueber die Heilkraft des Guaiacum und die Franzosenseuche*) und inszeniert darin den historischen Ursprung der Syphilis als Zeugungsakt zwischen Salome und dem Teufel. Aus der Vereinigung entspringt ein verführerisches stummes Weib, dessen Berührung infektiös ist. Adrian Leverkühn in Thomas Manns *Doktor Faustus* (1947) infiziert sich dagegen absichtlich bei einer Prostituierten mit Syphilis, um seiner künstlerischen Schöpfungskraft zum Ausbruch zu verhelfen. Die hier ironisch aufgegriffene Beziehung zwischen I. und Inspiration korrespondiert mit dem Mythos der sensibilisierenden und adelnden Krankheit, der sich v. a. an die →Tuberkulose knüpft. Das geheimnisvolle Leder in Honoré Balzacs Roman *La peau de chagrin* (1831; dt. *Das Chagrinleder*), das die magische (→Magie) Kraft der Wunscherfüllung besitzt, kommt scheinbar dem Bedürfnis nach einem gesteigerten Leben entgegen, verkleinert sich mit jedem geäußerten Wunsch jedoch und verkürzt dabei unerbittlich die Lebenszeit des Protagonisten. Ähnliches erlebt die ebenso lebensmüde wie lebenshungrige Gesellschaft in Thomas Manns *Der Zauberberg* (1924). Bilder von Ansteckung verbinden sich außerdem häufig mit dem Thema der Vererbung (→Genetik, →Generation). In Henrik Ibsens *Gengangere* (1881; dt. *Gespenster*), Sarah Grands *Heavenly Twins* (1893) oder Emma Brookes *A Superfluous Woman* (1894) bezahlen →Kinder und/oder Ehefrauen den Bordellbesuch ihrer Väter und Ehemänner mit der Syphilis. In Arthur Dinters antisemitischem Roman *Die Sünde wider das Blut* (1917) ist es der sexuelle Verkehr mit Jüdinnen und Juden, der eine bis in die nächsten Generationen reichende I. des Erbgutes hervorruft. Die Kopplung des Infektionsmotivs an »unreine« Sexualität verschiebt sich im 20. Jh. von der Syphilis auf die Krankheit AIDS. Elfriede Jelineks Roman *Lust* (1989) thematisiert den Einbruch von AIDS in die Ehe: Weil der Prostituiertenbesuch nicht mehr möglich ist, macht der Ehemann umso rücksichtsloseren Gebrauch von seiner Frau, da diese ihn nicht anstecken wird. AIDS bringt u. a. auch das Repertoire behördlicher Seuchenkontrolle zurück, so in Peter Zinglers *Die Seuche* (1989), wo jegliche Intimität staatlich sanktioniert ist. In Fred Breinersdörfers *Quarantäne* (1989) dagegen infizieren sich einige Protagonisten absichtlich, denn nur im Quarantänelager ist es noch möglich, zu leben und zu lieben.

Olaf Briese: Angst in den Zeiten der Cholera. Über kulturelle Ursprünge des Bakteriums, Berlin 2003
Karl-Heinz Leven: Die Geschichte der Infektionskrankheiten, Landsberg/Lech 1997
Bruno Latour: The Pasteurization of France, Cambridge, London 1988
Susan Sontag: Illness as Metaphor, New York 1977
Owsei Temkin: An Historical Analysis of the Concept of Infection. In: Owsei Temkin: The Double Face of Janus, Baltimore 1977, S. 456–471

E.J.

Informed Consent →Aufklärung des Patienten

Inzest I. ist der Beischlaf zwischen Verwandten; er ist nach § 173 StGB unter Strafe gestellt als der Vollzug des Koitus mit einem leiblichen Abkömmling, mit einem leiblichen Verwandten in aufsteigender Linie sowie unter leiblichen Geschwistern. Der I. ist einerseits ein Sexualdelikt (→Sexualität) und fällt damit in den Bereich der Kriminologie; andererseits gehört er in den Bereich der Sexualpathologie, insofern eine von der →Norm abweichende Objektorientierung vorliegt. Schließlich spielt der I. im Bereich der →Psychiatrie eine Rolle, wenn es um die psychischen und psychosomatischen Folgen von I.

bei den Opfern geht. Während das Inzest-→Tabu als kulturell relativ stabiles Muster gelten kann, erscheinen historische Unterschiede bei dessen Reichweite sowie bei der Einschätzung von dessen Verletzung und Begründung. Bis ins 18. Jh. hinein umfasst das Inzestverbot nicht nur Blutsverwandte, sondern auch größere Familienverbünde und die geistige Verwandtschaft (z.B. zwischen Paten und Patenkindern), dabei gilt das inzestuöse Begehren als widernatürlich. Mit der Herausbildung der Kernfamilie Ende des 18. Jh. erfährt der Begriff des I. eine deutliche Verengung, er wird jetzt als »Blutschande« verstanden und meint den Geschlechtsverkehr zwischen engen Verwandten. Dabei entsteht eine neue Einschätzung gegenüber Inzestwünschen, die als natürlich angesehen werden, deren Erfüllung aber illegitim und illegal ist. So entwickelt sich im 19. Jh. ein Disput darüber, ob es die Funktion des Inzestverbots sei, diesem inzestuösen Begehren entgegenzuwirken, oder ob die Inzestvermeidung gewissermaßen biologisch bedingt sei, um erbliche Schäden zu vermeiden, und ein inzestuöses Begehren zwischen miteinander aufgewachsenen →Kindern gar nicht existiere. Die bekannteste Variante der ersten These ist Sigmund Freuds Konzept des Ödipuskomplexes (*Die Traumdeutung*, 1900). Er sieht den I. als eine überwundene Stufe der menschlichen Entwicklung an, die gleichwohl als Inzestwunsch in jeder Kindheit wieder auftaucht und durch dessen Überwindung das Inzesttabu jeweils individuell durchgesetzt wird. Die zweite These wird vertreten von dem Anthropologen Edward Westermarck, zuerst in seiner Abhandlung *The History of Human Marriage* (1891). Er geht von der These aus, dass ein angeborener Widerwille gegen den geschlechtlichen Verkehr zwischen Personen existiert, die von früher Jugend an eng zusammenleben. Während sich zunächst die Fraktion um Freud durchsetzte, zeigte sich die biologistische Position v.a. in der Erörterung von »Inzucht«, die durch I. entstehen könnte. Schon in der Weimarer Republik kam es zu Überlegungen bei der strafrechtlichen Verfolgung von I., um v.a. auf den Schutz der Kinder zu achten. In letzter Zeit gibt es sowohl Versuche, die Thesen Westermarcks empirisch zu untermauern (Jörg Klein), als auch Tendenzen, I. v.a. im Rahmen sexuellen Missbrauchs zu verstehen, d.h. als eine hierarchische Beziehung von Täter und Opfer, die vom Opfer als traumatisches Ereignis (→Trauma) erlebt werden kann.

Literarische Traditionen bilden sich rund um den Vater-Tochter-, den Mutter-Sohn- und den Geschwister-Inzest, wobei das Motiv insgesamt eine kaum überschaubare Fülle an Bearbeitungen aufweist. Der Vater-Tochter-Inzest ist als Geschichte von Loth und seinen Töchtern bereits in der *Bibel* überliefert (*Gen* 19), auch in Ovids *Metamorphosen* nimmt diese Form des I. in der Geschichte um Myrrha und ihrem Vater eine prominente Rolle ein, dabei wird Myrrhas »widernatürliches« Begehren besonders betont. Der Mutter-Sohn-Inzest wird traditionsbildend in Sophokles' Drama *Oidipous tyrannos* (dt. *König Ödipus*) dargestellt. Auch der Geschwister-Inzest, der in mythologischen Göttergenealogien, bei Hera und Zeus in der griechischen und bei Isis und Osiris in der ägyptischen Mythologie zu finden ist, ist ebenfalls schon in der *Bibel* im Verhältnis von Amnon zu seiner Schwester Thamar formuliert (2 *Sam* 13). Dabei ist der Eltern-Kind-Inzest in der Literatur des Mittelalters verbreiteter als der Geschwister-Inzest, dessen Darstellung wiederum die Zeit ab Mitte des 18. Jh. dominiert. So wird in der *Judaslegende* die Vorgeschichte von Judas als Geschichte eines Mutter-Sohn-Inzests erzählt, auch die unterschiedlichen Varianten des *Apollonius von Tyros* stellen das Verhältnis von Antiochos zu seiner Tochter als inzestuös dar, anders als bei Ovid geht der I. jedoch vom Vater aus, der seine Tochter vergewaltigt. William Shakespeare hat in seinem Drama *Pericles* (1608; dt. *Perikles*) diesen I. als Ausgangspunkt der Handlung wiederaufgenommen. Der Geschwister-Inzest spielt dagegen bei Hartmann von Aue (*Gregorius*, um 1190)) eine Rolle, Gregorius ist ein Kind aus einem Geschwister-Inzest, trotz dieses Makels kann er nach einer entsprechenden Buße Papst werden. In der Neuzeit spielt der Geschwister-Inzest eine wichtige Rolle bei der Neuformulierung intimer Beziehungen. In Christian Fürchtegott Gellerts *Das Leben der schwedischen Gräfin von G…* (1747–48) vollziehen die Geschwister Carlson und Mariane den I., ohne dass sie um ihre Verwandtschaft wissen. Als ihre Verwandtschaft aufgedeckt wird, müssen sie beide mit dem Tod bezahlen. Die Möglichkeit des Geschwister-Inzests ist hier v. a. damit zu erklären, dass Geschwister derselben →Generation entstammen

und also potenziell als Geschlechtspartner in Frage kommen. Bei Gellert wie auch in anderen Texten dieser Zeit fehlt allerdings die Intimität der zusammen aufgewachsenen Geschwister noch als besonderer Reiz des I. Als Grund für den Geschwister-Inzest wird gerade das Fehlen des vertrauten Umgangs in der Kindheit genannt. Der unwissend begangene I. wird dann in der Gothic Novel verwandt, um die besondere Skrupellosigkeit des Verbrechers anzuzeigen (z. B. Matthew G. Lewis, *The Monk*, 1797; dt. *Der Mönch*), während in romantischen Texten der I. als schicksalhaftes Verhängnis eine Rolle spielt (Ludwig Tieck, *Der blonde Eckbert*, 1797; Franz Grillparzer, *Die Ahnfrau*, 1817). Bei Johann Wolfgang von Goethe in *Wilhelm Meisters Lehrjahre* (1795/96) zeigt sich dagegen die Wertschätzung der Geschwisterbeziehung, die dazu dient, den I. zu rechtfertigen. Auch Lord Byron rechtfertigt in *Manfred* (1817; dt. *Manfred*) den I. durch die besondere Vertrautheit und Ähnlichkeit der Geschwister. Durch die Aufwertung der Kleinfamilie steigt auch die Attraktivität der Geschwisterbeziehung, die ebenso existenziell ist, aber weniger hierarchisch organisiert. Das Geschwister wird als Alter Ego erlebt, als Ergänzung und Vervollkommnung der eigenen Person. Dabei zeigt sich die Bindung an den Gender-Diskurs (→Geschlechterdifferenz) daran, dass die Paarung älterer Bruder und jüngere Schwester bevorzugt wird. In Henrik Ibsens Drama *Gengangere* (1881; dt. *Gespenster*) geht es dagegen nicht um die Liebesbeziehung der (Halb-) Geschwister, sondern um das Aufeinandertreffen des (auch biologischen) Erbes der Elterngeneration in den Geschwistern. In dem Roman *Homo Faber* (1957) von Max Frisch wird die Schicksal- und Schuldfrage durch den unwissentlichen Vater-Tochter-Inzest aufgeworfen. Überwiegend aber führt die Literatur des 20. Jh. v. a. den Geschwister-Inzest als Frage nach dem Alter Ego fort, besonders in Robert Musils *Der Mann ohne Eigenschaften* (1930–52) wird Agathe für Ulrich zur Seelenverwandten, wobei die außerordentliche Verbundenheit der beiden sich gerade daran zeigt, dass der I. vermieden wird. Sowohl John Irving in *Hotel New Hampshire* (1981; dt. *Das Hotel New Hampshire*) als auch Jeffrey Eugenides in *Middlesex* (2002; dt. *Middlesex*) thematisieren den Geschwister-Inzest. In *Middlesex* kommt es sogar zur Familiengründung. Dieser positiven Variante des Geschwister-Inzests widerspricht nicht nur Thomas Manns Erzählung *Wälsungenblut* (1921), in welcher der I. als weiteres Zeichen für Künstlichkeit und Degeneration erscheint, sondern auch der gewalttätige Übergriff des Bruders auf die Schwester, den Unica Zürn in ihrer Erzählung *Dunkler Frühling* (1969) schildert. Hier zeigt sich, dass die Kernfamilie auch ein Ort des Schreckens sein kann, dem gerade das Mädchen schutzlos ausgesetzt ist. Bei Zürn zeigt sich zudem der Ansatz, über die heterosexuelle Begrenzung der Inzestdarstellung hinauszugehen, da hier auch ein Übergriff der Mutter auf das Mädchen dargestellt wird. Diese Mutter-Tochter-Konstellation nimmt dann in Elfriede Jelineks Roman *Die Klavierspielerin* (1983) einen größeren Raum ein, wird hier aber als Hass-Liebe zwischen der erwachsenen Tochter und der Mutter geschildert. Dieser neuen Akzentuierung steht bei Antonia Byatt in ihrem Roman *Morpho Eugenia* (1992; dt. *Morpho Eugenia*) die Inventarisierungen des Motivs des Geschwister-Inzest gegenüber. Byatt versammelt die bereits etablierten Elemente von Degeneration, Leidenschaft und hier eindeutig als regressiv dargestellter Vertrautheit, um sie einer »emanzipierten« Beziehung zwischen den Geschlechtern gegenüberzustellen. Wie abschreckend das Thema nach wie vor wirken kann, zeigt die Reaktion auf Christine Angots autobiografischen Roman *L'inceste* (1999; dt. *Inzest*). Sie musste nach dem Erscheinen des Buches ihren Wohnort Montpellier verlassen.

Jutta Emig, Claudia Jarzebowski, Claudia Ulrich (Hg.): Historische Inzestdiskurse. Interdisziplinäre Zugänge, Königstein/Ts. 2003
Dagmar von Hoff: Familiengeheimnisse. Inzest in Literatur und Film der Gegenwart, Köln 2003
Anja Elisabeth Schoene: »Ach, wäre fern, was ich liebe!« Studien zur Inzestthematik in der Literatur der Jahrhundertwende (von Ibsen bis Musil), Würzburg 1997
Jörg Klein: Inzest: Kulturelles Verbot und natürliche Scheu, Opladen 1991

S.K.

Irrenarzt →Psychiatrie

Kahlköpfigkeit →Haarverlust

Kannibalismus Der Begriff leitet sich von den indigenen Namen (angeblich) menschenfresserischer Stämme in der Haitianischen Karibik her, die Christoph Kolumbus' Schiffstagebuch von 1492 erstmals erwähnt (span. canibales: Leute aus Caniba, oder canibes). Er bedeutet Verzehr menschlicher Körpersubstanz (Fleisch, Knochen, Organe) durch Menschen. Häufig synonym gebraucht mit Anthropophagie (gr. anthropophagía: Essen von Menschen[fleisch]); im engeren Sinn (1) der ritualisierte, d.h. kulturell erlaubte und geregelte Verzehr von Menschen. Davon zu unterscheiden ist Anthropophagie (2) in Ausnahmefällen: bei extremem Nahrungsmangel, infolge eines Kontrollverlustes oder durch Überlistung des Essenden. (3) V.a. aber haben Imaginationen von Anthropophagie ihren Platz in weltdeutenden Diskursen – von Märchen und Mythen über Religionen bis zur Literatur – und sind als erotische sowie politische →Metaphorik verbreitet. Dass es in der Ferne und Fremde oder auch in der Frühgeschichte der eigenen Weltgegend K. im Sinn von (1) gibt oder gab, gehört zu den populären Überzeugungen der meisten Gesellschaften. Unter Ethnologen und Paläoanthropologen ist die Tatsächlichkeit des K. seit William Arens' *The Man-Eating Myth* (1979) heftig umstritten. Die negationistische These, K. sei eine fremdenfeindliche Projektion und eine undurchschaute, folglich ideologische Fiktion, ist gerade in der Literaturwissenschaft aufgenommen worden und hat dort eine Forschungswelle ausgelöst. Medizinisch interessant ist K. zunächst in der Pathologie seiner psychischen Bedingungsfaktoren und physischen Folgen. Handelt es sich um unfreiwillige Anthropophagie, so können psychisch induzierte Ausnahmezustände (von der sexuellen Erregung bis zum sog. Wahnsinn (→Wahn)) als Erklärung dafür dienen, wie der Anthropophage die kulturelle Grenze des →Tabus überschreiten konnte. Als Krankheit wird »Menschenfresserei« nur vereinzelt eingestuft, so in Christian Gottfried Gruners *Almanach für Ärzte und Nichtärzte auf das Jahr 1786*; ein anthropophagischer Appetit gilt als krankhaft – und sei daher milde zu bestrafen –, wenn er nicht anders erklärbar scheint. Im Wissenschaftsgefüge Alteuropas (ohne empirische Anthropologie und Ethnologie) stellen Schriften studierter Mediziner den wichtigsten Ort einer kompendiösen, mitunter auch klassifikatorischen Erörterung der Anthropophagie dar (vgl. Petrus Petitus, *De natura & moribus anthropophagorum dissertatio*, postum 1688; Hermann Duncker, *Dissertatio inauguralis medica de anthropophago Bercano*, 1792). Geradezu eine Rechtfertigung des K. impliziert die paracelsische Lehre, Menschenfleisch gewährleiste die beste Ernährung, weil es dem aufnehmenden Organismus am ähnlichsten und damit am besten zu verdauen sei. Die aus →Leichnamen, ursprünglich Mumien, hergestellte »Mumia« galt den Paracelsisten als wirksamste Medizin – was bereits frühneuzeitliche Kritiker als K. geißelten (Theophilus Murowsky, *De Anthropophagia Medica*, 1705). Einen ganzen Katalog von Körpersubstanzen und -flüssigkeiten, die sich zur Herstellung von →Arzneimitteln eigneten, enthält Johann Schröders *Pharmacopoeia medico-chymica sive Thesaurus pharmacologicus* (1644; dt. *Trefflich-versehene Medicin-Chymische Apotheke*). In der zeitgenössischen Medizin sind Anthropophagiefälle mitunter Gegenstand gerichtsmedizinischer →Forensik oder psychiatrischer Analysen (→Psychopathologie). Zudem wird K. als Ursache für die Ausbreitung der Creuzfeldt-Jakob-Krankheit diskutiert. Lediglich eine Metapher der Medizinkritik ist der K., den Jacques Attali der modernen Gerätemedizin wie überhaupt der kulturellen Ordnung attestiert, weil sie alle »Übel durch Vereinnahmung« bekämpften (*Die kannibalische Ordnung*, 1981).

In der Literatur sind anthropophagische Handlungen verbreiteter, als ihre extreme Normwidrigkeit (→Norm) vermuten lässt. Denn die Normwidrigkeit des K. machen sich viele literarische Texte zunutze, um Grenzüberschreitungen zu inszenieren. Medizinische Perspektiven sind dabei weniger bedeutsam als mythologische Muster und (post)koloniale Interessen. Trotzdem sind einige Interferenzen seitens der Medizin zu verzeichnen: Die radikale kulturtheoretische Ausdeutung der Anthropophagie im frühen 20. Jh. wird wesentlich von Medizinern, wenngleich außerhalb oder am Rande ihrer Wissenschaft stehenden, getragen. Die Funktion, ein Jenseits der menschlichen Kultur zu markieren, kommt dem Kannibalismusmotiv in der antiken Literatur zu: In Homers *Odyssee* wird es dem asozialen Volk der Kyklopen zugeordnet. Einen weiteren Motivstrang bilden Verführungen zur Anthropophagie unter Verwandten: Dem Thyest (Seneca, *Thyestes*)

oder Tereus (Ovid, *Metamorphosen* VI 636–665) werden, um Rache zu nehmen, die eigenen →Kinder vorgesetzt. Diese Untat stellt das Äußerste dar, was Menschen einander antun können. Wie in der *Bibel* (*Lev* 26,27–29, *Dtn* 28,47–57, *Jer* 19,9) kann Anthropophagie überdies eine göttliche Strafe sein, so bei Pentheus, der von Mänaden samt seiner Mutter Agaue zerrissen wird (Euripides, *Bakchai*, dt. *Die Bakchen*), oder bei Erysichthon, den unstillbarer →Hunger zur Autophagie (Selbstverzehr) treibt (*Metamorphosen* VIII 782–878). Die genannten Mythen demonstrieren anhand anthropophagischer Akte die ›Unheilbarkeit‹ einer Situation. Indem Euripides, Ovid und Seneca dabei an der sprachlichen Evokation jener Leiden arbeiten, die zur Anthropophagie führen oder aus ihr folgen, betreiben sie eine Pathologie mit den Mitteln der Kunst. In den *Metamorphosen* wird das Motiv überdies erstmals der literarischen Selbstreflexion dienstbar gemacht, denn der Gestaltwandel der verspeisten Figuren verweist auf die Einverleibung von Mythen, die Ovids Text konstituiert, sowie auf das vom Dichter erhoffte Weiterleben in seinem Werk. Das Motiv der »cena Thyestea« wird in der frühen Neuzeit wiederholt aufgegriffen (u. a. William Shakespeare, *Titus Andronicus*, um 1592; dt. *Titus Andronicus* und Christian Felix Weiße, *Atreus und Thyestes*, 1766), aber auch abgeschwächt und dem ›guten Geschmack‹ angepasst (Voltaire, *Les Pélopides*, 1772). Ganz auf die körperlichen wie seelischen Leiden angesichts drohender Hungeranthropophagie ist Heinrich Wilhelm von Gerstenbergs Tragödie *Ugolino* (1768) konzentriert, deren Stoff einer Episode aus Dantes *Divina Commedia* (1307–21, postum 1472; dt. *Die Göttliche Komödie*) entnommen ist. Genuin neuzeitlich sind die Begegnungen kolonialer Europäer mit kannibalischen Eingeborenen. Daniel Defoes *The Life and Strange Adventures of Robinson Crusoe* (1719; dt. *Das Leben und die seltsamen Abenteuer des Robinson Crusoe*), der berühmteste Roman mit einem solchen Stoff, wirft die Frage auf, wie gut die Natur ist, die einem Schiffbrüchigen das Überleben ermöglicht, um ihn anschließend Kannibalen auszusetzen. Die Verunsicherung europäischer Weltbilder prägt die neuzeitliche Kannibalismusliteratur generell: Die Konfrontation mit Kannibalen fungiert zunehmend weniger als Bekräftigung europäischer Normen denn als deren Relativierung.

K. macht bewusst, dass die Opponierung von Kultur und Barbarei eine Selbstbeschreibung darstellt, die sich umkehren lässt. Bereits Michel de Montaigne (*Essais*, 1580; dt. *Essais*) kommentiert den K. überseeischer Wilder, um Rechtspraktiken der eigenen Gesellschaft anzugreifen. Virtuos ist die satirische Selbstverständlichkeit, mit der Jonathan Swifts *Modest Proposal for Preventing the Children of Poor People from Being a Burden to their Parents or Country, and for Making them Beneficial to the Publick* (1729; dt. *Ein bescheidener Vorschlag, wie man verhindern kann, daß die Kinder der Armen ihren Eltern oder dem Lande zur Last fallen*) vorschlägt, die von der englischen Politik verantwortete Hungersnot in Irland durch die Schlachtung und den Verkauf von Kleinkindern zu lindern. In all diesen Kritiken heimischer Verhältnisse bleibt K. ein Schreckbild. Das ändert sich erst mit dem von Novalis imaginierten Freundschaftskannibalismus: An die paracelsische Verdauungslehre sowie Christi Selbstausteilung anschließend, beschreiben die *Teplitzer Fragmente* (Nr. 439, 1798) das Verstehen als Verzehr von Fleisch und Blut eines anderen. In das Zentrum von Anthropologie und Kulturtheorie rücken Kannibalismusmotive bei drei deutsch-jüdischen Medizinern des frühen 20. Jh.: In *Totem und Tabu* (1913) leitet Sigmund Freud die kulturelle Ordnung und ihre rituell-symbolische Bekräftigung z. B. im christlichen Abendmahl vom kannibalischen Vatermord in der »Urhorde« ab, der in der Gottesverspeisung als schuldbewusster und ehrfürchtiger Akt wiederholt und zum Fundament sittlicher Normen werde. Alfred Döblin, der seine literarische Produktion neben seiner neurologischen Praxis betrieb, verbildlicht in Anthropophagiemotiven seine Verknüpfung von Triebtheorie und Sprachkritik (→Sprache): Die Pointe der Penthesilea in Heinrich von Kleists gleichnamiger Tragödie (1808, »Küsse, Bisse / Das reimt sich«, V. 2981 f.) weiter ausspinnend, modelliert der frühe Roman *Der schwarze Vorhang* (1912) den →Mord mit Biss als Konsequenz der ›ganz normalen‹ Gewaltsamkeit des →Lebens; ein Wort wie →Liebe täusche dabei fälschlich die Möglichkeit einer harmonischen Vereinigung der in Wahrheit unaufhebbar getrennten Individuen vor. Anthropologisch gesehen vermittle der K. eine Erkenntnis: Wo Menschen wie jedes andere Fleisch verspeist werden, dort erübrige sich jeder humanistische Dünkel. Allerdings warnen Döblins Romane zugleich vor der Gewalt, die den K. begleitet. Der studierte Mediziner Theodor Lessing schließlich sah im (angeblich mit dem Fleisch seiner Opfer handelnden) Lustmörder Fritz Haarmann seine Kritik der generell krankhaften modernen Kultur bewiesen: in diesem »Kannibal[en]« schlage die unterdrückte Natur als »Entartung« zurück. Freud, Döblin und Lessing stehen auf dem Höhepunkt medizinisch-literarischer Interferenzen im Anthropophagiediskurs, denn auch die beiden wissenschaftlichen Autoren bedienen sich literarischer Muster: Während Freud seine Hypothese eines ursprünglichen Vaterkannibalismus mit einem klassischen Literaturzitat beglaubigt (»Am Anfang war die Tat«), diagnostiziert Lessing eine allgemeinkulturelle »Tragödie«, die in Haarmanns Taten zum »Schauspiel« werde. Medizinische Themen und Kannibalismusmotive können in der Literatur der ersten Jahrzehnte des 20. Jh. allerdings auch unverbunden nebeneinander stehen, so in Thomas Manns *Zauberberg* (1924). In der Gegenwartsliteratur kommt eine medientheoretische Ausdeutung der Anthropophagie hinzu: Wer andere verspeist, weist sich als unfähig aus, die Distanz der Mittelbarkeit zu ertragen (Marcel Beyer, *Das Menschenfleisch*, 1991; Bret Easton Ellis, *American Psycho*, 1991; dt. *American Psycho*). Eine medientheoretisch gegenläufige Präsenzästhetik liegt Dramen von Botho Strauß oder Werner Schwab zugrunde, die kannibalische Rituale inszenieren, um dem Theaterspiel wieder rituelle Relevanz zu verschaffen. In George Taboris *The Cannibals* (1968; dt. *Die Kannibalen*) dient K. zudem als Parallelmotiv zum maximalen Schrecken der Moderne, dem Holocaust. Ostentativ kombiniert treten literarische und medizinische Anthropophagiemotive in den Lecter-Romanen von Thomas Harris auf: »Hannibal, the cannibal« ist Psychiater (→Psychiatrie), →Chirurg und Ästhet, liest in fremden Seelen wie in einem Buch und inszeniert seine Schlachtungen nach dem Vorbild berühmter Anthropophagiestellen der Weltliteratur. Überdies mit einem Kindheitstrauma (→Trauma) durch Hungeranthropophagie belastet, ist die Figur allerdings aus Klischees montiert. Sie stellt damit lediglich ein Symptom des aktuellen Interesses am Motivkomplex K. dar, ohne eine kulturanalytische Erklärung des Phänomens zu bieten.

Daniel Fulda, Walter Pape (Hg.): Das Andere Essen. Kannibalismus als Motiv und Metapher in der Literatur, Freiburg/Br. 2001

Annette Keck, Inka Kording, Anja Prochaska (Hg.): Verschlungene Grenzen. Anthropophagie in Literatur und Kulturwissenschaften, Tübingen 1999

Karen Gordon-Grube: Evidence of Medical Cannibalism in Puritan New England: »Mummy« and Related Remedies in Edward Taylor's »Dispensatory«. In: Early American Literature 28 (1993), S. 185–221

Maggie Kilgour: From Communion to Cannibalism. An Anatomy of Metaphors of Incorporation, Princeton 1990

Christian W. Thomsen: Menschenfresser in der Kunst und Literatur, in fernen Ländern, Mythen, Märchen und Satiren, in Dramen, Liedern, Epen und Romanen. Eine kannibalische Text-Bild-Dokumentation, Wien 1983

D.F.

Kasuistik →Fallgeschichte

Katharsis →Affekte

Kind Ein K. ist ein Mensch in seiner frühen Alters- und Entwicklungsphase. Der Begriff bezeichnet allgemein den Unterschied zum Erwachsenen oder, in einer engeren Verwendung, das Stadium zwischen dem frühkindlichen Alter und der Pubertät. Eine differenzierte Einteilung der Phasen der menschlichen Entwicklung bis zum Erwachsenenalter ist: Säugling (1. Lebensjahr), Kleinstkind (2. Lebensjahr), Kleinkind (2.-6. Lebensjahr), Schulkind (7.-14. Lebensjahr), Jugendlicher. Es ist schwer zu sagen, welche Altersspanne die Bezeichnung ›Jugendlicher‹ umfasst, da das Einsetzen der Pubertät je nach Zeit, Gesellschaft und Individuum variieren kann. Bei zunehmendem →Alter werden die Begriffe in der öffentlichen Wahrnehmung von biologischen zu soziologischen Kategorien. Definiert man als Erwachsenen jemanden, der sich vom Elternhaus gelöst und einen eigenen Platz in der Gesellschaft gefunden hat (eigene Wohnung, Arbeit, eigene Familie), dann ist, auch und v. a. in Deutschland, eine zunehmende Dauer des Jugendalters zu beobachten. Hochschulabsolventen z. B. sind oftmals bis nach dem 25. Lebensjahr von der materiellen wie immateriellen Unterstützung der Eltern abhängig. Zugleich erfolgt der Eintritt ins Jugendalter wieder früher. Die sexu-

elle Reife (Menstruation beim Mädchen, Samenerguss beim Jungen) setzt eher ein und bereits K. in den frühen Schuljahren, teilweise sogar im Kindergartenalter, machen sich durch Medien (Fernsehen, Kino, Computerspiele, Internet) mit Inhalten vertraut, die früher fast ausschließlich Jugendlichen und Erwachsenen zugänglich waren. Entscheidend für die Entwicklung von K. und Jugendlichen ist das soziale Umfeld, v. a. die Familie. Hier lässt sich eine Tendenz zur Einkindfamilie einerseits, zu alleinerziehenden Elternteilen oder Familien mit Scheidungskindern andererseits beobachten. Die ›klassische‹ Familie, die sich seit der sog. Sattelzeit (um 1750) entwickelte, bis weit ins 20. Jh. Bestand hatte und sich aus leiblicher Mutter, leiblichem Vater und mindestens zwei K. zusammensetzte, ist heute eher die Ausnahme als die Regel. Grundlegend für eine neue Bewertung der Kindheitsentwicklung war Sigmund Freuds Auffassung von einem »prägenitalen« Sexualleben »vom dritten Lebensjahr an« *(Vorlesungen zur Einführung in die Psychoanalyse,* 1917). Die von Freud als Libido bezeichnete Triebstruktur des Menschen unterliegt im frühen Alter einem Prozess der Objektfindung, der die Eltern und andere Familienmitglieder oder Bezugspersonen, Freunde und Gegenstände (etwa Spielsachen) umfassen kann, sich dann auf das andersgeschlechtliche Elternteil und schließlich, wegen des Inzestverbots (→Inzest, →Tabu), auf einen (bei Heterosexuellen) andersgeschlechtlichen Partner richtet. Nach der psychoanalytischen Entwicklungstheorie unterscheidet man die orale, anale, phallische, Latenz- und genitale Phase. Der Lustgewinn von Säugling, Kleinkind und K. entsteht durch Abtasten von Gegenständen mit Mund und Zunge, durch das Interesse an den eigenen Ausscheidungen und schließlich durch das Spielen mit den eigenen Geschlechtsteilen (Autoerotik) oder durch ›Doktorspiele‹ mit anderen K. Mit Latenzzeit wird der Übergang zur Pubertät bezeichnet, hier beginnt das K. stärker mit seiner Umwelt zu interagieren. Für die Entwicklung des K. gilt extreme Tabuisierung von →Sexualität als ebenso problematisch wie exzessive Triebbefriedigung. K. und Jugendliche lernen ihre Umwelt kennen und sich in ihr verhalten. Sie orientieren sich an Beispielen; zugleich werden sie von den Erwachsenen zu bestimmten Verhaltensweisen angehalten, also erzogen. Bestimmte

Entwicklungsanstöße müssen in bestimmten Lebensphasen gegeben werden, damit ein K. sich weiter entwickeln kann. Die Auffassungen, wie K. und Jugendliche erzogen werden sollen, sind allerdings variabel, sie ändern sich mit der Zeit und sind oftmals von Gesellschaft zu Gesellschaft unterschiedlich. In der europäischen Kulturgeschichte hat das K. stets seinen besonderen, wenn auch starken Veränderungen unterworfenen Platz gehabt. Das Stadium der Kindheit steht allegorisch für den Anfang der Menschheit, zugleich für ihre permanente Erneuerung – die Eltern geben an ihre K. Geld und Gut, Gene (→Genetik) und Erfahrungen weiter (→Generation), die K. sollen es einmal besser als sie haben. Schon die Heilsgeschichte sieht im K. eine Erlöserfigur.

Das K. ist in der Literatur seit der Antike präsent. Im Folgenden wird deshalb v. a. auf das spezifisch literarische Genre für K. fokussiert. Die Forschung zur Kinder- und Jugendliteratur – hier wird der kürzere und ebenfalls eingeführte Terminus Kinderliteratur favorisiert – hat die Grundlagen der Entwicklung des Genres ausführlich beschrieben. Kindheit wurde lange Zeit nur als Vorbereitung auf das Erwachsensein gesehen, als defizitärer Zustand. K. mussten Arbeiten verrichten und ihr Verhalten war strengen Reglementierungen unterworfen. Die Kindheit im heutigen Verständnis entsteht im Zeitalter der Aufklärung, das größere Interesse am K. dokumentiert sich in immer zahlreicher werdenden Publikationen. Der Beginn des bürgerlichen Zeitalters und der Kinderliteratur fallen zusammen, bürgerliche Identität muss hergestellt werden und dieser Konstruktionsprozess hat logischerweise bei den K. zu beginnen. Unter dem Eindruck der Schriften von Jean-Jacques Rousseau, insbesondere des Romans *Emile ou De l'éducation* (1762; dt. *Emile oder Über die Erziehung*), wird die Frage nach der bestmöglichen Unterstützung der kindlichen Anlagen gestellt und das Konzept einer ›natürlichen‹ Erziehung entwickelt. Welche Rolle Literatur dabei spielen soll, ist umstritten; für K. bekommt sie zunehmend den Zweck, ihnen Erfahrungen und Wissen zu vermitteln, nach Möglichkeit auf kindgerechte Weise. Das hat zunächst noch seine restriktiven Seiten: In zahlreichen Texten werden K. oder Jugendliche für Verhaltensweisen wie Naschen oder Masturbation mit dem Tode bestraft. Die ungehemmte orale oder sexuelle Befriedigung ist gleichbedeutend mit Maßlosigkeit und erschüttert das ganze bürgerliche Normsystem, das auf Maßhalten abgestimmt ist. Dieses Kindheitsbild ändert sich in der Epoche der Romantik. K. gelten, weil sie noch nicht so stark zivilisiert sind, als näher am Unendlichen, dem früheren und künftigen Goldenen Zeitalter. Solche Vorstellungen gehören zu den Grundlagen der berühmt gewordenen Sammlungen und Bearbeitungen sog. Volkspoesie, das sind Achim von Arnims und Clemens Brentanos *Des Knaben Wunderhorn* (1806) sowie die *Kinder- und Hausmärchen* (1812–22) von Jacob und Wilhelm Grimm (1812/15). Das K. hat für den Erwachsenen Zeichencharakter, es führt ihm den Verlust von Naivität und Unschuld vor Augen. Das Unzivilisierte des K. ist Gegenstand von Begehren und Furcht zugleich, bedeutet es doch einerseits Freiheit und andererseits Unkenntnis der zahlreichen, teils lebensbedrohenden Gefahren. Das Unzivilisierte hat etwas Revolutionäres, gegen die Ordnung der Erwachsenenwelt Gerichtetes. Der Verstoß gegen die Ordnung bekommt exemplarischen Charakter und wird in der pädagogischen Literatur des 18. und 19. Jh. geahndet, später als Chance für Veränderung favorisiert. In Heinrich Hoffmanns *Der Struwwelpeter* (1845) wird die Drohmoral der bürgerlichen Gesellschaft zelebriert, auch wenn das Grausame der Handlung bereits humoristisch aufgelöst wird und man den Kinderbuchklassiker durchaus als stellenweise subversiv lesen kann. Wilhelm Buschs Bildergeschichten verstärken diese Tendenz, doch wird es erst im 20. Jh. möglich sein, ohne pädagogischen Zeigefinger zu schreiben. In Friedrich Karl Waechters *Der Anti-Struwwelpeter* (1970) triumphieren sogar die sich ›falsch‹ verhaltenden K. ihrerseits über die Erwachsenen. Die Bildlichkeit des K. als Erlöserfigur, wie sie die christlich europäische Kulturgeschichte auch geprägt hat, beweist bis heute ein starkes Beharrungsvermögen. Ulf Abraham hat angesichts der Konstellation zu Beginn von Joanne K. Rowlings *Harry Potter and the Philosopher's Stone* (1997; dt. *Harry Potter und der Stein der Weisen*), als der Schulleiter Dumbledore und seine Stellvertreterin McGonagall das Baby Harry umsorgen, zu Recht gefragt: »Was ist das, wenn nicht die Heilige Familie?« Kindheit bedeutet utopische Verheißung, auch wenn sich die Ikonographie ändert. Das in diesem Sinn fremde K. wurde, von E. T. A. Hoffmanns Märchen *Das fremde Kind* (1819) über Astrid Lindgrens *Pippi Långstrump* (1945; dt. *Pippi Langstrumpf*) bis zu Michael Endes *Momo* (1973), zur Allegorie der Fantasie. Die dem K. innewohnende Kraft wird den erstarrten →Normen der Erwachsenen entgegengesetzt, das Unzivilisierte wird als Chance für die Erneuerung einer fehlgeleiteten Zivilisation begriffen. Bahnbrechend und paradigmatisch wird die Figur des ›neuen‹ K. in *Pippi Langstrumpf* inszeniert, doch hat dem Erich Kästner mit seinem Kinderroman *Emil und die Detektive* (1929) vorgearbeitet. Emil ist das erste K. in der Literatur, das seine →Autonomie gegenüber den Erwachsenen behaupten kann. Er meistert seine Probleme mit der Hilfe von K. Kästner kehrt die gewohnte Perspektive um: Der Verbrecher Grundeis verkörpert die Bedrohung der Erwachsenenwelt für die Kindheit. Die ›guten‹ Erwachsenen können helfen, doch müssen die K. die Initiative ergreifen und sich selbst organisieren. Dieser Gedanke gilt bis heute, ist jedoch um andere emanzipatorische Konzepte erweitert worden. So ist es in Cornelia Funkes *Die wilden Hühner* (1993) eine Mädchenbande, die sich mit Witz und Verstand nicht nur gegen Jungen, sondern auch gegen problematisch gewordene Familienverhältnisse durchsetzen kann. Die Grenzen zwischen Kinder- und Erwachsenenliteratur werden im 20. Jh. wieder durchlässiger, etwa durch die fantastischen Bücher Roald Dahls (*Charlie and the Chocolate Factory*, 1964; dt. *Charlie und die Schokoladenfabrik*; *Matilda*, 1988; dt. *Matilda*), die Märchenromane Michael Endes (neben *Momo* v. a. *Die unendliche Geschichte*, 1981) oder die bereits erwähnten *Harry-Potter*-Romane von J. K. Rowling, die durchweg ein breites Lesepublikum ansprechen. Von oben nach unten war die Grenze ohnehin durchlässig, leseinteressierte K. haben schon immer zu den Büchern der elterlichen Bibliothek gegriffen. Ob das so bleiben wird, hängt davon ab, ob es eine solche Bibliothek noch geben wird und das Buch in der Konkurrenz mit den anderen Medien bestehen kann.

Ulf Abraham: Harry Potter als Familienlektüre. In: Claudia Brinker von der Heyde, Helmut Scheuer (Hg.): Familienmuster - Musterfamilien. Zur Konstruktion von Familie in der Literatur, Frankfurt/M. 2004, S. 225–239

Reiner Wild (Hg.): Geschichte der Kinder- und Jugendliteratur. 2. Aufl., Stuttgart, Weimar 2002
Sigmund Freud: Vorlesungen zur Einführung in die Psychoanalyse (= Gesammelte Werke, Bd. 11), Frankfurt/M. 1999
Dieter Richter: Das fremde Kind. Zur Entstehung der Kindheitsbilder des bürgerlichen Zeitalters, Frankfurt/M. 1987
Werner Zeise, Johannes A. Stöhr: Kindermedizin, -pädagogik, -psychologie. Ein Lexikon, Düsseldorf 1985
St. N.

Klinik   →Krankenhaus

Körper K. (corpus: Leib, Gestalt, Fleisch) ist seit dem Ende des 13. Jh. in germanischen wie romanischen →Sprachen belegt (corps, cuerpo, corpo, kropp, krop). Im Hochmittelalter wurde das mhd. lichamo, das ursprünglich Leib im Gegensatz zu lib (Leben) meinte, von lip verdrängt und sein Bedeutungsinhalt auf das tote Fleisch (→Tod) beschränkt. Johann Georg Walchs erstmals 1726 erschienenes *Philosophisches Lexicon* zeigt die physisch-moralische Doppelnatur des Menschen als Ausgangspunkt für die Begriffsbestimmung der Anthropologie. Walch sieht im Menschen die physische und die moralische Natur, wobei die erste im natürlich belebten Leib residiert, die zweite im Gemüt, das zum Teil sich selbst, zum Teil auch den belebten Leib durch willkürliche Bewegungen regiert (→Leib und Seele). So schließt er, dass beide Naturen den Leib und die Seele zum Grunde haben. Die von ihm für beide Bereiche hervorgehobene Vereinigung zwischen Leib und Seele wird im Cartesianismus zum zentralen Gegenstand der Forschung. Die interdisziplinär betriebene Suche nach einem »commercium mentis et corporis« löst zum einen die Temperamentenlehre (→Temperamente) der Psychologie der Frühaufklärung ab und bereitet zum anderen den Boden für die Anthropologie, die den metaphysischen Ansatz des Cartesianismus bekämpft. In der Antike gehören die Verkörperungen menschlicher Einbildungskraft zu Göttervorstellungen. Dietmar Kamper hat drei grundsätzliche Unterschiede zwischen den K. der Götter bzw. dem K. Gottes und dem menschlichen K. hervorgehoben: (1) Der K. der Menschen ist sterblich, jener der Götter unsterblich. (2) Der menschliche K. ist sichtbar, der göttliche nicht, obwohl das Epos und die Kunst ihm dann eine Gestalt verleihen, die ihn nach Geschlecht und markanten Eigenschaften charakterisiert. (3) Im Unterschied zum greifbaren K. des Menschen drückt sich der göttliche K. im Zeichen aus. Worte, Bilder und Riten verweisen auf sein Anderssein (→Norm). Im *Corpus Hippocraticum* sind Überlegungen zum Verhältnis zwischen dem menschlichen K. und äußeren Faktoren (klimatische, hydrologische, geographische und auch sozial-politische) belegt. Die Humorallehre ist auf den Begriff des Gleichgewichts gestützt oder auf die Instabilität der Körpersäfte und stellt aufgrund der verschiedenen Kombinationen derselben das Temperament des Individuums fest; auch bei Galen finden sich hierzu Überlegungen (→Affekte, →Diätetik). Die Parallelisierung von Natur als Makrokosmos und Mensch als Mikrokosmos bleibt während der folgenden Jh. in der Medizin und in anderen Wissenschaften, in der Philosophie und in den Künsten lebendig. Paracelsus (1493–1541) schlägt gegen die klassische →Anatomie des Galen eine astronomische vor, in der das lebendige Zusammenwirken der Organe zentral wird. Direkte Zuordnungen zwischen Planeten und Organen werden wie folgt schematisiert: Dem Jupiter wird die Leber zugewiesen, dem Mond das Hirn (→Gehirn), der Sonne das →Herz, dem Saturn die Milz, dem Merkur die Lunge, der Venus die Niere, dem Mars die Galle. Nach dem wichtigen Beitrag (*De humani corporis fabrica*, 1543) des Andreas Vesalius (1514–64) zur Entwicklung der anatomischen Studien im 16. Jh. kommt im folgenden Jh. die Theorie von Spinoza (1632–77) auf; hier wird der K. als eine bestimmte mechanische Konfiguration verstanden, die eine spezifische Struktur besitzt (→Mechanismus); in dynamischer Hinsicht strebt der K. nach Bewahrung seiner inneren Kraft, die von einem Impuls (conatus) bewegt wird; die Harmonie zwischen Leib und Seele wird dabei bewahrt. Gleichzeitig entfaltet sich das Interesse für andersartige K. (Monstrositäten, →Missbildungen), die man immer mehr in das Naturgefüge einzubauen versucht, und zwar gegen die frühere Neigung (besonders im Mittelalter), sie als Wunder der Naturvielfalt zu betrachten. Im 18. Jh. findet man eine besondere Aufmerksamkeit für den melancholischen (→Melancholie) K., als man sich mit dem Einfluss der Seele auf den K. zu befassen beginnt und die Theorie der Af-

fektenlehre entwickelt, die schon Georg Ernst Stahl (1659–1734) einführt. Gesundheit und Krankheit sind seiner Meinung nach nicht von einer Unausgeglichenheit der Säfte abhängig zu machen, weshalb er den »motus tonicus vitalis« als den Vermittler zwischen Seele und K. vermutet. In der *Anthropologie für Aerzte und Weltweise* (1772) versucht Ernst Platner, Philosophie und Medizin zusammenzubringen und psychologische Kuren einzusetzen (→Medical Humanities). In der Philosophie des deutschen Idealismus wird der K. zum notwendigen Mittel die Begegnung zwischen Mensch und Gott in der Menschwerdung Christi zu rechtfertigen. Neue Ideen über den K. kommen mit Friedrich Wilhelm Nietzsche auf. Den verkörperlichten K. der Metaphysik und den verkörperlichten Kräften der Energetik stellt Nietzsche K. in ihrer Fähigkeit entgegen, ihre Kraft in Formen aufzuheben. Bernhard Dieckmann und Annette Schmedt sehen in der Kultur der Moderne die Nutzbarmachung der K. am ehesten im Kino, in der Fotografie und halten die Pornographie für ihre gelungenste Form. Maren Lorenz hebt hervor, dass die Multimedia-Gesellschaft zum Verschwinden des K. führt, wobei Bernhard Vief vor der Gefahr der Schöpfung eines Prothesengottes warnt. Die Elektronik beweist zunehmend, dass sie als rein energetische Form des Transports auf den menschlichen K. nicht angewiesen ist. Man muss nicht den K., sondern nur die Informationen bewegen. Im Versroman *Der arme Heinrich* (um 1195) von Hartmann von Aue (um 1165–1210) erkrankt der schwäbische Ritter Heinrich als Strafe für sein ganz weltliches Leben an Aussatz (→Lepra). In den *Trionfi* (entstanden 1352-ca. 74, gedruckt 1470; dt. *Sechs Triumphe*) spielt Francesco Petrarca (insbesondere in »Il trionfo della morte«) auf die Pest an, und das individuelle Erlebnis von Lauras Tod wird im Pestjahr zur Allgemeinerfahrung. John Donne (1572–1631) schrieb kurz vor seinem Tod *Death's Duel* (1631; dt. *Todes Duell*). In der religiösen Dichtung *Thanksgivings for the body* (1699) stellt Thomas Traherne in systematischer Sequenz die Teile des menschlichen K. dar, um die Ganzheit der von Gott gefertigten Körpermaschine zu loben, aber auch, um auf seine Zerstückelung hinzuweisen. Das 17. Jh. ist die Epoche des hysterischen Schmerzes oder des simulierten Schmerzes, wie *Le malade imaginaire* (1673; dt. *Der eingebildete*

Kranke) von Molière zeigt. Die anatomische Idee eines exartikulierten K. bestimmt den Text von *The Life and Opinions of Tristram Shandy Gentleman* (1759–67; dt. *Leben und Meinungen des Herrn Tristram Shandy*) von Laurence Sterne (1713–68), der sich unter der Utopie eines unversehrten Corpus entwickelt. Die Tragödie des missgebildeten Menschen kann dank des berühmten Werkes von Mary Wollstonecraft Shelley (1797–1851) *Frankenstein, or The Modern Prometheus* (anonym 1818, revidiert 1831; dt. *Frankenstein oder Der moderne Prometheus*) besser verstanden werden. Johann Wolfgang von Goethe beschreibt den Übergang von körperlichem Leiden zum seelischen Glück der Schwester des Harfners in *Wilhelm Meisters Lehrjahre* (1795/96) als Chiffre der Sünde, die sie wegen des Inzests mit dem Bruder büßen muss. Charles Dickens (1812–70) erregt das Mitleid seiner Leser, indem er Elend, Armut, Geisteskrankheiten (→Psychiatrie) und Boshaftigkeit der Protagonisten seiner Romane und Erzählungen darstellt. Die körperliche Strafe ist die sadistische Erziehungsmethode (→Sadismus und Masochismus), an der viele Figuren aus Dickens' Werken leiden müssen (z.B. der Protagonist in *The Life and Adventures of Nicholas Nickleby*, 1838/39; dt. *Nikolas Nickleby*). Fjodor M. Dostojewskij verleiht in seinem Roman *Idiot* (1868/69; dt. *Der Idiot*) dem epileptischen Leiden (→Epilepsie) des Fürsten Myschkin jenseits des Körperlichen eine religiös-metaphysische Tiefe. Nähere Aufmerksamkeit schenkt Leo N. Tolstoj dem Leiden des Kranken in *Smert' Ivana Iljiča* (1886; dt. *Der Tod des Iwan Iljitsch*). Im 20. Jh. sollten die Werke der Expressionisten wie Alfred Döblin (*Berlin Alexanderplatz. Die Geschichte vom Franz Biberkopf*, 1929) und Gottfried Benn (die Sammlung *Fleisch*, 1917) erwähnt werden, welche die Fragmentierung des der Modernisierung gegenüber inadäquat gewordenen K. repräsentieren, sowie die menschliche Neurose (→Neurose und Psychose) in einer vom Krieg belasteten Gesellschaft. Der lateinamerikanische Dichter Pablo Neruda (1904–73) drückt sowohl in seinem lyrischen Werk (*Crepuscolario*, 1923; dt. *Dämmerung*; *Canto General*, 1950; dt. *Der große Gesang*) wie auch in seiner Prosa (*Confieso que he vivido*, 1974; dt. *Ich bekenne, ich habe gelebt*) den Wunsch aus, den →Schmerz der Welt in Hoffnung zu verwandeln. In Italien schuldet man Carlo Emilio Gadda (1893–1973) die prägnanteste Darstellung des Unbehagens der Menschheit, das auch durch die Zerrüttelung der K. wahrgenommen wird. Pier Paolo Pasolini (1922–75) lenkt besondere Aufmerksamkeit auf die Gewalt und die Ausnutzung des K. in den Unterschichten der Gesellschaft (z.B. in *Ragazzi di vita*, 1955; dt. *Ragazzi di vita*). Eros und Gewalt mischen sich in der antiken Welt in der Orgie der Bacchantinnen in Euripides' Tragödie *Bakchai* (dt. *Die Bakchen*), in welcher der Tod des Pentheus den Gipfel des Festes von Dionysos bildet. Pietro Aretino (1492–1556) erzählt in seinen *Ragionamenti* (1534–36; dt. *Die Gespräche des göttlichen Pietro Aretino*) die Freude an verbotener →Liebe zwischen den Mauern eines Klosters. Die Verbindung von körperlichem Genuss, Verderben und Gewalt bietet den Stoff für Sades *La Philosophie dans le Boudoir* (1795; dt. *Die Philosophie im Boudoir*) und von anderen Werken. In der deutschsprachigen Literatur findet man erotische Motive v.a. am Ende des 19. Jh. Man denke an die Werke von Frank Wedekind (1864–1918) und Arthur Schnitzler (1862–1931) oder im italienischen Kontext an D'Annunzio (1863–1938), der nicht zufällig einen Roman mit dem Titel *Il piacere* (1889; dt. *Lust*) liefert. Die ganze Literatur Oscar Wildes (1854–1900) ist eine Hymne auf die Verherrlichung der K., von der auch der Illustrator Beardsley Zeugnis ablegt. Die bis heute erschienenen dreizehn Romane der jungen Autorin Amélie Nothomb (1967) bieten eine Fülle von Variationen über das Thema.

Claudia Pancino (Hg.): Corpi. Storia, metafore, rappresentazioni fra Medioevo ed età contemporanea, Venezia 2000

Maren Lorenz: Leibhaftige Vergangenheit. Einführung in die Körpergeschichte, Tübingen 2000

Dietmar Kamper: Körper. In: Christoph Wulf (Hg.): Vom Menschen. Handbuch Historische Anthropologie, Weinheim, Basel 1997, S. 407–416

Jean-Christophe Goddard, Monique Labrune (Hg.): Le Corps, Paris 1992

Dietmar Kamper, Christoph Wulf (Hg.): Transfigurationen des Körpers. Spuren der Gewalt in der Geschichte, Berlin 1989

E.A.

Körperkultur   Das Wort K. hat eine ambivalente Bedeutung, da man K. soziologisch im Zusammenhang mit dem heutigen Konzept der Körperpflege und des Körperbildes versteht oder K. als historisierte Manifestation der Körperkulturbewegung wahrnimmt. Michel Foucaults Beitrag zum Diskurs des →Körpers zwischen →Sexualität, Politik und sozialer Disziplin hat in der Postmoderne zur Annahme der Körperlichkeit als kultureller Konstruktion geführt, die sie von ihrer früheren Konnotation als natürlichem Gegenstand entfernt; Maren Lorenz hat darauf hingewiesen, dass für Foucault Körper nur der gegenständliche (trotzdem zentrale) Ort ist, auf den die Effekte von Diskursen in Militär, Gefängnis, Schule oder Klinik einwirken. Der erste Fall steht in Nähe zu z. B. den Sexualtheorien, den Ernährungswissenschaften, den Sportwissenschaften und der Body Art. Eine persönliche Bewertung des eigenen Körpers, die nicht zuletzt von den Medien gefördert wird, kann auch gravierende Folgen haben, wie Substanzmissbrauch oder Essstörungen (→Anorexie, →Bulimie). Hingewiesen werden soll auch auf eine ›Theorie des Unmenschlichen‹, welche aus Arbeiten über die künstliche Intelligenz hervorgegangen ist, sich mit dem Entwurf neuer Replikanten mit intelligentem Verhalten befasst und ethische Fragen einschließt. Heinrich von Kleists *Über das Marionettentheater* (1810) könnte mit E. T. A. Hoffmanns *Der Sandmann* (1817), in welcher der weibliche Automat Olimpia erscheint, und weiter mit *Frankenstein, or The Modern Prometheus* (anonym 1818, revidiert 1831; dt. *Frankenstein oder Der moderne Prometheus*) von Mary Shelley als Beispiel für die Ur-Kultur einer ›Theorie des Unmenschlichen‹ genannt werden. Die zweite Bedeutung verweist auf die Jahrhundertwende, die Zeit vor dem Zweiten Weltkrieg und auf den Hygiene-Diskurs. Hygiene wird in der *Ökonomischen Encyclopädie* (1788) von Johann Georg Krünitz als ein mit der Konstituierung eines untertänigen und ökonomisch produktiven Volkskörpers gebundenen Habitus definiert. Elke Krasny verbindet beide Aspekte, indem sie darauf verweist, dass Gnostizismus und Jugendstil, Lebensreformbewegung und die internationale Künstlerkolonie Monte Verità bei Ascona, Gartenstadtbewegungen und rhythmische Gymnastik die Verbindungen zwischen Ästhetik, Natur und Körperlichkeit widerspiegeln. Die Integration des nackten Körpers in Alltagskultur und Freizeit geht zugleich mit seiner Entsexualisierung einher. Das Streben nach dem perfekten Körper und die →Angst vor Beschmutzung und Verunreinigung münden im Deutschen Reich in

den 1920er Jahren in Rassenideologien. Seit den 1960er Jahren wird diese Suche nach körperlicher Vollkommenheit in der Forderung nach anhaltender Jugendlichkeit, Bewahrung der Frische und Elastizität noch einmal transformiert. Gabriele Brandstetter bietet in ihren »Tanz-Lektüren« einen Leitfaden zur Erkennung der Modalitäten der Körpererziehung im Tanz; gleichzeitig verweist sie auf jene europäische Literatur, in welcher exemplarisch die Sehnsucht nach dem perfekt harmonischen oder erotisierten Körper ausgedrückt ist. Hugo von Hofmannsthal notiert z. B. in seinen Aufzeichnungen zum Text *Die Tänzerin* (1907), dass er sich die Grazie eines weiblichen Wesens nur in der Vollkommenheit seiner Teile vorstellen kann. Auch in seinem Werk *Augenblicke in Griechenland*, das nach der 1908 unternommenen Reise entstand, zeigt Hofmannsthal deutlich, wie der Begriff des Schönen auf die weibliche Figur übertragen wird. Der Weiblichkeit (→Geschlechterdifferenz) kommt zugleich auch eine dionysische Komponente zu, indem sie durch die misogynen Überlegungen von Friedrich Wilhelm Nietzsche, Frank Wedekind (besonders *Lulu*, 1903, *Frühlings Erwachen*, 1891 und *Die Büchse der Pandora*, 1904), Otto Weininger (*Geschlecht und Charakter*, 1903) und Karl Kraus stark auf Irrationalität und Instinkt reduziert wird: Die Frau wird auch als Mänade dargestellt, wie u. a. am Beispiel der wilden *Elektra* (1903) von Hofmannsthal zu sehen ist. Als ästhetisierter Körper kann der Salomes betrachtet werden, welcher am Ende des 19. Jh. in Flauberts *Hérodias* (1877; dt. *Herodias*), in Joris-Karl Huysmans' *A rebours* (1884; dt. *Gegen den Strich*) oder in Oscar Wildes gleichnamiger Tragödie *Salomé* (1893; dt. *Salome*) thematisiert wird. Der Drang zur Natur und Natürlichkeit, die Suche nach Harmonie und der Hang zur orientalischen Kultur sind in einigen Werken von Hermann Hesse zu finden: Insbesondere in *Siddharta* (1922), in dem legendäre Fragmente aus dem Leben Buddhas mit fiktionalen Handlungselementen verwoben sind. Für die →Badekultur sind u. a. auch Hesses autobiographische Texte zu seinen Aufenthalten in Baden-Baden von Bedeutung (*Kurgast. Aufzeichnungen zu einer Badener Kur*, 1925 und *Aufzeichnung von einer Kur in Baden*, 1949), in denen er sich seiner Sinnlichkeit besonders bewusst wird, aber sie mit Hilfe der inneren Stimme, die als Stimme Gottes wahrgenommen wird, zu kontrollieren versucht. Gottfried Benn und Alfred Döblin gestanden dem Körper in ihren Werken großen Raum zu. Benn beschäftigt sich in den 1950er Jahren mit der Frage des Ahnenerbes und der Rasse (*Doppelleben*, 1950), und zwar in kritisch-polemischer Form. Auch Ernst Jünger ist zu erwähnen, der sich u. a. in *Annäherungen. Drogen und Rausch* (1970) mit →Drogen und →Rausch befasst, und der in *Der Arbeiter* (1932) die Begegnung mit der technischen Welt am Leib des starken und produktiven Handwerkers prüft. Das problematische Verhältnis von Menschheit und Technologie wird dann in *Gläserne Bienen* (1957) besprochen. Im Kaiserreich und im Lehrplan der KuK-Militär-, Erziehungs- und Bildungs-Anstalten in der zweiten Hälfte des 19. Jh. wird der Soldat zur Beherrschung und Abrichtung des eigenen Körpers aufgefordert, die sich u. a. auch in der Vielfältigkeit der sportlichen Aktivitäten zeigt: Turnen, Fechten, Reiten und Schwimmen. Als Gegenpol einer solchen vitalistischen (→Vitalismus) Vorstellung der körperlichen Erziehung kann man die Weltperspektive des Protagonisten von Robert Musils *Die Verwirrungen des Zöglings Törless* (1906) ins Auge fassen, der sich von seinem Kommilitonen Basini körperlich angezogen fühlt und dadurch seine homosexuellen Neigungen entdeckt. Der Diskurs der körperlichen Erziehung taucht wieder in einigen Romanen der jüngeren Generation deutscher Schriftsteller auf: Jens Sparschuhs *Der Schneemensch* (1993), Judith Kuckarts *Die schöne Frau* (1997), Marcel Beyers *Flughunde* (1995), die, jeweils auf der Suche nach dem Ur-Menschen, das Ahnenerbe und die »Selektion der Rasse« sowie die Experimente über die menschliche Stimme im Rahmen der Propaganda der Nationalsozialisten thematisieren.

Bernd Wedemeyer-Kolwe: »Der neue Mensch«. Körperkultur im Kaiserreich und in der Weimarer Republik, Würzburg 2004
Sabine Merta: Wege und Irrwege zum modernen Schlankheitskult. Diätkost und Körperkultur als Suche nach neuen Lebensformen 1880–1930, Stuttgart 2003
Gabriele Brandstetter: Tanz-Lektüren. Körperbilder und Raumfiguren der Avantgarde, Frankfurt/M. 1995
Sigrid Braunfels: Der vermessene Mensch. Anthropometrie in Kunst und Wissenschaft, München 1973
Wolfgang Eichel, Gerhard Lukas: Geschichte der Körperkultur in Deutschland, 4 Bde., o. O. 1969

E.A.

Kommunikation Unter K. (lat. communicatio: Gemeinsamkeit, Mitteilung) versteht man die Verständigung und Übermittlung von Information durch Zeichen (z. B. →Sprache, Schrift). In der Medizin findet K. u. a. im Gespräch zwischen →Patient, Angehörigen und →Ärzten, zwischen den ärztlichen Vertretern verschiedener Fachdisziplinen sowie zwischen Mitgliedern der unterschiedlichen Berufsgruppen in einem Behandlungsteam statt. Die Bedeutung und Funktion der K. zwischen Patient und Arzt (→Arzt-Patienten-Beziehung) für die →Diagnose und →Therapie von Erkrankungen (→Gesundheit und Krankheit) lässt sich schon anhand von Quellen aus der Antike belegen. Bereits im *Corpus Hippocraticum* wird auf die detaillierte Befragung des Patienten nach Symptomen und Beschwerden als Grundlage für das Erstellen einer Diagnose und →Prognose verwiesen. Angesichts der im Vergleich mit heute sehr eingeschränkten technischen Untersuchungsverfahren blieb die Erhebung der →Fallgeschichte neben der körperlichen Untersuchung über Jh. hinweg die wichtigste Informationsquelle für den Arzt. Die Aufzeichnungen des britischen Arztes Thomas Sydenham aus dem 17. Jh. sind ein herausragendes Beispiel für die akribisch zusammengetragenen Informationen über die Beschwerden und →Symptome der Patienten. Mit Hilfe der Labormedizin, bildgebenden Untersuchungsverfahren und operativ-invasiven Prozeduren entstanden insbesondere im 20. Jh. neue Möglichkeiten der Informationsgewinnung über Erkrankungen, welche die Bedeutung der Krankengeschichte als Informationsquelle relativierten. Die Defizite der K. zwischen Arzt und Patient als Phänomen einer technisierten Medizin werden zunehmend kritisiert (z. B. Ivan Illich, Jay Katz, Karl Jaspers). Insbesondere Vertreter eines bio-psycho-sozialen Modells der Medizin (z. B. Michael Balint, George Libman Engel, Thure von Uexküll) betonen die Bedeutung der K. für die Gesundheit des Patienten (→Bioethik, →Ethik in der Medizin). Wenn Arzt und Patient es schaffen, einen gemeinsamen Code zu finden und eine gemeinsame Wirklichkeit herzustellen, entstehen günstige Rahmenbedingungen für eine wirksame Medizin. Es wurden verschiedene Konzepte bzw. Modelle der K. zwischen Menschen entwickelt. Einfache Kommunikationsmodelle beschreiben einen Sender, der eine Botschaft kodiert. Die Botschaft wird anschließend über einen speziellen Kanal an einen Empfänger übermittelt, der die Botschaft dekodiert. Der Kode als Transmissionssystem funktioniert nur, wenn Sender und Empfänger mit den verwendeten Zeichen die gleiche Bedeutung assoziieren. Die Zeichen oder sprachlichen Symbole können oft nur in Zusammenhang mit dem Kontext, in dem sie ausgedrückt werden, von zwei oder mehr Personen übereinstimmend interpretiert werden. K. ist dynamisch und reziprok, das heißt, die Beteiligten senden Informationen, nehmen gleichzeitig die Signale des Partners wahr und modifizieren entsprechend ihre Botschaften. K. besteht aus verbalen und nonverbalen Anteilen. Die verbale K. umfasst nur einen kleinen Teil interpersonaler K. Mimik, Gestik, Körperhaltung, Distanzverhalten, Sprechgeschwindigkeit, Lautstärke und Intonation sind Anteile der nonverbalen K., welche die Interaktion zwischen Menschen bisweilen stärker prägt die als verbale K. findet immer statt, es kann nicht nicht kommuniziert werden (Paul Watzlawick). Neuere Kommunikationsmodelle differenzieren verschiedene Ebenen der K. So identifiziert Friedemann Schulz von Thun in seinem sog. Vier-Ohren-Modell vier Ebenen der K. Danach enthält jede Äußerung eine Sachinformation (worüber ich informiere), eine Selbstkundgabe (was ich von mir zu erkennen gebe), einen Beziehungshinweis (was ich von dir halte und wie ich zu dir stehe) und einen Appell (was ich bei dir erreichen möchte). In den 1980er und 90er Jahren wurden insbesondere im angloamerikanischen Raum empirische Untersuchungen zu den Auswirkungen der Arzt-Patienten-Kommunikation auf die Gesundheit durchgeführt. Die Studien belegen positive Effekte einer Gesprächsführung, welche die kognitiven und emotionalen Bedürfnisse von Patienten berücksichtigt. Ärzte, die ihre kommunikativen Kompetenzen schlecht bewerten, zeigen signifikant häufiger Zeichen von Überlastung und psychischen Erkrankungen (→Psychiatrie). Vor allem seit den 1990er Jahren belegen empirische Arbeiten die Erlernbarkeit kommunikativer Kompetenzen. Erfahrungsorientierte Lehrmethoden, wie Rollenspiele und Gespräche mit sog. Simulationspatienten (Schauspieler, welche die Patientenrolle einnehmen) mit anschließender Rückmeldung, führen zu einer Verbesserung des beobachtbaren Kommunikationsverhaltens von Medi-

zinstudierenden und Ärzten (→Psychotherapie). Im Gefolge der Entwicklung und Durchführung von Lehrveranstaltungen zur Arzt-Patient-Kommunikation in Großbritannien, Nordamerika und Skandinavien findet die Ausbildung kommunikativer Kompetenzen aktuell auch in Deutschland zunehmend Berücksichtigung bei der Curriculumsplanung für das Studium der Humanmedizin.

Die K. zwischen Ärzten und Patienten ist ein in der Literatur häufig dargestelltes Thema. Nicht zu überbrückende Barrieren in der K. zwischen Patient bzw. Angehörigen auf der einen Seite und dem Arzt auf der anderen Seite sind ein zentrales Thema in Jeremias Gotthelfs *Wie Anne Bäbi Jowäger haushaltet und wie es mit dem Doktore geht* (1843/44). Die Dialoge zwischen Iwan Iljitsch und seinem behandelnden Arzt in Leo N. Tolstojs *Smert' Ivana Iljiča* (1886; dt. *Der Tod des Iwan Iljitsch*) sind anschauliche Beispiele für eine misslingende Arzt-Patienten-Kommunikation. Während für Iwan Iljitsch die mögliche Bedrohung des eigenen →Lebens und das Bedürfnis, das Geschehende zu begreifen, im Zentrum seiner Aufmerksamkeit stehen, weist der behandelnde Arzt solche Fragen zurück. Die Formulierung einer exakten, auf der Basis der durchgeführten Untersuchungen wohl begründeten Diagnose steht für ihn im Vordergrund. In Theodor Fontanes *Effi Briest* (1894/95) wird der Arzt als Freund der Familie gezeichnet. Der »lebensgewandte Herr«, »der alles recht gut sah, aber nicht alles sehen wollte«, spielt mit, als Effi eine Krankheit vortäuscht. Später nutzt er seine freundschaftliche Beziehung zu Effis Eltern, um in einem Brief auf ihre Wiederaufnahme in ihrem Elternhaus zu dringen, wohl wissend, dass er sich »in Dinge (einmischt), die jenseits seines ärztlichen Berufes liegen.« Die Auswirkungen eines organisierten Gesundheitswesens mit einer großen Anzahl zu versorgender Patienten und der entsprechend knappen Zeit für den einzelnen Arzt-Patienten-Kontakt werden von Anton Tschechow in *Palata No. 6* (1892; dt. *Krankenzimmer Nr. 6*) plastisch geschildert. Langeweile und Abstumpfung sind die vorherrschenden Gefühle des Arztes in der Sprechstunde; nach einer kurzen, schnellen Befragung erfolgt die Verschreibung einer Salbe oder von Rizinusöl. Der Hofrat Behrens in Thomas Manns *Der Zauberberg* (1924) wird als »Mann von vielen Geschäften« gezeichnet, der in teils militärischer

Sprache (»Tempo, tempo«, »Her mit der Kondui-te«, »Kehrt!«, »Wegtreten!«), teils spöttisch-iro-nisch-distanzierend (»Wollen mal höflich bei Ih-nen anklopfen«) kommuniziert und mehr Augen und Ohren für →Körper und Fieberkurve als für den Kranken als Person hat. Das Gespräch über die Diagnose und Prognose erfolgt unter Vermei-dung des Blickkontakts, ohne explizite Nennung der Erkrankung und teilweise drastisch-um-gangssprachlich: »… und wenn Sie's da unten so weiter treiben, mein Lieber, so geht Ihnen, was hast du was kannst du, der ganze Lungen-lappen zum Teufel.« Ein Beispiel für die Viel-schichtigkeit der K. sind die Dialoge zwischen Dr. Rieux, Arzt und Hauptfigur in Albert Camus' *La Peste* (1947; dt. *Die Pest*) und seinem Freund Tarrou. Der Arzt spricht von diagnostischer Un-sicherheit und Vorsichtsmaßnahmen angesichts der bei dem Freund aufgetretenen Symptome und verabreicht im gleichen Moment mit wort-loser Zustimmung des Patienten das Pest-Serum. Wenige Worte genügen für das stille Einver-ständnis zwischen beiden, dass der Kampf ge-gen Krankheit und Tod nun beginnt. Die K. in Alexander Solschenizyns *Rakovyj korpus* (1968; dt. *Krebsstation*) spiegelt ein paternalistisches Arzt-Patienten-Verhältnis wider. Nach dem Selbstverständnis der Ärztin ist die Diagnose-mitteilung nicht ihre Pflicht. Generell empfindet sie es als lästig, »pedantischen, wissbegierigen Dickköpfen« Fragen zum Verlauf ihrer Krankheit zu beantworten. Schließlich drängt die Ärztin ih-ren Patienten zu der von ihr vorgeschlagenen Therapie und stellt als einzige Alternative die Entlassung in Aussicht. Die von Patienten und Angehörigen häufig als gestört empfundene K. mit Ärzten im Fall von lebensbedrohlichen Er-krankungen, Sterben und Tod wird in Thomas Bernhards *Wittgensteins Neffe* (1982) und Irvin D. Yaloms *Momma and the Meaning of Life. Tales of Psychotherapy* (1999; dt. *Die Reise mit Paula*) thematisch aufgegriffen. Die Wirkung von Spra-che im Kontext dieser Situationen wird in Diana Beate Hellmanns *Zwei Frauen* (1989) detailliert beschrieben. K. mit dem Behandlungsteam als Tortur angesichts der (noch) nicht ausgesproche-nen Krebsdiagnose, Worte wie »Schläge« beim Überbringen der schlechten Nachricht sowie der als unpassend empfundene »Humor« während einer Chefarztvisite sind hier Beispiele für Aus-wirkungen der Arzt-Patienten-Kommunikation.

Joseph P. Forgas: Soziale Interaktion und Kommunika-tion. Eine Einführung in die Sozialpsychologie, Weinheim 1999

Jay Katz: The Silent World of Doctor and Patient, Balti-more 1999

Thure von Uexküll: Der Arzt als diagnostisches und therapeutisches Instrument. In: Michael van Husen, Martin Petersen, Luise Weitbrecht (Hg.): Jahrbuch für Patienten Orientierte MedizinerInnenausbil-dung, Frankfurt/M. 1999, S.13–16

Susan Kurtz, Johnathan Silverman, Juliet Draper: Tea-ching and Learning Communication Skills in Medi-cine, Oxford 1998

E.H./J.S.

Komplementärmedizin →Alternativmedizin

Kontagiosität →Ansteckung

Kopfschmerz Seit der Antike beschäftigt sich die Medizin mit dem K. in seinen unterschiedli-chen Formen. Der K. stellt keine für sich beste-hende Krankheitseinheit dar, wohl aber Migräne – eine Verballhornung des griechischen Aus-drucks »hemicrania«, der als wissenschaftliche Bezeichnung im 18. Jh. auftaucht. Die Ursachen einer Migräne können höchst unterschiedlich sein und sind bis heute nicht vollkommen ge-klärt. K. begleiten den Menschen seit Beginn seiner Geschichte und kommen in allen Schich-ten vor, ebenso sind sie weder an ein Geschlecht (→Geschlechterdifferenz) noch an eine bestimm-te Altersphase (→Alter) gebunden. Bereits auf einer babylonischen Keilschrifttafel findet sich eine Beschreibung des Migränekopfschmerzes mit Angaben von Rezepten zu seiner Überwin-dung. Von K., die mit Sehstörungen und Tag-blindheit verbunden sind (→Sinneswahrneh-mung), ist im *Corpus Hippocraticum* die Rede. Aulus Cornelius Celsus unterscheidet terminolo-gisch zwischen akutem K. (»cephalaia«) und chro-nischem K. (»cephalalgia«). Aretaios von Kappado-kien hebt zusätzlich die Migräne (»heterokra-nia«) als halbseitigen K. mit Abneigung gegen helles Licht und Veränderung des Geruchsver-mögens hervor. Galen von Pergamon führt den Ausdruck »hemikrania« ein und weist auf den Zusammenhang (Sympathie) von →Gehirn und Magen hin. Im 17. und 18. Jh. werden zahlreiche Studien zum K. und auch zur Migräne mit neuen ätiologischen Thesen und therapeutischen Ansätzen veröffentlicht (→Medizinische Forschung). Eine klassische Darstellung publiziert Samuel Auguste André David Tissot mit dem *Traité des nerfs et de leurs maladies* (1778/1780), in dem zu den Heilmitteln (→Arzneimittel) auch der Kaffee gezählt wird. Auch im 19. und 20. Jh. folgen viele neue Beiträge: Emile du Bois-Reymond, der selbst an Migräne zu leiden hat, vertritt in der Studie *Zur Kenntniss der Hemikrania* (1860) eine vasomotorische Theorie (Reizung des Nervus sympathicus mit anschließendem Gefäßkrampf). Das Spektrum der Theorien bleibt weitgespannt. Vererbung (→Genetik) soll eine Rolle spielen, ebenso werden Zusammenhänge mit neurotischen, rheumatischen und allergischen Störungen erkannt. Besondere Beachtung gewinnt in neuerer Zeit die Auffassung einer neurogenen Fehlfunktion (→Nerv), die entsprechende Heilverfahren nahe legt. Nach Rattenstudien spielt bei der Migräne die sogenannte CSD (Cortical Spreading Depression) zu Beginn der Aura eine wichtige Rolle. Demzufolge kommt es zu einer erhöhten neuronalen Aktivität der primären Sehrinde, die sich von einem klar umgrenzten Gebiet auf größere Areale der Hirnrinde ausbreitet und in Folge dessen zu einer Unterbrechung der normalen neuronalen Funktionen sowie zu einem Abfall der Durchblutung führt, die eine Verengung der Blutgefäße (→Blut) und den entsprechenden K. nach sich zieht.

Im *Alten Testament* (2 *Kön* 18) wird von einem Knaben (→Kind) berichtet, der einen Anfall von K. mit tödlichem Ausgang erleidet. In der mittelalterlichen Legendensammlung des Jacobus de Voragine (*Legenda aurea*, 1263–73) wird daran erinnert, dass Christus mit allen Sinnen und an allen Gliedern – so auch am Kopf – →Schmerzen erleiden musste. Eine genaue Beschreibung der Symptome des K. findet sich in dem Roman *Fortunata y Jacinta* (1887; dt. *Fortunata und Jacinta*) von Benito Pérez Galdós. In Thomas Manns Roman *Doktor Faustus* (1947) werden Adrian Leverkühns Empfindungen, Vorstellungen und Verhaltensweisen bei seinen Migräneanfällen, die selten länger als einen Tag dauern, differenziert wiedergegeben. K. können sich, was Miguel de Cervantes seinen Helden *El Ingenioso Hidalgo Don Quixote de la Mancha* (1605/15; dt. *Don Quijote*) bemerken lässt, auch auf andere

Teile des →Körpers auswirken. An allen Bereichen des Körpers und des Geistes hat Honoré de Balzacs *Louis Lambert* (1832; dt. *Louis Lambert*) zu leiden. Aufgrund einer Kopfverletzung mit Auswirkungen auf die Sinne wird auch Balzacs Mädchen *Pierrette* (1840; dt. *Pierrette*) von unerträglichen K. betroffen. Im Fall von Gustave Flauberts *Madame Bovary. Moeurs de province* (1856; dt. *Madame Bovary. Ein Sittenbild aus der Provinz*) überziehen die Schmerzen ebenfalls ihren ganzen Körper. K. und Migräneanfälle können von physischen Reizen und physiologischen Belastungen ausgelöst werden. In Emile Zolas *La Curée* (1871; dt. *Die Beute*) führt der Geruch von Pfeife und Moschus, wie ebenfalls der Duft von Treibhauspflanzen zu K. Kohlendunst ist in Fjodor M. Dostojewskijs *Bratja Karamazovy* (1879/80; dt. *Die Brüder Karamasow*) bei Dmítrij Fëdorowitsch Karamasow die äußere Ursache seiner K.; hinzutritt wie bei den K. seines Bruders Iwan ein Nervenfieber. Bei Diotima in Robert Musils *Der Mann ohne Eigenschaften* (1930–52) kommt es zu Migräneanfällen und Magenschmerzen aufgrund ihrer Menstruationsbeschwerden und persönlichen Konflikte. K. und v.a. Migräne können auch auf genetische Anlagen zurückgeführt werden; dieser Zusammenhang wird in den Romanen von Galdós (*Fortunata y Jacinta*), Honoré de Balzac (*Louis Lambert*, 1832; dt. *Louis Lambert*) und Thomas Mann (*Doktor Faustus*) hergestellt. Migräne und K. werden ebenfalls wiederholt mit anderen körperlichen Krankheiten in Verbindung gebracht oder von äußeren Verletzungen abgeleitet. K. in Abhängigkeit von emotionalen und intellektuellen Störungen können sich beim Fürsten Myškin (Dostojewskij, *Idiot*, 1868/69; dt. *Der Idiot*) in der Phase vor den epileptischen Anfällen (→Epilepsie) einstellen. Hirnhautentzündung ist die Ursache der K. von Adrian Leverkühns kleinem Neffen Nepomuk (Thomas Mann, *Doktor Faustus*). Meningitis liegt auch den K. des Mädchens Jenny in Roger Martin du Gards *Les Thibaults* (1922–40; dt. *Die Thibaults*) zugrunde (→Infektion). Bei der Gräfin Rostova in Leo N. Tolstojs *Vojna i mir* (1868/69; dt. *Krieg und Frieden*) lösen seelische Anspannungen K. aus.

Ebenso vielfältig wie die Ursachen sind die therapeutischen Ansätze. Der Prophet Elias heilt im *Alten Testament* den nach einem Anfall von K. verstorbenen Knaben durch Berührung mit seinem Körper und Mund-zu-Mund-Beatmung (2. *Kön* 4,32–37). In der mittelalterlichen *Legenda aurea*, 1263–73 hilft der Märtyrer Sankt Laurentius einer Frau, die an starken K. leidet, durch Auflegen seiner Hände. Essigumschläge und Hoffmannstropfen bringen der Gräfin Rostova bei Tolstoj *Vojna i mir* (1868/69; dt. *Krieg und Frieden*) Erleichterung. Mit Opium (→Drogen) wird bei Pérez Galdós die Migräne von Maximiliano behandelt; eine Hilfe bietet ihm auch der Genuss von Schinken. Durch einen Einstich bahnt der Arzt Martener bei *Pierrette* (Balzac) dem Eiterherd einen Abfluss durch das Ohr, erzielt allerdings nur vorübergehend Schmerzlinderung; der Knochenfraß kann nicht mehr unterbrochen werden, das Mädchen stirbt. Die eiskalten Hände der Kammerzofe Céleste auf ihrer Stirn bringen Renée Saccard (Zola, *La Curée*) Erleichterung bei ihren Migräneschmerzen. Bei der Hirnhautentzündung des kleinen Nepomuk verschaffen Rückenmarkpunktion, Eisbeutel und Chloral ebenfalls nur vorübergehende Erlösung von den K.; Morphium muss gegeben werden; der →Tod ist nicht aufzuhalten.

K. beeinflussen die Beziehung zur Umwelt. Der Bischof von Konstantinopel Johannes Chrysostomus lädt, wie in der *Legenda aurea*, 1263–73 berichtet wird, keine Gäste zu Tische ein, will auch selbst nicht eingeladen werden, um die Umgebung mit seinen fastenbedingten Kopf- und Magenschmerzen nicht zu belasten. Pierrette (Balzac) beeindruckt Arzt und Freunde durch ihr klagloses und einem Martyrium gleichendes Erleiden der Schmerzen. Frau Schweigestill (Thomas Mann) weiß, wie sie sich gegenüber dem an Migräne leidenden Adrian Leverkühn zu verhalten hat; von dem verschleierten Blick seines Freundes fühlt sich Zeitblom dagegen aus Unkenntnis und zu Unrecht persönlich beleidigt. Mrs. Pitchard in John Steinbecks *The Wayward Bus* (1947; dt. *Autobus auf Abwegen*) setzt ihre K. ein, um die →Umwelt in ihrem Sinn zu beherrschen. V.a. werden im Medium der Literatur K. und Migräne in einen ethischen und sozialkulturellen Kontext gestellt. Die physischen Ursachen der K. des Soldaten in Achim von Arnims romantischer Erzählung *Der tolle Invalide auf dem Fort Ratonneau* (1818) haben zugleich eine historische Voraussetzung im Krieg zwischen Frankreich und Deutschland. Madame Bovarys (Flaubert) K. hängen mit ihrer romantischen

Enttäuschung über die prosaische Realität zusammen. Dekadente Neurose liegt den K. von Des Esseintes in Joris-Karl Huysmans' *A rebours* (1884; dt. *Gegen den Strich*) zugrunde. Biologie, Moral und Metaphysik bringt Dostojewskij durchgängig in einen inneren Zusammenhang. Dmítrij Fëdorowitsch Karamasow wird vor der Ermordung des Vaters, die ihm zwar fälschlicherweise zur Last gelegt wird, an die er aber selbst gedacht hat, von starken K. belastet. Das gleiche Leiden belastet in dieser Zeit auch seinen Bruder Iwan Fëdorowitsch, der von dem illegitimen Halbbruder und Epileptiker Smerdjakow – dem wirklichen Mörder – zum geistigen und damit eigentlichen Täter erklärt wird. Migräne und verschleierter Blick symbolisieren bei Thomas Manns Adrian Leverkühn den ungelösten Zwiespalt zwischen Ästhetik und Ethik (→Bioethik, →Ethik in der Medizin), Natur und Kultur im Kontext des untergehenden Dritten Reichs.

Dietrich v. Engelhardt: Migräne in Medizin- und Kulturgeschichte. In: Pharmazie in unserer Zeit 31 (2002), S. 444–450

Manfred Wenzel: Migräne. Die kleine Hölle. Zur Symptomatik und Therapie der Migräne in der Medizingeschichte, Frankfurt/M. 1995

Oliver Sacks: Migraine, Oxford 1992

Francis Schiller: The Migraine Tradition. In: Bulletin of the History of Medicine 49 (1975), S. 1–19

Arnold P. Friedman: The Headache in History, Literature and Legend. In: Bulletin of the New York Academy of Medicine 48 (1972), S. 661–681

D.v.E.

Krankenhaus Der Umgang mit →Geburt, Krankheit (→Gesundheit und Krankheit) und →Tod ist ohne die Institution K. nicht zu denken; die Menschen werden zum Großteil im K. geboren und sterben meist auch dort. Die Gründung von Hospitälern geht auf das frühe Mittelalter zurück. Vorformen bestanden in römischen Heereslagern und Großgrundbesitzen, ihr Ziel war aber die Wiederherstellung der Arbeits- und Wehrfähigkeit, während das mittelalterliche Hospital dem christlichen Gedanken der Barmherzigkeit verpflichtet war und allen Menschen in Not eine Stätte des Beistands und der Zuflucht anbieten wollte. »Die Pflege der Kranken steht vor und über allem«, heißt es in der Benediktinerregel aus dem 6. Jh. Zu vergleichbaren Einrichtungen kam es auch in der arabischen und jüdischen Welt. Hospitäler wurden vom Papst und von Bischöfen, von Klöstern und Kommunen, von Orden und auch Privatpersonen mit jeweils spezifischem Rechtsstatus und Aufgabenspektrum ausgestattet, abweichend je nach Lage, Größe und ökonomischen Bedingungen. Die neuzeitliche Entwicklung v. a. seit dem 18. Jh. vom Hospital zum K. ist gekennzeichnet durch Konzentration auf Kranke, Medikalisierung, Differenzierung, Technisierung und soziale Ausweitung auf alle Schichten. Die Gegenwart wird bestimmt von einem Spektrum unterschiedlicher Formen von Tages- und Nachtkliniken, von Ressourcenknappheit und diagnoseorientierter Vergütung mit entsprechender Verkürzung der Liegezeiten, von einer Verbindung von Maximalversorgung und Forschung in den Universitätskliniken. In verschiedenen Ländern wurden in jüngerer Vergangenheit psychiatrische (→Psychiatrie) Großkrankenhäuser verkleinert und zu einer gemeindezentrierten Versorgung geöffnet. Bei einer im Prinzip positiven Einschätzung werden von der Bevölkerung am modernen K. v. a. kritisiert: Technisierung, Entmündigung, Isolation. Gewünscht werden dagegen: sachliche Korrektheit, patientenzentrierte und partnerschaftliche Zuwendung (→Arzt-Patienten-Beziehung) sowie perfekte Organisation. In vielen Kliniken wurden, um diesem Bedürfnis ein Stück entgegenzukommen, die Künste zum integralen Bestandteil (Kunst am Bau, Artothek, Kunsttherapie etc.).

Das K. erscheint in der Literatur als umfassende Institution, als spezialisierte Einrichtung steht es für sich selbst, dient aber auch – im sozial-kulturellen Kontext – als übergreifendes Symbol. In dem Roman *Der Landstörtzer* (1615) von Aegidius Albertinus erlebt der an →Syphilis erkrankte Gusman im spanischen Alcalá ein verkommenes Königliches Hospital. Das Hospital de la Resurrección im spanischen Valladolid ist Handlungsort in den Novellen *El casamiento engañosa* (1613; dt. *Die betrügliche Heirat*) und *El colloquio de los perros* (1613; dt. *Gespräch zwischen Cipion und Berganza*) von Miguel de Cervantes. Wilhelm Raabe führt mit der Erzählung *Des Reiches Krone* (1870) in ein Sondersiechenhaus des 15. Jh. zurück. Noah Gordons *The Physician* (1986; dt. *Der Medicus*) lernt im 11. Jh. in

Persien ein islamisches Hospital (Maristan) kennen. Graf Alexej Kirillowitsch Wronskij in Leo N. Tolstojs *Anna Karenina* (1875-77; dt. *Anna Karenina*) wie Graf Pierre Besuchow in Tolstojs *Vojna i mir* (1868/69; dt. *Krieg und Frieden*) lassen auf ihren Gütern Krankenhäuser neben Armenhäusern und Schulen einrichten. Der institutionelle, medizinische und persönliche Umgang mit →Krebs und Krebspatienten ist Thema des Romans *Rakovyj korpus* (1968; dt. *Krebsstation*) von Alexander Solschenizyn; zugleich wird der Blick auf gesellschaftliche, politische und kulturelle Hintergründe gelenkt. Ebenso umfassend ist die Perspektive von Thomas Manns Sanatoriumsroman *Der Zauberberg* (1924). In Archibald Joseph Cronins *The Citadel* (1937; dt. *Die Zitadelle*) erlebt Dr. Andrew Manson das K. im Spannungsfeld von →Therapie, →Medizinischer Forschung und medizinischer Konkurrenz. Die Situation einer Sekretärin eines K. wird in *The Daughters of the Blossom Street* (1960; dt. *Die Töchter der Blossom Street*) von Sylvia Plath dargestellt. Wie William Somerset Maugham in *Of Human Bondage* (1915; dt. *Der Menschen Hörigkeit*) gibt auch James Joyce im *Ulysses* (1922; dt. *Ulysses*) Einstellung und Verhalten von Medizinstudenten wieder. Eine Frauenstation schildert Jean Rhys in *Out of the Machine* (1960; dt. *Außerhalb der Maschine*). In die Tübinger Universitätsklinik muss sich Xaver Zürn in Martin Walsers *Seelenarbeit* (1979) wegen Magenschmerzen begeben; ein objektiver Befund kann auch mit umfassender Diagnostik für sein subjektives Leiden nicht gefunden werden. Die psychiatrische Anstalt gewinnt seit dem 18. Jh. besonderes und v. a. kritisches Interesse. Die Wendungen ›Vernunft im Wahnsinn‹ und ›Die Welt ein Irrenhaus‹ stehen mehrfach über literarischen Texten. In Edgar Allan Poes Erzählung *The System of Dr. Tarr and Prof. Fether* (1845; dt. *Die Methode Dr. Thaer & Prof. Fedders*) wird der Besucher einer Anstalt von →Ärzten empfangen, die in Wahrheit →Patienten sind, während es sich bei den eingesperrten Patienten um die wirklichen Ärzte handelt. Auch in Ernst Kreuders Roman *Herein ohne anzuklopfen* (1954) scheinen die Gesunden krank und die Kranken gesund zu sein. In Charles-Louis de Montesquieus *Lettres persanes* (1721; dt. *Persische Briefe*) werden von den reisenden Persern auch Hospitäler in Frankreich aufgesucht, die nach ihnen ihre Aufgabe nicht nur im Blick auf die Patienten erfüllen, sondern mit den Häusern für Geisteskranke die Gesellschaft in ihrem Gefühl bestätigen, gesund und vernünftig zu sein. In der Erzählung *O Alienista* (1881/82; dt. *Der Irrenarzt*) von Joaquim Maria Machado de Assis richtet der Arzt Bacamarte im brasilianischen Itaguaí die erste Anstalt für Geisteskranke ein. Inhuman und verständnislos sind die Psychiater in V. M. Garschins Erzählung *Krasnyj cvetok* (1883; dt. *Die rote Blume*). Am eigenen Leibe erfährt der erkrankte und ehemalige Klinikchef Andrej Efimytsch Ragin in Tschechows Roman *Palata No. 6* (1892; dt. *Krankenzimmer Nr. 6*) die grausame Realität eines russischen K. Irrenanstalten lassen nach André Breton *Nadja* (1928; dt. *Nadja*) aus akuten →Krisen chronische Zustände werden; Patienten sollten sich deshalb nach der Einlieferung um die Ermordung (→Mord) ihrer Ärzte bemühen. Die Gegenwartsliteratur greift zeitgenössische Reformansätze auf, stimmt zum Teil mit Auffassungen der sog. Antipsychiatrie überein, die ihren Zenit inzwischen bereits wieder überschritten hat. Esther erlebt in *The Bell Jar* (1963; dt. *Die Glasglocke*) von Sylvia Plath in dem Psychiater Dr. Gordon und seiner Klinik ausgesprochen inhumane Seiten der Anstalt, der Therapie und der Arzt-Patienten-Beziehung; einen positiven Ausgleich bietet allein die verständnisvolle Ärztin Dr. Nolan. Ken Kesey entwirft in *One Flew over the Cuckoo's Nest* (1962; dt. *Einer flog über das Kuckucksnest*) ebenfalls ein enttäuschendes Bild der psychiatrischen Institution und →Psychotherapie. Ein Pestlazarett (→Pest) des 17. Jh. beschreibt Alessandro Manzoni in *I Promessi Sposi* (1827; dt. *Die Verlobten*). In Leo N. Tolstojs *Vojna i mir* (1868/69; dt. *Krieg und Frieden*) steht das Lazarett in seinen Folgen den tödlichen Auswirkungen des →Krieges nicht nach; ausführlich wird auch in den *Sevastopolskie rasskazy* (1855/56; dt. *Sevastopoler Erzählungen*) von Tolstoj ein Lazarett dargestellt. Von einem Militärlazarett berichtet Fjodor M. Dostojewskij in den *Zapiski iz mërtvogo doma* (1861/62; dt. *Aufzeichnungen aus dem Totenhaus*). Ein Schiffslazarett stellt Tschechow in der Erzählung *Gusev* (1890; dt. *Gusev*) dar. Der junge Amerikaner Frederic Henry in Ernest Hemingways *A Farewell to Arms* (1929; dt. *In einem anderen Land*) ist nach seiner Verwundung in einem Feld… 1. Weltkrieges tätig. In

Joseph Hellers *Catch-22* (1961; dt. *Der IKS-Haken*) wird das Lazarett von den Soldaten als Zufluchtsort vor den gefahrvollen Einsätzen im Krieg aufgesucht. In einem Kriegslazarett für Geisteskranke wird der Armenarzt Ferdinand Bardamu in Louis-Ferdinand Célines *Voyage au bout de la nuit* (1952; dt. *Reise ans Ende der Nacht*) als Patient untergebracht. Eine Leprakolonie (→Lepra) auf der Insel Molokai schildert Jack London in *The Sheriff of Kona* (1909; dt. *Der Sheriff von Kona*). Eine Leprastation im Kongo beschreibt Graham Greene in *A Burn-Out Case* (1961; dt. *Ein ausgebrannter Fall*). Den Kindern in Aldous Huxleys *Brave New World* (1932; dt. *Schöne Neue Welt*) wird der Tod durch den Besuch von Moribundenkliniken zu einem angenehmen Erlebnis. In der Erzählung *Rapunzel, Rapunzel* (1960; dt. *Rapunzel, Rapunzel*) beschreibt Jean Rhy ein Erholungsheim als eine Stätte unmenschlicher Behandlung und würdelosen Sterbens. Das Sterben ihrer Mutter im K. schildert Simone de Beauvoir in dem autobiographischen Roman *Une mort très douce* (1964; dt. *Ein sanfter Tod*). In Walker Percys *The Thanatossyndrom* (1971; dt. *Liebe in Ruinen*; 1987; dt. *Das Thanatos-Syndrom*) kommt nicht nur die neue Einrichtung der Ethikkommission im Bereich der Medizin (→Ethik in der Medizin) vor, im Zentrum dieses Romans steht der Konflikt zwischen der neuen Hospizbewegung (→Hospiz) und der aktiven →Euthanasie. Besonders komplex fällt das Verhältnis von Literatur und Realität in zeitgenössischen Selbsterfahrungsberichten über das K. aus: *The Bell Jar* (1963; dt. *Die Glasglocke*) von Sylvia Plath, *Depressionen. Tagebuch einer Krankheit* (1970) von Caroline Muhr, *Der Atem. Eine Entscheidung* (1978) von Thomas Bernhard, *Diktate über Sterben und Tod* (1984) von Peter Noll, *Totenklage* (1984) von Werner Helwig.

Guenter B. Risse: Mending Bodies, Saving Souls. A History of Hospitals, New York 1999

Norbert Finzsch, Robert Jütte (Hg.): Institutions of Confinement. Hospitals, Asylums and Prisons in Western Europe and North America, 1500–1900, Cambridge 1996

Dietrich v. Engelhardt: Die medizinische Institution. In: Dietrich v. Engelhardt: Medizin in der Literatur der Neuzeit, Bd. 1, Darstellung und Deutung, Hürtgenwald 1991, S. 291–316

Axel Hinrich Murken: Vom Armenhospital zum Groß-

klinikum. Die Geschichte des Krankenhauses vom
18. Jahrhundert bis zur Gegenwart, Köln 1988
Dieter Jetter: Geschichte des Hospitals, Bd.1-6, Wiesbaden 1966-87

                                                                    D.v.E.

Krankenpflege →Krankenhaus

Krankenschwester Frauen wirkten von alters
her als →Hebammen und Ärztinnen. Heilkundige Frauen, sog. weise Frauen, waren →Ärzte des
Volkes und blieben es bis zum Beginn der Neuzeit. Im 16. Jh. bildete sich in Frankreich das Berufsbild der K. heraus. Vinzenz von Paul gründete den Orden der Barmherzigen Schwestern,
der in den Pariser Spitälern eingesetzt wurde.
Die Ordensgemeinschaft weitete sich bald aus
(Kanada, Polen). Der als Frauenberuf konzipierte
und bis heute weiblich geprägte bürgerliche Beruf einer K. ist erst ein Produkt der europäischen Industriegesellschaften des ausgehenden
19. Jh.; bis ins 20. Jh. existierte die Vorstellung,
Krankenpflege bedürfe als sog. Liebestätigkeit
keiner Bezahlung. Mit der Konstituierung des
Berufsstandes wurde die »spezifisch weibliche
Aufgabe« des Pflegens professionalisiert. Der Begriff der K. ist ideologisch aufgeladen und wird
in der Regel wenig hinterfragt; er soll nun durch
die objektivierende Tätigkeitsbeschreibung Ge-
sundheits- und Krankenpflegerin ersetzt werden.
Die K. betreut und pflegt Kranke vornehmlich in
→Krankenhäusern und anderen Pflegeanstalten
wie Kliniken, ambulanten häuslichen Pflege-
diensten, Kinderheimen, Altenpflege- und Reha-
bilitationszentren, Hilfsorganisationen und kirchlichen Einrichtungen, Blutspendezentralen und
Arztpraxen. In der Spitalorganisation nimmt die
K. die hierarchisch unterste Stufe ein. Sie ist
meist eine Assistentin von Ärzten und wird so
zur Mittlerin zwischen Arzt und →Patient. Zur
krankenpflegerischen Tätigkeit gehören Körperpflege, korrekte Lagerung, Diätverabreichung,
Verbandswechsel, Medikamentenabgabe, aber
auch Assistenz bei ärztlichen Untersuchungen
und operativen Eingriffen und die Bedienung medizinischer Apparate. Die K. übernimmt selbstständig die Durchführung von Infusionen, Trans-
fusionen, Blutentnahme und Spritzen. Je nach
Fachabteilung übernimmt sie auch fachspezi-
fische Untersuchungs- und Pflegemaßnahmen,
bereitet auf →Operationen vor und bestreitet die
postoperative Pflege. Außerdem wirkt die K. bei
der Planung und Dokumentation von Pflegemaßnahmen mit. Im Vordergrund steht der persönliche Kontakt zu den Patienten, welcher regelmäßig zu intimer Nähe führt. Die K. darf selbst
an keiner →Infektion erkrankt sein und keine
Krankheitserreger ausscheiden. Die Arbeitszeit
ist oft unregelmäßig und beinhaltet Schicht-,
Nacht- und Wochenenddienst. Historisch wurden
die K. meist nach ihrer Konfession zugeordnet: Es
gab katholische Kongregationen und protestanti-
sche Diakonissinnen, daneben aber auch nicht
konfessionell gebundene Schwestern. Der Begriff
der Schwester und ihre Tracht, die auf eine weit-
gehende Verhüllung der Körperformen zielte,
führten zu einer Entsexualisierung der K. und
rückte sie als sog. Barmherzige Schwester in die
Nähe der Ordensschwester. Als Idealbild einer K.
und als Organisatorin der britischen Krankenpflege ist Florence Nightingale (1820-1910) in die
Geschichte eingegangen. Ihre Erfahrungen hat
sie in den »*Notes on Nursing*« (1859/60) festgehalten. Auf die K. werden unterschiedliche soziale,
psychologische und mythische Rollen projiziert:
die uneigennützig dienende, unverheiratet-unge-
bundene Schwester ohne Geschlecht, die aufmun-
tert, zuspricht, Leiden lindert, Nachtwache hält,
beim Sterben hilft, die dem Kranken die Wünsche
von den Lippen abliest, aufopfernd, liebevoll, für-
sorglich, gehorsam, sauber, entsagend, immer da,
versunken in der Tradition christlicher Barmherzigkeit; die Hexe, die Böses will, →Blut entnimmt
und Organe entreißt; der Todesengel, der Spritzen
setzt, quält, →Schmerzen und Demütigungen zufügt; die Berufsfrau, die mit sachlicher Professio-
nalität ihrer Aufgabe nachgeht, Operationen und
andere ärztliche Maßnahmen vorbereitet, Patientendaten ermittelt; die Mutter, die füttert, wäscht,
anzieht und andere körperliche Bedürfnisse be-
friedigt; die Zauberin und mächtige Frau, die magische Heilkräfte hat; die hermesgleiche Sendbo-
tin und Gehilfin des ärztlichen Halbgottes, die
hermetisch auch den Gang in die Unterwelt begleitet; der erotische Männertraum im jungfräulichen Weiß; die christliche Seelsorgerin; die »Wär-
terin« in Krankenhausgefängnissen; die züchti-
gende Domina, welcher der Patient ohnmächtig
ausgeliefert ist etc. Alle diese sich z.T. über-
schneidenden, ergänzenden, widersprechenden
Rollen nimmt die K. in der Literatur und ins-

besondere in der Trivialliteratur auf meist ambivalente Weise wahr. Ebenso wie als rational handelndes Subjekt begegnet sie als ein Objekt männlicher Projektionen (→Geschlechterdifferenz). In Thomas Manns Sanatoriumsroman *Der Zauberberg* (1924) ist die adelige Oberschwester Adriatica von Mylendonk Gehilfin der Machthaber und Anstaltsleiter, die hinter den Kulissen selbst Macht ausübt und bei spröder Christlichkeit ohne jede erotische Ausstrahlung bleibt. Ernest Hemingways Roman *A Farewell to Arms* (1929; dt. *In einem anderen Land*) erzählt von dem jungen Amerikaner Frederic Henry, der als Leutnant im Sanitätskorps der italienischen Armee dient. Seine Kriegserlebnisse sind eng verknüpft mit der englischen K. Catherine Barkley, die prototypisch zu seiner Geliebten wird und mit ihm flieht. In Friedrich Dürrenmatts Komödie *Die Physiker* (1961) werden drei K. erwürgt, weil sie zuviel von ihren Patienten wussten, in die sie sich verliebt hatten; dann übernimmt die weltbekannte Psychiaterin und Anstaltsleiterin Dr. med. Dr. h.c. Mathilde von Zahnd dieses Wissen und damit die Herrschaft. Der »Omnipatient« Wolfram Schöllkopf wird in Hermann Burgers Roman *Die künstliche Mutter* (1982), der den Mythos der heilenden Berge variiert, von erotisierten »Heilmannequins«, ihn mit »Lungenküssen« und »Lippenbissen« in die Narkose wütenden Schwestern behandelt. Michael Ondaatjes *The English Patient* (1992; dt. *Der Englische Patient*) zeichnet die Beziehung der 20-jährigen kanadischen K. Hana mit einem nicht transportfähigen unbekannten englischen Patienten nach, der bei einem Flugzeugabsturz in der lybischen Wüste schwere Verbrennungen erlitten hat. Hana entspricht dem Typus einer Krankenschwester im →Krieg, die Kriegsopfer wie Kriegsgefangene pflegt. In John Irvings *The World According to Garp* (1978; dt. *Garp – wie er die Welt sah*) versucht sich die Mutter der Hauptfigur T.S. Garp als K. vor männlichen Avancen dadurch zu schützen, dass sie ein Skalpell bei sich trägt, das sie bei Bedrohung auch einsetzt. In dem Roman des mosambikanischen Schriftstellers Pedro Muiambo *A Enfermeira da Bata Negra* (2003; dt. *Die schwarz gekleidete Krankenschwester*) weicht die Protagonistin Maceda Magaço leitmotivisch von der Norm der weißen Tracht ab: Sie hat eine desillusionierte Einstellung zur Männerwelt, ist aber listig, zielstrebig und erfolgreich.

Eduard Seidler, Karl-Heinz Leven: Geschichte der Medizin und der Krankenpflege. 7. Aufl., Stuttgart 2003

Thomas Sprecher: Die Krankenschwester im frühen Werk Thomas Manns unter besonderer Berücksichtigung von Adriatica von Mylendonk. In: Thomas Sprecher (Hg.): Literatur und Krankheit im Fin de siècle (1890–1914). Thomas Mann im europäischen Kontext, Frankfurt/M. 2001, S. 35–72

Ute Möller, Ulrike Hesselbarth: Die geschichtliche Entwicklung der Krankenpflege. Hintergründe, Analysen, Perspektiven. 2. Aufl., Hagen 1998

Ilse Schulz: Schwestern, Beginen, Meisterinnen. Hygieias christliche Töchter im Gesundheitswesen einer Stadt. Ein Beitrag zur Geschichte der Pflege und Heilkunde, Ulm 1992

Franz Bauer: Geschichte der Krankenpflege. Handbuch der Entstehung und Entwicklung der Krankenpflege von der Frühzeit bis zur Gegenwart, Kulmbach 1965

T.S./K.B.

Kranker   →Patient

Krankheit   →Gesundheit und Krankheit

Krankheit als Metapher   →Metaphorik

Krebs   Mit der umgangssprachlichen Bezeichnung K. sind bösartige (maligne) Geschwulstbildungen (Tumore) gemeint. Der Name K. wurde Galen zufolge durch die Ähnlichkeit der geschwollenen Venen eines äußeren Tumors mit Krebsbeinen inspiriert (→Metaphorik). Die malignen Tumore durchbrechen die natürlichen Barrieren ihrer eigenen Grenzen, greifen also auf andere Gewebe und Organe über – und zwar dies nicht nur in unmittelbarer Nähe, sondern durch Streuung von Tumorgewebe auch in andere Kompartimente (Metastasierung). Aristoteles verwendete den Begriff Metastase vermutlich als Erster, als er damit oberflächlich feststellbare, in benachbarte Organe infiltrierende und einwachsende Geschwüre beschrieb (z.B. fortgeschrittener Hautkrebs oder Brustkrebs). In der *Bibel* wird K. auch erwähnt: Paulus warnt vor ketzerischen Widersachern, deren Worte »um sich fressen wie der Krebs« (2 *Tim*, 2,17). Krebserkrankungen sind von großer gesellschaftlicher Bedeutung, treten diese sehr zahlreich auf und sind damit schwerwiegende Beeinträchtigungen der Lebensläufe verbunden. Die an K. Erkrankten haben oft einen langen und qualvollen Lebensweg vor sich. K. gehört zu den zentralen Themen der menschlichen Lebenswelt und der modernen medizinischen Wissenschaft (→Medizinische Forschung) seit dem 19. Jh. Warum ist dies so? Psychische Krankheit als Form der dämonischen Besessenheit und K. als Krankheit des autonomen, parasitären Geschwulstwachstums haben in ihrer bedrohlichen, unausweichlichen und daher unheimlichen Grausamkeit viel miteinander zu tun. Während sich zu Beginn des 20. Jh. bereits andeutet, dass die meisten →Infektionen ihren tödlichen Stachel verlieren würden (Diphtherie, Tetanus, →Syphilis, bald auch →Tuberkulose), stieg die Krebskrankheit trotz immenser Forschungsleistungen – und einer Reihe von Teilerfolgen – unaufhaltsam zu einem dennoch schier unausrottbaren Quell von →Schmerz und Leid, von Entstellung und →Stigma, und blieb bis heute Metapher für das Unentrinnbare der Krankheit schlechthin (Susan Sontag, *Illness as Metaphor*, 1977; dt. *Krankheit als Metapher*).

Schriftsteller wurden hiervon immer wieder angezogen und haben teils aus eigenem Erleben, teils aus der ubiquitären Anschauung für ihre literarischen Fiktionen geschöpft. Die Anzahl der literarischen Texte, besonders die der Erzählungen und Romane des 19. Jh., die sich mit dem Thema K. befassen, ist fast unüberschaubar, so dass hier nur wenige exemplarisch genannt werden können. Nahezu alle Texte lassen sich aus medizinischer Sicht einem Strukturmuster zuordnen, auf dessen breites Spektrum Dietrich v. Engelhardt im Jahr 2000 hingewiesen hat: Pathophänomenologie, Ätiologie, →Diagnose und →Therapie, →Subjektivität (von →Patient und →Ärzten), soziale Reaktion, Symbolik. Aus literarischer Perspektive – mit Blick auf die Handlungskonstruktion –, sind die Akzente etwas anders zu setzen, obgleich beide Perspektiven referenziell sind und letztlich ineinander übergehen: K. zerstört das →Leben langsam, ohne sofort zu töten und veranlasst so eine tiefe Selbstreflexion, eine bilanzierende Lebensrückschau und den Einbezug philosophischer und spiritueller Dimensionen des Denkens. Das langsame, schleichende Vorgehen der Krankheit förderte den metaphorischen Gebrauch des Krebs-

geschwürs zur Beschreibung oder Diffamierung destruktiver politischer Regime und Parteien, rassisch stigmatisierter oder sozial devianter und deshalb unerwünschter Gesellschaftsgruppen (»Gesellschaftsfremde«, »Gesellschaftsfeinde«). Der Krebskranke und seine Krankheit treten in der Literatur des 19. Jh. am eindrücklichsten in der Figur des Richters Ivan Iljitsch Golowin bei Leo N. Tolstoj (*Smert' Ivana Iljiča*, 1886; dt. *Der Tod des Iwan Iljitsch*) auf. Golowin lernt, trotz kurzer, tödlicher Krankheit, seinen K. interessiert kennen, beobachtet nicht nur Schmerzen und andere →Symptome, sondern auch seine Stimmungen, seine veränderte Umweltwahrnehmung und entwickelt Interesse am Krankheitsschicksal anderer Menschen. Sein Todeskampf beginnt mit einem über drei Tage »ohne Unterbrechung währenden Schrei«. Thematisiert wird die Krebskrankheit auch im Spätwerk Thomas Manns (*Die Betrogene*, 1953). Rosalie von Tümmler, die Protagonistin der Erzählung, leidet als Fünfzigjährige unter dem »Erlöschen ihrer physischen Weiblichkeit«, bis eine Blutung sie aus dieser beunruhigenden Situation scheinbar erlöst, die neue Hoffnung keimen und eine Liebesbeziehungen zu einem jungen Mann entstehen lässt. Tatsächlich ist das →Blut aber Symptom eines Unterleibskrebs, an dem sie bald verstirbt. In Carson McCullers' Roman *Clock Without Hands* (1961; dt. *Uhr ohne Zeiger*) erkrankt der →Apotheker Malone (Anagram auf »[I] am alone«) an K., den er zunächst für ein »Frühlingsfieber« (→Fieber) hält. Malones Selbstheilungsversuche scheitern und die Diagnose wird durch den Arzt offenbart. Sein Leben ist nun unablässig dem nahenden →Tod ausgeliefert, die Psyche deutlich verändert. Malone ist allein, verängstigt, gelegentlich bis zur Wut gereizt, aber auch empfänglich für die schönen Symbole des Lebens (Sonnenaufgänge). Für den großen Krebsroman des 20. Jh. steht zweifellos Alexander Solschenizyn (*Rakovyj korpus*, 1968; dt. *Krebsstation*), der im sibirischen Gulag selbst die Krankheit durchleidet (1952/53). Auch die Grenzen der Medizin werden deutlich fassbar. Polypragmatisches Therapieren signalisiert die Hilflosigkeit der Ärzte, die selbst, wie die Ärztin Ljudmilla Afanasejevna, dem Krebsschicksal nicht entrinnen. Tolstojs Einfluss ist unverkennbar. In Isaac B. Singers Erzählung *The Witch* (1975; dt. *Die Hexe*) mag die vom Milzkrebs be-

troffene Lena Meitels ihr Leben durch die Erkrankung nicht beeinflussen lassen. Allenfalls
ihr Äußeres verändert sich. Während die Krankheit ihren →Körper langsam zerfrisst, liest sie
ihre seichten Romane weiter, will allein gelassen
werden und erwartet den Tod, der sich freilich
Zeit lässt: »Lena wartete auf den Tod, aber der
Tod hatte es nicht eilig, sie zu holen«. Anders
als Kate Hegström, die in Erich Maria Remarques Roman *Arc de Triomphe* (1946) angesichts
des nahenden Krebstodes »in eine Orgie von
Sentimentalität fallen« und sich »leid tun« möchte, »Philosophen lesen, Testamente machen« und
sich in der Situation ihres Zustandes »würdig
benehmen« will, ignoriert Lena Meitels trotzig
ihr Schicksal, will nach dem Sterben in ihrem
Bett allenfalls zur Wand gedreht werden. In der
neueren amerikanischen Literatur sind es v.a.
zwei Arbeiten, die angesprochen werden müssen: zum einen die Novelle von Tillie Olsen über
die an Gallenblasenkrebs erkrankte jüdische
Russlandemigrantin Eva *(Tell Me a Riddle*, 1961)
sowie Margaret Edsons mit dem Pulitzer-Preis
ausgezeichnetes Drama, welches das Schicksal
einer an Ovarialkrebs erkrankten Professorin
(W;t 1999; dt. *Geist)* beschreibt. Während Olsen
am Beispiel des jüdischen Emigrantenehepaars
David und Eva zeigt, wie der Umgang mit der
Krankheit die sozialen Dimensionen des familiären Lebens verändert (→Gesundheit und Krankheit), thematisiert Edson die unaufgeklärte Hilflosigkeit der erkrankten fünfzigjährigen Wissenschaftlerin: Auf dem Höhepunkt ihrer Karriere
wird sie schonungslos mit der Diagnose Ovarialkrebs konfrontiert. Mit ihrer Einladung zu einem klinischen Versuch, über dessen Nutzen
und Gefahren sie im Grunde nichts weiß, klingt
auch der Bereich der →Arzt-Patienten-Beziehung
und des sog. Informed Consent (→Aufklärung
des Patienten) an.

Dietrich v. Engelhardt: Krebs in der Literatur zwischen
   Phänomenologie und Symbolik. In: Wolfgang U.
   Eckart (Hg.): 100 Years of Organized Cancer Re-
   search – 100 Jahre organisierte Krebsforschung,
   Stuttgart 2000, S.191–196
Anne Hudson Jones: Representations of Cancer in Se-
   lected Literary Works from the Past Century. In:
   Wolfgang U. Eckart (Hg.): 100 Years of Organized
   Cancer Research – 100 Jahre organisierte Krebsfor-
   schung, Stuttgart 2000, S.191–196
Marion Moamai: Krebs schreiben. Deutschsprachige Li-

   teratur der siebziger und achtziger Jahre, St. Ing-
   bert 1997
Susan Sontag: Illness as Metaphor, New York 1977
Huldrych M. Koelbing: Medizin, Arzt und Patient in
   Solschenizyns »Krebsstation«, Zürich 1973
                                                      W.U.E.

Krebsforschung   →Krebs

Krieg   Der K. ist ein häufig anzutreffendes Thema in der Literatur; und in diesem Kontext wird
ebenso häufig die Medizin thematisiert. Dies geschieht in der Regel auf zwei Ebenen: Auf der
des rahmengebenden Ortes und auf jener der
leidenden und handelnden Personen. Rahmen-
gebende Orte können einerseits das Lazarett
oder das Schlachtfeld selbst sein, handelnde Personen die →Patienten, also verwundete oder erkrankte Soldaten, →Ärzte, Sanitäter und Pfle-
gende (→Krankenschwestern).
   Bereits in *Ilias* und *Odyssee* stehen K. und damit die Medizin im Zentrum; man denke an die
von Apollon gesandte Seuche, an beschriebene
→Wunden oder an die Söhne des Asklepios Machaon und Podaleirios, die genannt werden.
Auch ist zu denken an die klassischen Tragödien, in denen immer wieder K. und Medizin
Thema sind; so zum Beispiel in Sophokles' *Philoktet.* Man kann in diesem Zusammenhang
auch an Vergils *Aeneis* erinnern. Das Thema K.
beschäftigt die Literatur, und sei es über mythische Stoffe, bis heute: Eines der bekanntesten
Beispiele hierfür ist Christa Wolfs *Kassandra*
(1983). Autoren wie Johann Wolfgang von Goethe oder Theodor Fontane arbeiteten als Kriegs-
berichterstatter; andere nahmen sich das Leben
(→Suizid), weil sie die Kriegserlebnisse nicht
verarbeiten konnten (Kurt Tucholsky). In jüngster Zeit ist das Thema K. v.a. durch W.G. Sebalds Thesen in *Luftkrieg und Literatur* (1987)
wieder in die Diskussion gekommen. Die Verknüpfung von Literatur und Medizin im Paradigma von K., wie sie oben definiert ist, lässt eine
Fokussierung v.a. auf die neuere Literatur zu,
wie sie im Folgenden dargestellt ist. Eine der be-
merkenswertesten literarischen Leistungen (auch
wenn es sich hier eher um ein Stück appellati-
ver Erinnerungsliteratur als um einen Beitrag
zur schönen Literatur handelt) ist Henri Du-
nants (1828–1910) Schlachtfeldbericht *Un souve-*

nir de Solferino (1862; dt. *Eine Erinnerung an Solferino*). Das Erlebnis der Schlacht bei Solferino (24. Juni 1859) ist prägend für Dunant. Er wird Zeuge der unzureichenden Versorgung Tausender Verletzter und sterbender Soldaten und entschließt sich zu einer spontanen Hilfsaktion für die Verwundeten auf beiden Seiten. Bereits am 9. Juli 1859 erscheint auf seine Initiative hin im »Journal de Genève« ein Hilfeaufruf für die Verwundeten von Solferino. In den folgenden Jahren (1860/61) verfasst Dunant seinen Erinnerungsbericht. Zunächst erschien das Werk lediglich in einer Auflage von 1.600 Stück, deren Kosten der Verfasser selbst trug. Bis weit ins 20. Jh. folgten zahllose Neuauflagen in allen großen Weltsprachen in Millionenhöhe. Man darf daher wohl fraglos von einem bedeutenden Stück Weltliteratur sprechen, dessen mittelbare Folge die Gründung des Internationalen Roten Kreuzes war. Die schöne Literatur nimmt sich des Themas K. und Medizin eher im Bezugsrahmen des Lazaretts als dem des Schlachtfeldes an, so etwa in Leo N. Tolstojs *Sevastopolskie rasskazy* (1855/56; dt. *Sevastopoler Erzählungen*) und in *Vojna i mir* (1868/69; dt. *Krieg und Frieden*). Bei Tolstoj ist das Lazarett des vormodernen K. einerseits Ort der Zuflucht und der Pflege, andererseits aber auch der von Verwesungsgeruch, Ansteckung und Sterben, den man besser flieht als ihn aufzusuchen. In diesem Sinn wird auch das Schiffslazarett in Anton Tschechows Erzählung *Gusev* (1890; dt. *Gusev*) thematisiert. Auch in den Romanen des Ersten Weltkriegs, des ersten modernen hochtechnisierten K., stellen Verwundung, Erkrankung, leidvoller oder plötzlicher →Tod und selbstverständlich das Lazarett häufig gewählte Themen dar. Am eindrücklichsten ist hier Erich Maria Remarques *Im Westen nichts Neues* (1929). Bei einem Angriff wird Bäumer, der Protagonist des Romans, durch Splitter verwundet und verbringt ein paar Wochen im Lazarett. In den nächsten Monaten, zurück an der Front, zerfällt Bäumers Gruppe. Einer nach dem anderen stirbt durch die Gas- und Granatenangriffe, im Trommelfeuer oder im Kampf Mann gegen Mann. Bis auch er, nach Verwundung und Wochen im Lazarett, als Letzter seiner Gruppe kurz vor Ende des K. tödlich getroffen wird. Auch in seinen medizinischen Passagen ist Remarques Roman zunächst eine unpolitische Darstellung der Wirkung des K. auf die

jungen Soldaten, erst so indirekt kriegskritisch und in ihrer Zeit hochpolitisch. Tiefes Misstrauen begleitet die erste Einlieferung nach Schussverletzungen ins frontnahe Lazarett. War das Lazarett des vormodernen K. noch geprägt durch Verwesungsgeruch und Infektionstod (→Infektion), wird das des modernen, chemisch-technischen K. bestimmt durch das Spektrum der Verwundungen; es entfaltet sich eine anatomische Pathognomie des Grauens. Um einen reinen Sanitätsroman handelt es sich bei Alexander Moritz Freys Roman *Die Pflasterkästen* (1929). Besonders die linksliberale Literaturkritik der Weimarer Republik lobte den Roman wegen der unpathetischen Abgeklärtheit der Darstellung, die gerade dadurch ihre pazifistische Wirkung entfalte. Unterstreicht doch das bewusst gewählte Understatement der Schilderung die Grausamkeit des Kriegsgeschehens im Sanitätsbereich. Frey lässt seinen Roman tatsächlich überwiegend auf den Verbandsplätzen des westlichen Kriegsschauplatzes spielen, nimmt aber auch Verwundung und Sterben im Feld in seine Szenenkomposition auf, so etwa als ein junger Soldat, von einem winzigen Splitter ins →Herz getroffen, unter den Augen des Stabsarztes stirbt. In den meisten deutschen Kriegsromanen der 1920er und 1930er Jahre wird das medizinische Geschehen, der überwiegenden Intention dieser Gattung entsprechend, gegenüber dem kämpfenden Heldentum marginalisiert, aber doch auch in das ästhetische Bild des soldatischen ›Opfergangs‹ integriert; so etwa bei Ernst Jünger in seinem Roman *In Stahlgewittern* (1920), wenn der in der Ichform berichtende Verfasser zunächst noch hell und fast galant die Vorboten des Todes im Reportagestil skizziert, um wenig später den Vorhang zur Bühne des wirklichen Grauens aufzuziehen, und so den Blick auf das dramatische Bühnenbild des Schlachtfeldes freizugeben: »Allmählich gab es Verwundete. Die Vorgänge im Grabengewirr waren zwar nicht zu überblicken, doch der immer häufiger erschallende Ruf ›Sanitäter‹ zeigte an, daß die Beschießung zu wirken begann. Zuweilen tauchte eine eilige Gestalt mit frischem, weithin schimmerndem Verband an Kopf, Hals oder Hand auf, um nach hinten zu verschwinden. Es galt, den Salon- oder Kavalierschuß in Sicherheit zu bringen, dem Kriegsaberglauben zufolge, nach dem der leichte Treffer oft nur der Vorbote eines schweren ist«. Das eigene Erleben der Verwundung erlaubt es Jünger nach diesem Vorspiel, den Blick in die Hölle der Verwundetensammelstelle freizugeben, wenn auch nur einen Spalt weit: »Plötzlich blitzte es in dem weit ausgreifenden Wurzelwerk, und ein Schlag gegen den linken Oberschenkel warf mich zu Boden. Ich glaubte von einem Erdklumpen getroffen zu sein, doch belehrte mich die Wärme des reichlich strömenden Blutes bald, daß ich verwundet war. [...] Ich warf meinen Tornister fort und rannte dem Graben zu, aus dem wir gekommen waren. Von allen Seiten strebten Verwundete aus dem beschossenen Gehölz strahlenförmig darauf zu. Der Durchgang war entsetzlich, von Schwerverwundeten und Sterbenden versperrt. Eine bis zum Gürtel entblößte Gestalt mit aufgerissenem Rücken lehnte an der Grabenwand. Ein anderer, dem ein dreieckiger Lappen vom Hinterschädel herabhing, stieß fortwährend schrille, erschütternde Schreie aus. Hier herrschte der große Schmerz, und zum ersten Male blickte ich wie durch einen dämonischen Spalt in die Tiefe seines Bereichs. Und immer neue Einschläge.« Auch die Darstellung von Verletzung und Tod im Grabenkampf wird auf diese Weise thematisiert. Ein Beispiel von expressionistischer Ausdruckskraft liefert hierzu Franz Schauwecker in seinem Roman *Aufbruch der Nation* (1929). Der Student Albrecht erlebt im Grabenkampf an der Ostfront seinen ersten Schwerverletzten und Toten: »Ein Klumpen von Glut und Druck zerbarst schmetternd. Brocken spritzen weg. Dampf wirbelte kochend, und ein blendender Strahl von Hitze fuhr in den Graben. Schnurgrade über Albrechts Kopf weg stand ein hundertfacher Pfiff aus glühenden Ventilen, ein sausendes Gewirr von Motoren. Er begriff nichts. Er war eiskalt mit Würgen und Schlucken. Sein Herz loderte blutig in der vertrockneten Kehle. Jemand krächzte und schlug um sich. Jemand lag auf der Erde, an die Grabenwand geschleudert, ein schreiender Haufen, blödsinnig verdreht. Totenstille.« Zahlreiche Beispiele von Verwundung, Sterben und Tod finden sich auch bei den übrigen Vertretern der Gattung des Weltkriegsromans, von Werner Beumelburg (*Die Gruppe Bosemüller*, 1930) über Georg von der Vring (*Soldat Suhren*, 1928) bis Josef Magnus Wehner (*Sieben vor Verdun*, 1930). Besondere Aufmerksamkeit verdient das Welt-

kriegserleben in der expressionistischen Dichtung von Ärzten wie Johannes R. Becher und Gottfried Benn über Richard Huelsenbeck und Arthur Kronfeld hin zu Ernst Weiss und Friedrich Wolf, auf die hier im Einzelnen nicht eingegangen werden kann. Das literarisch nicht unbedingt überdurchschnittliche, aber vielleicht eindrücklichste Beispiel ärztlicher Weltkriegslyrik stellt wohlmöglich das Gedicht »Lazarett« (1917) des von 1914 bis 1918 im Feld stehenden Oberarztes Wilhelm Klemm dar: »Jeden Morgen ist wieder Krieg. / Nackte Verwundete, wie auf alten Gemälden. / Durcheiternde Verbände hängen wie Guirlanden von den Schultern. / Die merkwürdig dunklen, geheimnisvollen Kopfschüsse. / Die zitternden Nasenflügel der Brustschüsse. / Die Blässe der Eiternden. / Das Weiße in den vierteloffnen Augen der nahe dem Tode. / Das rhythmische Stöhnen von Bauchgetroffenen. / Der erschrockene Ausdruck in toten Gesichtern. / Die Bauchrednerstimme der Tetanuskranken. / Ihr starres, qualvolles Grinsen, ihr hölzernes Genick. / Die Fetzen geronnenen Blutes, auf denen man ausgleitet. / Die Skala der Gerüche: / Die großen Eimer voll Eiter, Watte, Blut, amputierten Gliedern, / Die Verbände voll Maden. Die Wunden voll Knochen und Stroh. / Einer hockt auf dem stinkenden Lager / Ein großer, kranker, nackter Vogel. Ein andrer / Weint wie ein Kind: Kamerad hilf mir doch! / Der schonende Gang der Arm- und Schulterbrüche. / Das Hupfen der Fuß- und Wadenschüsse, das steife Stelzen / Der ins / Gesäß geschossenen. Das Kriechen auf allen Vieren. / Ein Darm hängt heraus. Aus einem zerrissenen Rücken / Quoll die Milz und der Magen. Ein Kreuzbein / Klafft um ein Astloch. / Am Amputationsstumpf brandet das Fleisch in die Höhe. / Pilzartig wuchernd Ströme von hellgrünem Eiter / Fließen; / über das Fleisch hinausragend / Pulsiert der unterbundene Arterienstamm. / Das fürchterliche, klonische Wackeln des ganzen Stumpfes, / und das Geheul, das Wimmern und Schreien, das Jammern und Flehen, / Das schweigende Heldentum und rührende: ›fürs Vaterland‹. / Bis das Schnappen nach Luft kommt, – und der perlende Schweiß, / und auf graue Gesichter die Nacht sich senkt – / Soldatengrab – zwei Latten über Kreuz gebunden«. Aus der englischen Literatur sei Pat Barkers späte Weltkriegstrilogie der 1990er Jahre (*Regeneration* (1991; dt. *Niemandsland*), *The Eye of the Door* (1992; dt. *Das Auge in der Tür*), *Ghost*

Road (1995; dt. *Die Straße der Geister*)) erwähnt, in der die körperlichen Strapazen und Leiden des Britischen Frontsoldaten im Ersten Weltkrieg und besonders die Behandlung der Kriegsneurose »Shell Shock« (→Neurasthenie) thematisiert werden. Barkers Romanprotagonisten sind neben dem Freudianer W. H. R. Rivers die Dichter Wilfrid Owen und Siegfried Sassoon. Literarische Einblicke in die Lazarettsituation auf der italienischen Seite gewährt dem Leser der junge Amerikaner Frederic Henry, einer der Protagonisten in Ernest Hemingways *A Farewell to Arms* (1929; dt. *In einem anderen Land*). Weniger umfangreich als die Darstellungen des Medizinischen in der Literatur zum Ersten Weltkrieg sind Prosa und Lyrik zum Zweiten Weltkrieg, vermutlich nicht an Menge, wohl aber an Qualität. Eine Ausnahme bildet Peter Bamms Roman *Die unsichtbare Flagge – Ein Arzt erlebt den Krieg* (1952). Bamm hatte bereits als Freiwilliger am Ersten Weltkrieg teilgenommen. Während des Zweiten Weltkriegs war er als Stabsarzt an der Ostfront eingesetzt. Unter der ›unsichtbaren Flagge‹ der Humanität begleitet Bamm (Curt Emmrich) als Stabsarzt eines Hauptverbandsplatzes zusammen mit seinen Sanitätssoldaten den Vormarsch der deutschen Truppen von der »Stalin-Linie« am Dnjestr über die Krim bis zum Kuban-Brückenkopf und danach in desorganisierter Flucht zurück nach Ostpreußen. In der gebotenen Dramatik schildert der Verfasser Verwundungs- und Krankheitsschicksale deutscher Soldaten während des Überfalls auf die Sowjetunion und der Zurückdrängung der Hitlerarmeen. Der Roman will ein Monument sein für die, die unter der ›unsichtbaren Flagge‹ ihr Leben verloren haben. Unabhängig von diesem Anspruch mag er wohl eine Dokumentation des deutschen Sanitätsdienstes unter schwierigsten Bedingungen sein, ein Dokument des deutschen Gräuelkriegs im Osten ist er allerdings kaum, eher eines für die Strategien der Verdrängung deutscher Militärverbrechen im Osten. Denn es gibt für Bamm nur anständige Soldaten, in den K. gepresst; sie kämpfen und sterben unter der unsichtbaren Fahne der Menschlichkeit und distanzieren sich durchaus von den barbarischen Gräueln der SS und der Wehrmacht. Verbrechen, so lernt der Leser ungläubig, hätten nur die wirklichen Nazis begangen, die Partei und die SS. Das ganze literarische Spektrum der Thematik Medizin und K. in der zweiten Hälfte des 20. Jh. ist

noch wenig überschaubar. Lediglich Einzelbeispiele sind hier zu nennen, so etwa Van Buren Philpots Jr., *Battalion Medics: A Novel of the Korean War* (1961) und *Catch-22* (1961) im Nachgang für die Situation im amerikanisch-japanischen Pazifik-Krieg. Erwähnenswert zu Thema Medizin und Koreakrieg ist der Erinnerungsbericht Frank G. Slaughters *Sword and Scalpel* (1957/58), eine Darstellung zwischen eigenem Erleben und Fiktion.

Ingrid Kästner: Das Weltkriegsgeschehen in der expressionistischen Dichtung von Ärzten. In: Wolfgang U. Eckart, Christoph Gradmann (Hg.): Die Medizin und der Erste Weltkrieg, Herbolzheim 2003, S. 57–69

Dietrich v. Engelhardt: Medizin in der Literatur der Neuzeit, Bd. 1, Darstellung und Deutung, Hürtgenwald 1991, v. a. S. 298–301

Hans-Harald Müller: Der Krieg und die Schriftsteller. Der Kriegsroman der Weimarer Republik, Stuttgart 1986

W.U.E.

Krise K. (gr. krisis) bezeichnet im medizinischen Sinn die entscheidende Wendung im Verlauf einer lebensbedrohlichen Krankheit oder innerhalb eines psychischen Prozesses (→Depression/Manisch-depressive Krankheit). K. ist schon im *Corpus Hippocraticum* belegt: Schwer fieberhafte Krankheiten gehen unter auffallenden →Symptomen plötzlich in Genesung oder in Verschlechterung über, und diese Wendung im Krankheitsverlauf fällt (in der Regel) auf bestimmte Tage. Galen legt die Ursachen der Periodizität im Krankheitsverlauf dar. Nach dem 17. Jh. verringert sich das Interesse der Medizin an der alten Lehre vom Verlauf fieberhafter (→Fieber) Erkrankungen; sie erlischt im 19. Jh. ganz. Bis heute bezeichnet K. eine Phase im Verlauf einer Krankheit, welche die Entscheidung über →Leben und →Tod bringt. Durch Carl Gustav Carus findet K. Eingang in die Psychologie und →Psychiatrie. Carus definiert K. als Wendepunkt einer seelischen Erkrankung: K. gehe mit einer »stürmischen Aufregung« (Anfall) einher, die entweder in die Phase der Gesundung oder in den Prozess der krankhaften Bewusstseinsänderung (→Neurose und Psychose) überleitet. Die →Psychotherapie korrigiert das Begriffsverständnis insofern, als sie K. als Phase unbestimmter Dauer definiert. Im Heilungsprozess bei neurotischen Störungen (→Neurose und Psychose) weist Fritz Künkel der durch →Therapie gelenkten »seelischen K.« eine besondere Bedeutung zu. Die Loslösung von einer krankhaften Daseinsform erfolge durch einen Prozess, in dem nach einer »Phase der Erkenntnis« und einer »Phase der Selbsterkenntnis« jene »Phase der K.« folgt, in der widerstreitende Tendenzen des Festhaltens an und des Lösens von der krankhaften Daseinsform in Wettstreit treten. Gelingt die Lösung, mündet die kritische Phase in einen Heilungsprozess. Daneben können prägnante Ereignisse von hoher affektiver (→Affekte) Bedeutung spontane K. auslösen. Sie sind dann gegeben, wenn eine meist unerwartete Veränderung in der Lebenssituation einer Person eintritt, die ihren Ursprung in der Person selbst oder in deren Umwelt hat und das Individuum zu einer spontan nicht zu bewältigenden Anpassungsleistung herausfordert. Die emotionale Erschütterung kann sich auf angenehme oder unangenehme Affekte beziehen. Als kritisch gelten nicht nur objektiv negative Vorkommnisse (Scheidung, Verlust des Arbeitsplatzes, Umweltkatastrophe), sondern auch vermeintlich positive Ereignisse (Heirat, Beförderung). Die Psychologie beschäftigt sich daher mit Fragen nach den relevanten Stressoren, den therapeutisch wirksamen Faktoren und den Kräften zur Bewältigung von K. Entscheidend ist der subjektiv wahrgenommene Belastungsfaktor. Eine K., die auf eine gestörte Person-Umwelt-Interaktion zurückgeht, erfordert einen Bewältigungsprozess, der auf Wiederherstellung eines Gleichgewichts von Umwelt und Person zielt. Als Wiederanpassungswert wird der Aufwand bezeichnet, den eine Person erbringen muss, um eine K. zu bewältigen, wobei unterschiedliche Ereignisse über verschiedene Grade des Anpassungswertes entscheiden. Krisenintervention ist die allgemeine Bezeichnung für kurzfristige ambulante oder stationäre Psychotherapie als Unterstützung in psychischen K., z.B. bei →Suizid und →Trauer, die eine sofortige Behandlung der Problematik, z.T. unter Einbeziehung des sozialen Milieus, erfordern. Bewältigte K. können zu einer Weiterentwicklung des Individuums und der positiven Umgestaltung seines Lebens führen. Eine positive Wertung von K. erfolgt durch Erik H. Eriksons Definition der Identitätskrise, die notwendige Wendepunkte in der Entwicklung beschreibt.

K. im nicht ganz engen medizinischen Sinn (wie sie auch weiter unten geschildert wird) fordert für seine Protagonisten schon Aristoteles in seiner Poetik: Ohne K. kann es nicht zur Katharsis kommen. K. im medizinischen Sinn kommt in der Literatur zur Darstellung, wenn die Bewusstseinstrübung (→Bewusstsein) einer Figur auf der Schwelle zum Tode sichtbar gemacht werden soll. Meistens geht der K. eine Phase der Hellsicht im Sinne eines retardierenden Moments voraus, an das sich die Hoffnung der Anwesenden knüpft. Eine meisterhafte Darstellung findet sich bei Gustave Flaubert, *Madame Bovary. Moeurs de province* (1856; dt. *Madame Bovary. Ein Sittenbild aus der Provinz*), als die Wirkung des →Gifts scheinbar nachlässt und Emma die Verfehlungen ihres Lebens erkennt, der sie beobachtende Gatte aber gleichzeitig seine →Liebe zu ihr entdeckt. Ebenfalls meisterhaft dargestellte K. zeigen eine Reihe von Erzählungen von Arthur Schnitzler wie *Sterben*, 1895: Hier führt die K. in eine Hoffnungslosigkeit des dem Tode geweihten →Tuberkulose-→Patienten Felix, an der sich der Egoismus des Sterbenden, seine Geliebte mit in den Tod zu nehmen, gleichzeitig aber ihre Lebensgier entzündet. *Frau Berta Garlan*, 1900: Die K. während des Sterbeprozesses von Anna, die infolge einer heimlich vorgenommenen →Abtreibung an einer Sepsis zugrunde geht, schafft eine Situation höchster Intimität, in der die Gatten einander ihre Liebe gestehen können. *Doktor Gräsler, Badearzt*, 1914: Die entscheidende Nacht während der Scharlach-Erkrankung Katharinas verbringt Gräsler am Bett seiner ehemaligen Geliebten. Die Situation führt zu einer Selbstsuggestion von Liebe im Dienste des Narzissmus (→Narzisstische Persönlichkeitsstörung), die als Liebesunfähigkeit nach dem Tod Katharinas entlarvt wird. *Fräulein Else*: Die nach Einnahme des Veronals einsetzende und im inneren Monolog geschilderte K. zeichnet sich durch Unentschiedenheit zwischen Leben und Tod aus. Einerseits offenbaren die Gedanken das Leben-Wollen, andererseits die Sehnsucht nach Schwerelosigkeit. Hugo von Hofmannsthal nutzt in *Das Märchen der 672. Nacht* (1895) die K. des durch einen Hufschlag schwer verletzten Kaufmannssohnes, um die Bitterkeit eines verfehlten Lebens zu gestalten. Diese erst führt die Wendung zum Tod herbei. Berühmt ist die Darstellung des Krisenmoments im »Typhus-Kapitel«

von Thomas Manns *Die Buddenbrooks. Verfall einer Familie* (1901). Körperliche Krankheiten, die zu einer längeren krisenhaften Phase führen, werden dargestellt bei Heinrich Mann, *Das Wunderbare* (1897); Theodor Fontane, *Stine* (1890), *Effi Briest* (1894/95); Thomas Mann, *Der Zauberberg* (1924). Literatur, insbesondere die dramatische, aber auch die epische, vergegenwärtigt vorzugsweise Vorgänge, in deren Zentrum ein krisenhafter Moment steht, eine K., die überwunden respektive bewältigt werden muss. Dramen stellen Konflikte dar, die auf einen konfrontativen oder kritischen Höhepunkt (»Krisis«) zulaufen und dort ihren Umschwung (»Peripetie«) finden, von dem aus dann die Tragödie zur Katastrophe, die Komödie zum versöhnlichen und glücklichen Ausgang führt. Epen und Romane, ebenso die kürzeren Formen der Erzählung und insbesondere der Novelle, handeln zumeist von Vorgängen, in denen ein Held oder mehrere Helden – oft im Kontext größerer krisenhafter Entwicklungen der entsprechenden Gesellschaften – in krisenhafte Situationen geraten und z.B. in ihrer Existenz, Identität oder Unversehrtheit in Frage gestellt werden, sich ihrer selbst und ihrer Normen vergewissern, ihre Kräfte mobilisieren und Entscheidungen treffen müssen. Daneben existieren Staats- und Geschichtsromane (vom Barock bis zur Gegenwart), die staatliche Krisensituationen beschreiben wie →Krieg, Bürgerkrieg, Revolution, Zusammemnbruch der Ordnung.

In Ernst Jüngers Erzählung/Kleinroman *Auf den Marmorklippen* (1939) ist die K. kritischer Höhepunkt der katastrophal endenden Destruktion einer gesellschaftlichen Ordnung. Bei Thomas Mann wird in *Doktor Faustus* (1947) eine gesellschaftlich-politische von einer persönlich-künstlerischen Entwicklung mit krisenhaftem Charakter überlagert und führt zu einer extremen Reaktion (Teufelspakt). Identitätskrisen finden sich in Entwicklungs-, Bildungs- und Erziehungsromanen, sie rekapitulieren den Lebenslauf eines jungen Individuums, das in seiner »kritischen« oder sensiblen Phasen gezeigt wird: Johann Wolfgang von Goethe, *Wilhelm Meisters Lehrjahre* (1795/96), *Wilhelm Meisters Wanderjahre* (1821/29); Gottfried Keller, *Der grüne Heinrich* (1854/55); Thomas Mann, *Der Zauberberg* (1924). In diesen Kontext gehört auch die Autobiographie, die in der Regel die Sozialisationsphase

bis zum Eintritt ins Erwachsenenleben mit Erlangung einer festen gesellschaftlichen Position rekapituliert, dann eventuell in zusätzlichen Berichten über neuere Momente der Verunsicherung und Bewährung fortgesetzt wird. Leitfunktion hat hier Johann Wolfgang von Goethes *Dichtung und Wahrheit*: krisenhafte Sozialisation bis zum Eintritt ins Weimarer Hofleben, 1775 (publ. 1811-33), dann die punktuellen Fortsetzungen der »Italienischen Reise« (Reisezeit 1786-88, publ. 1829) und der »Campagne in Frankreich« (über den anti-revolutionären Feldzug 1792, publ. 1822). Die Schriftsteller im Umkreis der Romantik gestalten die Kindheit als krisenhafte Phase des Lebens, die sich als Traumatisierung (→Trauma) handlungssteuernd durch das Leben zieht: Ludwig Tieck, *Der blonde Eckbert* (1797); E. T. A. Hoffmann, *Die Elixiere des Teufels* (1815/16), *Der Sandmann* (1817); Clemens Brentano, *Geschichte vom braven Kasperl und dem schönen Annerl* (1817). Eine erotische Begegnung, die mit den sittlichen Vorstellungen des Protagonisten/der Protagonistin oder seiner/ihrer Umwelt nicht in Übereinstimmung zu bringen ist, führt in der Kollision von Neigung und Wertgefüge zu einer Lebens- oder Sinnkrise von hoher affektiver Bedeutung, so z.B. die gesamte Romeo-und-Julia- sowie Tristan-und-Isolde-Thematik, des weiteren L'Abbé Prévost, *Histoire de chevalier des Grieux et de Manon Lescault* (1731; dt. *Geschichte der Manon Lescault und des Chevalier de Grieux*); Jean-Jacques Rousseau, *La Nouvelle Héloïse*, 1761-66; dt. *Julie oder die neue Heloise*; Johann Wolfgang von Goethe, *Die Leiden des jungen Werthers* (1774); *Die Wahlverwandtschaften* (1809); Theodor Fontane, *Effi Briest* (1894/95); Thomas Mann, *Der Tod in Venedig* (1912); Heinrich Böll, *Die verlorene Ehre der Katharina Blum oder: Wie Gewalt entstehen und wohin sie führen kann* (1974). In der zweiten Hälfte des 20. Jh. ist die Liebe bzw. die Unfähigkeit zu lieben verantwortlich für eine existenzielle K.: Ausdruck der Selbstentfremdung des Menschen oder seiner Entfremdung von der Gesellschaft: Max Frisch, *Homo Faber* (1957); Peter Handke, *Die Stunde der wahren Empfindung* (1975); Gabriele Wohmann, *Die Gäste* (1971); Martin Walser, *Ein fliehendes Pferd* (1978); Dieter Wellershoff, *Der Liebeswunsch* (2000). K. werden ebenfalls durch die Erschütterung des Selbstbildes in der Konfrontation mit dem Fremdbild oder mit sozialen/gesellschaftlichen Restriktionen oder Erwartungen ausgelöst: Theodor Storm, *Der Schimmelreiter* (1888); Arthur Schnitzler, *Leutnant Gustl* (1901), *Fräulein Else* (1924), *Casanovas Heimfahrt* (1918), *Spiel im Morgengrauen* (1927); Joris-Karl Huysmans, *A rebours* (1884; dt. *Gegen den Strich*); Rainer Maria Rilke, *Die Aufzeichnungen des Malte Laurids Brigge* (1910); Hermann Hesse, *Unterm Rad* (1906) – der aufgrund einer Erschütterung des Selbstbildes infolge bestehender oder veränderter Wertvorstellungen einer Gesellschaft, Friedrich Hebbel, *Maria Magdalena* (1843); Theodor Storm, *Pole Poppenspäler* (1874), Heinrich Böll, *Ansichten eines Clowns* (1963). Ökonomische Not löst v. a. in den Romanen Emile Zolas und in den Dramen Gerhart Hauptmanns die K. der Subjekte aus. Daneben existieren in der erzählenden Literatur Lebenskrisen, die auf eine Kollision bürgerlicher Leistungsethik mit dem Wunsch nach Künstlertum zurückgehen: Johann Wolfgang von Goethe, *Wilhelm Meister* (1795/96, 1821/29), Eduard Mörike, *Maler Nolten* (1832); Gottfried Keller, *Der grüne Heinrich* (1854/55); Thomas Mann, *Tonio Kröger* (1903); Hermann Hesse, *Gertrud* (1910); *Roßhalde* (1914); Christa Wolf, *Kein Ort, nirgends* (1979). Die Moderne mit ihrer Tendenz zum Abbau von sichernden Gepflogenheiten und →Normen sowie mit ihrer Vielzahl von gleichzeitigen, aber widersprüchlichen Einflüssen und Verlockungen macht das Leben in erhöhtem Maß krisenanfällig im Sinn einer Dauerkrise mit entsprechenden Reaktionen: Alfred Döblin, *Berlin Alexanderplatz. Die Geschichte vom Franz Biberkopf* (1929); Hermann Hesse, *Der Steppenwolf* (1927) und *»Krisis«*-Gedichte.

Karin Tebben: Von der Unsterblichkeit des Eros und den Wirklichkeiten der Liebe. Realismus und Geschlechterbeziehungen, Göttingen 2005

Bogdan Mirtcher (Hg.): Mythos und Krise in der deutschsprangien Literatur des 19. und 20. Jahrhunderts, Dresden 2004

Wolfgang Lukas: Das Selbst und das Fremde. Epochale Lebenskrisen und ihre Lösung im Werk Arthur Schnitzlers, München 1996

Bernd Widdig: Männerbünde und Massen. Zur Krise der männlichen Identität in der Literatur der Moderne, Opladen 1992

Reinhart Koselleck, Nelly Tsouyopoulos, Ute Schönpflug: Krise. In: Joachim Ritter, Karlfried Gründer (Hg.): Historisches Wörterbuch der Philosophie. Bd. 4, Darmstadt 1976, Sp. 1235–1245

K. T.

Künstlicher Mensch →Homunculus

Kunst der psychisch Kranken Aus den biologischen Entartungstheorien der medizinischen Wissenschaft des 19. Jh. entwickelte sich die Vorstellung, dass auch Kunstwerke entarten können, wenn sie von psychisch kranken Autoren geschaffen werden (→Psychiatrie, →Psychopathologie). Das kuriose und gleichzeitig fatale Manifest dieser Vorstellung ist Max Nordaus zweibändige Monographie *Entartung* aus den Jahren 1892/93. Mit unermüdlicher Rhetorik und frei von allem Kunstverstand werden darin die maßgebenden Werke der zeitgenössischen Literatur inkriminiert: Die Lyrik Verlaines und Swinburnes, die Dramen Maeterlincks und Ibsens, die Romane Zolas etc. Ganz besondere Missbilligung zieht der Roman *A rebours* (1884; dt. *Gegen den Strich*) von Joris-Karl Huysmans auf sich. Von Nordaus' Feldzug im Namen seelischer →Gesundheit führt eine direkte Linie zu den Theoretikern der »Entarteten Kunst« im Dritten Reich. Parallel zu dieser Entwicklung kommt aber die gegenteilige Grundansicht auf, dass Krankheit, welcher Art auch immer, kreative Energien nicht ausschließt, sondern zentrieren kann. Bahnbrechend ist in solchem Zusammenhang die Monographie von Karl Jaspers, *Strindberg und van Gogh: Versuch einer vergleichenden pathographischen Analyse* aus dem Jahr 1922, worin sich auch eine Abhandlung über Hölderlin findet, der wie Strindberg, van Gogh und Swedenborg als schizophren (→Schizophrenie) eingestuft wird. Nach der damit praktizierten →Pathographie ist ein Werk von »geistigem Rang« die Voraussetzung dafür, nach Persönlichkeit und Krankheit des Autors zu fragen. Diesen Weg markiert auch wenig später das weit verbreitete, theoretisch verbrämte und auf Sensation getrimmte Nachschlagewerk *Genie, Irrsinn und Ruhm* (1928) von Wilhelm Lange-Eichbaum. Den entgegengesetzten Weg sind auf exemplarische Weise die Psychiater Hans Prinzhorn und Leo Navratil gegangen, indem sie jedem →Patienten der Psychiatrie ein künstlerisches Potenzial zutrauen, das, wenn es denn aktiviert werden kann, zu sichtbaren und ernst zu nehmenden Ergebnissen führt. Resultate sind die »Sammlung Prinzhorn« in Heidelberg, deren Bestände in verschiedenen Editionen bislang immer nur teilweise gehoben wurden, sowie Leo Navratils umfangreiche Dokumentation *Die Künstler aus Gugging* (1983) und seine weit verbreiteten Monographien *Schizophrenie und Kunst* (1965) und *Schizophrenie und Sprache: Zur Psychologie der Dichtung* (1966). Prinzhorns *Bildnerei der Geisteskranken. Ein Beitrag zur Psychologie und Psychopathologie der Gestaltung* (1922) war Pionierleistung. Die Problemformel dafür, Kreativität und psychische Krankheit in ein Verhältnis zu setzen, liefert Gaetano Benedetti in seinen Abhandlungen über *Psychiatrische Aspekte des Schöpferischen und schöpferische Aspekte der Psychiatrie* (1975). Das Erleben eigener psychischer Krankheit prägt etwa Gérard de Nervals *Aurélia ou le rêve de la vie* (1855; dt. *Aurelia oder der Traum des Lebens*), Guy de Maupassants *Le Horla* (1887; dt. *Der Horla*), Wsewolod Garschins *Krasnyj cvetok* (1883; dt. *Die rote Blume*), August Strindbergs *Le Plaidoyer d'un fou* (entstanden 1887–88 auf Französisch, Erstdruck dt. 1893 *Die Beichte eines Thoren*, erst 1977 nach der 1973 wiedergefundenen Originalfassung Plädoyer eines Irren), Oskar Panizzas *Das Liebeskonzil. Eine Himmels-Tragödie in fünf Aufzügen* (1894) und Sylvia Plaths *The Bell Jar* (1963; dt. *Die Glasglocke*).

Die Kunst/Literatur der psychisch Kranken fordert offensichtlich dazu heraus, in den Lebenszusammenhang des Künstlers/Autors gestellt zu werden und sie als Ausdruck seiner besonderen Verfassung gelten zu lassen (→Psychotherapie). Prominent werden in solchem Kontext etwa die Gedichte Ernst Herbecks, eines Patienten Leo Navratils, veröffentlicht in dessen Dokumentation von 1983. Um die »Künstler aus Gugging« geht es erneut in dem Roman *Das Labyrinth* (2005) von Gerhard Roth. Eine der erzählenden Figuren ist Dr. Pollanzy, Psychiater und Leiter der Anstalt Gugging, zwei weitere Erzähler sind die Patienten Stourzh und Lindner. In dem Labyrinth der verschiedenen Erzählperspektiven heißt es programmatisch:»Manchmal beneide ich die Wahnsinnigen um ihren Wahnsinn, einen Wahn, der mich vielleicht das Universum besser begreifen ließe ...« (→Wahn).

Rebecca Shannonhouse (Hg.): Out of Her Mind. Women Writing on Madness, New York 2000

Inge Jadi (Hg.): Leb wohl sagt mein Genie. Ordugele muß sein. Texte aus der Prinzhorn-Sammlung, Heidelberg 1985

Wilhelm Lange-Eichbaum, Wolfram Kurth: Genie, Irrsinn und Ruhm. 7. Aufl., völlig neubearbeitet von Wolfgang Ritter. 12 Bde., Bde. 4 und 5: Dichter und Schriftsteller (1987), München, Basel 1985f.

Leo Navratil: Die Künstler aus Gugging, Wien, Berlin 1983

Hans Gercke, Inge Jarchow (Hg.): Die Prinzhorn-Sammlung. Bilder, Skulpturen, Texte aus Psychiatrischen Anstalten (ca. 1890–1920), Königstein/Ts. 1980

H.-J.G.

Kurort Unter den K. kann man unterscheiden: Heilklimatische K., Kneippkurorte (Sebastian Kneipp, 1821–97), Seebäder und Heilbäder. Thermae (gr. thermós: warm, heiß) meinen warme Quellen und größere Badeanlagen (→Badekultur). Die ersten architektonischen Funde von Badeanstalten stammen aus der minoisch-mykenischen Zeit; aus dem 6. Jh. v.Chr. stammen die Thermen von Sibari (Süditalien); im griechischen Kulturbereich datieren die frühesten architektonischen Reste von Badeanlagen aus dem 5. Jh. v.Chr. Dem griechisch-römischen Heilgott Asklepios zu Ehren wurden eigene Tempelanlagen errichtet; diese Orte entwickelten sich regelrecht zu K. Die Verbesserung des Straßenbaus und der →Kommunikation in der zweiten Hälfte des 18. Jh. und der Ausbau eines Bahnnetzes im 19. Jh. machten ein leichteres Erreichen von Badeorten möglich. Im 19. Jh. zählen zu den prominenten Badeorten: Vichy in Frankreich; Baden-Baden, Wiesbaden, Ems, Kissingen in Deutschland; Baden in Unterösterreich, Meran in Tirol, Bad Gastein bei Salzburg, Ischl in Oberösterreich; Karlsbad, Franzensbad, Marienbad und Töplitz in Böhmen; Bath, Buxton, Cheltenham, Harrogate, Leamington, Scaborough und Tunbridge Well in England. In Italien kamen nach der Einheit (1861) zur Blüte: Acqui, Fiuggi, Montecatini, San Pellegrino und Salsomaggiore. K. waren im 19. Jh. Orte mit eminent sozialem Charakter und Brennpunkte eines hoch entwickelten Lebensstandards (→Lebensqualität) wie z.B. Davos (Thomas Mann, *Der Zauberberg*, 1924). Atmosphärische Faktoren, ritualisierte Gewohnheiten und medizinisch verifizierbare Heilwirkungen zogen immer mehr Leute aus Adel und Großbürgertum zu diesen Heil- und Ferienanstalten. Orte wie Baden-Baden, Kissingen oder Bad Ischl wurden sogar zu zeitweiligen Residenzen des Adels. Wenn man z.B. die Biographie von Johann Wolfgang von Goethe untersucht, stellt man fest, dass er mindestens achtzehn Jahre lang mehrere Monate und zu unterschiedlichen Zeiten vom Frühling bis zum Spätsommer in K. wie Karlsbad, Teplitz, Wiesbaden, Eger und Marienbad verbrachte. Eine Zäsur bildet der Erste Weltkrieg; erst in den 1970er Jahren kam es zur touristischen Wiedergeburt. Zur Zeit kommt es an vielen Orten zu einer Umstrukturierung von K. zu Ferienorten.

Goethe schrieb seine »Elegie« (1823), als er eine Reise zwischen Karlsbad und Weimar (5.-12. September) unternahm. Die »Aussöhnung« konzipierte er im August 1823 in Marienbad; im Jahr 1824 schrieb er »An Werther«, die *Trilogie der Leidenschaft* (1827) war vollendet. Besonders in »Elegie« wird die Schwermut (→Melancholie) des Dichters verarbeitet, der sich in die viel jüngere Ulrike von Levetzow verliebte und erfolglos um ihre Hand anhielt. Eine Notiz zu dieser unglücklichen →Liebe findet man in den *Gesprächen mit Eckermann* unter dem Datum vom 27. Oktober 1823 und dem vom 17. Dezember desselben Jahres. Sein Gedicht »St. Nepomucks Vorabend« (1820) gibt eine genauere Information über den Ort, in dem es geschrieben wurde: Carlsbad, 15. Mai 1820. Franz Grillparzer (1791-1872) reiste sehr oft in Europa, er war auch in der Türkei und er besuchte v. a. aus gesundheitlichen Gründen häufig K. Berühmt wurde sein Gedicht »Abschied von Gastein« (1818), das die wohltuende Stimmung des Ortes besingt. Man sah die Namen der Anwesenden durch, um zu entdecken, ob unter ihnen auch berühmte Persönlichkeiten präsent waren, und versuchte, nach dem Lebensstandard ihr Vermögen einzuschätzen. Der große Teil der internationalen Literatur, die einen Badeort als Kulisse wählt, entsteht in der zweiten Hälfte des 19. Jh. Der jüdische Geschäftsmann William Andermatt, Protagonist von Guy de Maupassants (1850-93) Roman *Mont-Oriol* (1886/87; dt. *Mont-Oriol*), der seine Frau in den kleinen K. Enval begleitet hat, plant, dank der Entdeckung einer neuen Quelle auf dem Weinberg in den Grund zu investieren, merkt aber nicht, dass seine Frau sich mittlerweile in den reichen Paul Brétigny verliebt hat. Aus dieser Liebe geht ein →Kind hervor, und Andermatt, der nichts ahnt, schreibt dieses erfreuliche Ereignis der günstigen Wirkung der Bäder zu. Interessante Gedanken des Autors betreffen die zweifelhaften Praktiken der Bade-

ärzte (→Ärzte), die sehr oft an Scharlatanerie grenzen. Viel früher hatte schon Michel de Montaigne während der *Journal de voyage en Italie par la Suisse et l'Allemagne en 1580 et 1581* (1796; dt. *Tagebuch einer Reise nach Italien über die Schweiz und Deutschland von 1580 bis 1581*) in sein Tagebuch einige Beschreibungen der von ihm besuchten K. eingetragen. Auch russische Romanciers haben einige Erzählungen zu bieten, die sich von der morbiden Atmosphäre der Thermen inspirieren lassen; diese können zum Szenario tragischer Ereignisse werden, wie Fjodor M. Dostojewskijs *Iz zapisok molodogo celoveka* (1867; dt. *Der Spieler. Aus den Erinnerungen eines jungen Mannes*) zeigt. In dem zum Teil autobiographisch konzipierten Roman wird die Geschichte der Familie eines verschuldeten russischen Generals erzählt, die in einer fiktiven deutschen Stadt namens Ruletenburg (Baden-Baden) auf eine reiche Erbschaft wartet. Das Erbe wird aber einem Verwandten aus Moskau zugesprochen, der in wenigen Tagen das ganze Vermögen im Spielkasino verspielt. Dostojewskij hatte 1863 zum zweiten Mal den deutschen K. Wiesbaden besucht, wo er seine Spielleidenschaft entdeckt hatte; 1865 hatte er dort 3000 Rubel verloren, die ihm sein Verleger für die Rechte an einer Ausgabe seiner bisherigen Werke und unter der Bedingung, bis zu einer bestimmten Frist einen neuen Roman vorzulegen, als Vorschuss gewährt hatte. Turgenjew weist in *Dym* (1867; dt. *Dunst*) direkt auf Baden-Baden hin. Hauptfigur ist der junge Gutbesitzer Litvinov, der im Ausland seine landwirtschaftlichen Studien beendet hat und in der berühmten Urlaubsstation Halt macht, um später seine Heimat zu erreichen. Das Werk ist eine Satire auf Personen des kleineren und mittleren Provinzadels, die keinen Kontakt mehr zur Wirklichkeit haben und sich als revolutionärer Erneuerer verstehen. Turgenjew wurde aufgrund dieses Textes missverstanden und stark kritisiert; da man ihn für einen Konservativen hielt, konnte er zehn Jahre lang nichts schreiben. Auch die Erzählung »Prinzessin Mary« von Michail Lermontow (1814-41), aus dem Roman *Geroj nasego vremeni* (1840; dt. *Ein Held unserer Zeit*) weist direkt auf die kaukasischen Thermen von Pjatigòrsk hin. Badeorte und K. allgemein boten den Schriftstellern u. a. eine Möglichkeit, sich auf ihre literarische Arbeit zu konzentrieren und Inspiration zu finden. Hier werden Stellen aus den Tagebüchern und Werken von Anton Tschechow, Mark Twain, Friedrich Torberg, Bertolt Brecht, Robert Musil, Fjodor M. Dostojewskij, James Joyce, Mario Vargas Llosa, Henry Miller, Leopold von Sacher-Masoch und Peter Weiß zitiert. Nichtsdestotrotz fühlte sich Otto Flake (1880–1963) in den 1930er Jahren noch dazu verpflichtet, seiner Heimatstadt Baden-Baden ausdrücklich *Hortense oder die Rückkehr nach Baden-Baden* (1933) zu widmen, in dem das Flair der Blütezeit des K. im 19. Jh. (1845–69) evoziert wird.

Michael Matheus (Hg.): Badeorte und Bäderreisen in Antike, Mittelalter und Neuzeit, Stuttgart 2001
Albino Tonelli: Ai confini della Mitteleuropa. Il Sanatorio von Hartungen di Riva del Garda. Dai fratelli Mann a Kafka gli ospiti della cultura mitteleuropea, Riva del Garda 1997
Hans-Wolfgang Hoefert: Kurwesen. In: Heinz Hahn, H. Jürgen Kagelmann (Hg.): Tourismuspsychologie und Tourismussoziologie. Ein Handbuch zur Tourismuswissenschaft, München 1993, S. 391–396
Herbert Lachmayer, Sylvia Mattl-Wurm, Christian Gargerle (Hg.): Das Bad. Eine Geschichte der Badekultur im 19. und 20. Jahrhundert, Wien 1991
Klaus Fischer: Baden-Baden erzählt. Der Kurort im alten und neuen Glanz, Bonn 1985
E.A.

Landarzt Der L. gewinnt seine spezifische professionelle wie soziale Bedeutung mit der neuzeitlichen Entwicklung der Städte sowie dem Prozess der Fachdifferenzierung; die Abgrenzungen bleiben beweglich und zeigen erhebliche Unterschiede in den verschiedenen Ländern der Welt. Der L. muss über besondere physische und psychische Fähigkeiten sowie umfassende Kenntnisse verfügen (→Ärzte), muss zu Tages- und Nachtzeiten erreichbar und zu diagnostisch-therapeutischen (→Diagnose, →Therapie) Improvisationen bereit sein, ist mit den Familienverhältnissen der →Patienten vertraut, hat mit Vorurteilen und Aberglauben zu tun, übernimmt nicht nur medizinische, sondern stets auch soziale, politische oder kulturelle Verantwortung (→Gesundheit und Krankheit). Bücher, Aufsätze und Zeitschriften dokumentieren seit der Epoche der Aufklärung seine faktische und ideelle Position (→Ethik in der Medizin). Der Land- und Stadtphysicus und spätere Medizinprofessor Johann Peter Frank hält 1790 in Pavia eine *Rede vom Volkselend als der Mutter der Krankheiten* und veröffentlicht auf Grund seiner praktischen

Erfahrungen das umfassende sozialmedizinische Werk *System einer vollständigen medicinischen Policey* (1799–1819). Entsprechende programmatische Publikationen folgen im 19. und 20. Jh. Die Diskussionen über den Hausarzt haben in der Gegenwart das Interesse auch für den L. wieder belebt. Zu autobiographischen Dokumenten aus neuerer Zeit gehören: Gerhard Vescovi, *Hippokrates im Heckengäu. Aufzeichnungen eines schwäbischen Landarztes* (1975), Paul Lüth, *Tagebuch eines Landarztes* (1983). Die anhaltende Bedeutung des L. können auch die zahlreichen Filme und Fernsehserien über diese Arztgestalt belegen.

Literarische Texte, in denen der L. auftaucht, gibt es im Verlauf der Neuzeit seit der Renaissance, ein besonderer Schwerpunkt liegt im 19. Jh. Wiederholt wird der Blick auf vergangene Zustände oder entfernte Länder gerichtet. Als humoralpathologisch-astrologisch gebildet (→Diätetik, →Temperamente), prächtig gekleidet, zugleich sparsam und an der Bibel wenig interessiert wird der Arzt in Geoffrey Chaucers *The Canterbury Tales* (1385/1400, postum 1478; dt. *Die Canterbury Erzählungen*) beschrieben. Ein kritisch-satirisches Bild der Heilkundigen des 17. Jh. auf dem Land entwirft Hans Jakob Christoffel von Grimmelshausen in *Der Abenteuerliche Simplicissimus Teutsch* (1669). Adalbert Stifter schildert in *Die Mappe meines Urgroßvaters* (1841/42) Leben und Wirken eines L. im 18. Jh. in der Nähe von Linz. Walter Scott berichtet in *The Chronicle of Canongate* (1827; dt. *Die Chronik von Canongate*) über schottische Verhältnisse im 18. Jh. Noah Gordons *Matters Of Choice* (1996; dt. *Die Erben des Medicus*) handelt von einer Landärztin im modernen Massachusetts. Wale Okediran lenkt den Blick in *Strange Encounters* (2004) auf das Landarztleben in Nigeria um die Mitte des 20. Jh. Die Landärzte in *Way Down Deep in the Jungle* (1994) von Tom Jones werden mit →Geschlechtskrankheiten im heutigen Äquatorialafrika konfrontiert. Literatur kann – bei Beachtung der ontologischen Differenz von Kunst und Realität – zur Kenntnis der Medizingeschichte beitragen. Das umfassende Spektrum körperlicher (→Körper), psychosomatischer und auch psychischer Krankheiten (→Psychiatrie), mit denen ein L. zu tun hat, beschreiben im 19. Jh. Honoré de Balzac in *Le médecin de campagne* (1833; dt. *Der Landarzt*), Adalbert Stifter in *Die*

Mappe meines Urgroßvaters (1841/42) und Anthony Trollope in *Doctor Thorne* (1858; dt. *Doktor Thorne*): Kinderinfektionen (→Infektion, →Kind), Verletzungen nach Unfällen (→Chirurg, →Wunde), Erkältungen, →Fieber, →Kopfschmerz, Magenleiden, Schwindsucht (→Tuberkulose), körperliche →Behinderung, psychische Störungen (→Psychiatrie, →Psychopathologie), →Schwangerschaft, →Geburt und →Tod. Dem Krankheitsspektrum entspricht die Weite und Vielfalt der →Therapie: diätetische Maßnahmen, →Arzneimittel, chirurgische Eingriffe. Bei Stifters Augustin, der sich selbst Arzneimittel aus Pflanzen bereitet, stehen neben Medikament und Chirurgie die Elemente der Natur, das Wasser, die Luft, das Licht im Vordergrund (→Alternativmedizin). Auch Trollopes Thorne betätigt sich wie viele L. seiner Zeit als →Apotheker. Lydgate in George Eliots *Middlemarch* (1871/72; dt. *Middlemarch*) schafft zum Leidwesen seiner Kollegen diese Sitte ab. Oft fehlt die notwendige Erfahrung, muss allein entschieden werden, kann der Fortschritt keineswegs immer angemessen aufgegriffen werden. Der Land- und Militärarzt in Iwan S. Turgenjews *Otcy i deti* (1862; dt. *Väter und Söhne*) kann seinen Sohn, der ihn in seiner ländlichen Praxis als Medizinstudent unterstützt und sich dabei mit Typhus (→Epidemie) infiziert, nicht mehr retten, weil der Distriktsarzt über keinen Höllenstein verfügt. Der junge und noch unerfahrene russische L. in Michail A. Bulgakows *Zapiski junovo vrača* (1927; dt. *Arztgeschichten*) erhält von der →Hebamme bei seiner ersten Geburtshilfe wertvolle Hinweise und begreift nach der erfolgreichen Entbindung, dass wahres Wissen sich erst aus der Verbindung von Theorie und Praxis ergibt. Der altmodische L. in der Erzählung *Old Doc Rivers* (1932; dt. *Der alte Doc Rivers*) von William C. Williams setzt in seinen späteren Jahren neben Medikament und Chirurgie auch →Hypnose ein. Die →Arzt-Patienten-Beziehung fällt auf dem Land besonders intensiv, umfassend und kommunikativ (→Kommunikation) aus; Therapie beschränkt sich nicht auf Kuration. Das Honorar wird von den Möglichkeiten des Kranken abhängig gemacht, von Armen wird meist nichts genommen. Thorne ist für ungeschminkte →Aufklärung des Patienten, während sein Kollege eher dazu neigt, falsche Hoffnungen zu wecken. Wer die Therapievorschläge nicht befolgt (non-compliance), riskiert bei Bénassis den Abbruch der Behandlung; ebenso trennt sich der L. in Jeremias Gotthelfs Roman *Wie Anne Bäbi Jowäger haushaltet und wie es mit dem Doktore geht* (1843/44) von seinen Kranken, wenn sie sich von Quacksalbern helfen lassen. Konflikte mit Facharztkollegen, Apothekern und Pflegekräften (→Krankenschwester) ergeben sich immer wieder. In Laurence Sternes *The Life and Opinions of Tristram Shandy Gentleman* (1759-67; dt. *Leben und Meinungen des Herrn Tristram Shandy*) lehnt Madame Shandy die Hilfe des dicken und ungehobelten L. Dr. Slop bei der Geburt Tristrams ab und möchte nur von der dünnen, ehrlichen und mütterlichen Hebamme, die sich mehr auf die Natur als die eigene Kunst verlässt, betreut werden. Selbst bei eigener Erkrankung werden Patienten dennoch besucht. Theodore Dreisers *County Doctor* (1901) führt seine Visiten trotz schwerer Rheumatismusanfälle durch. Die Landärzte nehmen im Medium der Literatur im Allgemeinen eine angesehene soziale Stellung ein; bis ins 20. Jh. besteht allerdings kein Zweifel an der gesellschaftlichen Distanz zum adligen Gutsbesitzer. Bénassis ist in seinem Ort und in der Umgebung hoch geachtet. Augustin wird zu Armen und Reichen, zu Bauern, Handwerkern, Bürgern und Aristokraten gerufen und verkehrt persönlich in adligem Haus. Thornes Patienten stammen ebenfalls aus allen Schichten. Lydgate in George Eliots *Middlemarch* (1871/72; dt. *Middlemarch*) gehört selbst einer angesehenen Familie an. Auf charakteristische Schwächen und Fehler wird wiederholt hingewiesen. Gotthelfs L. ist heftig, eigensinnig, gutmütig, fromm, aber antiklerikal. Thorne kann zornig werden, Hass empfinden, gibt sich streng und ironisch, versteht sich mit Kindern besonders gut und besitzt ein liebevolles Herz. Der L. in Martin Wincklers *La maladie de Sachs* (1998; dt. *Dr. Bruno Sachs*) erkrankt an Mitgefühl für seine Patienten, auch für Hermann Friedls *Landarzt* (1960) werden die Leiden der Kranken zur Qual. Lydgate möchte als L. Praxis und →medizinische Forschung verbinden. Die Spannung zwischen Forschung und Praxis, Facharzt und L. ist Thema in *Dr. Arrowsmith* (1925; dt. *Doktor Arrowsmith*) von Sinclair Lewis. Individuelle Schuld laden die Landärzte Bénassis von Balzac und Augustin von Stifter auf sich, was sie zugleich zu einem besonderen Verständnis für ihre

Kranken befähigt und ihrem medizinischen Engagement erst das wahre Fundament verleiht. Der L. bei Jeremias Gotthelf scheitert an seinem Beruf, an sich und der Welt. Der L. Sergej Poljakov in Bulgakows *Zapiski junovo vrača* (1927; dt. *Arztgeschichten*) wird morphiumsüchtig und begeht Selbstmord (→Suizid): auch Doc Rivers bei William C. Williams ist alkoholabhängig (→Alkohol und Alkoholismus und rauschgiftsüchtig (→Drogen, →Rausch, →Sucht). Als beschränkt erscheint der L. Charles Bovary in Flauberts *Madame Bovary. Moeurs de province* (1856; dt. *Madame Bovary. Ein Sittenbild aus der Provinz*), zu dessen Ehrenrettung Jean Améry den Roman *Charles Bovary, Landarzt. Porträt eines einfachen Mannes* (1978) verfasst. Dr. Dmitrij Jonyč Starzev in Anton P. Tschechows *Ionyč* (1898; dt. *Jugend*) verliert mit dem äußeren Erfolg als Arzt seine Ideale. In Turgenews *Zapiski ochotnika* (1852; dt. *Aufzeichnungen eines Jägers*) entwickelt sich zwischen dem Kreisarzt und einer jungen Gutsbesitzertochter, die er vergeblich zu heilen versucht, eine romantische →Liebe; mit ihrem →Tod beginnt sein prosaisches Leben. Aus Gründen der inneren →Autonomie und Integrität verzichtet der junge Mediziner Michel in Maxence van der Meerschs *Corps et âmes* (1943; dt. *Leib und Seele*) auf eine akademische Karriere und entscheidet sich für die Existenz eines Land- und Vorstadtarztes. Der Beruf ist mit physischen Anforderungen verbunden und setzt die Bereitschaft zu beweglichen Arbeitszeiten voraus. Franz Kafkas *Landarzt* (1918) wird in einer stürmischen Winternacht zu einem Patienten gerufen. Die L. bei Bulgakow und Williams sind zu allen Tages- und Nachtzeiten und bei jeder Witterung bis zur körperlichen und seelischen Erschöpfung für ihre Kranken im Einsatz. Charakteristisch für den realen wie fiktionalen L. ist das soziale, politische und auch kulturelle Engagement neben der ärztlichen Tätigkeit. Bénassis wirkt als Arzt, als Bürgermeister, als Sozialreformer; Medizin heißt für ihn nicht nur Überwindung der individuellen Krankheit, sondern auch und besonders präventive Veränderung der Lebensbedingungen. Aus dem weit gespannten Engagement erwächst auch den Landärzten Augustin bei Stifter und Lydgate bei Eliot die wesentliche Kraft für ihr Tun. Wiederholt erscheint der L. als Symbolfigur. Der L. in der Gestalt eines mythischen Fabelwesens in

Paul Heyses Erzählung *Der letzte Zentaur* (1870) lenkt den Blick auf die Vergangenheit der Medizin und die Doppelnatur von Tier und Mensch. Franz Kafkas *Ein Landarzt* (1918) wird zu einem kranken Jungen gerufen, dessen »schöne Wunde« er aber nicht zu heilen vermag, da er selbst an dieser →Wunde leidet.

Howard K. Rabinowitz: Caring for the country. Family doctors in small rural towns, New York 2004

Dietrich v. Engelhardt: Der Landarzt. In: Dietrich v. Engelhardt: Medizin in der Literatur der Neuzeit, Bd. 1, Darstellung und Deutung, Hürtgenwald 1991, S. 223–232

Max Andréoli: ›Le Médecin de Campagne‹. Idéologie et narration. In: L'Année Balzacienne 10 (1989), S. 199–231

Hans Helmut Hiebel: Franz Kafka: ›Ein Landarzt‹, München 1984

Sabine Gattermann: Arztbild und Krankheitsverhältnis in Adalbert Stifters Briefen und dem Werk ›Die Mappe meines Urgroßvaters‹, Diss. med. Heidelberg 1979

                                                                                    D.v.E.

Leben   Der Begriff des L. bereitet – wie andere Elemente der konzeptionellen Grundausstattung des Menschen auch – weit reichende Definitionsprobleme. Eine klassische Strategie für die Bestimmung dieses Begriffs besteht in der Auflistung wesentlicher Eigenschaften von Lebewesen; in der europäischen Tradition lassen sich solche Merkmalslisten bis zu Aristoteles zurückverfolgen. Aus heutiger Sicht dürfen folgende Eigenschaften dabei nicht fehlen: Organismen besitzen einen Stoffwechsel, das heißt, sie sind thermodynamisch offene Systeme, die freie Energie umsetzen; sie reproduzieren sich selbst, das heißt, sie vererben von einer →Generation zur nächsten die für ihren strukturellen und funktionalen Aufbau notwendige Information; und sie verändern sich von Generation zu Generation, das heißt, ihre Selbstreproduktion ist mit Ungenauigkeit behaftet. Es fallen zwei Schwächen einer solchen Aufzählung auf. Erstens gibt es einen schwierig einzuordnenden Grenzfall: →Viren besitzen keinen eigenen Stoffwechsel und bedürfen einer Wirtszelle, um sich zu reproduzieren. Es stellt sich damit die Frage, inwiefern diese trotzdem zu den Lebewesen gehören. Zweitens lässt sich ein nicht lebendes Objekt nennen, das alle aufgezählten Eigenschaften besitzt: Ein Kristall reproduziert in einer gesättigten Lösung seine räumliche Struktur mittels der Anlagerung weiterer Moleküle (wobei strukturelle Variationen auftauchen können) und gibt dabei Wärmeenergie in die Lösung ab. Die Merkmalsliste gibt also nur notwendige, aber keine hinreichenden Eigenschaften von Lebewesen an. Aus einer evolutionstheoretischen Perspektive, die Lebewesen als Resultate der Naturgeschichte betrachtet, welche von sich selbst reproduzierenden Makromolekülen bis zu den gegenwärtig lebenden Organismen reicht, ist dies keinesfalls überraschend: Im Gegensatz zum →Vitalismus legt die Evolutionstheorie die Konsequenz nahe, dass es keinen eindeutigen Schnitt zwischen natürlichen Objekten, die lebendig sind, und solchen, die es nicht sind, gibt – und damit auch keine vollständige Eigenschaftsliste für die Bestimmung von L. Näher liegt es daher, L. anhand der Bedingungen und Gesetzmäßigkeiten seines Entstehungsprozesses zu definieren: Organismen sind Objekte, die durch natürliche Selektion entstanden sind. Diese Objekte stellen sich in Systemen ein, in denen sich selbst reproduzierende Elemente vorkommen (→Reproduktionstechnologien). Dabei müssen vererbbare Variationen zwischen diesen Elementen auftauchen, und das Gesamtsystem muss unter der Bedingung der Wachstumsbegrenzung stehen, so dass zwischen den Elementen ein Kampf um Ressourcen entsteht. Ab welchem Komplexitätsgrad die dabei überlebenden Systemelemente Lebewesen heißen mögen, ist eine normative Entscheidung, die in einem naturgeschichtlichen Kontinuum einen je nach theoretischem Interesse variablen Schnitt ausführt. Diese Normativität (→Norm) betrifft nicht nur den phylogenetischen Aspekt von L. überhaupt, sondern – wie die Debatte um die Abtreibung zeigt – auch den ontogenetischen Aspekt der Entstehung von individuellem L. In der philosophischen Tradition findet sich die Strategie, L. als selbst organisierten Prozess der Formentstehung zu bestimmen. Auch dies lässt sich bei Aristoteles verankern, der die Seele als Form eines natürlichen →Körpers, der seiner Möglichkeit nach L. besitzt, definiert (→Leib und Seele). Die Seele mache das Wesen eines Organismus aus, insofern sie dessen autonome Zielbezogenheit (Entelechie) bilde. Immanuel Kant kleidet diese aristotelischen Bestimmungen in eine neuzeitliche Terminologie: Lebewesen seien selbst organisierte Naturgegenstände, in denen jeder Teil für alle anderen sowohl als Zweck wie auch als Mittel fungiere. Organismen müssten daher teleologisch verstanden werden, insofern sich in ihnen zyklische Kausalzusammenhänge realisierten, die nicht auf lineare Ursache-Wirkungs-Ketten – wie sie aus der Physik bekannt sind – zurückgeführt werden könnten. Diese Definitionsstrategie stößt auf das wichtige Problem, ob L. als reiner Formbegriff ohne Rekurs auf ein bestimmtes materielles Substrat zu definieren sei. Gegenwärtig stellt sich diese Frage angesichts der Suche nach außerirdischem und künstlichem L. besonders dringlich (→Homunculus). So hat die sog. Artificial Life-Forschung eine bejahende Antwort gegeben und versteht z. B. virtuelle ökologische Systeme im Computer nicht mehr nur als bloße Simulationen, sondern als Instanzierungen eines Evolutionsprozesses in einem anderen materiellen Substrat als der Kohlenstoffchemie der irdischen Naturgeschichte, welcher zur Entstehung von digitalen Organismen führen kann.

Aus einer allgemeinen evolutionstheoretischen Perspektive, für welche die menschliche Kulturentwicklung eine Fortsetzung der natürlichen Evolution mit anderen Mitteln ist, ist die Literatur eine neue Form der Informationsverarbeitung und -speicherung, die der Homo sapiens entwickelt hat, um ein potenziell für alle Artgenossen zugängliches Medium des Entwurfs kollektiver und individueller Lebensentwürfe zu schaffen. Das →Bewusstsein, das dem Menschen bereits ein virtuelles Probehandeln erlaubt, um die Konsequenzen seiner real möglichen Handlungen beurteilen zu können, erschafft sich mit der Literatur eine unendliche Vielfalt intersubjektiv teilbarer, da sprachlich (→Sprache) vermittelter möglicher Welten, in denen Elemente der realen Welt immer wieder neu zusammengesetzt werden, so dass jedes Individuum sein eigenes L. im Medium der Fiktion analysieren kann. Vor dem Hintergrund einer solchen evolutionären Sichtweise lässt sich eine Systematik möglicher Positionen zum Verhältnis zwischen Literatur und individuell erfahrenem L. entfalten: Erstens kann die Einheit von Literatur und L., zweitens beider Gegensatz sowie drittens beider gleichzeitige Ungetrenntheit und Unvereinbarkeit behauptet werden. Jede Ästhetik, die Literatur als Medium des Ausdrucks einer bestimmten Weise des individuellen L. innerhalb eines sozialen Kontextes auffasst, basiert auf der These der Einheit von Literatur und L. Die Literatur insgesamt bildet dann eine einzige Metapher für das ihr zugrunde liegende L. Diese Metapher kann je nach Gewichtung des individuellen und sozialen Moments menschlichen L. unterschiedliche Formen annehmen. Metaphysisch kann Literatur als Ausdrucksform des individuell erfahrenen überindividuellen élan vital verstanden werden (Gilles Deleuze, *La littérature et la vie*, 1993). Sozialphilosophisch kann Literatur als Mittel für den Kampf um gerechte Entfaltungsmöglichkeiten individuellen L. verstanden werden; hierzu gehören alle Theorien engagierter Literatur (Jean-Paul Sartre, *Qu'est-ce que la littérature?*, 1947; dt. *Was ist Literatur?*) oder Theorien des sozialistischen Realismus (Georg Lukács, *Wider den missverstandenen Realismus*, 1958). Bewusstseinstheoretisch kann Literatur begriffen werden als symbolischer Ausdruck einer gefühlshaften Innerlichkeit, der am individuellen Erlebnis das universal Menschliche zur Darstellung bringt (Emil Staiger, *Grundbegriffe der Poetik*, 1946) (→Affekte). Jede Ästhetik, die Literatur als Medium der Negation der individuellen Kontingenz von L. auffasst, greift auf die These vom Gegensatz zwischen Literatur und L. zurück. Die Literatur insgesamt wird dann als eine einzige →Metapher für diese Verneinung des L. aufgefasst, die je nach metaphysischer Ausrichtung verschieden ausfällt. So kann Literatur, indem sie im Trauerspiel die Schrecken des L. darstellt, als eine der ästhetischen Formen der Verneinung des Willens zum L. verstanden werden (Arthur Schopenhauer, *Die Welt als Wille und Vorstellung*, Ergänzungen zum 3. Buch, Kapitel 37, 1819). Oder Literatur stellt ihre ästhetischen Instrumentarien der antisozialen Evokation des Bösen und der antinaturalen Konstruktion künstlicher Welten in den Dienst der blasphemischen Idealisierung dieser poetischen Gegenschöpfung (Charles Baudelaire, *Fusées*, 1852; dt. *Raketen*, postum veröffentlicht). Oder Literatur gerät zum seiner eigenen Unmöglichkeit bewussten Projekt der systematischen Überschreitung aller endlichen Bestimmungen hin zu einer poetischen Konstruktion des sinnleeren Absoluten (Stéphane Mallarmé, *Divagations*, 1892–97; dt. *Abschweifungen*). Jede Ästhetik, die eine dialektische Beziehung zwischen Literatur und L. verneint – also sowohl ihre Einheit als auch ihren Gegensatz –, verweist auf die These von der gleichzeitigen Ungetrenntheit und Unvereintheit von Literatur und L. Die Literatur generiert dann eine vielfältige Metonymie des L. Sie lässt einerseits die Materialität der Sprache in jede imaginäre Einheitsbildung zwischen L. und Literatur gewaltsam einbrechen und weist auf deren ästhetisches Scheitern hin, das von Interpretationen symbolisch zugedeckt wird (Paul de Man, *Shelley Disfigured*, 1979). Andererseits zersetzt die Sprachlichkeit einer Interpretation von innen heraus ihren Versuch, die Kontingenzen des L. mittels der begrifflichen Analyse eines literarischen Textes symbolisch einhegen zu wollen – und bediene sie sich auch seiner eigenen Poetik (Jacques Derrida, *La dissémination*, 1969; dt. *Dissemination*). Beide Bewegungen arbeiten paradoxerweise einander zu, indem sie für die Unvollendbarkeit der jeweils anderen sorgen: Literatur gerät zur Destruktion jeder teleologischen Sinngebung des L. und L. zur endlosen Konstruktion von Sinnangeboten an die Literatur.

Ulrich Bröckling (Hg.): Disziplinen des Lebens. Zwischen Anthropologie, Literatur und Politik, Tübingen 2004

Gilles Deleuze: Critique et clinique, Paris 1993

John Maynard Smith, Eörs Szathmáry: The Origins of Life, Oxford 1999

Bernd-Olaf Küppers: Der Ursprung biologischer Information, München 1986

Harold Bloom u.a.: Deconstruction and Criticism, New York 1979

St.A.

Lebensende   →Euthanasie, →Tod

Lebensqualität   Der Begriff L. entstammt der Wohlfahrtsökonomie und umfasst die materiellen Lebensbedingungen (Lebensstandard) ebenso wie die normativen und sozialen Voraussetzungen (z. B. Selbstbestimmtheit (→Autonomie), Chancengleichheit) eines als »gut« zu bezeichnenden menschlichen →Lebens. Ursprünglich als globales Vergleichs- und Bewertungsinstrument anhand ökonomisch-sozialer Kenngrößen konzipiert, ist der Begriff L. spätestens seit den 1970er Jahren durch eine zunehmende Fragmentierung gekennzeichnet. An die Seite von Indikatoren zur Wirtschafts- und Einkommensentwicklung treten, zum Teil in bewusster Abgrenzung zum ökonomischen Wachstumsdogma, zunehmend ökologische und sozialpsychologische Kriterien. Zugleich haben sich disziplinspezifische Methoden zur Bewertung der L. entwickelt, so in der Medizin die Bestimmung fallspezifischer Quality-Adjusted Life Years (QALYs) als Basis für Allokationsentscheidungen (→Bioethik, →Ethik in der Medizin). Allgemein wird zwischen subjektiven und objektiven Faktoren der L. unterschieden. Zu ersteren werden gelegentlich neben dem zentralen Kriterium des subjektiven Wohlbefindens auch allgemeine Eigenschaften der Person gezählt, etwa →Bewusstsein, Intelligenz und Fähigkeit zum →autonomen Entscheiden; letztere umfassen die externen Bedingungen und Lebensumstände. Die rein methodologische Unterscheidung zwischen quantitativ mess- und reproduzierbaren »harten« Kriterien einerseits (z.B. Einkommen, Intelligenz, Body-Mass-Index) und »weichen« Faktoren (z.B. Wohlbefinden, Zufriedenheit, Stress) verliert dadurch an Aussagekraft, dass letztere zunehmend ebenfalls statistisch erfasst und quantitativ modelliert werden. Während im gesundheitspolitischen Kontext der Beitrag der Medizin zur L. vor dem Hintergrund der allgemeinen sozialen, ökonomischen und politischen Gesamtsituation betrachtet werden kann, stellen sich im engeren Kontext der konkreten medizinischen Anwendung fallspezifische Entscheidungs- und Abwägungsfragen. Diese betreffen den erwarteten Gewinn an L. und Lebensdauer bei Fortführung medizinischer Behandlung, etwa in der Palliativmedizin (→Hospiz), oder die Entscheidung für eine von mehreren Behandlungsoptionen (→Therapie), wenn Aussicht auf langfristige Genesung besteht. Die Tatsache, dass medizinische Behandlung auf die informierte Einwilligung (→Aufklärung des Patienten) des →Patienten angewiesen ist, stellt zusätzliche Anforderungen an die Robustheit der verwendeten Maßstäbe für die erwartete L. Deren Vergleichbarkeit über verschiedene Patientengruppen hinweg ist von zentraler Bedeutung für die Allokation medizinischer Ressourcen, steht jedoch auf einem fragwürdigen theoretischen Fundament. So haben Studien ergeben, dass chronisch Kranke die krankheitsbedingte Beeinträchtigung ihres subjektiven Wohlbefindens im Vergleich zu nur vorübergehend Erkrankten systematisch unterschätzen: Der Einfluss des Gesundheitszustandes (→Gesundheit und Krankheit) auf die subjektive L. wird als desto unwichtiger wahrgenommen, je unrealistischer vollständige Genesung erscheint. An die Stelle der Selbsteinschätzung wird darum oft die statistische Analyse der Präferenzen innerhalb einer Vergleichsgruppe gesetzt, der größere normative Bedeutung beigemessen wird als der subjektiven Erfahrung des Betroffenen. Inwieweit die sich daraus ergebenden Zuordnungen von QALYs tatsächlich miteinander vergleichbar sind und gegeneinander abgewogen werden können, ist umstritten, zumal eine Reihe relevanter Faktoren nur indirekt (→Alter des Patienten, Art der Erkrankung) oder gar nicht (zukünftige Dispositionen des Patienten, z.B. Rückfallquote bei Rauchern oder Alkoholkranken (→Alkohol und Alkoholismus, →Sucht)) in die Berechnung einfließen.

Die uneinheitliche Verwendung des Begriffs der L. je nach ökonomischen, sozialpsychologischen, entscheidungstheoretischen und medizinischen Gesichtspunkten steht am Endpunkt einer langen begriffsgeschichtlichen Entwicklung, die sich auf zahlreiche philosophische Vorläuferbegriffe berufen kann, darunter v. a. das antike Ideal des »glücklichen« bzw. »gelungenen« →Lebens. In Aristoteles' *Nikomachischer Ethik* nimmt der Begriff der Eudaimonia eine zentrale Rolle ein: Eudaimonia als letztes Ziel allen menschlichen Handelns erschöpft sich dabei jedoch keineswegs im subjektiv erlebten Glückszustand, sondern konstituiert sich erst in der Ausübung ethischer, kognitiver und charakterlicher Tugenden. Von historischer Bedeutung für die moderne Debatte zur L. ist ferner Thomas Hobbes, der in seinem *Leviathan* (1651; dt. *Leviathan*) die realistische Möglichkeit der Bedürfnisbefriedigung auf der Basis eigener Wertentscheidungen zur Bedingung für das Lebensglück (engl. felicity) erklärt. John Lockes Wort von der Unveräußerlichkeit des individuellen »pursuit of happiness« (in *Two Treatises of Government*, 1690; dt. *Zwei Abhandlungen über die Regierung*) ist nicht zuletzt dadurch historisch wirkmächtig, dass es sich wörtlich in Thomas Jeffersons Text der *amerikanischen Unabhängigkeitserklärung* (1776) wiederfindet. Im Gegensatz dazu erweist sich für Immanuel Kant (*Grundlegung zur Metaphysik der Sitten*, 1785) die Autonomie des Individuums an der Fähigkeit, sich von sinnlichen Antrieben, Begierden und Interessen zu distanzieren und in Übereinstimmung mit dem allgemeinen Pflichtgesetz zu handeln. Dem menschlichen Dasein kommt demnach erst durch vernünftige Selbstbestimmung moralischer Wert zu; ein Begriff der L., der von der Notwendigkeit der Fähigkeit zum moralischen Handeln absieht, wird deshalb oft als verfehlt betrachtet. Im Hauptwerk des Utilitarismus, *An Introduction to the Principles of Morals and Legislation* (1789; dt. *Einführung in die Prinzipien der Moral und der Gesetzgebung*), macht Jeremy Bentham das größtmögliche Glück der größtmöglichen Zahl zum konsequenzialistischen Leitprinzip für den Begriff der L. Die prinzipielle Möglichkeit der Überführung individueller Präferenzen in kollektive Gruppenpräferenzen ist erst im 20. Jh. durch formale Ergebnisse der sozialen Entscheidungstheorie wirksam in Frage gestellt worden (Kenneth J. Arrows Unmöglichkeitstheorem); anti-konsequenzialistische Einwände und Kritik am Primat der Mehrheit hat es jedoch von Anfang an gegeben. Besonders in (hypothetischen) Fällen, in denen eine Steigerung der L. der Mehrheit auf Kosten von Minderheiten oder Einzelpersonen gehen würde, ist ein uneingeschränkter Utilitarismus fragwürdig. Das sich aus solchen Erwägungen ergebende Spannungsfeld zwischen individuellem Glücksstreben, Pflichten des Einzelnen und Ansprüchen des Kollektivs an den Einzelnen ist spätestens seit der Aufklärung ein umfassender Topos der kulturellen Wahrnehmung.

Literarische Repräsentationen des Problems der L. knüpfen entweder an utopische Ideale an oder schildern individuelle Lebens- und Leidenswege: So findet sich bereits in Thomas Morus' *De optimo rei publicae statu, deque nova insula Utopia* (1516; dt. *Utopia*) die (von Morus ironisierte) Vision einer auf Bedürfnisbefriedigung und Leidensminimierung (u.a. durch →Euthanasie) zielenden Gesellschaft, während als Symbol des sinnleeren und damit jeder L. entbehrenden Einzelschicksals, Albert Camus zufolge, der antike Mythos des Sisyphos gelten kann (*Le Mythe de Sisyphe*, 1942; dt. *Der Mythos von Sisyphos*). Dieselbe Grobeinteilung in utopische Entwürfe und individuelle Fallschilderungen gilt auch für literarische Darstellungen der Beziehung zwischen L. und Medizin. In der Rolle des Arztes (→Ärzte) durchdringen sich beide Aspekte: er

wird wahlweise als Heilsbringer und Heiler wahrgenommen. Sowohl Benassis in Honoré de Balzacs *Le médecin de campagne* (1833; dt. *Der Landarzt*) als auch Lydgate in George Eliots *Middlemarch* (1871/72; dt. *Middlemarch*) verfolgen reformerische Ziele zur Verbesserung der L., die weit über den im engeren Sinn medizinischen Bereich hinausreichen. Die Möglichkeiten zur Manipulation der subjektiv wahrgenommenen L. lotet Aldous Huxley in *Brave New World* (1932; dt. *Schöne neue Welt*) aus, indem er das Zerrbild einer von hedonistischer Scheinfreiheit geprägten Gesellschaft zeichnet, deren Mitglieder durch drogeninduzierte (→Drogen) Glückszustände, Genmanipulation (→Genetik, →Gentechnik) und Gehirnwäsche in einem zwar gewaltlosen, aber entmündigten Zustand gehalten werden. Den Anteil der modernen Medizin an der Revision subjektiver Maßstäbe des Wohlbefindens behandelt Jules Romains in dem satirischen Drama *Knock ou Le Triomphe de la Médecine* (1923; dt. *Knock oder der Triumph der Medizin*): Knock, der geschäftstüchtige Arzt und Reformer, betreibt Medizin nach Art eines »Schneeballsystems«, das laufend neue Krankheitsbilder und damit neue behandlungsbedürftige »Patienten« schafft, um weiter expandieren zu können und so den Ruhm der Medizin als Wissenschaft zu mehren. Dass die unbeschränkte medizinische Expansion letztlich personelle wie materielle Ressourcen erschöpft, steht im Mittelpunkt von Samuel Shems populärem Bestseller *The House of God* (1978; dt. *House of God*). Shem persifliert darin auf bisweilen krude Weise die Methodologie der Ressourcenallokation samt ihrer Kürzelterminologie (vgl. Quality-Adjusted Life Years = QALY, Disability-Adjusted Life Years = DALY), etwa wenn er dem medizinischen Personal das zynische Kürzel GOMER (»Get Out of My Emergency Room«) als Bezeichnung für problematische Patienten in den Mund legt.

Richard Layard: Happiness. Lessons From a New Science, London 2005
Jörg Schumacher, Antje Klaiberg, Elmar Brähler (Hg.): Diagnostische Verfahren zu Lebensqualität und Wohlbefinden, Göttingen 2003
Erik Nord: Cost-Value Analysis in Health Care, Cambridge 1999
Avner Offer (Hg.): In Pursuit of the Quality of Life, Oxford 1996

Warren T. Reich: Quality of Life. In: Warren T. Reich (Hg.): Encyclopedia of Bioethics, Bd. 2, New York 1978, S. 829–840

                                                        A. Ge.

Leibarzt →Hof- und Leibarzt

Leib und Seele

Die Wechselwirkung zwischen L. u. S. zählt zu den Grundproblemen der abendländischen Geistesgeschichte. Das sog. Leib-Seele-Problem hat auch →Ärzte immer wieder beschäftigt und den Austausch mit Literaten, Poeten und Philosophen befördert. Die Annahme einer leib-seelischen Differenz findet sich in fast allen Mythen und Quellen früherer Kulturen und ist älter als der philosophische Diskurs über diese Beziehung. Für viele mono- und polytheistische Religionen steht sie noch heute im Mittelpunkt der kultischen, rituellen und philosophischen Beschäftigung. Das Wort L. (mhd. für līp) in seiner Wortbedeutung für →Leben und das Wort S. (mhd. für sēle) sind im deutschen Sprachraum bis ins 8. Jh. belegt. Die Reichhaltigkeit der Ansätze und Positionen im europäischen Kulturkreis lässt sich hier jedoch nur in Umrissen skizzieren. Die 39 Schriften des *Alten Testaments* knüpfen das Verhältnis von L. u. S. an die Frage der göttlichen Schöpfung des Menschen. In der Genesis, die Ergebnis eines langen Überlieferungsprozesses ist (9.–6. Jh. v. Chr.), gilt der menschliche Geist nach dem Bild Gottes geschaffen (*Gen* 1; 2,26–27). Anthropologische Kategorien werden relational zwischen Menschen und Gott eingeführt, während kaum Aussagen über das Wirkverhältnis von L. u. S. gemacht werden. Das individuelle menschliche Wesen kann bereits hier nach seinem irdischen Ableben in seiner Beziehung zu Gott fortdauern (*Ps* 73,23–28; *Dan* 12,2). Unter dem Eindruck griechischer Philosophie wendet sich die christliche Lehre bei Paulus auch dem inneren Leib-Seele-Verhältnis zu, wobei sich Hinweise auf eine bestimmende Rolle der S. im →Körper finden lassen (*2 Kor* 5,1–2). Ihren rationalen Ursprung haben Vorstellungen von der Existenz der menschlichen S. in einer prinzipiellen Unterscheidung zwischen belebten und unbelebten Körpern. Nach der Auffassung von Aristoteles in *De anima* (dt. *Über die Seele*) ist die S. die Form (gr. eidos) des Körpers, die ihm seine Zweckbestimmung (gr. telos) verleiht. Sie kommt bei allen Lebewesen, von den Pflanzen über die Tiere bis zum Menschen, in unterschiedlicher Beschaffenheit vor. Zwar gilt die S. substanziell vom L. verschieden, doch ist ihre Existenz an die Unversehrtheit des Körpers gebunden. Die Vorstellung von einer unsterblichen S. findet sich in Homers Epen *Ilias* und *Odyssee*. Einem Lufthauch (gr. pneuma) gleich kann sie bei Eintritt des →Todes den Körper verlassen, um als Schatten der Verstorbenen in der Unterwelt zu residieren. Im medizinischen Zusammenhang kam es im Mittelalter vornehmlich durch Avicenna (980–1037) und Jean Fernel (1497–1558) zu einer Kanonisierung der Vorstellungen über das Leib-Seele-Verhältnis. Hiernach galten die Tätigkeiten lebendiger Körper ebenfalls als durch eine sie belebende und unterhaltende S. hervorgerufen, ohne dass der Materie erhaltende Eigenschaften zugeschrieben wurden. Darüber hinaus sind jedoch die theologischen Konnotationen für das mittelalterliche Denken entscheidend. Thomas von Aquin (ca. 1225–74) sprach in *De anima* (1269; dt. *Über die Seele*) explizit von einer Vereinigung der S. mit Gott. Ein gemeinsamer Sinn (lat. sensus communis) versammle die verschiedenen Sinneseindrücke (→Sinneswahrnehmung), wodurch die menschliche S. die Form der natürlichen Dinge erkennen könne. Durch die Schau des ewigen Gesetzes (lat. lex aeterna) erhalte die S. (lat. anima) schließlich ein künftiges Leben nach dem Tod. Viele Eigenschaften, die heute mit dem Begriff des Geistes verbunden sind, lassen sich kaum mit antiken und mittelalterlichen Bestimmungen in Einklang bringen. Fähigkeiten wie das Denken, Wollen, Fühlen erhielten erst in der Frühen Neuzeit Eingang in den philosophischen Diskurs. Zu einer neuen Begründung des Leib-Seele-Verhältnisses kam es mit dem von René Descartes (1596–1650) in *Traité de l'homme* (postum, 1664; dt. *Über den Menschen*) entwickelten Maschinenmodell des Organismus. Es war am Bau technischer Geräte orientiert und verstand die Körperfunktionen als eine Mimesis der Natur. Descartes suchte antike und mittelalterliche Vorstellungen durch den strikten Dualismus einer materiellen (lat. res extensa) und geistigen Substanz (lat. res cogitans) zu ersetzen. Diese Neuschöpfung hat sich zu einem schwierigen Theorieproblem entwickelt, das bis in die heutige Philosophie, Psychologie und Neurowissenschaft Folgelasten besitzt. Substanzdualistische Paradigmata werden etwa durch Ansgar Beckermann oder Thomas Metzinger in der zeitgenössischen Diskussion in Frage gestellt. Dagegen präferieren analytisch geprägte Ansätze der Neurophilosophie substanzmonistische, epiphänomenale oder eliminativistische Positionen.

Als klassischer Ort der literarischen Thematisierung der Leib-Seele-Beziehung gelten die *Ilias* und *Odyssee* des Homer. In der *Ilias* wird die menschliche Person als Ganzes aus Gedanken (gr. phrenes), Taten, Form und Statur beschrieben (*Ilias* 1, 115), während der Geist (gr. nous) in der *Odyssee* als Essenz des vernünftigen Menschen gilt. Auch bei totaler Veränderung seiner äußeren Physis gewährleistet er die Fortdauer der persönlichen Integrität (*Odyssee* 10, 239–240). In der *Aeneis* knüpft Vergil inhaltlich und formal an Homers Epen an und verdrängt diese rezeptionsgeschichtlich. Besonders beeinflusst von Vergils Werk muss Dante Alighieri (1265–1321) gesehen werden, in dessen Handschrift *Divina Commedia* (1307–21, postum 1472; dt. *Die Göttliche Komödie*) die mittelalterlichen Vorstellungen während einer visionären Wanderung des Dichters durch die drei Reiche des Jenseits thematisiert werden. Dantes Lehre fand nach seinem Tod insbesondere eine Fortführung bei Giovanni Boccaccio (1313–75), der sie in *Il Decamerone* (1349–53, postum 1470; dt. *Das Dekameron*) popularisierte. William Shakespeare (1564–1616) hat mit seinem wiederkehrenden Motiv einer unendlichen Reflexion der subjektiven Innenwelt die geistesgeschichtlichen Umwälzungen der Frühen Neuzeit eingefangen. In *Measure for Measure* (1603; dt. *Maß für Maß*) hält er etwa dem Menschen eine »Spiegelseele« vor, die selbst dem Theater gleicht, und Julien Offray de LaMettrie (1709–51) vollzog mit seinem *L'homme machine* (1747; dt. *Der Mensch als Maschine*) schließlich die Wende von traditionellen Auffassungen. Als Protagonist des Materialismus sah er den Menschen als eine sich selbst steuernde Maschine an. Eine Radikalisierung in ästhetischer Hinsicht erfuhr der leib-seelische Dualismus gegen Ende des 18. Jh.: Für Johann Wolfgang von Goethe (1749–1832) glich die S. im *Gesang der Geister über den Wassern* (1779) dem Wasser und das Schicksal des Menschen beschrieb er mit der Allegorie des Windes, ähnlich wie auch Jean Paul (1763–1825) in *Das Kampaner*

Thal oder Über die Unsterblichkeit der Seele (1797). Friedrich Wilhelm Nietzsche (1844–1900) führt die ästhetische Wende in *Also sprach Zarathustra* (1883–91) schließlich fort, wobei die Auffassung von der S. hier ihren historischen und psychologischen Hintergrund im jeweiligen Menschenleben findet. Um 1900 entsteht ein Schub an philosophisch inspirierter Literatur, die sich wie Stefan George in *Das Jahr der Seele* (1897) der methodischen Analyse psychischer Phänomene öffnet (→Psychopathologie). Paul Valéry greift wissenschaftliche Ansätze auf, die er in *L'âme et la danse* (1921; dt. *Die Seele und der Tanz*) für die Beschreibung geistiger Funktionen nutzbar macht. Oscar Wilde (1854–1900) beschäftigt das Verhältnis von Emotionalität, Gefühl und Rationalität in *The Soul of Man Under Socialism* (1891; dt. *Der Sozialismus und die Seele des Menschen*), in dem er dem Einfluss der Gesellschaft auf das seelische Befinden des Menschen nachspürt. Für besondere Fragestellungen des Leib-Seele-Problems mögen einzelne Sub-Genres der Literatur im 19. und 20. Jh. stehen: Paradigmatisch für eine neue Ästhetik des Wahrnehmungsprozesses kann James Joyces *Ulysses* (1922; dt. *Ulysses*) gesehen werden, in dem die S. als Bewusstseinsstrom (→Bewusstsein) durch das moderne Stadtbild streicht. Im Rückgriff auf Edmund Husserls (1859–1939) Phänomenologie haben sich die französischen Existenzialisten Jean-Paul Sartre (1905–80) in *L'Être et le Néant* (1943; dt. *Das Sein und das Nichts*) und Albert Camus (1913–60) in *Les possédés* (1959; dt. *Die Besessenen*) der Intentionalität des Bewusstseins zugewendet, die bereits Søren Kierkegaard (1813–55) in *Sygdommen til døden* (1849; dt. *Die Krankheit zum Tode*) in einem theologisch inspirierten Kontext beschrieb. Eine Thematisierung des Diskurses über den Freien Willen und des Einflusses leiblicher Bedürfnisse auf das menschliche Seelenleben findet sich in Fjodor M. Dostojewskijs (1821–81) *Zapiski iz podpolja* (1864; dt. *Aufzeichnungen aus dem Kellerloch*) oder Franz Werfels (1890–1945) *Der veruntreute Himmel* (1939). Die psychoanalytisch inspirierte Literatur thematisiert die moderne Fakultätenlehre der S.: Sigmund Freud (1856–1939) hatte in seinen Krankengeschichten, etwa über den kleinen Hans in der *Analyse der Phobie eines fünfjährigen Knaben*, die Beziehungen von »Ich«, »Es« und »Über-Ich« beschrieben. Sein Vermächtnis wurde z.B. durch Marcel Proust (1871–1922) in *A la recher-*

che du temps perdu (1913–27; dt. *Auf der Suche nach der verlorenen Zeit*) mit Blick auf das Zeiterleben fortgeführt. Robert Musil (1880–1942) nahm in *Der Mann ohne Eigenschaften* (1930–52) die Freud'sche Spaltung des Seelenlebens (→Psychoanalyse) ebenfalls auf und ließ den Romanheld Ulrich im mystischen Liebeserleben eine Synthese zwischen L., S. und Rationalität suchen. Bezeichnend ist die Aktualität dieser Fragestellung für den Zusammenhang von Kognition und Emotionalität im Diskurs der modernen Hirnforschung (→Gehirn): Ein aktueller psychoanalytischer Zugang findet sich in *Momma and the Meaning of Life. Tales of Psychotherapy* (1999; dt. *Die Reise mit Paula*) von Irvin D. Yalom. Hermann Hesse (1877–1962) hatte »das Reich des Geistes und der Seele« in *Siddharta* (1922) und *Das Glasperlenspiel* (1943) ausgeleuchtet und über die Auseinandersetzung mit der südasiatischen Philosophie den Weg zur esoterischen und phantastischen Beschäftigung mit dem Leib-Seele-Problem geöffnet. Demgegenüber beschreiben die neurologischen Krankengeschichten von Oliver Sacks wie *The Man Who Mistook His Wife for a Hat* (1985; dt. *Der Mann, der seine Frau mit einem Hut verwechselte*) einen neuen realistischen Ansatz.

John P. Wright, Paul Potter (Hg.): Psyche and Soma. Physicians and Metaphysicians on the Mind-Body Problem From Antiquity to Enlightenment, Oxford u. a. 2000
Godehard Brüntrup: Das Leib-Seele Problem. Eine Einführung, Stuttgart u. a. 1996
Gerd Jüttemann, Michael Sonntag, Christoph Wulf (Hg.): Die Seele. Ihre Geschichte im Abendland, Weinheim 1991
Peter Bieri (Hg.): Analytische Philosophie des Geistes, Königstein/Ts. 1981
Karl Eduard Rothschuh: Physiologie. Der Wandel ihrer Konzepte, Probleme und Methoden vom 16. bis zum 19. Jahrhundert, Freiburg/Br. 1968

F.W.S.

Leichnam Unter einem L. oder einer Leiche (ahdt. lîh: toter Körper) versteht man den menschlichen →Körper nach dem Erlöschen aller Vitalfunktionen. Allerdings wird der tote Körper gemeinhin nur solange als Leiche bezeichnet, bis der Zusammenhang des Gewebes durch den natürlichen Verwesungsprozess oder eine diesem gleich zu stellende künstliche Vernichtung (z. B. Verbrennung) aufgehoben ist (→Tod).

Die Einstellung des Menschen zum toten Körper und zur eigenen Vergänglichkeit ist nicht nur abhängig vom betrachteten Zeitraum, sondern auch vom jeweiligen kulturellen Kontext, und kann daher an dieser Stelle nur verkürzt wiedergegeben werden. Die Naturvölker hatten zumeist eine abergläubische Scheu vor dem L., weil sie in ihm die Geister der Ahnen zu erblicken glaubten. Im alten Ägyten ging man von einem Weiterleben nach dem Tod in irdischer Gestalt aus. Entsprechend bedeutsam wurde die Kunst des Einbalsamierens. Homer berichtet, dass die Verbrennung des L. möglichst rasch nach Eintritt des Todes erfolgen sollte, damit dieser nicht zulange vor den Toren des Hades herumirrte. Keine Scheu vor dem L. ließen die Griechen Herophilos und Erasistratos im 3. Jh. v.Chr. erkennen: Sie waren die ersten Anatomen (→Anatomie), die nachweislich menschliche L. fachgerecht sezierten. Nach römischer Auffassung war die menschliche Leiche des Bürgers dagegen tabu. Der Kirchenvater Augustinus sah im L. ein unantastbares Gut. In der christlich geprägten Literatur des Mittelalters galten Tod und mit ihm der tote Körper in erster Linie als eine Durchgangsstation auf dem Weg zum ewigen Leben. Philippe Ariès (*L'homme devant la mort*, 1978; dt. *Geschichte des Todes*) spricht in diesem Zusammenhang vom gezähmten, d. h. erwarteten Tod. Ihm folgte nach Ariès in einer Phase der Individualisierung (13. bis 18. Jh.) der eigene Tod, der vom Tod des anderen (Verlust des geliebten Menschen) abgelöst wurde, während die jüngste Vergangenheit dadurch gekennzeichnet ist, dass Tod und L. (als dessen Repräsentation) zunehmend aus dem öffentlichen Leben ausgegrenzt werden (→Ethik in der Medizin).

In der Literatur kommt der Leiche in verschiedenen Genres und Zusammenhängen besondere Bedeutung zu: Für den Kriminalroman, der die Subgattungen Detektivgeschichte und Thriller umfasst, ist das Vorhandensein einer Leiche in der Regel geradezu konstituierend. Hier wird meist ein Verbrechen mit Todesfolge (→Mord) beschrieben, wobei das Auffinden der Leiche(n) den eigentlichen Prozess der Ermittlungen begründet. Wenngleich Kriminalromane zumeist der gering geschätzten Trivialliteratur zugerechnet werden, lassen sich zahlreiche Ausnahmen ausmachen. Schon in Sophokles' *Oidipous tyrannos* (dt. *König Ödipus*) – dem Prototyp aller Kriminalgeschichten – begründet der Tod von Laios, der sich als Vatermord entpuppt, die weitere Handlung. Als Stoffgrundlage vieler moderner kriminalistischer Erzählungen diente die Sammlung berühmter Kriminalfälle, die der französische Rechtsgelehrte François Gayot de Pitaval angelegt hatte (*Causes célèbres et interessantes*, 1734-43; dt. *Unerhörte Kriminalfälle*). Ebenfalls Vorbildcharakter kommt Fjodor M. Dostojewskijs Roman *Prestuplenie i Nakazanie* (1866; dt. *Schuld und Sühne*) zu, in dem ein Doppelmord an zwei Schwestern thematisiert wird. Als einer der wichtigsten Begründer des Thrillers gilt der schottische Autor John Buchan. In seinem mehrfach verfilmten Werk *The Thirty-Nine Steps* (1915; dt. *Die neununddreißig Stufen*) setzt die Leiche einer Agentin die eigentliche Handlung in Gang. Als erster bedeutender deutschsprachiger Detektivromanautor ist Friedrich Glauser zu nennen: In *Schlumpf Erwin Mord* (1936) führt die Leiche eines Handelsreisenden zur Aufnahme der Ermittlungstätigkeit, in *Der Chinese* (1938) geben eine männliche und eine weibliche Leiche Rätsel auf. Auch in Friedrich Dürrenmatts Kriminalroman *Der Richter und sein Henker* (1950) bildet der L. eines Polizeileutnants den Ausgangspunkt einer Detektivgeschichte. Als populäres Beispiel der jüngeren Kriminalliteratur kann Umberto Ecos Bestseller *Il nome della rosa* (1980; dt. *Der Name der Rose*) gelten, in dem fünf nichtnatürliche Todesfälle – bei allen Leichen handelt es sich um Mönche – der Aufklärung bedürfen. Auch in der dramatischen Literatur spielt der L. verschiedentlich eine wesentliche Rolle: Als prägnantes Beispiel kann das Ophelia-Motiv – der Topos der schönen, jugendlichen weiblichen →Wasserleiche – gelten. Der Ursprung des Motivs ist bei William Shakespeare zu finden. In *Hamlet. Prince of Denmark* (1603; dt. *Hamlet. Prinz von Dänemark*) stirbt die schöne, blasse und reine Ophelia, nachdem Hamlet sie zurückgewiesen und versehentlich ihren Vater getötet hat, in geistiger Umnachtung in einem Bach, an dessen Ufer sie Blumen gepflückt hat. Der französische Lyriker Arthur Rimbaud greift in seinem Gedicht »Ophélie«, dt. »Ophelia«, (*Poésies*, 1870/71; dt. *Gedichte*) Shakespeares Motiv auf. Aus dem kurzen Moment, den die ausgebreiteten Kleider Ophelia bei Shakespeare noch über Wasser halten, wird bei Rimbaud ein mehr als tausend Jahre währendes Dahintreiben auf dem

Wasser. Rimbauds »Ophélie« löste bei den deutschen Expressionisten eine Flut von Gedichten aus, die unter dem Begriff Wasserleichenpoesie subsumiert werden. Die ersten deutschsprachigen Gedichte sind Georg Heyms »Die Tote im Wasser« (1910) und »Ophelia« (1911) aus der Sammlung *Gedichte* (1910-12). Bei Georg Trakl finden sich Anleihen an das Motiv in *Wind, weiße Stimme* (1912) und in *Westliche Dämmerung* (1911). Auch Gottfried Benns zynisches Gedicht »Schöne Jugend« aus dem *Morgue*-Zyklus (1912) gehört in diesen Zusammenhang. Benn kehrt das klassische Ophelia-Motiv in sein Gegenteil: Die ursprünglichen Attribute der Schönheit und der Jugend werden bei der Beschreibung der Leiche zu Attributen des Hässlichen: Das Beiwort »schön« bezieht Benn auf die Jugend der Ratten, denen der L. eines ertrunkenen Mädchens als Behausung dient. Das Mädchen selbst ist entstellt, der Mund »angeknabbert«, die Speiseröhre »löchrig«. Auch Armin T. Wegener bedient sich in *Die Ertrunkene* (1917) des Ophelia-Motivs. Nahezu alle Expressionisten transponieren ihr Motiv vom ertrunkenen Mädchen in die Gegenwart: Bei Heym dient die Großstadt als Kulisse, Benn raubt der Szene durch die Wahl des Pariser Leichenhauses Morgue als Schauplatz jede Mystik. Auch Bertolt Brecht verarbeitete das Motiv der Wasserleiche in mehreren Werken, so etwa in seinem Gedicht »Vom ertrunkenen Mädchen« (1920) aus *Sammlungen 1918-1938, Bertolt Brechts Hauspostille*, in »Gesang aus dem Aquarium« (1920) aus *Sammlungen 1918-1938, Psalmen*, in »Legende der Dirne Evlyn Roe« und »Ballade vom Liebestod« aus *Baal* (1920). Brecht erweitert das Motiv der Wasserleiche um das Attribut des gefallenen und verlassenen Mädchens, das ein Kind erwartet (→Schwangerschaft) und aus Verzweiflung den Tod im Wasser sucht. Ein jüngeres Beispiel für die literarische Umsetzung des Ophelia-Motivs bietet Peter Huchel. Seine *Ophelia* (1972) liegt – von den Kugeln der Grenzpolizei durchbohrt – im seichten Gewässer. Auch im Schauerroman, im Englischen als Gothic Novel bezeichnet, spielen Leichen, Tod und Zerfall zentrale Rollen. Mit *The Castle of Otranto* (1764; dt. *Die Burg von Otranto*) begründete der Brite Horace Walpole das neue Genre. Im Mittelpunkt der Erzählung steht eine fiktive norditalienische Burg, in dem in dunkler Nacht die Geister Verstorbener die Fi-

guren verfolgen. Vor geplanten Hochzeitsfeier-
lichkeiten erschlägt ein riesenhafter Helm den
einzigen Sohn des Schlossherrn. Dann werden
ins Riesenhafte verzerrte Teile einer Statue gefunden, so u.a. ein Bein und eine bewaffnete
Hand. Ein spätes literarisches Beispiel der Gothic Novel ist Bram Stokers *Dracula* (1897; dt.
Drakula), in dem der Protagonist – der Vampir
Graf Dracula – als Untoter tagsüber in einem
Sarg ruht, um in der Nacht zu erwachen und
nach Opfern Ausschau zu halten. Als einer der
bedeutendsten Vertreter des deutschsprachigen
Schauerromans gilt E.T.A. Hoffmann. In *Die
Bergwerke zu Falun* (1819) verliert eine junge
Frau bei einem Bergwerksunglück ihren Bräu-
tigam. Jahrzehnte später wird der unveränderte
L. geborgen, und die ehemalige Braut – mittler-
weile eine Greisin – erblickt noch einmal das ju-
gendliche Antlitz des toten Geliebten. Auch im
Märchen spielt die Leiche nicht selten eine zentrale Rolle. Ähnlich wie im Schauerroman sind
hier die Übergänge zwischen todesähnlichem
Zustand und tatsächlichem Tod häufig fließend:
So wird der L. von *Schneewittchen* (Wilhelm und
Jacob Grimm, 1812) in einen Sarg gelegt, aus
dem dieses lange Zeit später – ausgelöst durch
Erschütterungen beim Transport des Sarges –
wieder aufwacht. Auch *Dornröschen* (Wilhelm
und Jacob Grimm, 1812) erwacht nach hundert
Jahren aus einem tiefen Schlaf. Demgegenüber
ist das Ableben des Arztes in *Der Gevatter Tod*
(Wilhelm und Jacob Grimm, 1812) ebenso unwi-
derruflich wie der Tod der Protagonistin in Hans
Christian Andersens *Den lille Pige med Svovlstik-
kerne* (1849; dt. *Das Mädchen mit den Schwefel-
hölzern*). Auch der unter dem Schlagwort Nekrophilie zusammengefasste lustvolle Aspekt des
Umgangs mit (weiblichen) Leichen spielt in Märchen eine Rolle: In der Erstausgabe von *Schneewittchen* (1812) wird die makabre Schaulust des
Prinzen beim Anblick der vermeintlich Toten besonders deutlich: Er kann keinen Bissen essen,
wenn der Sarg nicht neben ihm steht. In *Wilhelm Meisters Wanderjahre* (1821/29) von Johann
Wolfgang von Goethe schreckt der Protagonist
vor einer Sektion einer weiblichen Leiche zurück, weil er den schönsten Arm erblickte, »der
sich wohl jemals um den Hals des Jünglings ge-
schlungen hatte.« Auch Heinrich Heine thematisiert dieses Motiv in seinem *Buch der Lieder*
(1821): »Mein süßes Lieb, wenn du im Grab, im

dunklen Grab wirst liegen, dann will ich steigen
zu dir hinab, und will mich an dich schmiegen.«
Joachim Ringelnatz widmet sich in seinem Ge-
dicht »Seemannstreue« (*Kuttel Daddeldu oder
das schlüpfrige Leid*, 1920) demselben Aspekt:
Hier gräbt der Bräutigam seine verstorbene
Braut namens Alwine immer wieder aus dem
Grab aus, »bis sie schließlich an den weichen
Teilen schon ganz anders und ganz flüssig war.«

Karin Priester: Mythos Tod. Tod und Todeserleben in
     der modernen Literatur, Berlin 2001
Jochen Vogt (Hg.): Der Kriminalroman. Poetik, Theorie,
     Geschichte, München 1998
Elisabeth Bronfen: Nur über ihre Leiche. Tod, Weiblich-
     keit und Ästhetik. Deutsch von Thomas Lindquist,
     München 1994
Stefan Bodo Würffel: Ophelia. Figur und Entfremdung,
     Bern 1985
Philippe Ariès: L'homme devant la mort, Paris 1978
                                                          D.G./J.St.

Leid   →Schmerz

Lepra   Unter L. (gr. leprós: rau, schuppig, aussätzig), im deutschen Sprachgebrauch auch als
»Aussatz« zu fassen, versteht man heute eine
chronische →Infektion (Mycobacterium
leprae), die ursprünglich weltweit verbreitet war, heute
aber auf tropische und subtropische Gebiete mit
niedriger →Hygiene beschränkt ist. Die L. wird
durch den Kontakt von Mensch zu Mensch,
meist in einer Familie, übertragen (→Anste-
ckung). Heute ist zwar der Erreger der L. erkannt, die genaue Art der Übertragung ist aber
nicht geklärt. Es wird davon ausgegangen, dass
für die Ansteckung ein längerer enger Kontakt
mit einem Infizierten und mangelhafte Hygiene
Voraussetzungen sind. Es kommt zum Befall von
→Haut, Schleimhaut und Nervenzellen (→Nerv);
die Erkrankten verlieren teilweise das Gefühl
für Kälte, Wärme und auch →Schmerz, so dass
sie sich leicht unbewusst verletzen und sich damit an lebensgefährlichen Krankheiten (→Ge-
sundheit und Krankheit) wie Tetanus infizieren
können. Der Erreger kann nicht kultiviert werden, so dass man auf einen mikroskopischen
Nachweis angewiesen ist. Die L. lässt sich heute
mit einer Mehrfachchemotherapie (→Arzneimit-
tel) gut behandeln. Welche →Symptome bzw.

Krankheiten mit dem Begriff »Aussatz« bezeichnet wurden, ist nicht geklärt; es ist davon auszugehen, dass eine ganze Facette an Erscheinungen hierunter fällt. Ähnlich steht es um die historische Verwendung des Begriffes L. Erst Ende des 19. Jh. kam das Verständnis einer L. auf, die als Infektionskrankheit durch ein stäbchenförmiges, säurefestes Bakterium (1873 von Gerhard Armauer) ausgelöst werde. Doch ist ein Sprachgebrauch der L. bereits zuvor belegt, so dass bei einer historischen Betrachtung auch der Begriff L. zur Bezeichnung verschiedener Krankheiten diente. Es ist nicht davon auszugehen, dass unser heutiges Verständnis der L. für einen historischen Gebrauch der Begriffe L. und Aussatz zur Anwendung zu bringen ist, da retrospektive Diagnostikversuche methodisch nur schwer vertretbar sein dürften.

Schon im *Alten Testament* (*Lev* 13,1–46) ist »Tsaraath« belegt, was mit »Aussatz« übersetzt wurde. Dieser Begriff gilt jedoch als Sammelbezeichnung für verschiedene Hautkrankheiten und unterscheidet sich damit von der heutigen Begriffsdefinition der L. In der griechisch-römischen Antike sowie im mittelalterlichen arabischen und byzantinischen Raum waren die Symptome dessen, was heute unter L. verstanden wird, gut bekannt. Mit vielfältigen Schattierungen wurde eine systematische Differenzierung innerhalb der Krankheit nach ihren Erscheinungsformen vorgenommen. Bereits im *Corpus Hippocraticum* wurde unter L. eine nicht näher charakterisierte Hautkrankheit verstanden, die durch ein Ungleichgewicht der Körpersäfte verursacht wurde (→Diätetik, →Temperamente). Kaiserzeitliche Schriften (Aretaios von Kappadokien) beschreiben eine verstümmelnde Krankheit mit letalem Ausgang. Die Symptome einer ledernen Verdickung der Haut und die Schwere des Leidens führten zur Bezeichnung »Elephantica«; Galen beschreibt eine »Elephantiasis«. Daneben gab es die Bezeichnungen »Leonina«, »Tyria« und »Alopecia«. Im Christentum wurde ein an L. Erkrankter als ein von Gott besonders Geprüfter angesehen und seine Mitmenschen wurden darauf aufmerksam gemacht, dass sie in der Schuld standen zu helfen (*Mt* 25,36; 1 *Kor* 13). So galt die L. im Mittelalter als sog. Signalkrankheit und wurde auch als »Aussatz« bezeichnet; diese Bezeichnung weist auf den rechtlichen und sozialen Status eines an L. Erkrank-

ten hin. Die Verbreitung der Krankheit im Mittelalter, die im 13. Jh. ihren Höhepunkt erreichte, wurde häufig mit den Kreuzzügen in Verbindung gebracht. Im 16. Jh. verschwand die L. fast ganz aus der Reihe der chronischen Volkskrankheiten in Mitteleuropa. Aufgrund fehlender Therapieoptionen (→Therapie) bildete die Isolation der Kranken z.B. in Aussatzspitälern (Leprosorien, Sondersiechenhäuser) (→Krankenhaus) bis ins 20. Jh. den einzigen Schutz. Um die unterschiedlichen Erscheinungsformen der L. systematisieren und die stark variierenden Symptome erfassen zu können, wurde auf dem VI. Internationalen Lepra Kongress 1953 in Madrid zwischen der indeterminierten L., der tuberkoloiden (Tuberkulose) L., der lepromatösen L. und der Borderline L. unterschieden, wobei die indeterminierte L. das Frühstadium der Krankheit kennzeichnet (unscharf abgegrenzte Flecken auf der Haut, die sich taub anfühlen). In dieser Phase kann die Krankheit stagnieren oder völlig verschwinden. Sie kann sich allerdings auch zur tuberkoloiden, lepromatösen oder Borderline L. weiterentwickeln. Kennzeichen der tuberkoloiden L. sind Muskelschwäche, Muskelrückbildung und Lähmungserscheinungen, außerdem asymmetrische Hautflecken, die erhaben und rau sind, verbunden mit Haarausfall an den betreffenden Stellen. Die lepromatöse Form der Krankheit ist die schwerste: hier verteilen sich die Bakterien über Blutbahnen (→Blut), Nervenbahnen und das Lymphsystem im ganzen →Körper. Charakteristisch sind die hellroten bis braunen Leprome, die das Gesicht und andere Körperteile zersetzen. Die Behandlung der Krankheit ist erst seit 1940 durch den Einsatz von Chemotherapeutika, hier v.a. Sulfone (Diaminodiphenylsulfon) und Antibiotika, möglich.

Die lange Geschichte der L. korrespondiert mit einer durchgängigen Beachtung der Krankheit in der Literatur. Trotz eines Bedeutungsverlustes der L., der auf den Rückgang der Erkrankungen zurückzuführen ist, werden Symptome, Ursachen, Verlauf der Krankheit, sowie die Situation und das Selbstverständnis der Infizierten und ihr Verhältnis zur sozialen →Umwelt in der Literatur v.a. des 19. und 20. Jh. reflektiert. Nicht erst in Renaissance und Barock wurden die Zusammenhänge zwischen L. und Religion bzw. Moral betont. Bereits Hartmanns von Aue armer Heinrich erkrankt an Lepra (*Der arme*

Heinrich, um 1195) und muss sich zwischen göttlicher Hilfe und dem Aberglauben entscheiden. In seiner *Divina Commedia* (1307–21, postum 1472; dt. *Die Göttliche Komödie*) verweist Dante Alighieri im »Inferno« im 27. Gesang auf die Heilung Konstantins durch Papst Sylvester I. In Salernitano Masuccios *Il Novellino* (31. Novelle) (1476; dt. *Novellen*) wird L. mit Sünde assoziiert. Die soziale Ablehnung der Aussätzigen rechtfertigte sich, indem man den Erkrankten Sünden aller Art (soziales und sexuelles Fehlverhalten) vorwarf. In Geoffrey Chaucers *The Canterbury Tales* (1385/1400, postum 1478; dt. *Die Canterbury Erzählungen*) findet sich die Verknüpfung von L. und →Sexualität. Auch in John Miltons *Paradise Lost* (1667; dt. *Das verlorene Paradies*) und Shakespeares *Hamlet. Prince of Denmark* (1603; dt. *Hamlet. Prinz von Dänemark*) werden L. und Sünde in Beziehung zueinander gesetzt. Für Aufklärung und Empfindsamkeit ist an Xavier de Maistres *Le lépreux de la cité d'Aoste* (1811; dt. *Der Aussätzige von Aosta*) Beschreibungen der L. zu erinnern. Komische und hintergründige Aspekte der L. werden v.a. in Symbolismus und Surrealismus untersucht. In der Literatur des 19. und 20. Jh. wird die L. in historischen Räumen, exotischen Ländern und Kolonien angesiedelt, so u.a. von Wilhelm Raabe, der die L. in *Des Reiches Krone* (1870) im 15. Jh. beschreibt, oder bei Gustave Flaubert, der in *Salambô* (1863; dt. *Salambo*) das Karthago des 3. Jh. v.Chr. vor Augen hat. Heute ist L. Gegenstand der Trivialliteratur, von populären Darstellungen und Selbsterfahrungsberichten: Sie wird z.B. in Juliette Benzonis Unterhaltungsroman *Cathérine des grands chemins* (1968; dt. *Cathérine de Montsalvy*) behandelt, sowie in Luise Rinsers *Dem Tode geweiht?* (1974). Die auffälligen Symptome der L. als Krankheit des Äußeren, als Krankheit der Haut, welche immer auch eine Grenze zwischen dem kranken Individuum und der Umwelt bildet, finden ihren Niederschlag in detaillierten Beschreibungen von Erscheinung und Verlauf der L. Während in Bezug auf die Darstellung der Symptome realistische Tendenzen in der Literatur vorherrschen, wird die Empirie im Hinblick auf Ätiologie und Therapie der Krankheit überwunden. So bemerkt der Duke of Portland in Philippe-Auguste Villiers de L'Isle-Adams *Contes cruels* (1883; dt. *Grausame Geschichten*) direkt nach der Berührung durch einen leprösen Bettler seine Ansteckung mit der Krankheit. Der Engländer Fleet in Rudyard Kiplings *The Mark of the Beast* (1891; dt. *Das Zeichen des Tieres*) wird durch einen Biss innerhalb einer kurzen Zeitspanne zur »Bestie«. Das tierische Aussehen, v.a. auch das löwenhafte Gesicht (facies leonina), das der Lepröse mit der Zeit annimmt, wird z.B. von Flaubert beim Karthager Hanno konstatiert. Der Verlauf der Krankheit und die kontinuierliche Zerstörung des Gesichts und der menschlichen Natur des Individuums wird von Lewis Wallace in *Ben-Hur* (1880; dt. *Ben Hur*) beschrieben. L. lässt den Infizierten älter erscheinen: Sie verleiht z.B. der von L. befallenen Schwester in *Le lépreux de la cité d'Aoste* (1811; dt. *Der Aussätzige von Aosta*) von Xavier de Maistre den Anschein des nahenden Todes. Das Selbstbild des Kranken und sein Verhältnis zur Gesellschaft sind vor dem Versuch geprägt, die Krankheit vor sich selbst und den anderen zu verbergen. So trägt der Aussätzige in Aosta einen Filzhut, um sein Gesicht zu verbergen. Die soziale Isolierung wird vom Leprösen akzeptiert, indem er nicht nur nach außen das Aussehen eines Tieres aufweist, sondern sich auch als wildes Tier empfindet (*Le lépreux de la cité d'Aoste* (1811; dt. *Der Aussätzige von Aosta*). Von der erdrückenden Einsamkeit sucht der Kranke Zuflucht in der Natur wie etwa der lepröse Jean Péloueyre in *Le baiser au lépreux* (1922; dt. *Der Aussätzige und die Heilige*) von François Mauriac, sowie in der Philosophie und Religion, die den Leprösen von Aosta seinem Leben einen Sinn abgewinnen lässt. Teilweise wird die L. zu einer Existenzform, die den Kranken von der Welt der Gesunden abgrenzt. So lehnt der Lepröse von Aosta jeden Kontakt mit der Außenwelt ab. Die Außenwelt begegnet dem Leprösen oft mit Abscheu und Furcht vor Ansteckung. Die Überwindung dieser Furcht durch die Geste der Berührung des Leprakranken, die aus den christlichen Heiligenlegenden des Mittelalters entstammt, durchzieht als Motiv die Literarisierung der L. bis in die Gegenwart. Lepröse unterliegen also einer Stigmatisierung (→Stigma). Dem Titelhelden des Romans *Fredy Neptune* von Les Murray (2004; dt. *Fredy Neptune*) geht es ähnlich: Er verliert die körperliche Empfindung, erkrankt an Lepra und fristet in der Türkei das Dasein eines Aussätzigen, der keinen Schmerz kennt. Die Literatur als Medium zeigt im Hinblick auf die Therapie die Grenzen der modernen Medizin sowie der Gesellschaft auf (→Ethik in der Medizin). Neben göttlichen Kräften und Wundern, die auch in der modernen Literatur erscheinen (Christus heilt in *Ben-Hur* Ben Hurs Mutter und die Schwester Tirzah), werden v.a. die Arten der Isolation der Infizierten beschrieben. Insofern könnte man sagen, dass das *Alte Testament* die Haltung der Gesunden gegenüber den Leprakranken mit ihrem Ausschluss aus der Gesellschaft kultur- und literarhistorisch nachhaltig prägte: »Wer nun aussätzig ist, soll zerrissene Kleider tragen und das Haar lose und den Bart verhüllt und soll rufen: Unrein! Unrein! Und solange der Aussatz an ihm ist, soll er unrein sein, allein wohnen und seine Wohnung außerhalb des Lagers sein.« (*Lev* 13,45 f.)

Karl-Heinz Leven: Lepra. In: Karl-Heinz Leven (Hg.): Antike Medizin. Ein Lexikon, München 2005, Sp. 565–567

Gundolf Keil: Lepra. In: Werner E. Gerabek, Bernhard D. Haage, Gundolf Keil, Wolfgang Wegner (Hg.): Enzyklopädie Medizingeschichte, Berlin, New York 2005, S. 841–844

Ortrun Riha: Aussatz als Metapher. In: Dominik Groß, Monika Reininger (Hg.): Medizin in Geschichte, Philologie und Ethnologie. FS Gundolf Keil, Würzburg 2003, S. 89–195

Dietrich v. Engelhardt: Medizin in der Literatur der Neuzeit. Bd. 1, Darstellung und Deutung, Hürtgenwald 1991, S. 57–72

Dietrich v. Engelhardt: Darstellung und Deutung der Lepra in der neueren Literatur. In: Jörn Henning Wolf (Hg.): Aussatz, Lepra, Hansen-Krankheit: Ein Menschheitsproblem im Wandel. Teil 2. Aufsätze, Würzburg 1986, S. 309–320

B.v.J./A.M./F.St.

Liebe L. definiert das *Deutsche Universalwörterbuch* von 2001 als »starkes Gefühl des Hingezogenseins« zu Personen (→Affekte), als »gefühlsbetonte Beziehung zu einer Sache, Idee« oder als »Gefälligkeit, freundschaftlicher Dienst«, wobei v.a. letzte Begriffsverwendung (im Sinn von jemandem eine L. erweisen) heute veraltet ist. Historisch gesehen nimmt die ›gefühlsbetonte Beziehung‹ zu einem Schöpfer (Gott) eine besondere Rolle ein; analog dazu impliziert die L. zu Eltern oder zu anderen (symbolischen wie realen) Autoritäten eine hierarchische Struktur (z.B. der ›Landesvater‹ im feudalen Staat). In

der Beziehung der Geschlechter (→Geschlechterdifferenz) ist L. eng mit →Sexualität verbunden, sie dient über die Fortpflanzung hinaus einer Verbindung der Partner, mit der die ›Aufzucht‹ der →Kinder sichergestellt wird. Wurzelnd in der körperlichen Hierarchie zwischen Mann und Frau hat L. lange Zeit ein Über- und Unterlegenheitsverhältnis bezeichnet: Die Frau ging als Eigentum vom Vater auf den Ehemann über. Daran änderte sich auch mit Beginn der Entwicklung moderner Gesellschaftsformen zunächst wenig, die entsprechenden Wertehierarchien wurden einfach umcodiert. Als körperliche Stärke wegen der technischen Entwicklung und Arbeitsteilung immer weniger bedeutete, wurde den Frauen von der patriarchalisch strukturierten Gesellschaft geringere Intelligenz zugeschrieben. Dazu kam, dass die adelige wie später die bürgerliche Ehe andere Werte (etwa Respekt) höher einschätzte als L. Die Ehe war bis ins 20. Jh. eine Zweckgemeinschaft zur Reproduktion (→Schwangerschaft, →Reproduktionstechnologien). Michel Foucault spricht in *Histoire de la sexualité I: La volonté de savoir* (1976; dt. *Der Wille zum Wissen. Sexualität und Wahrheit I*) von einem »System des Heiratens«, zu dem sog. stabilisierende Zwangsmechanismen und ein häufig komplexes Wissen gehörten. Die Auffassung von L. als Krankheit (→Gesundheit und Krankheit), als →Wahn bezeichnete ein »Ausscheren aus der normalen sozialen Kontrolle«, so Niklas Luhmann in *Liebe als Passion* (1982). Die heutigen Liebesbeziehungen sind von deutlich größerer Freiheit, aber auch von entsprechend höherer Unsicherheit gekennzeichnet. Einerseits sind die Individuen »mehr und mehr die Gesetzgeber ihrer eigenen Lebensform«, andererseits wirken Zwänge wie der zur »arbeitsmarktkonformen Lebensführung« auf sie ein. Ulrich Beck und Elisabeth Beck-Gernsheim nennen dies *Das ganz normale Chaos der Liebe* (1990). Das Konzept von L., wie wir es heute kennen, entstand seit dem 18. Jh. und bedeutete einen Umbau der Zweckgemeinschaft Ehe, der parallel mit der Veränderung der Familienstruktur verlief; die agrarische Großfamilie wurde durch die bürgerliche Kleinfamilie als Modell- und Regelfall abgelöst. Die Interessen des bürgerlichen Standes, der sich über moralische Tugenden wie Enthaltsamkeit (z.B. Jungfräulichkeit der Braut) oder Maß halten definierte und vom Adel abgrenzte, kollidierten mit den Zielen von Reproduktion und Repräsentation, wenn L. im Spiel war. L. und Sexualität wurden auf doppelte Weise getrennt: Da eine Verwirklichung von Liebesbeziehungen gegen die Interessen des Standes und seiner Autoritäten oftmals nicht möglich war, galt Entsagung als höchster Liebesbeweis. Zugleich galt Sexualität als etwas, das mit L. wenig zu tun hatte – L. als theoretisches Konzept, das den Menschen vom Tier und den zivilisierten Menschen vom unzivilisierten unterschied, schloss eine animalische Praxis mit dem oder der Geliebten aus. L. fühlte man, aber man machte sie nicht, es sei denn, man schaffte es, individuell beides zu vereinen. Für die Triebbefriedigung des Mannes gab es, v.a. in Ballungsräumen, zahlreiche Prostituierte, auch standen ihm oftmals Hausbedienstete und andere Machtlose der Gesellschaft sexuell zur Verfügung. Die bürgerliche Frau, diszipliniert von den Eltern, hatte bis zur Ehe jungfräulich und anschließend (auch sexuell) treu gegenüber dem Ehemann zu sein. Diese Vorstellungen veränderten sich erst um 1900. Industrialisierung und gesellschaftliche Entwicklung führten zur Berufstätigkeit der Frau und im Bürgertum zu größerem Wohlstand, damit auch zur finanziellen und sozialen Unabhängigkeit von Frauen. Das 20. Jh. sah eine Entwicklung von der Einführung des Frauenwahlrechts bis zur Einführung der Pille, mit der die Frau fortan allein über die Reproduktion entscheiden konnte. Das bürgerliche Konzept der Liebesehe erstarrte zunehmend zur Formel, die durch verschiedenste Entwicklungen immer größer werdenden hierarchischen Spannungen zwischen den Geschlechtern ließen es quasi implodieren. Luhmann hat diese Krise mit einem Aphorismus beschrieben: »Die Ehen werden im Himmel geschlossen, im Auto gehen sie auseinander.« Zu Beginn des 21. Jh. stellt sich die Frage neu, inwiefern L. mit Partnerschaft und Sexualität zu tun hat. Diskutiert werden z.B. staatlich sanktionierte Konzepte gleichgeschlechtlicher Ehen. Zugleich zeigt das ›geistig überformte‹ Liebeskonzept großes Beharrungsvermögen. Eine Umfrage des Internetanbieters Global Message Exchange (GMX) führte zu folgender Erkenntnis: »73% der Teilnehmer sind fest davon überzeugt, dass es das einzig wahre Deckelchen zum Töpfchen tatsächlich gibt« (GMX-Info 6/2001).

Im Mittelalter entwickelt sich die Minnelyrik als höfische Liebesdichtung. Form und Vortragskunst stehen im Vordergrund, nicht das Thema. Der Minnesänger stilisiert seine Angebetete zu einem unerreichbaren Ideal; es handelt sich dabei um keine individuelle, sondern eine prototypische Liebesbeziehung. Die Sonette an Laura des italienischen Dichters Francesco Petrarca wurden zum vielbeachteten und nachgeahmten Muster, es entstand der Petrarkismus als Stilrichtung der europäischen Liebeslyrik vom 14. bis zum 17. Jh. (und dazu die Gegenbewegung des Antipetrarkismus). In der niederen Minne wird bereits die Frau als Partnerin begriffen, die Liebesvereinigung und der Preis der ehelichen L. geraten ins Zentrum der Darstellung. William Shakespeares Dramen gestalten das Liebesideal, doch gehen Stand und L. bei ihm noch zusammen. Schwierigkeiten, die statt zur Heirat im schlimmsten Fall zum →Tod beider Partner führen können, haben andere Gründe; in *Romeo and Juliet* (1597; dt. *Romeo und Julia*) ist es die Feindschaft der beiden Familien. Indem Shakespeare L. als abhängig von Machtkonstellationen zeigt und das Eltern-Kind-Verhältnis problematisiert, weist er auf spätere Konfliktstrukturen von Liebeskonzepten voraus. Mit der Ablösung der höfischen Ordnung ändert sich die Auffassung von L. grundlegend, sie wird durch Einbau des Tugendbegriffs zum zentralen Wert der Aufklärung und damit des beginnenden bürgerlichen Zeitalters. Christian Fürchtegott Gellert gestaltet in seinem Roman *Das Leben der schwedischen Gräfin von G...* (1747–48), nach englischen und französischen Vorbildern, den Verzicht auf die Geliebte als höchsten Liebesbeweis. Gotthold Ephraim Lessing behandelt den Konflikt zwischen L., Sexualität und dem Tugendbegriff des Bürgertums auf andere Weise. Die Titelfigur seines Trauerspiels *Emilia Galotti* (1772) vermag den Nachstellungen des Prinzen, aber auch der damit verbundenen erotischen Gefährdung nur durch den Tod zu entkommen, den auf ihre Bitte hin ihr Vater exekutiert. Choderlos de Laclos zeigt in seinem Roman *Les liaisons dangereuses* (1782; dt. *Gefährliche Liebschaften*), wie problematisch es für den Adel ist, L. und Sexualität voneinander zu trennen. Das möglichst genussreiche und rücksichtslose Ausleben des sexuellen Begehrens wollen die Protagonisten als Affektkontrolle verstanden wissen, doch betrügen sie sich damit selbst. Ihr Weg führt nicht, wie vorgesehen, zum Triumph, sondern endet in der Katastrophe von Tod (Vicomte von Valmont) und Ächtung (Marquise von Merteuil). Der erste deutschsprachige Text, der die Kollision von einer rationalen, auf gegenseitiger Zuneigung beruhenden Bürgerehe nachhaltig problematisierte, war Johann Wolfgang von Goethes *Die Leiden des jungen Werthers* (1774, 2. Fassung 1787). Lotte ist Albert versprochen und wird mit ihm, nach dem Muster der auf ökonomischer Vernunft und gegenseitiger Achtung gegründeten Zweckehe, gegen den Willen des Mitbewerbers Werther verheiratet. Werther ist allerdings nicht bereit auf Lotte zu verzichten. Es kommt zu einer symbolischen Vereinigung der beiden, ausgelöst durch die gemeinsame Lektüre von James Macphersons *Ossian* (1760–65; dt. *Ossian*) und gekrönt durch einen leidenschaftlichen Kuss: »Die Welt verging ihnen.« Werther sieht als einzigen Ausweg den Selbstmord (→Suizid); als man Lotte die Nachricht überbringt, bricht seine Angebetete zusammen: »Man fürchtete für Lottes Leben.« Geht man nach der sich fortan entwickelnden Literatur, dann funktioniert das Konzept der bürgerlichen Ehe nur dann, wenn L. als konstituierendes Merkmal in sie eingebaut wird. Die Protagonistin von Theodor Fontanes Roman *Effi Briest* (1894/95) wird als 17Jährige an den 38jährigen Geert von Innstetten verheiratet, der einst schon um ihre Mutter warb. Effi ist zu jung, um die Folgen der Ehe absehen zu können; weil ihr Mann sie vernachlässigt, hat sie eine Affäre mit Major Crampas. Als Innstetten sechs Jahre später davon erfährt, tötet er den früheren Nebenbuhler im Duell, lässt sich scheiden und nimmt Effi die gemeinsame Tochter. Im Gespräch Innstettens mit seinem Freund von Wüllersdorf wird deutlich, dass selbst die Vertreter der Ordnung deren Regeln anzweifeln. »Mein Leben ist verpfuscht«, bilanziert Innstetten und Wüllersdorf kann ihn nur mit der Feststellung trösten: »es geht überhaupt nicht ohne ›Hülfskonstruktionen‹«. Effi nützt das wenig, sie wird gesellschaftlich geächtet und stirbt aus Gram. Im 20. Jh. sind die liebesgefährdenden Konflikte nicht mehr schichtenspezifisch. Die beginnende Emanzipation und die zunehmende sexuelle Freiheit führen zu anderen Problemen, die sich in der Literatur niederschlagen. Erich Kästners Roman *Fabian. Die Geschichte eines*

Moralisten (1931) zeigt die Wurzellosigkeit und damit auch die Orientierungslosigkeit des modernen Menschen, der die Wahl hat zwischen einem als unbefriedigend empfundenen, ständigen Wechsel der sexuellen Beziehungen und einer Provinz-ehe, die durch die überkommenen, satirisch gezeichneten Werte des Bürgertums gekennzeichnet ist. Vladimir Nabokov thematisiert mit seinem Roman *Lolita* (1955; dt. *Lolita*) ein bis dahin kaum beachtetes Tabu, die Pädophilie. Das Begehren des alternden Anglisten Humbert Humbert wird zum Gegenstand der Darstellung und zugleich einer Satire, die erstarrte Verhaltensweisen der westlichen Gesellschaften (hier vertreten durch Frankreich und die USA) vorführt und, in der ironischen Zeichnung des Protagonisten, die Frage nach den notwendigen Grenzen individuellen Begehrens stellt. Am Ausgang des 20. Jh. werden die Auswirkungen gesellschaftlicher Zwänge in diachroner oder synchroner Perspektive inszeniert, diachron in Bernhard Schlinks Bestsellerroman *Der Vorleser* (1995) am Beispiel der L. eines am Anfang 15jährigen Jungen zu einer 36jährigen Frau, die Aufseherin in einem Konzentrationslager war; synchron am Beispiel homosexueller Beziehungen oder der Krankheit →AIDS. In der insbesondere bei jüngeren Lesern beliebten ›Pop-Literatur‹ seit 1995 wird verstärkt die Frage gestellt nach den Möglichkeiten einer erfüllten Liebesbeziehung in einer Zeit, die durch instabile Familienstrukturen, sexuelle Orientierungslosigkeit, berufliche Unsicherheit, →Drogen und Alkoholkonsum (→Alkohol und Alkoholismus, →Sucht) gekennzeichnet ist – etwa bei Michel Houellebecq, Benjamin von Stuckrad-Barre, Benjamin Lebert und Alexa Hennig von Lange. L., so vielgestaltig sie sich auch zeigt, bleibt weiterhin das vorherrschende Thema der Literatur.

Heinrich Meier, Gerhard Neumann (Hg.): Über die Liebe. Ein Symposion, München, Zürich 2001

Ulrich Beck, Elisabeth Beck-Gernsheim: Das ganz normale Chaos der Liebe, Frankfurt/M. 1990

Niklas Luhmann: Liebe als Passion. Zur Codierung von Intimität, Frankfurt/M. 1982

Pierre Bourdieu: La distinction. Critique social du jugement, Paris 1979

Michel Foucault: Histoire de la sexualité I. La volonté de savoir, Paris 1967

St.N.

Lust L. bezeichnet Inhalte des →Unbewussten, der →Sinneswahrnehmung, des →Bewusstseins oder des Erlebens, die durch Qualität und Intensität bestimmt werden. L. entsteht, wenn auf einen (oft unbewussten) Wunsch eine zielgerichtete Tätigkeit des Menschen eintritt, die bejaht und mit den entsprechenden Mittel verfolgt wird (Streben). L. ist das freudige Verlangen nach etwas Bestimmtem (Willenserfüllung). Findet die L. ihren Gegenstand in der Wirklichkeit oder in der Vorstellung, wird das Gefühl von Zufriedenheit bzw. Befriedigung hervorgerufen. Die angestrebte Befriedigung kann sich auf intellektuelle, emotionale und ästhetische Effekte beziehen. Ist der Zustand vollkommener Befriedigung erreicht, spricht man von Glückseligkeit. Demokrit nennt die wahre Glückseligkeit »euthymia« (gr. Frohsinn, Heiterkeit, Freude). Für Platon steht die Frage der L. im Verhältnis zum Guten im Vordergrund, als Grundlage der Eudaimonie ist nur ein aus L. und Vernunft gemischtes Leben denkbar. Der Hedonismus (gr. hedoné: Freude, Vergnügen, L.; begründet durch Aristippos aus Kyrene) bezeichnet eine Modifikation des Eudaimonismus. Er lehrt, dass die sinnliche L., das Vergnügen, der Genuss, eigentliches Motiv, letztes Ziel und sittliches Kriterium menschlichen Handelns ist. Bei Aristippos bedeutet Hedonismus eine Genussfähigkeit, die durch Weisheit beherrscht ist. Andere Richtungen betrachten als Ziel des Hedonismus eine heitere Gemütsverfassung, die Freuden der menschlichen Gemeinschaft oder das Fehlen von Unlust und →Schmerz. In der mittelalterlichen Anschauung ist L. ein sündiges Begehren des gefallenen Menschen, das ihn von Gott trennt. Thomas von Aquin bietet im Rückgriff auf Aristoteles eine Lehre über die L., die sinnliche und geistige L. als sittlichen, nach der rechten inneren Ordnung zu bemessenen Wert annimmt. Für Spinoza ist Begierde das Streben nach Selbsterhaltung und Vervollkommnung, L. und Unlust dienen der Erfüllung dieses Strebens. Immanuel Kant erkennt in L. und Unlust ein Grundvermögen der Seele (→Leib und Seele). Er unterscheidet praktische L., die sich auf einen Gegenstand richtet, von kontemplativer L., die an ein Vorstellungsobjekt gebunden ist, und unterteilt L. in vier Kategorien: sinnliche L., durch Einbildungskraft entstandene L., intellektuelle L. und durch Ideen vermittelte L. Claude Adrien Helvétius und Ju-

lien Offray de LaMettrie betrachten L. als primäres Handlungsmotiv. Das entspricht der (neueren) psychologischen Auffassung, der zufolge L. Handlungsmotiv als auch Gefühlsqualität ist. Dem Obergriff Gefühl zugeordnet, erfordert L. eine besondere Stellungnahme des Individuums zu den Inhalten seines persönlichen Erlebens. Nach Philipp Lersch gehört L. zur Gefühlsregung des lebendigen Daseins. Gefühlstheorien unternehmen Einteilungen der Gefühle im Bemühen, Aussagen über die Wesensmerkmale von Gefühlen zu treffen, so die dualistische Lust-Unlust-Theorie, die sämtliche Grade der Intensität umfasst, und die dreidimensionale (alghedonische) Gefühlstheorie nach Wilhelm Wundt, die neben L. und Unlust noch die prozesshaften Größen Erregung-Beruhigung und Spannung-Lösung kennt. Die behavioristische Psychologie versteht L. als eine von vier Gefühlsdimensionen. So unterscheiden David Krech und Richard S. Crutchfield Intensität, Spannung, Lust-Unlust-Tönung und Komplexität. Für Rudolph Hermann Lotze sind L. und Unlust allgemeine Bezeichnungen, die nichts Wesentliches ausdrücken, sondern durch andere Gefühlsqualitäten geprägt werden. Weitere Klassifikationen unterscheiden zwischen sinnlicher und geistiger Gefühlsdimension, einfacher und komplexer Gefühlsdimension, empfindungs-, trieb- und persönlichkeitsbedingter Gefühlsdimension, sowie Unterteilungen in verschiedene Erlebnisgebiete wie intellektuelle, ethische, ästhetische, religiöse usw. Nach Sigmund Freud bezeichnet das Lustprinzip (versus Realitätsprinzip und Moralitätsprinzip) das Grundprinzip von Handlungen, die unter dem Motiv des Lustgewinns erfolgen. Unter den Funktionssystemen der Persönlichkeit (Es - Ich - Über-Ich) gehorcht das Es, das System der Triebe und Bedürfnisse, dem Lustprinzip und drängt nach umgehender Befriedigung und größtmöglichem Lustgewinn. Im Gegensatz zum Es arbeitet das Ich nach dem Realitätsprinzip (nach Freud das Prinzip, das unmittelbar auf Triebbefriedigung ausgerichtete Impulse nach ethischen und sozialen Forderungen abwandelt), das Über-Ich nach dem Moralitätsprinzip (dem Ich vermittelte Gebote und Verbote, die unbedingte Erfüllung vom Ich verlangen). Trifft das Luststreben auf Bedingungen der Realität, die keinen Ausgleich zulassen, sind schmerzhafte Erfahrungen bis zum Gefühl schicksalhaften

Scheiterns zu erwarten. Dem Lustprinzip setzt Freud den Todestrieb gegenüber. Nach der Narzissmustheorie von Heinz Kohut und Otto F. Kernberg wird die den Objekten geltende Triebseite mit ihrem Luststreben und Zerstörungsdrang von den der eigenen Person geltenden Gefühlen der Selbsteinschätzung unterschieden (→Narzisstische Persönlichkeitsstörung). Wesentlich für die Einschätzung der →Psychoanalyse von L. ist, dass auch das körperliche Bedürfnis psychisch in den Wünschen repräsentiert ist.

Die Abenteuerlust der Helden ist die Triebfeder zahlreicher Erzählungen seit dem babylonischen *Gilgamesch-Epos*. Reiselust, Entdeckungslust, Eroberungslust und L. am Unbekannten bestimmen z.B. Sanehets *Sinuhe*, Homers *Odyssee* und Herodots *Historien*. Die Abenteuerliteratur übernimmt das Motiv des fabelhaften Pionier- und Eroberungsgeistes des Helden und wählt historische Vorbilder (Alexander, Spartakus, Caesar, Kolumbus etc.), setzt den Helden in einen historischen (v.a. Reisebeschreibungen des 19. Jh. über Afrika, Australien, China, Indien) oder fiktiven Kontext (Daniel Defoe, *The Life and Strange Adventures of Robinson Crusoe*, 1719; dt. *Das Leben und die seltsamen Abenteuer des Robinson Crusoe*; Robert L. Stevenson, *Treasure Island*, 1883; dt. *Die Schatzinsel*; Alexandre Dumas, *Les trois Mousquetaires*, 1844; dt. *Die drei Musketiere*). Daneben sind Romane zu erwähnen, die entweder die Abenteuerlust in den Dienst der geistigen und psychischen Entwicklung und charakterlichen Reifung des Helden stellen: Johann Wolfgang von Goethe, *Wilhelm Meisters Lehrjahre* (1795/96), *Wilhelm Meisters Wanderjahre* (1821/29); Joseph von Eichendorff, *Aus dem Leben eines Taugenichts* (1817–25), (Wanderlust); Gottfried Keller, *Der grüne Heinrich* (1854/55 1. Fassung, 1879/80 2. Fassung), oder Mut, Tapferkeit und Überlebenswillen im Kampf um das Dasein thematisieren (z.B. Herman Melville, *Moby-Dick, or The Whale*, 1853; dt. *Moby Dick*; Joseph Conrad, *Typhoon*, 1902; dt. *Taifun*; Jack London, *The Sea-Wolf*, 1904; dt. *Der Seewolf*). Abenteuer, die der L. des Aufbruchs in unbekannte Welten folgen, gehören seit dem 19. Jh. zum festen Bestandteil der Literatur (Jules Verne, *De la terre à la lune*, 1865; dt. *Von der Erde zum Mond*; *Voyage au centre de la terre*, 1864; dt. *Reise zum Mittelpunkt der Erde*; George Griffith, *Stories of Other Worlds*, 1900) und münden im 20 Jh. in den Bereich der Science Fiction-Literatur (z.B. J.R.R. Tolkien, *Fellowship of the Rings*, 1954/55; dt. *Die Gefährten* (erster Teil von *The Lord of the Rings*; dt. *Der Herr der Ringe*); Timothy Zahn, *Star Wars*, 1990–93; dt. *Star Wars*). Literarische Darstellungen der sexuellen L. (→Sexualität) gibt es seit der Antike: Ovid, *Ars amatoria* (dt. Liebeskunst), die *Tagelieder* Wolframs von Eschenbach, um 1200; Schäferdichtung des Barock und Rokoko, Aubrey Beardsleys durch den Jugendstil beeinflusstes Erzähl-Fragment *Tannhäuser and the Mountain of Venus*, 1895; dt. *Die Geschichte von Venus und Tannhäuser*. Seit dem Mittelalter bis in die Gegenwart gibt es Darstellungen, in denen die sinnliche L. mit den sittlichen Vorstellungen der Gesellschaft kollidiert. In der Lyrik wird sinnliche L. zur Darstellung von Erfahrungen der Entgrenzung des Selbst genutzt (Rainer Maria Rilke). Während Darstellungen von sexueller L. noch im 19. Jh. verpönt sind (Ausnahmen z.B. die Werke des Marquis de Sade), bekennt sich das 20. Jh. zur Dominanz des Sexus (Arthur Schnitzler, *Reigen*, 1900; Henry Miller, *Tropic of Cancer*, 1934; dt. *Im Wendekreis des Krebses*. Formen des Aufbegehrens sind Thema der Weltliteratur und demonstrieren oft das Scheitern subjektiver Ansprüche (Gottfried Keller, *Romeo und Julia auf dem Dorfe*, 1856; Theodor Storm, *Aquis submersus*, 1875/76; Gustave Flaubert, *Madame Bovary. Moeurs de province*, (1856; dt. *Madame Bovary. Ein Sittenbild aus der Provinz*; Leo N. Tolstoj, *Anna Karenina*, 1875–77; dt. *Anna Karenina*; Theodor Fontane, *Effi Briest*, 1894/95). Ab 1900 wird die sexuelle L. in der Homosexuellen-Literatur (→Homosexualität) ebenso thematisiert (z.B. André Gide, *L'immoraliste*, 1902; dt. *Der Immoralist*; *Si le grain ne meurt*, 1920; dt. *Stirb und Werde*; Herman Bang, *Michael*, 1904; Xavier Mayn, *Imre*, 1906; Louis Couperus, *De berg van licht*, 1905/06; dt. *Heliogabal, der Sonnenkaiser*) wie in der Adoleszenzliteratur (z.B. Frank Wedekind, *Frühlings Erwachen*, 1891; Robert Musil, *Die Verwirrungen des Zöglings Törleß*, 1906; Hermann Hesse, *Unterm Rad*, 1906) und in der von Frauen für Frauen geschriebenen Literatur (z.B. Gabriele Reuter, *Aus guter Familie*, 1895; Franziska zu Reventlow, *Ellen Olestjerne*, 1901; Margarete Böhme, *Tagebuch einer Verlorenen*, 1905). Besonders die neue Frauenliteratur widmet sich dem Thema sexueller L. oder Frustration im Zusammenhang mit weiblichen Erfahrungen in der patriarchalischen Gesellschaft (Verena Stefan, *Häutungen*, 1975; Karin Struck, *Lieben*, 1977; Elfriede Jelinek, *Lust*, 1989; Benoîte Groult, *Le vaisseaux du coeur*, 1989; dt. *Salz auf unserer Haut*; Virginie Despentes, *Les jolies choses*, 2001; dt. *Pauline und Claudine*; Zeruya Shalev, *chajej ahawa*, 2001; dt. *Liebesleben*). Die psychoanalytische Theorie zur Leselust begreift nur diejenige Phantasie als Quelle der L., die im Spiel und kreativer Tätigkeit zu symbolischem Ausdruck fähig ist und darin die Brücke zur Realität schlägt (Thomas Anz). Literarische Darstellungen der Leselust – und deren Verwerfungen – entstehen parallel zur Etablierung des Romans im 18. Jh. Von Christian Fürchtegott Gellerts *Das Leben der schwedischen Gräfin von G...* (1747–48) geht die Parole aus, dass gute Menschen lesen, zugleich wird aber in Friederike Ungers *Julchen Grünthal* (1741) vor den sittengefährdenden Momenten des Lesens v. a. für junge Frauen gewarnt. Die Verbindung von Leselust und sinnlicher L. findet sich in Goethes *Die Leiden des jungen Werthers* (1774) in der gemeinsamen Lektüre des Ossian sowie bei Gustave Flauberts *Madame Bovary*. In der Literatur des 19. Jh. spiegelt sich die zunehmende Akzeptanz des Lesens und der Gewinn von Lektüreerfahrungen (Gottfried Keller, *Der grüne Heinrich*, 1854/55; Thomas Mann, *Die Buddenbrooks. Verfall einer Familie*, 1901) und mündet im 20. Jh. in eine Literatur, in der die Leselust den Figuren bei der Identitätsfindung zugute kommt.

Stefan Neuhaus: Sexualität im Diskurs der Literatur, Tübingen 2002
Karin Tebben: Frauen – Körper – Kunst. Literarische Inszenierungen weiblicher Sexualität, Göttingen 2000
Thomas Anz: Literatur und Lust. Glück und Unglück beim Lesen, München 1998
Odo Marquard: Lust, Freude. In: Joachim Ritter, Karlfried Gründer (Hg.): Historisches Wörterbuch der Philosophie. Bd. 5, Darmstadt 1980, Sp. 564–566
Godo Lieberg, R. Hauser, W. Stempel, A. Schöpf: Lustprinzip. In: Joachim Ritter, Karlfried Gründer (Hg.): Historisches Wörterbuch der Philosophie. Bd. 5, Darmstadt 1980, Sp. 552–564

K.T.

Magie Das Wort M. (lat. magia, gr. mageia: Zauberei) wurde im Deutschen ab dem 16. Jh. im Sinn von »Beschwörung« oder »Zauberkunst« benutzt. Dies verweist auf den antiken Terminus »ars magica« (häufig auch im Plural »artes magi-

cae«), der durchaus im Sinn von »Wissenschaft« zu verstehen ist. Sie stand auch im Verdacht, als »schwarze M.« mit dem Teufel oder den Dämonen in Verbindung zu stehen. Den »Schwarzkünstlern« wurde v. a. die Nigromantie (»necromantia«) vorgeworfen, insbesondere die Beschwörung der Totengeister (d. h. der Geister Verstorbener). Eine Folge dieser Vorwürfe war die Hexenverfolgung, die ab 1480 enorm anstieg. Die Dominikanermönche Jakob Sprenger und Heinrich Kramer verfassten 1487 den sog. *Malleus Maleficarum* (1487; dt. *Hexenhammer*), der auch Anweisungen zur Durchführung von Hexenprozessen enthielt. Den Hexen wurde schwarze M. u. a. in Form von Liebeszauber, Flugzauber, Schadenszauber, Heilzauber und Wetterzauber vorgeworfen. Demgegenüber besagt der Begriff »weiße M.« (auch Weißkunst, »magia alba«), dass sie göttlichen Ursprungs sei und über die guten Engel wirke. Diese »weiße M.« fiel in der frühen Neuzeit mit der »natürlichen M.« (magia naturalis) zusammen. Sie wurde v. a. von Agrippa von Nettesheim (1486–1535), der mit seinem Buch *De occulta philosophia* (1510; gedruckt 1533) den »Okkultismus« begründete, sowie Paracelsus (Theophrastus Bombast von Hohenheim, 1493/94–1541), der eine magisch-alchimistische Heilkunde propagierte, vertreten. Paracelsus versuchte, die Medizin vor dem Hintergrund von Renaissancephilosophie und Neuplatonismus und in radikaler Ablehnung des überlieferten Galenismus mit Hilfe naturphilosophischer Spekulationen neu zu begründen. So formulierte er im *Opus Paragranum* (um 1530) die »vier Säulen der Medizin« (»philosophei«, »astronomei«, »alchimei« und »tugend«) und gab in seinem Werk *Philosophia magna oder die ganze Philosophia sagax der großen und der kleinen Welt* (1537/38) einen umfassenden Abriss seiner Naturphilosophie und Anthropologie. Paracelsus vertrat im Sinn der zeitgenössischen Wissenschaft die Signaturenlehre: Im Hinblick auf Krankheit und Heilung sollten die Zeichen der Natur gelesen werden, nicht zuletzt im Bereich möglicher Heilmittel pflanzlichen, mineralischen oder tierischen Ursprungs. Die »magischen Künste« standen gerade bei den alchimistisch orientierten Ärzten hoch im Kurs. Am Beispiel der Bekämpfung einer Viehseuche lässt sich die Verbindung wissenschaftlicher, religiöser und magischer Praktiken aufzeigen. In der Schweiz brach 1735 unter den Kühen eine

Lungenseuche aus. Einige Bauern entschieden sich für den Veterinär, andere für Gebete, wieder andere für magische Maßnahmen, viele auch für eine Kombination aus allen drei Möglichkeiten. Amulette, Rituale und Beschwörungen gehörten dabei zu den ältesten vorbeugenden und therapeutischen Maßnahmen (→Therapie). Als magische Heilkunde kann man jene Medizin bezeichnen, die von der natürlichen M. (»magia naturalis«) ausging, um deren subtile und geheimen Wirkungen zu therapeutischen Zwecken einzusetzen. Dies lässt sich auch am medizinischen →Magnetismus beobachten. Die Anziehungskräfte des Magneten auf Eisen faszinierten von jeher →Ärzte und Naturforscher, die hierin eine wunderbare Wirkung der verborgenen Natur zu Tage treten sahen. Durch Paracelsus erlangte der Magnet paradigmatische Bedeutung für die Medizin der Neuzeit: Er empfahl ihn in seiner frühen Schrift *Herbarius* (um 1527) nicht nur als Heilinstrument, um z.B. die Lage der »verrückten« Gebärmutter zu korrigieren, sondern – was für die Ideengeschichte wichtiger wurde – erblickte in ihm das Modell für die sympathetischen Kräfte der Natur schlechthin. So wurde die Heilwirkung »magnetischer Arzneimittel« als Ausdruck der natürlichen M. erklärt. Exemplarisch für die im 17. Jh. aufkommenden magnetisch-sympathetischen Kuren ist die »Waffensalbe«. Ihre Heilwirkung wurde v.a. von den Paracelsisten gepriesen, während die Kritiker sie als Teufelswerk verdammten. Johann Baptist van Helmont (1579–1644), der bedeutendste Paracelsist des 17. Jh., verfasste gegen den belgischen Jesuiten Jean Roberti eine Schrift über die magnetische Heilwirkung der Waffensalbe (*De magnetica vulnerum ... curatione*, 1621), die wahrscheinlich ohne sein Wissen in Paris veröffentlicht wurde, was ihm einen langjährigen Inquisitionsprozess eintrug. Van Helmont wies die Behauptung Robertis zurück, dass die Wirkung der Waffensalbe auf teuflischem oder dämonischem Einfluss beruhe und bezeichnete sie stattdessen als ein »magnetisches Heilmittel« (remedium magneticum), das nichts mit Aberglauben und Zauberei zu tun habe. Die angenommene Fernwirkung dieser Waffensalbe wurde damit erklärt, dass die Salbe das →Blut so verändere, dass feine Ausdünstungen (»effluvia«) natürlicherweise zu ihrem Ursprung zurückkehrten und dort eine Heilung bewirkten. Gegenüber dem klerikalen Vorwurf, dass es sich hierbei um Schwarzkunst oder Teufelswerk handle, entgegneten die Anhänger der magischen Heilkunde mit der vehement vorgetragenen Behauptung, alles sei natürlich erklärbar. Nach der Modellvorstellung von der Wirkung der Waffensalbe entfaltete sich in der frühen Neuzeit eine unübersehbare Zahl von magischen Heilmethoden, die man als »magnetisch-sympathetische Kuren« bezeichnete. Es ist erstaunlich, wie stark sich die Tradition der magischen Heilkunde und ihr Schlüsselbegriff des Magnetismus mit der Aufklärung und einer biophysikalischen Organismusvorstellung vereinbaren ließen. Der Wiener Arzt Franz Anton Mesmer (1734–1815) begründete um 1775 unter dem Eindruck der therapeutischen Anwendung von Elektrizität und Stahlmagneten in seiner ärztlichen Praxis in Wien den sog. tierischen oder animalischen Magnetismus, den er in seiner von Karl Christian Wolfart herausgegebenen programmatischen Schrift *Mesmerismus. Oder das System der Wechselwirkung* (1814) systematisch darstellte. Mesmer behauptete, dass diese Heilmethode auf der quasi »magnetischen« Wirkung eines äußerst feinen »Fluidum« beruhe, das als eine kosmische Kraft mit bestimmten Techniken akkumuliert und über das Nervensystem auf den Kranken übertragen werden könne.

In vielen Werken der deutschen Literatur wurde der Magnetismus als tatsächliches Phänomen oder als Metapher zum Thema: bei Jean Paul (*Der Komet oder Nikolaus Marggraf*, 1820–22) und E.T.A. Hoffmann (*Der Magnetiseur*, 1814) wie bei Thomas Mann (*Mario und der Zauberer*, 1930), Per Olov Enquist (*Magnetisörens femte Vinter*, 1964; dt. *Der fünfte Winter des Magnetiseurs*), Peter Sloterdijk (*Der Zauberbaum*, 1985). Thomas Mann hat übrigens auch eine spiritistische Sitzung bei Albert Freiherr von Schrenck-Notzing besucht, die sich nicht nur in einigen Essays niederschlägt, sondern grundsätzliche Konsequenzen auch für die Interpretation des *Zauberberg* (1924) hat.

Um 1800 erlebte der traditionelle Begriff der Sympathie eine letzte Blüte, bevor er zugunsten naturwissenschaftlicher Konzepte – etwa des Reflexmodells – aus dem medizinischen Schrifttum getilgt wurde. In seiner medizinischen Dissertation *Versuch über den Zusammenhang der thierischen Natur des Menschen mit seiner geistigen*

(1780) hatte Friedrich Schiller (1759–1805) von der »wunderbaren Sympathie« zwischen Seele und Körper (→Leib und Seele) gesprochen. Unter dem Einfluss von Mesmerismus, romantischer Naturphilosophie und deutschem Idealismus ersetzte dieser Begriff der Sympathie, der seinerzeit auch in der schöngeistigen Literatur überaus große Bedeutung erlangen sollte, den der natürlichen M. Im frühen 19. Jh., unter dem Einfluss der romantischen Naturphilosophie, sammelten manche Ärzte mit durchaus wissenschaftlichem Anspruch solche v.a. in der Volksmedizin verbreitete Heilpraktiken – analog den Märchen von Jacob und Wilhelm Grimm. Hier wäre u.a. auf den schwäbischen Arztdichter Justinus Kerner (1786–1862) zu verweisen, der sich intensiv mit den »sympathetischen Heilmitteln« aus dem »Volk« auseinander setzte und v.a. in seinem Hauptwerk *Die Seherin von Prevorst* (1829) das Verhältnis von Medizin und M. konkret bis in alle Einzelheiten beleuchtete. Literarische Beispiele, die M. thematisieren und ohne sie gar nicht denkbar wären, gibt es zahlreiche. Einer der ersten schriftlichen Belege angewandter heidnischer M. sind die im 10. Jh. aufgezeichneten *Merseburger Zaubersprüche*, die die frühe Vorstellung von der Macht der Wortmagie zur Grundlage haben.

Heinz Schott: Natürliche Magie. Zur Tradition des »Okkulten« in der Medizin der Neuzeit. In: Scheidewege 34 (2004/2005), S.174–192

Walter Bruchhausen (Hg.): Hexerei und Krankheit. Historische und ethnologische Perspektiven, Münster u.a. 2003

Heinz Schott: Naturforschung, Magie und Religion – zur wissenschaftshistorischen Bedeutung des Paracelsus. In: Annemarie Fiedermutz-Laun, Franz Pera, Elmar T. Peuker, Florian Diederich (Hg.): Zur Akzeptanz von Magie, Religion und Wissenschaft. Worte – Werke – Utopien, Münster 2002, S.41–49

Ioan P. Couliano: Eros and Magic in the Renaissance. With a Foreword by Mircea Eliade, Chicago u.a. 1987

Wolf-Dieter Müller-Jahncke: Astrologisch-magische Theorie und Praxis in der Heilkunde der frühen Neuzeit, Stuttgart 1985

H.Sch.

Magnetismus   →Mesmerismus

Manisch-depressive Krankheit
→Depression/Manisch-depressive Krankheit

Masochismus   →Sadismus und Masochismus

Mechanismus
Allgemein wird unter M. das Zusammenwirken der Teile einer Maschine verstanden. Maschine bezeichnet dabei ein Artefakt, dessen Teile strukturell so aufeinander bezogen sind, dass ihr prozessuales Ineinandergreifen, also ihr M., eine vorherbestimmte Wirkung erzeugt und damit eine festgelegte Funktion erfüllt. Die Übertragung der Funktionslogik des M. auf natürliche Objekte wie z.B. den menschlichen Körper ist die Grundlage des M. (oder in kritischer Absicht: Mechanizismus) im Sinn eines Wissenschaft und Medizin umfassenden Arbeitsprogramms oder einer metaphysischen Weltanschauung. Ein solcher M. unterstellt erkenntnistheoretisch, dass alle natürlichen Prozesse vollständig durch gesetzmäßig ablaufende physikalische Ursache-Wirkungs-Ketten erklärt werden können, ohne dass darüber hinaus Finalursachen anzunehmen sind. Konsequenterweise müssen damit auch alle Eingriffe in Naturabläufe (z.B. die Behandlung einer Krankheit (→Therapie)) gemäß einem strikt physikalischen Kausalitätsmodell geplant werden. Im Besonderen betrachtet der M. auch Organismen als Maschinen, deren Struktur und Funktionsweise rein physikalisch zu erklären sind. Die Gegenposition zum M. auf dem Gebiet der organischen Natur bezieht der →Vitalismus, der die Nichtzurückführbarkeit biologischer Phänomene auf die Gesetze der Physik behauptet. Ein Anhänger des M. muss nicht zwangsläufig annehmen, dass der Ursprung der mechanistisch verstandenen Systeme ebenfalls physikalisch zu erklären sei. Wie sich z.B. an dem Begründer der neuzeitlichen Philosophie René Descartes zeigen lässt, liegt es sogar in der traditionellen Logik der metaphorischen Übertragung der Funktionalität von Maschinen auf Naturgegenstände, einen transzendenten personalen Urheber und Erhalter der Natur (Gott) anzunehmen. Zudem belegt die cartesianische Philosophie, dass mechanistische Theorien des Organismus nicht notwendigerweise die Reduzierbarkeit des Geistes auf materielle Vorgänge nach sich ziehen. Umfasst allerdings eine mechanistische Weltanschauung auch den menschlichen Geist und begreift sie die Entstehung natürlicher Objekte ebenfalls vollständig als Wirkung ewig gel-

tender physikalischer Naturgesetze, so führt der M. zu einem mechanistischen Materialismus, dessen anthropologische Grundthese der Titel eines Hauptwerks des radikalen Aufklärers und Mediziners Julien Offray de LaMettrie zugespitzt formuliert: *L'homme machine* (1747; dt. *Der Mensch als Maschine*). Der M. lässt sich ideengeschichtlich bis zum antiken Atomismus eines Leukipp und Demokrit zurückverfolgen. Die neuzeitliche Version des M. setzt v.a. die von Galileo Galilei um 1600 ausgelöste wissenschaftliche Revolution und den Erfolg ihrer paradigmatischen Disziplin, der von Isaac Newton in der zweiten Hälfte des 17. Jh. kodifizierten klassischen Mechanik, voraus. Insbesondere die überaus erfolgreiche Anwendung mechanischer Erklärungsstrategien auf Himmelsphänomene trug dazu bei, die ontologische Grundstruktur der gesamten Wirklichkeit in gesetzmäßigen und vorhersagbaren Bewegungen der Materie zu suchen. Für die Gültigkeit des M. in der organischen Welt konnte z.B. 1628 die Beschreibung des →Herzens als Druck- und Saugpumpe im Blutkreislauf durch den englischen Mediziner William Harvey angeführt werden. Seinen prägnanten allegorischen Ausdruck hat das Weltbild des M. im sog. Laplaceschen Dämon gefunden, der die Zukunft der Welt vorausberechnen kann, da er sowohl alle Naturgesetze als auch die gegenwärtigen Positionen und Geschwindigkeiten sämtlicher Körper kennt. Obwohl die moderne Physik die Geltung der klassischen Mechanik stark eingeschränkt hat, ist auch heute noch der Ausdruck M. gängig, um philosophische Positionen zu bezeichnen, die sämtliche Phänomene mittels einer analytischen Methodologie auf das Wirken letztlich physikalischer Gesetze zurückführen wollen. Angemessenere Bezeichnungen für den zeitgenössischen M. sind daher in methodologischer Hinsicht Reduktionismus und in systematischer Hinsicht nach der Leitdisziplin dieser Weltanschauung Physikalismus. Allerdings wirkten im 20. Jh. drei wichtige wissenschaftliche Einflüsse auf den M., die nicht unmittelbar von der Physik ausgegangen sind. Erstens begründete Norbert Wiener die Kybernetik als formale Disziplin, welche die reine Funktionslogik von Maschinen untersucht, ohne sich um ihre materielle Realisierung zu kümmern, und etablierte damit einen formalen M., der u.a. die Konzeption von sich selbst reproduzierenden Maschinen durch John von Neumann hervorbrachte. In kybernetischer Hinsicht sind organische Körper nichts anderes als biochemische Realisierungen von komplexen Regelkreisen, deren Störung sich medizinisch als zu behandelnde Erkrankung darstellt. Zweitens entstand mit dem Computer eine Maschine neuer Art, für die nicht mehr die Verarbeitung von Materie (wie bei der Webmaschine) oder von Energie (wie bei der Dampfmaschine) charakteristisch ist, sondern die Verarbeitung von Information. Damit stand für die Übertragung mechanischer Überlegungen auf organische und mentale Systeme (z.B. das →Gehirn) eine neue wirkungsmächtige Metapher (→Metaphorik) zur Verfügung. Auch die Entwicklung von Robotern als Nachahmungen von charakteristischen Eigenschaften lebender Systeme gehört zu dieser neuen mechanistischen Forschungsrichtung. Drittens konnte dank der formalen Darstellung von evolutionären Prozessen auch die Entstehung von komplexen Systemen im Computer simuliert werden, so dass die historische Dimension von Naturgegenständen ebenfalls auf der Grundlage physikalischer Prinzipien aufgeklärt werden kann. Insgesamt führten diese drei Entwicklungen in jüngerer Zeit zum Entwurf neuer mechanistischer Weltbilder (z.B. durch den Biologen Edward O. Wilson), die historische, komplexe und geistige Phänomene explizit einschließen.

Eine umfassende poetische Verarbeitung des antiken M. stellt das Lehrgedicht *De rerum natura* (dt. *Von der Natur*) des römischen Dichters Lukrez dar. In den sechs erhaltenen Büchern wird das griechische atomistische Denken in der stark an seinen individualethischen Konsequenzen orientierten Fassung, die ihm Epikur um 300 v.Chr. gegeben hat, zur Grundlage einer materialistischen Anschauung der gesamten Natur wie Kultur, dessen synthetische Kraft bis in die neuzeitliche Wissenschaft ausgestrahlt hat. Der kühnste kosmologische Entwurf des mechanistischen Denkens der Aufklärung findet sich in dem dramatischen Dialog *Le rêve de d'Alembert* (1769; dt. *Der Traum d'Alemberts*) des Enzyklopädikers Denis Diderot. Hier überschreitet die dichterische Imagination die Grenzen des newtonschen Weltbildes mit seinen statischen Gesetzen, welche die Bewegung einer einheitlichen Materie organisieren. Diderot zeichnet in einer Vision, die seinem träumenden Freund

Jean Le Rond d'Alembert zugeschrieben wird, das Bild eines sich entwickelnden Universums, in dem eine dynamisch verfasste Materie sich selbst in immer komplexeren Systemen organisiert und dadurch auch die unabgeschlossene Evolution des →Lebens startet. Die theoretische Mechanisierung der Natur durch die Aufklärung und die beginnende praktische Maschinisierung der Lebenswelt führte in der Romantik zu einer fiktionalen Vermischung von M. und Demiurgie, die sich am eindringlichsten im Thema des künstlichen Menschen (→Homunculus) niedergeschlagen hat. Die unheimlichen Effekte, die sich, sei es durch die Ununterscheidbarkeit von natürlichem und künstlichem Gegenüber, sei es durch die Übermenschlichkeit des künstlich erschaffenen Wesens erzeugen lassen, haben E.T.A. Hoffmanns Erzählung »Der Sandmann« aus dessen *Nachtstücken* (1816) und Mary Shelleys sog. Gothic Novel *Frankenstein, or The Modern Prometheus* (anonym 1818, revidiert 1831; dt. *Frankenstein oder Der moderne Prometheus*) schauerromantisch in Szene gesetzt. Diese Werke verdanken ihre bis heute anhaltende Wirkung v.a. der intensiven Darstellung des affektiven Verhältnisses zwischen Mensch und Artefakt, das unaufhörlich von Faszination in Entsetzen und von Grauen in Zuneigung umschlägt. Im Gegensatz dazu betonen realistisch-naturalistische Tendenzen in der Literatur des 19. Jh. den positiven Einfluss mechanistischen Denkens auf die Verbesserung der sozialen und individuellen Lebensverhältnisse. Für das Ineinandergreifen von Forschung und Anwendung ist die naturwissenschaftliche Grundlegung der Medizin (→Medizinische Forschung) ein paradigmatisches Beispiel; der Beruf des Arztes ist daher ein häufig aufgegriffenes Thema. Iwan Turgenjews realistischer Generationenroman *Otcy i deti* (1862; dt. *Väter und Söhne*) und Emile Zolas naturalistisches Porträt *Le Docteur Pascal* (1893; dt. *Doktor Pascal*) unterschlagen dabei nicht die Ambiguitäten des medizinischen Fortschritts, indem sie die Spannungen zwischen der wissenschaftlich notwendigen Objektivierung des Lebens und seiner subjektiven Erfahrung thematisieren. Mit der zunehmenden Bedeutung von Wissenschaft und Technologie für die Zukunft des Menschen beschäftigt sich die Literatur des 20. Jh. intensiv mit den ethischen und sozialen Auswirkungen der Mechanisierung der Welt (→Bioethik,

→Ethik in der Medizin, →Experiment, →Gentechnik, →Reproduktionstechnologien, →Transplantation). Es etabliert sich eine eigene literarische Gattung, die diese Problematik dank der Projektion in mögliche Zukünfte drastisch formulieren kann: die Science Fiction. Dabei tauchen einerseits erneut Anknüpfungen an romantische Tendenzen auf, die das bedrohliche Moment einer schockierenden Ersetzung des Natürlichen durch das Künstliche betonen – so z.B. in Ernst Jüngers Roman *Gläserne Bienen* (1957). Andererseits finden sich auch Plädoyers für eine eher gelassen-spielerische Anverwandlung technischer Entwicklungen, um deren unabsehbare Möglichkeiten fiktional auszuloten. So umfasst das Werk des polnischen Schriftstellers Stanislaw Lem zeitgleich sowohl mit der *Summa technologiae* (1964; dt. *Summa technologiae*) eine theoretisch-systematische Auseinandersetzung mit Technik als auch eine fiktionale in Form von *Bajki robotów* (1964; dt. *Robotermärchen*), die zur Umkehrung der anthropozentrischen Perspektive auf Technik einladen: Nicht mehr ist der Roboter als Simulation des Menschen konstruiert, sondern der Mensch Teil eines Kosmos, der von einem verrückt gewordenen Roboter erschaffen worden ist.

Gisela Febel (Hg.): Menschenkonstruktionen. Künstliche Menschen in Literatur, Film, Theater und Kunst des 19. und 20. Jahrhunderts, Göttingen 2004

Edward O. Wilson: Consilience. The Unity of Knowledge, New York 1998

Bernd-Olaf Küppers (Hg.): Leben = Physik und Chemie? Das Lebendige aus der Sicht bedeutender Physiker, München 1987

Eduard Jan Dijksterhuis: Die Mechanisierung des Weltbildes, Berlin 1956

St.A.

Medical Humanities Unter dem Begriff M.H. wird im englischen Sprachgebiet ein weites Feld erfasst, das folgende Gebiete einschließt: (1) Den Gebrauch der Künste in der →Therapie (Literatur, Dichtung, Musik, Malerei) und im Umgang des Kranken mit der Krankheit (→Gesundheit und Krankheit); (2) die Bedeutung der Künste in der Mitteilung wichtiger Botschaften an die Bevölkerung für Entwicklung und Aufrechterhaltung der Gesundheit; (3) den Beitrag der Künste und Humanwissenschaften für die interdisziplinäre Forschung und die Ausbildung im Gesundheitswesen. Auch in anderen →Sprachen wird auf den Begriff zurückgegriffen. Nur im Spanischen spricht man von »humanidades médicas«. Die wörtliche Übersetzung von M. H. ergibt meist keinen Sinn. Die Synonyme öffnen den Weg zu unterschiedlichen Bedeutungen; eine direkte Übersetzung ergibt einen anderen Sinn, wenn man von »Humanisierung der Medizin« oder »medizinischem Humanismus« oder »Medizin und Humanwissenschaften« spricht. Den in medizinischen Feldern Tätigen ist seit jeher an einem Austausch mit den Künsten gelegen. Traditionsgemäß gehörten die →Ärzte zu den Gebildeten, die auch (sprachliche) Kenntnisse der klassischen Literatur besaßen. Die Entwicklung der M. H. basiert auf dem Hintergrund einer langen Tradition, die Medizin und Humanwissenschaften verbindet. Die jüngste Geschichte der M. H. beginnt in den 1960er Jahren in den USA. Am Ursprung der Bewegung findet sich eine religiöse Inspiration, verbunden mit einer pädagogischen Sorge. Eine kleine Gruppe von geistlichen Helfern und Kaplanen der Universitäten und medizinischen Fakultäten gründeten ein »Committee on Medical Education and Theology«. Sie waren v. a. besorgt über die Tendenz in der Medizin, die technischen Fakten immer mehr von den im weitesten Sinn menschlichen Aspekten und Bedürfnissen zu trennen, und identifizierten den Ursprung der ›Depersonalisation‹ der medizinischen Praxis in der Lehre, die sich auf eine Art »Medizin als Mechanik« konzentriert (→Bioethik, →Ethik in der Medizin). Die Gründer des Committee wollten eine Veränderung dieser Tendenz durch eine Umorientierung in der Ausbildung der Studenten bewirken, indem sie wieder menschliche Werte (»human values«) ins Zentrum der ärztlichen Praxis stellten. Die Begegnung zwischen »humanities« und Medizin – also die Geburt der M. H. in der heutigen Bedeutung des Ausdrucks – geht v. a. auf Edmund Pellegrino zurück. Pellegrino hat mehrfach auf den ungenauen Gebrauch der »humanities« in Beziehung zur Medizin aufmerksam gemacht. Im Prozess der Ausdifferenzierung kam es zu einer Unterscheidung von Bioethik und Philosophie sowie zu deren Abkoppelung von den M. H. Obwohl sich die drei Bereiche teils überlappen, macht eine Unterscheidung Sinn. Hierbei nehmen die M. H. die weiteste Perspektive ein; sie sind nicht synonym mit Bioethik oder Philosophie der Medizin. Nach Pellegrinos Vorschlag versteht man unter Bioethik im strengen Sinn eine Untergruppe der Moralphilosophie, die sich mit menschlichen Eingriffen in den Lebensprozess beschäftigt. Die Philosophie der Medizin hingegen ist eine systematische Reflexion über die medizinische Praxis, ihre Legitimation und die sie unterhaltenden anthropologischen und sozialen Konzepte. Grenzübergreifend und nicht auf Europa beschränkt ist das Unbehagen bezüglich immer stärker werdenden medizinisch-wissenschaftlichen und technologischen Ansätzen in der Medizin. Das, was in Europa und in Amerika unter M. H. verstanden wird, kann allerdings nicht auf einen gemeinsamen Nenner gebracht werden. Besonders im englischsprachigen Europa ist die Bezeichnung M. H. geläufig. Die reichhaltigste Informationsquelle ist hier die »Medical Humanities Resource Database« des University College of London. Die Idee der Datenbank wurde von der »University of New York Literature, Arts and Medicine Database« inspiriert, sie hat sich jedoch auf eine besondere Art entwickelt. Die Webpage will denen ein universell zugängliches Hilfsmittel sein, die sowohl auf dem Gebiet der Erziehung als auch der Künste und Humanities in der Medizin arbeiten (www.pcps.ucl.ac.uk/cmhl). Für den italienischen Sprachraum ist es das »Istituto Giano per le Medical Humanities« in Rom (www.istitutogiano.it), das sowohl im Verlagswesen (Zeitschrift: Janus. Medicina: cultura, culture) als auch im Bereich der beruflichen Weiterbildung aktiv ist.

Repräsentationen der M. H. in der Literatur sind in unterschiedlichen Kontexten und immer nur implizit vorzufinden. An dieser Stelle sollen exemplarisch zwei mögliche Reflexe der M. H. in der Literatur vorgestellt werden. Nur hingewiesen sei in diesem Zusammenhang auf verschiedene Dramen William Shakespeares, auf Adalbert Stifter (*Die Mappe meines Urgroßvaters*, 1841/42), auf zahlreiche Texte der *Comédie humaine* (1842–48; dt. *Die menschliche Komödie*) von Honoré de Balzac, Charles Dickens, auf verschiedene Romane und Erzählungen von Fjodor M. Dostojewskij über die →Epilepsie sowie auf Thomas Mann (*Der Zauberberg*, 1924). Literarische Kultur und Medizin wurden nicht immer als sich ergänzende Aspekte betrachtet. Literatur und die Künste können auch als ein individueller Moment des inneren Friedens verstanden werden, welcher der Qualität und Effizienz der medizinischen Praxis schadet. Zur Darstellung dieses Sujets eignet sich das Drama und hier v. a. die Komödie, in der gattungstypisch Kritik ironisch eingebettet und auf diese Weise oft erst darstellbar wird. In der französischen Klassik prägt insbesondere Molière (1622–73) mit seinen *Comédies* den kritischen Diskurs über Medizin und die menschlichen Krankheiten, auch die Gelehrtenkrankheiten. Die Figur des »médecin« prägt den Titel von drei Dramen (*Le médecin volant*, 1659; dt. *Der fliegende Arzt*; *Le médecin malgré lui*, 1666; dt. *Arzt wider Willen*; *L'amour médecin*, 1665; dt. *Die Liebe als Arzt*) und liefert Stoff für viele seiner Komödien. Besonders einprägsam formuliert Molière seine Kritik am Verhältnis von Medizin und Mensch in einem Dialog seiner Komödie *Le malade imaginaire* (1673; dt. *Der eingebildete Kranke*). Der Dichter verdeutlicht in einem Schlagabtausch zwischen Argan und seinem Bruder Béralde seine negative Meinung über die Medizin und die rein dekorative Funktion der humanistischen Bildung der Ärzte, die in Akademikertum, toten Sprachen und steriler Rezitation der Klassiker besteht. Eine solche Kritik an einer ›entmenschlichten‹ Medizin findet sich transformiert heute v. a. in der zeitgenössischen Lyrik wieder, z. B. in Durs Grünbeins Sammlung *Schädelbasislektion* (1991) oder in Ulrike Draesners »autopilot«-Gedichten aus dem Gedichtband *gedächtnisschleifen* (1995). Die Künste allein sind nicht in der Lage, die Ausübung einer guten Medizin zu garantieren, und auch die medizinische Ethik ist nicht ausreichend. In diesem Sinn zeigen sich Repräsentationen der M. H. in der Literatur z. B. auch auf dem Gebiet der →Arzt-Patienten-Beziehung. Traditionsgemäß wird die Arzt-Patienten-Beziehung im folgenden Modell dargestellt: Wissenschaft und Gewissen auf der Seite des Arztes, Vertrauen und Hörigkeit auf der Seite des Kranken. Wenn diese Beziehung einbricht oder unterbrochen wird, z. B. durch Vertrauensverlust seitens des Patienten, neigen die Ärzte zu folgender Strategie: Sie nutzen die Autorität der Wissenschaft als eine Art Schutzwall, hinter den sie sich zurückziehen und der von den Patienten als unpersönliche Größe verstanden wird, der die Ärzte dienen. Auch die medizinische Ethik

(→Bioethik) kann zum Schutz der Ärzte herangezogen werden. Bei einem Vertrauensverlust bestimmt der Arzt ein korrektes Verhaltensmuster mit dem Versprechen, sich daran zu halten. Arzt und Patient können so in einem System von Medizin und Therapie gefangen bleiben, das unzeitgemäß ist und erneuert werden muss. Das ist das Ziel der von Viktor von Weizsäcker vorgeschlagenen sog. anthropologischen Medizin, die Kritik an einer unpersönlichen Wissenschaft übt und für eine Subjektzentriertheit des Patienten als Menschen in der Medizin plädiert. Sie überschneidet sich inhaltlich mit dem Paradigmenwechsel in der medizinischen Praxis, der in anderen Ländern den Namen M. H. trägt.

Dietrich v. Engelhardt, José Alberto Mainetti (Hg.): Bioética y Humanidades médicas, Buenos Aires 2004
Gillie Bolton: Medicine, the Arts, and the Humanities. In: Lancet 362 (2003), S. 93–94
Eric J. Cassel: The Place of the Humanities in Medicine, New York 1984
Edmund D. Pellegrino, Thomas K. McElhinney: Teaching Ethics, the Humanities, and Human Values in Medical School: A ten Years Overview, Washington 1982
Edmund D. Pellegrino: Humanism and the Physician, Knoxville 1979

S. Sp.

Medikament   →Arzneimittel

Medizinethik   →Bioethik, →Ethik in der Medizin

Medizinische Forschung   Naturwissenschaftliche und M. gibt es in Ansätzen bereits in der Antike. Erscheinungen des gesunden und kranken Lebens (→Gesundheit und Krankheit) werden beobachtet und nur gelegentlich mit gezielten →Experimenten untersucht. Berühmt werden Galens Vivisektionen an Tieren, hellenistische Ärzte sollen sie sogar an straffällig gewordenen Menschen durchgeführt haben. Im christlichen Mittelalter kommt es ebenfalls kaum zu naturwissenschaftlich-medizinischer Forschung; entscheidender sind Deduktionen aus Grundprinzipien und ein von Erfahrung bestimmtes Handeln. M. als empirische und geplante, auf die Natur des Gegenstandes und kausale Zusammenhänge gerichtete Erkenntnissuche ist ein Charakteristikum erst der Neuzeit mit Kontrollversuch, Blindversuch, randomisierter und statistischer Auswertung v. a. seit dem 19. und 20. Jh. Gesetze, Deklarationen und Richtlinien sollen – nicht zuletzt auch nach den Erfahrungen der Pervertierung während des »Dritten Reiches« – Wohl und Humanität der gesunden und kranken Versuchspersonen sichern (→Bioethik, →Ethik in der Medizin). Weltweite Anerkennung finden die Deklarationen von *Deklaration von Helsinki* (1964) und *Tokio* (1975) mit entsprechenden Fortsetzungen für die verschiedenen medizinischen Disziplinen. Forschungsethikkommissionen überprüfen die Anträge, als ebenso wichtig erscheinen aber Selbstkontrolle der Forscher wie Selbstverantwortung der Versuchspersonen; Prinzipienethik muss auch und gerade in der M. durch Tugendethik ergänzt werden. Neben angewandter M. darf Grundlagenforschung, der wesentliche Fortschritte in Diagnostik (→Diagnose) und →Therapie zu verdanken sind, nicht vernachlässigt werden. Zentral ist die aufgeklärte Einwilligung (Informed Consent) der Probanden und Patienten (→Aufklärung des Patienten). Auf M. an nichteinwilligungsfähigen Patienten kann nicht verzichtet werden.

Im Medium der Literatur werden M. und Forscher seit der Neuzeit und v. a. seit dem 18. Jh. dargestellt – zustimmend oder ablehnend, satirisch überspitzt oder realistisch, in ihren Methoden und Zielen ambivalent, reich an Chancen wie ebenfalls an Risiken; die unterschiedlichen Typen der M. finden allerdings weniger Beachtung. Jonathan Swift lässt Gulliver (*Travels into Several Remote Nations of the World*, 1726; dt. *Gullivers Reisen*) auf seinen Fahrten auch mit Naturwissenschaftlern und →Ärzten zusammenkommen, die sich mit absurden und sinnlosen Forschungen beschäftigen. Die Leidenschaft von Jean Pauls *Dr. Katzenbergers Badereise* (1809) gilt dem Abnormen und der Zergliederung von Missgeburten (→Missbildung), zu gern würde er auch galvanische Versuche an Gehängten machen. In Nathaniel Hawthornes Erzählung *Dr. Heidegger's Experiment* (1837; dt. *Dr. Heideggers Experiment*) erweist sich das wissenschaftliche Streben nach Jugend und Unsterblichkeit als sinnlos und trügerisch; mit der wiedergewonnenen Jugend verfallen die Teilnehmer des Experiments eben den Leidenschaften, an denen sie

während ihres vergangenen Lebens bereits gelitten haben. In den M. des Wundarztes (→Chirurg), →Apothekers und Chemikers Chardon in Honoré de Balzacs *Illusions perdues* (1837–43; dt. *Verlorene Illusionen*) über die Gicht verbinden sich finanzielle und wissenschaftliche Gesichtspunkte. Dr. Jekyll in Robert Louis Stevensons Erzählung *The Strange Case of Dr. Jekyll and Mr. Hyde* (1886; dt. *Dr. Jekyll und Mr. Hyde*) verfolgt mit seinen alchemistischen Experimenten das Ziel einer Persönlichkeitsumwandlung; als Mr. Hyde trennt Dr. Jekyll die böse Seite in sich ab, der er sich allerdings immer weniger erwehren kann und mit der er gemeinsam durch Selbstmord (→Suizid) zugrunde geht. Die M. in Emile Zolas *Le Docteur Pascal* (1893; dt. *Doktor Pascal*) gelten – unter dem Einfluss zeitgenössischer Impulse in Biologie und Medizin – der Vererbung (→Generation, →Genetik), die Pascal am Aufstieg und Niedergang seiner eigenen Familie beispielhaft studiert. Die Biologen und Mediziner Moreau und Montgomery in H. G. Wells' *The Island of Doctor Moreau* (1896; dt. *Die Insel des Doktor Moreau*) wollen in ihrer biologischen Station auf einer entlegenen Südsee-Insel Tiere in Menschen verwandeln, um Ethik kümmert sich Moreau dabei nicht. Abschreckende Möglichkeiten des medizinischen Fortschritts sind das Thema in Gustav Meyrinks Erzählungen *Des deutschen Spießers Wunderhorn* (1913). Professor Preobrašenkijs Versuch in Michail A. Bulgakows *Sobač'e serdce* (1925, ersch. 1968; dt. *Hundeherz*), aus einem Menschen der vergangenen Zeit durch Einsetzen eines Hundeherzens (→Herz) einen neuen Menschen der sozialistischen Gesellschaft zu machen, misslingt. Die Gefahren des naturwissenschaftlichen und medizinischen Fortschritts in Verbindung mit einer technokratischen Diktatur beschwört Aldous Huxley in seiner negativen Utopie *Brave New World* (1932; dt. *Schöne Neue Welt*). Jean Pauls *Dr. Katzenbergers Badereise* (1809) geht es mehr um wissenschaftliche Analysen als um die Verbesserungen der Therapie. Auch Dr. Rappaccini in Hawthornes historischer (Padua) und noch vom Geist der Romantik (E. T. A. Hoffmann) geprägter Erzählung *Rappaccini's Daughter* (1844; dt. *Rappaccinis Tochter*) ist mehr an der Wissenschaft als an den Menschen interessiert; die eigene Tochter Beatrice wird für die Experimente eingesetzt und muss die Forscherhybris des Vaters mit ihrem →Tod bezahlen. Die ethischen Dimensionen der M. werden wiederholt thematisiert. Forscher tragen ihrerseits positive und negative, gelegentlich sogar verbrecherische Züge. Dr. Katzenberger kennt keinen →Ekel, hält Verdienst oder Ansehen für unwichtig, rät Ärzten im Interesse der Patienten zu Selbstversuchen, hätte sich gerne mit weiblichen Missgeburten verheiratet, um an den verkrüppelten Nachkommen aufschlussreiche Studien anstellen zu können. Mary Shelleys *Frankenstein, or The Modern Prometheus* (anonym 1818, revidiert 1831; dt. *Frankenstein oder Der moderne Prometheus*) profaniert mit seinen Experimenten das »Mysterium der Menschengestalt.« Von bedenklichen Versuchen berichtet auch Victor Hugo in dem Roman *L'homme qui rit* (1869; dt. *Der Lachende*). Wer dem überwältigenden Zauber der M. erlegen ist, kann wie Moreau und Montgomery (H.G. Wells) von unethischen Versuchen nicht mehr lassen. Montgomery entwickelt eine Art perverse Sympathie für die Tiermenschen und sinkt selbst auf Tierniveau herab. Pascal ist in seinen M. diesseitsorientiert, lässt sich vom Glauben an das Leben, die Wissenschaft und den Fortschritt leiten. In seiner Nichte Clotilde begegnet er der Religion und wird zur partiellen Korrektur seiner Wissenschaftsgläubigkeit bewegt. Zentral für den Roman *Dr. Arrowsmith* (1925; dt. *Doktor Arrowsmith*) von Sinclair Lewis ist der Widerspruch zwischen dem Arzt als Therapeut und als Forscher, zwischen Gesellschaft und M., zwischen nützlichen und gefährlichen Experimenten. Ehrgeizig und ohne moralische Skrupel studiert Dr. Sigmund Obispo in Aldous Huxleys *After Many a Summer* (1939; dt. *Nach vielen Sommern*) die Probleme des Alterns (→Alter) und der Lebensverlängerung. Positiv fällt dagegen das Bild der Forscherin Doktor Donzova in Alexander Solschenizyns *Rakovyj korpus* (1968; dt. *Krebsstation*) aus. Erkenntnis und Handeln im Dienste der Leidenden sind ihr wichtiger als die persönliche Karriere oder wissenschaftliche Auszeichnungen; zugleich werden die Gefahren und Grenzen, die mit dem naturwissenschaftlich-medizinischen Progress verbunden sind, nicht übergangen – für den einzelnen Menschen wie für die Gemeinschaft und auch für die Wissenschaft selbst. Als nur zu begrenzt gilt auch in der Literatur das Verständnis der Laien und der Öffentlichkeit für M. und Fort-

schritt. Die Demokratisierung soll, wie Balzac in *La recherche de l'absolu* (1834; dt. *Die Suche nach dem Absoluten*) betont, die Anerkennung der Wissenschaft, deren Ergebnisse allen Menschen zugute kommen, verringert haben; das Volk begreife die Schöpfungen des Genies viel weniger als Könige.

David J. Rothman: Research, Human: Historical Aspects. In: Stephen G. Post (Hg.): Encyclopedia of Bioethics, 3. Aufl., New York 2004, S. 2316–2326

Urban Wiesing, Alfred Simon, Dietrich v. Engelhardt (Hg.): Ethik in der medizinischen Forschung, Stuttgart 2000

Dietrich v. Engelhardt: Der Arzt als Forscher im 19. Jahrhundert. In: Dietrich v. Engelhardt: Medizin in der Literatur der Neuzeit, Hürtgenwald 1991, S. 266–276

Lawrence K. Altman: Who Goes First? The Story of Self-Experimentation, New York 1987

Lois De Bakey: The Fictional Physician-Scientist in Nineteenth-Century American Literature, phil.Diss. Tulana Univ. 1963

Iago Galdston: The History of Research With Particular Regard to Medical Research. In: Ciba Symposia 8 (1946), S. 338–372

D.v.E.

Melancholie Synonyme für M. (gr. melaina: schwarz, chole: Galle; Schwarzgalligkeit) sind Schwermut, Trübsinn und die epochentypischen Begriffe acedia, →Hypochondrie, ennui, spleen oder Weltschmerz. Zuerst erwähnt wird die M. in einer Schrift des *Corpus Hippocraticum*. Die Säftelehre wird wenig später im hippokratischen Traktat *De natura hominis* (dt. *Von der Natur des Menschen*) erweitert. Phlegma, →Blut, gelbe und schwarze Galle sind die vier Säfte im menschlichen →Körper, die als charakterbildend verstanden werden. In der Folge werden ihnen →Temperamente, aber auch die vier Elemente Wasser, Luft, Feuer und Erde zugeordnet sowie jahreszeitliche Perioden und menschliche Lebensalter. Das ausgeglichene Mischungsverhältnis der vier Körpersäfte ist die Voraussetzung für körperliche und geistige →Gesundheit. Das Überwiegen eines der Säfte ruft Krankheiten hervor. Diese Anschauung wird v. a. durch die empirischen Mediziner weiterentwickelt und bis ins Mittelalter tradiert. Daneben gibt es einen zweiten Überlieferungsstrang in der Melancholiegeschichte: Hier wird von einer Veranlagung zur M. bei bestimmten Menschen ausgegangen. Diese Beschreibung der M. als Konstitution geht auf die pseudoaristotelischen *Problemata Physica* zurück. Dort werden alle außergewöhnlichen Menschen als Melancholiker definiert. Eine weitere Quelle für die Ursachen der M. ist die Astrologie, hier v. a. der Einfluss des Planeten Saturn, wobei diese Zuordnung auf arabische Astrologen des 9. Jh. zurückgeht. Geheilt werden kann M., je nach Ausprägung und Ursache, z. B. durch Diät (→Diätetik), geregelte Verdauung, eine chirurgische Öffnung des Kopfes, Kräuter oder Musiktherapie (→Therapie). Die Begriffsgeschichte der M. weist seit ihren Anfängen Ambivalenzen auf – einerseits eine Krankheit, befähigt sie andererseits zu außergewöhnlichen Leistungen (→Gelehrtenkrankheiten). Widersprüchliche Zuordnungen zu den Eigenschaften des Melancholikers sind z. T. begründet in der Verschmelzung verschiedener mythologischer Figuren wie z. B. Chronos und Kronos, die in die Saturnvorstellungen eingingen. Im Mittelalter wird M. vorwiegend als Geisteskrankheit oder »Gehirnkrankheit« verstanden. Die Negativierung ist v. a. theologisch motiviert, so wird die M. einer der sieben Todsünden (»acedia«) zugerechnet, etwa bei Thomas von Aquin im 13. Jh. Marsilio Ficino greift in seiner Schrift *De triplici vita* (1489; dt. *Das Buch des Lebens*) den pseudoaristotelischen Gedanken der Gelehrtenmelancholie wieder auf, der sich in der frühen Neuzeit in Europa (v. a. in Frankreich und England) ausbreitet und Albrecht Dürers Kupferstich »Melencolia I« (1514) beeinflusst. In Ficinos Melancholielehre befähigt M. zu geistiger Genialität, zu göttlicher Kontemplation und Inspiration. Die Bestimmung der M. als anthropologische Konstante behauptet sich in der Folgezeit neben medizinischen Erklärungsmodellen. So kennt etwa Robert Burtons *The Anatomy of Melancholy* (1621; dt. *Die Anatomie der Melancholie*) als Ursachen Vererbung (→Genetik) und Konstitution, benennt neben psychischen auch körperliche →Symptome, weitet den Melancholiebegriff aber auch vom Individuum auf die Welt aus, die in Unordnung ist. Das 18. Jh. führt M. nicht mehr auf die schwarze Galle zurück, sondern auf eine Störung des Nervensystems, die fixe Ideen und verdrehte Vorstellungen hervorruft und mit Rotationsmaschinen, Arsen, Quecksilber, Opium, Aderlässen oder Klistieren behandelt wird. Umgekehrt wirkt im psychosomatischen Erklärungsmodell der Geist auf den Körper, wie es insbesondere Georg Ernst Stahl

(1659–1734) vertritt, der einen engen Zusammenhang von seelischen, mechanischen und chemischen Vorgängen im Körper bei der Entstehung von Krankheiten annimmt. M. wird als Geisteserkrankung in der Folge einer Überbeanspruchung durch Emotionen und →Affekte aufgefasst. Im 18. Jh. wird die M. auch mit der Hypochondrie oder der →Hysterie identifiziert. Um 1800 wird der Begriff der Depression (→Depression/Manisch-depressive Krankheit) eingeführt, der zunächst den Bereich der M. noch nicht verdrängt. In der 1. Hälfte des 19. Jh. wird die Depression allmählich zu einem Oberbegriff, dem die M. untergeordnet ist, gegen Ende des 19. Jh. findet eine Gleichsetzung der Begriffe statt, die dazu führt, dass im frühen 20. Jh. der Begriff der M. durch den der Depression ersetzt wird (Emil Kraepelin). In den aktuellen medizinischen Glossaren wird M. nicht mehr aufgeführt. Die gegenwärtige psychiatrische Literatur verweist unter dem Begriff der M. auf endogene Depressionen und bestimmte psychotische Krankheitsbilder (→Wahn).

In der Literatur ist M. über die literarischen Epochen hinweg Thema und Motiv, vom Mittelalter bis zur Moderne. Einerseits beschreibt sie eine Kondition des subjektiven →Bewusstseins, der individuellen Stimmung, andererseits drückt sich in ihr eine philosophische Haltung angesichts der existenziellen Bedingungen des Menschen in der Welt aus. Sie steht historisch im Zusammenhang mit literarischen Reflexionen gesellschaftlicher Umwälzungen und →Krisen. Darüber hinaus ist M. in einer ästhetisch-literarischen Funktion eine Form der Reflexion/Autoreflexion literarischer Verfahrensweisen und ästhetisch-kontemplativer Wahrnehmung. Einer der frühesten Texte der deutschen Literatur im Melancholie-Zusammenhang ist Wolframs von Eschenbach *Parzifal* (um 1200–10). Der Text verwendet den Melancholiebegriff nicht, bezieht sich aber auf die Ikonographie der M. in der Elementenlehre (Erde, Herbst) und in der dominanten Bedeutung des Saturn im Handlungsgeschehen. Eine erste Modewelle erlebt die M. im Barock. Hier sind u. a. Jacob Balde mit zahlreichen Gedichten zum Thema der M. (z. B. die Ode »Melancholia«) und Andreas Gryphius zu nennen. Gryphius verfasste zahlreiche Trauerspiele und Leichenpredigten, wie etwa die *Dissertationes funebres* (1666). In der englischen Literatur gilt

v. a. William Shakespeares *Hamlet. Prince of Denmark* (1603; dt. *Hamlet. Prinz von Dänemark*) als Verkörperung des melancholischen Geistes im 17. Jh. In den Trauerspielen Shakespeares wird Geschichte als erlösungsbedürftige Verfallsgeschichte ansichtig; M. ist eine Gemütslage angesichts einer gnadenlosen Welt. In der europäischen Lyrik ist u. a. die Dichtung John Miltons von großem Einfluss gewesen. Eine Verhandlung über die M. findet sich u. a. in Miltons Gedicht »Il Penseroso« (dt. »Der Gedankenvolle«; erstmals 1645 in der Sammlung *Juvenile Poems*). Eine zweite ›Melancholiewelle‹ weist das 18. Jh. auf, in dem die M. als Gegenbewegung wie auch als Produkt der aufklärerischen Glückseligkeitsforderungen symptomatisch erscheint. Der sich als autonom (→Autonomie) wahrnehmende Mensch erkennt die Gründe des Scheiterns von Glücksvorstellungen in sich selbst. M. wird zum Medium gesteigerter Gedankentätigkeit, Inspirationsquelle und Muse. Das Programm des deutschen Melancholiegedichts seit der Empfindsamkeit: »Muse Melancholie, Therapeutikum Poesie und ästhetische Transzendenz« deutet das Leiden als Quelle künstlerischer Produktivität. Die Flucht in die Innerlichkeit, die »süße Melancholie« illustriert z. B. Friedrich Gottlieb Klopstocks Ode »An Ebert« (1748). Die ästhetische Kultivierung des Unglücklichseins stieß schon im 18. Jh. auf Widerstand. M. erschöpft sich nicht in einer Wendung nach innen, sondern ist – z. B. für die Generation der Stürmer und Dränger – eine durchaus aktive Protesthaltung gegenüber dem Fortschrittsoptimismus der Aufklärung, wendet sich dem darin Ausgegrenzten und Nicht-Eingelösten zu. In seiner poetologischen Schrift *Dichtung und Wahrheit* (1811–33) setzt sich Johann Wolfgang von Goethe retrospektiv kritisch mit dem Melancholiekult der Empfindsamkeit auseinander. Bei Goethe sind zahlreiche Protagonisten Melancholiker: Werther, Tasso, Faust und andere sind nach unterschiedlichen Melancholiekonzeptionen modelliert. In *Die Leiden des jungen Werthers* (1774) erscheint M. u. a. als Seelenkrankheit, die im →Suizid endet. *Torquato Tasso* (1790) präsentiert die kreative Dichtermelancholie, *Faust* (1808 und 1832) die Gelehrtenmelancholie. In der Romantik machen sich deutliche Einflüsse der englischen Melancholiedichtung bemerkbar, etwa Edward Youngs *The Complaint, or Night Thoughts on Life, Death and Immortality* (1742–45;

dt. *Die Klage oder Nachtgedanken über Leben, Tod und Unsterblichkeit*) und James McPhersons fingierte *Ossian-Dichtung* (1760) mit ihrer melancholischen Natur-Topik. In den Texten von Hölderlin, Novalis, Tieck und anderen genießt die M. weiterhin eine hohe Dignität. Verinnerlichung, Rückzug vom Alltag, Isolation des Ichs, Todessehnsucht, die Repräsentation der Außenwelt als Spiegel der inneren Befindlichkeit, →Trauer um das Verlorene, Protest gegenüber gesellschaftlichen →Normen und Selbstbespiegelung binden die Texte an den Melancholiediskurs an. Karl Philipp Moritz' psychologischer Roman *Anton Reiser* (1785–90) formuliert in der Motivik der M. seine Kritik an der »Seelenlähmung«, der Melancholiker ist Opfer gesellschaftlicher Zustände. Das »kranke« und »schwere Herz« in der Lyrik von Clemens Brentano ist Ausdruck der Befindlichkeit psychischer Gefährdung. Vereinzelung, Liebesentzug, Schwermut, Krankheit und →Schmerz sind Bewusstseinszustände des lyrischen Ichs. In der Romantik ist der Melancholiediskurs mit einem hohen poetologischen Reflexionsgrad verbunden, Beispiele dafür finden sich in der englischen Romantik bei John Keats und in der italienischen bei Giacomo Leopardi. Das 19. Jh. kennt die M. u. a. in Form des Ennui, dem Gefühl der Leere, der Langeweile, dem Lebensüberdruss und der Sinnlosigkeit. Literarische Repräsentanten dieser Richtung sind Charles Baudelaire (*Les fleurs du mal*, 1857; dt. *Die Blumen des Bösen*) und Paul Verlaine (*Poèmes Saturniens*, 1866; dt. *Saturnische Gedichte*). In der Literatur des 20. Jh. bleibt das Thema der M. weiterhin aktuell. Soziale und weltpolitische Spannungen, erster und zweiter Weltkrieg bestätigen die Ansicht des melancholischen Bewusstseins, dem die Geschichte eine Geschichte der Katastrophen ist. Die Lyrik von Georg Trakl (*Melancholie des Abends* (1910–12), *Melancholie I* (1913), *Melancholie II* (1914) und *Die Schwermut* (1914)) zeigt nicht nur die Todesverfallenheit des lyrischen Ichs, sondern der ganzen Menschheit auf. Auch in der Gegenwartsliteratur ist M. u. a. eine Reaktion auf Kriegserfahrungen und die Verabschiedung gesellschaftlicher Utopien, etwa in den kurzen Prosatexten und Gedichten von Günter Kunert, die vor dem Hintergrund des Scheiterns des sozialistischen Gesellschaftsentwurfs eine Kritik am Fortschrittsdenken formulieren (*Camera obscura*, 1978; *Berlin beizeiten*, 1987, u. a.). Die modernen melancholischen Autoren leiden an der Bruchstückhaftigkeit des Schreibens, am Ungesagten, und, in der Folge einer Durchdringung von ästhetischer und ›realer‹ Existenz, an einer Entwirklichung, Fiktionalisierung des Daseins. M. ist hier Ausdruck einer Schaffenskrise und eines Ungenügens der →Sprache, so auch bei Wolfgang Hildesheimer, der in seinem Roman *Masante* (1973) das Leiden unter der Erinnerung reflektiert, unter sich aufdrängenden, furchtbaren Erinnerungsbildern der Judenverfolgung. Das Grundmotiv im »Zettelkasten des Lebens« ist der Schrecken. Die melancholische Literatur der Gegenwart ist unüberschaubar. In ihr sind die überlieferte Ikonographie der M. und ihre historischen Repräsentationen neben ästhetisch-poetologischen Reflexionen und Betrachtungen zur Stellung des modernen bzw. postmodernen Subjekts gleichzeitig anwesend. Als paradigmatisches und aktuelles Beispiel sei W. G. Sebald genannt, der in *Die Ringe des Saturn* (2001) den Schriftsteller als Chronisten oder Archäologen zeichnet, einen Sammler von Geschichten, Bildern, Eindrücken, die bricolageartig aneinander gereiht werden.

Lutz Walther (Hg.): Melancholie, Leipzig 1999
Ludger Heidbrink (Hg.): Entzauberte Zeit. Der melancholische Geist der Moderne, München, Wien 1997
Roland Lambrecht: Der Geist der Melancholie. Eine Herausforderung philosophischer Reflexion, München 1996
Udo Benzenhöfer u. a.: Melancholie in Literatur und Kunst, Hürtgenwald 1990
Raymond Klibansky, Erwin Panofsky und Fritz Saxl: Saturn und Melancholie. Studien zur Geschichte der Naturphilosophie und Medizin, der Religion und Kunst, Frankfurt/M. 1990
                                                                    C.S.

Mesmerismus   Die Lehre vom animalischen/tierischen Magnetismus oder M. geht auf den Arzt Franz Anton Mesmer zurück, der bei magnetopathischen →Experimenten in Wien 1774 seine Begabung als charismatischer Heiler entdeckte und sie im Folgenden mit Hilfe einer kosmologischen Fluidaltheorie erklärte. Krankheit (→Gesundheit und Krankheit) verstand er als Stockung oder Mangel eines ubiquitären Fluidums im →Körper; Heilung brachte der Magnetiseur durch blockadelösende Striche entlang der Nervenbahnen (→Nerv), die den Patienten in die Harmonie der kosmischen Wechselver-

hältnisse zurückführen sollten. Tierischen Magnetismus nannte Mesmer das von ihm postulierte, im Leib zirkulierende Fluidum in Analogie zu Imponderabilien wie Galvanismus oder Elektrizität; den Begriff M. prägten später seine romantischen Anhänger. Mesmer war Materialist, verstand sich als Aufklärer und berief sich auf Isaac Newton; tatsächlich war seine Theorie stärker von hermetisch-magischer Naturphilosophie inspiriert, und sein Anspruch, im Magnetismus die Panazee gefunden zu haben, brachte ihn ebenso wie seine Heilungsmethoden durch Berührung und Blick in die Nähe magischer Praktiken und der barocken »cura magnetica«. Zuerst in Wien und dann ab 1778 im vorrevolutionären Paris wurden Mesmer und seine Lehre ebenso berühmt wie umstritten. In Salons, wissenschaftlichen Akademien und ärztlichen Behandlungsräumen waren sie zugleich Faszinosum und Skandalon, besonders seit Entdeckung des künstlichen Somnambulismus und seiner paranormalen Phänomene wie Telepathie und Clairvoyance durch den Marquis de Puységur 1784. Dessen Psychisierung des M. bahnte wissenschaftsgeschichtlich den Weg zur Erklärung seiner Heilerfolge als undurchschauter suggestiver Wirkungen. Der M. gehört zur vorparadigmatischen Phase der Tiefenpsychologie (→Psychotherapie); es führt über den schottischen Arzt und →Chirurg James Braid, Hippolyte Bernheim und Jean Martin Charcot eine Linie von Mesmer zu Sigmund Freud (→Psychoanalyse). Die Aufklärung, allen voran eine 1784 in Paris eingesetzte Kommission der Académie des Sciences, bekämpfte den M.: Mesmers spekulative Allflut war nicht beweisbar und die Exaltationen der magnetischen Desorganisation bedrohten das Primat der Vernunft. Die deutsche Romantik hingegen nobilitierte nach 1800 die in M. und Somnambulismus entfesselte Einbildungskraft zum magnetisch-intuitiven Wahrheitsorgan. Zahllos sind die umfangreichen →Fallgeschichten oft monatelanger Magnetkuren und die naturphilosophisch-medizinischen Traktate, die Mesmers Fluidum im Sinn der schellingschen Weltseele zum Ganzheits- und Wahrheitsmedium spiritualisieren.

Die Literaturgeschichte des M. ist v. a. in der Romantik außerordentlich reich und vielgestaltig. In der Aufklärung hingegen bebildern antimagnetische Satiren wie August Wilhelm Ifflands Einakter *Der Magnetismus* (1787) oder Passagen aus Moritz August von Thümmels damals viel gelesener *Reise in die mittäglichen Provinzen Frankreichs* (1791–1805) lediglich die gängigen Vorurteile des Betrugs bzw. Selbstbetrugs. Mit dem Abklingen der romantischen Mesmerismuswelle nach 1830 greifen biedermeierliche Novellen wie Ludwig Tiecks *Die Wundersüchtigen* (1829) oder *Liebeswerben* (1839), Karl Leberecht Immermanns *Der Carnaval und die Somnambüle* (1830) oder dessen *Münchhausen* (1838/9) solch reduktive Vereinheitlichungen wieder auf. Ähnlich stellt es auch später Gustave Flauberts historischer Roman *Bouvard et Pécuchet* (postum 1881; dt. *Bouvard und Pecuchet*) dar, der den M. zu den Irrungen des menschlichen Verstandes rechnet. Die romantische Konjunktur des literarischen M. in Deutschland reicht bis ca. 1830 und bringt zahlreiche hochkomplexe Texte hervor. Die meisten Autoren sind Kenner der einschlägigen Fachliteratur; nicht wenige wie Novalis, Jean Paul, Bettine von Arnim, Friedrich Schlegel oder in England Charles Dickens waren praktizierende Magnetiseure, einige haben wie Jean Paul oder Honoré de Balzac auch zur Theoriedebatte beigetragen. Als Phänomen zwischen Medizin und Naturphilosophie, Anthropologie und Religion, Psychologie und Ästhetik kam der M. dem romantischen Syntheseappetit vielfältig entgegen; zugleich boten seine Erscheinungen dem romantischen Interesse am →Unbewussten reiches Material. Drei Themenschwerpunkte lassen sich identifizieren, die von den Autoren unterschiedlich gewichtet werden: Erstens steht die Literatur den Manipulationsmechanismen des magnetischen Rapports ungleich skeptischer gegenüber als die Theorie. In zahlreichen Erzählungen E. T. A. Hoffmanns wie z. B. *Der Magnetiseur* (1814) oder *Der unheimliche Gast* (1818), in Heinrich von Kleists Dramen *Das Käthchen von Heilbronn* (1810) und *Der Prinz von Homburg* (1821) und auch bei Achim von Arnim, z. B. in *Die Versöhnung in der Sommerfrische* (1812) oder *Armut, Reichtum, Schuld und Buße der Gräfin Dolores* (1810) führt der Rapport nicht zu Harmonie und Heilung, sondern wird als destruktives Gewaltverhältnis entlarvt, in dem die Patientinnen Spielball und Opfer manipulativ-narzisstischer Magnetiseure werden. In Kleists Hohenzollerndrama wird dabei die Ebene politischer Gewalt akzentuiert; ansonsten steht zumeist die latente Erotik zwischen den Geschlechtern (→Geschlechterdifferenz) im Mittel-

punkt. Caroline de la Motte Fouqués Roman *Magie der Natur* (1810), Achim von Arnims *Die Päpstin Johanna* (postum 1846), E. T. A. Hoffmanns *Doge und Dogaresse* (1817) und *Das öde Haus* (1817) sowie Eduard Mörikes *Maler Nolten* (1832) kehren dabei experimentell das Geschlechterverhältnis im M. um, indem sie Magnetiseurinnen auftreten lassen. Zweitens wird in fast allen romantischen Literarisierungen die Parallelführung magnetischer und ästhetischer Einbildungskraft zur autopoetologischen Reflexion des künstlerischen Prozesses und seiner Wirkungen genutzt, so besonders in E. T. A. Hoffmanns Musikernovellen *Ritter Gluck* (1809), *Don Juan* (1812), *Das Sanctus* (1817) oder *Die Genesung* (1822), Jean Pauls *Der Komet oder Nikolaus Marggraf* (1820–22) oder Achim von Arnims *Die Majoratsherren* (1820). Drittens loten zahlreiche Texte die naturphilosophischen oder religiös-okkulten Offenbarungsversprechen des M. aus. Die drei zuletzt Genannten z. B. erproben das metaphysische Versöhnungspotenzial der ambivalenten Naturkraft. Den auf Ganzheit gerichteten naturphilosophischen Intentionen der Romantik enger verbunden als seine polemischen Distanzierungen vermuten lassen ist Johann Wolfgang von Goethes Interpretation des M. Wie auch in *Die Wahlverwandtschaften* (1809). In *Wilhelm Meisters Wanderjahre* (1821/29) stellt er dort den M. als rätselhafte Naturkraft dar, die er allerdings leichtfertigen Experimenten ebenso wie vorschnellen Spekulationen entzogen wissen will. Solche Berührungsängste kennen die Romantiker kaum. Halbliterarische Textsorten wie Jean Pauls *Selina* (1821) und Friedrich Wilhelm Joseph Schellings *Clara* (1809–12) sondieren noch höchst tentativ Jenseitsvisionen, während Friedrich Schlegels *Tagebuch [über die magnetische Behandlung der Gräfin Lesniowska 1820–1826]* (1979) den M. zum positiven Beleg für heilsgeschichtliche Gewissheiten machen will. Mit Justinus Kerners *Die Seherin von Prevorst* (1829) schließlich ist der Übergang vom M. zum Spiritismus markiert. Nach Frankreich, England und in die USA gelangte der M. mit Verzögerung ab 1830, wurde dann aber in ähnlichen Parametern literarisch gedeutet. Auch Edgar Allan Poes *Mesmeric Revelation* (1844; dt. *Mesmeristische Enthüllungen*), *Tale of the Ragged Mountains* (1844; dt. *Eine Erzählung aus den rauhen Bergen*) und *The Facts in the Case of M. Valedemar* (1845; dt. *Der Fall Valdemar*) erkunden mit Hilfe des M. die Grenze zwischen

→Leben und →Tod, in gründlich anderem Sinn allerdings als die Spiritisten. Besonders die letztgenannte Erzählung revidiert deren Offenbarungserwartungen radikaler als irgend ein anderer hier zu diskutierender Text und konfrontiert statt mit dem Jenseits auf schockierende Weise mit Leiblichkeit und Verwesung. In Frankreich bebildern Fréderic Souliés phantastischer Fortsetzungsroman *Le magnétiseur* (1834), Alexandre Dumas' Père Cagliostro-Roman *Memoires d'un médecin – Joseph Balsamo* (1846–48; dt. *Joseph Balsamo: Memoiren eines Arztes*), Gerard de Nervals *Les Illuminés* (1852) und Honoré de Balzacs *Ursule Mirouët* (1841; dt. *Ursula Mirouet*) die wechselvolle Geschichte des M. in Frankreich vor und nach der Revolution in der Spannung von Heilkunde, Psychologie, Mystizismus und Betrug. Wie in *Louis Lambert* (1832; dt. *Louis Lambert*) verknüpft Balzacs auch theoretisch formuliertes Verständnis des M. dabei die fortschrittliche Willenstheorie mit romantischen Fluidmodellen zu einer Physik der Willenskraft und nutzt diese, um zwischenmenschliche und gesellschaftliche Phänomene der Abhängigkeit und Willensbeeinflussung darzustellen. In Amerika verbindet Nathaniel Hawthorne in *The House With the Seven Gables* (1851; dt. *Das Haus mit den sieben Giebeln*) das Porträt eines magnetisierenden Willensmenschen mit schauerromantischen Motiven. Auch in Charles Dickens' sozialen Melodramen hat sich seine Mesmerismusfaszination motivisch vielfach niedergeschlagen, z.B. in der bezwingenden Gewalt des Blicks (wie im Verb »to mesmerize«) in *Bleak House* (1852; dt. *Bleakhaus*), den Mechanismen psychischer Kontrolle in *Barnaby Rudge* (1841; dt. *Barnaby Rudge*) oder den Momenten visionärer Einsicht in *Little Dorritt* (1855–57; dt. *Klein Dorritt*). In späteren Literarisierungen mischen sich seit James Braid M. und →Hypnose. Erwähnt seien hier deshalb lediglich Werke, in denen der M. noch explizit als Deutungshorizont dient. In ihnen tritt das zumeist gleichzeitig politisch und erotisch konnotierte Problem der Machtausübung in den Vordergrund. Man denke etwa an George du Mauriers *Trilby* (1894; dt. *Trilby*) mit seiner antisemitisch besetzten Magnetiseurfigur, Alfred Kubins *Die andere Seite* (1909), in der ein magnetisch kontrolliertes Utopia in die dystopische Katastrophe kippt, und Thomas Manns Faschismusallegorie *Mario und der Zauberer* (1930). Kritik am Umgang mit dem Magnetismus übt auch Per Olov Enquist in seinem frühen Roman *Magnetisörens femte Vinter* (1964; dt. *Der fünfte Winter des Magnetiseurs*): Hier lässt ein Arzt seine blinde Tochter durch einen Magnetiseur behandeln. Esoterisch inspiriert ist in jüngerer Zeit Peter Sloterdijks Romanessay über den M. *Der Zauberbaum* (1985).

Ernst Leonardy, Marie-France Renard, Christian Drösch, Stéphanie Vanasten (Hg.): Traces du mesmérisme dans la littérature européenne du XIXe siècle/Einflüsse des Mesmerismus auf die europäische Literatur des 19. Jahrhunderts, Bruxelles 2001
Ingrid Kollak: Literatur und Hypnose. Der Mesmerismus und sein Einfluß auf die Literatur des 19. Jahrhunderts, Frankfurt/M., New York 1997
Jürgen Barkhoff: Magnetische Fiktionen. Literarisierung des Mesmerismus in der Romantik, Stuttgart, Weimar 1995
Gereon Wolters (Hg.): Franz Anton Mesmer und der Mesmerismus. Wissenschaft, Scharlatanerie, Poesie, Konstanz 1988
Maria M. Tatar: Spellbound. Studies on Mesmerism and Literature, Princeton 1978
                                                        J.Ba.

Metaphorik   Der Begriff Metapher (gr. metaphérein: herübertragen) wurde in der Tradition der antiken Rhetorik zumeist als ein bildlich und nicht wörtlich gemeinter sprachlicher Ausdruck definiert, der mit dem gemeinten Sachverhalt durch gemeinsame Bedeutungsmerkmale verbunden ist. Nach dieser »Substitutionstheorie« ersetzt eine Metapher als »uneigentlicher« Ausdruck einen »eigentlichen« Ausdruck, wobei zwischen beiden Ausdrücken (im Unterschied zur Metonymie) semantische Ähnlichkeitsbeziehungen bestehen; im Unterschied zum Vergleich fehlt ein »wie«. Im Sinn dieser Definition verwendet (a) die →Sprache der Medizin selbst Metaphern, wenn sie medizinische Sachverhalte mit Wörtern bezeichnet und veranschaulicht, die aus nicht medizinischen, also zum Beispiel aus militärischen, kriminellen, nachrichtentechnischen oder zeichentheoretischen Begriffszusammenhängen stammen (»Abwehrkräfte«, »Killerzellen«, »Botenstoffe«, »Entzifferung des Genoms«, »genetischer Code«). Weiterhin interpretieren (b) medizinische Theorien, insbesondere solche aus dem Umkreis der Psychosomatik (→Psychotherapie), physische Krankheiten (→Gesundheit und Krankheit, →Psychopathologie) oder

→Symptome mitunter als metaphorisch entstellte Manifestationen latenter, v. a. psychischer Leiden. Aus der Psychosomatik sind sog. »Ausdruckskrankheiten« (Thure von Uexküll) bekannt, unter denen man die monosymptomatischen Konversionshysterien (→Hysterie) versteht. Ein unbewusster intrapsychischer Konflikt wird nach dieser Theorie im somatischen Symptom symbolisiert. Hierzu gehören psychogene Lähmungen und Sensibilitätsstörungen sowie psychogene Ertaubung oder Erblindung (→Sinneswahrnehmung). Schließlich werden (c) Begriffe der Medizin auf Phänomene übertragen, die nicht zum geltenden Objektbereich der Medizin gehören. Das Wort »Krankheit« allgemein oder spezifische Krankheitsbezeichnungen wie →Krebs, →Pest oder →Schizophrenie werden im alltäglichen wie im literarischen Gebrauch gern auf kulturelle Verhältnisse, soziale Gruppen, kollektive Mentalitäten oder auf Verhaltensweisen einzelner Subjekte übertragen, die im medizinischen Sinn nicht als krank zu bezeichnen sind. So wird das Adjektiv »schizophren« in den Medien nicht selten psychiatrisch unzutreffend gebraucht, um widersprüchliche Verhaltensweisen oder ambivalente Haltungen zu beschreiben (→Psychiatrie). Auf die Bedeutung der Schizophrenie als Metapher hat Ulrike Hoffmann-Richter im Rahmen ihrer Arbeit zur *Psychiatrie in der Zeitung. Urteile und Vorurteile* (2000) unter der Perspektive der Stigmatisierung (→Stigma) hingewiesen. In der Literatur der 1970er Jahre fungierten Figuren mit schizophrener Symptomatik (exemplarisch dafür Heinar Kipphardts *März*, 1976) als Opfer, Repräsentanten oder auch zugleich positive Gegenbilder einer ›kranken‹ Gesellschaft.

In der Rhetorik der Kultur- und Literaturkritik ist die Krankheitsmetaphorik in der Regel eine Form besonders aggressiver Abwertung. Goethe unterschied die gesunde Klassik von der kranken Romantik und wurde selbst zum Gegenstand metaphorisch pathologisierender Kritik durch Ludwig Börne (im 14. seiner *Briefe aus Paris*): »Dieser Goethe ist ein Krebsschaden am deutschen Körper, und das Ärgste ist noch, daß alles die Krankheit für die üppigste Gesundheit hält«. Und: »er ist ein grauer Star im deutschen Auge«. Eine militante und rassistische Radikalisierung erfuhr die pathologisierende Kulturkritik im Umkreis nationalsozialistischer Entartungsverdikte.

Systematisch, sprachanalytisch detailliert und metapherntheoretisch abgesichert sind solche bildlichen Übertragungen noch nicht untersucht worden. Zahlreiche Anregungen dazu hat jedoch Susan Sontag mit ihrem Essay *Illness as Metaphor* (1977; dt. *Krankheit als Metapher*) gegeben, den sie 1988 mit dem Essay *AIDS and Its Metaphors* (dt. *Aids und seine Metaphern*) ergänzte. Anders als die gegenwärtige Metaphorologie in Linguistik, Literatur- und Kulturwissenschaft setzen diese Essays in alten Traditionen der Metaphernkritik metaphorisches Sprechen mit unwahrem oder sogar lügenhaftem und in jedem Fall schädlichem Sprechen gleich. Sontags Kampf gegen jede Krankheitsmetaphorik versteht sich v.a. als ein Kampf gegen den moralischen Druck, der im Reden und Schreiben über Gesundheit oder Krankheit auf vielfältige Weise ausgeübt wird, als ein Kampf zur Befreiung von Straf-, Schuld- und Minderwertigkeitsfantasien, die durch populäre und pseudowissenschaftliche Krankheitsbilder oft erzeugt werden und den Kranken belasten. Die Einschätzung der Krankheit als »Prüfung des moralischen Charakters«, die »Vorstellung, dass eine Krankheit eine besonders geeignete und gerechte Bestrafung sein könne« – z.B. →AIDS als »Geißel Gottes« für moralisch verurteiltes Verhalten wie homosexuelle Promiskuität (→Homosexualität) –, die Ausdeutung von Krankheiten »als Metaphern für das Böse«: solche »albernen und gefährlichen Ansichten bringen es zuwege, dass die Last der Krankheit dem Patienten aufgebürdet wird«. Gerade auch die »spezifisch moderne Vorliebe für psychologische Erklärungen« sei in hohem Maße mit belastenden Schuldzuweisungen assoziiert: »Psychologische Krankheitstheorien sind machtvolle Instrumente, um die Schande auf die Kranken abzuwälzen. Patienten, die darüber belehrt werden, dass sie ihre Krankheit unwissentlich selbst verursacht haben, lässt man zugleich fühlen, dass sie sie verdient haben.« Sontag nennt Wilhelm Reich als Quelle für die seinerzeit verbreitete Vorstellung, »dass Krebs eine Krankheit unzureichender Leidenschaft sei, die diejenigen befalle, die sexuell unterdrückt, gehemmt, unspontan sind und unfähig Wut auszudrücken.« In den 1970er Jahren wurde Fritz Zorns *Mars* (1977) mit der literarisch-autobiographischen Verarbeitung solcher Vorstellungen zu einem Kultbuch. Neben Reich ist es v. a. einer der Pioniere der Psychosomatik, Georg Groddeck, den Sontag wiederholt als Beispiel für besonders kühne Kreationen von Krankheitsmetaphern zitiert. Groddeck hat in seiner populärsten Publikation, dem 1923 erschienenen *Buch vom Es* Krankheiten als »Symbol, eine Darstellung eines inneren Vorgangs, ein Theaterspiel des Es« analysiert. Wie vormals Groddeck war Sontag auf der geradezu obsessiven Suche nach der Symbolik von Krankheiten. Doch im Unterschied zu ihm verfolgten ihre Analysen das Ziel, diese Symbolik als kulturelle Konstrukte mit falschen Voraussetzungen und fragwürdigen Effekten zu kritisieren. Nach Groddeck, dessen Schriften auf die literarische Intelligenz des 20. Jh. bis hin zu Ingeborg Bachmann (v. a. *Malina*, 1971 und *Der Fall Franza* (postum 1978)) einige Faszination ausübten, macht alles, was die vitale Macht des »Es« blockiert, krank. Auch die physischen Symptome von Krankheiten interpretierte er als Symbole, mit denen sich die von der öffentlichen Moral gefesselte und verdrängte Macht des →Lebens Ausdruck verschafft. Gerade solche Vorstellungen waren es, gegen die Sontag anschrieb. »Der Mythologie des Krebses zufolge gibt es im Allgemeinen eine anhaltende Gefühlsunterdrückung, die die Krankheit verursacht. In der früheren, eher optimistischen Form dieser Fantasie waren die unterdrückten Gefühle sexueller Natur; heutzutage stellt man sich - nach einer bemerkenswerten Verschiebung - vor, dass die Unterdrückung gewalttätiger Regungen krebsverursachend sei. [...] Die Leidenschaft, die nach Ansicht vieler krebsverursachend ist, wenn sie sich nicht entlädt, ist Wut.« Auf Krebs und zum Teil auch auf Wahnkrankheiten (→Wahn) verschoben haben sich dabei frühere Vorstellungen, die mit der →Tuberkulose verbunden waren. Die zur Künstlerkrankheit romantisierte Tuberkulose wurde zwar auch mit exzessiver, auszehrender Leidenschaft assoziiert, sie galt aber ebenfalls als »verheerende Auswirkung der Frustration«. Der Held von André Gides Roman *L'immoraliste* (1902; dt. *Der Immoralist*), so eines der vielen literarischen Beispiele, mit denen Sontag ihre Thesen belegt, zieht sich Tuberkulose zu, »weil er seine wahre sexuelle Natur unterdrückte; als Michel das Leben akzeptiert, erholt er sich. Bei diesem Szenario würde Michel heutzutage Krebs bekommen müssen.«

V. a. Krebs und Tuberkulose waren es, für die sich Sontag interessierte, daneben Pest, →Syphilis, →Melancholie, Wahnsinn und später AIDS. Die Ursachen, Symptome und Folgen von Krankheiten oder was man darüber zu wissen glaubt, die Todesarten, die mit bestimmten Krankheiten verbunden sind, oder die Formen des Umgangs mit Krankheiten - alles das hatte Sontag dabei im Blick. Es sind besonders solche Krankheiten, deren Entstehung noch wenig geklärt und deren gezielte Heilung ungesichert ist, die zum Projektionsfeld und Medium kulturell geprägter Wünsche, Ängste oder Aggressionen werden. Warum sich dafür bestimmte Krankheiten besser als andere zur Metaphorisierung eignen, wie die metaphorischen Diskurse über Krankheiten in den Dienst gesellschaftlicher Affektregulierungen genommen werden oder wie bestimmte Krankheitsbilder als Antworten auf die ökonomische und soziale Situation einer Zeit begriffen werden können, dazu liefert Sontag eine Fülle von anregenden Materialien und Überlegungen.

Die Beispiele, die sie für realitätswidrige Metaphorisierungen anführt, sind zum großen Teil literarischen Texten entnommen. Nicht zufällig, denn dort, wo literarische Texte Krankheiten zu einem zentralen Motiv und Thema machen, scheint ihnen die Tendenz zur Metaphernbildung in Sontags Sinn immer schon inhärent zu sein. Die Kritikerin vermag jedenfalls keinen literarischen Text zu nennen, der unmetaphorisch über Krankheit spricht. Der poetische Diskurs neigt wohl generell dazu, Krankheiten in Sinnzusammenhänge zu integrieren, die über den streng eingegrenzten Sinnhorizont und Funktionsbereich einer wissenschaftlich-technischen Medizin, wie sie der Amerikanerin als vorbildlich vor Augen steht, hinausgehen. Der Essay der amerikanischen Literaturkritikerin, der man Literaturfeindlichkeit gewiss nicht nachsagen kann, enthält damit eine ungewollte Literaturfeindlichkeit, die tief in der Geschichte der Medizin des 19. Jh. verwurzelt ist. In der Perspektive einer strikt körperfixierten Pathologie, die den moralisierenden Tendenzen ganzheitlicher Krankheitskonzepte um 1800 entgegenarbeitete, erschien der literarische Diskurs über Krankheit unsinnig, wahrheitswidrig, der Medizin und dem Patienten schädlich, durchsetzt von Mythen und Metaphern, Fantasien und falschem Bewusstsein. Wie die »Somatiker« des 19. Jh. opponierte Sontag gegen Vorstellungen von selbst verschuldeter Krankheit, die allerdings spätestens seit Georg Büchner (*Lenz*; *Woyzeck* (postum 1878)) in der Literatur nur noch eine zweitrangige Bedeutung hatten. Sontags Metaphernkritik ist der Wissenschaftsgläubigkeit des 19. Jh. verhaftet. Sie ignoriert medizinische Erkenntnisgewinne im 20. Jh., die unter anderem aus dem Umkreis psychosomatischer und epidemiologischer Forschungen kamen, oder tut sie als bloße Spekulation ab.

Präzisierungsbedürftig ist die Rede von Krankheitsmetaphern v. a. aus der Sicht der rhetorischen, linguistischen und literaturwissenschaftlichen Theorie und Analytik von Tropen (bildlichen Ausdrucksweisen). Wo Ursachen oder Folgen von Krankheiten in ihrer bildlichen Verwendung semantisch dominant sind und nicht ihre Symptomatik, fungieren Krankheiten definitionsgemäß nicht als Metapher, sondern als Metonymien. Durch begriffliche Differenzierungen zwischen Metaphern, Metonymien, Personifikationen, Allegorien oder Symbolen wären künftige Untersuchungen erheblich zu verfeinern.

Gerhard Kurz: Metapher, Allegorie, Symbol, 5. Aufl., Göttingen 2004
Susan Sontag: Aids and Its Metaphors, New York 1988
Anselm Haverkamp (Hg.): Theorie der Metapher, Darmstadt 1983
Susan Sontag: Illness as Metaphor, New York 1977
                                                    Th.A.

Migräne →Kopfschmerz

Missbildung Im medizinischen Fachdiskurs wird inzwischen anstatt M. eher der Begriff Fehlbildung verwendet. Hierunter werden vorgeburtliche oder vorgeburtlich angelegte Veränderungen einzelner Körperteile oder Organe verstanden, die durch eine Störung der Keimzellen oder der intrauterinen Entwicklung bedingt sein können (→Gentechnik, →Reproduktionstechnologien). Zu diesen M. zählen z. B. Riesen- oder Kleinwuchs, Doppelbildungen (z. B. überzählige Köpfe oder Extremitäten bzw. siamesische Zwillinge), →Hermaphroditismus, Lippen-Kiefer-Gaumenspalten oder Hydrocephali (Wasserköpfe). In der antiken Medizin wurden angeborene M. auf mangelnde oder überflüssige Materie bei der Zeugung, auf äußere Einwirkungen

auf den schwangeren →Körper (→Schwangerschaft), wie Stöße und Schläge, auf eine zu enge Gebärmutter oder auf Erkrankungen des Embryos zurückgeführt. Bis in das 19. Jh. dient zudem die Imaginationstheorie als Erklärung für M., bei der davon ausgegangen wurde, dass sich überraschende Eindrücke der Schwangeren in der körperlichen Gestalt des Neugeborenen abbilden. Eine wissenschaftliche Auseinandersetzung mit sog. Monstrositäten findet sich in der Medizin und Naturkunde der Frühen Neuzeit (z. B. Jacob Rueff, *De conceptu et generatione hominis*, 1554; dt. *Hebammen Buch*; Ambroise Paré, *De monstres tant terrestres que marins avec leur portraits*, 1573; Ulisse Aldrovandus, *Monstrorum historia*, 1642), natürliche Erklärungen für die Ursachen von M. – wie jetzt z. B. auch Vererbung – gehen jedoch mit religiösen Deutungen einher, wonach die als Monstrositäten oder Prodigien bezeichneten M. göttliche Zeichen darstellen (z. B. durch Conrad Wolffhart, bekannt als Lycosthenes, *Prodigiorum ac ostentorum chronicon*, 1557, oder die sechsbändigen französischen *Histoires prodigieuses*, 560-94). Ab dem ausgehenden 17. Jh. finden sich Monstrositäten in naturkundlichen Sammlungen und Wunderkabinetten. Bestimmt durch die Auseinandersetzung um unterschiedliche entwicklungsgeschichtliche Modelle zwischen Präformisten (Albrecht von Haller) und Epigenetikern (Caspar Friedrich Wolff, Johann Friedrich Meckel) konstituiert sich im 18. Jh. eine systematische Missbildungsforschung, die sich im 19. Jh. unter dem auf Etienne Geoffroy Saint-Hilaire zurückgehenden Namen Teratologie zu einer medizinischen Spezialdisziplin entwickelt. Degenerationslehre und Theorien der »Rassenhygiene« führen seit der Wende zum 20. Jh. zur Forderung nach →Euthanasie für Menschen mit M. Im Nationalsozialismus wurden unter dem Programm der »Vernichtung lebensunwerten Lebens« mehrere tausend →Kinder mit M. ermordet. Im 20. Jh. wurden Viruserkrankungen (→Virus) in der Schwangerschaft sowie der Einfluss von Medikamenten (→Arzneimittel), Umweltgiften (→Gift) oder radioaktiven Strahlen als Ursachen von M. erkannt. M. waren die Folge von Atombombenabwürfen (Hiroshima und Nagasaki) und Umweltkatastrophen (Tschernobyl, Bhopal, Seveso). Die Verabreichung des Schlafmittels Thalidomid (bekannt unter dem Markennamen Contergan) an Schwangere führte bis Anfang der

1960er Jahre zu M. von inneren Organen und Extremitäten bei weltweit zwölftausend Neugeborenen. In der aktuellen Debatte um →Bioethik (→Ethik in der Medizin) wird insbesondere von Behindertenbewegung und Disability Studies (→Behinderung) die Entwicklung von Pränatal- und Präimplantationsdiagnostik (→Diagnose) in Bezug auf die damit verbundene gesellschaftliche Haltung zu Menschen mit M. problematisiert.

Kulturelle Repräsentationen angeborener körperlicher Entstellungen finden sich bereits in der antiken Mythologie; so z. B. Zyklopen (etwa in der *Odyssee* des Homer), diese Bilder vermischen sich jedoch häufig mit fantastischen Körperdarstellungen von Fabelwesen, etwa als Hybride aus menschlichen und tierischen Anteilen. Plinius der Ältere berichtet in seiner *Historia Naturalis* (dt. *Naturkunde*) von »Missgeburten mancherlei Formen«, z. B. über von Frauen geborene Schlangen, Elefanten oder einem »Hippokentauros«. Diese u. a. auch in antiken (Lukian, *Vera Historia*; dt. *Wahre Geschichten*) und mittelalterlichen Reiseberichten geschilderten körperlichen Deformationen werden bis in die Frühe Neuzeit tradiert. Sie dienen z. B. François Rabelais als Vorbilder für den Roman von den Riesen *Gargantua et Pantagruel* (1532–64; dt. *Gargantua und Pantagruel*). Die Frage nach dem Zustandekommen und der Bedeutung von M. innerhalb der göttlichen Schöpfung beschäftigt Theologen seit Aurelius Augustinus (*De civitate dei*, 413–427; dt. *Vom Gottesstaat*). Ab dem 16. Jh. berichten sog. Monstraflugblätter über als »Monstren« oder »Prodigien« bezeichnete menschliche oder tierische »Wundergeburten« (z. B. Sebastian Brant 1495/96). Hier werden Monstrositäten ähnlich wie Kometen und andere Wundererscheinungen als göttliche Zeichen gedeutet, die auf Naturkatastrophen verweisen oder als Strafen für Sünden verstanden werden. Berühmt ist das sog. *Ravenna-Monstrum* (zuerst 1506). Darüber hinaus werden diese Berichte in politischen und religiösen Debatten, v. a. im Reformationsstreit eingesetzt (Martin Luther und Philipp Melanchthon, *Deutung der czwo grewlichen Figuren, Bapstesels czu Rom und Munchkalbs zu Freijberg ijnn Meijssen funden*, mit Holzschnittillustrationen von Lucas Cranach d. Älteren, 1523). Darstellungen von Kälbern mit zwei Köpfen oder siamesischen Zwillingen in populären Volksbüchern dienten jedoch ebenso wie öffentliche Vorführungen von Monstren auf Jahrmärkten auch der Unterhaltung. Zahlreiche Beispiele von körperlich deformierten Figuren finden sich in den Dramen William Shakespeares, so z. B. die Figur des missgestalteten, den »wilden« Fremden verkörpernden Sklaven Caliban in *The Tempest* (1611; dt. *Der Sturm*). In *King Richard III* (1591; dt. *König Richard III.*) ist der von Geburt an bucklige und lahme Protagonist Richard zugleich mit den charakterlichen Merkmalen des »Bösewichts« gekennzeichnet, eine Konstruktion, die (im Rückgriff auf Lavaters *Physiognomische Fragmente* (1775–78)) auch in Friedrich Schillers Figur des missgestalteten Franz Moor in dem Drama *Die Räuber* (1781) wiederkehrt. Die Vorstellung, dass missgestaltete Kinder von Dämonen abstammen, die diese als sog. Wechselbälger heimlich gegen menschliche Neugeborene austauschen, taucht in Legenden und Märchen seit der frühen Neuzeit auf, ebenso in den *Tischreden* Martin Luthers (1566). Den Titel *The Changeling* (dt. *Der Wechselbalg*) trägt eine Tragödie von Thomas Middleton und William Rowley (1653). Vom 18. bis ins 20. Jh. finden sich kritische Auseinandersetzungen mit dem Volksglauben, z. B. in Gedichten wie Christian Fürchtegott Gellerts *Die Missgeburt* (1746/48), John Greenleaf Whittiers *The Changeling* (1865) und in Erzählungen wie Selma Lagerlöfs *Bortbytingen* (1915; dt. *Wechselbalg*) oder noch in John Bergers *The Three Lives of Lucie Cabrol* (1979; dt. *Die drei Leben der Lucie Cabrol*). In der Romantik verbindet sich das aus Märchen und Sagen tradierte Motiv körperlicher Entstellung – etwa in Gestalt des kleinwüchsigen Alberich im *Nibelungenlied* (um 1200) – mit dem seit der Aufklärung zunehmenden populärwissenschaftlichen Interesse an »Missgeburten«. So handelt es sich bei der Titelgestalt von E. T. A. Hoffmanns Kunstmärchen *Klein Zaches genannt Zinnober* (1819) um eine »natürliche Missgeburt«, die durch Verzauberung zu gesellschaftlichem Ansehen gelangt. Die aufkommende Disziplin der Teratologie behandelt Jean Pauls Roman *Dr. Katzenbergers Badereise* (1809), dessen Titelfigur Verfasser eines Werks mit dem Titel »De monstris epistola« und Sammler von tierischen Missgeburten ist. Victor Hugos 1831 erschienener historischer Roman *Notre Dame de Paris* (1831; dt. *Der Glöckner von Notre-Dame*) greift zahlreiche Topoi des historischen Diskurses über die »Missgeburt«

auf. Der Name »Quasimodo« für das in der Pariser Kathedrale Notre-Dame gefundene entstellte Findelkind verweist auf die historische Diskussion um die »Menschlichkeit« der Missgeburt. Der erwachsene Bucklige und Einäugige dient der Volksbelustigung, ist jedoch ebenso dem dämonisierenden Volksglauben ausgesetzt. Als »Glöckner von Notre-Dame« wird die Figur durch dramatische und filmische Bearbeitungen bis ins 20. Jh. populär. Eine weitere missgestaltete Figur, den verkrüppelten Hofnarren Triboulet, hat Victor Hugo in dem Drama *Le Roi s'amuse* (1832; dt. *Der König amüsiert sich*) dargestellt, das auch die Vorlage für die Verdi-Oper *Rigoletto* (Libretto: Francesco Maria Piave 1851) geliefert hat. Von einem verkrüppelten kleinwüchsigen Hofnarr handeln auch Edgar Allan Poes 1849 erschienene Erzählung *Hop-Frog or, The Eight Chained Orang-Outangs (dt. Hopp-Frosch)* und Oscar Wildes *The Birthday of the Infanta* (1891; dt. *Der Geburtstag der Infantin*). In Fortführung der romantischen Darstellungstradition der Ästhetisierung des Hässlichen bedient sich Charles Baudelaire in dem Gedicht »Les petites Vieilles« aus der Sammlung *Les fleurs du mal* (1857; dt. *Die Blumen des Bösen*) des Ausdrucks »Monstres brisés, bossus, ou tordus« für alte Frauen, die als groteske Figuren die Großstadt Paris bevölkern. Die von der körperlichen Deformation ausgehende Attraktion des Grotesken motiviert auch Guy de Maupassants Erzählung *La mère aux monstres* (1883), in der eine Frau mittels Einschnürung willentlich Missgeburten erzeugt, die sie an Schaubudenbetreiber verkauft. Daneben finden sich im 19. Jh. zahlreiche ›realistische‹ Darstellungen von Fehlbildungen. Ist der Klumpfuß des Dorfrichters Adam in Heinrich von Kleists *Der zerbrochene Krug* (1811) noch mit dem Teufelszeichen assoziiert, so wird in Gustave Flauberts Roman *Madame Bovary. Moeurs de province* (1856; dt. *Madame Bovary. Ein Sittenbild aus der Provinz*) über die scheiternde operative Behebung (→Operation) des Klumpfußes der medizinische Fortschrittsglauben (→Medizinische Forschung) ironisiert. Klumpfüße oder Buckel dienen als Symbole sozialer Ausgrenzung oder problematischer Identitätssuchen, z.B. in George Eliots *The Mill on the Floss* (1917; dt. *Die Mühle am Floss*), bei William Somerset Maugham in *Of Human Bondage* (1915; dt. *Der Menschen Hörigkeit*) und in Thomas Manns Erzählung *Die Betro-

gene* (1953). Am Ausgang des 19. Jh. beeinflusst auch die Degenerationstheorie (→Genetik) literarische Konstruktionen von M. Die Bezeichnung »avorton« (»Missgeburt«) gilt in Emile Zolas Roman *Germinal* (1885; dt. *Germinal*) dem Bergarbeiterjungen Jeanlin, der als äußerlich grobschlächtig, unintelligent und triebhaft-böse dargestellt wird. Auf der Degenerationstheorie basierende kriminalanthropologische Vorstellungen werden in Robert Louis Stevensons Novelle *The Strange Case of Dr. Jekyll and Mr. Hyde* (1886; dt. *Dr. Jekyll und Mr. Hyde*) aufgerufen, deren Figur Hyde »a strong feeling of deformity« hervorruft. Die Vorstellung der Degeneration prägt auch die Darstellung körperlicher M. in Thomas Manns Familienroman *Die Buddenbrooks. Verfall einer Familie* (1901), in dem zahlreiche Figuren als »verwachsen« geschildert werden. Auf »Vererbung« wird in Manns Roman *Königliche Hoheit* (1909) der verkrüppelte Arm des neugeborenen Thronfolgers zurückgeführt (→Generation) – eine Anspielung auf Kaiser Wilhelm II. In den literaturkritischen Diskurs geht die degenerationstheoretische Sicht durch Max Nordaus einflussreiche Studie *Entartung* (1892/93) ein, in der körperliche Fehlbildungen, sog. »Stigmata der Degeneration«, zu Merkmalen des »entarteten« Künstlers erklärt werden. Das Motiv des missgestalteten Künstlers oder genialen Menschen ist – jenseits der degenerationstheoretischen Sicht – auch Thema zahlreicher literarischer Texte des ausgehenden 19. und beginnenden 20. Jh., z.B. in Theodor Storms Novelle *Eine Malerarbeit* (1867), Gerhart Hauptmanns Drama *Michael Kramer* (1900) und Carl Hauptmanns Drama *Tobias Buntschuh* (1916). Auch in der Figur des kleinwüchsigen Bildhauers Oskar Matzerath aus Günter Grass' Roman *Die Blechtrommel* (1959) kehrt dieses Motiv wieder – wobei der Ich-Erzähler seinen Kleinwuchs nicht auf eine angeborene Fehlbildung, sondern auf den eigenen Entschluss zurückführt. Zu Beginn des 20. Jh. treten missgestaltete Klein- oder Riesenwüchsige zunehmend als groteske Figuren auf. In Frank Wedekinds Schauspiel *Hidalla oder Sein und Haben* (1904, ab 1911: *Karl Hetmann, Der Zwergriese*) wird der verwachsene »Zwergriese« zum Verfechter der Rassentheorie. Als Gegenspieler des Protagonisten erscheint in Elias Canettis Roman *Die Blendung* (1936) die Figur des buckligen jüdischen Zwerges Fischerle. Die

Ausstellung von »Abnormitäten« in Schaubuden behandeln Franz Werfels dramatische Erzählung *Die Riesin. Ein Augenblick der Seele* (1912), Ödön von Horvaths Volksstück *Kasimir und Karoline* (1932) sowie Walter de la Mares Roman *Memoirs of a Midget* (1921; dt. *Memoiren der Miss M.*), auf den auch Armistead Maupins Roman *Die Kleine* von 1992 anspielt, dem das Leben der E. T.-Darstellerin Tamara De Treaux als Vorlage dient. »Missgeburten« begegnen in der Literatur des 20. Jh. in Ramón María del Valle-Inclans Tragikomödie *Divinas Palabras* (1920; dt. *Wunderworte*), in der ein Kind mit Wasserkopf von der eigenen Familie zum Betteln eingesetzt wird und in Joseph Roths 1930 erschienenen Roman *Hiob*, in dem das Warten auf die Heilung des epileptischen (→Epilepsie), schwachsinnigen (→Psychopathologie) und verwachsenen Kindes eines jüdischen Lehrers zur göttlichen Prüfung wird. Die Geschichte eines mit Wasserkopf zur Welt kommenden Jungen schildert aus der Sicht des Bruders Klaus Merz in seinem Roman *Jakob schläft* (1997). Als Metapher für soziale Außenseiter steht der Titel *Missgeburten* eines 1982 erschienenen Romans von Christoph Bauer. In Heiner Müllers Drama *Germania Tod in Berlin* (1977) gebiert eine Goebbels-Figur als groteske »Missgeburt« einen »Contergan-Wolf«. Seit der zweiten Hälfte des 20. Jh. wird das Thema der M. vielfach mit der Problematik der Stigmatisierung (→Stigma) von Behinderungen verbunden, so z. B. in Tennessee Williams' *The Glass Menagerie* (1945; dt. *Die Glasmenagerie*). Bernard Pomerances Drama *The Elephant Man* (1977/79; dt. *Der Elefanten-Mensch*) behandelt den authentischen Fall des »Elefantenmenschen« John Merrick (bekannt v. a. durch die Verfilmung von David Lynch, *The Elephant Man*, GB/USA 1980), der im London des ausgehenden 19. Jh. der Zurschaustellung zunächst auf dem Jahrmarkt, dann durch die Medizin ausgeliefert ist. Die stigmatisierende medizinische Typologisierung wird in Jeffrey Eugenides' Roman *Middlesex* (2002; dt. *Middlesex*) zum Ausgangspunkt der Identitätssuche des Protagonisten, für den die Lektüre eines für seinen »Fall« herangezogenen Lexikonartikels mit der Überschrift »Monstrum« zum Anlass der Flucht aus der Klinik (→Krankenhaus) wird, in der er sich einer operativen Geschlechtsumwandlung unterziehen sollte. Als Hermaphrodit wird er später in einem Sex-Shop

in San Francisco ausgestellt. Im historischen Roman der Postmoderne dienen »Missgeburten« als Element einer grotesken Szenerie, so etwa der Zwerg Salvatore in Umberto Ecos *Il nome della rosa* (1980; dt. *Der Name der Rose*). Das Motiv der mit der körperlichen M. verbundenen besonderen (Sinnes-)Begabung aus Patrick Süskinds im 18. Jh. spielenden Erfolgsroman *Das Parfüm* (1985) – bei Süskind der Geruchssinn – nimmt Carl-Johan Vallgrens 2002 erschienener Roman *Den vidunderliga kärlekens historia* (2002; dt. *Geschichte einer ungeheuerlichen Liebe*) auf, dessen um 1800 geborene, missgebildete Hauptfigur Hercule Barfuss seine Taubstummheit (→Sinneswahrnehmung) durch die Fähigkeit zum Lesen und zur Übertragung von Gedanken kompensiert.

Urs Zürcher: Monster oder Laune der Natur. Medizin und die Lehre von den Missbildungen 1780–1914, Frankfurt/M. 2004

Lorraine Daston, Katharine Park: Wunder und die Ordnung der Natur 1150–1750, Frankfurt/M. 2002

Rosemarie Garland Thomson (Hg.): Freakery. Cultural Spectacles of the Extraordinary Body, New York 1996

Michael Hagner (Hg.): Der falsche Körper. Beiträge zu einer Geschichte der Monstrositäten, Göttingen 1995

Gerd Horst Schumacher: Monster und Dämonen. Unfälle der Natur. Eine Kulturgeschichte, Leipzig 1993

                                        U.H.

Mitleid Als Übersetzung des griechischen sympátheia (später auch für éleos) bzw. des lateinischen compassio (später auch für commiseratio und misericordia) wird der Begriff M. im deutschen Sprachraum erst im 17. Jh. gebräuchlich. Von der Antike bis in die Gegenwart überlagern sich in den Debatten um das M. vier Fragestellungen: Erstens eine kommunikationstheoretische (→Kommunikation): Wie lässt sich das Miterleben einer fremden Empfindung (→Affekte) beschreiben und erklären? Zweitens eine physiologische: Wie und warum leidet im Krankheitsfall ein gesunder mit einem kranken Körperteil mit? Drittens eine ethische: Welche Handlungskonsequenzen sollen aus dem Gefühl des M. gezogen werden? (→Ethik in der Medizin) Viertens eine ästhetische: Inwiefern ist das M. legitimes Mittel oder Ziel der Dichtung? Zumeist wird das M. dabei zwei entgegengesetzten Wertungen unterzogen: Die unkontrollierte, passiv erlittene Gefühlserregung wird als pathologisches M. negativ, das intellektuell kontrollierte und damit zur Tat auffordernde Gefühl wird als aktives M. positiv charakterisiert. In der antiken Philosophie stehen skeptische (Platon), positive (Aristoteles) und negative (Stoa, Zenon von Elea) Einschätzungen von éleos, der affektiven Rührung durch fremdes Leid (→Schmerz), nebeneinander. Gleichzeitig wird in medizinischen Texten mit dem Terminus sympátheia der Sachverhalt umschrieben, dass ein Körperteil durch die Krankheit eines anderen, aber auch der Körper durch die Seele, die Seele durch den Körper (→Leib und Seele), ein Ding durch ein anderes, in Mitleidenschaft gezogen wird. Erst die christlich-mittelalterliche Philosophie reichert das M. um die Bedeutungskomponente der Barmherzigkeit (misericordia) an und nimmt zugleich die sachliche und terminologische Differenzierung vor zwischen einem rein somatischen M., das von einem »motus appetitus sensitivi« bestimmt ist, und einem tugendhaften, vernunftgeleiteten M., das einem »motus appetitus intellectivi« entspringt (Thomas von Aquin). In der Frühen Neuzeit etabliert sich in der Folge von Martin Luthers Bibelübersetzung zunächst der substantivierte Infinitiv Mitleiden. Gebräuchlich ist dieser Begriff in der gesamten Frühen Neuzeit sowohl in seiner medizinischen Bedeutung (das Mitleiden wird als Sympathia von Ideopathia bzw. Eigenleid unterschieden) als auch in seiner ethisch-religiösen Bedeutung. Einen Höhepunkt erreicht die Debatte um das M. im aufgeklärten 18. Jh.. Der skeptischen Beurteilung bei Baruch de Spinoza, Thomas Hobbes und Bernard de Mandeville folgen die französischen Materialisten (Claude Adrien Helvétius, Paul Henri Thiry Baron d'Holbach), die im M. einen nicht weiter zu bewertenden technischen Effekt des Selbsterhaltungstriebes sehen. Der positiven Beurteilung in der englischen Gefühlsethik (Anthony Ashley Cooper Earl of Shaftesbury, David Hume, Adam Smith), die das M. als ursprünglichen, universellen Affekt des Menschen begreift, folgt – als aufgeklärter Theoretiker des M. – Jean-Jacques Rousseau, der das M. als natürlichen, nicht durch die praktische Vernunft diktierten, vorreflexiven Grund sozialen Verhaltens konzipiert. Erst als Effekt dieser scharf geführten moralphilosophischen und auch ästhetiktheoretischen Auseinandersetzungen wird die medizinische Komponente aus dem Begriff des M. ge-

löst. Diese wird ab dem 19. Jh. weitgehend unter den alten medizinischen Begriffen der Sympathie bzw. der sympathetischen Schmerzen verhandelt, die nun – in Abgrenzung sowohl gegen humoralpathologisches Analogiedenken (→Diätetik, →Temperamente) als auch gegen mechanistische Bewegungsmodelle (→Mechanismus) – als Effekte neuronaler Irritationen erklärt werden. Die ethische Debatte findet ihre Fortsetzung bei Arthur Schopenhauer, der das M. zum Prinzip der Ethik, zur universellen moralischen Triebfeder erhebt, und bei Friedrich Wilhelm Nietzsche, für den das M. als Prinzip der Dekadenz der angestrebten Steigerung des Lebens entgegenarbeitet. Im 20. Jh. wird das ethisch stets weiter umstrittene (Max Scheler, Max Horkheimer, Käte Hamburger) M. für die praktische Medizin in zweierlei Hinsicht wieder relevant: Zum einen im Zusammenhang mit der →Euthanasie, die sich bisweilen und auch im Rahmen nationalsozialistischer Euthanasieprogramme auf das Mitgefühl mit den Leidenden beruft, bis hin zum Terminus der »Mitleidstötung«, der Tötung aus M., zum anderen in der Rückgewinnung der ethischen Frage für das ärztliche Handeln, das nicht mehr ausschließlich vom Phantasma des technisch Machbaren beherrscht sein sollte.

Die griechischen Begriffe sympátheia und éleos umschreiben zunächst das Phänomen, dass ein Affekt an einem Ort empfunden und – ohne offensichtliche Übertragungsmedien – an einem anderen Ort mitempfunden wird. Mit dieser Vorstellung körperinterner Affektübertragung ist zugleich ein Modell für die soziale wie die ästhetische Kommunikation gegeben. Vor diesem Hintergrund definiert Aristoteles in der *Rhetorik* M. (éleos) als einen Schmerz über die unverdiente Not eines Nahestehenden; die heute geläufige Komponente eines philanthropisch-barmherzigen M. wird in dieser Affektenlehre noch nicht mitgedacht. In der *Poetik* bestimmt Aristoteles das M. entsprechend als das Ziel der Tragödie, im Zuschauer ein Mitempfinden, genauer: éleos (Jammer) und phóbos (Schauder, Schrecken) auszulösen und damit eine kátharsis (auch dies zunächst ein medizinischer, humoralpathologischer Begriff: Reinigung) zu bewirken. Damit ist der Begriff éleos, der im wirkmächtigen 18. Jh. unzutreffend mit dem Wort M. (franz., engl. commisération, pitié bzw. pity) übersetzt wird,

in dichtungstheoretische Zusammenhänge eingeführt. Bei Homer und in der griechischen Tragödie erscheinen Leid und das Mitfühlen dieses
Leides als Grundelemente des Menschseins. Im
christlichen Mittelalter wird mit Blick auf die
Tugenden der misericordia und der caritas, die
auch in der Tradition des Christus Medicus die
Grundlage ärztlichen Handelns bilden, eine Literatur des barmherzigen M. gepflegt. In der barocken Dichtung tritt die misericordia hinter die
Tugend der constantia (Beständigkeit) zurück;
das M. hat keinen zentralen poetologischen Stellenwert. Dies ändert sich im 18. Jh., in dem mit
der Mitleidsethik auch eine Mitleidsästhetik entworfen wird. In kritischer Diskussion und um-
deutender Übersetzung der aristotelischen Vorlage sowie in Anschluss an Rousseau und Denis
Diderot entwickelt Gotthold Ephraim Lessing in
einer Auseinandersetzung mit Moses Mendelssohn eine dramatische Wirkungspoetik, die
nicht mehr auf den einfachen kommunikativen
Transfer eines peinvollen Affekts (ein Leiden auf
der Bühne provoziert ein entsprechendes Mitleiden im Parterre), sondern auf die grundsätzliche
Mitleidsfähigkeit des Menschen zielt: »Der mitleidige Mensch ist der beste Mensch.« In Fortführung Lessings untermauert der französische
Publizist Louis-Sébastien Mercier die Dramen-
theorie eines ethisch wie ästhetisch totalisierten
M. mit den medizinischen Konzepten eines sympathetischen Mitfühlens (»Es gibt eine Sympathie, der er [der Mensch] sich nicht entziehen
kann.«); das gleiche Argument nutzen Kritiker
immer wieder, um die pathologisch-somatische
Mechanik des Mitleidens grundsätzlich zu de-
nunzieren. Das M. in seiner von Lessing etablierten und von Mercier in sozialkritischer Absicht forcierten Doppelrolle als spezifischer Affekt und als allgemeine philanthropische Disposition findet seine radikalisierte Fortsetzung
zunächst in Georg Büchners früher Form realistischen Schreibens, sodann, vermittelt über
Schopenhauers Mitleidsmetaphysik, im literarischen Realismus. Emile Zolas sog. roman expér-
mimental, etwa *Germinal* (1885; dt. *Germinal*),
zeichnet ein dokumentarisch anmutendes, alle
sozialen Härten vorführendes Bild der franz. Gesellschaft seiner Zeit; in der Dreyfusaffäre ergreift er in einem offenen Brief unter dem Titel
J'accuse (1898; dt. *Ich klage an*) Partei für den
unschuldig Verurteilten. Theodor Storm erzählt,

die Wertung des Geschehens an den Leser dele-
gierend, in seiner Novelle *Ein Bekenntnis* (1887)
die Geschichte eines Arztes, der seine schwer
erkrankte Frau aus M. tötet (→Tod). Bei Gerhart
Hauptmann wird dem M. neben der wirkungs-
zugleich eine produktionsästhetische Funktion
zugesprochen, Literatur entsteht aus dem M. des
Autors und zielt auf das M. des Lesers. Zudem
wird die ethisch orientierte Poetik des M. zu einer poetischen Ethik des M. verallgemeinert
(*Die Weber*, 1892); Hauptmann versteht seine
Dramen nicht nur als mitleidserregende Form
der Literatur, sondern ganz grundsätzlich als eine Mitleidsethik, die ihre größte Wirkung dank
der literarischen Form zu entfalten vermag. Im
Anschluss daran argumentiert auch die pazifistische Literatur zum ersten Weltkrieg (→Krieg),
z. B. der Erfolgsroman *Le feu* (1916; dt. *Das Feuer*) von Henri Barbusse, in dem die Darstellung
des mitleidslosen Abschlachtens von Kriegsgeg-
nern das M. für das Soldatenschicksal im Allgemeinen wecken soll. Eine scharfe Kritik erfährt das aristotelische und bürgerliche Einfüh-
lungs- und Mitleidstheater bei Bertolt Brecht,
dessen Verfremdungseffekt die emotionale Haltung eines kontemplativen M. verhindern und
ein rationales Erfassen der Situation ermöglichen soll. Eine realgeschichtliche Erschütterung
erfährt der Glaube an das natürliche M. des
Menschen in der Shoa, wie sie in der Holocaust-
Literatur reflektiert wird; so zeigt z. B. Primo Levis autobiographischer Bericht *Se questo è un uomo?* (1958; dt. *Ist das ein Mensch?*), wie die
Wirklichkeit des Lagerlebens das M. nicht nur
auf Seiten der Täter, sondern auch auf Seiten
der Lagerinsassen zu zerstören vermag. Auch in
der zeitgenössischen Literatur begegnet das M.
noch als Impuls und Ziel des Schreibens; so
wird in den Afrika-Romanen von Henning Man-
kell, etwa im *Comedia Infantil* (1995; dt. *Chronist
der Winde*) oder in den sog. Memory Books *Jag
dör, men minnet lever* (2004; dt. *Ich sterbe, aber
die Erinnerung lebt*), das von →Hunger und
→AIDS bestimmte Leben in der Dritten Welt
wirklichkeitsnah beschrieben.

Klaus Dörner: Tödliches Mitleid. Zur Sozialen Frage
    der Unerträglichkeit des Lebens, Neumünster 2002
Norbert Gramer: Mitleid in der Ethik. Zu Geschichte
    und Problem eines vernachlässigten Prinzips, Bonn
    2000
Dong-Youl Jeon: Mitleid als poetologische Kategorie

beim frühen dramatischen Werk Gerhart Hauptmanns, Frankfurt/M. u. a. 1991

Ulrich Kronauer (Hg.): Vom Nutzen und Nachteil des
Mitleids. Eine Anthologie, Frankfurt/M. 1990

Hans-Jürgen Schings: Der mitleidige Mensch ist der
beste Mensch. Poetik des Mitleids von Lessing bis
Büchner, München 1980

                                              R.B.

Mord Mit den Tatbeständen »Mord« und »Totschlag« wird die vorsätzliche Tötung eines Menschen bezeichnet (→Tod), wobei M. durch die
besondere Verwerflichkeit der Tat gekennzeichnet ist. Zwar werden beide Begriffe in Abhängigkeit von der Geschichte und den diversen Ländern in der juristischen Terminologie unterschiedlich interpretiert, nichtsdestotrotz entspricht ihre Kennzeichnung in den §§ 211 und
212 des deutschen Strafgesetzbuches der weitgehend akzeptierten Meinung der Bevölkerung
(und Literatur). M. ist einerseits charakterisiert
durch Tötungsmodalitäten wie Heimtücke und
Grausamkeit, durch die Zielsetzung wie Habgier
und Ermöglichung der Verdeckung einer Straf-
tat, sowie durch die Motivation, z. B. Mordlust,
Befriedigung des Geschlechtstriebes (→Sexuelle
Verhaltensstörung) oder Habgier. Totschlag unterscheidet sich quantitativ-graduell, wobei der wesentliche Unterschied darin liegt, dass die aufgeführten Mordmerkmale nicht vorhanden sind.
M. und Totschlag stellen wie →Liebe, Sterben,
→Geburt usw. Grundmotive der Literatur mit
Appellcharakter dar: Die Möglichkeit der vorsätzlichen Tötung bedeutet eine immanente Gefährdung der eigenen Existenz. In Abhängigkeit
von der Zielsetzung des Schriftstellers stehen jeweils unterschiedliche Aspekte im Zentrum der
Beschreibung: (1) Es kann das Töten als zentrales Ereignis geschildert sein, wobei Details des
Tötungsvorganges dokumentiert werden. (2) Das
Motiv der Tat oder auch die Vorgeschichte des
Geschehens mit dem Beziehungsgeflecht zwischen Opfer und Täter sind das Ziel des Schriftstellers. (3) Die Aufdeckung der Tat bzw. der inneren Logik des Tatgeschehens können in das
Zentrum der Schilderung rücken. (4) Häufig
aber finden alle drei Aspekte Berücksichtigung;
Fokus ist die ethisch-gesellschaftliche Ebene mit
der Frage nach gut und böse (→Ethik in der Medizin). Da die Motive M. respektive Totschlag in
der Literatur ubiquitär sind, muss die Auswahl

der aufzuführenden Literatur subjektiv geprägt
sein. M. als Urbild des Bösen wird am Anfang
der *Bibel* dargestellt: Kain erschlägt Abel aus
→Eifersucht, versteckt sich aus Schuldbewusst-
sein und wird bestraft (*Gen* 4). Eine Mordserie
wird von Aischylos in der Trilogie *Orestie* wiedergegeben: Agamemnon kommt aus Troja, wird
von seiner Frau und ihrem Liebhaber ermordet,
während Klytaimnestra und ihr Liebhaber vom
eigenen Sohn Orest getötet werden, ein Geschehen, das von Euripides in *Elektra* aufgenommen
wird. Die Tötung durch Orest bekommt jedoch
bereits eine besondere Schattierung: Er steht unter dem gesellschaftlichen bzw. göttlichen
Zwang, den Vater durch Tötung der eigenen
Mutter rächen zu müssen. Seine Tat würde mithin – nach heutiger Rechtsprechung – Totschlag
darstellen, wie auch deutlich später das Vorgehen des naiven und etwas dummen *Perceval
ou Le Conte du Graal* (1181–90) nach Chrétien
de Troyes: Draufgängerisch bringt er einen He-
rausforderer mit einem Wurfspeer um; die umgebenden Ritter fragen sich, was tun wir mit
dem Mörder? Demgegenüber ist die hinterlistige
und geplante Tötung Siegfrieds im *Nibelungenlied* (um 1200) M. Höhepunkt der Darstellung
des bösen Täters in der Literatur ist das Theaterstück *Macbeth* (1606; dt. *Macbeth*) von William
Shakespeare: Macbeth schwankt zunächst zwischen Skrupel und Faszination des Bösen, denkt
jedoch an die eigene glückliche Zukunft. Es entwickeln sich Kaskaden von Mordtaten, eine aus
der anderen hervorgehend. Als Apologie des Bösen sind demgegenüber M. und Folter aus sexuellen Motiven ohne Skrupel anzusehen, die
durch Marquis de Sade in dem Roman *La nouvelle Justine ou les malheurs de la vertu* (1797;
dt. *Die neue Justine oder Das Unglück der Tugend*) dargestellt werden, in dem die Schöpfung
als Werk einer teuflischen Gottheit erscheint. In
der Folgezeit werden die Begriffe M., Mörder
und Totschläger zunehmend gebrochen dargestellt. Friedrich Schiller stellt mit der Geschichte *Verbrecher aus Infamie* oder *Der Verbrecher aus verlorener Ehre* (1786) die Frage, ob
nicht die Analyse der Psyche des Täters eine Erklärung der Tat geben könne. Dieser Frage widmet sich Georg Büchner in *Woyzeck* (postum
1878), wobei die sozial-ökonomischen und psychologischen Hintergründe im Zentrum der Klärung der Ermordung von Woyzecks Lebens-

gefährtin stehen. Heinrich von Kleist beschreibt mit *Michael Kohlhaas* (1810) einen der »rechtschaffensten und entsetzlichsten Menschen« seiner Zeit, der um seines Rechtes willen am Ende Mordbrenner wird. Fjodor M. Dostojewskij schildert die psychischen Folgen einer mörderischen Tat in *Prestuplenie i nakazanie* (1866; dt. *Schuld und Sühne*), wobei der psychische Zusammenbruch durch Sühne und Strafe aufgefangen werden kann. In Fortsetzung dieser Überlegungen ist der M. an Josef K. im Roman *Der Proceß* (postum 1925) von Franz Kafka zu verstehen: Josef K. ist ohne Grund zum Tode verurteilt, wobei er am Ende unschlüssig ist, ob er sich nicht besser hätte selber umbringen sollen (→Suizid), anstatt zu sterben wie ein Hund. Diesen exemplarisch wiedergegebenen Dichtungen zur Frage des Bösen und der Schuld sind parallel zu stellen Veröffentlichungen einer eher neutralen Schilderung von Tatabläufen inklusive Vorgeschichte und Verurteilung, wie sie von François G. de Pitaval mit den *Causes célèbres et interessantes* (1734-43; dt. *Unerhörte Kriminalfälle*) sowie von Anselm Feuerbach mit der *Aktenmässige Darstellung merkwürdiger Verbrechen* (1849) vorgenommen wurden. Diesen Sammlungen ist gegenüberzustellen - allerdings auf einer konzeptionell ganz anderen Ebene -: *Der Mann ohne Eigenschaften* (1930-52) von Robert Musil, der in das Zentrum seines Romans den Prostituiertenmörder Moosbrugger stellt und Fragen von Schuld, Krankheit und Beziehungen zur Gesellschaft diskutiert. Als dritte Gruppe von Schilderungen über M. respektive Tötung sind die Detektivromane aufzuführen. Sie basieren auf der rationalen Analyse von Tötungsdelikten und zielen weniger auf Verständnis von Tat, Täter oder Opfer, als vielmehr auf die Aufdeckung des Tatgeschehens bzw. die Entdeckung des Täters. Hierzu gehört als erster Autor Edgar Allan Poe mit der Novelle *The Murders in the Rue Morgue* (1841; dt. *Der Doppelmord in der Rue Morgue*). Poe führt Dupin exemplarisch vor, der allein durch Überlegungen und Zeitungsnotizen eine Mordtat aufdecken kann. Diesem Beispiel folgen zahlreiche andere Autoren, von denen hier nur eine Auswahl der bekanntesten genannt werden soll: William Wilkie Collins, *The Woman in White* (1860; dt. *Die Frau in Weiß*), Emile Gaboriau, *L'affair Lerouge* (1866; dt. *Die Affäre Lerouge*), Sir Arthur Conan Doyle, *The Adventures of Sher-* *lock Holmes* (1892; dt. *Die Abenteuer des Sherlock Holmes*), Gilbert Keith Chesterton, *The Father Brown Stories* (1911-35; dt. *Pater Brown Geschichten*), Raymond Thanton Chandler, *The Big Sleep* (1939; dt. *Der große Schlaf*), Dashiell Hammett, *The Maltese Falcon* (1930; dt. *Der Malteser Falke*), George Simenon, *Maigret et la vielle dame* (1949; dt. *Maigret und die alte Dame*).

Nina Schindler: Das Mordbuch. Alles über Krimis, Hildesheim 1997

Eberhard Schmidhäuser: Verbrechen und Strafe. Ein Streifzug durch die Weltliteratur von Sophokles bis Dürrenmatt, München 1996

Heinz Müller-Dietz: Grenzüberschreitungen. Beiträge zur Beziehung zwischen Literatur und Recht, Baden-Baden 1990

Jörg Schönert: Kriminalgeschichten in der deutschen Literatur zwischen 1730 und 1880. Zur Entwicklung des Genres in sozialgeschichtlicher Perspektive. In: Geschichte und Gesellschaft 9 (1983), S. 49-68

Armin Arnold, Josef Schmidt: Reclams Kriminalromanführer, Stuttgart 1978

M.O.

Narzisstische Persönlichkeitsstörung Unter n.P. versteht man eine Neigung der Betroffenen zur Überidealisierung von Selbst und Wirklichkeitskonzepten sowie Störungen im zwischenmenschlichen Bereich, z.B. Mangel an Empathie, ein durchgängiges Muster von sozialem Unbehagen und →Angst vor negativer Beurteilung durch die anderen. Zu den diagnostischen Kriterien nach DSM IV gehören ein übertriebenes Gefühl der eigenen Wichtigkeit und Phantasien von Erfolg, Macht, Glanz, Schönheit oder vollkommener →Liebe, die dazu führen, dass die Betroffenen aufgrund ihrer anscheinenden Einzigartigkeit von ihrer Umwelt übermäßige Bewunderung und bevorzugte Behandlung verlangen, andererseits aber nicht bereit sind, die Bedürfnisse der Personen, mit denen sie interagieren, anzuerkennen. Es wird in DSM IV auch darauf hingewiesen, dass viele erfolgreiche Menschen Persönlichkeitszüge aufweisen, die als narzisstisch interpretiert werden können. Eine n.P. liegt aber nur dann vor, wenn funktionelle Beeinträchtigungen im Umgang mit der Umwelt oder subjektives Leiden konstatiert werden müssen. Die n.P. ist bisher nicht in das Kapitel V(F) der ICD-10 aufgenommen worden. Die n.P. geht auf das von Sigmund Freud entwickelte Konzept des Narzissmus zurück; der Begriff wurde bereits 1898 von Havelock Ellis und Paul Näcke unabhängig voneinander eingeführt. In seiner Schrift *Zur Einführung des Narzißmus* (1914) grenzt Freud den primären Narzissmus, den er als Teil der Entwicklung zu einer gesunden Persönlichkeit sieht, vom Narzissmus mit pathologischen Zügen ab. Diese pathologischen Züge des Narzissmus können sich in einer pathologischen Form von Selbstverliebtheit zeigen, als Spezifik bei der Wahl des Liebesobjekts und als ein Rückzug aus den libidinösen Besetzungen bereits gewählter Objekte sowie der regressiven Wendung der Libido auf die eigene Person. Während Freud den pathologischen Narzissmus als Charakterstörung sieht, die nicht therapiert werden kann, wird sie inzwischen als behandelbare Persönlichkeitsstörung verstanden (→Psychotherapie, →Therapie). Innerhalb der psychoanalytischen Konzepte divergieren die Auffassungen von Otto F. Kernberg und Heinz Kohut. Während Kernberg die n. P. als Überidealisierung des Selbst, als pathologisches Größen-Selbst versteht, geht Kohut von einer Entwicklungsstörung aus, bei der die vorübergehende Idealisierung des eigenen Selbst und der kindlichen Bezugspersonen nicht überwunden, sondern nur verdrängt wird, und zu unbefriedigten Größenansprüchen und daraus resultierenden Minderwertigkeitsgefühlen führt. Bei Kernberg wird die n. P. dagegen als Störung der Entwicklung eines gesunden Narzissmus verstanden, so dass sie die dahinterliegende Unsicherheit im zwischenmenschlichen Bereich nur verdeckt. Bei den kognitiv-behavioralen Konzepten zur n. P. wird besonders auf die zirkulären, intersubjektiven Prozesse aufmerksam gemacht, die zwischen den Betroffenen und ihrer Umwelt entstehen. Die Präsentation des narzisstisch überhöhten Selbst führt zu einem Konflikt mit der Umwelt, die eine realistischere Sicht einfordert, auf welche die Betroffenen wiederum mit Rechtfertigungen ihrer Selbstwertschätzung reagieren, um sie weiter aufrecht erhalten zu können. Dadurch kommt es zu eskalierenden Beziehungsstörungen, die einem ›Teufelskreis‹ ähneln. Die kanonische Formulierung der Geschichte von Narzissus, auf die sich auch die psychoanalytische Begriffbildung bezieht, findet sich in Ovids *Metamorphosen*. Der Jüngling Narzissus weist alle erotischen Angebote von Männern wie von Frauen ab, wird deswegen verflucht und verliebt sich in sein Spiegelbild im Wasser, das nun für ihn so unerreichbar ist wie er vorher für seine Bewunderer. Ovid schildert ausführlich die Schönheit des Jünglings und seine eigene Preisung dieser Schönheit, von deren Bild er sich nicht trennen kann, so dass er schließlich an seiner Selbstliebe stirbt. Im Folgenden sind in der Verarbeitung des Motivs v.a. die Selbstbespiegelung, der Aspekt des Rückzugs von anderen möglichen Liebesobjekten und die Rolle der körperlichen Schönheit hervorgehoben worden. Im Mittelalter wird der Aspekt der Selbstbespiegelung als Zeichen für Hochmut und Eitelkeit gedeutet. Im *Roman de la Rose* von Guillaume de Lorris (um 1230) ist Narziss auf sein Selbstbild fixiert und verharrt in Selbstliebe. Diese moralische Deutung des Narziss wird in der frühen Neuzeit einerseits ausgeweitet (in John Miltons Epos *Paradise Lost* (1667; dt. *Das verlorene Paradies*) bespiegelt sich Eva wie Narziss, so dass hier v.a. die weibliche Eitelkeit kritisiert wird), andererseits als grundlegende menschliche Eigenart dargestellt: In Jean de La Fontaines Fabel *L' homme et son image* (1668; dt. *Der Mensch und sein (Eben-)Bild*) erscheint der Mensch als Narziss, der sich von seiner Eigenliebe täuschen lässt. In Jean-Jacques Rousseaus Komödie *Narcisse ou l'amant de lui-même* (1753; dt. *Narziß oder wer sich selbst liebt*) wird die Eigenliebe eines jungen Mannes zum Ausgangspunkt der Handlung, neben seiner Eitelkeit wird hier die Störung der intersubjektiven Beziehungen durch seine Eigenliebe hervorgehoben, die jedoch durch rechtzeitiges Eingreifen seiner Braut beseitigt werden kann. Dieser antisoziale Aspekt des Narzissmus wird in der Folgezeit auch an den Reaktionen auf Rousseaus *Les Confessions* (1781; dt. *Bekenntnisse*) deutlich. Hier wird Rousseau selbst Eitelkeit, Egoismus und eine übermäßige Selbstbespiegelung unterstellt. Die direkte Verknüpfung des Narzissmus mit dem Dichter nimmt dann August Wilhelm Schlegel in seinem Aphorismus im Athenäum (1798) vor. Die literarische Gleichsetzung des Dichters mit Narziss erweist sich im 19. Jh. als fruchtbar, v.a. gegen Ende des Jh. – also zeitgleich mit der Entwicklung des psychoanalytischen Begriffs – erscheinen vermehrt Texte, die jetzt den Aspekt der Schönheit mit der Selbstliebe und mit der dichterischen Existenz verknüpfen. In Oscar

Wildes Erzählung *The Picture of Dorian Gray* (1890; dt. *Das Bildnis des Dorian Gray*) lässt die Beziehung von Dorian Gray zu seiner eigenen Schönheit und zur Kunst, zu seinem Porträt, die Liebe zu seiner Verlobten nicht zu, die wiederum ihre Kunst um der Liebe willen aufgibt. Kunst, Schönheit und Selbstbezug sind untrennbar miteinander verbunden. Bei Wilde spielt zudem auch →Homosexualität eine Rolle, da der Maler wiederum eine besondere Nähe zu Dorian spürt, ein Aspekt, der in der Verarbeitung des Motivs schon bei Ovid verdeckt bleibt. Der von Wilde entworfene soziale Typus erscheint auch in anderen Romanen und Erzählungen des Fin de Siècle, ohne dass Narziss als Bezugsfigur genannt wird. Die männlichen Hauptfiguren der Romane von D'Annunzio oder Huysmans zeigen ein ähnliches Verhalten: Sie sind mit sich selbst beschäftigt, haben keine Beziehungen zur Außenwelt, die nicht der eigenen Selbstliebe unterworfen wären, dabei aber literarische Neigungen, halten sich selbst für außerordentlich und außerhalb gesellschaftlicher Konventionen stehend. Gleichzeitig entstehen aber auch explizite Auseinandersetzungen mit der Figur des Narziss. In André Gides *Le traité du Narcisse* (1891; dt. *Traktat vom Narziß – Theorie des Symbols*) sucht Narziss die Form, ein Gegenüber, das sein Selbst begrenzen würde, der Dichter neigt sich wie er über den Fluss und schaut dort Symbole, die auf die Form, das Sein hinweisen. Auch in Paul Valérys Gedicht »Narcisse parle« (1891) aus der Sammlung *L'Album de vers anciens* (1920; dt. *Album alter Verse*) ist das lyrische Ich Narziss und Dichter zugleich, es ist von der Schönheit fasziniert, aber im Selbstbezug befangen. Bei Gide dagegen scheint über die Symbole durchaus ein kreativer Ausweg möglich. In Rainer Maria Rilkes Gedichten zum Narzissmotiv, beide mit dem Titel *Narziß* (1913), zeigt sich ein ähnlicher Zusammenhang. Auch hier geht es um die Verbindung von Schönheit, Selbstbezug und →Tod. Schon bei Rilke erscheint aber die Frau als, wenn auch noch unerreichbares, Liebesobjekt, während der Aspekt der →Sexualität weder bei Gide noch bei Valéry eine Rolle spielt. In Gottfried Benns Gedicht »Synthese« aus der Sammlung *Fleisch* (1917) wird schließlich auch das weibliche Liebesobjekt in den Selbstbezug des lyrischen Ich integriert, auch die intersubjektive Form der Sexualität erscheint als →Onanie. Die

Motive Narzissmus und Sexualität finden sich auch in der Nachkriegsliteratur – wobei hier immer der von Freud geprägte Begriff des Narzissmus als bekannt vorausgesetzt werden muss. So schildert Peter Weiss in *Abschied von den Eltern* (1961) die sexuelle Entwicklung seines Protagonisten als geprägt von narzisstischen Tendenzen: Zunächst imaginiert dieser ein weibliches Alter Ego, das genauso aussieht wie er, und schildert die Liebe zu ihr als vollkommen in sich selbst geschlossen. Als junger Erwachsener ist er unfähig mit Frauen zu schlafen, erst nach seiner endgültigen Loslösung von den Eltern wird er fähig zur gemeinsamen sexuellen Erfahrung. Den Bezug der n.P. zur staatlichen Macht stellt Elias Canetti her: In seiner *Komödie der Eitelkeit* (1933/34) schildert er, wie die menschliche Ich-Sucht das komplette Auslöschen des Individuums verhindert: Ein totalitäres Regime will jede Selbstreflexion der Bürger durch ein strenges Spiegelverbot unmöglich machen. Der Identitätsverlust führt zum Massenselbstmord (→Suizid). Die autistischen →Patienten (→Autismus), die durch ihr Spiegelbild wieder geheilt werden sollen, suchen ihre Befreiung in einem Massennarzissmus, ohne zu echter Individualität zurückzufinden.

Almut-Barbara Renger (Hg.): Narzissus. Ein Mythos von der Antike bis zum Cyberspace, Stuttgart, Weimar 2002

Almut-Barbara Renger (Hg.): Mythos Narziß: Texte von Ovid bis Jacques Lacan, Leipzig 1999

Renate Böschenstein: Narziß, Narzißmus und poetische Produktion. In: Mathias Meyer, Gerhard Neumann (Hg.): Pygmalion: die Geschichte des Mythos in der abendländischen Literatur, Freiburg/Br. 1997, S. 127–162

Ursula Orlowsky, Rebekka Orlowsky (Hg.): Narziß und Narzißmus im Spiegel von Literatur, Bildender Kunst und Psychoanalyse, München 1992

Louise Vinge: The Narcissus Theme in Western European Literature up to the Early 19th Century, Lund 1967

S. K.

Natur →Alternativmedizin

Naturheilkunde →Alternativmedizin

Nerv Gehirn und N. werden bereits im ägyptischen *Edwin-Smith-Papyrus* (etwa 1600 v. Chr.)

schriftlich erwähnt. Der griechische Begriff »neuron« und das lateinische Wort »nervus« stehen in der Antike sowohl für N. als auch für Sehne oder Band. Alkmaion von Kroton beschrieb aufgrund anatomischer und embryologischer Tiersektionen (→Anatomie) erstmals eine Verbindung der Sehnerven mit dem →Gehirn, welches er als Zentrum der →Sinneswahrnehmung verstand und als Organ für die höheren Fähigkeiten des Menschen verantwortlich machte. Auch im Vergleich mit Darstellungen des *Corpus Hippocraticum*, worin viele Beobachtungen gehirnpathologischer Phänomene gegeben werden, markierte dies einen beachtlichen Schritt. So liegen im *Corpus Hippocraticum* kaum Anhaltspunkte für ein direktes neuroanatomisches Wissen über die Struktur des menschlichen Gehirns oder die Topographie der N. im →Körper vor. Es ist ebenfalls erstaunlich, dass Aristoteles in seiner *Historia animalium* viele zerebrale Lebensphänomene nicht zur Kenntnis nimmt und im Gehirn lediglich eine Kühlvorrichtung für das →Blut sieht. Stattdessen begriff er die frei im Leib flottierende Seele (gr. psyché) als Movens für Fortbewegung, Erhaltung und Reproduktion (facultates vitales) des lebendigen Körpers (→Leib und Seele). Die anatomischen Eigenschaften von Gehirn und N. wurden von der sog. Alexandrinischen Schule erstmals genauer untersucht. Richtungsweisend waren die Werke des Herophilos von Chalkedon, der die Differenz sensibler und motorischer Nervenlähmungen nachwies, die Hirnventrikel beschrieb und zwischen Groß- und Kleinhirn unterscheiden konnte. Seinem Schüler Erasistratos ist die weitere physiologische Klassifikation der im Gehirn entspringenden »Bewegungsnerven« und der aus den Hirnhäuten hervorgehenden »Empfindungsnerven« zu verdanken. Die neuroanatomische Tradition der Alexandrinischen Schule stagnierte jedoch lange Zeit und wurde erst durch Galen von Pergamon wieder aufgegriffen. Galen setzte Herophilos' Unterscheidung individueller Hirnnerven fort und gelangte mit physiologischen Experimenten zum Nachweis der sensiblen und motorischen Eigenschaften der N. Des weiteren verglich er die N. des Körpers mit einem verzweigten Röhrensystem, in welches das Gehirn einen »Seelengeist« (gr. pneuma psychikón) aus seinen Ventrikeln pumpe. Galens Vorstellung von einem »Nervenfluidum«, das durch die Ner-

venkanäle fließt und die Sinneseindrücke fortleitet, blieb bis ins 19. Jh. erkenntnisbestimmend und findet sich noch in den anatomischen Werken von Xavier Bichat (1771-1802) und Samuel Thomas Soemmerring (1755-1830). Zu Galens Kritikern zählte Andreas Vesalius (1514-64), der als »Vater der modernen Anatomie« gesehen wird. Aufgrund eigener Untersuchungen zweifelte Vesalius nicht nur die Existenz eines an der Schädelbasis liegenden »Wundernetzes des Gehirns« (lat. rete mirabile) an. Vielmehr wies er auch Galens physiologische Interpretation der Hirnhöhlen zurück, da er annahm, dass der »Seelengeist« in der Hirnrinde entstehen müsse, um von dort in die Nervenröhren zu gelangen. Eine Modifikation in den strukturfunktionellen Vorstellungen von Gehirn und N. riefen die physiologischen Arbeiten Albrecht von Hallers (1708-77) hervor, der mit seinem berühmten Reiz-Erregungs-Experiment den Unterschied zwischen der »Sensibilität« der N. und der »Irritabilität« der Muskulatur deutlich machte. Franz Joseph Gall (1758-1828) und Johann Caspar Spurzheim (1776-1832) führten Hallers Untersuchungen fort und behaupteten, dass die körperlichen Empfindungen über die N. zur grauen Substanz der Gehirnoberfläche gelangten. Diese Annahme wurde von François Magendie (1783-1855) und Pierre Flourens (1794-1867) experimentell aufgenommen, die nachgewiesen haben, dass ein Fingerdruck auf die eröffnete Hirnoberfläche zu motorischen und sensiblen Phänomenen führt. Gustav Fritsch (1838-91) und Eduard Hitzig (1838-1907) konnten diesen Ansatz schließlich elektrophysiologisch weiter differenzieren, wobei das morphologische Korrelat der Nervenfunktionen noch lange unbekannt blieb: Spätestens mit Sigmund Exner (1846-1927) stand die Idee eines neuronalen Netzes auf dem Tableau der Hirnforschung, welche sich mit einem multimodalen Modell sog. Hirnzentren verband. Ihr stand die 1891 von Wilhelm von Waldeyer-Hartz (1836-1921) entwickelte Neuronentheorie gegenüber, in der das Neuron als strukturfunktionelle Einheit des Nervensystems begriffen wird. Erst im 20. Jh. ließ sich dieser Streit mit Hilfe der Elektronenmikroskopie zu Gunsten des Neuronenmodells entscheiden. Auch die modernen Ansätze eines Neuronenkreismodells von Donald Hebb (1904-91), eines Synapsenmodells von John Eccles (1903-97) oder eines dynamischen Beziehungssystems der Neuronen bei Warren McCulloch (1898-1972) und Walter Pitts (1924-69) basieren auf der Neuronentheorie.

Bereits in den Schlachtenbeschreibungen des Trojanischen Kriegs werden in Homers *Ilias* penetrierende Schädelverletzungen (→Wunde) sowie durchtrennte N. des Körpers erwähnt (*Ilias* 8,85; 11,95). In Herodots *Historien* lassen sich gleichfalls Beobachtungen über Schädelwunden der Krieger finden (Herod. 6, 96-120). Trotz vergleichbarer Beschreibungen in der griechischen Literatur wirkte die alte Vorstellung der Ägypter, dass nicht das Gehirn, sondern das →Herz Sitz von Geist und Gefühl sei, auf die römischen Dichter fort. Lukrez lässt in *De rerum natura* (dt. *Von der Natur*) eine fragmentierte Seele (animus und anima) aus dem Herzen frei durch den Körper strömen. Und auch in der mittelalterlichen Literatur, etwa im *Herzmaere* (1255/60) des Konrad von Würzburg (um 1230-87), bleibt das Herz Topos der Leidenschaften und des Gefühls (→Affekte). Die N. werden als Substrat körperlicher →Schmerzen im Kontext des Mittelalters kaum erwähnt und finden allenfalls im Nervenleiden der Aussätzigen literarische Bearbeitung - etwa beim leprösen *Der arme Heinrich* (um 1195) von Hartmann von Aue (ca. 1160-1210). Das frühneuzeitliche Verständnis von der Natur des menschlichen Geistes und der Rolle der N. für die Schmerzleitung René Descartes' (1596-1650) schlägt sich noch im Lehrgedicht *Über den Ursprung des Übels* (1734) von Albrecht von Haller nieder, und in Julien Offray de LaMettries (1709-51) *L'homme machine* (1747; dt. *Der Mensch als Maschine*) werden die N. zu Triebfedern der menschlichen Seele erklärt. Für Johann Wolfgang von Goethe (1749-1832) stehen Pathologien des Gehirns und der N. in *Wilhelm Meisters Lehrjahre* (1795/96) wieder in einem größeren Kontext klinischer Phänomene wie der Aphasie (→Psychiatrie, →Psychopathologie). Gustave Flaubert (1821-80), der selbst an epileptischen Krämpfen litt, schrieb über die Sensibilität und Empfindsamkeit der *Madame Bovary. Moeurs de province* (1856; dt. *Madame Bovary. Ein Sittenbild aus der Provinz*) die moderne neurophysiologische Bedeutung von »irritieren« oder »enervieren« literarisch fest. Der Rückgriff auf das Konzept des »schwachen Nervenkostüms« (→Neurasthenie) der Neuropathologie des 18. Jh.

diente ferner Fjodor M. Dostojewskij (1821-81) zur ätiologischen Klärung der →Epilepsie des Fürsten Myschkin in *Idiot* (1868/69; dt. *Der Idiot*). Arthur Conan Doyle (1859-1930) zog die neurologisch-topische Krankheitsdiagnostik sogar als Paradigma für die Arbeit des Detektivs in *The Adventures of Sherlock Holmes* (1892; dt. *Die Abenteuer des Sherlock Holmes*) heran. Mit dem Aufkommen der modernen Neurophysiologie erblühten die literarischen Genres, die sich mit den N. und der Nervenheilkunde auseinander setzen: Im Drama *Dantons Tod* (1835) von Georg Büchner (1813-37) schlägt sich die Ablösung der Anatomie durch die Physiologie des Nervensystems metaphorisch nieder. Mit Beginn des neuronalen Netzwerk-Konzepts thematisiert Carl Ludwig Schleich (1859-1922) in seiner Essaysammlung *Vom Schaltwerk der Gedanken* (1916) die physiologische Wechselwirkung der Nervenzellen in Analogie zum Klavierspiel. T. S. Eliot (1888-1965) beschreibt in seinem Gedicht *The Love Song of J. Alfred Prufrock* (1917; dt. *Das Liebeslied des J. Alfred Prufrock*), einzelveröffentlicht in der Zeitschrift »Poetry«, die auffällige Häufung von Nervenkrisen seiner Zeit am Beispiel der Katalepsie. Und in den Gedichten von Henry Head (1861-1940), z.B. in der Sammlung *Destroyers and Other Verses* (1919), drückt sich das Verhältnis von Nervenärzten und →Patienten sowie die Erfahrung mit den Kriegsversehrten des Ersten Weltkriegs aus. Ähnliches gilt für *The Assaying of Brabantius: and Other Verses* (1925) von Charles Scott Sherrington (1857-1952). Die »Erfindung der Neurasthenie« durch den Nervenarzt George M. Beard (1839-83) hatte schließlich große Bedeutung für die Selbstwahrnehmung der Menschen um 1900, was sich auch in der europäischen Literatur niedergeschlagen hat. So sinniert die Romanfigur in *La coscienza di Zeno* (1923; dt. *Das Bewusstsein des Zeno Cosini*) des Triestiner Schriftstellers Ettore Schmitz (1861-1928) - unter dem Pseudonym Italo Svevo - über sein neurasthenisches Leiden an der Zivilisation. Auch die aktuellere Literatur greift die Neurowissenschaften stark auf, was sich in der Tatkraft der N. in Harry Kemelmans (1908-96) Krimi *Wednesday the Rabbi Got Wet* (1976; dt. *Am Mittwoch wird der Rabbi nass*), im narkotischen Selbstporträt (→Anästhesie) von Robert Pingets (1919-97) Heften *Du nerf* (1990; dt. *Kurzschrift*) oder den nervösen Bauchgefühlen des Immigranten in Rachid Djaïdanis autobiographischem Roman *Mon nerf* (2004) spiegelt. Durs Grünbeins *Schädelbasislektion* (1991) reflektiert das neue materialistische Selbstverständnis der Hirnforschung. Für die der »Wahrhaftigkeit des Alltäglichen« nachspürende osteuropäische Poesie sind Vladimir S. Vysockijs (1938–80) Sammlungen *Stichi* (1981; dt. *Nerv*) und *Netrhejte mé stříbrné struny* (1989; dt. *Zerreißt mir nicht meine silbernen Saiten*) oder Igor Gusevs *Nerv dushi: poeticheskii sbornik* (2001) beispielhaft. Schließlich versuchen auch Publikationsorgane, die in der Tradition der expressionistischen Czernowitzer Literaturzeitschrift »Der Nerv« (Weimarer Republik) stehen, »den Nerv ihrer Zeit zu treffen«. So fungiert etwa die zeitgenössische Literaturzeitung *solarplexus: zeit-schrift [nerv], junge literatur & kunst* (seit 1991) als Forum für Avantgarde-Literatur und thematisiert den Diskurs um die Hirnforschung in breiter Form. Patientenliteratur, z. B. May Sartons *After the Stroke: a Journal* (1988), greift die spezifischen Erfahrungen neurologisch kranker Menschen auf.

Joachim Radkau: Das Zeitalter der Nervosität. Deutschland zwischen Bismarck und Hitler, München 1998
Ernst Florey, Olaf Breidbach (Hg.): Das Gehirn – Organ der Seele? Zur Ideengeschichte der Neurobiologie, Berlin 1993
Gordon Shepherd: Foundations of the Neuron Doctrine, Oxford u. a. 1991
Heinrich von Staden: Herophilus. The Art of Medicine in Early Alexandria, Cambridge u. a. 1989
Jean-Pierre Changeux: L'homme neuronal, Paris 1983
                                                    F.W.S.

Nervenheilkunde →Psychiatrie

Nervosität →Neurasthenie

Neurasthenie Die Begriffe N. und Nervenerschöpfung, v. a. aber der Ausgangsbegriff Nervosität sind um 1900 bereits Schlagwörter mit unerhörten Verbreitungsgraden. Der Begriff und die Krankheitsbezeichnung nervousness (N., Erschöpfungssyndrom, Nervosität) wurden geprägt durch den New Yorker Neurologen George Miller Beard, der darunter einen Erschöpfungszustand als Reaktionstypus u. a. auf die moderne Welt mit variabler Symptomatik (→Symptom) verstand (sog. American nervousness). Die Karriere des Begriffs und die Aufmerksamkeit auf das Phänomen der N./Nervosität wurden in Deutschland besonders durch den neurologisch interessierten Heidelberger Internisten Wilhelm Erb (1840–1921) protegiert. In einer akademischen Rede sprach Erb im November 1893 »Ueber die wachsende Nervosität unserer Zeit«. Es könne »nicht zweifelhaft sein«, so das Kernstück seiner Rede, »dass die politischen, socialen, culturellen Verhältnisse und alles, was darunter zu begreifen [sei], einen hervorragenden Einfluss auf das Nervensystem des Menschen« hätten. Jedenfalls gäbe es eine hinreichende Anzahl zwingender Indizien und Gründe für den Schluss, »dass die Nervosität gegen Ende des 19. Jahrhunderts außerordentlich zugenommen […] und dem vielberufenen Fin de siècle ein eigenartiges Gepräge« verliehen habe. Die »Gründe« hierfür sah Erb in den fraglos besonderen »Zeitverhältnissen, in den modernen Lebensgewohnheiten, in den Fortschritten und der Verfeinerung unserer Cultur, in den neuen Gestaltungen des modernen Daseins und Verkehrs« (→Gesundheit und Krankheit). Bei dem Psychiater Richard Freiherr von Krafft-Ebing (1840–1903) hieß es in der fünften Auflage (1903) seiner *Abhandlung über Gesunde und kranke Nerven* (1885): »Der Wurm, der an der Frucht des Kulturlebens nagt und Lebensfreude und Lebensenergie unzähliger Menschen vergiftet, ist die sogenannte Nervosität, ein allgemeiner, verschwommener, populärer Ausdruck für Zustände von Schwäche und Erregtheit des Nervensystems bis zu ausgesprochener Nervenkrankheit. Auf diese krankhafte Reaktionsweise der Nerven ist großenteils jener Zug von Weltschmerz und Pessimismus zu begründen, der durch breite Schichten der modernen Gesellschaft geht« (→Nerv, →Psychiatrie). »Unbedingt«, so hatte Krafft-Ebing bereits 1895 beobachtet, finde die »Nervosität der Massen auch theilweisen Ausdruck in gewissen Erscheinungen unseres modernen gesellschaftlichen Lebens, in dem Bedürfnis nach Sensationellem, stark Gewürztem, in den Leistungen der Belletristik, dramatischen Kunst, der Tagespresse, in dem Pessimismus, der Unzufriedenheit der Massen dem hochgesteigerten politischen Leben, der ins Ungemessene sich erstreckenden Vereins- und Versammlungsthätigkeit, der Hast, Unruhe und Ungemüthlichkeit des gesellschaftlichen Daseins, dem Classen- und Rassenhass, dem Drang nach Änderung der wirthschaftlichen und socialen Zustände um jeden Preis«. Die unausweichliche Konsequenz für den Mann in solcher Unrast sei der »ausereheliche Geschlechtsverkehr« (→Sexualität), zumindest für eine Zeit; kommt aber endlich »ein solcher moderner Geschäfts- und Arbeitsmensch zum Heiraten, so ist er an Jahren vorgerückt, decrepid, debauchirt, nicht selten syphilitisch, und mit den bescheidenen Resten seiner Manneskraft, mitten in der Hast und Erschöpfung des Berufslebens, zeugt er nun kränkliche, schwächliche, nervöse Kinder!« – Mittelbar angeregt durch Krafft-Ebings *Psychopathia Sexualis* (1886) und unmittelbar durch die Arbeit des Prager Philosophen Christian von Ehrenfels (1859–1932) hat sich 1907 schließlich auch Sigmund Freud den pathogenetischen Faktoren der Kultur in seiner Schrift über *Die kulturelle Sexualmoral und die Moderne Nervosität* zugewandt →Psychoanalyse. Anders als Erb, Binswanger oder Krafft-Ebing interpretiert Freud nicht die aufreibenden, überbürdenden Anforderungen der modernen Kultur als auslösende Faktoren für N. oder Nervosität, sondern besonders die der modernen Kultur eigene »schädliche Unterdrückung des Sexuallebens der Kulturvölker (oder Schichten) durch die bei ihnen herrschende kulturelle Sexualmoral«: »Unsere Kultur ist ganz allgemein auf der Unterdrückung von Trieben aufgebaut. Jeder einzelne hat ein Stück seines Besitzes, seiner Machtvollkommenheit, der aggressiven und indikativen Neigungen seiner Persönlichkeit abgetreten«. Geschlechtsspezifische Unterschiede in der Fähigkeit oder Unfähigkeit, sich über die »kulturelle Sexualmoral« hinwegzusetzen, modifizierten das Phänomen. So seien »dementsprechend« in »vielen Familien die Männer gesund, aber in sozial unerwünschtem Maße unmoralisch, die Frauen edel und überverfeinert, aber – schwer nervös« (→Geschlechterdifferenz). Man mag die geschlechtsdifferenzierende Beurteilung Freuds teilen oder auch nicht; der Umstand, dass die ersten Todesopfer (→Tod) des 1888 von der Farbenfabrik Bayer in den Handel gebrachten Schlafmittels Sulfonal ausnahmslos Frauen waren, die sich von der allgemeinen Schlafmittelbegeisterung (→Arzneimittel, →Schlafen und Wachen) zu heftig hatten hinreißen lassen, spricht für sich. Die Opfer dieser »Droge des Fin de siécle« (→Drogen) starben an den Folgen schwerer Leberschädigungen, die sich in akuten Porphyrien

äußerten. Auch Freud gehörte zu denen, die das Modepräparat Sulfonal verabreichten. 1906 hat der Wortbedeutungsforscher Otto Ladendorf als Erster die – freilich kurze – Geschichte des »wichtigen und ungemein elastischen Schlagwortes ›Nervosität‹« umrissen, des »universalsten Lückenbüßer[s], den die Wörterbücher je gesehen« hätten. Die Karriere des Begriffs der »heutigentags [1904] zum Überdruß oft gebraucht und gemißbraucht« werde, habe ihren Ausgang im frühen 18. Jh. bei der Bedeutung »sehnig, kraftvoll, eindringlich« genommen, sei dann aber, vermittelt durch die Reiz- und Reizbarkeitslehren der Physiologie des 18. und 19. Jh. zunächst in die Literatur (Empfindsamkeit) und schließlich in den populären Schlagwortschatz der Gesellschaft des sich neigenden 19. Jh. gelangt. Hierbei habe sich ein Bedeutungswandel vom Kraftvollen hin zum Nervenbezogenen und endlich zum Schwächlichen, zum Aufgeregten, zur Aufgeregtheit (»erregt, nervenschwach, nervenkrank«), von der Empfindsamkeit zur nervösen »Empfindelei« vollzogen. Ladendorf erkennt hier recht genau das Phänomen der versuchten Remedikalisierung eines Begriffs (→Metaphorik), welcher in der medizinischen Fachterminologie flüchtig geworden, ins allgemein Gesellschaftliche oder gar ins humoristisch Triviale (Trottoirkrankheit, trottoirnervenkrank) abgeglitten war.

Tatsächlich gehören die Überempfindlichkeit, die Nervosität bis hin zur →Hysterie zu den typischen Frauenleiden der Literatur des 19. Jh. und hier besonders des Fin de siècle. Bereits Mrs. Wititterly in Charles Dickens' *The Life and Adventures of Nicholas Nickleby* (1838/39; dt. *Nikolas Nickleby*) ist »äußerst reizbarer Natur, ungemein nervös und zart – eine Treibhauspflanze, eine exotische Blume«. Aber ihre Nervosität ist im ersten Drittel des 19. Jh. durchaus noch positiv konnotiert, fast als Nervenstärke zu deuten. So urteilt auch ihr Arzt (→Ärzte) über sie gegenüber dem Gatten: »Halten Sie sie hoch in Ehren; sie ist eine Zierde für die fashionable Welt und für Sie. Ihre ganze Krankheit wurzelt in ihrem hochfliegendem Geist«. Von nervöser, neurasthenischer Dekadenz ist hier noch nichts zu spüren. Dies ändert sich dramatisch im Fin de siècle; Nervosität ist hier décadence par excellence und dies ausschließlich in körperlich-psychischer Hinsicht (→Leib und Seele). Zwar hatte das Wort »décadence«, schon 1834 im Titel der Studien von Désiré Nisards *Etudes de moeurs et de critique sur les poètes latins de la décadence* (1834) seinen literarischen Niederschlag gefunden, für das Fin de siècle geprägt werden sollte es freilich von Paul Verlaine durch den berühmten Vers aus dem Gedicht »Langueur« aus der Sammlung *Jadis et naguère* (1885): »Je suis l'Empire à la fin de la décadence« (1883). Im gleichen Jahr erschienen Paul Bourgets *Essais de psychologie contemporaine* über Baudelaire, Taine, Renan und Stendhal, in denen die Symptome der N. thematisiert wurden: →Angst, Nervosität, Neigung zu →Melancholie und Pessimismus. Die Resonanz dieses Buches war immens und diskussionsbelebend, stand doch hier die psychologische Dimension des Literarischen erstmals im Vordergrund. In eben dieser Zeit erscheint der zwanzigbändige Romanzyklus *Les Rougon-Macquart* (1871–93; dt. *Die Rougon-Macquart*) von Emile Zola. Er ist als Gesamtwerk eine »Histoire naturelle et sociale d'une famille«, in den Details ist er aber der Blick in die Abgründe der vergnügungssüchtigen, nervös-skrupellosen Epoche des Second Empire. Dies gilt für das übersteigerte Leben der Bergwerksbesitzer im *Germinal* (1885; dt. *Germinal*) ebenso wie für das der titelgebenden Dirne des Romans *Nana* (1879/80; dt. *Nana*), die von einer »Nervenstörung ihres weiblichen Geschlechts« betroffen ist; oder für den gestürzten Dachdecker und notorischen Trinker (→Alkohol und Alkoholismus, →Rausch, →Sucht) im *L'assommoir* (1877). In Heinrich Manns *Doktor Biebers Versuchung* (1898) ist es jener Dr. Bieber, der sich besonders für die nervösen Frauen interessiert und sich um sie bemüht. Bieber (ver)führt (→Verführung) sie in eine »Welt tiefer Gründe«, was wiederum für die Nerven jener Damen »ganz schauerlich reizvoll ist«. Aber es sind nicht nur die Frauen, die der neurasthenischen Nervenkrankheit unterliegen, sondern auch die Männer und zuallererst die Literaten selbst: Franz Kafka lassen Konflikte mit Felice Bauer und die als »Neurasthenie« und »Herzneurose« diagnostizierte Nervosität nicht zur Ruhe kommen. Seinem selbsttherapeutischen Tagebuch (»Es ist sehr notwendig geworden, wieder ein Tagebuch zu führen. Mein unsicherer Kopf, Felice, der Verfall im Bureau …«) vertraut er am 2. Mai 1913 an, durch Gartenarbeit seine »Neurasthenie heilen« zu wol-

len. Im gleichen Jahr war Robert Musil wegen Herzrasens (→Herz) und N. unfähig, als Bibliothekar zu arbeiten. Es ist so nur zu verständlich, dass sich das Phänomen der Nervosität/N. auch in den literarischen Produkten der Zeit spiegelt, wie etwa bei Theodor Fontane. In *Effi Briest* (1894/95) ist es Innstetten, der das Leiden in sich trägt und sich durch Wagner zu beruhigen sucht: »Was ihn zu diesem hinübergeführt hatte, war ungewiß; einige sagten, seine Nerven, denn so nüchtern er schien, eigentlich war er nervös; andere schoben es auf Wagners Stellung zur Judenfrage. Wahrscheinlich hatten beide recht. Um zehn war Innstetten dann abgespannt und erging sich in ein paar wohlgemeinten, aber etwas müden Zärtlichkeiten, die sich Effi gefallen ließ, ohne sie recht zu erwidern«. In Fontanes *Irrungen, Wirrungen* (1887/88) klagt Serge: »Ich kann das Umfallen der Boulekegel nicht mehr mit anhören, es macht mich nervös […] Alle Genüsse sind schließlich Einbildung und wer die beste Phantasie hat, hat den größten Genuss. Nur das Unwirkliche macht den Werth und ist eigentlich das einzig Reale.« Serge war nervös. Auch Thomas Mann reflektiert in seiner Novelle *Der Tod in Venedig* (1912) – nicht ohne autobiographische Anklänge – N. und Nervosität des Schriftstellers. Sie äußern sich in Überreizung und Überempfindlichkeit, also genau in den Eigenschaften, die den Protagonisten seiner Novelle charakterisieren. So heißt es über Gustav von Aschenbach: »Überreizt von der schwierigen und gefährlichen, eben jetzt eine höchste Behutsamkeit, Umsicht, Eindringlichkeit und Genauigkeit des Willens erfordernden Arbeit der Vormittagsstunden, hatte der Schriftsteller dem Fortschwingen des produzierenden Triebwerks in seinem Innern, […] auch nach der Mittagsmahlzeit nicht Einhalt zu tun vermocht und den entlasteten Schlummer nicht gefunden, der ihm, bei zunehmender Abnutzbarkeit seiner Kräfte, einmal untertags so nötig war«.

Evelyn Bukowski: Metamorphosen der Verführung in der Novellistik der Frühmoderne, Tübingen, Basel 2004

Hans-Georg Hofer: Nervenschwäche und Krieg. Modernitätskrise und Krisenbewältigung in der österreichischen Psychiatrie (1880–1920), Wien u. a. 2004

Joachim Radkau: Das Zeitalter der Nervosität. Deutschland zwischen Bismarck und Hitler, München, Wien 1998

Wolfgang U. Eckart: »Die wachsende Nervosität unserer Zeit«. Medizin und Kultur um 1900 am Beispiel einer Modekrankheit. In: Gangolf Hübinger, Rüdiger vom Bruch, Friedrich Wilhelm Graf (Hg.): Kultur und Kulturwissenschaften um 1900 - II. Idealismus und Positivismus, Stuttgart 1997, S. 207–226
Dietrich v. Engelhardt: Medizin in der Literatur der Neuzeit, Bd. 1, Darstellung und Deutung, Hürtgenwald 1991, v. a. S. 244 f., 250, 360
W.U.E.

Neurose und Psychose   Unter einer N. versteht man eine Störung auf der Basis von neurotischen Entwicklungen, d. h. es wird ganz allgemein auf die entwicklungsbedingte und seelische Grundlage einer Störung hingewiesen (→Psychoanalyse, →Psychopathologie). Ungelöste und durch Abwehr unbewusste Konflikte führen zur Entwicklung von N. Unter P. versteht man Nervenkrankheiten mit endogener, psychoreaktiver und oft körperlicher Ursache (→Psychiatrie). 1784 verwendet der schottische Arzt William Cullen zum ersten Mal den Begriff N. in seiner Monographie *First Lines of the Practice of Physics* und meint damit alle nicht entzündlichen Nervenkrankheiten. Philippe Pinel betonte als Charakteristikum der N., dass organische Veränderungen fehlten. Im Laufe des 19. Jh. wurden N. wie P. von anderen Nervenkrankheiten mit organischen Ursachen abgetrennt (→Nerv). Im Kontext der Psychoanalyse kam es zu einer intensiven Beschäftigung mit der N. Für Sigmund Freud sind N. Ausdruck eines sexuellen Triebkonfliktes. Freud spricht in diesem Zusammenhang von »Aktualneurosen« (→Neurasthenie, Angstneurose (→Angst), →Hypochondrie). Unter »Psychoneurosen« versteht Freud den Ausdruck der durch Abwehr verarbeiteten frühkindlichen Sexualkonflikte. Später trennt er von den sog. Psychoneurosen, die er »Übertragungsneurosen« nennt, die »narzisstischen Neurosen« ab. Die sog. Übertragungsneurosen werden dann in tiefenpsychologischer Auseinandersetzung weitergehend differenziert (→Psychotherapie). Der Begriff der N. findet bei rein deskriptiver Verwendung (ICD-10) kaum mehr Anwendung. Der Begriff der P. geht auf Ernst von Feuchtersleben zurück. P. werden durch deren Phänomenologie und Psychopathologie verstanden. Den Versuch einer einheitlichen Betrachtung von N. und P. unternehmen Sigmund Freud und Carl Gustav Jung. Jung differenzierte das →Unbewusste in ein individuelles und ein kollektives Unterbewusstsein, wobei Letzteres durch überlieferte Mythologeme, die »Archetypen«, konstituiert wird. Mittels →Therapie können unbewusste psychische Prozesse offen gelegt werden. N. – bei Jung Konflikte zwischen persönlichem Unbewussten und →Bewusstsein – werden dabei als die Unterdrückung infantiler Triebe libidinöser oder sexueller Art und als Verdrängung der entsprechenden Lebenssituationen verstanden sowie als Abwehrreaktion auf die Forderungen des Über-Ich. Freud versteht P. als Kulminationen oder Kapitulationen der N. Diese Tradition setzt sich später fort. So versteht auch der Neo-Freudianer Harald Schultz-Hencke 1940 die P. als Steigerung neurotischer Hemmungen. Die erstmalige Verwendung des Begriffs P. im 19. Jh. leitete eine Entwicklung ein, die zur Begründung eines eigenen Gebietes seelischer Erkrankungen führte. Im Laufe des 19. Jh. fand der Begriff mehr und mehr Verwendung in der deutschsprachigen psychiatrischen Literatur, wo er seelische Krankheiten im Allgemeinen bezeichnete. In Anlehnung an die positivistischen Tendenzen des 19. Jh. werden Geisteskrankheiten stets als Erkrankungen des →Gehirns verstanden, ohne dadurch Psycho- und Sozialtherapien ausschließen zu wollen. Charakteristisch für diese Epoche ist das Konzept der Einheitspsychose, d. h. das Konzept einer Entwicklung, die von der →Melancholie ausgehend über die Manie (→Depression/Manisch-depressive Krankheit) zur psychischen Schwäche führt, wobei mit Melancholie und Manie →Halluzinationen, illusionäre Verkennungen und Wahnvorstellungen (→Wahn) verbunden sein können. Wilhelm Griesinger entwickelt dieses Konzept dahingehend weiter, dass »Irresein« ein Epiphänomen somatischer Krankheiten darstelle; psychotische Bilder bezeichnen diejenigen psychischen Phänomene, die als Herd der Störung im Gehirn zu verorten seien. In der Folgezeit ist man in der Forschung darum bemüht, diese Einheitspsychose in verschiedene Krankheitsbilder auszudifferenzieren. So wurden in den Jahrzehnten um 1900 neben Arbeiten zu den Ursachen der Krankheit und dem Krankheitsbegriff, zu den Therapiemöglichkeiten und zur Abhängigkeit der Krankheit von sozialen und kulturellen Faktoren auch zahlreiche Versuche einer Klassifizierung der Pathophänomene veröffentlicht. Prägend waren in dieser Hinsicht v. a. die Arbeiten des Psychiaters Karl Ludwig Kahlbaum, der mit seiner Monographie *Die Gruppierung der psychischen Krankheiten und die Einteilung der Seelenstörungen* (1863) drei Gruppen unterscheidet. Eine Ablehnung der Einheitspsychose und klarer nosologischer Entitäten liefert Emil Kraepelins *Compendium der Psychiatrie* (1883), in dem Kraepelin einen Dualismus zwischen Somapathologie und Psychopathologie eröffnet. Kraepelins Unterscheidung zwischen Dementia praecox und den affektiven P. der Manie und Melancholie wird durch den Psychiater Eugen Bleuler aufgegriffen, der 1908 die Dementia praecox durch den Ausdruck »→Schizophrenie« ersetzt und mit *Dementia praecox oder Gruppe der Schizophrenien* (1911) die für die nächsten Jahrzehnte einschlägige Beschreibung dieser Krankheit (→Gesundheit und Krankheit) verfasst. Um 1900 unterscheidet Karl Bonhoeffer zwischen der exogenen und der endogenen P. Dieser Differenzierung fügt Karl Jaspers in seiner *Allgemeinen Psychopathologie* (1913) noch abnorme seelische Entwicklungen und Charaktere hinzu. Methodologisch wird bei Jaspers Psychiatrie und Medizin im Rahmen der Dichotomie von Erklären und Verstehen betrachtet, wobei in der Tradition von Schleiermacher, Vico und Dilthey Erklären die genuine Methode der Naturwissenschaften, Verstehen die genuine Methode der Geisteswissenschaften konstituiert. Unter diesem begrifflichen Raster sind P. immer auch Gegenstand des Erklärens, nie allein des Verstehens, wohingegen N. prinzipiell verstanden werden können, indem sie auf soziale und kulturelle Umfelder und Traditionen zurückgeführt werden können. Im Folgenden differenzierte der Psychiater Kurt Schneider zwischen einem Dasein und einem Sosein der P. und zwischen Form (Seinsweise) und Thema (Inhalt). Er definierte P. als physisch verursachte oder krankhafte seelische Abnormalitäten.

Literatur bildet einerseits ein Medium, in dem die Erkenntnisse der Psychoanalyse reflektiert werden, andererseits bedienen sich z. B. die Psychoanalytiker der Literatur, um ihre Erkenntnisse zu illustrieren. V. a. Sigmund Freud greift in seinen Schriften auf die Literatur zurück, etwa auf die Figur des Ödipus, auf *Hamlet. Prince of Denmark* (1603; dt. *Hamlet. Prinz von Dänemark*) von William Shakespeare oder auf *Der*

Sandmann (1817) von E. T. A. Hoffmann. Allerdings weicht seine Deutung von Ödipus im Ödipuskomplex von der Darstellung des Ödipus bei den griechischen Tragikern ab. So führt der Weg der Wahrheitsfindung bei Ödipus nicht zu einer Bewältigung, sondern zur Selbstblendung. Jung zieht – im Rahmen seiner Archetypen-Theorie – Literatur auch zur Therapie heran, eine von Freud abgelehnte Maßnahme. Psychoanalytiker, ebenso wie Psychiater/Nervenärzte, thematisieren neurotische und psychotische Phänomene in Romanen und Erzählungen in ihren Schriften. Sie gehen auf die Repräsentationen von N. und P. in der Literatur ein. Dabei herrscht bei den Psychiatern/Nervenärzten eine generelle Skepsis bezüglich der Literarisierung von P. vor. Da Literatur durchgehende Motivzusammenhänge erfordere, P. sich aber gerade durch das Abreißen von Verständlichkeit auszeichneten, muss nach Kurt Schneiders *Der Dichter und der Psychopathologe* (1922) eine P. letztlich unnaturalistisch dargestellt werden. So könnten die Protagonisten aus Shakespeares *Hamlet* oder *King Lear* (1605/06; dt. *König Lear*), Miguel de Cervantes' *El Ingenioso Hidalgo Don Quixote de la Mancha* (1605/15; dt. *Don Quijote*), Fjodor M. Dostojewskijs *Idiot* (1868/69; dt. *Der Idiot*) oder aus Henrik Ibsens *Peer Gynt* (1867; dt. *Peer Gynt*) paradigmatisch mit neurotischen oder psychotischen Zügen ausgestattet markiert werden. Angst, →Zwang und Wahn bilden die beiden medizinisch fundierten Leitsyndrome dieser Figuren. Repräsentationen von N. und P. in der Literatur sind insofern immer auch eng geknüpft an Angst, Zwang und Wahn. Sie können grundsätzlich mit dem Inventar der Psychoanalyse symbolisch dechiffriert werden. *Die Ermordung einer Butterblume* (1910) von Alfred Döblin gleicht einer psychiatrischen Studie, in der →Symptome sachlich beschrieben werden, krankhaftes Geschehen erklärt und eine →Diagnose gestellt wird. Auch in *Berlin Alexanderplatz. Die Geschichte vom Franz Biberkopf* (1929) wird in Buch IX die Behandlung des kranken Bieberkopf in der Irrenanstalt Buch (wo Döblin selbst tätig war) ausführlich geschildert. Neben der affirmativen und rezeptiven Beachtung der Psychoanalyse durch die Literatur stehen relativierende und sogar auflösende Tendenzen hinsichtlich Krankheitsbezeichnungen und nosologischer Klassifikationen durch die Medizin. So lehnt der geisteskranke Sittlichkeitsverbrecher, der in Robert Musils *Der Mann ohne Eigenschaften* (1930–52) als »Paralytiker, Paranoiker, Epileptiker und zirkulärer Irrer« bezeichnet wird, die klassifikatorische Erfassung seines Wesen durch Fremdwörter vehement ab, und auch sein Arzt Dr. Friedenthal distanziert sich von solchen Klassifikationen. Ähnliches empfindet Franza aus Ingeborg Bachmanns Romanfragment *Der Fall Franza* (postum 1978), die sich durch ihren Mann zu einer →Fallgeschichte abgestempelt sieht und dabei neurotisches Verhalten an den Tag legt, wenn sie etwa meint, im Wohnzimmer stehend von denjenigen Büchern erschlagen zu werden, die ihr Mann sammelt und schreibt, und in denen sie sich, zum Fall gemacht, wieder zu erkennen glaubt.

Klemens Dieckhöfer: Psychose. In: Werner E. Gerabek, Bernhard D. Haage, Gundolf Keil, Wolfgang Wegner (Hg.): Enzyklopädie Medizingeschichte, Berlin, New York 2005, S. 1196–1197
Helmut Siefert: Neurose. In: Werner E. Gerabek, Bernhard D. Haage, Gundolf Keil, Wolfgang Wegner (Hg.): Enzyklopädie Medizingeschichte, Berlin, New York 2005, S. 1046–1047
Michael Ermann: Psychosomatische Medizin und Psychotherapie. Ein Lehrbuch auf psychoanalytischer Grundlage. 4. Aufl., Stuttgart 2004
Dietrich v. Engelhardt: Neurose und Psychose in der Medizin um 1900. In: Thomas Sprecher (Hg.): Literatur und Krankheit im Fin-de-Siècle (1890–1914). Thomas Mann im europäischen Kontext, Frankfurt/M. 2002, S. 213–231
Dietrich v. Engelhardt: Medizin in der Literatur der Neuzeit. Darstellung und Deutung. Bd. 1, Hürtgenwald 1991, S. 22–27

B.v.J./A.M./F.St.

Norm N. (lat. norma: Winkelmaß, Richtschnur), Normierung und Abweichung von der N. (Differenz) sind seit der Antike bedeutend. Im antiken Griechenland steht der Begriff »normal« – verstanden als der Regel gemäß – wie auch »gesund« in unmittelbarem Zusammenhang mit der Physis (gr. physis: Natur); so auch im *Corpus Hippocraticum* wie im Werk des Pergameners Galen. Das, was der Natur entspricht (gr. ta kata physin: naturgemäß), ist normal. Insofern ist es ärztliches Gebot (→Ärzte), diese Normalität im Auge zu behalten, sie als Ziel der →Therapie zu definieren. »Normal« ist ein relativer Begriff, d. h. für die Medizin hängt die Grenze zur Pathologie von der (relativen) Normierung ab; je nach Normierung kann ein Phänomen pathologisch sein – und damit Krankheit bedeuten – oder nicht – und damit Gesundheit sein. Im antiken Rom verstand man unter »norma« eine Regel, die der Natur entnommen (Vitruv, *De architectura*) und Fundament der Gesetzgebung ist. »Anomalie« (gr. homalos: gleich, eben) steht als Kontrapunkt zur »norma« für Ungleichheit oder Unebenheit. Auch im Mittelalter wurde vom Begriff der Rechtwinkligkeit (rectitudo) ausgegangen, der seine Bedeutung in der Architektur hat, aber auch übertragen in der Rechtsphilosophie zur Geltung kommt: Ohne »norma« komme nichts Rechtes hervor. Im Humanismus wird dann ein graduierter Begriff der N. eingeführt: Die relative Vollkommenheit kann erkannt werden an einer Annäherung an die Vollkommenheit, an einem Ausgang vom angemessenen Handeln oder einer Einfügung in die unveränderliche ontologische Ordnung des Höher und Niedriger. Der Begriff N. selbst wird v. a. durch den Rechtsgebrauch im Laufe des 17. Jh. in Deutschland häufiger. Für die Physiologie des 18. und 19. Jh. wird das Adjektiv »normalis« zur Richtschnur (Normalgesetze, Normalpuls) erhoben. →Gesundheit und Krankheit unterliegen denselben Gesetzmäßigkeiten. Moralphilosophisch bekommt der Begriff N. erst im Laufe des 19. Jh. Bedeutung. N. wird zu einem Grundbegriff ethischer Reflexikon (→Bioethik, →Ethik in der Medizin). Die Abweichung von der N. hat für die Medizin große Bedeutung. Man denke an das →Fieber und das Fiebermessen, an körperliche →Behinderungen oder an psychische Abweichungen von Normen (→Psychiatrie). So kann eine Verhaltensweise rasch als →Psychopathologie interpretiert werden, ohne dass ein objektivierbares Beschreibungsinventar erkennbar wäre. Normierungen sind gesellschaftlich motiviert, insofern können Differenzen schnell erfahren und erlebt werden. Unter Differenz (gr. diaphorá: Unterschied) ist ein Anderssein (männlich – weiblich (→Geschlechterdifferenz), gesund – krank, eigen – fremd, weiß – schwarz, lebendig – tot usw.) gefasst, d. h. Abweichungen von normativen Anforderungen und Erwartungshaltungen. Differenz kann an/in verschiedenen ›Medien‹ erfahren werden, so z. B. am →Körper, im →Traum oder als Grenzerfahrung (→Grenzsituation), beim →Schwindel.

In der Literatur wird N. und die Abweichung von der N., also Differenzerfahrung, immer dort aktuell, wo Mensch und Gesellschaft in Interaktion treten, d.h. die Literatur entwickelt ihre Themen, Handlungen und auch ihre Reize zumeist an der N. Nach Jurij M. Lotman (*Struktura chudozestvennogo teksta*, 1970; dt. *Die Struktur literarischer Texte*) wird der literarische Held erst zum Helden, indem er Grenzen – und das sind zumeist symbolisch strukturierte Räume – überschreitet. Eine solche Überschreitung und Wiedereingliederung der fiktiven Person im Roman lässt ihn zum Helden werden, indem er sich für eine gewisse Zeit jenseits bestimmter N. bewegt. N. und Normüberschreitung bilden das basale Muster literarisch agierender Menschen. Auch die ›Heldenstruktur‹ in Aristoteles' *Poetik* sieht eine solche Konzeption vor, die bis in die klassischen Tragödientheorien Frankreichs (Pierre Corneille, Racine) tradiert und dann dogmatisiert wurden. Insofern thematisieren z.B. Sophokles' *Oidipous tyrannos* (dt. *König Ödipus*) und *Antigone* exemplarisch N. und Normüberschreitung in der antiken Literatur: Ödipus überschreitet das Gesetz, indem er tötet, und zwar seinen eigenen Vater, kann dadurch aber erst zum tragischen Helden werden, ebenso wie Antigone sich gegen König Kreon erhebt und den vor den Toren in der Sonne verwesenden Bruder gegen das Bestattungsverbot mit Erde bedeckt; auch sie wird erst durch die Grenzüberschreitung zur Heldin. Sowohl Ödipus als auch Antigone erfahren Differenz am eigenen Leib. In der mittelalterlichen Literatur ist es v.a. die Artusdichtung, in deren Mittelpunkt die ›âventiure‹ des Ritters steht, die immer auch mit einer Normüberschreitung einhergeht: Das Strukturmuster besteht aus Aufbruch vom Hof, Isolierung, Rittertat als Grenzüberschreitung und erneuter Reintegration in die Artusgesellschaft. Der Begründer der Artusdichtung, Chrétien de Troyes, hat solche Muster in seinen Romanen *Erec et Enide* (ca. 1165/79), *Cligès* (ca. 1170–76), *Yvain* (1177–81), *Lancelot ou Le Chevalier de la Charette* (1177–81) und in *Perceval ou Le Conte du Graal* (1181–90) geformt. Zur Rezeption kam es durch Hartmann von Aue (*Erec*, um 1180/85, *Iwein*, um 1200) und durch Wolfram von Eschenbach (*Parzifal*, um 1200–10). Auf dieser Folie kann, wenngleich nicht zur Artusepik im engeren Sinn gehörig, der Tristanstoff hinzugerech-

net werden (*Tristanfragmente* von Thomas d'Angleterre, um 1175, *Tristan* von Gottfried von Straßburg, um 1210, und der *Roman de Tristan* von Berol, um 1160/70). Ausgrenzung aus der Familie, teils auch aus der Gesellschaft, die Überschreitungen von N. und die Konfiguration zum ›Helden‹ beschreiben freilich auch alle sog. Bildungs- oder Erziehungsromane: Dabei richtet sich das Handeln und Denken, das dem Subjekt Freiheit gewährt, nach N. der jeweils kulturhistorischen und sozialen Verhältnisse und wird im Prozess intersubjektiver →Kommunikation realisiert und aktualisiert. So erlangt das Subjekt →Autonomie. Exemplarisch können folgende Bildungs- und Entwicklungsromane genannt werden: Christoph Martin Wieland, *Geschichte des Agathon*, 1766–67; Karl Philipp Moritz, *Anton Reiser*, 1785–90; Johann Wolfgang von Goethe, *Wilhelm Meister* (1795/96, 1821/29); Ludwig Tieck, *Franz Sternbalds Wanderungen*, 1798; Novalis (Friedrich von Hardenberg), *Heinrich von Ofterdingen*, 1802; Charles Dickens, *David Copperfield*, 1849/50; dt. *David Copperfield*; Gottfried Keller, *Der grüne Heinrich*, 1854/55; Romain Rolland, *Jean-Christophe*, 1904–12; dt. *Johann Christoph*; Thomas Mann, *Der Zauberberg*, 1924. Der Begriff der N. wird zudem in allen genuin medizinischen Themen in der Literatur besonders relevant, so z.B. bei →Abtreibung, →AIDS, bei allen Formen von →Drogen, bei allen psychischen Erkranken wie z.B. →Anorexie, →Bulimie, →Borderline-Störung (vgl. auch →Psychiatrie, →Psychopathologie), beim Phänomen der →Euthanasie, bei →Kannibalismus oder etwa beim →Suizid. Auf einer weiteren Ebene besitzt die Literatur durch ihre Trias aus Realem, Fiktivem und Imaginärem zudem die Möglichkeit, auf ästhetisch dimensionierter Ebene Grenzüberschreitungen, wie sie im Traum möglich sind, zu inszenieren. So wird N. und Normüberschreitung paradigmatisch auch am Beispiel der →Sinneswahrnehmung abgearbeitet. Einen der bekanntesten Helden der zeitgenössischen Literatur, der mittels einer normwidrigen Tat (→Mord) sein psychopathologisch motiviertes Ziel der Destillation des bestriechenden Parfums aller Zeiten verfolgt, hat Patrick Süskind mit seinem Bestseller *Das Parfüm* (1985) beschrieben.

Bettina von Jagow und Florian Steger (Hg.): Differenzerfahrung und Selbst. Bewusstsein und Wahrnehmung in Literatur und Geschichte des 20. Jahrhunderts, Heidelberg 2004

Jürgen Link: Normal/Normalität/Normalismus. In: Karlheinz Barck, Martin Fontius, Dieter Schlenstedt, Burkhart Steinwachs, Friedrich Wolfzettel (Hg.): Ästhetische Grundbegriffe. Historisches Wörterbuch in sieben Bänden, Bd. 4, Stuttgart 2002, S. 538–562
H. Hoffmann, Red.: Norm. 1. Entstehung des Begriffs; Wolfgang H. Schrader: Norm. 2. Ethik. In: Joachim Ritter, Karlfried Gründer, Gottfried Gabriel (Hg.): Historisches Wörterbuch der Philosophie, Bd. 6, Darmstadt 1984, Sp. 906–918
Fridolf Kudlien: Normal, Normalität. I; H. H. Ritter: Normal, Normalität. II. In: Joachim Ritter, Karlfried Gründer, Gottfried Gabriel (Hg.): Historisches Wörterbuch der Philosophie, Bd. 6, Darmstadt 1984, Sp. 920–928

B. v. J./F. St.

Nostalgie   →Heimweh

Nymphomanie   →Erotomanie

Obduktion   Der Begriff O. (lat. obducere: vorführen) bezeichnet die ärztliche, fachgerechte Öffnung einer menschlichen Leiche (→Leichnam). Sie schließt die Entnahme und Untersuchung von Körperteilen ebenso ein wie die äußere Wiederherstellung des Leichnams. Synonyme für O. sind Sektion (→Anatomie), Autopsie, Nekropsie und innere Leichenschau. Zu unterscheiden sind die klinische, die forensische und die anatomische O.: Die klinische O. dient der Qualitätssicherung und Überprüfung ärztlichen Handelns im Hinblick auf →Diagnose, →Therapie und Todesursache (→Tod), der Lehre und Ausbildung, der Epidemiologie, der →medizinischen Forschung sowie der Begutachtung. Sie wird im Regelfall von einem Pathologen durchgeführt. Die forensische oder gerichtliche O. wird staatsanwaltschaftlich bzw. gerichtlich angeordnet, wenn ein Verbrechen mit Todesfolge oder eine andere unnatürliche Todesursache vermutet wird und weiterer Klärungsbedarf besteht. Sie obliegt im Regelfall einem Rechtsmediziner. Demgegenüber bezeichnet die anatomische O. die Zergliederung von Leichen(teilen) in anatomischen Instituten für Lehre und Forschung. O. fanden bereits in den frühen Hochkulturen statt. Die erste Sektion einer menschlichen Leiche im christlichen Abendland wurde in Norwegen durchgeführt. In der Chronik des englischen Mönches William von Malmesbury wird erwähnt, dass der norwegische König Jorsalfar im Jahre 1111 einen seiner verstorbenen Gefolgsleute sezieren ließ, um eine mögliche Schädigung der Leber nachweisen zu können. Die früheste gesicherte Nachricht über die wissenschaftliche Sektion einer Leiche in Italien, einer der späteren Hochburgen der Anatomie, enthält die Chronik des Salimbene von Parma (13. Jh.). Die erste dokumentierte gerichtsärztliche Leichenöffnung fand 1302 in Bologna durch Wilhelm von Varignana statt. Im deutschen Sprachraum sind Autopsien u. a. für Wien (1404), Prag (1460) und Köln (1478/79) belegt. Nachdem die Kirche der O. über Jahrhunderte hinweg ablehnend gegenüber gestanden hatte, erklärte Papst Sixtus IV. 1482 O. für zulässig – eine Entscheidung, die von Clemens VII. 1523/24 bestätigt wurde. In der frühen Neuzeit entstanden in den meisten Großstädten anatomische Theater, auf denen man öffentliche O. durchführte. Die forensische O. wurde in vielen Staaten gegen Ende des 18. und zu Beginn des 19. Jh. gesetzlich geregelt, so z. B. 1805 in der »Preußischen Criminal-Ordnung«. Die dortige Festlegung einer O. bei vermutetem nicht natürlichem Tod wurde im Grundsatz nach der Reichsgründung von 1871 in die deutsche Strafprozessordnung von 1873 übernommen. Sie besitzt in einer neueren Fassung bis heute Gültigkeit. Seit einigen Jahrzehnten sind in den meisten europäischen Staaten – so auch in der Bundesrepublik Deutschland – abnehmende Sektionsraten festzustellen. Erklärt wird diese Entwicklung u. a. mit einer zunehmenden gesellschaftlichen Tabuisierung des Todes: Sterben, Tod und →Trauer werden in der jüngeren Vergangenheit verstärkt aus dem sozialen Alltag ausgeklammert. Damit sinkt zugleich die Bereitschaft, einer O. zuzustimmen. Der heutige medizinische Stellenwert der O. wurde begründet durch das Werk des belgischen Anatomen Andreas Vesalius. Seine Schrift *De humani corporis fabrica* – zugleich ein Meisterwerk der Buchdruckkunst – hatte eine Loslösung von der antiken Tradition galenischer Prägung und eine Neubewertung der Sektion am menschlichen Leichnam zur Folge. 1639 verfasste der Poet und Humanist Caspar Barlaeus im Zusammenhang mit der Eröffnung des neuen anatomischen Theaters in Amsterdam ein Gedicht über die von Rembrandt dargestellte »Anatomische les van dokter Tulp«, in dem er darauf abhebt, dass im kleinsten sezierten Detail Gott verborgen sei: »crede vel in minima parte latere Deum«. Barlaeus thematisiert damit das unter Zeitgenossen diskutierte Motiv der Sektion als naturtheologischen Gottesbeweis. Unter dem Titel *Sepulchretum* brachte 1679 der Genfer Arzt Théophile Bonet ein umfangreiches Sammelwerk über pathologisch-anatomische Studien heraus, das kritische Betrachtungen und kuriose Aspekte zusammenführte. Obgleich es mehr der Sensationslust als wissenschaftlichen Zwecken diente, verwandte Giovanni Battista Morgagni das *Sepulchretum* als eine der Grundlagen für seine eigene Arbeit. Morgagnis Hauptwerk – das erste Handbuch der Pathologie – erschien 1761 in Venedig unter dem Titel *De sedibus et causis morborum per anatomen indagatis libre quinque*.

Schon rund drei Jahrzehnte zuvor (um 1739) hatte der deutsche Lyriker Barthold Hinrich Brockes das Gedicht *Gedanken bey der Section eines Körpers* verfasst, in dem er »des Körpers Wunderbau« preist und zu der Schlussfolgerung gelangt: »Hier kann kein Atheist ein Atheiste bleiben«. Johann Wolfgang von Goethe thematisiert sowohl in *Wilhelm Meisters Lehrjahre* (1795/96) wie auch in *Wilhelm Meisters Wanderjahre* (1821/29) den Umgang von →Ärzten mit der Leiche. In *Wilhelm Meisters Lehrjahre* stellt die kunstvolle Einbalsamierung der Leiche Mignons einen Höhepunkt in der Karriere des literarischen Arztes dar, und in der Leichenrede erläutert der kundige Abbé: »eine balsamische Masse ist durch die Adern gedrungen, und färbt nun an der Stelle des Bluts die so früh verblichenen Wangen.« Wilhelm Meister weigert sich in *Wilhelm Meisters Lehrjahre*, einen Blick auf die ärztlich präparierte Leiche Mignons zu werfen. In *Wilhelm Meisters Wanderjahre* (1821/29) wird der Protagonist – nunmehr Student der Anatomie – erneut mit einer schönen weiblichen Leiche konfrontiert. Wilhelm Meister obliegt es nun, die Leiche zu obduzieren, doch einmal mehr schreckt er zurück. Er traut sich nicht, das Sezierbesteck zu benutzen, weil er einen »Widerwille« empfindet, »dieses herrliche Naturzeugnis noch weiter zu entstellen.« Wilhelms Abscheu gegen die Sektion ist demnach nicht moralisch, sondern ästhetisch motiviert. In der Konsequenz bedeutet auch dieses Motiv eine Absage an die Verdinglichung der Leiche durch die Medizin. Diese Ablehnung korrespondiert Philippe Ariès zufolge (*L'homme devant la mort*, 1978; dt. *Geschichte des Todes*) mit einer nach 1800 raumgreifenden Todesangst des Bürgers, die einer Konfrontation mit dem Leichnam entgegenstand. Doch nicht nur die Scheu vor der Sektion, sondern auch deren Gefahrenpotenzial ist Gegenstand literarischen Schaffens. Als Beispiel kann Iwan Turgenjews Roman *Otcy i deti* (1862; dt. *Väter und Söhne*) gelten. Turgenjew siedelt die Handlung im Jahr 1859 – am Vorabend der Aufhebung der Leibeigenschaft in Russland – an. Im Mittelpunkt steht die Figur des Arztes Basarow – ein sog. Nihilist, der die Überzeugung vertritt, dass die althergebrachte Weltordnung von Grund auf zerstört werden muss, bevor sie neu aufgebaut werden kann. Basarow infiziert sich bei der Leichenöffnung eines Typhuskranken (→Epidemie) und stirbt an den Folgen. Im literarischen Expressionismus wird die Leichenöffnung demgegenüber v. a. unter dem Aspekt des gezielten Tabubruchs thematisiert. Als charakteristisches Beispiel kann Gottfried Benns Zyklus *Morgue und andere Gedichte* (1912) gelten. Die Kulisse des Arztdichters Benn bilden hierbei Sektionssaal und Leichenschauhaus. In »Kreislauf« entfernt der Leichendiener einer toten Dirne eine Goldplombe, bevor er zum Tanz geht, und in »Kleine Aster« (beide Gedichte aus der Sammlung *Morgue und andere Gedichte*, 1912) schneidet der Obduzent ausgehend von der Brust mit einem langen Messer Zunge und Gaumen heraus, stößt sie dann versehentlich in das benachbarte Gehirn, um sie schließlich »zwischen Holzwolle« in die Brusthöhle einnähen zu lassen. Hier agiert der Leichenöffner jenseits jeder Pietät und bürgerlichen Moral. Zu den seltsamsten, geradezu grotesk anmutenden Szenen des Romans *De Man die zijn Haar kort liet knippen* (1947; dt. *Der Mann, der sein Haar kurz schneiden ließ*) von Johann Daisne gehört die O. einer schon teilweise verwesten Leiche. Sie wird von dem Ich-Erzähler Govert Miereveld beobachtet. Erst später zeigt sich, dass es sich bei dem Leichnam um den Vater von Fran, Goverts unerfüllter Liebe, handelt. Andere Autoren schildern die traumatisierende Wirkung (→Trauma) einer O. auf die Gefühlswelt des Beobachters: Ausgangspunkt des Romans *Versuch über die Pubertät* (1974) von Hubert Fichte ist ein Besuch des

Ich-Erzählers im Sektionssaal von Bahia in Brasilien. Hier werden ermordete Regimegegner obduziert, ohne dass die Ergebnisse der Sektion bekannt gegeben werden. Dem Erzähler gelingt jedoch keine Identifikation mit den Leichen, was ihn an seiner eigenen Empfindungsfähigkeit und Fähigkeit zur authentischen Erfahrung zweifeln lässt. Daraufhin versucht er seine eigenen Erfahrungen zu »sezieren«, um sich am Ende des Romans im Sektionssaal von Bahia wieder zu finden. In Isabel Allendes Roman *La casa de los espíritus* (1982; dt. *Das Geisterhaus*) beobachtet Clara, eine der Hauptfiguren der Geschichte, unbemerkt von ihrer Familie in allen Einzelheiten eine O., die an ihrer verstorbenen Schwester Rosa vorgenommen wird. Dieses traumatische Erlebnis hat zur Folge, dass Clara für neun Jahre völlig verstummt.

Dominik Groß: Die Entwicklung der inneren und äußeren Leichenschau in historischer und ethischer Sicht, Würzburg 2002
Karin Priester: Mythos Tod. Tod und Todeserleben in der modernen Literatur, Berlin 2001
Rudolf Käser: Arzt, Tod und Text. Grenzen der Medizin im Spiegel deutschsprachiger Literatur, München 1998
Philippe Ariès: L'homme devant la mort, Paris 1978

D.G./J.St.

Onanie Die Bezeichnung O. ist von der Erzählung in *Gen* 38,8–10, der zufolge Onan beim Koitus die Konzeption (→Empfängnisverhütung) verhinderte, genommen. Das medizinische Konzept, dem Onanie zum Synonym für die Körpertechnik der Selbstbefriedigung wurde, entstand um 1700. In der Antike erfuhr die Selbstbefriedigung keine größere Beachtung, und sie galt weder als moralisches noch als medizinisches Problem. Auch wenn ein Konzept der Selbstbefriedigung im Rahmen der Humoralpathologie (→Affekte) formuliert wurde, ist in den Schriften der griechischen und lateinischen Autoren hierfür keine einheitliche Bezeichnung überliefert; statt des Lateinischen »masturbor« und den hiervon abgeleiteten Bezeichnungen finden sich zumeist Umschreibungen von Sexualpraktiken (→Sexualität), wie etwa in den *Epigrammata* (dt. *Epigramme*) des Martial: »Cum frustra iacui longa prurigine tentus, / succerit pro te saepe sinstra mihi.« Paulus erhob im *1. Korintherbrief* das

monogame heterosexuelle Paar zur →Norm und erklärte jede Sexualpraktik, die nicht der Fortpflanzung dient, zur Sünde. Die christliche Tradition unterschied O. als Empfängnisverhütung durch Coitus interruptus von der Sünde der Masturbation, die zusammen mit anderen Sünden wiederum unter den Sammelbezeichnungen immunditiae und mollities gefaßt wurden. Thomas von Aquin rechnete in der *Summa Theologiae* (2a2ae ff.; dt. *Summe der Theologie*) peccatum immunditiae und mollitiem zu jenen luxuria, die wider die Natur begangen werden. Im Traktat *De confessione mollitiei* (ca. 1420), der Jean de Gerson zugeschrieben wird, tauchte Masturbation dann als eine innerhalb der Klasse der mollities unterschiedene und eigenständige Sünde auf: Weil sie so leicht und heimlich begangen werden kann, erscheint sie als eine besonders gefährliche Sünde, die überdies schon von Kindern verübt werde. Vor allem die Beichtspiegel entwickelten Strategien zur Befragung des Pönitenten, die ihn zum Geständnis bewegen sollten. Das medizinische Konzept der O. entstand in England um 1700 und war in seinen Anfängen noch deutlich von christlichen Auffassungen geprägt: Die O. galt als eine sündige Krankheit, die aber, im Gegensatz zu →Homosexualität, →Inzest oder →Pädophilie, nicht strafrechtlich verfolgt wurde. Die anonym erschienene Schrift *Onania or the Heinous Sin of Self-Pollution and All its Frightful Consequences in Both Sexes Considered, with spiritual and physical advice to those who have already injured themselves by this abominable practice* (1712) war die Erste in einer Reihe von Publikationen, in denen sich moralische mit medizinischer Unterweisung verbanden: Die Krankheit soll sich vornehmlich in Schwächung und Auszehrung, aber auch in psychischen Beeinträchtigungen äußern. Diese medizinischen Schriften erreichten unter den Bedingungen einer massenmedialen Publikationskultur mit organisierter Buchdistribution ein breites Publikum: Samuel Auguste André David Tissots Buch *L'Onanisme; ou Dissertation physique sur les malades produites par la masturbation* (1760; dt. *Versuch von denen Krankheiten, welche aus der Selbstbefleckung entstehen*) war ein vielfach übersetzter europäischer Bestseller, der zahlreiche Folgepublikationen hervorrief und, zusammen mit Jean-Jacques Rousseaus Roman *Emile ou De l'éducation* (1762;

dt. *Emile oder Über die Erziehung*), ein Wechsel-spiel von Medizin und Pädagogik in Gang setzte. Weil die O. der →Kinder, wie Rousseau ausführt, durch soziale Nachahmung entsteht, wurden präventive und erzieherische Maßnahmen ergriffen: Der Zögling musste verhört werden, seine Heimlichkeiten gestehen und die Krankheit bekämpfen lernen. Die Forderung, die Eltern und Lehrer, die Ammen und Hausangestellten genau zu überwachen, ging mit dem Appell an die Jugend einher, der O. zu widerstehen. Diese Pflicht zur Gesundheit kennzeichnete auch die moralphilosophische Verurteilung der Selbstbefriedigung: Immanuel Kant erklärt in *Grundlegung zur Metaphysik der Sitten* (1785) die »wohllüstige Selbstschändung«, ebenso wie den Selbstmord (→Suizid), zu einer Handlung, die den Menschen »aller Achtung für sich selbst beraubt«. Im 19. Jh. trat die moralische Verurteilung der Masturbation zunehmend gegenüber deren Somatisierung und Pathologisierung zurück. Gegenstand der ärztlichen Kampagnen waren v. a. männliche Kinder und Jugendliche, die aus dem bürgerlichen Milieu stammten. Die O. wurde, wie Michel Foucault in *Die Anormalen: Vorlesungen am Collège de France* gezeigt hat, zu »einer Art polymorphen, absoluten, unerbittlichen Krankheit, die in sich die Symptome aller nur möglichen Krankheiten oder zumindest einen beträchtlichen Teil der Symptome vereinigt«: Weil die O. über keine eigene Symptomatologie (→Symptom) verfügt und eine beliebige Inkubationszeit hat, konnten alle möglichen Krankheiten, von der Enzephalitis und Meningitis über Knochenerweichung und Rückenmarksschwund bis zu Herzkrankheiten und psychischen Erkrankungen (→Psychiatrie), aus ihr abgeleitet werden. Die O. wurde einerseits zu einer unbestimmten organischen Krankheitsursache und zu einem Erklärungsmodell von Krankheiten, das den Einzelnen zur unablässigen Sorge um seine Gesundheit verpflichte. Und andererseits wurde der kindlichen Sexualität eine besondere kausale Wirkmacht zugeschrieben, mit der wiederum eine gesteigerte Aufmerksamkeit korrespondierte: Diese richtete sich auf die Kinder, die als Täter erkannt werden sollten, noch bevor sie tätig werden, und auf die Erwachsenen, von denen die Verführung zur O. überhaupt ausgeht. Im 20. Jh. setzte sich, ausgehend von sexualwissenschaftlichen Forschungen und der →Psycho-

analyse, allmählich die Auffassung durch, dass O. keine unmittelbaren Schädigungen des Organismus verursacht. Die Wiener Psychoanalytische Vereinigung führte eine kontroverse Debatte über das medizinische Konzept, die Sigmund Freud im *Schlußwort der Onanie-Diskussion* (1911–13) resümierte: Dabei verschob er die Frage nach den »*direkten* Schädigungen durch die Onanie« hin zu einer umfassenden Diskussion der frühkindlichen Sexualität und der Entstehung der Neurose (→Neurose und Psychose); Georg Groddeck erklärte in *Buch vom Es* die Onanieangst, nicht aber die O. selbst zu einer verbreiteten Krankheitsursache. Die sexualwissenschaftlichen Untersuchungen *Sexual Behaviour in the Human Male*, 1948; dt. *Das sexuelle Verhalten des Mannes* und *Sexual Behaviour in the Human Female*, 1953; dt. *Das sexuelle Verhalten der Frau*) von Alfred Charles Kinsey sowie *Human Sexual Response* (1966; dt. *Die sexuelle Reaktion*) von William Masters und Virginia Johnson erhoben auf statistischer Grundlage erstmals empirische Daten über die Körpertechnik der Selbstbefriedigung.

In der Literatur erscheint vor der Herausbildung des medizinischen Konzepts der O. die Selbstbefriedigung nicht als Krankheit, sondern als Sünde oder auch als →Lust. Vielfach sind die Thematisierungen von humoralpathologischen und ökonomischen Modellen geprägt: Während in William Shakespeares viertem Sonett »Unthrifty loveliness, why dost thou spent« (1609; dt. »Nutzlose Schönheit, immer sinnst du nur«) aus seinen *Sonetten* die Körpertechnik als »having traffic with thyself alone« umschrieben wird, empfiehlt Robert Burton in *The Anatomy of Melancholy* (1621; dt. *Die Anatomie der Melancholie*) die Ehe als Heilmittel gegen die von der →Melancholie verursachte manusturpation. Die medizinischen Schriften des 18. Jh., die das Konzept der O. ausbilden, zielten zwar auf eine Abgrenzung gegenüber der pornographischen Literatur. Dennoch gab es vielfache Rückwirkungen medizinischer Schriften auf die Literatur und umgekehrt. Das betrifft medizinische Schriften, die sowohl autobiographische Aufzeichnungen und Briefe von »Onanisten« als auch die Darstellung in erzählten Fallgeschichten einschließen; das betrifft eine pornographische Literatur, die sich nicht zuletzt aus medizinischem Wissen speist; und das betrifft eine Rückkopplung von

Lektüre und Imaginärem, wie sie im 18. Jh. bereits vielfach thematisiert wurde. Denn ungeachtet von Textsorten vermögen Lektüren Vorstellungen und Phantasien anzureizen, die wiederum zur O. verleiten. Mit diesem Kreislauf ist zugleich auf ein grundlegendes Problem verwiesen, das im medizinischen Konzept der O. nistet: Wenn O. durch soziale Nachahmung entsteht und verbreitet wird, dann befördert deren Thematisierung und Darstellung eben das, was sie zu unterbinden sucht. Die Debatte über die O. war deshalb mit der Ausbildung einer Lesepädagogik und mit Zensurmaßnahmen verschränkt, welche den vermeintlichen Gefährdungen, besonders der Frauen, begegnen sollten, die von indezenten Darstellungen ausgehen. Die explizite Darstellung der O. in der Literatur des 18. und 19. Jh. blieb zumeist auf die medizinische und pädagogische, erotische und pornographische Literatur beschränkt. Die meisten literarischen Texte, welche überhaupt die O. thematisieren, wiederholen zumeist die moralisierenden Warnungen des medizinisch-pädagogischen Diskurses. Über dessen Gemeinplätze gelangten nur wenige herausragende literarische Texte hinaus, in denen dann der Zirkel von Lektüre, Imagination und O. selbst thematisch wurde: Von Denis Diderots *Le rêve de d'Alembert* (1769; dt. *Der Traum d'Alemberts*) über Gustave Flauberts *Bouvard et Pécuchet* (postum 1881; dt. *Bouvard und Pecuchet*) bis zu James Joyces *Ulysses* (1922; dt. *Ulysses*) war die O. der Ausgangspunkt einer ästhetischen Reflexion über die spezifischen Möglichkeiten der Literatur und die Art und Weise, wie sie Imaginäres zur Erscheinung bringt und formt. Die expliziten literarischen Darstellungen der Selbstbefriedigung im 20. Jh. wurden vielfach als Befreiung von einer repressiven Sexualmoral verstanden; Romane wie etwa *Portnoy's Complaint* (1969; dt. *Portnoys Beschwerden*) von Philip Roth oder *Original Bliss* (1997; dt. *Gleißendes Glück*) von A.L. Kennedy können jedoch nicht nur als Übertretung moralischer Tabus gelesen werden, sondern auch als Verhandlungen über das Verhältnis von Imaginärem, Fiktionsbildung und Sexualpraktiken.

Thomas W. Laqueur: Solitary Sex. A Cultural History of Masturbation, New York 2003
Michel Foucault: Die Anormalen. Vorlesungen am Collège de France (1974–1975), Frankfurt/M. 2003
Karl Braun: Die Krankheit Onania. Körperangst und die Anfänge moderner Sexualität im 18. Jahrhundert, Frankfurt/M. 1995
Ludger Lütkehaus: »O Wollust, o Hölle«. Die Onanie – Stationen einer Inquisition, Frankfurt/M. 1992

A.S.

Operation Als O. (lat. operatio: Bewerkstelligung) wird jede ärztliche Behandlung bezeichnet, die mit dem Eindringen in die körperliche Substanz des lebenden Menschen verbunden ist. Sie kann therapeutischen, aber auch diagnostischen Zwecken dienen. Vorstellungen über die Unversehrtheit des eigenen Leibes (→Körper) und über mögliche negative Auswirkungen eines operativen Eingriffs auf das psychische und physische Wohlergehen finden sich bereits in den Anfängen der menschlichen Kulturgeschichte. Vor diesem Hintergrund erklärt sich auch die bis heute gültige Einstufung der O. als Körperverletzung, die allein aufgrund der ausdrücklichen Zustimmung des Patienten (→Aufklärung des Patienten) oder seiner rechtlichen Vertreter als straffreie Handlung anzusehen ist. Komplexe chirurgische Behandlungen lassen sich anhand von Knochenfunden in Grabstätten bereits für die Steinzeit und das alte Ägypten nachweisen. Im *Papyrus Ebers* finden sich erste schriftliche Hinweise auf O., und in dem Homer zugeschriebenen Werk *Ilias* begegnen wir den ersten literarischen Präsentationen von Wundversorgung und Traumatologie. Das wohl beste Zeugnis für operative Eingriffe in römischer Zeit stellt der Lehrtext von Aulus Cornelius Celsus über Lithotomien dar (*De medicina*; dt. *Über die Arzneiwissenschaft*); das Stein- oder Bruchschneiden gehörte über Jh. zu den wenigen standardmäßig durchgeführten Eingriffen. Bis zur Etablierung aseptischer und antiseptischer Verfahren durch Ignaz Semmelweis (*Die Aetiologie, der Begriff und die Prophylaxis des Kindbettfiebers*, 1861) und Joseph Lister (*On the Antiseptic Principle in the Practice of Surgery*, 1867; dt. *Erste Veröffentlichungen über antiseptische Wundbehandlung*) und der Etablierung der →Anästhesie (Horace Wells, *Lachgasnarkose*, 1844; William Morton, *Äthernarkose*, 1846; James Young Simpson, *Chloroformnarkose*, 1847) im Verlauf des 19. Jh. stellte die O. als Therapieoption zumeist eine ultima ratio dar; sie galt im wörtlichen Sinn als Frage auf →Leben und →Tod.

Dementsprechend werden in literarischen Bearbeitungen schwere O. oft überspitzt als Fluch oder Segen der Medizin geschildert. Schon in Hans Sachs' *Das Narrenschneiden* (1536) erscheint ein schmerbäuchiger Kranker (→Patient) beim Arzt (→Ärzte); dieser empfiehlt als chirurgische Radikalkur das Herausoperieren aller Laster und Schwächen in Narrengestalt und erzielt damit eine wirksame Besinnung des Kranken auf tugendhaftes Verhalten und Mäßigung. Der Literaturkritiker Charles-Augustin Sainte-Beuve bemüht in seiner viel beachteten Rezension (erschienen im Moniteur Universel, 4.5.1857) von Gustave Flauberts *Madame Bovary. Moeurs de province* (1856; dt. *Madame Bovary. Ein Sittenbild aus der Provinz*) einen Vergleich mit einem Operationsinstrument, um der Ambivalenz von Bewunderung und Angst Ausdruck zu verleihen: Sainte-Beuve, der Flaubert als Sohn und Bruder ausgezeichneter Ärzte einführt, schreibt, dass Flaubert die Feder führe wie andere das Skalpell. Er lieferte damit eine Einschätzung, welche die zeitgenössische Rezeption entscheidend (negativ) beeinflusste: Von einem Werk, das gewissermaßen mit kalter Chirurgenhand das romantisch blutende →Herz der Emma Bovary der Öffentlichkeit präsentierte, wandte sich die Leserschaft ab. Auch der innere Konflikt des Operateurs ist als literarisches Thema greifbar: Die Abwägung, ob und wann ein Eingriff angebracht ist, wird in Theodor Storms Spätwerk *Ein Bekenntnis* (1887) problematisiert: Ein Arzt hat seine Frau durch Gift »erlöst«, obwohl ein von ihm übersehener medizinischer Fachartikel ein Operationsverfahren beschreibt, das wahrscheinlich ihr Leben gerettet hätte. Er führt die O. bei einem anderen Patienten mit Erfolg durch und zerbricht daran innerlich. Gottfried Benns Gedicht »Blinddarm« aus dem Zyklus *Morgue und andere Gedichte* (1912) – ein Hauptwerk des Expressionismus – degradiert den Ablauf einer O. zu einem mechanischen Akt: »Der erste Schnitt. Als schnitte man Brot.« Die scharfen Farbkontraste des Operationssaals heben die emotionale Kälte des aus ärztlicher Sicht alltäglichen Vorgangs hervor, die zynische Sprache zelebriert den desillusionierenden Prozess des Aufschneidens der Bauchhöhle. Für den Patienten ein Ringen um Leben und Tod, wird die lebensrettende Entfernung des entzündeten Körperteils bei Benn letztlich zu einer Reparatur banalisiert:

»Und die Schwester mit Engelssinn – Hält sterile Tupfer hin«. In Thomas Manns Werk nehmen medizinisch-chirurgische Sachverhalte breiten Raum ein. In *Die Betrogene* (1953) markiert eine Notoperation die kathartische Schwelle zwischen hingebungsvoller Liebe und qualvollem Tod: Ein junger Englischlehrer weckt in der Offizierswitwe Rosalie von Thümmler längst verloren geglaubte Leidenschaft und Jugend. Am Abend ihres Liebesschwurs, doch noch vor ihrem Besuch beim Geliebten, muss wegen heftiger Blutungen (→Blut) eine Notoperation erfolgen, bei der ein weitgehend metastasierter Unterleibskrebs festgestellt wird. Trotz dieser Heimsuchung preist die Sterbende die Natur als Botin des Glücks. Die zentrale Bedeutung der O. als gefürchtetes »lifetime event« wird thematisiert in Max Frischs *Homo Faber* (1957): Erst das Warten auf eine O., die Klarheit über die Progredienz seiner Krankheit erbringen soll, macht Faber bewusst, dass er nicht nur sein eigenes Leben, sondern auch das seiner Frau und Tochter zerstört hat. Allerdings überwiegt die technokratische Ablehnung aller Gefühle: So nimmt Faber die negative →Diagnose auf dem Operationstisch vorweg: »Morgen werden sie mich aufmachen, um festzustellen, was sie schon wissen: dass nichts mehr zu retten ist«. Der Roman endet so nüchtern, wie es sein Untertitel »Ein Bericht« ankündigt: »8.05 Uhr: Sie kommen.« Ganz ähnlich arrangiert Friedrich Dürrenmatt seine Protagonisten in seinem Kriminalroman *Der Verdacht* (1951/52): Wiederum spielen das Warten auf eine entscheidende O. und die sterile, kalte Atmosphäre im Operationssaal zentrale Rollen: Hier kulminiert die dramatische Auseinandersetzung auf Leben und Tod zwischen dem Arzt Emmenberger (»Sie haben keine Chance mehr, um sieben werde ich mit meinen Messern kommen.«) und dem Patienten und Berner Kommissar Bärlach, der dem Arzt eine unrühmliche Rolle im KZ Stutthof nachweisen kann: »er, der ihn töten würde, langsam und exakt wie eine Uhr, Schnitt um Schnitt mit dem blitzenden Messer«. Auch in zeitgenössischer Literatur stellt der schicksalhafte Ausgang der O. ein beliebtes literarisches bzw. dramaturgisches Element dar – sowohl in positiver Auslegung als Motiv für Heilung als auch, negativ konnotiert, als Indikator des bevorstehenden Todes. Den Schwebezustand unmittelbar vor und nach dem Eingriff wie auch das Gefühl des

Ausgeliefertseins thematisiert Robert Gernhardt im Gedichtzyklus *Herz in Not – Tagebuch eines Eingriffs in einhundert Eintragungen* (1998); hier protokolliert Gernhardt in lyrischer Form seinen Zustand vor und nach einer Bypass-Operation im Jahr 1996.

Die Amputation (lat. amputatio: abschneiden) als Sonderform der O. bezeichnet im eigentlichen Sinn die traumatische oder geplante operative Abtrennung funktionsunfähiger Organe und kranken Gewebes, im literarisch-übertragenen Sinn aber auch jegliches (auch imaginiertes) Fehlen von Gliedmaßen. Heinrich von Kleist rekurriert in *Penthesilea* (1808) auf den Mythos des Kriegerinnenvolkes der Amazonen – der wohl lautmalerische Stammesname »amazon« bedeutet ohne Brust (gr. ámazos: ohne Brust) –, der u.a. schon in Herodots *Historien* Erwähnung findet. Kleist bedient sich in besonders eindrücklicher Weise der Brustamputation als sprechendem Motiv für die Maßlosigkeit der Brutalität und Erotik, die – im realen wie im übertragenen Sinn – in der Amazonenbrust schlummern; er unterwirft sie damit dem harten Antagonismus von Sanftmut und Grausamkeit, der sein ganzes Drama kennzeichnet. Dagegen weist die vergleichsweise häufige literarische Thematisierung von Körperprothesen auf den Einbruch des Fremden und Erschreckenden hin: Die in *Peter Pan, or the Boy Who Wouldn't Grow Up* (James M. Barrie, 1904; dt. *Peter Pan, oder der Junge der nicht groß werden wollte*) auftretenden Piraten und deren Anführer Captain Hook sind Anleihen aus Robert Louis Stevensons *Treasure Island* (1883; dt. *Die Schatzinsel*) mit dessen Piraten Long John Silver. Sie erhalten durch den teilweisen Ersatz ihrer Körperteile erst ihre symbolische Wirksamkeit. Düstere, aber zugleich reale Aspekte der Amputation bilden die v.a. nach dem Ersten Weltkrieg entstandenen Kriegsromane ab. Als bekanntes Beispiel dieser weit verbreiteten Gattung kann Erich Maria Remarques *Im Westen nichts Neues* (1929) gelten: Bei Remarque dient die Amputation (als ein Ereignis unter vielen) als bis in den Frieden hinein sichtbares Zeichen für den destruktiven Charakter des Krieges – ein Aspekt, der auch wiederholt bei John Dos Passos' *Three Soldiers* (1921; dt. *Drei Soldaten*) aufscheint, etwa wenn es heißt: »His mind came suddenly filled with pictures with their arms cut off.« Als sprachliches Symbol für

weltanschauliche Kritik wird die Amputation auch in Bernard Wolfes *Limbo* (1952; dt. *Limbo*) greifbar: In Wolfes 1952 unter dem Eindruck des Zweiten Weltkriegs entstandenem Werk sollen in einer radikal pazifistischen Utopiewelt alle Gliedmaßen operativ entfernt werden, weil sie als Instrumente der Aggressivität eingesetzt werden könnten. Allerdings wird im weiteren Verlauf der Handlung ein Atomkrieg um das seltene Prothesenmetall Columbium geführt.

Rudolf Käser: Arzt, Tod und Text. Grenzen der Medizin im Spiegel deutschsprachiger Literatur, München 1998

Corey Ford: Did I Ever Tell You About My Operation? In: Ann G. Carmichael (Hg.): Medizin in Literatur und Kunst, Köln 1994, S. 344–348

Achim Hölter: Die Invaliden. Die vergessene Geschichte der Kriegskrüppel in der europäischen Literatur bis zum 19. Jahrhundert, Stuttgart, Weimar 1995

Liebhard Löffler: Der Ersatz für die obere Extremität. Die Entwicklung von den ersten Zeugnissen bis heute, Stuttgart 1984

D.G./J.St.

Opium →Drogen

Organspende →Transplantation

Pädophilie Homo- (auch Päderastie) und heterosexuelle (auch Pädophilia erotica) Paraphilie/ Störung der Sexualpräferenz (→Sexualität); Oberbegriff für erotische und/oder sexuelle Neigung Erwachsener zu →Kindern bzw. Jugendlichen (Altersgrenze umstritten). Die erotisch-sexuelle Fixierung (deren Ursachen unbekannt sind) auf Kinder muss dabei vom konkreten sexuellen Missbrauch unterschieden werden. Die Neigung an sich (unabhängig davon, ob sie ausgelebt wird oder nicht) wird in den psychiatrischen Klassifikationssystemen ICD-10 und DSM-IV unter den Störungen der Sexualpräferenz bzw. Paraphilien aufgeführt. Die gesellschaftlichen und medizinischen Diskussionen um P. sind besonders kontrovers, bereits die Terminologie ist umstritten. Da ein Teil der Pädophilen die Neigungen nie auslebt, wird zur Differenzierung auch der Begriff pädosexuell zur Bezeichnung von Personen vorgeschlagen, die ihre sexuellen Phantasien mit Kindern tatsächlich umsetzen. Der Begriff Pädosexualität wird allerdings auch als grundsätzlicher Ersatz für den Terminus P. verwendet, da dieser beschönigend und verharmlosend sei. Die Bestimmung dessen, was im Einzelfall unter sexuellem Missbrauch zu verstehen ist, unterliegt historischen, juristischen und gesellschaftlichen Entwicklungen. So ist gegenwärtig umstritten, inwieweit die Schaffung emotionaler Bindungen, die einer nicht praktisch-sexuellen Befriedigung des Erwachsenen dienen, bereits eine Form des Missbrauchs darstellt. In der öffentlichen Meinung herrscht heute weitgehend Einigkeit darüber, dass es aufgrund des starken Autoritätsgefälles keine einvernehmlichen sexuellen Handlungen zwischen Kindern und Erwachsenen geben kann, vielmehr in jedem Fall sexueller Missbrauch vorliegt. In der Sexualwissenschaft wird davon ausgegangen, dass Kinder, wenn sie in sexuelle Handlungen einwilligen, keinen Überblick über die Folgen ihrer Zustimmung besitzen. Juristisch sind in Deutschland sexuelle Handlungen zwischen Über- und Unter-Vierzehnjährigen strafbar. Unter den Pädophilen bilden Frauen eine Minderheit.

In antiken Zeugnissen findet man immer wieder Erwähnungen von erotischen Beziehungen zwischen Männern und Knaben. Im Rahmen der pädagogischen Ausbildung waren im antiken Griechenland intensive (auch sexuelle) Beziehungen zwischen Lehrer und Schüler institutionalisiert (vgl. Platons *Symposion*, dt. *Das Gastmahl*). Doch auch wenn heute die Antike häufig positiv als Epoche sexueller Liberalität beschrieben wird, ist daran zu erinnern, dass sexuelle Verwirklichung und Ausbeutung von Heranwachsenden Hand in Hand gingen. Denn die Knaben wurden (entsprechend ihrem Rechtsstatus) als Verfügungsmasse Erwachsener begriffen. Ferner waren die pädophilen Beziehungen streng geregelt: So musste der Mann den aktiven Sexualpart übernehmen (Martial, *Epigrammata*, dt. *Epigramme*), und sobald dem Knaben ein Bart wuchs, musste die Beziehung beendet werden (Catull, *Carmen 33*). Gänzlich unumstritten waren pädophile Beziehungen aber auch in der Antike nicht, wovon Ovid in seiner *Ars amatoria* (dt. *Liebeskunst*) Zeugnis ablegt. Ausgehend von der weiten Verbreitung sexueller Beziehungen zwischen Männern und Knaben in der griechischen Antike galt bis ins 20. Jh. der Begriff Päderastie als Synonym für →Homo-

sexualität. Vermutlich ist es nicht nur der juristischen Entwicklung, sondern auch der gesellschaftlichen Stellung des Kindes geschuldet, dass die Schilderung päderastischer Beziehungen in der mittelalterlichen Literatur weitaus verbreiteter war als die Darstellung von Verhältnissen zwischen erwachsenen Männern. Finden sich im Anschluss an die Ausbreitung des Christentums im Mittelalter fast nur noch negative literarische Auseinandersetzungen mit Homosexualität, so lassen sich demgegenüber v. a. zahlreiche Gedichte anführen, in denen die →Liebe eines Mannes zu einem Knaben hymnisch gestaltet wird (etwa Hilarius Aurelianensis *Versus et Ludi*, 12. Jh.). V. a. die Vorbildfunktion der Antike für die westeuropäischen Zivilisationen führt dazu, dass die Liebe von Männern zu Knaben über die Jahrhunderte hinweg stets literarischen Niederschlag findet. Unter Rekurs auf die Antike konnte im 17. Jh. etwa Antonio Roccos *Alcibiade, fanciullo a scola* (1652; dt. *Der Schüler Alkibiades*) erscheinen, in dem der Lehrer Philotimos mit seinem Schüler Alkibiades einen Dialog über die sokratische Liebe führt. Im 19. Jh. nehmen sukzessive die Kulturen des Orients eine besondere Rolle ein und behaupten sich neben der Antike als ›Leitkultur‹. Zahlreiche Autoren nehmen sich im Zuge ihrer Orientbegeisterung auch der Knabenliebe an, die man als typisches Kennzeichen der orientalischen Lebensweise ausmacht. So preist etwa Johann Wolfgang von Goethe in seinem *West-östlichen Diwan* (1819) (angeregt durch die Gedichtsammlung *Divan* des persischen Dichters Hafez, um 1350) die Schönheit heranwachsender Knaben, betont aber gleichzeitig, dass seine Faszination nicht sexuell sei. Anfang des 20. Jh. entsteht eine Reihe von literarischen Texten, die erotisch-sexuelle Begegnungen der Protagonisten im Orient darstellen. So beschreibt etwa André Gide in *L'Immoraliste* (1902; dt. *Der Immoralist*), wie ein junger Intellektueller in Nordafrika von einem körperlichen Leiden geheilt wird und sein bürgerliches Leben gegen unverfälschte Lebenslust eintauscht. Die erotischen Begegnungen mit Araberknaben fungieren dabei als Befreiungsakt. Auch Thomas Edward Lawrence geht in seinem Reise- und Erfahrungsbericht *The Seven Pillars of Wisdom* (ca. 1920; dt. *Die sieben Säulen der Weisheit*) auf die anregende ›reine Männlichkeit‹ des Orients ein, die sinnliche Freundschaften zwischen Männern und Knaben natürlich erscheinen lassen. In der Anfangsphase der Homosexuellen-Emanzipation zu Beginn des 20. Jh. werden verschiedene Zeugnisse publiziert, in denen pädophile Beziehungen nicht in exotischen Umgebungen geschildert werden. In seinen *Büchern der namenlosen Liebe* (entstanden und erschienen zwischen 1905 und 1926) beschreibt John Henry Mackay (Pseudonym Sagitta) verschiedene Beziehungen zwischen Männern und Knaben, die u. a. in Berliner Arbeitervierteln oder im Strichermilieu spielen. Thomas Mann siedelt die Handlung seiner Novelle *Der Tod in Venedig* (1912) indes in der gediegenen Atmosphäre der europäischen Oberschicht an. Der Protagonist Gustav von Aschenbach verfällt der Schönheit des polnischen Jünglings Tadziu. Aschenbach lässt alle Vorsicht fahren, ignoriert den Ausbruch der Cholera in der Lagunenstadt und folgt schließlich seiner Vision des ihn heranwinkenden Knaben ins Meer. Eine der wohl bekanntesten literarischen Beziehungen zwischen einem erwachsenen Mann und einem jungen Mädchen findet sich in Vladimir Nabokovs 1955 erschienenem Roman *Lolita*. Die Leidenschaft des 40-jährigen Ich-Erzählers für seine 12-jährige Stieftochter gerät zur Allegorie auf die Unmöglichkeit der unbedingten Liebe in der spätindustriellen Gesellschaft. In den 1960er Jahren werden ausgehend von den Niederlanden erstmals Bestrebungen von Pädophilen in die Öffentlichkeit getragen, sich von Kinderschändern (die Kinder zur Befriedigung ihrer sexuellen Bedürfnisse missbrauchen) abzugrenzen. Im Kontext der sich daran allmählich anschließenden gesellschaftlichen Diskussion um mögliche pädophile Beziehungen, in denen Kinder angeblich keinen Schaden davon tragen, entstehen einige offene literarische Gestaltungen pädophiler Beziehungen. So schildert etwa der Niederländer Rudi van Dantzig in seinem Roman *Voor een verloren soldaat* (1986; dt. *Der verlorene Soldat*) die Beziehung eines jungen Soldaten zu einem holländischen Jungen in den letzten Kriegsmonaten 1945. Ungewöhnlich ist dabei v. a., dass die Handlung aus der Perspektive des Knaben geschildert wird. Friedrich Kröhnke verbindet in seinem 1992 erschienenen Roman *P14* die Liebesgeschichte zwischen einem Westberliner Mitdreißiger und einem Ostberliner 14-Jährigen mit der Wendeproblematik. Doch auch wenn bei van

Dantzig und Kröhnke glückliche Beziehungen zwischen Erwachsenen und Knaben bzw. Jugendlichen möglich scheinen, zeichnen sich beide Romane gerade dadurch aus, dass dauerhafte Erfüllung unmöglich ist.

Markus Dieth: Die Sehnsucht nach dem Knaben, Kröning 2004
Matthias Stöckel: Pädophilie. Befreiung oder sexuelle Ausbeutung von Kindern. Fakten, Mythen, Theorien, Frankfurt/M. 1998
Bernard Frits (Hg.): Pädophilie ohne Grenzen. Theorie, Forschung, Praxis, Frankfurt/M. 1997
Rüdiger Lautmann: Die Lust am Kind – Portrait des Pädophilen, Hamburg 1994
Harald Patzer: Die griechische Knabenliebe, Wiesbaden 1982

Chr.K.

Palliativmedizin →Hospiz

Panik Eine Panikstörung ist nach ICD-10 F41.0 von wiederkehrenden schweren Angstattacken (→Angst) gekennzeichnet, die sich nicht auf eine spezifische Situation oder besondere Umstände beschränken und nicht vorhersehbar sind. Zu den wichtigen →Symptomen gehören plötzlicher Beginn, Herzklopfen (→Herz), Brustschmerz (→Schmerz), Erstickungsgefühle, →Schwindel und Entfremdungsgefühle (Depersonalisation, Derealisation). Sekundär besteht oft die Furcht zu sterben (→Tod), Kontrollverlust oder die Angst, wahnsinnig (→Wahn) zu werden. In einer Panikattacke wird ein Ansteigen der Angst und der vegetativen Symptomatik erlebt. Oft führt dies zu Flucht und zukünftiger Vermeidung entsprechender Situationen. Es bleibt die Furcht vor einer neuen Panikattacke bestehen. Eine der frühesten europäischen Beschreibungen der P. findet sich bei Benoit Auguste Morel, Psychiater an der Salpêtrière (→Psychiatrie), der die P. in seiner Schrift *Du délire émotif – névrose du système nerveux ganglionnaire viscéral* (1866) auf ein gestörtes autonomes Nervensystem zurückführt. In seinem 1871 vor der Berliner medicinisch-psychologischen Gesellschaft gehaltenen Vortrag *Die Agoraphobie, eine neuropathische Erscheinung* (1872) berichtet Carl F. Westphal von vier Patienten, die unter einer mit Agoraphobie verbundenen P. leiden. Sigmund Freud (→Psychoanalyse) umschreibt die Panikstörung als sog. frei flottierende Angst und unterscheidet sie von der Angstneurose (*Ueber die Berechtigung, von der Neurasthenie einen bestimmten Symptomencomplex als ›Angstneurose‹ abzutrennen*, 1895). Er spricht zunächst von einer libidinösen Ätiologie der P. und deutet die negative Energie der Angstattacke als Konversion sexueller Energie (Dampfkesseltheorie). Mitte der 1920er Jahre gibt Freud dieses Erklärungsmodell auf und führt die Aktualisierung der P. auf ein →Trauma zurück, das teils im Bereich des Trieblebens, teils im zwischenmenschlichen Bereich anzusiedeln sei. Der eigentliche Begründer der modernen Panikforschung ist Donald Franklin Klein. Klein grenzt die P. von anderen Angstneurosen (→Neurose und Psychose) ab, prägt den Begriff der Panic Attack (*Delineation of Two Drug-Responsive Anxiety-Syndromes*, 1964) und führt erstmals Behandlungen mit Imipramin durch (*Anxiety Reconceptualized*, 1987). Auf Basis der Forschungen von Klein und Isaac Marks (*Different Ages of Onset in Varieties of Phobia*, 1966) wird die Panikstörung in den Research Diagnostic Criteria und deren Nachfolger DSM-III (→Psychopathologie) erstmals als eigenständiges Syndrom aufgeführt.

Auch in der Literatur lässt sich grundsätzlich eine Unterscheidung zwischen attackenartiger P. und generalisierter Angst ausmachen. Es ist jedoch schwierig, die präzise Begrifflichkeit und das diagnostische Schema der Medizin auf literarische Werke zu übertragen. So wird meist nicht qualitativ, sondern graduell zwischen P. und Angst unterschieden: Panische Angst erscheint als höchste Steigerungsform der Angst. Entsprechend bildet der Ausbruch der P. oftmals den Höhepunkt einer Erzählung bzw. die Peripetie eines Dramas und löst die finale Katastrophe aus: Aufgrund einer bedrohlichen Situation oder Figur, die individuelles oder allgemeines Entsetzen hervorrufen, verliert die handelnde Person ihre Entscheidungsfreiheit, reagiert panisch und stürzt z. B. in einer Kurzschlussreaktion sich selbst oder andere in den Tod. Komplementär zu solchem Kontrollverlust auf der Ebene des Erzählten lässt die Erzählweise oft ein starkes Bedürfnis nach formaler und struktureller Kontrolle erkennen: Rollenprosa, Rahmenfiktion oder perspektivische Brechung stellen eine Art von Sicherheitsabstand zum geschilderten Phänomen her und erzeugen so eine kontraphobische

Wirkung. Dies kann z. B. für Theodor Storms Novelle *Der Schimmelreiter* (1888) angenommen werden, wenn man das Motiv der Überflutung im Text des 1888 verstorbenen Autors als eigene Todesangst und das Motiv des Deichs als Abwehr auffasst. Die erste erzählerische Verarbeitung der P. birgt zugleich den griechischen Ursprung des Wortes: Das Wort P. ist abgeleitet von dem griechischen Gott Pan, der sich in der Mittagshitze an Menschen oder Tiere heranschleicht und durch sein plötzliches, überfallsartiges Auftauchen panischen Schrecken verbreitet. Zentrale literarische Bedeutung erlangt P. schließlich in der Epoche der Moderne, deren Beginn auf die Zeit um 1800 datiert werden kann. In Ludwig Tiecks Märchennovelle *Der blonde Eckbert* (1797) werden der Ritter Eckbert und seine Frau Bertha, die unwissentlich in einer Geschwisterehe leben, von wilder Angst ergriffen, als ein scheinbarer Freund eine verdrängte Erinnerung Berthas enthüllt. Die Wiederkehr des Verdrängten löst bei Bertha Angst aus; sie erkrankt daraufhin und stirbt. Berthas innere Unruhe wird so in Form einer tödlichen Krankheit somatisiert; Eckbert tötet nach einer eindringlichen Szene an Berthas Sterbelager aus P. seinen Freund und endet im Wahnsinn (→Wahn). Heinrich von Kleists Novelle *Das Bettelweib von Locarno* (1810) gehört dem für das Motiv der P. zentralen Genre der Gespenstergeschichte an. Eine alte Bettlerin, die sich aufgrund eines Befehls des Marchese von Locarno tödlich verletzt hat, spukt seither in dessen Zimmer und versetzt den Marchese in solche P., dass dieser, »von Entsetzen überreizt«, das Schloss anzündet und in den Flammen verbrennt. Auch in E. T. A. Hoffmanns Erzählung *Der Sandmann* (1817) löst ein »Phantom« die P. des Protagonisten aus: Nathanael entwickelt in seiner Kindheit panische Angst vor dem Advokaten Coppelius, dem sog. Sandmann. Diese Kindheitsangst kulminiert in einer traumatisierenden, von Freud mit der Kastrationsdrohung in Verbindung gebrachten Szene. Als Student glaubt Nathanael Coppelius in Gestalt des Wetterglashändlers Coppola wieder zu erkennen. Als er mit seiner Verlobten Clara einen Turm besteigt, erblickt er unerwartet Coppola in der Menschenmenge, wird von wilder P. ergriffen – die Metapher hierfür ist ein sich strudelartig drehender Feuerkreis – und stürzt sich vom

Turm. In ähnlicher symbolischer Verdichtung findet sich das Symptom der P. in Edgar Allan Poes Erzählung *A Descent Into the Maelström* (1841; dt. *Sturz in den Malstrom*). Der Malstrom, ein bodenloser, alles verschlingender Strudel, wird zum Bild all jener schwindelerregenden Orientierungsverluste, die das moderne Leben mit sich bringt. Hugo von Hofmannsthal greift die Epochenmetapher des abgründigen Wirbels in seinem *Chandos-Brief* auf (1902): In einer Lebenskrise erleidet der fiktive Briefautor Chandos eine Angstattacke, in deren Folge ihm alle Dinge der Alltagswelt als ein »Wirbel« erscheinen, der sich unaufhaltsam dreht und durch den »man ins Leere kommt«. Chandos leidet unter Schwindel, körperlichem Unbehagen und Ich-Zerfall, was dem Phänomen der Depersonalisation – literarisch simuliert – an die Seite gestellt werden kann. Ähnliches gilt auch für den Ich-Erzähler von Rainer Maria Rilkes Tagebuchroman *Die Aufzeichnungen des Malte Laurids Brigge* (1910). Die P. gehört in diesem Werk nicht nur zu den zentralen Motiven, sie schlägt sich überdies erzähltechnisch nieder: Das epische Kontinuum, Charakter, Fabel, Perspektive, Fiktionalität und Kausalität werden gesprengt, und an die Stelle des Erzählers tritt die Leitmotivik der P.: die P. als horror vacui, d.h. als Angst vor dem Tod und der flüchtigen Zeit, die P. als Angst vor dem düsteren Elend der Großstadt sowie als Angst vor Kontrollverlust. Rilke schildert diese Erscheinungsformen der P. nicht unmittelbar, sondern in Gestalt expressiver und surrealer Metaphern. In seinem Versuch, die eigene Vergangenheit erzählerisch zu verarbeiten, erzählt der Dichter Malte darüber hinaus von den traumatisierenden Panikattacken seiner Kindheit. Diese sind ebenfalls an ein symptomatisches Erleben von Ich-Zerfall geknüpft: Malte erlebt sein Spiegelbild oder seine am Boden umher tastende Hand als fremde Wirklichkeit, gerät in P. und verliert das Bewusstsein. Die P., auch im Kontext von Ich-Zerfall, spielt schließlich in der späten Moderne eine Schlüsselrolle. In Ingeborg Bachmanns Roman *Malina* (1971) kommt ein weibliches Ich zur Sprache, dessen »Heute« von »höchster Angst« geprägt ist und das zuletzt in einer Mauer verschwindet. In dem Romanfragment *Der Fall Franza* (postum 1978), das wie *Malina* zu dem unvollendeten Romanzyklus *Todesarten-Projekt* (postum 1995) gehört, heißt es:

»Die Angst ist kein Geheimnis, kein Terminus, kein Existential, nichts Höheres, kein Begriff, Gott bewahre, nicht systematisierbar. Die Angst ist nicht disputierbar, sie ist der Überfall, sie ist [der] Terror, der massive Angriff auf das Leben.« Hier wird zum einen deutlich, dass sich P. und Angst in der Literatur nicht immer trennscharf unterscheiden; zum anderen veranschaulicht das Zitat, welche Virulenz P. für die literarische Gestaltung von Unbehagen in der Literatur der Moderne und in der Nachkriegsliteratur zugesprochen wird. Der »Panik-Berater« Dr. Oswald in Wilhelm Genazinos Roman *Die Liebesblödigkeit* (2005) verleiht der Panik eine gewisse Alltäglichkeit im Leben des Protagonisten, der Spezialist für Apokalyptik ist und Seminare über die Prophetie vom Weltende hält.

Borwin Bandelow: Panik und Agoraphobie. Diagnose, Ursachen, Behandlung, Wien, New York 2001
Hans Schwerte: Maltes Angst. Zu Rilkes ›Die Aufzeichnungen des Malte Lauids Brigge‹. In: Sprachkunst 25 (1994), S. 309–319
Horst Conrad: Die literarische Angst. Das Schreckliche in Schauerromantik und Detektivgeschichte, Düsseldorf 1974
Richard Alewyn: Die Literarische Angst. In: Hoimar von Ditfurth (Hg.): Aspekte der Angst. Starnberger Gespräche 1964, Stuttgart 1965, S. 24–43

S.K.

Parasitismus Der Begriff Parasit (gr. pará: neben, sĩtos: Speise) lässt sich übersetzen als Mitesser. Die krankheitsauslösende (und im besten Fall lediglich konstitutionsschwächende) Eigenschaft von Parasiten war seit der Antike, so bei Varro und Plinius dem Älteren, vermutet worden, konnte aber aufgrund des mehrfachen Wirtswechsels und der diversen Lebenszyklen (→Leben) der mikroskopisch kleinen parasitären Lebewesen medizinisch erst im 19. Jh. nachgewiesen werden. Bis dahin fanden sich – nicht nur im Volksglauben – Variationen der Urzeugungshypothese, die den kranken →Körper selbst als Entstehungsherd der Schädlinge, so des mit bloßem Auge sichtbaren Bandwurms, ansahen. Nicholas Andrys Traktat *On the Generation of Worms in the Human Body* (1699) ist allerdings ein frühes Gegenbeispiel: Ohne sich auf Daten aus →Experimenten stützen zu können, argumentiert Andry für ein Eindringen der

Schädlinge von außen. In den naturphilosophischen Krankheitslehren der 1830er Jahre wird andererseits jegliche Art von Krankheit in einem physiologischen Analogiemodell als niedrigere, »tierische« Lebensform, als Parasit bezeichnet. Die Wirkmächtigkeit der Vorstellungen vom Parasiten zeigt sich bis in die Sprache bakteriologischer Aufsätze Ende des 19. Jh.; hier finden sich diskursive Gleichsetzungen von Bakterien mit Parasiten, ebenso wie in einem Prosaepos des Zellbiologen Santiago Ramón y Cajal, Nobelpreisträger des Jahres 1901, über den Kampf zwischen Leukozyten und Bakterien. Im 19. Jh. erfolgten hygienische Präventivmaßnahmen gegen parasitische →Infektionen, sowie z. B. die Einführung der Fleischbeschau nach mehrfachen Trichinen-Epidemien. In Frankreich wurde 1898 die erste wissenschaftliche Zeitschrift der neuen Disziplin begründet, die »Archives de parasitologie«; 1908 folgte die britische Zeitschrift »Parasitology«. 1920 wurde ein Lehrstuhl für Parasitologie an der Universität Cambridge eingerichtet; deutsche und französische Forscher (Friedrich Küchenmeister, Casimir Davaine, Rudolf Leuckart) (→Medizinische Forschung) waren lange führend auf dem Gebiet. Bei krankheitserregenden Parasiten unterscheidet man seit dem 19. Jh. zwischen Ektozoen und Entozoen (inneren und äußeren Parasiten) sowie je nach Grad der Abhängigkeit vom Wirt zwischen Symbiose (Anton de Bary 1879), Kommensalismus und echtem Parasitismus. Weiter unterscheidet man, je nach Verweildauer im Wirtskörper, zwischen temporären und stationären Parasiten. Für Charles Darwin in *The Descent of Man* (1871; dt. *Die Abstammung des Menschen*) sind »the attacks of allied parasites« Beweis für die enge Verwandtschaft von Mensch und Tier. Besondere Bedeutung hatte die Erforschung parasitischer Krankheiten auch in der Tropenmedizin – postuliert wurde u. a. die unterschiedliche Anfälligkeit verschiedener Menschenrassen (und sozialer Klassen) für Parasiten.

Literarische Verarbeitungen gingen zunächst auf das antike Motiv des Parasiten bzw. Schmarotzers aus der griechischen und römischen Komödie zurück (siehe das Plautus-Stück *Curculio* (dt. *Der Mehlwurm*) sowie Lukians Dialog *Der Parasit*). Die sog. Charakterbücher des 16. Jh. bauten die stereotype Parasitenfigur weiter aus und wirkten auf die Bühne der Zeit, so z. B. John

Marstons Stück *Parasitaster, or the Fawne* (1606) oder Ben Jonsons *Volpone* (1605). In dieser Tradition steht noch der Parasit in Friedrich Schillers im Jahr 1806 entstandenen Übersetzung des Stücks von Louis Benoît Picard, *Mediocre et rampant ou le moyen de parvenir* (1797; dt. *Der Parasit, oder, die Kunst sein Glück zu machen: Ein Lustspiel*). Im 18. und 19. Jh. wurde das Parasitenmotiv zunehmend medizinischer. Grundsätzlich stellt die Literatur Fragen nach der Zentralität bzw. Marginalität des Parasiten, nach dessen Eingliederung bzw. Verstoßung; das Thema eines parasitären Befalls des Sozialkörpers war besonders virulent auch in der Auseinandersetzung zwischen Kapitalismus und Marxismus im 19. Jh. (der Kapitalist als Parasit der Arbeiterklasse) oder in den Parolen vom »jüdischen Parasiten« im Vorfeld des Nationalsozialismus. Im moralischen Anthropomorphismus der viktorianischen Zeit wurde die Abhängigkeit der Parasiten vom Wirtskörper als verachtenswerte Faulheit deklassiert; so diskutiert Maximilian Perty in seinem Vortrag *Ueber den Parasitismus in der organischen Natur* (1869) deren regressive Metamorphose. Die Romane Charles Dickens', z. B. *Bleak House* (1852; dt. *Bleakhaus*), zeigen ein Panorama an parasitischen Aristokraten und anderen Arbeitsverweigerern – wie Pertys biologische Gegenstücke zeichnen sie sich durch amorphe Körperlichkeit und Energiemangel aus und dienen so als negative Kontrastfolie für Dickens' arbeitsame Mittelschicht. Bei Honoré de Balzac und Emile Zola finden sich ähnliche vitalistische Konzepte der Schwächung von Lebensenergie durch Parasitentum. In Balzacs *Le père Goriot* (1834; dt. *Vater Goriot*) und *Le cousin Pons* (1847; dt. *Vetter Pons*) – dieser Roman sollte ursprünglich einmal »Le parasite« heißen –, ebenso wie in Zolas *Thérèse Raquin* (1867; dt. *Therese Raquin*) und im Zyklus *Les Rougon-Macquart* (1871–93; dt. *Die Rougon-Macquart*), besteht die Gesellschaft aus komplexen Abhängigkeiten; in einer von Michel Serres als »cascade« beschriebenen Figur beuten sich die Parasiten gegenseitig aus.

Wie die Medizingeschichte stellt auch die Literatur Fragen nach Ursache und Wirkung: Ist die Gegenwart von Parasiten nur Symptom für ein übergreifendes Übel oder sind diese selbst Auslöser der Krankheit? Während die Medizin des 19. Jh. schon bald den Irrglauben entschieden ablehnte, Parasiten seien »direct [...] result[s] from certain diseased conditions of their hosts« oder gar, in mittelalterlicher Tradition, »evidence of Divine disfavour« (T. Spencer Cobbold, *Parasites*, London 1879), verlief die Trennung zwischen Parasit und Wirt auf der metaphorisch-literarischen Ebene wesentlich zögernder. In der Literatur des Fin-de-siècle erfolgt ganz im Gegenteil eine Interiorisierung des Motivs; die Infektion wird als direktes Resultat der psychischen Disposition des Wirts gesehen – so die Symbiose zwischen Jekyll und Hyde in Robert Louis Stevensons berühmtem Schauerroman, *The Strange Case of Dr. Jekyll and Mr. Hyde* (1886; dt. *Dr. Jekyll und Mr. Hyde*). In Bram Stokers *Dracula* (1897; dt. *Drakula*) werden einerseits biologische Analogien vorgenommen – wie Darwins »vampire bat« zeichnet sich Dracula durch Langlebigkeit und extreme Zeugungskraft aus. Andererseits ist die psychologische (und sexuelle) Prädisposition Lucys als Opfer ein wichtiges Thema. Schließlich verläuft der Kampf gegen den – orientalisierten – Aggressor nach einem auch in medizinischen Traktaten geläufigen Muster der militärischen Verteidigung des (Sozial-)Körpers.

In Arthur Conan Doyles *The Parasite* (1894; dt. *Der Parasit*) spielt ein prä-freudianisches Unterbewusstes (→Psychoanalyse) eine noch größere Rolle. Der junge Medizinprofessor Gilroy lässt sich wiederholt von einem Medium in mesmerische Trance (→Mesmerismus) versetzen: »She has a parasite soul; yes, she is [...] a monstrous parasite. She creeps into my frame as the hermit crab does into the whelk's shell.« Dies wird von wachsender sexueller Obsession begleitet, der Manifestation unterdrückter Wünsche. Entgegen Gilroys selbstentlastender Diagnose erzeugt die Parasitenfigur also nichts Neues – sie bringt nur zum Vorschein, was bereits da ist: »[le parasite fait] affleurer le déjà présent« (Serres, 1980). Auch in Franz Kafkas *Die Verwandlung* (1915) erhält das Verdrängte Gestalt: ohnehin als gesunder aber arbeitsscheuer Simulant verdächtigt, mutiert der unterdrückte Angestellte Gregor Samsa in einer fantastischen Verwandlung zum »ungeheuren Ungeziefer«. Die zunächst parasitär von Gregors Arbeitskraft lebende Familie eliminiert diesen schließlich als Fremdkörper – und schöpft aus seinem Tod eigene Lebensenergie, welche den Vater am Schluss in glänzender Uniform als Repräsentanten einer autoritären (vorfaschistischen) Gesellschaftsordnung zeigt.

Die Science Fiction baut das Parasitenmotiv in Gestalt extraterrestrischer Schädlinge weiter aus. Ein frühes Beispiel ist H. G. Wells' *War of the Worlds* (1898; dt. *Der Krieg der Welten*): Kriegerische Marsmenschen ernähren sich wie technologisierte Vampire durch Injektionen von Menschenblut. Unzählige epigonale Verwendungen des Themas folgen, so Colin Wilsons *Mind Parasites* (1967; dt. *Die Seelenfresser*) und *Space Vampires* (1976; dt. *Vampire aus dem Weltraum*); die Invasion menschlicher Körper durch parasitäre Monster (→Homunculus) ist ein Grundmotiv des Horrorfilms. Repräsentativ für die bis heute in der Science Fiction beliebte Populärpsychologie ist Philip José Farmers Geschichte *Mother* (1953), in welcher der Protagonist auf einem fremden Planeten von einem monströsen Muttertier verschlungen wird und sich als Parasit in dessen Inneren einrichtet – eine ödipale Regressionsphantasie im Weltall. Im Bereich postmoderner Theoriebildung sieht Serres den Parasiten als Katalysator für soziale Dynamiken und postuliert den P. zynisch als das grundlegende Prinzip menschlicher Beziehungen.

Ulrich Enzensberger: Parasiten. Ein Sachbuch, Frankfurt/M. 2001
Brigitte Weingart: Parasitäre Praktiken. Zur Topik des Viralen. In: Claudia Benthien, Irmela Marei Krüger-Fürhoff (Hg.): Über Grenzen. Limitation und Transgression in Literatur und Ästhetik, Stuttgart 1999, S. 207–230
Laura Otis: Membranes. Metaphors of Invasion in Nineteenth-Century Literature, Science, and Politics, Baltimore 1999
Michael Katz, Dickson D. Despommier, Robert W. Gwadz: Parasitic Diseases, New York 1982
Michel Serres: Le parasite, Paris 1980
A.-J.Z.

Pathognomik   →Physiognomik und Pathognomik

Pathographie   Die P. ist eine besondere Form biographischen Schreibens, die sich in ihrer Darstellung eines Lebenslaufs v.a. auf den Aspekt der Krankheit (→Gesundheit und Krankheit) konzentriert. Es wird dabei die grundsätzliche lebensgeschichtliche Bedeutung von Krankheitsprozessen für die Entwicklung und Leistung eines Menschen unterstellt, die in der P. zugleich individuumsbezogen näher bestimmt werden soll. Fast immer handelt es sich bei dieser Form der Wissenschaftsprosa um Psychopathographien, d.h. die fokussierten Krankheiten sind solche aus dem psychischen Bereich (→Psychiatrie, →Psychopathologie). Gegenstand der P. sind historisch bedeutende, im Allgemeinen bereits verstorbene Personen, darunter Gelehrte (→Gelehrtenkrankheiten), Staatsmänner, Erfinder und Religionsstifter. Das Hauptinteresse gilt den Künstlern und Literaten. Durch diese Auswahl wird der Ausnahmefall dargestellt, das Erkenntnisinteresse zielt nicht primär auf Verallgemeinerungen. Dem Anspruch nach handelt es sich bei der P. um eine naturwissenschaftliche Textgattung. Ihre Autoren sind nahezu ausschließlich Ärztinnen und →Ärzte, die sich von einer geisteswissenschaftlichen Biographik deutlich absetzen wollen. Häufig wird eine fehlende Urteilskompetenz aufgrund mangelnden Fachwissens kritisiert. Es wird die Unmöglichkeit betont, zu einer adäquaten Darstellung zu kommen, solange die Fragen des Pathologischen ausgeblendet bleiben. Das verfolgte Erkenntnisinteresse einer Bestimmung und Gewichtung des Anteils des Abweichenden (→Norm) und Krankhaften am historisch Bedeutsamen zielt in zwei Richtungen: Zum einen sollen durch eine detailgenaue Einzelfallstudie klinisch relevante Erkenntnisse über einzelne Krankheitsbilder und -verläufe gewonnen werden, zum anderen soll der medizinische Laie über pathologische Zusammenhänge aufgeklärt und informiert werden. Das Zielpublikum findet sich daher nicht nur unter den fachlich versierten Lesern. Methodisch unterscheidet sich die Pathographik wenig von der allgemeinen Biographik. Voraussetzung ihres Gelingens ist eine gute Quellenbasis aus schriftlich überlieferten Fremd- und Selbstzeugnissen, anhand derer auf hermeneutischem Weg das Leben bzw. die Krankheitsgeschichte der pathographierten Personen rekonstruiert wird. Seltener werden bei Künstlern und Literaten auch deren Werke als Quellen herangezogen und auf Krankheitszeichen befragt. Mit der herkömmlichen Biographie teilt die P. die Konzentration auf die individuelle zu beschreibende Person, deren Leben abgeschlossen ist und nun durch eine narrative Explanation rekonstruiert wird.

Es wird in chronologischer Folge und in auktorialer Erzählsituation quasi postum mit Sinn versehen. Die Intention der Autoren reicht daher über eine bloße Diagnostik (→Diagnose) hinaus. Die P. ist gleichermaßen abzugrenzen von der →Fallgeschichte einerseits, die nicht an historisch bedeutende Personen geknüpft ist, wie von der Psychographie oder dem Psychogramm andererseits, die beide auf eine Sammlung der individuellen Eigenschaften und Einstellungen einer Person zielen. Wo die Grenzen zwischen Gesundheit und Krankheit zunehmend verwischt werden, wie es für viele P. kennzeichnend ist, sind die Übergänge fließend. Eine Ausdehnung des Begriffs der P. auf literarische Texte wie etwa Karl Philipp Moritz' *Anton Reiser* (1785–90) oder Georg Büchners *Lenz* verkennt die wissenschaftshistorische Spezifik dieser Bezeichnung und der dazugehörigen Textgattung auch dort, wo die literarischen Texte durchaus wissenschaftlichen Ansprüchen genügen. Weder werden im literarischen Text die gleichen Intentionen verfolgt wie in der P., noch ist davon auszugehen, dass die Textsorten in gleicher Weise rezipiert werden.

Die Geschichte der P. als eigenständige Textgattung beginnt im 19. Jh. als europäisches Phänomen. Dabei ist der Übergang von Anekdotensammlungen aus dem angelsächsischen Bereich wie Richard Robert Maddens *The Infirmities of Genius* (1833), Chapmans *Characteristic of Men of Genius* (1847) oder Winslows *On the Insanity of Men of Genius* (1849) zu Texten mit wissenschaftlichem Anspruch in Frankreich, Italien und später auch in Deutschland fließend. Ihren Höhepunkt erreichte die Pathographik im ersten Viertel des 20. Jh. In ihrer charakteristischen Verbindung von biologischen und psychologischen Erklärungsansätzen liefert sie besonders für diesen Zeitraum einen kulturhistorischen Einblick in das sich im Umbruch befindende Menschenbild der zeitgenössischen →Psychiatrie und für die Selbstpositionierung dieser medizinischen Disziplin. Die Krise der rein hirnphysiologisch ausgerichteten Psychiatrie der zweiten Hälfte des 19. Jh. führt zur Suche nach integrierbaren psychologischen Ansätzen und schlägt sich am Ende des 19. Jh. u.a. in einer Fülle von pathographischen Publikationen nieder. Die Entwicklung der Gattung findet sich dokumentiert in dem erstmals 1928 erschienenen

Buch *Genie, Irrsinn und Ruhm* von Wilhelm Lange-Eichbaum, das bis 1995 in zahlreichen Auflagen fortgeführt wurde. Demnach ist die in Paris publizierte Sokratesstudie von Louis F. Lélut, *Le démon de Socrate*, aus dem Jahre 1836 als die erste P. zu werten. Aus der Frühphase der Gattung sind weiter zu nennen Vergas Studie zu Tasso, *Sulla lipemania del Tasso* (1845) und Cesare Lombrosos Arbeit über Cardano, *Su la pazzia di Cardano* (1855). Eine spätere Arbeit von Lombroso über *Genio e follia* (1864; dt. *Genie und Irrsinn in ihren Beziehungen zum Gesetz, zur Kritik und zur Geschichte*) gab gemeinsam mit der Studie von Jacques-Joseph Moreau de Tours über *La psychologie morbide* (1859) den Pathographen neue Impulse. Fortan stand die Pathographik ganz im Zeichen des romantischen Topos der Allianz von Genie und Wahnsinn (→Wahn) und wurde ergänzt um Fragen zu Vererbung und Degeneration (→Genetik). In Deutschland waren es dann v. a. die Arbeiten von Paul Julius Moebius zu *J. J. Rousseaus Krankengeschichte* (1889), *Über das Pathologische bei Goethe* (1898), *Über Schopenhauer* (1899), *Über das Pathologische bei Nietzsche* (1902) und *Über Scheffels Krankheit* (1907), die richtungsweisend wurden und viele Nachahmer fanden. Es erschienen u. a. Arbeiten zu Friedrich Hölderlin (Ferdinand van Vleuten 1906, Wilhelm Lange 1909, Karl Jaspers 1922), Heinrich v. Kleist (Sigismund Rahmer 1903, Isidor Sadger 1910), E. T. A. Hoffmann (Otto Klinke 1903, Paul Margis 1911) und Conrad Ferdinand Meyer (Hess 1901, Willy Hellpach 1909). In Frankreich begann man P. über noch lebende Autoren zu verfassen. Zu nennen ist hier die Studie von Alfred Binet und Jacques Passy zu François Coppée, Jules und Edmond de Goncourt, Henri Meilhac, Alphonse Daudet, Victorien Sardou u. a.: *Etudes psychologiques sur les auteurs dramatiques* (1895) oder die Arbeit von Edouard Toulouse über *Emile Zola* (1896). Pathographische Skizzen fanden hier wie in Deutschland einen festen Platz in den psychiatrischen Fachzeitschriften, und es kam sogar zu Neugründungen von Periodika, die sich nur dieser Thematik widmeten, wie die seit 1894 erscheinende *La chronique médicale* oder die Schriftenreihe *Grenzfragen des Nerven- und Seelenlebens* belegen. Parallel zu den dort vorherrschenden narrativ-biographischen Beiträgen entstanden Forderungen nach einer Verwissen-

schaftlichung und Standardisierung der pathographischen Methode. Dies führte zur Entwicklung umfangreicher Fragenkataloge (Bade, Lipmann, Stern 1910), die möglichst die gesamte Psyche (→Leib und Seele) der beschriebenen Person erschließen sollten und zur Voraussetzung einer gelungenen erzählerischen Darstellung gemacht wurden. Auch die noch junge →Psychoanalyse lieferte Beiträge zur Gattung der P. und versuchte ihre Theoreme auf diesem Wege zu legitimieren. Außer Sigmund Freuds maßstabsetzender Arbeit über *Leonardo* (1911) sind hier besonders die Studien von Isidor Sadger zu Friedrich Hebbel (1913 und 1920), von Eduard Hitschmann zu Gottfried Keller (1914, 1916 und 1919) und von Marie Bonaparte zu Edgar Allan Poe (1933) zu nennen. Von den späteren psychoanalytischen P. erregte v. a. das monumentale Werk von Kurt R. Eissler über *Goethe* (1963) großes Aufsehen. Stärker als in den psychiatrischen P. suchen die Psychoanalytiker die Verbindung von Leben und Werk, so dass sich diese Ausrichtung der Pathographik als Form der Literaturbetrachtung fest zu etablieren vermochte und v. a. in den 1970er Jahren größere Popularität erlangte. Der Bedeutungsverlust der übrigen P. setzte indes in der zweiten Hälfte des 20. Jh. ein. Die Kreativitäts- und Hochbegabtenforschung verabschiedete sich völlig von der die Gattung bestimmenden Koppelung von Krankheit mit besonderer Leistung, während andere Fragestellungen wie etwa die der Vererbung weiterhin verfolgt werden. Die einst heftige Zurückweisung der Pathologisierung berühmter Persönlichkeiten durch die in geisteswissenschaftliches Terrain vordringenden Psychiater und der häufig erhobene Vorwurf der Reduktion bedeutender Werke auf die kranke Psyche ihrer Schöpfer ist der vielfachen Integration der pathographischen Fragestellung in die allgemeine Biographik und Werkanalyse gewichen. Das hatte beispielhaft schon Karl Jaspers in seinen Studien zu *Nietzsche* (seit 1947) unternommen.

Thomas Anz: Autoren auf der Couch? Psychopathologie, Psychoanalyse und biographisches Schreiben. In: Christian Klein (Hg.): Grundlagen der Biographik. Theorie und Praxis des biographischen Schreibens, Stuttgart, Weimar 2002, S. 87–106
Susanne Hilken: Wege und Probleme der Psychiatrischen Pathographie, Aachen 1993
Eckhard Neumann: Künstlermythen. Eine psycho-his-

torische Studie über Kreativität, Frankfurt/M., New York 1986

Wilhelm Lange-Eichbaum: Genie – Irrsinn und Ruhm, München 1928 und später

T.F.

Patient Das lateinische patiens (dt. erduldend, erleidend) wurde Mitte des 16. Jh. in substantivierter Form in die dt. Sprache übernommen; wortverwandt ist das zwischen dem 15. und 19. Jh. gebräuchliche Patienz (lat. patientia) für Geduld, das sich als frankophone Bezeichnung für das Kartenspiel Patience erhalten hat. Im Gegensatz zu der landläufigen Übersetzung »Kranker« verweist der Begriff P. sein Subjekt in einen passiven Zustand, bei dem das Individuum zum einen durch sein Leiden, und zum anderen durch die ihm während der ärztlichen »Kur« zugewiesene Rolle determiniert ist. Grimms Wörterbuch definierte 1889 einen P. als den »vom Arzte behandelten Kranken«, die jüngste Auflage des Duden (2004) schließt sich dieser Definition an (»vom Arzt behandelte oder betreute Person«). Abseits von klassischen →Arzt-Patienten-Beziehungen finden sich P. in zahlreichen Beziehungskonstellationen von Ratsuchenden zu Anbietern von Heilung und Linderung, bei denen der Grad wechselseitiger Abhängigkeit stark variiert. Neben sich wandelnden historischen Rahmenbedingungen sowie konträren inhaltlichen Konzepten der Diagnose- und Heilverfahren (→Diagnose, →Therapie) bedingte stets die soziale Stellung der P. die Bedeutung des Begriffs. Ein bürgerlicher P., den der Stadtphysikus in privater Praxis betreute, konnte eine andere Behandlung erwarten als ein mittelloser Kranker, dem derselbe Arzt (→Ärzte) als Ausführender gesundheitspolizeilicher Maßnahmen gegenübertrat. Mit dem Aufkommen moderner Krankenhäuser ab Mitte des 19. Jh. verdrängte der Begriff P. den des Hospitaliten. Letzterer beschrieb einen zur Versorgung in einer Institution untergebrachten Armen oder Kranken. Wer aufgrund einer Krankheit kurz- und mittelfristig nicht für den eigenen Lebensunterhalt aufkommen konnte, wurde nun zum P. in einem →Krankenhaus, ohne dass der Aufenthalt zwangsläufig mit einer über die Ernährung (→Essen und Trinken) hinausgehenden Therapie oder ärztlichen Konsultationen verbunden war.

Eine zusätzliche Erweiterung erhielt der Begriff P. durch die seit dem Ende des 19. Jh. eingeführten Maßnahmen der Krankheitsprävention; Gesundheitsförderung gilt Gesunden, die, ohne selbst krank zu sein, als P. medizinische Beratung erhalten. Nahezu alle jüngeren Neologismen um den Begriff des P. befassen sich mit der →Autonomie von Kranken: Patiententestament, Patientenverfügung, Patientenvertreter beschreiben Maßnahmen, die das Selbstbestimmungsrecht der Kranken stärken sollen. Das Schlagwort »gläserner Patient« fasst die Befürchtungen zusammen, die durch Diskussionen über eine moderne Gendiagnostik (→Genetik, →Gentechnik), elektronische Erfassung von Patientendaten und die Erhebung persönlicher Informationen durch Personalabteilungen oder Versicherungsgesellschaften, geweckt werden.

»Und warum halten Sie mich hier fest?« – »Weil Sie krank sind.« Dieser Dialog zwischen dem Irrenarzt Andrej Efimytsch und seinem P. Ivan Dmitritsch in Anton Tschechows *Palata No. 6* (1892; dt. *Krankenzimmer Nr. 6*) verweist auf ein zentrales Thema der Patientenfiguren in der europäischen Literatur. Individuelle Konzepte und gesellschaftliche Anforderungen stehen in Diskrepanz zueinander und werden entweder in der Auseinandersetzung mit einer totalen Institution oder mit dem eigenen Selbst erfahren. Viele Romane und Theaterstücke spielen daher in psychiatrischen Anstalten (→Psychiatrie). Ab der ersten Hälfte des 20. Jh. bildete die Diskussion über eine Veröffentlichung des Psychiaters Hans Prinzhorn, *Bildnerei der Geisteskranken. Ein Beitrag zur Psychologie und Psychopathologie der Gestaltung* (1922) (→Psychopathologie) den kulturhistorischen Hintergrund für das besondere Interesse an P. von Irrenhäusern. Als »Letzte Menschen« sprach die naturalistische Literatur Irren und Kranken eine naturgegebene Freiheit von gesellschaftlichen Einflüssen zu. Dieser »ursprünglichen« Freiheit der Gefangenen steht die Allmacht der Institution gegenüber, die Konvention und Ordnung repräsentiert. Zwischen diesen beiden Polen bewegen sich zahlreiche Patientengeschichten, die in psychiatrischen Anstalten spielen: Um seine schmerzhafte Hautkrankheit (→Haut, →Schmerz) zu behandeln, verbringt der Jakobiner Jean Paul Marat seine Tage schreibend in der Badewanne. In dem 1964 am Berliner Schillertheater uraufgeführten

Stück von Peter Weiss, *Die Verfolgung und Ermordung Jean Paul Marats dargestellt durch die Schauspielergruppe des Hospizes zu Charenton unter Anleitung des Herren de Sade* wird aus dem passiv leidenden und lediglich schreibenden Marat in der Inszenierung durch die Hospizbewohner (→Hospiz) ein politischer Agitator. Gegen die bürgerlichen Interpretationsversuche des Regisseurs de Sade gewinnt der P. Marat in seiner Darstellung durch die P. von Charenton eine revolutionäre Stimme. Thomas Bernhard kontrastiert das autobiographisch geprägte lyrische Ich seines Romans *Wittgensteins Neffe* (1982) mit der Figur eines Mitpatienten. Die Gemeinsamkeiten der beiden Protagonisten, die sich inner- und außerhalb der Klinik besuchen, dient als Gleichnis für den »Common sense« gebildeter Herren in der antiintellektuell vergifteten Atmosphäre des Irrenhauses Österreich. Deutlich radikaler zeichnet Rainald Goetz in dem ein Jahr darauf erschienenen Roman *Irre* (1983) die bundesdeutsche Gesellschaft im Spiegel der Psychiatrie. Hier erlebt sich ein Arzt als Instrument sozialer Disziplinierung, zunächst versucht er sein eigenes Köpergefühl (→Körper) durch Selbstverletzungen wiederzuerlangen, doch erst die Flucht in eine →Schizophrenie ermöglicht ihm die Freiheit, seine eigene Identität zu leben. Das am häufigsten aufgeführte deutsche Theaterstück, das mit dem Motiv des P. einer Irrenanstalt spielt, ist die Komödie *Pension Schöller* (1902) von Carl Laufs und Wilhelm Jacoby. Ein reicher Gesellschaftslöwe möchte einen geselligen Abend in einer psychiatrischen Anstalt verbringen, sein klammer Neffe arrangiert ihm das gewünschte Erlebnis und es beginnt die harmlos heitere Handlung eines Verwechselungsschwanks. Frank Castorf kombinierte das Stück für eine Inszenierung an der Berliner Volksbühne mit Heiner Müllers Drama *Die Schlacht* (1974), in dem Brutalisierung, Faschismus, Kampf und →Krieg die einzigen Konstanten sind, welche die Handlungen der Protagonisten bestimmen. Uraufgeführt zu Hitlers 105. Geburtstag reflektierte Castorfs *Pension Schöller/ Die Schlacht* (1994) die Ästhetik faschistischer Masseninszenierungen und die Niederungen des deutschen Volkstheaters, die vermeintlichen Irren in der Pension Schöller werden dabei zur einzigen Referenz an menschliche Verhaltensweisen. Boris Vians *L'Arrache-Cœur* (1953; dt. *Der Herzausreißer*) schließlich präsentiert einen Psychiater, der, um sich selbst im Gleichgewicht zu halten, P. ihrer Lebensgeschichten beraubt. Das Bemühen, authentische Krankengeschichten (→Fallgeschichte) zu verfassen, in denen medizinische Details ähnliche Aufmerksamkeit geschenkt wird wie der Entwicklung innerer Konflikte, kennzeichnete insbesondere Gustave Flauberts Roman *Madame Bovary. Moeurs de province* (1856; dt. *Madame Bovary. Ein Sittenbild aus der Provinz*) und Emile Zolas *Thérèse Raquin* (1867; dt. *Therese Raquin*). Von Alfred Döblin ist bekannt, dass er sich bei der Recherche zu seinem Großstadtroman *Berlin Alexanderplatz. Die Geschichte vom Franz Biberkopf* (1929) nicht nur der →Sprache seiner ehemaligen P. am Berliner Krankenhaus am Urban und in seiner Kassenpraxis bediente, sondern auch Versatzstücke aus ihren Krankheits- und Lebensgeschichten in den Roman integrierte. Christa Wolfs Buch *Leibhaftig* (2002) spielt in den letzten Jahren der DDR und eröffnet vielschichtige Perspektiven auf Krankenhaus, Staat, →Alter und Identität, wobei die zeitgeschichtlichen Entwicklungen in den Hintergrund treten, aber stets Thema des Buches bleiben. In der biographischen Auseinandersetzung mit dem Thema P. existieren zwei große, kaum miteinander vergleichbare Gruppen: Pathographien und autobiographische Selbstzeugnisse. Während →Pathographien meist Berichte über Krankheitsverläufe bekannter Persönlichkeiten enthalten, finden sich insbesondere in der biographischen Literatur des frühen 20. Jh. eindrucksvolle Selbstzeugnisse von P. über ihr Alltagsleben im eigenen Bett (Thomas Mann ersinnt in den letzten Bänden seiner *Tagebücher* (1949–50) ein wissenschaftliches Modell zur Stadieneinteilung der Onanie), in Heilanstalten und in Krankenhäusern. Anstelle der zahlreichen Briefe und Tagebücher bekannter Autoren sei hier auf die Aufzeichnungen des von Nierensteinen gepeinigten Michel de Montaigne, *Journal de voyage en Italie par la Suisse et l'Allemagne en 1580 et 1581* (1796; dt. *Tagebuch einer Reise nach Italien über die Schweiz und Deutschland von 1580 bis 1581*), die Tagebücher des Londoner Regierungsbeamten Samuel Pepys zur Zeit der Pest, *The Diary of Samuel Pepys 1659–1667* (1825), auf das Tagebuch Otto van Ecks, eines kranken, aber aufgeklärten Kindes in Arianne Baggerman, Rudolf Dekker (Hg.): *Het Dagboek van Otto van Eck 1791–1797* (1998) und auf Moritz W. T. Brommes *Lebensgeschichte eines modernen Fabrikarbeiters* (1905) hingewiesen. Erst 30 Jahre nach ihrer Entstehung in der Old Edinburgh Infirmary, wo William Henley 20 Monate lang um sein von Knochentuberkulose (→Tuberkulose) befallenes Bein kämpfte, erschien der Gedichtband *In Hospital* (1903). Der letzte Vers aus diesem Zyklus trägt den Titel »Discharged« und beginnt mit den Zeilen: »CARRY me out/ Into the wind and the sunshine/ Into the beautiful world«.

Rudolf Käser: Arzt, Tod und Text. Grenzen der Medizin im Spiegel deutschsprachiger Literatur, München 1998

Jens Lachmund, Gunnar Stollberg: Patientenwelten. Krankheit und Medizin vom späten 18. bis zum frühen 20. Jahrhundert im Spiegel von Autobiographien, Opladen 1995

Rita Wöbkemeier: Erzählte Krankheit. Medizinische und literarische Phantasien um 1800, Stuttgart 1990

Ph.O.

Perversionen   →Sexuelle Verhaltensstörung

Pest Über lange Zeit war die P. (lat. pestis: Seuche) weltweit eine Krankheit (→Gesundheit und Krankheit), welche die Menschen in →Angst und Schrecken versetzte. Noch heute stellt sie die Medizin trotz effektiver therapeutischer Möglichkeiten (Antibiotika, Intensivmedizin) (→Therapie) aufgrund ihrer hohen Kontagiosität und ihres (im Falle der Lungenpest) extrem raschen Krankheitsverlaufs vor ernste Probleme. Unbehandelt führt die Beulenpest, deren Erreger durch Flohbisse in den Organismus gelangen und zunächst ein Anschwellen der regionalen Lymphknoten (»Beulen«) bewirken, in bis zu 50 % zum →Tod, die Lungenpest in jedem Fall; sie wird meist durch Tröpfcheninfektion von Mensch zu Mensch übertragen. Beiden klinischen Erscheinungsformen liegt der bakterielle Erreger Yersinia pestis zugrunde. Dieser wurde 1896 entdeckt, kurz darauf auch der Übertragungsmodus der Beulenpest (durch Flöhe von infizierten Nagetieren zum Menschen). Bis dahin wurden zahlreiche andere Ätiologien erörtert. Die Medizin diskutierte neben endogenen

(P. als »heiße und feuchte« Krankheit infolge eines Überschusses an leichtverderblichem Blut, verursacht z. B. durch falsche Lebensweise) stets auch exogene Faktoren (astrale oder planetare Einflüsse; Miasmen aus Erdspalten, Sümpfen und als Folge von Verwesung; →Ansteckung durch Kranke oder Gegenstände). Dagegen dominierten unter medizinischen Laien die traditionellen Deutungen als Strafe Gottes bzw. Folge indirekter Vergiftung (→Gift) durch gesellschaftliche Außenseiter (über Brunnen, »P.-Zunder« an Mauern etc.). Entsprechend dem ätiologischen Modell wurden prophylaktische und therapeutische Maßnahmen ergriffen: Flucht vor der Seuche (→Epidemie), Aderlass, Luftreinigung durch Feuer oder Aromata, Medikamente und Gegengifte, Reinigung der Lokalität und Isolation der Kranken (bis hin zu Quarantäne und Cordon sanitaire), Bittprozessionen sowie Pogrome gegen Juden und andere gesellschaftliche Randgruppen.

Der Ursprung der P. ist ungeklärt, da sowohl Krankheitsbezeichnungen als auch die →Symptome unspezifisch waren; nach der ersten gesicherten sog. Justinianischen P. (Mittelmeerraum, 6.-8. Jh.) erreichte die Seuche erst wieder 1347 Europa und verbreitete sich dort bis 1353 über die Handelswege. Die spätere Bezeichnung »Schwarzer Tod« für diese Epidemie, die etwa 25 % der europäischen Bevölkerung das →Leben kostete, geschah vermutlich aufgrund nekrotisierender Beulen und dunkler Hauteinblutungen bei Pestsepsis. Bis 1720 (P. von Marseille) fluteten abhängig von der Immunität (→Immunisierung) der Bevölkerung immer wieder Pestwellen über Europa hinweg; die Seuche blieb anschließend durch Epidemien in Randgebieten (Konstantinopel 1836/37) oder Kolonien im abendländischen Gedächtnis verhaftet. Das unerwartete Erlöschen der P. in Europa ist nicht allein seuchenhygienischen Maßnahmen, sondern auch der Verdrängung der Hausratte durch die Wanderratte und dem Übergang vom Holz- zum Steinbau in den Städten zuzuschreiben.

Soziale, wirtschaftliche, religiöse und kulturelle Folgen der P. sind kaum zu überschätzen. Innerhalb der Medizin wirkte die P. auf zahllose Monographien (auch Lehrgedichte) der Fachliteratur ein. Ferner war sie häufig Gegenstand populärer Gebrauchsliteratur (Chroniken, Prognostiken, Flugblätter, indirekt auch Totentänze etc.).

Ihr medizinischer und medizinalpolitischer, mehr noch ihr sozialer und metaphorischer Kontext spiegelt sich bis weit ins 20. Jh. auf vielfältige Weise in der europäischen Literatur. Historiographische und literarische Pestbeschreibungen orientierten sich vom 14. bis zum 18. Jh. oft an den Darstellungen des Thukydides (sog. attische P.; II 47-54), des Lukrez (*De rerum natura*, dt. *Von der Natur*), Vergils Viehpest (*Georgica* III 440-566; dt. Vom Landbau), Ovids *Metamorphosen* VII 523-613 oder des Paulus Diaconus' *Historia Langobardorum* II 4 (dt. *Geschichte der Langobarden*). Das Seuchenmotiv gewann durch die Rezeption von Homer (*Ilias* I 43-52), Sophokles (*Oidipous tyrannos*, dt. *König Ödipus*) sowie von Berichten aus der *Bibel* (1. *Sam* 5-6, 2. *Sam* 24) an Bedeutung. Insgesamt kennzeichnet die literarischen Reflexionen über die P. jenseits aller Tradierungen eine bemerkenswerte Ähnlichkeit, die nicht zuletzt in der Materie selbst begründet liegt. Es lassen sich dennoch aufgrund der Umstände ihrer Entstehung drei große Gruppen von Texten unterscheiden:

Bis ins 18. Jh. stehen literarische Bearbeitungen der P. häufig unter dem unmittelbaren Eindruck bestimmter Seuchenzüge. Giovanni Boccaccios Einführung zum *Il Decamerone* (1349-53, postum 1470; dt. *Das Dekameron*) beschreibt Ätiologie, Wüten und die Folgen des Schwarzen Todes in Florenz. Sie bildet den düsteren Hintergrund für die folgenden heiteren Novellen, die nach der Flucht vor der Seuche in einem Landhaus erzählt werden. Wohl unabhängig von Boccaccio benutzt Guillaume de Machaut in seinem *Jugement dou Roy de Navarre* (1349/50; dt. *Das Urteil des Königs von Navarra*) ebenfalls die P. als einleitenden Kontrast zu dem sich anschließenden Streitgespräch über die Frage, ob Männer oder Frauen mehr unter dem Verlust ihrer Partner leiden. Den französischen Dichter Gilles le Muisit veranlasste der Schwarze Tod zur Abfassung von Gebetslyrik (*Oraisons*, 1349). Auch im Werk Francesco Petrarcas hat die P. von 1348 Spuren hinterlassen (Briefe *Ad se ipsum* und *Epistolae familiares*, *Trionfi* (entstanden 1352-ca. 74, gedruckt 1470; dt. *Sechs Triumphe*), *Bucolicum carmen* u.a.), insbesondere durch den Tod der (fiktiven?) Laura. Nach der ersten Verzweiflung bestärkt die Seuche den Dichter in seiner stoischen Gelassenheit und christlichen Grundhaltung, aber auch - angesichts des Verhaltens mancher →Ärzte - in seiner antischolastischen Arztkritik. Eine stoische Grundhaltung gegenüber dem Tod, wie sie in Michel de Montaignes *Essais* (1580; dt. *Essais*) zu finden ist, prägt seinen kurzen Bericht über die P. von 1585 (*Essais* III 12), der er sich trotz seines Amtes als Bürgermeister von Bordeaux durch Flucht entzog. Demgegenüber setzt der Minorit Fra Benedetto Cinquanta in einer der ersten Dramatisierungen des Pestthemas, seiner weitgehend unbekannten Tragödie *La peste di Milano del 1630* (1632), die Seuche in den religiösen Kontext von Schuld und Konversion. Er integriert in die Handlung allerdings auch konkrete Personen aus dem zeitgenössischen Kontext, etwa die untori (Anschmierer von P. verbreitenden Salben) und monatti (Krankenpfleger und Leichenträger). Der Augustinerprediger Abraham a Sancta Clara nutzte die P. von 1679 sowohl in *Merk's Wienn* (1680) als auch in seinem Spätwerk *Besonders meubliert- und gezierte Todten-Capelle* (1710) für eine moralische Abrechnung mit den Ständen Wiens. Die P. wird dabei zu einer göttlichen Medizin umgedeutet.

Eine zweite Gruppe von Texten steht nur mittelbar unter dem Einfluss bestimmter Pestseuchen. Die wohl ausführlichste literarische Pestbeschreibung, die noch formal auf realen Ereignissen (P. von 1665, indirekt allerdings auch von 1720) fußt, bietet Daniel Defoe in *A Journal of The Plague Year of London* (1722; dt. *Die Pest zu London*). Dieser Text verbindet erstmals persönliches Erleben (vgl. auch die Schilderung in den *Memoirs* (1818; dt. *Das geheime Tagebuch*) von Samuel Pepys; allerdings schreibt Defoe aus einem Abstand von mehr als fünfzig Jahren) nicht nur mit einer fiktionalen Handlung, sondern auch mit der Auswertung medizinischer Quellen und statistisch abgesicherter Fakten. Über diese Ereignisse in London verfasste nochmals hundert Jahre später John Wilson die Tragödie *The City of the Plague* (1816). Weit mehr als Defoe schildert Alessandro Manzoni aus historischer Distanz und mit historischen Methoden die P. Wie Cinquanta wählt er die Mailänder Ereignisse von 1632 als Sujet aus und stellt sie in zwei Kapiteln (31-32) seines Romans *I Promessi Sposi* (1827; dt. *Die Verlobten*) sowie in einem Aufsatz *Storia della Colonna Infame* (1840; dt. *Die Schandsäule*) dar. Dabei verbindet Manzoni aufklärerische, ironische Kritik an menschlicher Schwäche, Eitelkeit und Dummheit, die Ausbruch und Verbreitung der P. erst ermöglichen, mit einer metaphysischen Deutung der Seuche als Inbegriff des Bösen, das nach göttlicher Prädestination vom Guten überwunden werden kann. Ein Gegenmodell zu Manzoni entwickelt Jens Peter Jacobsen in seiner Novelle *Pesten i Bergamo* (1882; dt. *Die Pest in Bergamo*), in der neben deutlichen Anklängen an Boccaccio und einer subtilen Schilderung massenpsychologischer Phänomene der Verlust von Heil und Heilung in einer säkularisierten Welt die pessimistische Hauptaussage bildet. In *Anno pestis* (1890) aus den Florentiner Novellen von Isolde Kurz vermischt sich die Renaissancepest mit einer anderen Seuche, der →Syphilis (→Geschlechtskrankheiten): Die Ansteckung des untreuen Liebhabers durch seine rachsüchtige Freundin geschieht in einer Liebesnacht. Der Roman *Reigin Pappi* (1926; dt. *Lehrer von Reigi*) von Aino Kallas stellt den (allerdings nicht schuldlosen) Protagonisten Lempius durch den pestbedingten Verlust seiner Kinder in einen nahen Bezug zu Hiob. Als einer der letzten europäischen Schriftsteller nutzt Andrzej Szczypiorski in *Msza za miastro Arras* (1971; dt. *Eine Messe für die Stadt Arras*) die P. von 1458 im Sinne einer historischen Parabel zu einer Auseinandersetzung mit der jüngsten polnischen Geschichte (Stalinismus, Niederwerfung von Arbeiterstreiks, Massenexodus der polnischen Juden).

Eine letzte Gruppe umfasst Dichtungen, die allgemein und in freier Form auf das Thema der P. eingehen, etwa die beiden ungewöhnlichen, der Enkomiastik zuzuordnenden *Capitoli della Peste* (1532) von Francesco Berni. Diese satirisch-burlesken Loblieder auf die Seuche thematisieren die verkehrte Welt, zu der die P. als Segen spendende Pandora ihren Teil beiträgt, indem sie dem Körper der Welt eine Reinigungskur zukommen lässt. Vor dem Hintergrund der Choleraepidemie (→Cholera) von 1831 verfasst Edgar Allan Poe zunächst die humorvoll-phantastische Gruselgeschichte *King Pest the First* (1835; dt. *König Pest*), bei der Personifikationen der spätmittelalterlichen Londoner P. in einem makabren Mummenschanz auftreten. In dem ernster zu nehmenden allegorisch-utopischen Schauerroman *The Masque of the Red Death* (1842; dt. *Im Todesgriff der roten Maske*) dringt der personifizierte Tod in eine hermetisch abge-

riegelte Festgesellschaft ein und vernichtet mit ihr die Fiktion einer Trennbarkeit von →Leben und →Tod. Ebenfalls unter der persönlichen Erfahrung einer Cholera-Quarantäne bearbeitete Alexander Puschkin unter dem Titel *Pir wo wremja tschumy* (1830; dt. *Das Gelage während der Pest*) eine Szene aus Wilsons Tragödie, wobei er eine Steigerung des Lebens im Angesicht tödlicher Gefahr vor Augen führt. Bemerkenswert nicht nur aufgrund seiner derzeitigen Aktualität ist der utopische antikapitalistische Roman *Palę Paryż* (1929; dt. *Die Pest über Paris*) des polnischen Emigranten Bruno Jasieński, der den symbolischen Untergang des kapitalistischen Paris durch in das Trinkwasser eingeschleuste Pestbakterien beschreibt. Antonin Artaud (*Le théâtre et la peste*, 1938; dt. *Das Theater und die Pest*) nutzt dagegen die P. als extremes Bild für sein mythisches Konzept von →Krise, Beschwörung und Reinigung, das im modernen Theater inszeniert werden soll. Wohl der bekannteste neuere Roman zur Seuche ist nach ihr selbst betitelt: *La peste* (1947; dt. *Die Pest*) von Albert Camus schildert in einer vieldeutigen Allegorie Gefangenschaft durch und unterschiedliche Reaktion der Menschen auf die P. im Sinne einer conditio humana. In neuester Literatur findet sich das Pestmotiv in historischen Romanen (etwa Barbara Tuchmann, *A Distant Mirror. The Calamitous 14th Century*, 1979; dt. *Der ferne Spiegel – Das dramatische 14. Jahrhundert*) oder in der Trivialliteratur (etwa im Jugendroman *Feuerprobe in Kalkutta* (1979) von Nick Norden, d. i. Nicolai von Michalewsky) wieder.

Mischa Meier (Hg.): Pestepidemien in der Geschichte, Stuttgart 2005
Heiner Boehnke: Die Pest. Sprachspiel und Sünde. In: Carolina Romahn (Hg.): Das Paradoxe: Literatur zwischen Logik und Rhetorik. FS für Ralph-Rainer Wuthenow zum 70. Geburtstag, Würzburg 1999, S. 152–172
Klaus Bergdolt: Der schwarze Tod in Europa. Die Große Pest und das Ende des Mittelalters, München 1994
C. Steel: Plague Writing: From Boccaccio to Camus. In: Journal of European Studies 11 (1981), S. 88–110
Jürgen Grimm: Die literarische Darstellung der Pest in der Antike und in der Romania, München 1965
D.S.

Pharmakon   →Arzneimittel

Phobie Unter P. versteht man eine exzessive inadäquate Angstreaktion (→Angst), die durch bestimmte Gegenstände oder Situationen ausgelöst wird, meist verbunden mit der Einsicht in die Unbegründetheit der Angst. Die P. gehört zu den Angststörungen (→Psychopathologie). Sie wird nach ICD-10 eingeteilt in Agoraphobie ohne Panikattacke, soziale P. und spezifische (isolierte) P. Die Agoraphobie äußert sich als Angst vor Menschenmengen, Kaufhäusern, öffentlichen Verkehrsmitteln oder als Angst davor, allein das Haus zu verlassen. Die spezifische P. kann verschiedene Objekte oder Situationen betreffen wie Tiere (z.B. Spinnen, Schlangen, Hunde, Ratten), Höhen, enge Räume, Flugzeuge und Blut, Verletzungen oder Spritzen. Bei der sozialen P. handelt es sich um die Furcht vor Situationen, in denen die Betroffenen mit anderen Menschen zu tun haben und dadurch einer sozialen Bewertung ausgesetzt sind. Sozialphobien können sowohl auf eine bestimmte Situation begrenzt sein, z.B. auf die Furcht vor öffentlichem Sprechen, als auch einen Großteil aller zwischenmenschlichen Aktivitäten einschließen. Die Angst wird körperlich durch Beschleunigung der Herzfrequenz und Blutdruckerhöhung erkennbar; bei der spezifischen P., die sich auf →Blut, Spritzen und Verletzungen bezieht, kann es zu Ohnmachtsanfällen kommen. Im Gegensatz zu alltäglichen Ängsten führt eine P. aufgrund des Vermeidungsverhaltens dazu, dass die normale Lebensführung der Betroffenen beeinträchtigt ist. Die P. wird am erfolgreichsten mit der Konfrontationsbehandlung therapiert, d.h. die Betroffenen werden in der →Therapie mit den angstauslösenden Stimuli konfrontiert (→Psychotherapie).

Phobische →Symptome werden schon im *Corpus Hippocraticum* beschrieben, ohne dass sie als solche benannt werden. Robert Burton kennzeichnet bereits 1621 in seiner Schrift *The Anatomy of Melancholy* (dt. *Die Anatomie der Melancholie*) phobische Störungen und grenzt sie von der →Melancholie ab. Die klinische Beschreibung von phobischen Störungen beginnt mit Carl F. O. Westphals Studie *Die Agoraphobie, eine neuropathische Erscheinung* (1872). Hier ist auch der Begriff »Agoraphobie« belegt. Die psychoanalytische Beschreibung (→Psychoanalyse) der P. entwickelt sich aus der Darstellung der Angsthysterie (→Hysterie), wie sie von Wilhelm

Stekel in seiner Schrift *Nervöse Angstzustände und ihre Behandlung* formuliert wurde (→Neurasthenie). Deutliches Symptom der Angsthysterie ist die P. P. treten nach Sigmund Freud auch im Zusammenhang mit anderen →Neurosen auf. Freud beschreibt 1909 in seiner *Analyse der Phobie eines fünfjährigen Knaben* eine typische spezifische P., die sich auf Tiere (Pferde) bezieht. Freud erklärt die Entstehung des Symptoms dadurch, dass die verdrängte Libido sich im körperlichen Symptom zeigt und als Angst erscheint. Eine P. kann auch als Reaktion auf eine nicht bewältigte traumatische Situation (→Trauma) entstehen, wobei es keinen Unterschied macht, ob das traumatische Erlebnis aus dem inneren Erleben stammt (Kastrationsangst) oder von einem äußeren Ereignis verursacht wird. Die Sozialphobie wurde erst spät definiert: seit 1980 ist sie in DSM-III belegt.

Phobische Symptome gehören in der Literatur eher zu den Elementen der Angstdarstellung als zu den allein handlungstragenden Motiven. Schon in William Shakespeares *The Merchant of Venice* (1600; dt. *Der Kaufmann von Venedig*) wird als Beispiel für ideosynkratisches Verhalten angeführt, dass jemand keine Ferkel oder keine Katzen ertragen könne, ohne verrückt zu werden; dies ist ein Verhalten, das man als Teil einer spezifischen P. interpretieren könnte. Etwas deutlicher ist die Darstellung in E.T.A. Hoffmanns Novelle *Der Sandmann* (1817): Nathanael fürchtet sich v.a., was ihn an Augen erinnert und zeigt phobische Symptome, als er mit Brillen konfrontiert wird. Diese P. wird motiviert durch ein traumatisches Erlebnis in Nathanaels Kindheit. Gleichzeitig ist Nathanaels Angst nicht auf das einzelne spezifische Objekt begrenzt, er zeigt ähnliche Symptome auch bei der Konfrontation mit den beiden Figuren, die den Sandmann verkörpern. Schließlich kann man auch Anzeichen von Verfolgungswahn (→Wahn) und Tobsucht diagnostizieren. Diese schriftstellerische Vorliebe, phobische Symptome in allgemeine Angstzustände einzubetten, lässt sich auch am Beispiel von Edgar Allan Poes Erzählung *The Fall of the House of Usher* (1839; dt. *Der Fall des Hauses Usher*) erkennen. Dort leidet Roderick Usher unter nervöser Erregtheit und übertriebener Angst, ohne dass genau mitgeteilt wird, worauf sich diese beziehen. Usher selbst behauptet, dass er sich vor jedem Ereignis fürchtet, weil er meint, es nicht ertragen zu können. Seine übersteigerte Angst hat also zwar phobische Züge, ist aber nicht spezifisch auf ein bestimmtes Objekt, sondern auf jede Art von Geschehen bezogen. Der Ich-Erzähler bezeichnet Usher als Hypochonder (→Hypochondrie) und gibt ihm darüber hinaus die Züge eines Melancholikers. Sowohl in Charlotte Brontës Roman *Jane Eyre* (1847; dt. *Jane Eyre*) wie in *Great Expectations* (1861; dt. *Große Erwartungen*) von Charles Dickens sind es weibliche Figuren, die Symptome der P. aufweisen. Bei Brontë ist es die kleine Jane, die in den Raum eingesperrt wird, in dem ihr Onkel gestorben ist, dort einen klaustrophobischen Angstanfall erleidet und sogar in Ohnmacht fällt. In Dickens Roman ist es Miss Havisham, die anscheinend unter Agoraphobie leidet und ihr Haus nicht mehr verlässt. Dabei gehören ihre agoraphobischen Symptome zu einem ganzen Spektrum von exzentrischen Verhaltensweisen: Sie erträgt auch kein Tageslicht und hat deswegen das ganze Haus abdunkeln lassen, trägt immer noch ihr Brautkleid, das sie trug, als ihr Verlobter sie vor vielen Jahren verlassen hat, auch die Hochzeitstafel ist so stehengeblieben, wie sie damals angerichtet war. Ihr Verhalten wird nicht mit Angst in Zusammenhang gebracht: bezieht man es auf die Symptomatik der P., dann kann man es als ausgeprägtes Vermeidungsverhalten einordnen, das die Lebensführung der Betroffenen massiv einschränkt. Joris-Karl Huysmans nimmt in seinem Roman *A rebours* (1884; dt. *Gegen den Strich*) Elemente der Phobiedarstellung von Hoffmann und Poe wieder auf. Sein Protagonist Des Esseintes leidet wie Roderick Usher an großer Nervosität – deutlich tritt hier die Nähe zur epochentypischen Neurasthenie hervor, zeigt aber gleichzeitig phobische Symptome; er bekommt Schüttelfrost, wenn er hört, wie ein Dienstmädchen Wäsche auswringt, oder leidet Qualen, wenn er ein Stück Stoff zerreißen hört; auch zieht er sich in ein einsames Haus zurück, um diesen Eindrücken aus dem Weg zu gehen, und lebt nur nachts, zeigt also Vermeidungsverhalten. Gleichzeitig ist der Rückzug von der Welt aber auch programmatisch für die Gegenüberstellung von Wirklichkeit und Künstlichkeit, wobei die Künstlichkeit eindeutig als höherwertig angesehen wird. Huysmans' Ästhetizismus korrespondiert mit dem phobischen Affekt, sich zur Vermeidung der phobischen Objekte aus der Welt zurückzuziehen. Ähnliche Aspekte zeigt noch Rainer Maria Rilkes Roman *Die Aufzeichnungen des Malte Laurids Brigge* (1910), in dem der hochsensible Ich-Erzähler auf die Großstadt Paris mit Angst reagiert. Auch die Angstdarstellung im Expressionismus bedient sich gelegentlich phobischer Symptome: In Albert Ehrensteins kurzem Prosatext *241* (1912) ist der Protagonist überzeugt davon, dass er von irgendetwas mit der Nummer 241 überfahren wird und verlässt deshalb das Haus nicht mehr. Die kanonische Darstellung der P. in der Nachkriegskultur leistet ein Film: Alfred Hitchcocks *Vertigo* (1958), in der die Höhenangst des Protagonisten das handlungstragende Element ist. In der Nachkriegsliteratur knüpfen die Darstellungen einerseits an die Tradition von Huysmans und Rilke an, so z. B. in Thomas Bernhards Erstlingsroman *Frost* (1963). Andererseits rückt die P. in die Nähe ihrer klinischen Beschreibung – so die Prüfungs-, d. h. Sozialphobie eines Lehramtskandidaten in Herbert Achternbuschs Text *Das Andechser Gefühl* (1975). P. werden aber auch als Folge der traumatisch wirkenden Verfolgung bei Opfern des Nationalsozialismus geschildert. So beschreibt Ruth Klüger in *weiter leben. Eine Jugend* (1992) ihre fortdauernden klaustrophobischen Empfindungen als Folge des Eingepferchtseins in einem Viehwaggon auf der Fahrt nach Auschwitz.

Friedhelm Auhuber: In einem fernen dunklen Spiegel. E. T. A. Hoffmanns Poetisierung der Medizin, Opladen 1986
Sandra Gilbert, Susan Gubar: The Madwoman in the Attic. The Woman Writer and the Nineteenth-Century Literary Imagination, New Haven, London 1979
Thomas Anz: Literatur der Existenz: literarische Psychopathographie und ihre soziale Bedeutung im Frühexpressionismus, Stuttgart 1977
Isaac M. Marks: Fears and Phobias, New York 1969

S. K.

Phrenologie Das Wort P. leitet sich von dem griechischen »phrén« für den menschlichen Geist und Verstand bzw. für das Zwerchfell als Sitz dieser Fakultäten ab. Der Wiener Mediziner Franz Joseph Gall (1758–1828) prägte den Terminus, mit dem er die von ihm begründete und mit Johann Caspar Spurzheim (1776–1832) fortentwickelte Lehre verband. Nach Meinung der P.

sollen bestimmte Hirnbereiche (→Gehirn) des Menschen als Substrat individueller seelischer Anlagen dienen und sich die psychischen Funktionen und Charaktereigenschaften des Menschen bereits aus seiner Schädelform herleiten lassen. Deshalb begriff Gall die P. zunächst als eine Schädellehre (frz. cranioscopie). Ausgehend von der Vorstellung der Zeit, dass der Ausprägung der geistigen Fakultäten eine quantitative Veränderung der Gehirnmasse entspricht, sollten sich diese Eigenschaften an den abgrenzbaren Protuberanzen des Schädels erkennen lassen. Zwar ist diese Form der Lokalisation höherer geistiger Eigenschaften nach dem Kenntnisstand der heutigen Neurowissenschaft nicht länger haltbar, doch diente sie seit den frühen französischen Experimentalphysiologen, wie Julien Legallois (1779–1838) und François Magendie (1783–1855), als wichtige Leitidee für die weitergehende Lokalisation der Nervenfunktionen (→Nerv). Der Mainzer Neuroanatom Samuel Thomas Soemmerring (1755–1830) hat dies früh erkannt, auch wenn er die P. nicht widerspruchsfrei akzeptierte, und ab 1805 in einem synthetischen Ansatz mit der gehirnanatomischen Präparation zu verbinden gesucht (→Anatomie). Es ist ferner offenkundig, dass von Gall und seinen Schülern eine starke Wirkung auf die biologische Anthropologie ausging, zu deren Pionieren der Pariser Pathologe Pierre Paul Broca (1824–80) zählt. Der in Tiefenbrunn geborene Gall arbeitete zunächst als Arzt in Wien und ab 1807 zusammen mit Spurzheim in Paris. Im Gegensatz zu den damals prominenten philosophischen Lehren über den menschlichen Geist vertrat Gall eine an den Naturwissenschaften orientierte Theorie der Wirkungsweise des Gehirns. Sein Programm entwarf er bereits in den *Philosophisch-Medicinischen Untersuchungen über Natur und Kunst im kranken und gesunden Zustande des Menschen* (1791). Auch der weiteren Ausformulierung seiner Organologie lagen ab 1798 vergleichende Untersuchungen von Gehirn und Schädel zu Grunde. Gall hatte sich für siebzehn Jahre mit dem Wiener Anatomen Spurzheim verbunden, der seine versierten Sektionskenntnisse in diese enge Zusammenarbeit einbrachte (→Obduktion). Ihre Studien über Form sowie Faserverlauf des Gehirns und der Rückenmarksnerven, die in der *Anatomie et physiologie du systéme nerveux en général et du cer-*

veau en particulier (1810–19; dt. *Untersuchungen über die Anatomie des Nervensystems überhaupt und des Gehirns insbesondere*) beschrieben sind, führten zu der Annahme, dass der Kortex aus einer Vielzahl verknüpfter Einzelorgane aufgebaut sei. Abweichungen in der physiologischen Reizbarkeit und dem Empfindungsvermögen der Menschen (→Affekte) erklärte Gall mit denjenigen Faserverbindungen, die sich neuroanatomisch zwischen den Rindenorganen darstellen ließen, wobei jedes für eine von 27 »Grundfakultäten« – »Wille«, »Sprachsinn«, »Tonsinn« etc. – bestimmt sei. Er ließ keinen Zweifel daran, dass das Gehirn als elitäres »Königsorgan« sämtliche physiologischen Kräfte des Organismus determiniere und als integrierende Instanz der Seelentätigkeiten zu gelten habe. Dabei waren Gehirnmorphologie, Neurophysiologie und menschliches Verhalten für ihn nur unterschiedliche Aspekte ein und derselben naturalistischen Theorie über den Menschen. In der Wiener Gesellschaft wurde es seit 1796 Mode, sich für die Kranioskopie zu begeistern, und bald wurde Gall über die Donaumetropole hinaus bekannt. Wegen Materialismus-Verdachts aber belegte ihn Franz Ferdinand I. am 24. Dezember 1801 mit einem Vorlesungs-Verbot. Hierauf verließ er Wien und unternahm Demonstrationsreisen durch ganz Europa. Aber auch unter Fachvertretern geriet er trotz seiner Berühmtheit wiederholt in Kritik und sah sich mit dem Scharlatanerie-Vorwurf konfrontiert. Während seiner Reise durch die deutschsprachigen Länder im Jahr 1805 kam es auch zum Konflikt mit Soemmerring, einem der maßgeblichen deutschen Anatomen, sowie dessen Schüler Jacob Fidelis Ackermann (1765–1815). Beide warfen der P. vor, die Höherbewertung der Hirnrindenorgane führe zur Degradierung zerebraler Markanteile. Stattdessen verstanden sie das Gehirn als Funktionsganzes und den Kortex lediglich als einen »Mittelkörper« zwischen Gefäß- und Nervensystem. Gleichwohl übernahmen sie von Gall die Idee einer Lokalisation höherer Geistesfunktionen im Substrat der Hirnmorphologie, wiesen diese jedoch v. a. Markfaserbereichen zu. Der geistesgeschichtliche Wandel, für den Gall und Spurzheim einstehen, bezog sich v. a. auf die Abkehr der Psychologie von einer rein philosophischen hin zu einer naturwissenschaftlich informierten Lehre. Auch darin gründet die enorme Popularität der P., welche nicht nur von Johann Friedrich Blumenbach (1752-1840), Johann Christian Reil (1759-1813), Johann Gottfried Herder (1744-1803) oder Auguste Comte (1798-1857) gefeiert wurde, sondern deren kulturelle und literarische Wirkung in der ersten Hälfte des 19. Jh. sogar mit der Sigmund Freuds (1856-1939) im 20. Jh. verglichen werden kann (→Psychoanalyse).

Über die Wirkung auf große Naturforscher, Theologen und Philosophen hinaus nahmen auch Literaten- und Künstlerkreise an der neuen Bewegung lebhaft Anteil: Wie ernst es z. B. Johann Wolfgang von Goethe (1749-1832) mit der Schädellehre »in der Gallischen Epoche« nahm, zeigt er in seinem Werk *Wilhelm Meisters Lehrjahre* (1795/96), worin Hersilie an Wilhelm vom »famosen Organ (… der) Liebe« schreibt, oder das Stück *Was wir bringen* (1803). Auch im Heidelberger Kreis um Clemens Brentano (1778-1842) und Joseph von Görres (1776-1848) erregte die P. früh Aufmerksamkeit, da man in ihr ein Instrument der antiaufklärerischen Kritik sah. In der gemeinsam verfassten Satire *Wunderbare Geschichte von BOGS dem Uhrmacher* (1807) werden nicht nur das mechanistische Menschenbild der Aufklärung, sondern auch die romantische Autonomieästhetik und deren Anthropologie persifliert. Achim von Arnim (1781-1831), der dem Heidelberger Kreis nahe stand, flicht in *Armut, Reichtum, Schuld und Buße der Gräfin Dolores* (1810) den physiognomisch-psychologischen Blick (→Physiognomik und Pathognomik) Galls am Beispiel des Predigers Frank als Metapher (→Metaphorik) für die spezifische Geprägtheit des individuellen Lebensentwurfs in die Haupterzählung ein. In den USA zeigen sich v.a. Edgar Allan Poe (1809-49) und Mark Twain (1835-1910) durch die Entwicklung der P. in Europa beeinflusst. In *Some words with a mummy* (postum, 1850; dt. *Streitgespräch mit einer Mumie*) stellt Poe ihren gesellschaftlichen Charakter heraus, wobei hier der bürgerliche Voyeurismus und der »Urtrieb der Perversheit« angeprangert werden. Twain rückt die P. in *The Adventures of Tom Sawyer* (1876; dt. *Die Abenteuer des Tom Sawyer*) in den Rang einer obskuren, leicht zu erlernenden lebensphilosophischen Technik, die in ihrer laienhaften Anwendung zurückgewiesen wird. Emphatischer greift Walt Whitman (1819-92), etwa in »By Blue Ontario's Shore« in der Gedichtsammlung *Leaves of Grass* (1855; dt. *Grashalme*), auf die P. zu, um in sozialromantischer Manier den Charakter der ländlichen Bevölkerung mit der »Frische und Aufrichtigkeit in ihrer Physiognomie sowie der Beherztheit und Entscheidungskraft in ihrer Phrenologie« zu beschreiben. Für Frankreich mag Honoré de Balzacs (1799-1850) *Comédie humaine* (1842-48; dt. *Die menschliche Komödie*) als literarisches Beispiel für eine zunehmende Taxonomisierung und Stereotypisierung des Individuums in der sich formierenden bürgerlichen Gesellschaft dienen, in deren Dienst die Physiognomie und P. gestellt werden. Und auch in Großbritannien findet P. schnell größten Zulauf bei viktorianischen Künstlern und Literaten; in einer Gesellschaft, die sich ihrer traditionellen Glaubenshaltung nicht mehr sicher war, konnte die P. einen neuen intellektuellen Deismus bieten. So feiern Charlotte Brontë (1816-55) und Edward G.D. Bulwer-Lytton of Knebworth (1803-73) die neue Denkrichtung: *Jane Eyre* (1847; dt. *Jane Eyre*) von Brontë enthält starke Bezüge auf psychiatrische Grundannahmen der P. und der Physiognomik, wobei eine große Reichweite von Zugängen zu seelischer Krankheit im 19. Jh. skizziert wird (→Psychiatrie). In *The Coming Race* (1871; dt. *Das kommende Geschlecht*) führt Bulwer-Lytton die Unterschiede menschlicher »Rassen« auf Gesichtspunkte der P. zurück, wenn er durchscheinen lässt, dass die Schädelteile von nicht europäischen Menschen in beachtenswerter Weise eine Ausprägung durch die moralischen Rindenorgane vermissen ließen. Das v.a. von Spurzheim geprägte soziale Programm der P. wirkte auf radikale Intellektuelle wie George Eliot (1819-80), der das »natürliche Gesetz« des menschlichen Geistes in vielen seiner Werke, etwa im Roman *The Mill on the Floss* (1917; dt. *Die Mühle am Floss*) reflektiert hat. Aber auch wenn die P. in Großbritannien viel Beifall fand, wurden immer wieder die wissenschaftlichen, moralischen und religiösen Annahmen der allgemeinen »Beuleninspektion« in Frage gestellt. So rückt Oliver Wendell Holmes (1809-94) in *The Autocrat at the Breakfast-Table* (1872; dt. *Der Professor am Frühstückstisch*) die P. in den Rang einer zweifelhaften Wissenschaft, deren Aussagen sich schwerlich überprüfen ließen. In Versform entwickelte Charles Tennyson Turner (1808-79) sogar antiphrenologische Gedichte in seiner Sammlung *Poems by Two Brothers* (1827), die Galls Methode und dessen Erklärung des menschlichen Geistes in Frage stellen, und Thomas Wade (1805–75) publizierte mit *The Phrenologists: A Farce in Two Acts* (1830) ein weiteres satirisches Gedicht, in dem die phrenologische Ableitungspraxis psychischer Krankheit persifliert wird. Dieser kritische Unterton zieht sich letztlich bis in die zeitgenössischen Versuche von Peter Sloterdijk über »Medizinzynismus« – z.B. in der *Kritik der zynischen Vernunft* (1983).

John van Wyhe: Phrenology and the origins of Victorian scientific naturalism (= Science, Technology and Culture, 1700–1945), Aldershot 2004

Michael Hagner: Homo cerebralis – Der Wandel vom Seelenorgan zum Gehirn, Frankfurt/M. 2000

Norbert Borrmann: Kunst und Physiognomik: Menschendeutung und Menschendarstellung im Abendland, Köln 1994

Sigrid Oehler-Klein: Die Schädellehre Franz Joseph Galls in Literatur und Kritik des 19. Jahrhunderts: Zur Rezeptionsgeschichte einer Medizinisch-biologisch begründeten Theorie der Physiognomik und Psychologie, Stuttgart 1990

Erna Lesky: Franz Joseph Gall: 1758–1828, Naturforscher und Anthropologe, Bern u. a. 1979

F.W.S.

Physiognomik und Pathognomik

Die Ableitung innerer seelischer oder pathologischer Eigenschaften (→Temperamente, Anlage, →Affekte, Charakter, aber auch →Gesundheit und Krankheit) aus der äußeren Erscheinung nennt man seit der Antike Ph. oder P. Während sich die Ph. auf stetige Merkmale wie Kopfform, Gesichtszüge, Körperbau (→Körper), Haltung bezieht, beschreibt die P. mimische und gestische Veränderungen im Zustand aktueller Leidenschaft, wobei durch Habitualisierung ein allmählicher Übergang von der Bewegung zum bleibenden Ausdruck gedacht wird. In *Der physiognomische Ausdruck* (1923) spricht Ludwig Klages auch vermittelnd von »Bewegungsphysiognomik«. Über diese Unterscheidung hinaus spielt das Begriffspaar in mindestens drei Wissensbereichen eine Rolle: (1) Die medizinische Erklärung der Ph. aus der engen Wechselbeziehung zwischen →Leib und Seele wird in der Schrift *Physiognomonica* aus dem *Corpus Aristotelicum* begründet. Die pathognomische Diagnostik (→Diagnose) geht auf das *Corpus Hippocraticum* zurück und wird später von

Galen in der ihm zugeschriebenen *Introductio seu medicus* zu einer medizinischen Zeichenlehre (Semiotik) entwickelt. Im Mittelalter spielt die Ph. eine zunehmende Rolle in der humoralpathologischen Lehre von den vier Temperamenten, denen schematisch körperliche Eigenschaften, Farben, Lebensalter, Jahreszeiten, Elemente oder Planeten zugeordnet werden. (2) In der parawissenschaftlichen divinatorisch-mantischen oder magisch-astrologischen Variante der Ph. (z.B. Hand-, Stirn-, Fußlesekunst, ferner Graphologie, Traumdeutung (→Traum)) vermischen sich Lebenserfahrung, Intuition oder auch Scharlatanerie zu laienhafter Menschenkenntnis. Während die französische *Encyclopédie* (1755) Ph. in diesem Sinn als »imaginäre« und »lächerliche Wissenschaft« abtut, hält Immanuel Kant solch alltäglicher »Geschicklichkeit« in seinen Anthropologievorlesungen (1777) vorsichtig zugute: »jeder Mensch [ist] ein Physionomiste, und urtheilt nach der Physionomie. Und Regeln müssen auch zum Grunde liegen, ob sie gleich nicht anzugeben sind, weil sonst das Urtheil vieler über eines Menschen Physionomie nicht so übereinstimmig seyn könnte.« (3) Seit dem 16. Jh. versucht man diesem Geheimnis durch minutiöse Naturbeobachtung ›wissenschaftlich‹ auf die Spur zu kommen. Wegweisend für diese zunächst zoologische, dann charakterologische Ph. sind die Studien *De humana physiognomonia* (1586) von Giambattista della Porta, die durch systematische Vergleiche zwischen Tieren und Menschen Intuition durch Empirie ersetzen. (4) Das kommt nicht zuletzt der kunstgeschichtlichen Proportionslehre zugute, die Charles Le Brun in seiner *Conférence sur l'expression générale et particulière* (1688) theoretisch fortführt. – Im 18. Jh. erlebt die Ph. im Zeichen der neuen Menschenkunde einen ungeheuren Aufschwung. James Parsons untersucht in *Human Physiognomy Explained in the Crounian Lectures on Muscular Motion* (1746) den Einfluss von Affekten auf einzelne Gesichtsmuskeln, Anthropologen wie Jacob Friedrich Abel oder Friedrich Schiller erklären das in den 1780er Jahren mit dem neu aufgelegten Influxus physicus, und Karl Philipp Moritz richtet in seinem *Magazin zur Erfahrungsseelenkunde* (1783–93) sogar eine eigene Rubrik zur »Seelenzeichenkunde« ein. Für Johann Gottfried Herder ist in *Übers Erkennen und Empfinden in der Menschlichen Seele* (1774) »die Physiognomie im weitesten Verstande, d.i.

die Psychologische Physiologie, der wichtigste Teil der Weltweisheit. Sie allein kann uns ins Heiligtum der Seele führen: denn der Körper ist nur lebendwürkendes Symbol, Formel, Phänomen der Seele.« An seinem in der *Plastik* (1778) fortgesetzten Versuch, so »die natürliche Sprache der Seele« auszubuchstabieren, beteiligen sich viele, am prominentesten Johann Caspar Lavater mit seinen reich illustrierten *Physiognomischen Fragmenten* (1775–78). Statt empirisch-argumentativ entziffert er mit genialischem Sendungsbewusstsein eschatologisch-spekulativ dieses göttliche Alphabet und hegt keinen Zweifel, »daß Alles significatif seyn soll«. Für diese abwegigen Thesen – »je moralisch besser, desto schöner / je moralisch schlimmer, desto häßlicher« –, deren Gefahren sich dann in der fatalen Rassenphysiognomik zeigen, wird er (auch literarisch) gnadenlos verspottet. Besonders Georg Christoph Lichtenberg, Anwalt der P., weist seinen Ansatz in einer Streitschrift *Über Physiognomik* (1778) entschieden zurück und karikiert Lavaters Methode im *Fragment von Schwänzen* (1783). Die quasi-symbolische Deutungskunst Lavaters greift Ende des 18. Jh. aber auch auf andere Bereiche über (z. B. Pflanzen, Landschaft, Kleidung, Wohninterieur, Städte etc.). Im 19. Jh. wird die Ph. von Franz Joseph Galls Kranioskopie und →Phrenologie (Schädel- und Gehirnlehre) vorgeblich wissenschaftlich abgelöst, mit unheilvollen Konsequenzen etwa in Cesare Lombrosos kriminalpsychologischer Doktrin vom geborenen *L'Uomo delinquente, in rapporto all'anthropologia, alla giurisprudenza ed alle discipline carcerarie* (1876; dt. *Der Verbrecher in anthropologischer, ärztlicher und juristischer Beziehung*). Die populäre »Rassenseelenforschung« der NS-Zeit – z. B. Ludwig Ferdinand Clauss' *Die nordische Seele* (1932) oder Hans F. K. Günthers *Rassenkunde des deutschen Volkes* (1928) – knüpft hier an.

Wie die bildenden Künste fördern und verfeinern Ph. und P. in kaum überschätzbarem Maß literarische Darstellungstechniken. Sie betreffen zunächst die Kunst der Charakterisierung und Typisierung mittels Ausdruck und →Sprache des Körpers (eloquentia corporis), etwa seit den Rhetoriken von Cicero und Quintilian oder Theophrasts Studien über einzelne *Charaktere*. Durch sprachliche Zeichnung fester und bewegter äußerlicher Merkmale lässt sich so – Gotthold Ephraim Lessings *Laokoon oder über die Grenzen*

der Malerei und Poesie (1766) zufolge – sukzessive ein Gesamteindruck von der Persönlichkeit einer Figur vermitteln, den nur die Malerei simultan, also auf einen Blick, erfassen könnte. Seit Miguel de Cervantes, der seinen Helden in *El Ingenioso Hidalgo Don Quixote de la Mancha* (1605/15; dt. *Don Quijote*) von Anfang an präzise schildert und damit Anlass für unzählige Illustrationen gab, lebt die europäische Erzählkunst von der Ph. als Technik des literarischen Porträts. Georg Büchners Realismusgebot aus dem *Lenz* – sich auf das »Leben des Geringsten«, bis hin zu »dem feinen, kaum bemerkten Mienenspiel«, einzulassen – wirkt wie eine allgemeine Maxime der Literatur des 19. und 20. Jh. Thomas Manns ausführliche Schilderungen und leitmotivische Verknüpfung von Ph. und Ausdruck seiner Figuren wäre nur eines unter zahllosen Beispielen. Dahinter verbirgt sich eine eigene Poetologie physiognomischer und pathognomischer Darstellung. Die im Realismus dominierende äußere Perspektive eines auktorialen Erzählers steht für die Ph., die mit dem personalen Erzählen und dem inneren Monolog aufkommende innere Perspektive der Moderne hingegen für die P. Schon Johann Jakob Engel in *Ueber Handlung, Gespräch und Erzählung* (1774) oder Friedrich von Blanckenburg im *Versuch über den Roman* (1774) empfehlen den Anteil an seelisch unmittelbareren Dialogen und performativen Elementen in der Prosa zu erhöhen. An die Stelle äußerer, physiognomischer Beschreibung tritt so die pathognomische Verlebendigung und Darstellung des Inneren. Daraus ergeben sich die dramatische Literatur bzw. die Pantomime als Anwendungsfelder der P. Hier wird die Körpersprache literarisch nur in Gestalt von Regieanweisungen oder Referenzen der Rollenfiguren angedeutet, zum Ausdruck kommt sie erst durch die Aufführung. Über die dafür zuständige Schauspielkunst entspinnt sich seit der Aufklärung ein europaweiter Diskurs. Die Frage, ob der Akteur die darzustellenden Affekte selbst empfinden (Pierre Rémond de Sainte Albine) oder sich von der Rolle eher distanzieren sollte (Francesco Riccoboni, Denis Diderot), um einen authentisch wirkenden Ausdruck innerer Leidenschaften künstlich zu erzeugen, beschäftigt unvermindert noch die Theoretiker des russischen Theaters der 1920er Jahre (Wsewolod E. Meyerhold und Konstantin Sergejewitsch Stanislawski). Auf diese Weise tragen die

Ph. zur Prosa und die P. zum Drama und Theater in einem sehr grundsätzlichen, poetologischen Sinn bei.

Claudia Schmölders: Das Vorurteil im Leibe. Eine Einführung in die Physiognomik, 2. Aufl., Berlin 1997
Alexander Košenina: Anthropologie und Schauspielkunst. Studien zur ›eloquentia corporis‹ im 18. Jahrhundert, Tübingen 1995
Johannes Saltzwedel: Das Gesicht der Welt. Physiognomisches Denken in der Goethezeit, München 1993
Ellis Shookman: The Faces of Physiognomy. Interdisciplinary Approaches to Johann Caspar Lavater, Columbia 1993
Graeme Tytler: Physiognomy in the European Novel. Faces and Fortunes, Princeton 1982

A.K.

Placebo Im Sprachgebrauch der modernen Medizin bezeichnet P. eine Substanz oder Behandlungsmethode (→Therapie), die der Besserung des Wohlbefindens des →Patienten dient, ohne dass ein spezifischer kausaler Wirkmechanismus bekannt ist oder auch nur vermutet werden kann. Das Phänomen, dass in vielen Fällen durch Anwendung eines kausal inerten Mittels (→Arzneimittel) beim Patienten Besserung erreicht werden kann, heißt entsprechend Placeboeffekt. Historisch geht der Begriff P. zurück auf den Anfang der Vulgata von *Psalm* 116,9 »placebo Domino in regione vivorum«, mit dem vielfach der Toten (→Tod) gedacht wurde. Vor dem Hintergrund der weit verbreiteten Praxis berufsmäßiger Totenklage kommt dem Begriff P. ab etwa dem 14. Jh. zunächst die abwertend gemeinte Nebenbedeutung Einschmeichelei zu. Erst seit dem späten 18. Jh. findet P. Einlass in die medizinische Terminologie. Mit dem Aufschwung einer auf die wissenschaftliche Erklärung des jeweiligen Wirkmechanismus abzielenden Arzneimittelkunde wird im 19. und 20. Jh. zunehmend eine deutliche Trennlinie zwischen pharmakologisch wirksamen Medikamenten und kausal inerten P. gezogen. Im Rahmen der klinischen Erprobung neuer Medikamente wird der kontrollierte Vergleich mit einem an eine Teilgruppe von Patienten verabreichten P. schließlich zum Kriterium pharmakologischer Wirksamkeit schlechthin (sog. Double-blind-Verfahren). Art und Umfang des Placeboeffekts bleiben wissenschaftlich umstritten. Frühe wissenschaftliche Untersuchungen verfolgten das Ziel, den Placeboeffekt als quantitativ messbares Phänomen und damit als wissenschaftlich respektablen Gegenstand zu etablieren, wie sich etwa am programmatischen Titel von Henry Beechers einflussreicher Studie *The Powerful Placebo* (1955) ablesen lässt. Die dort referierten Angaben, denen zufolge rund 30–40 % der Probanden positiv auf die Gabe von P. ansprechen (im Falle von Schmerzpatienten (→Schmerz) bis zu 55 %), lassen sich nur begrenzt verallgemeinern. Eine Schwierigkeit bei der Interpretation stellt der Gebrauch des Terminus P. als Platzhalter dar: Nur solange kein physiologischer, biochemischer oder anderweitig kausal begründeter Wirkmechanismus identifiziert worden ist, wird man von einem P. sprechen können. Kritiker des Placeboeffekts haben in dieser begrifflichen Flüchtigkeit früh eine Angriffsfläche gesehen: Verschiedentlich wurde versucht, den Placeboeffekt als bloßen Pawlowschen Reflex – nämlich des an medizinische Behandlungsschemata gewöhnten Probanden – zu interpretieren oder ihn als statistisches Artefakt zu entlarven (etwa als Folge einer Neigung des Patienten, von scheinbaren Behandlungserfolgen eher zu berichten als von Verschlechterungen des subjektiven Wohlbefindens). Vielversprechender scheinen neuere Interpretationen, die von globalen Erklärungsversuchen absehen und stattdessen das Zusammenspiel individueller und kultureller Faktoren im jeweiligen Einzelfall untersuchen. Die Funktion des P. und die Bedingungen seines (erfolgreichen) Einsatzes lassen sich dann im Hinblick auf verschiedene Dimensionen beurteilen. So bestimmt die Erwartungshaltung des Patienten, welche Substanzen als Placebo-Kandidaten in Frage kommen (man denke an die sprichwörtliche bittere Pille). Derartige kulturelle Prägungen können moduliert, dürfen jedoch nicht vollständig enttäuscht werden. Zwischen Leiden und Behandlung sollte eine Ähnlichkeitsrelation oder anderweitige Korrespondenz bestehen (→Homöopathie). Auch hier spielen tradierte Motive, etwa das Prinzip des »similia similibus«, eine zentrale Rolle. Schließlich ist die Art der Verabreichung entscheidend: Sie soll, im ursprünglichen Sinn von »placebo«, Gratifikationscharakter für den Patienten haben. Dabei spielen hier neben individuellen Präferenzen (bis hin zur Farbe der eingenommenen Substanz) auch die teilweise ritualisierten Umstände der Arzt-Patient-Interaktion (→Arzt-Patienten-Beziehung) nachweislich eine Rolle. Letzteres legt nahe, im Placebo-Einsatz das moderne Äquivalent ritualisierter Heilungs- und Beschwörungsformeln zu sehen: In beiden Fällen bewirkt der Glaube an die Wirksamkeit des eingesetzten Mittels jene Besserung, die der Patient subjektiv als Linderung verspürt oder die sich objektiv als Beschleunigung der Genesung äußert. In diesem Sinn können symbolische Ausdrucksformen ebenfalls als P. fungieren.

Auf literarischer Ebene spiegelt sich diese historisch weit zurückreichende Wechselbeziehung in Titeln wie dem von Thomas D'Urfey herausgegebenen *Wit and Mirth: Or Pills to Purge Melancholy* (1698–1706) wider oder in *Tausendundeine Nacht,* jener zuerst durch Antoine Galland 1704–17 in eine europäische Sprache übersetzten Sammlung von Erzählungen, in der als Rahmenhandlung Schahrasad, die Tochter des Wesirs, den von Mordlust befallenen Sultan Schahriyar durch Geschichtenerzählen von seinem ›Wahn‹ heilt. Ein verbreitetes Motiv im Umkreis des Placebo-Begriffs ist die oft zweifelhafte Wirksamkeit der von →Ärzten und →Apothekern eingesetzten Heilmittel. Samuel Garth, selbst Arzt und Gründer einer Armenapotheke, prangert in seiner Verserzählung *The Dispensary* (1699) die ausbeuterischen Geschäftspraktiken seiner kartellmässig organisierten Kollegen an. Die bloß behauptete, aber keiner empirischen Überprüfung standhaltende Wirkung von teuer verkauften Heilmitteln – historisch sicher der Normalfall – stellt die Inversion der Placebo-Wirkung dar. Eng verwandt mit dem Motiv der kommerziellen Ausbeutung der Hoffnung des Kranken auf konkrete Heilung, auf das sich die literarische Figur des Quacksalbers gründet, ist das aus Märchen, Schwänken und Sagen bekannte Motiv des universellen Allheilmittels. In Emile Zolas Roman *Le Docteur Pascal* (1893; dt. *Doktor Pascal*) verbinden sich beide Motive, wenn der Arzt Pascal bei seinen Forschungen scheinbar auf ein universelles Heilmittel stößt, später jedoch feststellt, dass er die Behandlungserfolge am Patienten auch durch Injektionen von reinem Wasser reproduzieren kann. Dies nimmt er zum Anlass für die Entwicklung einer neuen dynamischen →Therapie. Im Mittelpunkt literarischer Verarbeitungen des Placebo-Motivs steht häufig die Frage nach der Dualität von Geist und Materie, von der Sphäre des Menschlichen und der des Materiell-Stofflichen. Am deutlichsten thematisiert werden wissenschaftlich eingekleidete Analogien zwischen unbelebter Natur und menschlichen Beziehungen in Johann Wolfgang von Goethes Roman *Die Wahlverwandtschaften* (1809): Bezeichnenderweise richtet sich in der Erzählung einer der ersten jener Reihe von letztlich scheiternden Versuchen, den Gesetzmäßigkeiten der Naturkräfte eine kontrollierbare Ordnung aufzuzwingen, darauf, Ordnung und Vollständigkeit in die Hausapotheke zu bringen. In Italo Svevos Erzählung *Lo specifico del Dottor Menghi* (1904/29; dt. *Das Serum des Doktor Menghi*) wird die Analogie bis zum Extrem der Identität gesteigert: Die Titelfigur Menghi erlöst mit dem von ihm auf der Suche nach einem Lebenselixier entdeckten tödlichen Serum Annina seine Mutter – mit Namen Annina – von ihrem langen Leiden. In Arthur Conan Doyles erster Sherlock-Holmes-Erzählung *A Study in Scarlet* (1887; dt. *Eine Studie in Scharlachrot*) schließlich wird das P. zum moralischen Instrument, indem ein Unschuldiger und ein Schuldiger vor die Wahl zwischen zwei Pillen – eine tödlich, die andere ein P. – gestellt werden, wobei im Hintergrund die Annahme steht, die Vorsehung werde dafür sorgen, dass die Giftpille den Schuldigen trifft. Mit einiger Phantasie lässt sich bei dieser Variation des Placebo-Motivs – die Unwirksamkeit des P. schützt den Unschuldigen und stellt auf diese Weise den gesunden Zustand der Gerechtigkeit her – von einem moralischen Double-blind-Experiment sprechen.

Thomas C. Gauler, Thomas R. Weihrauch: Placebo. Ein wirksame und ungefährliches Medikament? München, Jena 2002

Klaus Schonauer: Semiotic Foundations of Drug Therapy. The Placebo Problem in a New Perspective, Berlin 1994

Howard Brody: The Placebo in A Study in Scarlet. In: Baker Street Journal: An Irregular Quarterly of Sherlockiana 40 (1990), S. 156–157

Howard Brody: Placebos and the Philosophy of Medicine. Clinical, Conceptual and Ethical Issues, Chicago 1980

Henry K. Beecher: The Powerful Placebo. In: Journal of the American Medical Association 159 (1955), S. 1602–1606

A.Ge.

Prion Die Bezeichnung P. leitet sich als Kunstwort aus den Anfangsbuchstaben des Ausdrucks

»proteinaceous infectious only« ab und wurde im Zusammenhang mit der Suche nach dem Erreger sog. Transmissibler spongiformer Enzephalopathien (TSE) geprägt (→Nerv). Bekannte Beispiele sind die beim Menschen in verschiedenen Ausprägungen auftretende Creutzfeldt-Jakob-Krankheit, die bei Schafen vorkommende Scrapie-Krankheit und die seit den späten 1980er Jahren als Mad Cow Disease bekannt gewordene sog. Bovine Spongiforme Enzephalopathie (BSE). Der Begriffsprägung liegt die als Prion-Hypothese bezeichnete Vorstellung zugrunde, die infektiöse Natur (→Infektion) der entsprechenden Krankheiten sei ausschließlich auf eine Protein-Protein-Wechselwirkung zurückzuführen; der Erreger sei mithin nichts anderes als die degenerierte Form eines natürlichen Proteins. Damit unterscheiden sich Prionen fundamental von anderen Krankheitserregern, da sie als reine Proteine weder über eigene Erbsubstanz (→Genetik) verfügen noch, wie dies bei →Viren der Fall ist, die Erbsubstanz der infizierten Zellen manipulieren. Nach heutigem Kenntnisstand nimmt eine Prion-Erkrankung dadurch ihren Lauf, dass ein degeneriertes Prion-Protein entweder spontan durch Mutation entsteht oder durch den Kontakt mit infiziertem Material aufgenommen wird. Letzteres kann durch Nahrungsaufnahme (→Essen und Trinken) geschehen: So wird die beim Stamm der Fore in Papua-Neuguinea vorkommende Kuru-Krankheit mit rituellem →Kannibalismus und dem Verzehr von infizierter Hirnsubstanz (→Gehirn) in Verbindung gebracht, während die Verbreitung von BSE in Großbritannien ab Mitte der 1980er Jahre auf die Verfütterung von infiziertem Tiermehl zurückzuführen ist. Zur Infektion kann es auch auf iatrogenem Wege kommen, z. B. durch chirurgischen Kontakt (→Chirurg) mit nicht vollständig sterilem Operationsbesteck (→Operation). Bei endogenen Prion-Erkrankungen ist oft eine genetische Komponente zu beobachten, so etwa bei familiär bedingter Creutzfeldt-Jakob-Krankheit (fCJD) und im Falle des Gerstmann-Sträussler-Scheinker-Syndroms (GSS). Ob Prionen auch für die →Alzheimer-Krankheit verantwortlich sind, ist nicht abschließend geklärt.

Gemeinsam ist allen Prion-Erkrankungen, dass sie vorwiegend das Zentrale Nervensystem betreffen. Zwar ist anzunehmen, dass auch in anderen Geweben Prion-Proteine vorkommen doch sind sichtbare histopathologische Schäden auf das Zentrale Nervensystem beschränkt. Diese manifestieren sich in einem Verlust an Nervensubstanz, der dem Gehirngewebe z. B. von Creutzfeldt-Jakob-Patienten ein schwammartiges histologisches Erscheinungsbild verleiht, sowie in der extrazellulären Anreicherung von Prion-Proteinen, die ähnlich wie bei Alzheimer-Patienten zu sichtbaren Amyloid-Plaques im Gewebe führen kann. Die klinischen →Symptome sind vielfältig und reichen von Persönlichkeitsveränderungen über Orientierungs- und Wahrnehmungsstörungen bis zu rasch progredienter Demenz. Da allgemeinere Krankheitssymptome wie →Fieber oder Veränderungen des Blutbildes (→Blut) oft ausbleiben, sind für die →Diagnose spezifischere Verfahren (Liquordiagnostik, EEG, Hirnbiopsie) notwendig. Offenbar als Folge der BSE-Epidemie, die 1992 in Großbritannien ihren Höhepunkt erreichte, ist seit Mitte der 1990er Jahre bei einigen Patienten eine neue Variante der Creutzfeldt-Jakob-Krankheit (nvCJD) aufgetreten, die sich v. a. durch ihren rascheren Verlauf und das geringere Durchschnittsalter der Patienten von der Standardform (sCJD) unterscheidet.

In der breiteren Öffentlichkeit zur Kenntnis genommen wurde die Prion-Hypothese erst durch BSE und die durch die →Epidemie bewirkte gesundheits- und agrarpolitische Vertrauenskrise. Die Verfütterung von Tiermehl an Pflanzenfresser, noch dazu an Artgenossen, wurde in der breiten Öffentlichkeit als Sündenfall einer fehlgeleiteten Agrarindustrie wahrgenommen. Vor allem in Großbritannien, das sich selbst stolz als Land der Beefeaters sieht, wurden durch die BSE-Krise alte kulturelle Prägungen reaktiviert, ganz so, als müsse die Geltung jenes Wortes aus Charles Dickens' *Household Words* (1850–59) verteidigt werden, das besagte: »Beef is a great connecting link between the great classes of the commonwealth.« Rührt die Entstehungsgeschichte der BSE-Epidemie an Vorstellungen von natürlicher Ordnung und Ursprünglichkeit der Beziehung zwischen Mensch und (Nutz-)Tier, so ist die kulturelle Wahrnehmung des Wesens der Prion-Krankheiten ebenfalls von atavistisch anmutenden Vorstellungen dominiert. Während die Erreger normaler Infektionskrankheiten dem Schema des zerstörerischen Eindringlings entsprechen, ist die Wirkungsweise von Prionen nicht primär destruktiv, sondern transformativ: Der Erreger bemächtigt sich körpereigener Mechanismen, ohne zunächst aktiv ein bestimmtes Ziel anzugreifen. Hinzu kommt, dass der eigentlichen Erkrankung ein schleichender Beginn mit langer Inkubationszeit vorausgeht; mit Krankheitsausbruch beginnt ein rapider und irreversibler Verfallsprozess. In beiderlei Hinsicht bestehen Berührungspunkte zwischen der Wahrnehmung von Prion-Krankheiten und von →AIDS. Auch die Sorge vor einem Überspringen der Krankheit auf den Menschen und vor einer neuen Massenepidemie kann vor dem Hintergrund der AIDS-Problematik verstanden werden. Der transformative Charakter von Prion-Krankheiten zeigt sich nicht nur am quasi-katalytischen Replikationsmechanismus des Erregers, sondern v.a. an ihrer Symptomatik, die durch einen rapid progredienten Persönlichkeitsverlust gekennzeichnet ist. In der kulturellen Wahrnehmung werden deshalb Prion-Erkrankungen wie Creutzfeldt-Jakob-Syndrom und BSE oft mit der Alzheimer-Krankheit in Verbindung gebracht. Dies ist auch auf einige Studien zurückzuführen, denen zufolge Creutzfeldt-Jakob-Erkrankungen nicht selten anfänglich als Fälle von Alzheimer fehldiagnostiziert wurden.

Literarische Repräsentationen der Altersdemenz (→Alter) finden sich in Jonathan Swifts »The Immortal Struldbruggs« (in *Travels into Several Remote Nations of the World,* 1726; dt. *Gullivers Reisen*); die spezifische Auseinandersetzung mit der Alzheimer-Krankheit, deren öffentliche Wahrnehmung als prägend auch für die Haltung gegenüber ungleich selteneren Demenzerkrankungen (z.B. Creutzfeldt-Jakob-Syndrom) angesehen werden kann, findet sich dagegen erst in jüngster Zeit. So stellt Edward Albee den Persönlichkeitszerfall in den Mittelpunkt, wenn er in *Three Tall Women* (1994; dt. *Drei große Frauen*) die drei behandelten Lebensabschnitte der weiblichen Hauptperson bereits im Titel als disjunkte Personen darstellt. Ein weiteres literarisches Motiv ist der mit der Demenz einhergehende Verlust des Erinnerungsvermögens. In Elie Wiesels *The Forgotten* (1992; dt. *Der Vergessene*) und Irene Disches *The Doctor Needs a Home* (1995; dt. *Der Doktor braucht ein Heim*) trifft dies Protagonisten, die sich, etwa als Holocaust-Überlebende, in besonderem Maß über identitätsstiftende Erinnerungen definieren. Als indirekte literarische Repräsentation von Alzheimer ist Iris Murdochs Roman *Jackson's Dilemma* (1995) anzusehen, den die Autorin in der Frühphase ihrer eigenen Alzheimer-Erkrankung anfertigte und von dem es gelegentlich heißt, er spiegele in Stil und Handlung die Auflösungstendenzen der Persönlichkeit der Autorin wider. Einem breiteren Publikum ist die Lebens- und Leidensgeschichte Iris Murdochs v.a. durch die entsprechende Kinoverfilmung bekannt geworden.

Explizite literarische Repräsentationen der Prion-Problematik im engeren Sinne finden sich bislang fast ausschließlich in der Science-Fiction-Literatur. In der im britischen Wissenschaftsblatt »Nature« veröffentlichten Kurzgeschichte *In the Days of the Comet* (2000) von John M. Ford wird v.a. die Zwischenstellung von Prionen zwischen belebter und unbelebter Materie thematisiert, die neue Möglichkeiten der technischen Manipulierbarkeit sowohl des menschlichen Körpers als auch seiner →Umwelt erschließen soll. Dasselbe Motiv findet sich in Texten, die sich mit der modernen Nanotechnologie auseinander setzen und in denen ebenfalls das Verschwimmen der Grenzen zwischen unbelebter Technik und belebter Materie thematisiert wird. Die prionähnliche Fähigkeit von Nanopartikeln zur Selbstreplikation, wie sie z.B. in Greg Bears *Blood Music* (1983; dt. *Blutmusik*) aus der Erzählperspektive eines Mediziners diskutiert wird, führt dabei auf das sog. Grey-Goo-Problem. Es ist dies die auch in populärwissenschaftlichen Schriften diskutierte Frage, wie sich verhindern lässt, dass derartige Partikel außer Kontrolle geraten und z.B. biologische Systeme kolonisieren. Die Vorstellung der infektiösen Umwandlung von Materie durch bloßen Kontakt mit einer pathologischen Variante war bereits zuvor ein fester Topos der Science-Fiction-Literatur und wird z.B. in Kurt Vonneguts Erzählung *Cat's Cradle* (1963; dt. *Katzenwiege*) thematisiert.

Ruth Mayer, Brigitte Weingart (Hg.): Virus! Mutationen einer Metapher, Bielefeld 2004

Beat Hörnlimann, Detlev Riesner, Hans Kretzschmar (Hg.): Prionen und Prionkrankheiten, Berlin 2001

Harriet Ritvo: Mad Cow Mysteries. In: The American Scholar 67 (1998), S.113–122

Heidi E. Hamilton: Intratextuality, Intertextuality, and the Construction of Identity as Patient in Alzheimer's Disease. In: Text 16 (1996), S.61–90

A.Ge.

Prognose Die P. zählt gemeinsam mit →Diagnose und →Therapie zu den Basiselementen ärztlichen Handelns. Abgeleitet von Vorherwissen (gr. prognosis) leisten →Ärzte mit einer P. eine Vorhersage über den (wahrscheinlichen) Verlauf und den Ausgang einer Krankheit (→Gesundheit und Krankheit). Die P. stellt den für den Arzt unliebsamsten Teil seiner Arbeit dar. Sie bezieht sich auf der einen Seite auf nie ganz sichere zukünftige Ereignisse, auf der anderen Seite ist sie retrospektiv auch von Laien hinsichtlich ihrer Richtigkeit überprüfbar. Indirekt wird die erste Krankheitsprognose von einem Arzt schon getroffen, sobald er seinen →Patienten das erste Mal sieht. Hier muss der Arzt entscheiden, ob es sich um einen dringenden Fall handelt, der sofortiges Handeln verlangt, oder ob der Verlauf der Erkrankung abgewartet werden kann. Für Patienten und ihre Angehörigen ist die P. oft wichtiger als die Diagnose. Während Diagnosen für Patienten eher abstrakte Klassifikationssysteme darstellen und Therapien ärztlich-technisch bestimmt werden, hat die P. direkte Relevanz für die Planungen der Betroffenen (→Arzt-Patienten-Beziehung). P. sind in ihrer Aussage nicht nur darauf reduziert, ob eine Krankheit heilbar oder tödlich (→Tod) ist, sondern mehr und mehr beantworten sie auch die Frage nach der →Lebensqualität eines Patienten in der Krankheit. Prognostische Angaben basieren sowohl auf ärztlicher Erfahrung als auch auf quantitativ wissenschaftlichen Kriterien. Hier spielen Statistiken über Krankheitsverläufe, epidemiologische Daten oder die Kenntnis von pathophysiologischen Abläufen die größte Rolle (→Ethik in der Medizin). In der klinischen Praxis ist zwischen der individuellen P. eines Patienten und der nosologischen P. einer Erkrankung zu unterscheiden. Die individuelle P. eines Patienten wird zwar wahrscheinlichkeitstheoretisch bedingt durch die nosologische P. seiner Erkrankung, sie kann aber bedingt durch individuelle Faktoren günstiger oder ungünstiger sein. Die sich aus der nosologischen P. (z.B. »50% der Menschen mit dieser Erkrankung sterben nach 2 Jahren«) ableitende individuelle Vorhersagekraft kann je nach Wahrscheinlichkeitsgrad des Eintreffens für die bestimmte Krankheit einen unterschiedlich hohen Wert haben. Sie muss ständig, zuweilen intuitiv und subjektiv, den Besonderheiten der individuellen Situation, dem Therapieverlauf oder neuen diagnostischen Befunden angepasst werden.

Die Ursprünge prognostischer Aktivität gehen bis in die Anfänge der Medizin zurück und erreichten im *Corpus Hippocraticum* einen gewissen Höhepunkt. Auf der Grundlage klinischer Beobachtungen (→Krankenhaus) und langjähriger ärztlicher Erfahrung legten hippokratische Ärzte großes Gewicht darauf, unter Einbeziehung von Umweltfaktoren (→Umwelt) und Patientenbesonderheiten genaue P. zu erstellen. Nachdem u.a. Thomas Sydenham im 17. Jh. eine der ersten Krankheitsklassifikationen nach diagnostischen Gruppen erstellt hatte, boten in den folgenden Jahrhunderten Diagnosen den Schlüssel für mehr oder weniger rationale Therapien, so dass der Stellenwert prognostischer Betätigung im ärztlichen Selbstverständnis etwas zurück trat. Mit den neuen Methoden der Molekulargenetik (→Bioethik, →Gentechnik) des ausgehenden 20. Jh. und der damit verbundenen steigenden Bedeutung prädikativer Verfahren (z.B. Humangenetische Diagnostik, Pharmakogenetik (→Genetik, →Reproduktionstechnologien)) gewinnt die lange Zeit in Lehrbüchern unterrepräsentierte Prognostik (die Kunst der P.) heute wieder zunehmend an Relevanz. Ethische Dimensionen ärztlicher P. liegen auf dem Gebiet der Arzt-Patienten-Beziehung (z.B. in der Frage, ob Patienten vom Arzt unter allen Umständen die Wahrheit gesagt werden muss oder ob ggf. aus einer schlechten P. eine zusätzliche Belastung des Patienten resultiert), auf dem Gebiet der Frage nach Behandlungsaufnahmen oder -abbrüchen, im Bereich der Ressourcenallokation (z.B. im Versicherungswesen) und im Bereich der Gesundheitspolitik (z.B. Reaktionen auf das Krankheitsprofil und die damit verbundenen P. einer älter werdenden Gesellschaft).

Literarisch ist die P. v.a. in ihrer bedrohlichen Form von Interesse, im Falle des nahenden Todes oder der Unheilbarkeit einer Erkrankung. Bereits im *Gilgamesch-Epos* sieht man, wie sich das Sterbelager Enkidus, der auf Geheiß des Gottes Anu nach Frevel sterben soll, zur Inszenierung einer intensiven Auseinandersetzung mit dem Leben angesichts des Todes eignet. Göttliche Befehle dieser Art sind gleichzeitig auch P. Mit Abwehr reagiert der antike Mensch auf die P. der Unheilbarkeit. Der nach einem Frevel von einer Schlange gebissene Philoktetes wird in Homers *Ilias* auf Lemnos ausgesetzt, weil keine Aussicht auf Heilung der stinkenden →Wunde besteht. In Lehrgedichten beruht eine positive P. auf der Befolgung der therapeutischen Vorschriften. So versichert das *Regimen sanitatis Salernitanum* (13. Jh.): »... dann wirst dein Leben du strecken«. Die bedrohliche P. wird innerhalb eines religiösen Krankheitsverständnisses zur göttlichen Prüfung: In Hartmanns von Aue Verserzählung *Der Arme Heinrich* (um 1195) macht Heinrich einen religiös-moralischen Reifungsprozess durch, nachdem ihm ein Arzt die Unheilbarkeit seines Aussatzes (→Lepra) prognostiziert hat, wenn eine Jungfrau nicht freiwillig ihr →Blut für ihn opfert. Die P. Unheilbarkeit führt in der frühen Neuzeit zur Frage der →Euthanasie, soweit sie mit antikem Bezug und nicht im christlichen Rahmen verhandelt wird: Thomas Morus' Idealentwurf *De optimo rei publicae statu, deque nova insula Utopia,* (1516; dt. *Utopia*) legt den unheilbar Kranken Euthanasie nahe. In den Ärztesatiren vom 15. bis zum 18. Jh. ist die medizinische P. wegen ihrer Beliebigkeit ein Gegenstand des Spotts, wenn auch weniger beliebt als Diagnose und Therapie. So tritt in dem Schweizer Fastnachtsspiel *Von Astrologie und Wahrsagen* (Mitte 16. Jh.) ein Arzt als Wahrsager von Selbstverständlichkeiten auf. In Molières Arztsatire *L'amour médecin* (1665; dt. *Die Liebe als Arzt*) weigert sich der Arzt, an den Tod des Patienten zu glauben, weil Hippokrates eine andere P. bei dieser Krankheit gestellt habe. Während die P. in der Aufklärung keine besondere Rolle spielt, erzeugt die Romantik einen Großteil ihrer Spannung damit, beim Leser düstere P. hinsichtlich des sich steigernden →Wahns ihrer Protagonisten auszulösen, so etwa in E. T. A. Hoffmanns *Der Sandmann* (1817). In medizinischen Schauerromanen wie Robert Louis Stevensons *The Strange Case of Dr. Jekyll and Mr. Hyde* (1886; dt. *Dr. Jekyll und Mr. Hyde*) stellen die Ärzte die verheerende P. auch selbst. Intensiv leiden die kranken Protagonisten der russischen Literatur im 19. Jh. an ihren schlechten P. Der schwindsüchtige (→Tuberkulose) Ippolit, der dem Aussehen nach »nur noch zwei bis drei Wochen leben« könnte, erlebt in Fjodor M. Dostojewskijs Roman *Idiot* (1868/69; dt. *Der Idiot*) vom kalt prognostizierenden Medizinstudenten bis zum Selbstmord (→Suizid) aus →Ekel und dem Bedürfnis nach Selbstentscheidung (→Autonomie) die Höhen

und Tiefen der schlechten P. In der zweiten Hälfte des 18. Jh. fallen die P. vor dem Hintergrund der Degenerationstheorien literarisch besonders ungünstig aus: Emile Zolas Romanzyklus *Les Rougon-Macquart* (1871–93; dt. *Die Rougon-Macquart*) arbeitet mit der impliziten P. des fortschreitenden Verfalls. Degeneration (→Genetik) und Dekadenz lassen die Euthanasiefrage für Betroffene und Ärzte wieder relevant werden. Vom psychischen Zusammenbruch bedroht, bittet in Henrik Ibsens *Gengangere* (1881; dt. *Gespenster*) der Paralytiker Osvald seine Mutter, ihn im Falle von auftretender Demenz zu töten. In Theodor Storms Erzählung *Ein Bekenntnis* (1887) tötet der Arzt Franz Jebe seine krebskranke (→Krebs) Frau auf ihr Verlangen und muss später von einem neuen Medikament (→Arzneimittel) erfahren, das seiner Frau Heilung versprochen hätte. Von der Spannung zwischen der negativen Prognose des Arztes und der positiven Wahrnehmung einer Kranken in agonaler Euphorie lebt Arthur Schnitzlers Theaterstück *Professor Bernardi* (1912). Michail A. Bulgakow thematisiert in seiner Erzählung *Polotence s petuchom* (1917; dt. *Das Handtuch mit dem Hahn*) die Konkurrenz zwischen dem konditionierten Aktionismus des jungen Landarztes und der trostlosen Prognose der erfahrenen Operationshelfer. Das dekadente Urteil über die schlechte P. widerspricht genüsslich dem bürgerlichen Wertesystem: Thomas Manns Sanatoriumsroman *Der Zauberberg* (1924) zeigt sie als Statussymbol der Patienten. In der Literatur der 70er Jahre hängt die P. der Protagonisten von der Befreiung aus pathogen gewerteten Verhältnissen ab, so in Heinar Kipphardts Roman *März* (1976). Aus der Perspektive des Arztes stellt Samuel Shem in seinem Krankenhaus-Roman *The House of God* (1978; dt. *House of God*) die desillusionierende P.: »Gomers sterben nicht«, wobei ›Gomer‹ ein Akronym für ›Get out of my Emergency-Room‹ (unliebsame Patienten aus dem Pflegeheim) ist.

Claudia Wiesemann: The Significance of Prognosis for a Theory of Medical Practice. In: Theoretical Medicine and Bioethics 19 (1998), S. 253–261

Nicholas A. Christakis: The Ellipsis of Prognosis in Modern Medical Thought. In: Social Science & Medicine 44 (1997), S. 301–315

William J. Mackillop, Carol F. Quirt: Measuring the Accuracy of Prognostic Judgments in Oncology. In: Journal of Clinical Epidemiology 50 (1997), S. 21–29

Wolfgang Eich, Eduard Seidler: Historische Modelle der Prognostik in der Heilkunde. In: Der Internist 22 (1981), S. 118–123
F. R. Stearns: Zur Geschichte der Prognose. In: Lebensversicherungsmedizin 19 (1967), S. 121–125
                                                                        A.S./T.N./H.F.

Psychiatrie   Johann Christian Reil (1759–1813) prägte 1808 den Terminus »Psychiaterie«, den er 1816 zu »Psychiatrie« verkürzte. P. umfasst die Erforschung, Diagnostik und Therapie psychischer Erkrankungen. Teilgebiete der P. sind →Psychopathologie, biologische P., Sozialpsychiatrie, →Psychotherapie, Psychopharmakologie und forensische (→Forensik) P. Neurologie und P. wurden lange als »Nervenheilkunde« zusammengefasst. Kinder- und Jugendpsychiatrie sowie psychosomatische Medizin sind eigenständige medizinische Fachgebiete. In den letzten Jahren ist die Psychotherapie in die P. integriert worden (Weiterbildungsordnung von 2004: Facharzt für Psychiatrie und Psychotherapie). In der Antike wurde für psychische Erkrankungen auf der theoretischen Grundlage der Humoralpathologie eine Somatogenese postuliert. Im *Corpus Hippocraticum* wird eine empirisch fundierte und (von religiös-magischen Spekulationen weitgehend freie) rationale Ätiologie psychischer Krankheiten gefordert. Im abendländischen Mittelalter wurden psychisch Kranke als vom Teufel Besessene oder als Hexen verfolgt und verbrannt. Zusammen mit Armen, Straftätern und Prostituierten wurden psychisch Kranke im 17. und 18. Jh. als Asoziale in Armenhäusern oder Asylen interniert, die reine Verwahranstalten ohne therapeutische Optionen (→Therapie) darstellten. Salpêtrière und Bicêtre in Paris waren zunächst eine Mischung aus Gefängnis, Armenhaus, Obdachlosenasyl, Waisenhaus und psychiatrischer Klinik. Mit der Aufklärung kam es in der 2. Hälfte des 18. Jh. zu einer Humanisierung der Behandlung psychisch Kranker: »Befreiung der Geisteskranken von ihren Ketten« durch Philippe Pinel (1745–1826) in Paris, »no-restraint«- Bewegung in England (John Conolly, 1794–1866). Durch den Rationalismus der Aufklärung und den Humanismus änderte sich die Haltung gegenüber psychiatrischen Patienten: Anstelle von Verteufelung und Ausgrenzung trat →Mitleid mit dem Kranken in den Vordergrund. →Diagnostik und Therapie auf empirischer Basis gewannen an Bedeutung und markieren den Übergang von der kustodialen P. zu einer therapeutisch orientierten Wissenschaft. Das von Philippe Pinel und seinem Schüler Jean-Etienne Dominique Esquirol (1772–1840) auf dem Boden eines aufgeklärten Humanismus begründete »traitement moral« ist gekennzeichnet durch Zuwendung, Milde und Geduld. Zwischen Rationalismus der Aufklärung und der »romantischen Psychiatrie« ist Franz Anton Mesmer (1734–1815) einzuordnen, der mit seinem animalischen →Magnetismus als Vorläufer suggestiver Therapieverfahren (→Hypnose) gilt. Die »romantische Psychiatrie« ist gekennzeichnet durch Abgrenzung vom aufklärerischen Rationalismus, Fokussierung auf die individuelle Biografie und Betonung der →Affekte. Grob vereinfachend kann die deutsche P. des beginnenden 19. Jh. in zwei Lager eingeteilt werden: »Psychiker« betrachteten psychische Störungen als Erkrankungen der immateriellen Seele. »Somatiker« hielten scheinbare seelische Krankheiten lediglich für die Manifestation körperlicher Störungen. Der »Psychiker« Johann Christian August Heinroth (1773–1843) entwarf ein dem späteren psychoanalytischen Strukturmodell (Es, Ich, Über-Ich) sehr ähnliches Instanzenmodell (Instinkte, Bewusstsein, Über-Uns). Seelische Erkrankungen wurden auf der Grundlage der spekulativen Naturphilosophie und moralisch-religiöser Weltanschauungen als Folge von Sünde gedeutet. In der ersten Hälfte des 19. Jh. war mit Wilhelm Griesinger (1817–68) eine empirische und biologisch-somatische Ausrichtung der P. zu konstatieren. Griesinger betrachtete psychische Krankheiten als »Erkrankungen des Gehirns« (→Gehirn), betonte gleichzeitig aber auch die Notwendigkeit gemeindenaher sozialpsychiatrischer Behandlungs- und Versorgungseinrichtungen (»Stadtasyle« im Verbund mit allgemeinen Stadtkrankenhäusern). Somit kann Griesinger als Wegbereiter sowohl der biologischen als auch der Sozialpsychiatrie gelten. Im Gegensatz zu Griesingers Intention einer gemeindenahen Versorgung vertrat Christian F. W. Roller (1802–78) die Ansicht, psychisch Kranke seien aus dem »krankmachenden Milieu« herauszunehmen und in ein ländliches, ruhiges und reizarmes Milieu zu bringen. Nach diesem Prinzip entstand 1842 die badische Anstalt Illenau. In der 2. Hälfte des 19. Jh. etablierten sich zahlreiche »Heil- und Pflegeanstalten«, die entfernt von großen Siedlungsräumen lagen. So gründete 1853 Heinrich Laehr (1820–1905), der knapp 50 Jahre die Allgemeine Zeitschrift für Psychiatrie mitverantwortete, außerhalb Berlins den Schweizerhof, eine Privatheilanstalt für Nerven- und psychisch Kranke weiblichen Geschlechts. In dieser Zeit entwickelten sich naturwissenschaftliche Grundlagenfächer wie Neuroanatomie (→Anatomie), -physiologie und -pathologie (→Obduktion) weiter. Ein Meilenstein war die zerebrale Lokalisationslehre. Paul Broca (1824–80) gelang erstmals die Lokalisation des motorischen Sprachzentrums in der linken Hemisphäre (Gyrus frontalis inferior). Bernhard von Gudden (1824–86) konstruierte das Mikrotom zur Anfertigung histologischer Schnitte; Franz Nissl (1860–1919) entwickelte spezielle histologische Färbemethoden. Als weitere Repräsentanten der Somatopsychiatrie sind der Wiener Psychiater Theodor Meynert (1833–92), Carl Wernicke (1848–1905) in Breslau und Emil Kraepelin (1856–1927) in Dorpat, Heidelberg und München zu nennen. Kraepelin, Ordinarius für Psychiatrie in München und Gründer der Deutschen Forschungsanstalt für Psychiatrie (1917; heute: Max-Planck-Institut für Psychiatrie), postulierte »natürliche Krankheitseinheiten« und entwickelte aufgrund des Verlaufs eine Dichotomie endogener →Psychosen. Er grenzte die »dementia praecox« von manisch-depressiven Erkrankungen (→Depression/Manisch-depressive Krankheit) ab. Der Züricher Ordinarius für Psychiatrie, Eugen Bleuler (1857–1939), bezeichnete die von Kraepelin als »dementia praecox« beschriebene Erkrankung mit dem Terminus »Schizophrenie« (→Schizophrenie, →Wahn). Die von Kraepelin und Bleuler aufgestellte Systematik hatte wesentlichen Einfluss auf die Entwicklung der →Psychopathologie. Die biologisch-somatische Ausrichtung der P. des ausgehenden 19. Jh. erwies sich als untaugliches Erklärungsmodell für komplexere psychopathologische Phänomene. Sigmund Freud (1856–1939) entwickelte die psychoanalytische Theorie auf der Grundlage der Annahme unbewusster seelischer Vorgänge. Jahrzehnte vor Freud hatten Carl Gustav Carus (1789–1869) und Arthur Schopenhauer (1788–1860) auf unbewusste Phänomene hingewiesen. Im 20. Jh. verbesserten Fortschritte der Somatotherapie in entscheidender Weise die therapeutischen Möglichkeiten und damit die Versorgung psychisch Kranker. Julius Wagner von Jauregg (1857–1940) behan-

delte die progressive Paralyse mit Fieberschüben durch Verabreichung von Malariaerregern. Diese erste wirkungsvolle Therapie für die Neurosyphilis (→Syphilis), für die Wagner von Jauregg 1927 den Nobelpreis für Medizin bekam, wurde in den 1940er Jahren durch die Penicillinbehandlung obsolet. 1938 wurde die Elektrokonvulsionstherapie durch Ugo Cerletti und Luigi Bini eingeführt. Diese hochwirksame – und entgegen verbreiteter Vorurteile nebenwirkungs- und risikoarme – Therapiemethode hat auch heute noch ihren festen Platz insbesondere in der Behandlung der pharmakotherapieresistenten Depression (→Melancholie). Eine wesentliche Zäsur im Hinblick auf die Etablierung der P. als therapeutische Disziplin stellt die Entwicklung der Psychopharmaka dar. Der Terminus »Psychopharmakon« tauchte erstmals 1548 auf (Reinhardus Lorichius *Psychopharmakon, hoc est: medicina animae*). Als erste vollsynthetische Substanz wurde 1869 das Hypnotikum Chloralhydrat entwickelt. 1949 wurde Lithium zur Behandlung der Manie und zur Phasenprophylaxe bipolarer affektiver Störungen eingeführt. Als erstes Neuroleptikum wurde 1952 das Phenothiazin Chlorpromazin zur Behandlung der Schizophrenie durch Jean Delay und Pierre Deniker eingeführt. Als weitere Stoffklasse der Neuroleptika wurden 1958 die Butyrophenone (z. B. Haloperidol) eingeführt, die noch heute zum Einsatz kommen. Die Markteinführung von Clozapin, dem ersten atypischen Neuroleptikum, erfolgte 1972. Als erstes trizyklisches Antidepressivum wurde 1958 Imipramin von Roland Kuhn (*1912) eingeführt. In den 1960er Jahren kamen als Tranquilizer die Benzodiazepine (z. B. Diazepam 1963) auf den Markt. Seit den 1960er Jahren sind – abgesehen von der Einführung der selektiven Serotonin-Reuptake-Inhibitoren (SSRI) und weiterer Antipsychotika der neueren Generation (ältere Bezeichnung: atypische Neuroleptika) – keine bahnbrechenden Innovationen der Psychopharmakotherapie zu verzeichnen. Aufgrund der Wirkmechanismen von Psychopharmaka sind ätiologische bzw. pathogenetische Hypothesen psychiatrischer Erkrankungen entwickelt worden, z. B. die Dopaminhypothese der Schizophrenie oder die Noradrenalin- bzw. Serotonin-Hypothese der Depression. Bis 1975 erfolgte die Versorgung psychiatrischer Patienten überwiegend in psychiatrischen Großkrankenhäusern (Landeskrankenhäusern). Wesentliche Reformen in Deutschland wurden durch die Psychiatrie-Enquête 1975 angestoßen: Reduktion der Bettenzahl in psychiatrischen Großkrankenhäusern, gemeindenahe sozialpsychiatrische Versorgung, Auf- und Ausbau komplementärer Versorgungsstrukturen und Einrichtung von psychiatrischen Abteilungen in Allgemeinkrankenhäusern. Der Erlass der Psychiatrie-Personalverordnung (Psych-PV) 1991 bewirkte einen Anstieg von Personalstellen für therapeutisches Personal um durchschnittlich 20 % und damit eine Verbesserung der Qualität psychiatrischer Versorgung. Während des Nationalsozialismus kam es zu einer historisch beispiellosen Pervertierung psychiatrischer Theorie und Praxis. Ideengeschichtliche Wegbereiter waren die »Entartungs-« oder »Degenerationslehre« und sozialdarwinistisches Denken. Demnach sei ein Teil der Bevölkerung erblich (→Genetik) belastet, minderwertig und degeneriert. Als »sozialer Ballast« ohne Nutzwert falle er der Gesellschaft zur Last. Durch »Auslese« und »Ausmerzung« könne die Gesellschaft gerettet werden. Der Begriff »Rassenhygiene« (→Hygiene) wurde von Alfred Ploetz (1860–1940) geprägt. In diesem Kontext ist der Terminus →Eugenik (gesteuerte Fortpflanzung nach erbbiologischen Theorien) zu nennen. Am 1. Januar 1934 trat das »Gesetz zur Verhinderung erbkranken Nachwuchses« in Kraft. Auf dieser Grundlage kam es zwischen 1934 und 1945 zu Zwangssterilisationen. Mit Kriegsbeginn begann die nach der Berliner Tiergartenstraße 4 benannte »T4-Aktion«. Insbesondere in den Jahren 1940 und 1941 wurden psychisch Kranke und geistig Behinderte in Vernichtungslager transportiert und meist in Gaskammern getötet. Die Nationalsozialisten konnten sich bei ihrem verbrecherischen Handeln auf das 1920 erschienene Buch *Die Freigabe der Vernichtung lebensunwerten Lebens* von Karl Binding (Strafrechtler, 1841–1920) und Alfred Hoche (Psychiater, 1865–1943) berufen. Schwer chronisch Kranke wurden nicht mehr als Menschen, sondern als »geistig Tote« (→Tod) bezeichnet. Widerstände gegen die Ermordung psychisch Kranker gab es sowohl seitens der Psychiatrie (Kurt Schneider, 1887–1967) als auch der Bevölkerung und der Kirche (Clemens August Kardinal Graf von Galen aus Münster).

»Irre«, »Geisteskranke« oder »Irrenhäuser« – in der Literatur ist eine intensive Auseinandersetzung mit dem Thema Psychiatrie in seinen mannigfaltigen Facetten aufzuzeigen. Das »Irrenhaus« als Verwahranstalt von »Geisteskranken«, als Ort absoluter Machtenfaltung, repräsentiert durch die behandelnden Psychiater und das betreuende Pflegepersonal ist dabei zentrales Thema künstlerischer Schöpfungen. Auch gibt es bis heute literarische Texte von Psychiatern, die sich mit ihrer Arbeit auch auf diese Weise auseinander setzen (Justinus Kerner, Anton Tschechow, Alfred Döblin, Heinar Kipphardt); mit diesem literarischen Schaffen reflektieren sie ihre Rolle als Psychiater im System der Psychiatrie – und dies in Auseinandersetzung mit ihren →Patienten (→Arzt-Patienten-Beziehung). Aber auch Patienten hinterlassen Texte, Reflexionen ihres Erlebens (sog. Selbsterfahrungsliteratur) und geben hierin Einblick in ihre Wahrnehmungen und Erfahrungen mit ihrem Kranksein (→Gesundheit und Krankheit) (Sylvia Plath, *The Bell Jar*, 1963; dt. *Die Glasglocke*) oder Unica Zürn, *Der Mann im Jasmin. Eindrücke aus einer Geisteskrankheit*, 1977). Zum Genie wird der ›Geisteskranke‹ bei Thomas Bernhard. In seiner Erzählung *Die Billigesser* (1980) wird die Krankheit zur Auszeichnung des Außergewöhnlichen. Der Kranke blickt mit Verachtung auf den Gesunden: »Er bedauerte die sogenannten Gesunden, weil sie nach seinen Vorstellungen niemals aus den Niederungen der absoluten Geistesdumpfheit herauskommen.« Rainald Goetz beschreibt 1983 in seinem Roman *Irre* die Arbeit eines jungen Arztes in der Psychiatrie. Er teilt die Idealisierung der Kranken nicht: »Arme Teufel sind die Irren«. Die Literatur kann dazu beitragen, ein öffentliches Verständnis für die Psychiatrie zu wecken. Dieses Potenzial ist wertvoll, doch gilt es zu bedenken, dass diese Veröffentlichungen über Psychiatrie meinungsbildend sind. Insofern erklärt sich auch manches Missverständnis psychiatrischer Ideen oder Handlungen durch ein fiktional verzerrtes Bild von Psychiatrie. Darüber hinaus tragen zu dieser Meinungsbildung nicht weniger die Medien, allen voran das Fernsehen, bei. Die Bedeutung der Massenmedien für ein Verständnis und Meinungsbild von Psychiatrie ist nicht hoch genug anzusetzen. Ulrike Hoffmann-Richter hat das in ihrer Arbeit *Psychiatrie in der Zeitung. Urteile und Vorurteile* (2000) deutlich gemacht. Es lassen sich ähnliche Untersuchungen anstellen, wie die Psychiatrie in ihren Schattierungen im Film repräsentiert wird. Dabei wird deutlich, wie sehr der Film an öffentlich transportierten Wertvorstellungen (Bedrohung, Isolierung, Entmachtung, Ausgrenzung) über Psychiatrie festhält (Verfilmung von Ken Keseys Roman *One Flew over the Cuckoo's Nest*, 1962; dt. *Einer flog über das Kuckucksnest*). Solche künstlerischen Festschreibungen tragen dann in einem hohen Maß zu der Stigmatisierung (→Stigma) von psychisch Kranken bei. Seit den 1980er Jahren steht die Innensicht des Kranken im Mittelpunkt des Films (*Shine*, 1996; *A Beautiful Mind*, 2002; *Das weiße Rauschen*, 2003). In die Kunst fließen Meinungsbilder oder Auffassungen der Zeit ein und sind wiederum über den Schaffensprozess in ausdrucksstarken Formen lesbar; durch diese Vermittlungsform ist es möglich, Einfluss zu nehmen, z.B. in kritischer Weise. So kann auch ein Delirium (→Alkohol und Alkoholismus, →Drogen) eine logische Ideen- und Handlungsfolge sein (Antonin Artaud, *Lettre aux Médecins-Chefs des asiles de fous*, 1925). Von Psychiatern (Wilhelm Griesinger, Kurt Schneider) wurde Kritik an der Literarisierung psychotischer Erkrankungen geäußert. Nach Kurt Schneider, *Der Dichter und der Psychopathologe* (1922) sei eine Psychose nicht literarisch erfassbar: »Das Wesen der Psychose ist das Abreißen der Verständlichkeit.«

Paul Hoff: Geschichte der Psychiatrie. In: Hans-Jürgen Möller, Gerd Laux, Hans-Peter Kapfhammer (Hg.): Psychiatrie und Psychotherapie, 2. Aufl., Berlin, Heidelberg 2003, S. 5–25
Fundamenta Psychiatrica 16 (2002). Heft 4: Psychiatrie und Kunst
Matthias M. Weber: Die Entwicklung der Psychopharmakologie im Zeitalter der naturwissenschaftlichen Medizin, München 1999
Dietrich v. Engelhardt: Geisteskrankheit. In: Dietrich v. Engelhardt: Medizin in der Literatur der Neuzeit. Bd. 1, Darstellung und Deutung, Hürtgenwald 1991, S. 101–120
Werner Leibbrand, Annemarie Wettley: Der Wahnsinn. Geschichte der abendländischen Psychopathologie, München 1960

J.B./F.St.

Psychoanalyse

Psychoanalyse Der Begriff P., wörtlich »Seelenzergliederung«, wurde erstmals 1896 von Sigmund Freud verwendet. Analyse meint seit dem 18. Jh. auch im chemischen Sinn »Untersuchung, bei der etwas in seine Bestandteile zerlegt wird«.

Freud verglich die psychoanalytische Methode explizit mit der Tätigkeit eines Chemikers. Häufig synonym verwendet wird das 1910 von Eugen Bleuler geprägte Wort »Tiefenpsychologie«, das auch als Oberbegriff für die von Freud angeregte, doch von seinen Theorien abweichende Konzeption bei und in der Nachfolge von Carl Gustav Jung dient. Konstitutiv für die P. Freuds ist die Unterscheidung von Bewusstem und Unbewusstem (→Psychotherapie). Das →Unbewusste wird dabei als Produkt soziokultureller und daraus resultierender psychischer Zwänge begriffen, die Verbotenes tabuisieren (→Tabu), es damit aus dem Bereich des Bewusstseins verdrängen und seine Manifestationen nur noch in entstellter Form zulassen. Als Verfahren zur Untersuchung psychischer Vorgänge hat die P. das Ziel, die Dynamik der Verdrängungsprozesse und die unbewusste Bedeutung von Worten, Handlungen und Vorstellungen zu erkennen. Als therapeutische Methode versucht sie dem →Patienten (Analysanden) unbewusste Bedingungen seines Leidens bewusst zu machen, dadurch deren Zwanghaftigkeit zu mildern und die Fähigkeit zu fördern, Ansprüche der eigenen Triebnatur (→Sexualität), der äußeren Realität und der moralischen →Normen zu integrieren. Zugang zum Unbewussten verschaffen in psychoanalytischer Perspektive v.a. Ausdrucksformen der Psyche, bei denen die kontrollierende Kraft des →Bewusstseins eingeschränkt ist: →Träume, Phantasien (Tagträume), Spiele, Wahnbildungen (→Wahn), Fehlleistungen, Affektausbrüche (u.a. im Lachen) (→Affekte) oder freie Assoziationen. Das psychoanalytische Interesse an solchen ›Einfallstoren‹ des Unbewussten richtet sich gerade auch auf Literatur.

Literatur und die Beschäftigung mit ihr gehören zu den Konstitutionsbedingungen der P. Die Geburtsstunde der P. war zugleich die der psychoanalytischen Literaturwissenschaft: Freuds Beschreibung und Benennung des ödipalen Konflikts im Prozess der Persönlichkeitsbildung ging mit seiner Deutung von Sophokles' *Oidipous tyrannos* (dt. *König Ödipus*) einher. Sie kann als prototypisches Beispiel psychoanalytischer Literaturinterpretation gelten. Darüber hinaus bemerkte Freud schon in den *Studien über Hysterie* (1895) (→Hysterie), dass sich die P. selbst literarischen Darstellungsformen annäherte: Die von ihm erzählten Krankengeschichten seien »wie Novellen zu lesen«. Bereits in der »Psychologischen Mittwoch-Gesellschaft« (seit 1902), dem ersten Kreis von Schülern und Mitarbeitern Freuds (v. a. Otto Rank, Karl Abraham, Wilhelm Stekel, Theodor Reik), wurden Vorträge über Kunst und Literatur gehalten. Nach 1912 erschienen erste Literaturanalysen in »Imago«, der »Zeitschrift für Anwendung der P. auf die Geisteswissenschaften«.

Anfangs suchten Freud und seine Schüler in ihren Auseinandersetzungen mit Literatur v. a. anschauliche Bestätigungen ihrer theoretischen Konzepte. Seine ausführliche Interpretation von Wilhelm Jensens Novelle *Gradiva* (1907) geriet zur kleinen Einführung in den damaligen Stand der P. Hier nannte der Analytiker die Dichter »wertvolle Bundesgenossen« im gemeinsamen Projekt der Erkundung des Seelenlebens. Sie seien »Vorläufer der Wissenschaft und so auch der wissenschaftlichen Psychologie«. Das (von Freud wiederholt als »intuitiv« bezeichnete) psychologische Wissen, das Autoren in ihre literarischen Texten eingeschrieben haben, diente der wissenschaftlichen Psychologie, soweit sie mit Literatur im Rahmen eines derartigen »Kooperationsmodells« (Michael Rutschky, 1981) umging, als Anregung zur Aufstellung von Hypothesen, die wissenschaftlich kontrolliert zu überprüfen sind. Als Anregung zu oder Illustration und Bestätigung von psychoanalytischen Theoriebildungen fungierte Literatur noch weit über Freuds Interpretationen hinaus, so z. B. in Jacques Lacans viel beachteter und imitierter Analyse von Edgar Allan Poes Erzählung *The Purloined Letter* (1845; dt. *Der entwendete Brief*).

Dem stand schon früh ein anders gearteter Umgang der P. mit Literatur gegenüber (»Therapiemodell«), bei dem der Analytiker Texte als Manifestationen verborgener psychischer Konflikte des Autors deutet und diesen damit gleichsam auf die Couch legt. Die Deutung folgte oft einer Suchlogik, die unter der Oberfläche literarischer Texte immer wieder die gleichen ödipalen Konstellationen (eine Figur im Status des Sohnes begehrt, im Konflikt mit einer vaterähnlichen Figur, eine mutterähnliche Figur) oder, verstärkt seit den siebziger Jahren, präödipale Trennungstraumata, verbunden mit narzisstischen (→Narzisstische Persönlichkeitsstörung) Größen- oder Verschmelzungsphantasien, aufspürte. Von biographischen Interpretationen unterscheiden sich psychoanalytische, die nach diesem Modell verfahren, insofern, als sie den Anspruch stellen, Bedeutungsaspekte eines Textes zu ermitteln, die dem Autor selbst nicht bewusst gewesen sind, den Autor also besser oder anders zu verstehen, als er sich selbst verstanden hat.

Viele Autoren des 20. Jh., die auf solche Weise zum Objekt psychoanalyischer Deutungen geworden sind, haben sich dagegen vehement zur Wehr gesetzt. Das intensive Interesse der P. an Literatur war begleitet von dem der zeitgenössischen Literatur an der P. Die literarische Moderne zeigte sich von der P. fasziniert und provoziert, seit es diese gab, zuerst in Wien, spätestens seit 1910 in allen anderen deutschsprachigen Zentren des literarischen Lebens, seit den zwanziger Jahren in ganz Europa und in den USA. In England wurde die Psychoanalyserezeption maßgeblich von Angehörigen der Londoner »Bloomsbury Group« initiiert und getragen, zu der neben dem Freud-Übersetzer James Strachey u. a. die Schriftsteller Virginia Woolf und Lytton Strachey gehörten. Im deutschsprachigen Raum hatte Hermann Bahr 1904 in seinem *Dialog vom Tragischen* die aristotelische Katharsislehre im expliziten Rückgriff auf die *Studien über Hysterie* in ein psychoanalytisches Verständnis überführt. Hugo von Hofmannsthals Tragödienpraxis partizipierte etwa zur gleichen Zeit ebenfalls am damaligen Stand psychoanalytischen Wissens. Seine *Elektra* (1903) konzipierte er als Hysterikerin und lehnte sich dabei an Joseph Breuers Krankengeschichte der Anna O. an. Die 1906 uraufgeführte Tragödie *Ödipus und die Sphinx* verarbeitet Elemente der zu diesem Zeitpunkt noch kaum verbreiteten *Die Traumdeutung* (1900).

Viele Autoren der Moderne waren durch ihre wissenschaftliche Ausbildung einschlägig auf die Rezeption der P. vorbereitet: Robert Musil, Alfred Döblin oder Richard Huelsenbeck, v. a. aber Arthur Schnitzler. Als Wissenschaftler nahm er, u. a. mit Rezensionen zu den von Freud Anfang der neunziger Jahre übersetzten und kommentierten Schriften Jean-Martin Charcots, bereits am Entstehungsprozess der P. intensiven Anteil. *Die Traumdeutung* (1900) las er wenige Monate nach ihrem Erscheinen. Die bald nach der Lektüre vollendete Novelle *Leutnant Gustl* (1901) verdankt (wie später der Roman *Ulysses*, 1922; dt. *Ulysses* von James Joyce und Döblins

Berlin Alexanderplatz. Die Geschichte vom Franz Biberkopf, 1929) in ihrer gegenüber früheren literarischen Ansätzen perfektionierten Kunst des inneren Monologs gewichtige Anregungen der psychoanalytischen Inszenierung freier Assoziation. Mancher Autor lernte die P. als Patient kennen. Der Fall Rainer Maria Rilkes, der im Winter 1911/12 eine psychoanalytische Behandlung erwog, doch dann davon Abstand nahm, weil er fürchtete, mit seiner Neurose (→Neurose und Psychose) auch seine Kreativität zu verlieren, ist keineswegs typisch. Hofmannsthal ließ sich zeitweilig von Wilhelm Fließ behandeln, Erich Mühsam 1907 bei dem unorthodoxen Freud-Schüler Otto Gross, der damals den Bohèmekreisen die P. in einer kulturrevolutionären Version vermittelte. Nicht zuletzt Franz Kafka und Franz Werfel haben sich mit ihm intensiv auseinander gesetzt. Hermann Hesse unterzog sich 1916 bei einem Jung-Schüler und nach 1920 bei C.G. Jung selbst einer Therapie. Auch Richard Huelsenbeck, Arnold Zweig, Hermann Broch und sogar einer der heftigsten Kritiker (doch zugleich besten Kenner) Freuds, Robert Musil, ließen sich psychoanalytisch behandeln. Die meisten von ihnen litten unter schweren Arbeitsstörungen, und manche, so Hesse und Broch, beschrieben ihre Analyse als Befreiung zu neuer Kreativität. Hesse schrieb den *Demian* (1919), der eine neue Phase seiner literarischen Produktivität einleitete, in der Zeit und unter dem nachweisbaren Eindruck seiner Psychotherapie bei J.B. Lang. Thomas Mann notierte nach der Lektüre mit Bewunderung in sein Tagebuch, »das psychoanalytische Element [sei] darin entschieden geistiger und bedeutender verwendet als im Zauberberg«. Thomas Mann hat sich nach dem *Zauberberg* (1924) in zwei bedeutenden Essays mit Freud intensiv auseinander gesetzt. Die Spuren, welche die P. in der Literatur des ganzen 20. und auch noch des 21. Jh. hinterlassen hat, sind seit den 1920er Jahren in ihrer Vielfalt kaum noch überschaubar. Literarisch eher konventionelle Autoren wie Stefan Zweig (er hielt an Freuds Grab die Totenrede) zeigten sich an ihr genauso interessiert wie Repräsentanten der surrealistischen Avantgarde in Frankreich (allen voran André Breton) oder der sprachexperimentellen Poesie nach dem Zweiten Weltkrieg. Arno Schmidt versuchte in der Auseinandersetzung mit James Joyce und mit

Freuds Assoziationstheorie dem Einfluss des Unbewussten auf die →Sprache Rechnung zu tragen und eine unter der kontrollierten Bewusstseinssprache liegende Bedeutungsschicht aufzudecken. Mit einer systematischen »Verschreibkunst« (der Begriff steht im Untertitel zu *Abend mit Goldrand*, 1975) griff Schmidt auf, was Freud der Fehlleistung des Versprechens an aufschließender Kraft zuschrieb. Die in der P. maßgeblich von Jacques Lacan vollzogene linguistische Wende mit ihrem Diktum, dass das Unbewusste wie eine Sprache strukturiert sei, kam den sprachexperimentellen Versuchen entgegen, das Unbewusste sprechen zu lassen und damit die logozentrische Macht der »symbolischen Ordnung« (Jacques Lacan), die sprachlich vermittelte patriarchalische Struktur sozialer Beziehungen, zu unterlaufen. Was die französische Literaturtheoretikerin und Psychoanalytikerin Julia Kristeva in diesem Sinn programmatisch als *Revolution der poetischen Sprache* (1974) beschrieben hat, welche die rhythmischen Qualitäten der Sprache, ihre körperlichen und materiellen Eigenschaften, ihre assoziativen Mehrdeutigkeiten, ihre Widersprüche und Sinnwidrigkeiten zur Geltung bringt und damit die Logik der sprachlichen Ordnung durch den sinnlichen Exzess erweitern will, hat im deutschsprachigen Bereich seine Entsprechungen u.a in der literarischen Praxis von Friederike Mayröcker (*mein herz mein zimmer mein name*, 1988) oder den Theater- und Hörstücken sowie den Performances von Ginka Steinwachs. Wenn diese Autorin in *g-l-ü-c-k* (1991) eine ihrer Figuren »Anna Lyse« nennt, erweist sie auch der P. ihre Referenz.

Die Beziehungen zwischen P. und Literatur waren und sind immer noch durch Rivalitätsängste, Prioritätsansprüche, aber auch gegenseitigen Respekt gekennzeichnet. P. und moderne Literatur reagierten seit 1900 gleichzeitig und in wechselseitiger Abhängigkeit auf gravierende Identitätsprobleme des modernen Subjekts angesichts heterogener, vom Ich zunehmend schwer zu integrierender Ansprüche der sozialen Umwelt und der eigenen Natur in hochkomplexen, stark ausdifferenzierten Gesellschaften. P. und Literatur kooperierten und konkurrierten dabei miteinander.

Thomas Anz (in Zusammenarbeit mit Christine Kanz) (Hg.): Psychoanalyse in der modernen Literatur. Kooperation und Konkurrenz, Würzburg 1999

Johannes Cremerius: Freud und die Dichter, Freiburg/
    Br. 1995
Horst Thomé: Autonomes Ich und ›Inneres Ausland‹.
    Studien über Realismus, Tiefenpsychologie und Psy-
    chiatrie in deutschen Erzähltexten (1848–1914), Tü-
    bingen 1993
Michael Worbs: Nervenkunst. Literatur und Psychoana-
    lyse im Wien der Jahrhundertwende, Frankfurt/M.
    1988
Michael Rutschky: Lektüre der Seele. Eine historische
    Studie über die Psychoanalyse der Literatur, Frank-
    furt/M. 1981
                                                                                    Th.A.

Psychopathologie P. als Lehre von den psychischen Störungen (→Psychiatrie) umfasst deren Beschreibung (deskriptive P.) und klassifikatorische nosologische Zuordnung (kategoriale P.).
Es existieren verschiedene diagnostische (→Di-
agnose) Ebenen: →Symptom-, Syndrom- und Dia-
gnoseebene. Karl Bonhoeffer (1868–1948) postulierte die nosologische Unspezifität psychopathologischer Symptome; ein Symptom erlaube keinen Rückschluss auf die Ätiologie. Unter klassifikatorischen Aspekten werden dimensionale und
kategoriale Ansätze unterschieden. Dimensionale
Ansätze postulieren fließende Übergänge zwischen Normalität (→Norm) und psychischer Erkrankung (Kontinuitätshypothese) (→Gesundheit
und Krankheit). Kategoriale Ansätze gehen von
natürlichen Grenzen zwischen einzelnen psychischen Störungen aus (Diskontinuitätshypothe-
se). Ein historisches Beispiel für ein dimensiona-
les Konzept ist Wilhelm Griesingers (1817–68)
Konzept der Einheitspsychose (→Neurose und
Psychose). Griesinger berücksichtigte zusätzlich
zum psychopathologischen Querschnittsbefund
auch den Längsschnitt (Verlauf) und differenzierte gesetzmäßig aufeinander folgende Stadien: af-
fektives (→Affekte) Prodromalstadium, wahnhaftes (→Wahn) Stadium und irreversible, residuale
kognitive Defizite. Ludwig Snells Beschreibung
der »primären Verrücktheit« (1865) ohne affekti-
ves Prodromalstadium veranlasste Griesinger zu
einer Revision seines Konzepts der Einheitspsychose. Emil Kraepelins (1856–1926) Vorstellung
der »natürlichen Krankheitseinheiten« ist ein historisches Beispiel für einen kategorialen Ansatz.
Zugrunde liegt die Idee einer natürlichen Einteilung mit qualitativen Unterschieden zwischen
normal und psychisch krank sowie zwischen
den einzelnen Diagnosekategorien. Diese »natür-

lichen Krankheitseinheiten« bezeichnen Kraepelin zufolge real existierende nosologische Entitäten. Kraepelin entwickelte eine auf den Verlaufs-
aspekt und die Prognose gestützte Dichotomie
endogener Psychosen in »Dementia praecox«
(entspricht dem Konzept der →Schizophrenie
nach Eugen Bleuler) und manisch-depressive
Erkrankungen (→Depression/Manisch-depressive
Krankheit, →Melancholie). 1933 prägte Jacob S.
Kasanin den Begriff der schizoaffektiven Psychose mit dem Charakteristikum des phasischen Verlaufs mit günstigem Ausgang ohne Residuum. Robert Gaupp (*Der Fall Wagner*, 1920) bemühte sich
darum, wahnhaftes Erleben aus der biographischen Entwicklung heraus psychologisch nachzuvollziehen. Karl Jaspers (1883–1969) differenzierte zwischen statischem (phänomenologi-
schem) und genetischem (nachvollziehendem)
Verstehen und postulierte eine hirnorganische
(→Gehirn) Ätiologie, falls sich psychopathologische Phänomene beim Versuch des genetischen
Verstehens als Unterbrechung der Sinnkontinui-
tät der biographischen Entwicklung erweisen
(Kriterium der Verstehensgrenze). Jaspers betonte, dass es keiner wissenschaftlichen Methode
möglich sei, den ganzen Menschen in seiner bio-
graphisch-individuellen Singularität zu erfassen.
Die reduktionistische Gleichsetzung neurobiologi-
scher Phänomene mit seelischem Erleben bezeichnete er als »Hirnmythologie« und die Gleichsetzung von Geistes- mit Gehirnerkrankungen als
»Dogma«. Im Gegensatz zu Kraepelins Streben
nach Realdefinitionen im Sinn natürlicher Krankheitseinheiten waren für Kurt Schneider (1887–
1967) Diagnosen lediglich heuristische begriffliche Konstrukte (nominaldefinitorische Auffassung). Schneider vertrat ein duales System der
klinischen P.: Psychische Störungen seien entweder Folgen von Krankheiten oder abnorme Spielarten seelischen Wesens (abnorme Verstandes-
anlagen, abnorme Persönlichkeiten (→Narziss-
tische Persönlichkeitsstörung), abnorme Erlebnis-
reaktionen). Bei den Krankheitsfolgen unterschied er zwischen psychologischer (symptomato-
logischer) und ätiologischer (somatologischer)
Ordnung. Schneider führte unter den Krankheitsfolgen in der psychologischen Ordnung auch
Schizophrenie und Zyklothymie auf. Diesen beiden psychopathologischen Syndromen ordnete er
in der somatologischen (ätiologischen) Ordnung
jeweils ein Fragezeichen zu und postulierte eine

organische Ätiologie des Zentralnervensystems (Somatosepostulat). In seiner Systematik wird den endogenen Psychosen keine eigene Position gegenüber den körperlich begründbaren (exogenen) Psychosen eingeräumt. Schneider gilt als entscheidender Vorläufer der heutigen operationalisierten, deskriptiv-phänomenologischen psychiatrischen Diagnostik. Gerd Huber greift die endogenen Psychosen aus den Krankheitsfolgen gesondert heraus, so dass sich ein triadisches System ergibt: Die abnormen Variationen seelischen Wesens werden beibehalten; als Folge von Krankheiten unterscheidet Huber exogene (körperlich begründbare, organische) von endogenen Psychosen (Schizophrenie, Zyklothymie), bei denen eine organische Ätiologie postuliert wird, die jedoch mit den aktuell zur Verfügung stehenden Nachweismethoden momentan nicht aufgeklärt werden kann. Ein alternatives Klassifikationssystem stellt Karl Leonhards *Aufteilung der endogenen Psychosen und ihre differenzierte Ätiologie* (2003) dar. Aktuelle psychiatrische Klassifikationssysteme sind die Internationale Klassifikation psychischer Störungen (ICD-10, Kapitel V (F), WHO 1992, Forschungskriterien 1994) und das Diagnostische und Statistische Manual Psychischer Störungen (DSM-IV, American Psychiatric Association (APA), 1994). Charakteristika moderner Klassifikationssysteme sind Operationalisierung, deskriptiv-phänomenologischer und multiaxialer Ansatz sowie Neutralität gegenüber ätiologischen Konzepten. Diagnostische Hierarchieregeln (wie die jasperssche Schichtenregel) sind zugunsten des Komorbiditätsprinzips aufgegeben. Auch das Neurosenmodell und das Endogenitätsprinzip sind absolet. Anstelle des Begriffs Krankheit wird »Störung« verwendet. Die operationalisierten Diagnosesysteme ICD-10 und DSM-IV verfolgen einen kategorialen (prototypischen) Ansatz. Verbreitet in Deutschland ist die Dokumentation des psychopathologischen Befundes nach dem AMDP-System (Arbeitsgemeinschaft für Methodik und Dokumentation in der Psychiatrie). Untersuchungsinstrumente sind Internationale Diagnosen-Checklisten (IDCL) für ICD-10 und DSM-IV, strukturierte Interviews (SKID: strukturiertes klinisches Interview für DSM-IV, SCAN: Schedules for Clinical Assessment in Neuropsychiatry) und standardisierte Interviews (CIDI: Composite International Diagnostic Interview nach ICD-10).

Die Bedeutung der Literatur für die Psycho-pathologie hat schon Kurt Schneider gesehen, und sie liegt – wie auch Viktor von Weizsäcker dies betont – im Potenzial (qua Ästhetik) literarischer und medialer Repräsentationen für das Verständnis psychopathologischer Phänomene. Das symbolische Potenzial der Künste kann in der fiktionalen Form Darstellungsmöglichkeiten – gerade von Pathologie – eröffnen, die in wissenschaftlicher Terminologie unaussprechlich und undarstellbar sind. Dies geht mit der grundsätzlichen Einsicht einher, dass der Mensch durch biologische Parameter nicht fassbar ist. Das ästhetische Potenzial vermag gerade psychopathologische Phänomene, die nicht mit einem naturwissenschaftlichen Bild des Menschen als biologisches System beschreibbar sind, zu fassen. Fundamentale Kritik an psychopathologischer Terminologie und Klassifikation übt der »Übertreibungskünstler« Thomas Bernhard in *Wittgensteins Neffe* (1982): »An dieser sogenannten Geisteskrankheit hat sich die Hilflosigkeit der Ärzte und der medizinischen Wissenschaften insgesamt auf das deprimierendste bewiesen. Diese medizinische Hilflosigkeit der Ärzte und ihrer Wissenschaft hat dieser sogenannten Geisteskrankheit [...] immer wieder die aufregendsten Bezeichnungen gegeben, aber naturgemäß niemals die richtige, weil sie dazu nicht befähigt war in ihrer Kopflosigkeit und alle ihre Bezeichnungen, diese sogenannte Geisteskrankheit meines Freundes betreffend, hatten sich immer wieder als falsch und geradezu als absurd herausgestellt und eine hat die andere immer wieder auf die beschämendste, gleichzeitig deprimierendste Weise aufgehoben. Die sogenannten psychiatrischen Ärzte bezeichneten die Krankheit meines Freundes einmal als diese, einmal als jene, ohne den Mut gehabt zu haben, zuzugeben, daß es für diese wie für alle anderen Krankheiten auch, keine richtige Bezeichnung gibt, sondern immer nur falsche, immer nur irreführende, weil sie es sich letzten Endes, wie alle anderen Ärzte auch, wenigstens durch immer wieder falsche Krankheitsbezeichnungen leichter und schließlich auf mörderische Weise bequem gemacht haben. Alle Augenblicke sagten sie das Wort manisch, alle Augenblicke das Wort depressiv und es war in jedem Fall immer falsch. Alle Augenblicke flüchteten sie (wie alle anderen Ärzte!) in ein anderes Wissenschaftswort, um sich (nicht aber den Patienten!) zu schützen und abzusichern. Wie alle anderen Ärzte verschanzten auch die den Paul behandelnden sich hinter der lateinischen Sprache, die sie zwischen sich und ihrem Patienten als einen unüberwindlichen und undurchdringlichen Wall aufrichteten [...] nur zu dem alleinigen Zweck der Vertuschung ihrer Inkompetenz und der Vernebelung ihres Scharlatanismus. Als eine tatsächlich unsichtbare, aber doch wie keine andere undurchdringliche Mauer schieben sie das Lateinische zwischen sich und ihre Opfer schon gleich zu Beginn ihrer Behandlung, deren Methoden in jedem Fall nur die unmenschlichen und die mörderischen und die tödlichen sein können, wie wir wissen. Der psychiatrische Arzt ist der inkompetenteste und immer dem Lustmörder näher als seiner Wissenschaft. Mein ganzes Leben habe ich vor nichts mehr Angst gehabt, als in die Hände von psychiatrischen Ärzten zu fallen, gegen die alle anderen, ja letzten Endes auch immer nur unheilbringenden Ärzte, doch viel weniger gefährlich sind [...] Die psychiatrischen Ärzte sind die tatsächlichen Teufel unserer Zeit.« Das psychiatrische »Pendant« zu dieser überspitzten literarischen Kritik an psychiatrischer Terminologie ist der Hinweis von Psychiatern, eine Psychose sei aufgrund des Kriteriums der Verstehensgrenze (Karl Jaspers) in der Literatur prinzipiell nicht adäquat darstellbar: »Das Wesen der Psychose ist das Abreißen der Verständlichkeit.« (Kurt Schneider) Bei aller Fundamentalkritik von beiden Seiten (der Literatur und der Psychiatrie) lässt sich zweifelsfrei festhalten, dass die Psychopathologie von der Literatur als Inspirationsquelle für die psychiatrische Terminologie erheblich profitiert: Ödipus-Komplex, Münchhausen-Syndrom, Narzissmus, Werther-Effekt (→Suizid), Diogenes-Syndrom, Elektra-Komplex (nach Carl Gustav Jung die feminine Variante des Ödipus-Komplexes also die »spezifische Zuneigung zum Vater und die entsprechende Eifersuchtseinstellung gegen die Mutter«) (→Psychoanalyse), Oblomow-Syndrom, Ahasver, Othello. Auf die mythologischen Spuren dieser klinischen Termini hat zuletzt Axel Karenberg in *Amor, Äskulap & Co. Klassische Mythologie in der Sprache der modernen Medizin* (2005) hingewiesen.

Florian Steger: Medien, Sucht und Kultur. Das Potenzial medialer Repräsentationen von Sucht für das Verständnis psychopathologischer Phänomene. In: Fundamenta Psychiatrica 17 (2003), S. 53–57.
Dietrich v. Engelhardt: Geisteskrankheit. In: Dietrich v. Engelhardt: Medizin in der Literatur der Neuzeit. Bd. 1, Darstellung und Deutung, Hürtgenwald 1991, S. 101–120
Karl Jaspers: Allgemeine Psychopathologie, Heidelberg 1913 (9. unveränderte Aufl. 1973)
Kurt Schneider: Klinische Psychopathologie, Stuttgart 1967 (14. unveränderte Aufl. 1992)
Christian Scharfetter: Allgemeine Psychopathologie, Stuttgart 1996 (4. neubearbeitete Aufl.)

J.B./F.St.

Psychose   →Neurose und Psychose

Psychosomatische Medizin und Psychotherapie   →Psychotherapie

Psychotherapie   Umfassend ist die Definition von Hans Strotzka (*Psychotherapie: Grundlagen, Verfahren, Indikationen*, 1975): »Psychotherapie ist ein bewußter und geplanter interaktioneller Prozeß zur Beeinflussung von Verhaltensstörungen und Leidenszuständen, die in einem Konsensus (möglichst zwischen →Patient, Therapeut und Bezugsgruppe) für behandlungsbedürftig gehalten werden, mit psychologischen Mitteln (durch Kommunikation) meist verbal, aber auch averbal in Richtung auf ein definiertes, nach Möglichkeit gemeinsam erarbeitetes Ziel (Symptomminimalisierung und/oder Strukturänderung der Persönlichkeit) mittels lehrbarer Techniken auf der Basis einer Theorie des normalen und pathologischen Verhaltens. In der Regel ist dazu eine tragfähige emotionale Bindung notwendig.« Der Terminus »die Seele behandeln« findet sich expressis verbis bereits bei Platon (*Charmides* 157a). Die Seele könne behandelt werden durch »gewisse Besprechungen«. Diese Besprechungen werden auch als »schöne Reden« bezeichnet. In der Stoa wird Eudämonie als Freisein von Affekten definiert. Eine antike Vorwegnahme der kognitiven Umstrukturierung findet sich bereits bei Epiktet (*Encheiridion* 5). Epikur definiert →Lust negativ als Abwesenheit von Unlust, also Schmerzfreiheit (→Schmerz) des →Körpers und Angstfreiheit (→Angst) der Seele. Durch Selbstgenügsamkeit gelange man zur Meeresstille des Gemüts. Die →Psychoanalyse entwickelte sich aus der Hypnosebehandlung. Eine frühe Form der →Hypnose wurde von Franz Anton Mesmer (1734–1815) entwickelt, der als Repräsentant suggestiver Therapieverfahren angesehen werden kann (→Mesmerismus). Er selbst erklärte jedoch die Hypnose nicht durch Suggestion, sondern materiell mit seiner Fluidumtheorie (animalischer Magnetismus). Der englische Arzt James Braid (1785–1860) induzierte die Hypnose durch Augenfixation und betonte suggestive Faktoren. Jean-Martin Charcot (1825–93) begründete die Pariser ›Schule‹ der Hypnose. Parallel etablierte sich die ›Schule‹ von Nancy um Ambroise-Auguste Liébeault (1823–1904) und Hippolyte Marie Bernheim (1840–1919). Beide induzierten Hypnose nicht wie Braid durch Augenfixation, sondern durch verbale Suggestion. Bernheim erklärte die Hypnose nicht wie Mesmer materiell (Fluidumtheorie), sondern psychologisch (Suggestionstheorie). Sigmund Freud (1856–1939) hospitierte bei beiden Hypnoseschulen (Paris 1885/86, Nancy 1889). Zusammen mit Joseph Breuer (1842–1925) entwickelte er die Psychoanalyse. Kerngedanke der psychoanalytischen Theorie ist die Annahme des →Unbewussten. Dieser Gedanke geht jedoch nicht auf Freud zurück; Jahrzehnte vor ihm hatten bereits Arthur Schopenhauer (1788–1860) und Carl Gustav Carus (1789–1869) auf unbewusste Phänomene hingewiesen. Eine dem Instanzenmodell Freuds sehr ähnliche Dreiteilung in Instinkte, Bewusstsein und Über-Uns findet sich bereits bei Johann Christian August Heinroth (1773–1843). In ähnlicher Weise unterschied Platon in der *Politeia* (dt. *Der Staat*) drei Bestandteile der menschlichen Seele: den niedrigsten Teil (Begierden, Triebe), den mittleren Teil (Mut, Energie), und den höchsten Teil (Vernunft). Aus der Psychoanalyse entwickelten sich zahlreiche tiefenpsychologische Schulen: Alfred Adlers (1870–1937) Individualpsychologie betont das Machtstreben, Carl Gustav Jung (1875–1961) die Archetypen und das kollektive Unbewusste. Jüngere Richtungen der Psychoanalyse sind Ichpsychologie, Objektbeziehungstheorie, Selbstpsychologie und Neopsychoanalyse. Der Indikationsbereich für die klassische Psychoanalyse ist sehr begrenzt. In der heutigen Praxis liegt ihre Domäne aufgrund des hohen Aufwands in der psy-

choanalytischen Ausbildung. Größere praktische Bedeutung haben heute die tiefenpsychologisch fundierte P., die niederfrequenter und im Sitzen durchgeführt wird, und die Fokalpsychotherapie. Die Verhaltenstherapie (VT) entwickelte sich auf der Grundlage der Lerntheorie (klassische Konditionierung: Iwan Petrowitsch Pawlow, 1849–1936; operante Konditionierung: Burrhus Frederic Skinner, 1904–90). Joseph Wolpe (1915–97) entwickelte 1958 die systematische Desensibilisierung. Andere Techniken der Reizkonfrontation (Exposition mit Reaktionsmanagement) erlangten größere Bedeutung in der klinischen Praxis und haben sich insbesondere bei der Behandlung von Angst- und Zwangsstörungen als sehr wirksam erwiesen. Weitere wichtige aktuelle Methoden und Techniken der VT sind operante Verfahren (positive und negative Verstärkung, Löschen), Modelllernen, Training sozialer Kompetenz und Problemlösetraining. Seit den 1970er Jahren werden von der VT auch intrapsychische Prozesse berücksichtigt (kognitive Revolution, kognitive VT, Aaron Beck, geb. 1921). Den humanistischen Psychotherapieverfahren werden die Gestalttherapie (Fritz Perls, 1893–1970), die klientenzentrierte P. oder Gesprächspsychotherapie (Carl Rogers, 1902–87), das Psychodrama (Jakob Levi Moreno, 1889–1974) und die Logotherapie (Victor Frankl, 1905–97) zugerechnet. Zu den Entspannungsverfahren zählen das autogene Training (Johannes Heinrich Schultz, 1884–1970; während des Nationalsozialismus stellvertretender Direktor des »Göring-Instituts«) und die häufig angewandte progressive Muskelrelaxation nach Edmund Jacobson (1885–1976). Auch die Paar- und Familientherapie spielt eine wichtige Rolle. In jüngster Zeit wird eine rigide Orientierung an Psychotherapieschulen als antiquiert betrachtet. Integrative (schulenübergreifende) und störungsspezifische Therapieansätze (→Therapie) dürften in Zukunft größere Bedeutung erlangen. In jüngster Zeit werden psychotherapeutische Interventionen hinsichtlich ihrer Wirksamkeit empirisch evaluiert. Negative Effekte und ethische Aspekte (→Ethik in der Medizin) der P. werden zunehmend reflektiert und beachtet.

Die heilende Behandlung der Seele hat auf vielfältige Weise Einlass in Literatur und Künste gefunden; dies gilt für eine europäische Perspektive und reicht von der Antike bis heute. Ganz allgemein lässt sich festhalten: Ein Therapeut begleitet seinen Patienten, er steht mit ihm in einer Beziehung (→Arzt-Patienten-Beziehung). Der Patient erzählt dem Psychotherapeuten seine Geschichte, er teilt ihm als Erzähler seine Wahrnehmungen der Welt mit. *Der Patient als Erzähler in der Psychotherapie* (2004) steht im Mittelpunkt der psychodynamischen Perspektive von Brigitte Boothe. Ihr geht es um das kommunikative und das psychodynamische Potenzial der mündlichen Alltagserzählung in der Psychotherapie, wenn sie ein Analyseinventar dieser Narrative zur Verfügung stellt. Entsprechend dieser Voraussetzung kommt es in jeder psychotherapeutischen Sitzung zur Geburt eines Narrativs, das in gewissem Sinn ein Stück Kunst und damit eben auch Literatur verkörpert. Im Grunde ist also jedes psychotherapeutische Gespräch als literarische Repräsentation der Psychotherapie zu werten. Darüber hinaus bewältigen einige Patienten durch Schreiben, sie erfahren sich selbst im Schreibprozess und leisten dadurch Bewältigungsarbeit; in diesem Zusammenhang spricht man auch von Selbsterfahrungsliteratur. Diese ist auch außerhalb des engeren psychotherapeutischen Rahmens zu erkennen und meint ganz allgemein Literatur von Patienten über eigene Erfahrungen und Wahrnehmungen ihres Krankseins auf sich selbst bezogen und/oder in ihren Erfahrungen mit anderen. Damit kann – bei weitester Dehnung der Definition von Psychotherapie – jedes selbsterfahrungsliterarische Textstück einen psychotherapeutischen Effekt erzielen. Konkret kann man bei einigen Literaten erkennen, dass sie v. a. für die Psychoanalyse empfänglich waren und von dieser beeinflusst literarisch arbeiteten. Schriftsteller und Künstler nach 1900 beschäftigen sich intensiv mit Freuds Schriften über die Psychoanalyse und äußern sich dazu. In *Künstler und Psychoanalyse* (1918) diskutiert Hermann Hesse Übereinstimmungen und Differenzen sowie die Möglichkeit der Psychoanalyse als künstlerische Inspiration. Hermann Hesses *Demian* (1919) kann als kaum verschleierte Auseinandersetzung mit der Psychoanalyse gelesen werden. Im *Steppenwolf* (1927), der eine Illustration der prozessualen Bewusstmachung von Unbewusstem bietet, vollzieht Hesse eine poetische Aufarbeitung der freudschen Theorie des Unbewussten, der Triebtheorie und der Ich-Psychologie. Rezeptionen von Freuds Werk finden sich in Thomas Manns *Die Stellung Freuds in der modernen Geistesgeschichte* (1929), *Freud und die Zukunft* (1936) und *Freud, Goethe, Wagner* (1937). Auch in Thomas Manns *Der Zauberberg* (1924) können in seiner Sexualsymbolik (→Sexualität), in den Schilderungen von →Träumen und in der literarischen →Psychopathologie innerer Konflikte zwischen zivilisierter Selbstbeherrschung und anarchischer Wildnis der Leidenschaften zahlreiche Repräsentationen von →Neurosen und Einflüsse der Psychoanalyse gefunden werden. In Form des einzigen im Roman leibhaftig auftretenden Psychoanalytikers Dr. Krokowski wird die Psychoanalyse allerdings als mystische Heilslehre eines Fanatikers diskreditiert und mit okkulten Praktiken in Verbindung gesetzt. Dieser Widerspruch kommt noch akzentuierter in der Figur des Settembrini zum Ausdruck, der die Psychoanalyse einerseits als Werkzeug der Aufklärung lobt und andererseits als Hindernis jeder Aktivität verteufelt. Das Phänomen der zur Mode gewordenen Therapie in einer gehobenen Gesellschaftsschicht, der es zwar materiell an nichts mangelt, die aber an einer gewissen inneren Leere leidet, beschreibt treffend David Lodge in *Therapy* (1995; dt. *Therapie*). Der Protagonist Laurence Passmore sagt von sich: »Ich gehe in eine Menge Therapien. Montags in die Physiotherapie mit Roland, dienstags in die Verhaltenstherapie mit Alexander, und freitags habe ich abwechselnd Aromatherapie und Akupunktur.«

Der Psychoanalytiker Tilmann Moser beschreibt in seinem Buch *Bekenntnisse einer halb geheilten Seele. Psychotherapeutische Erinnerungen* (2004) seine eigenen Erfahrungen mit Psychotherapie als Behandelter und Behandelnder.

Wolfgang Senf, Michael Broda: Praxis der Psychotherapie. Ein integratives Lehrbuch. 3. Aufl., Stuttgart 2005

Michael Ermann: Psychosomatische Medizin und Psychotherapie. Ein Lehrbuch auf psychoanalytischer Grundlage. 4. Aufl., München 2004

Wolfgang Mertens: Psychoanalyse. Geschichte und Methoden. 2. Aufl., München 2000

Johannes Thome: Psychotherapeutische Aspekte in der Philosophie Platons, Hildesheim, Zürich, New York 1995

Marcel Zentner: Die Flucht ins Vergessen. Die Anfänge der Psychoanalyse Freuds bei Schopenhauer, Darmstadt 1995

J.B./F.St.

Rausch Im engeren medizinischen Sinn bezeichnet der Begriff R. jene Symptome, die bei akuter Alkoholintoxikation (→Alkohol und Alkoholismus) auftreten. Im weiteren Sinn versteht man unter R. einen Zustand, in dem nach Konsum von Rauschmitteln Erleben und Gefühl (→Affekte) verändert sind. Man unterscheidet heute verschiedene Wirkungen von Rauschmitteln, u. a.: narkotische und hypnotische Zustände, verstärkte Schmerzwahrnehmung (hervorgerufen durch Barbiturate); Schmerzlosigkeit (→Schmerz), Sedierung, Euphorie (Opiate, u. a. Opium, Morphin (→Drogen)); Euphorie, Enthemmung, verlangsamte Reaktion (Alkohol); vermindertes Schlafbedürfnis (Amphetaminderivate, u. a. Ecstasy) (→Schlafen und Wachen); Wahnvorstellungen (→Wahn), toxische Ekstase, Bewusstseinserweiterung (Halluzinogene, u. a. Mescalin, LSD, Haschisch); verminderte Schmerzwahrnehmung, Euphorie, reduziertes Erholungsbedürfnis, Antriebssteigerung (Kokain). Ein R. kann begleitet werden durch Wahrnehmungsstörungen (→Sinneswahrnehmung), Bewusstseinsveränderungen (→Bewusstsein), Verminderung der Selbstkontrolle oder Orientierungsverlust. Der R. zählt zu den anthropologischen Konstanten. In vorgeschichtlicher Zeit eher zufällig entdeckte rauschgenerierende Substanzen bzw. Verarbeitungsprozesse führten zur gezielten Suche nach Möglichkeiten zur Herbeiführung von R., die oft in medizinische, rituelle oder magische Zusammenhänge eingepasst wurden. Der Übergang von häufiger Herbeiführung von R. zur →Sucht ist fließend.

Auch wenn die Deutung, derzufolge der Apfel der biblischen *Genesis* ein bewusstseinsveränderndes Rauschmittel gewesen sei, umstritten ist, finden sich seit altersher in literarischen Zeugnissen Niederschläge rauschhafter Erlebnisse. Zwar belegen die überlieferten Dokumente aus dem antiken Griechenland auch Beispiele von Mohn- und Opiumgebrauch, doch das bevorzugte Rauschmittel der Griechen war Alkohol. In Homers *Ilias* und der *Odyssee* gehört Wein zu den Grundnahrungsmitteln (→Essen und Trinken), wird aber auch als Genussmittel verwendet. V. a. der (im 8. Jh. v. Chr. einsetzende) Kult um Dionysos (röm. Bacchus), den Gott des Weines, zu dessen Ehren orgiastische Feste gefeiert wurden, zeitigte nachhaltig Wirkung auf die Literatur: Aus den Wechselgesängen anlässlich der dionysischen Feste sollen sich Tragödie und Komödie entwickelt haben. Literarische Beispiele der dionysischen Rauschverklärung finden sich etwa bei Kratinos' *Pytine* (423 v. Chr.) oder Euripides' *Bakchai* (dt. *Die Bakchen*). Allerdings war der R. dem erwachsenen Adel vorbehalten. In der römischen Antike nahmen die Alkohol-Orgien zu Ehren Bacchus' solche Ausmaße an, dass einschränkende Gesetze erlassen wurden. Auch das als Medikament (→Arzneimittel) weit verbreitete Opium spielte in der Kultur des antiken Roms eine nicht unbedeutende Rolle. Während aus der Zeit des frühen europäischen Mittelalters kaum Texte überliefert sind, die sich des R. annehmen, setzt um die Wende zur Neuzeit eine neuerliche Epoche des Alkoholrausches ein, die zahlreiche Trinklieder und -schwänke hervorbringt und den R. als Massenphänomen aller gesellschaftlichen Gruppen widerspiegelt. Vom 13. bis ins 16. Jh. wird v. a. die Wirkung des Alkohols in seinen verschiedenen Ausprägungen festgehalten, wie etwa in Hans Sachs' Spruchdichtung *Die vier Eigenschaften des Weines* (1528). Daneben finden sich allerdings auch didaktische Dichtungen, in welchen die Gefahr des R. aufgezeigt wird. So schildert Heinrich Wittenwiler in seinem Bauernepos *Ring* (Anfang 15. Jh.), ein rauschhaftes Hochzeitsfest, das alkoholbedingt in einen Weltkrieg (→Krieg) mündet. Grund für den allgemein verstärkten Alkoholkonsum in dieser Zeit dürfte die Verbreitung der Destillation gewesen sein, deren Produkte vor dem Ende des 15. Jh. fast ausschließlich medizinisch verwendet wurden. Da Branntwein in der Herstellung weitaus günstiger als Bier oder Wein war, wurde er schnell populär. Erst im 19. Jh., das auch als »Zeitalter des Rausches« bezeichnet wird, erfährt der R. eine grundsätzliche Aufwertung. Im Zuge der geistesgeschichtlichen Wende vom Rationalismus zur Romantik, dem Bedürfnis nach einer Poetisierung des ganzen Lebens, der Aufwertung der →Subjektivität kam ein systematisches Interesse am →Unbewussten auf, wodurch Traum und R. ins Zentrum literarischer Gestaltungen traten. Beispielhaft für dieses Interesse am Phantastischen ist E. T. A. Hoffmanns Erzählung *Der goldene Topf* (1814). Den biblischen Sündenfall aufgreifend, steht am Beginn dieser Erzählung die Begegnung des an seiner Nüchternheit und seinen Sinnen zweifelnden Protagonisten mit drei Schlangen, die zu ihm sprechen. In Rauschzuständen nach Punschgenuss steigern sich seine Visionen bis ins Wahnhafte. Die poetische Potenz des Protagonisten wird dem Alltag der Philister gegenübergestellt, in dem Phantasie keinen Platz hat. Auch wenn sich hier die Sphären der Realität und des Phantastischen im Blick des Poeten durchdringen, scheint er sich letztlich für eine entscheiden zu müssen. Doch wird der R. im 19. Jh. nicht einfach nur aufgewertet, er erhält vielmehr in zweifacher Hinsicht neue Dimensionen: Zum einen wird Alkohol als wichtigstes Rauschmittel zunehmend von Opiaten verdrängt, zum anderen wird der Rauschzustand künstlerisch funktionalisiert. Die literarischen Zeugnisse greifen den R. nicht mehr nur als Motiv auf, sondern propagieren seinen bewussten Einsatz als künstlerische Inspirationsquelle. Hatte der R. zuvor v.a. Relevanz im Hinblick auf den Inhalt (indem Rauschzustände geschildert wurden) und die Rezeption (indem Texte verfasst wurden, die in Rauschzuständen gelesen oder gesungen werden sollten), drängte sich nun seine Bedeutung für die literarische Produktion in den Vordergrund. Den Ausgangspunkt dieser Verschiebung markieren Thomas de Quinceys autobiographische *Confessions of an English Opium Eater* (1821/22; dt. *Bekenntnisse eines englischen Opiumessers*). De Quincey schildert hier, wie er zunächst zur Schmerzlinderung Opium einsetzt, allmählich jedoch die bewusstseinserweiternde Komponente des R. zu schätzen lernt. Nur im R., so de Quincey, erhalte man Zugang zu den verborgenen Regionen des Bewusstseins. Die mit dem R. verbundenen Visionen werden für de Quincey zur Poesie, womit eine (teilweise noch heute verbreitete) Vorstellung vom künstlerisch produktiven R. etabliert wird, derzufolge R. und Poesie aufs Engste verquickt sind. V.a. in Frankreich wurde der Opiumkonsum in Folge von de Quinceys Bekenntnissen zur regelrechten Mode, die um 1840 durch Haschischgebrauch ergänzt wurde, wovon etwa Théophile Gautiers Essay *Le Hachich* (1843; dt. *Haschisch*) zeugt. Um Gautier bildete sich bald ein »Haschisch-Club« (vgl. seine gleichnamige Erzählung *Le Club des hachichins* von 1846), zu dem u.a. Daumier und Baudelaire zählten. Insbesondere für Letzteren gewannen im Zuge seiner Abwendung vom emphatischen Naturverständnis und der Aufwertung künstlicher Gegen-

welten Rauscherfahrungen früh eine programmatische Dimension. Der Titel von Baudelaires spätem Prosawerk *Les paradis artificiels* (1860; dt. *Die künstlichen Paradiese*) brachte die gemeinhin mit dem R. verbundenen Hoffnungen zum Ausdruck und wurde zum noch heute wirkungsmächtigen, prägenden Leitbegriff künstlerischer Rauscherfahrungen – wenngleich Baudelaire für sich die durch Opiate evozierten Wirkungen als »falsches Ideal« verwarf, da sie den Willen schwächten. In Arthur Rimbauds Versyzklus *Le bateau ivre* (1883; dt. *Das trunkene Schiff*) kommt diese von Baudelaire kritisierte Passivität symbolisch zum Ausdruck, indem jenes Schiff zum Spielball der Ströme wird, sich nur dem R. hingeben kann und dadurch die Vergeblichkeit des Wollens manifestiert. Das Bedürfnis nach Rauschzuständen nahm im 20. Jh. keineswegs ab, wenngleich sich einmal mehr die Präferenz der Rauschmittel änderte und in den 1920er Jahren neuartige Drogen, v.a. Kokain, zu beliebten Rauschmitteln in Künstlerkreisen avancierten. Britischen Lesern war Kokain bereits aus Arthur Conan Doyles sehr verbreiteten *The Adventures of Sherlock Holmes* (1892; dt. *Die Abenteuer des Sherlock Holmes*) bekannt, in denen es sich der Meisterdetektiv regelmäßig spritzt, um seine Beobachtungsgabe zu schärfen. Gerade unter Vertretern des Expressionismus war Kokain populär, hoffte man doch, damit die angestrebte »Wirklichkeitszertrümmerung« (Benn) zu erreichen. Das Rauschbedürfnis führte in dieser Zeit häufig zu Drogenabhängigkeit oder drogenbedingten Todesfällen (wie etwa bei Georg Trakl). Gottfried Benn bestimmt den R. als wesentlichen Bestandteil des künstlerischen Schaffensprozesses. Benns Prosaband *Gehirne*, 1915/16 zeugt bereits vom starken (freilich eher theoretischem) Interesse am Drogenrausch, der Gedichtzyklus *Betäubung* (1925) thematisiert verschiedene Facetten des R. und in seinem Essay *Provoziertes Leben* (1943) stellt Benn die Droge als notwendiges Mittel bei der Erzeugung großer Gedanken dar. Unter den französischen Surrealisten war der durch Drogen erzeugte Rauschzustand umstritten. So lehnte ihn etwa André Breton ab, da der Mensch ein natürliches Rauschpotenzial besitze, das es auszuschöpfen gelte, während Antonin Artaud Rauschmittel auf der Suche nach dem menschlichen Urzustand befürwortete. Im Gegensatz zu

Artaud, der zeitlebens mit den Folgen seiner Drogensucht zu kämpfen hatte, benutzte Ernst Jünger Äther, Chloroform, Opium oder Kokain in den 1920er Jahren zu gezielten Experimenten, um seine Erkenntnismöglichkeiten zu steigern, doch entsprangen diese Experimente im Unterschied zu den Drogenversuchen anderer Autoren keinem programmatisch-ideologischen Bedürfnis, sondern eher einer nebensächlichen Neugier. In Jüngers Roman *Heliopolis* (1949) wird Rauschmitteln als Medium auf dem Weg zur Erkenntnis dennoch eine größere Relevanz zuerkannt. In den 1950er Jahren unternimmt Jünger auch Experimente mit Mescalin und LSD, wovon seine Erzählung *Besuch auf Godenholm* (1952) in Zeit- und Wahrnehmungsstruktur beeinflusst ist und sein Essay *Annäherungen. Drogen und Rausch* (1970) berichtet. Am nachhaltigsten hat die künstlerische Einstellung zum Umgang mit psychedelischen Rauschmitteln jedoch Aldous Huxley mit seinem Buch *The Doors of Perception* (1954; dt. *Die Pforten der Wahrnehmung*) beeinflusst. Der Konsum von Halluzinogenen erfährt v. a. im Kontext der Hippie-Bewegung Ende der 1960er weite Verbreitung und schlägt sich in der Literatur der Beat Generation nieder. Der amerikanische Autor Carlos Castaneda schrieb Bücher über sog. bewusstseinserweiternde Rauschmittel der mexikanischen Yaqui-Indianer (z.B. *The Teachings of Don Juan. A Yaqui Way of Knowledge*, 1968; dt. *Die Lehren des Don Juan*) und wurde damit auch in Europa zum geschätzten Autor. Als Ende der 1980er Jahre eine zunehmende Ökonomisierung alle Lebensbereiche ergreift, setzen sich Amphetaminderivate wie Ecstasy durch, deren Konsumenten sich weniger eine Bewusstseinsveränderung als vielmehr eine Steigerung ihrer körperlichen Leistungsfähigkeit versprechen. In Irvine Welshs drei Erzählungen umfassendem Band *Ecstasy* (1996; dt. *Extasy*) wird die Droge zum roten Faden, der die einzelnen Texte verbindet. Rainald Goetz zeichnet in seiner Erzählung *Rave* (1998) ein Bild der jugendlichen Partygesellschaft im Deutschland der Jahrtausendwende. Die Bandbreite des aktuellen literarischen Umgangs mit dem Thema R. findet sich in der russischen Literatur der Jahrtausendwende: So unternimmt Viktor Pelewin in seinem Roman *Generation P.* (1999) eine Art Bestandsaufnahme der derzeit verfügbaren Rauschmittel und der durch sie evozierbaren Zustände, während Sergej Bol-

mat in seinem Roman *Sami po sebe* (2000; dt. *Klick*) den Rauschzustand unabhängig von bestimmten Drogen auf der Erzählebene umzusetzen versucht.

Christoph Wulf, Jörg Zirfas: Rausch, Sucht, Ekstase. Internationale Zeitschrift für Historische Anthropologie. Paragrana. Bd. 13, H. 2, Berlin 2004
Stefan Uhlig, Monika Thiele (Hg.): Rausch – Sucht – Lust. Kulturwissenschaftliche Studien an den Grenzen von Kunst und Wissenschaft, Gießen 2002
Helmuth Kiesel (Hg.): Rausch, Berlin 1999
Alexander Kupfer: Die künstlichen Paradiese. Rausch und Realität seit der Romantik. Ein Handbuch, Stuttgart, Weimar 1996
Gisela Völger, Karin von Welck (Hg.): Rausch und Realität. Drogen im Kulturvergleich. 3 Bde., Reinbek 1982

Chr.K.

Reproduktionstechnologien   R. werden heute in R. und Neue R. unterschieden. Als R. werden Verhütungsmittel (Pille, Spirale) (→Empfängnisverhütung), Bevölkerungskontrolle und reproduktiver Service (Gynäkologie und Familienplanung) (→Generation) bezeichnet. Betont wird das heterosexuelle kleinfamiliäre Modell als Nukleus der (re)produktiven Gesellschaft. Ziel der Interventionen ist die Kontrolle reproduktiver Prozesse (→Geburt, Menstruation, →Schwangerschaft, Menopause, →Abtreibung und Verhütung). Unter den Begriff Neue R. werden reproduktive Verfahren wie AI (Artificial Insemination/künstliche Befruchtung), IVF (In-Vitro-Fertilisation), ICSI (intrazytoplasmatische Spermieninjektion), PID (Präimplantationsdiagnostik), PND (Pränataldiagnostik) und Leihmutterschaft gruppiert (→Bioethik, →Ethik in der Medizin). Mit diesen Verfahren werden Definitionen von Verwandtschaftsbeziehungen und Familie in Frage gestellt, aber auch neu bestätigt. Wissenschaftsgeschichtlicher Vorläufer der menschlichen künstlichen Befruchtung ist die erfolgreiche künstliche Befruchtung und Zucht im Tierreich: Das sind Lazzaro Spallanzanis 1785 gelungene künstliche Befruchtung einer Hündin, die durch Spallanzani durchgeführten extrakorporalen Befruchtungen von Fröschen, die sog. Hosenfrosch-Experimente, und Stephan Ludwig Jacobis Erfindung der künstlichen Fischzucht im 18. Jh. Die erste Versuchsphase der menschlichen künstlichen Befruchtung findet im letzten Drittel des 19. Jh. statt: James Marion

Sims stellt in seinen *Clinical Notes on Uterine Surgery* (1866) grundlegende Überlegungen zur künstlichen Befruchtung an und schildert erste Versuche. Zu dieser Zeit forschen in fast allen westlichen Ländern Mediziner (→Medizinische Forschung) zur künstlichen Befruchtung (→Sexualität) und führen diese teilweise auch durch: Paolo Mantegazza, David Haussmann, Max Rheinstätter, Enoch Heinrich Kisch, Alfred Gigon, Amédée Pierre Courty, George Harley. Es muss heute bezweifelt werden, dass diese erste Phase in Hinblick auf eine ausgetragene Schwangerschaft erfolgreich war. Die für die Frauen schmerzvollen bis tödlichen Folgen dieser Eingriffe werden selten in den medizinischen Veröffentlichungen erwähnt oder aber sie werden für den Fortschritt der Wissenschaft in Kauf genommen. Begründet werden die Versuche mit dem Wunsch der Frauen nach einem →Kind. Bei dieser Reduktion der Frau auf ihre Gebärfähigkeit, d.h. auf ihre biologische Funktion beziehen sich die Forscher argumentativ auf das *Alte Testament* (Gen 1,28). Die zweite wissenschaftshistorische Phase der künstlichen Befruchtung beginnt in den 1910er Jahren, angeregt durch die Ergebnisse der Tierexperimente (→Experiment) von Ilja Iwanow. Begleitet wird die Forschung schnell von einer Diskussion, an der u.a. Mediziner (→Ärzte), Sexualwissenschaftler und Juristen beteiligt sind. Es werden in unterschiedlichen Veröffentlichungen Fragen gestellt nach der Natürlichkeit und Widernatürlichkeit der Eingriffe und dem rechtlichen Status des auf diesem Wege gezeugten Kindes. Es wird außerdem die Frage erörtert, ob auch heterologe Insemination (Spendersamen) oder aber nur homologe zulässig ist. Neben ethischen, moralischen und juristischen Fragestellungen wird die künstliche Befruchtung schon in den 1920er Jahren an die →Eugenik-Debatte angebunden und in bevölkerungs-, familien- und geschlechterpolitischer Hinsicht diskutiert. 1923 erscheint von dem Biochemiker John Burdon S. Haldane *Daedalus or Science and the Future* (1923; dt. *Daedalus oder Wissenschaft und Zukunft*), in dem er eine künstliche Gebärmutter (die ektogenetische Fortpflanzung) imaginiert. Die Vorstellung der Ektogenese knüpft an Imaginationen an, die eine lange Traditionslinie besitzen. Als Vorläufer können die fälschlicherweise Paracelsus zugeschriebene Schrift *De natura rerum* (1537; dt.

Von den natürlichen Dingen), *Faust II* von Johann Wolfgang von Goethe (1832) und Robert Hamerlings spätromantisches Werk *Homunculus* (1888) angeführt werden. Der Text Haldanes ist deshalb so interessant, weil seine Ideen bereits früh in literarischen Texten aufgegriffen werden, obwohl die künstliche Gebärmutter bis heute keine medizinische Realität ist. Herauszuheben ist Aldous Huxley, der in seinem Werk Reagenzglasgeburten imaginiert, welche die reale Technologie der IVF – der Reagenzglaskinder, wie sie seit der Geburt des ersten Retortenbabys Louise Brown im Jahr 1978 genannt werden – vorwegnehmen. Die Idee der Flaschenkinder, der Babies in Bottles, wird von Huxley in den 1920er Jahren an verschiedenen Stellen seines Werks artikuliert und unter Bezug auf Haldane in Zusammenhang mit Gedanken über die Eugenik gebracht (*Crome Yellow*, 1921; dt. *Eine Gesellschaft auf dem Lande* und *A Note on Eugenics*, 1927). Aufgegriffen wird die Idee der Ektogenese 1927 auch von Raoul Heinrich Francé in dem sich u.a mit eugenischen Fragestellungen befassenden Text *Phoebus. Ein Rückblick auf das glückliche Deutschland im Jahre 1980*. In diesem essayistischen Zukunftsentwurf, in dem die Freigabe der Ehe und Familie zu Beginn des 20. Jh. dazu führte, dass ganze Völker durch unkontrollierte Fortpflanzung in den Abgrund getrieben wurden, wird in England die Hälfte aller Kinder schon mit Hilfe der Ektogenese zur Welt gebracht. Haldanes Idee findet sich auch in David Herbert Lawrences 1928 erschienenem Roman *Lady Chatterley's Lover* (dt. *Lady Chatterleys Liebhaber*) in einer Textpassage, in der die Trennung von →Liebe und Sex thematisiert wird. Diese Trennung wird heute noch von kultur- und sozialwissenschaftlichen Theoretikerinnen und Theoretikern, die sich mit den R. auseinander setzen, als eine emanzipatorische Errungenschaft vertreten (→Geschlechterdifferenz). Anzuführen wäre der Vater der Pille, Carl Djerassi, der in Interviews, Romanen und seinem Theaterstück *An Immaculate Misconception. Sex in an Age of Mechanical Reproduction* (2000; dt. *ICSI. Sex im Zeitalter der technischen Reproduzierbarkeit*) immer wieder diese Position vertritt. 1932 erscheint Huxleys Roman *Brave New World* (1932; dt. *Schöne neue Welt*), in dem er die Reagenzglasgeburten als eine Fließband-Produktion von Menschen beschreibt. Diese Darstellung wird als fiktiver Vorläufer für die reale (Nicht-)Entwicklung des Klonens (und die seit den 1970er Jahren entstehenden literarischen Texte, die sich mit dem Klonen befassen) herangezogen. Die Frage der Massenproduktion von Menschen in einer industriellen Verfahrensweise wird von Konrad Loele in *Züllinger und seine Zucht* schon 1920 thematisiert, wenn auch als wuchernde extrahierte Gebärmütter, die in Nährflüssigkeiten liegend künstlich befruchtet werden. In den 1920er und 1930er Jahren werden Visionen der künstlichen Fortpflanzung entworfen, die als Reaktionen auf den ersten Weltkrieg, die wirtschaftliche Lage und die Massenindustrialisierung zu betrachten sind. Wenn man sie aus heutiger Perspektive liest, scheint ein Teil der Texte auch die Bevölkerungspolitik des nationalsozialistischen Regimes vorwegzunehmen: Hier wurde künstliche Befruchtung wissenschaftlich als Teil der staatlich organisierten Fortpflanzung/Vermehrung in eugenischer Hinsicht thematisiert (→Genetik). Keiner der Texte – auch nicht der 1911 erschienene Roman Hanns Heinz Ewers' *Alraune. Die Geschichte eines lebenden Wesens* – thematisiert Unfruchtbarkeit als Ursache für diese Verfahren. Dies ändert sich auch nicht in Aldous Huxleys Roman *Island* (1962; dt. *Eiland*), in dem künstliche Befruchtung und Vereisungsverfahren angewandt werden, um das menschliche Geschlecht zu veredeln: Genetisch nicht mehr mit den Vätern verwandt, stellen die so empfangenen Kinder Wunschkinder dar, die in eine Theologie der Wiedergeburt und Karma-Theorie eingebettet werden. Angela Carter schildert die künstliche Befruchtung in *The Passion of New Eve* (1978; dt. *Das Buch Eva*) als einen radikal-feministischen Akt einer weiblichen Gemeinschaft: Nach einer Geschlechtsumwandlung wird Eva (ehemalig Evan) mit ihrem/seinem eigenen Samen künstlich befruchtet. Einige der wenigen Texte, die sich mit R. als Abhilfe von Kinderlosigkeit auseinander setzen sind Kurt Vonneguts *Galápagos* (1985; dt. *Galapagos*), in dem das Überleben einer kleinen Gemeinschaft von der künstlichen Befruchtung durch eine Frau abhängig ist, Rolf Hochhuths Theaterstück *Unbefleckte Empfängnis. Ein Kreidekreis* (1988), in dem er Leihmutterschaft thematisiert, und Norbert Krons *Autopilot* (2002), in dem mediale und biologische Reproduktionstechnologien thematisch zusammengeführt werden und sich in einem geplanten, nicht aber ausgeführten Attentat gegen die mediale Öffentlichkeit und einer kriminalistischen Spurensuche des Ich-Erzählers zuspitzen. Während im Bereich der sog. Klonliteratur eine Anzahl von Texten der Kriminalliteratur zugeordnet werden können, bildet sich bis jetzt noch kein vergleichbares Genre bei den Texten heraus, die R. thematisieren.

Chloé Diepenbrock: Gynaecology and Textuality. Popular Representations of Reproductive Technology, New York 1998
Valerie Hartouni: Cultural Conceptions. On Reproductive Technologies and the Remaking of Life, Minneapolis, London 1997
Susan Merrill Squier: Babies in Bottles. Twentieth-Century Visions of Reproductive Technology, New Brunswick 1994

T.N.

Riechen   →Geruch, →Sinneswahrnehmung

Sadismus und Masochismus In der →Psychiatrie finden sich eine ganze Reihe von Termini, die aus literarischen Darstellungen abgezogen werden. Die bekanntesten sind zweifellos S. (Quälsucht) und M. (Leidenslust). Das Begriffspaar wurde mit einem Schlag populär, als 1886 die Monographie *Psychopathia Sexualis* des Psychiaters Richard von Krafft-Ebing (1840–1903) erschien. Der Untertitel lautet: Eine medizinisch-gerichtliche Studie für Ärzte und Juristen. Damit subsumiert der Autor seine Materialien unter die Leitbegriffe Straffälligkeit und Abartigkeit. Im Gewand wissenschaftlicher Darstellung erscheinen die Tabuzonen konventioneller Moral in regelrecht bengalischer Beleuchtung. Unter den zahlreich eingestreuten →Fallgeschichten finden sich Kabinettstücke genuin literarischer Pointierung. In scheinheiliger Sorge um die Nobilität seines Unternehmens vermerkt der Autor im Vorwort zur ersten Auflage: »Die folgenden Blätter wenden sich an die Adresse von Männern ernster Forschung auf dem Gebiete der Naturwissenschaft und Jurisprudenz. Damit jene nicht Unberufenen als Lektüre dienen, sah sich der Verfasser veranlasst, einen nur Gelehrten verständlichen Titel zu wählen, sowie, wo immer möglich, in Terminis technicis sich zu bewegen. Außerdem schien es geboten, einzelne besonders anstößige Stellen statt in deutscher, in lateinischer Sprache zu geben.« Während S. als Terminus bereits geläufig war, hat Krafft-Ebing die Bezeichnung M. erfunden; dies in expliziter Bezugnahme auf den Kurzroman *Venus im Pelz* (1869) von Leopold von Sacher-Masoch (1836–95). Hierzu hat Gilles Deleuze einen einschlägigen Essay verfasst: *Présentation de Sacher Masoch, le froid et le cruel* (1967; dt. *Sacher Masoch und der Masochismus*). S. wird von Krafft-Ebing in bereits üblichem Rekurs auf die Schriften des Marquis de Sade (1740–1814) verwendet, wobei dessen *La nouvelle Justine ou les malheurs de la vertu* (1797; dt. *Die neue Justine oder Das Unglück der Tugend*) als herausragendes Beispiel gelten darf. Ein Reprint der *Psychopathia sexualis* Krafft-Ebings im Jahr 1993 belegt nur noch den ausschließlich historischen Stellenwert des einstigen Bestsellers. Welchen Weg die psychiatrische Einschätzung des Begriffspaares S./M. genommen hat, dokumentieren im deutschen Sprachraum Sigmund Freud mit *Drei Abhandlungen zur Sexualtheorie* (1905), Medard Boss mit *Sinn und Gehalt der sexuellen Perversionen* (Neufassung 1951) sowie Peter Fiedler mit *Sexuelle Orientierung und sexuelle Abweichung* (2004) (→Sexuelle Verhaltensstörung). Auf dem Gebiet der Literaturgeschichte hat Mario Praz zur hier anstehenden Thematik die inzwischen klassische Monographie geliefert: *La carne, la morte e il diavolo nella letteratura romantica* (1930; dt. *Liebe, Tod und Teufel. Die schwarze Romantik*). Die Spannweite reicht von Tasso bis Swinburne mit den Kapiteln »Die Schönheit der Medusa«, »Die Metamorphosen Satans«, »Im Zeichen des göttlichen Marquis«, »La belle dame sans merci«, »Byzanz« und einem Anhang zu »Swinburne und ›das englische Laster‹«. An psychiatrischen Termini, die auf literarische Darstellungen zurückgreifen, seien des weiteren genannt: das »Münchhausen-Syndrom«, ein nach dem Lügenbaron benanntes uneinheitliches Bild, bei dem heftige Leibbeschwerden erfunden werden, um eine Einweisung ins →Krankenhaus zu erreichen; das »Oblomow-Syndrom«, das auf einen depressiven Rückzug vom Leben verweist, nach der Titelfigur des Romans *Oblomow* (1859; dt. *Oblomow*) von Iwan Gontscharow; das »Pinocchio-Syndrom« als Synonym für »operatives Denken«, die Unfähigkeit nämlich, sich freien Assoziationen zu überlassen, wie es Carlo Collodi in seinem Kinderbuch *Le avventure di Pinocchio* (1883; dt. *Pinocchios Abenteuer*) gestaltet hat.

S. in Reinkultur findet sich im Umgang totalitärer Staaten mit ihren Dissidenten. An literarischen Darstellungen sind hervorzuheben Jewgenij Samjatins Roman *My* (1920; dt. *Wir*), worin Lenin als sadistischer »Wohltäter« die öffentlichen Hinrichtungen leitet, Arthur Koestlers Roman *Darkness at Noon* (1941; dt. *Sonnenfinsternis*) über die Folterungen unter Stalin sowie die Zusammenfassung kommunistischen Polit-Terrors in George Orwells *Nineteen Eighty-Four* (1949; dt. *1984*) mit »Big Brother« als sadistischem Über-Ich (→Terror). Den Nazi-Terror eines sadistischen KZ-Arztes beschwört Friedrich Dürrenmatt in seinem Kriminalroman *Der Verdacht* (1951/52). Die entsprechenden Verhältnisse in der DDR gestaltet Walter Kempowskis Bericht *Im Block* (1969) über das Leben der Häftlinge in Bautzen; Neufassung unter Einbeziehung von Mutter und Bruder unter dem Titel *Ein Kapitel für sich* (1975). Sadistische Bestrafungsriten schildert Fjodor M. Dostojewskij in seinem Sträflingsreport *Zapiski iz mërtvogo doma* (1861/62; dt. *Aufzeichnungen aus dem Totenhaus*) und setzt damit den literarischen Maßstab für Alexander Solschenizyns *Odin den' Iwana Denisowitscha* (1962; dt. *Ein Tag im Leben des Iwan Denissowitsch*) und *Archipelag Gulag* (1973–75; dt. *Der Archipel GULAG*). Der sadistische Arzt Dr. Marcel Petiot, der 1945 in Paris als Serienmörder (→Mord) guillotiniert wird, hat durch Robert A. Stemmles Roman *Reise ohne Wiederkehr* (1951), Thomas Maeders Report *The Unspeakable Crimes of Dr. Petiot* (1980) und die Verfilmung seiner Taten durch Christian de Chalonge (*Dr. Petiot*, Frankreich 1989) literarische Gestalt angenommen. Dies gilt auch für die sadistischen Mörder der Familie Clutter in Kansas, Perry Smith und Dick Hickock, die Hauptpersonen in Truman Capotes »non-fiction-novel« *In Cold Blood* (1965; dt. *Kaltblütig*), verfilmt von Richard Brooks (*In Cold Blood*, USA 1967). Die Disposition zu sadistischer Machtausübung gehört offensichtlich zum Wesen des Menschen. Elfriede Jelineks Roman *Lust* (1989) hat männlichen S. zum Thema, ihr Roman *Die Klavierspielerin* (1983) weiblichen M. Selbstquälerische Züge werden in Ingeborg Bachmanns *Malina* (1971) gestaltet. Octave Mirbeaus Roman *Le Jardin des supplices* (1899; dt. *Der Garten der Qualen*), der eine femme fatale zur sadistischen Heldin hat, lässt die für das Fin de siècle typische Zuspitzung von

S. und M. à la Krafft-Ebing exemplarisch zum Ausdruck kommen.

Sabine Kleine (Hg.): Sade und … Essays von Horst Albert Glaser aus dreißig Jahren, Stuttgart, Weimar 2000
Richard von Krafft-Ebing: Psychopathia sexualis, München 1993
Uwe Henrik Peters: Wörterbuch der Psychiatrie und medizinischen Psychologie, 3. Aufl., München u. a. 1984
Gilles Deleuze: Sacher Masoch und der Masochismus. In: Leopold von Sacher-Masoch: Venus im Pelz, Frankfurt/M. 1980, S. 165–281
Donatien Alphonse François Marquis de Sade: Justine oder Das Unglück der Tugend. 4. Aufl., Hamburg 1979

H.-J.G.

Sanatorium Der Begriff S. (lat. sanare: heilen) bezeichnet eine stationäre Einrichtung unter ärztlicher Leitung (→Ärzte), in der v. a. chronisch Kranke (→Patient) und Genesende behandelt werden. Er bürgerte sich, bei ambivalentem Konnotationsrahmen, erst Mitte des 19. Jh. ein. Um 1900 wurde er insbesondere für die spezifischen Lungenheilanstalten üblich. Das S. zeichnet sich durch eine günstige klimatische Lage aus und befindet sich vorzugsweise in waldreichem Flachland oder im Hochgebirge. Aufgenommen werden Heilbare; für Unheilbare sind Pflegeheime und Asyle bestimmt (→Hospiz). Als S. werden auch Kinderheime, allgemeine Heilstätten, Kur- und Badehotels (→Kurort), Nervenkliniken bis hin zu Irrenhäusern bezeichnet; besonders verbunden ist das S. aber mit der Geschichte der Tuberkulose. Diese nahm im 19. Jh. stark zu und erreichte um 1900 epidemische Ausmaße (→Epidemie). Seit 1814 gab es in England, Frankreich und Italien Schwindsuchthospitäler, doch dienten diese eher der Isolation fortgeschrittener Lungenkranker, als dass sie gezielte therapeutische Maßnahmen (→Therapie) hätten anbieten können. 1854 gründete Hermann Brehmer die Lungenheilanstalt in Görbersdorf und propagierte eine eigene Tuberkulose-Therapieform. Im Gegensatz zu seinen Vorgängern ging er von einer Heilbarkeit der Lungentuberkulose aus. Er vertrat die These eines dispositionellen Missverhältnisses zwischen zu kleinem →Herzen und zu großer Lunge und empfahl als Therapie die Stärkung der Patienten durch spe-

zielle Diät und günstiges Klima (→Diätetik). Peter Dettweiler entwickelte diese Behandlungsform weiter zu einer streng disziplinierten Liegekur, die zu einem weiteren Therapieschwerpunkt wurde und den Tagesablauf im S. prägte. 1882 entdeckte Robert Koch das Mycobacterium tuberculosis, doch dauerte es noch ein halbes Jahrhundert, bis kausal wirkende Medikamente (→Arzneimittel) zur Verfügung standen (→Infektion). Seit 1892 gab es neben den Privatsanatorien, welche sich dem Adel und Großbürgertum anboten, auch Volksheilstätten, die sich für die Tuberkulosebehandlung der allgemeinen Bevölkerung einsetzten und durch Krankenkassen und Versicherungsanstalten, Orden und Heilstättenvereine getragen wurden. Innerhalb der Geschichte des S. spielte Davos eine herausragende Rolle. Es war der erste geschlossene Kurort der Schweiz. Ihre Blüte erlebten die Höhenkliniken für Lungenkranke um 1900. Im Zentrum stand eine klimatisch-hygienisch-diätetische Behandlung mit Liegekur. Um 1905 wurde die Röntgenuntersuchung in die Tuberkulose-Diagnostik (→Diagnose) eingeführt, in der Vor- und Zwischenkriegszeit kamen Pneumothoraxbehandlung und plastische Thoraxoperation (→Operation) zur Anwendung. Ab 1920 entwickelten sich technisch spezialisierte Tb-Krankenhäuser (→Krankenhaus), welche die traditionellen S. langsam verdrängten. Nach 1945 kam es zur Chemotherapie, die mit pharmazeutischen Präparaten (Streptomycin) die kausale Behandlung der Tuberkulose ermöglichte. Der 2. Weltkrieg markiert das Ende des bürgerlichen S. als Institution. Viele ehemalige S. wurden in Sporthotels umgewandelt. Der architektonische Grundtypus eines S. ist ein Hauptgebäude mit windgeschützter, nach Süden ausgerichteter Liegehalle und/oder Balkonen, eventuell Seitenflügeln und meist einem weitläufigen Park. Es liegt ruhig und abgeschieden, oft geradezu isoliert und stellt ein repräsentatives Umfeld für zahlungskräftige Patienten dar.

Literarisch präsent ist das S. v. a. zwischen 1890 und 1945. Das Personal von Sanatoriumsgeschichten ist medizinisch bestimmt: Es sind Figuren mit ärztlichen Berufen und Kranke, die ihre Krankheit zusammenbringt und aneinander fesselt, eine Zwangsgemeinschaft ganz unterschiedlicher Menschen, die oft mit der ständigen Präsenz des Todes leben, ein Mikrokosmos und

Spiegel des gesunden Lebens in der Zivilisation. Mehrere Sanatoriumsromane, so etwa Beatrice Harradens *Ships that Pass in the Night* (1893; dt. *Schiffe, die sich nachts begegnen*), spielen in Davos. 1917 lässt Klabund die Erzählung *Die Krankheit* folgen, in der sich, der Davoser Realität entsprechend, viele internationale Patienten und auffallend viele Künstler begegnen. Die intensive Verbindung von Krankheit und Künstlertum ist ein Kennzeichen dieser Literatur: Das Sanatoriumsdasein wird als Inspiration und Stimulans des Lebens verstanden. Franziska zu Reventlows 1916 publizierter Roman *Der Geldkomplex* (1916) spiegelt die Eigenarten des durch Alltagsrituale geprägten Sanatoriumsschauplatzes wider. Nach Jakob Bosshardts *Heilstätte* (1923, unveröffentlicht) folgt Knut Hamsuns *Sidste Kapitel* (1923; dt. *Das letzte Kapitel*), dessen Hauptschauplatz das Sanatorium Torahus in der Einsamkeit von Berg und Wäldern ist. In diesem Asyl zivilisationsgeschädigter Kranker herrscht ein Milieu der Dekadenz. Mit Thomas Manns *Der Zauberberg* (1924) ist der Idealtyp des Sanatorienromans erreicht. Präludiert schon in Manns Erzählung *Tristan* (1903), spiegelt *Der Zauberberg* die Welt des S. in ihrer vielschichtigen Komplexität wider. Sie wird zum Modell einer zeitbezogenen Weltdeutung. Krankheit (→Gesundheit und Krankheit) wird symbolisch, existenziell, gesellschaftsbezogen. Das S. ist topographisch abgehoben und doch ein relevanter Teil des Weltbetriebs. Für seine internationale, durch Müßiggang, übermäßiges →Essen und Liegekur-Langeweile sexualisierte Patientenschaft (→Sexualität) gerät das S. zur Lebensform, der sie sich gar nicht mehr entwöhnen wollen. Sein Charakter schwankt zwischen Wohnung, Erholungsheim, Theater, Hotel, Schule, Kloster, Zuchthaus und Bordell. Nach Hermann Hesses Erzählung *Kurgast. Aufzeichnungen zu einer Badener Kur*, 1925, dem Dokument einer Selbstbeobachtung, Joseph Kessels *Les Captifs* (1926; dt. *Die Gefangenen*) und Hjalmar Kutzlebs *Haus der Genesung* (1932) führt erst Hugo Martis die medizinischen Verfahren persiflierendes *Davoser Stundenbuch* (1935) die Tradition der Davoser Erzählungen weiter. Als letzte Repräsentanten bis zum Ende des 2. Weltkriegs sind Konstantin Fedins *Sanatorij Arktur* (1940; dt. *Sanatorium Arktur*) und Dino Buzzatis Sanatoriums-Satire *I sette messaggeri* (1942; dt. *Das Haus mit den sieben Stockwerken*) zu er-

wähnen, in der die völlige Abhängigkeit und Bevormundung durch die totale medizinische Versorgung kritisiert werden. Nach 1945 ist das S. einem grundlegenden Wandel unterworfen. Nun steht nicht mehr die Lungenschwindsucht im Zentrum: Alexander Solschenizyns Roman *Rakovyj korpus* (1968; dt. *Krebsstation*), der – wie viele andere Sanatoriumsgeschichten – auf realen Kurerfahrungen des Autors basiert, spielt in einem im asiatischen Teil der Sowjetunion gelegenen Krankenhaus, dessen Alltag minutiös beobachtet wird. Er zeigt die geschlossene Gesellschaft der von Hoffnung beherrschten und von →Krebs bedrohten Ärztinnen und Patienten. Tom Coraghessan Boyles *The Road to Wellville* (1993; dt. *Willkommen in Wellville*) ist eine Art ›all-american‹ Zauberberg, welcher satirisch das S. des Dr. Kellog beschreibt. In Peter Nadas *Schöne Geschichte der Fotografie* (2001) werden die Themen S., Nervenkrankheit (→Nerv, →Neurasthenie, →Psychiatrie) und Sexualität verbunden und auf eigene Weise variiert.

Kräuter, Kröpfe, Höhenkuren. Die Alpen in der Medizin – Die Medizin in den Alpen. Texte aus zehn Jahrhunderten, ausgewählt und eingeführt von Margrit Wyder, Zürich 2003

Eric Faye: Le sanatorium des malades du temps. Temps, attente et fiction, autour de Julien Gracq, Dino Buzzati, Thomas Mann, Kôbô Abé, Paris 1996

Thomas Sprecher: Davos im »Zauberberg«. Thomas Manns Roman und sein Schauplatz, Zürich 1996

Albino Tonelli: Ai confini della Mitteleuropa. Il Sanatorium von Hartungen di Riva del Garda. Dai fratelli Mann a Kafka gli ospiti della cultura europea, Trento 1995

Vera Pohland: Das Sanatorium als literarischer Ort. Medizinische Institution und Krankheit als Medien der Gesellschaftskritik und Existenzanalyse, Frankfurt/M. u. a. 1984

                                                                                                        T.S./K.B.

Satyriasis   →Erotomanie

Schädellehre   →Phrenologie

Scheintod Vorstellungen über den S. gehen aus dem Umgang des Menschen mit dem →Leichnam hervor. Gegenüber der menschlichen Leiche legt die →Umwelt traditionell eine ambivalente Einstellung an den Tag: Sie wird einerseits für tot gehalten (→Tod) und erscheint andererseits noch ein Stück weit lebendig, was insbesondere bei Begräbnisritualen bis zum heutigen Tag zu beobachten ist. Die Etymologie ist aufschlussreich: »Leich« (Leiche) geht auf alt- und mittelhochdeutsche Wurzeln zurück, die soviel wie »Leib, Körper, Fleisch« bedeuten. »Nam«, der zweite Wortanteil in Leichnam, geht auf einen germanischen Begriff (haman) zurück, der soviel wie »Hülle, →Haut« bezeichnet, so dass Leichnam noch bis ins 17. Jh. hinein als »Leibeshülle«, äußere Bedeckung des Körpers verstanden wurde, die den lebenden wie den toten Körper gleichermaßen betraf. In der Volkskunde spielt der Begriff des »lebenden Leichnams« eine bedeutende Rolle. Nach dem Volksglauben ist der Tote nicht sofort tot, er behält bestimmte Lebensfunktionen bei, kann z.B. hören. Deshalb hat man Rücksicht auf ihn zu nehmen, als ob er tatsächlich (wenigstens noch ein Stück weit) lebe.

Der S. stellt ein kulturhistorisches Faszinosum dar, das nicht nur in mythologischen, religionsgeschichtlichen und volkskundlichen Überlieferungen – man denke an die Thematik der Auferstehung – eine beachtliche Rolle spielt, sondern auch in der Verknüpfung von Medizin- und Literaturgeschichte. Insofern kann hier keine scharfe Trennung zwischen historischen Abhandlungen und ›schöner‹ Literatur vorgenommen werden, die Grenzen sind eher fließend. So gab es in der frühneuzeitlichen Medizin unzählige Geschichten über Scheintote und ihre Wiedererweckung, wenn etwa bei der geplanten Sektion (→Anatomie, →Obduktion) eines Gehenkten dieser unter dem Seziermesser des Anatomen wieder zum Leben erwachte. Beispielhaft sei hier auf Jacques Jean Bruhier d'Ablaincourt (gest. 1756) verwiesen, der in seiner *Dissertation sur l'incertitude des signes de la mort, et l'abus des enterremens, et embaumenens précipités* (1754; dt. *Abhandlung von der Ungewißheit der Kennzeichen des Todes, und dem Misbrauche, der mit übereilten Beerdigungen und Einbalsamirungen vorgeht*) einschlägige Fallberichte (→Fallgeschichte) zusammenstellte. Hier gingen vielfach Dichtung und Wahrheit ineinander über. Noch im 18. Jh. kursierten so viele Geschichten, dass mit einer gewissen Berechtigung die →Angst, bei lebendigem Leibe begraben zu wer-

den, sehr verbreitet war. Bruhier referiert auch die Geschichte der heimlichen Schwängerung (→Schwangerschaft, →Sexualität) einer Scheintoten aus dem 17. Jh., die wieder zum →Leben erwachte, nach neun Monaten ein →Kind gebar und schließlich zu ihrem Glück vom Kindsvater geehelicht wurde. Trotz der zeitgenössischen Skepsis, heißt es in einer Fußnote, könne man einer solchen Geschichte »nicht allen Glauben ganz und gar absprechen«. So hat auch der Wegbereiter der modernen Sozialmedizin Johann Peter Frank (1745–1821) im vierten Band seines monumentalen Werkes *System einer vollständigen medizinischen Policey* (1799–1819) in einem eigenen Abschnitt »von der Gefahr, lebendig begraben zu werden, und von allzuspätem Begräbniß« berichtet. Sein Artikel werde wohl, so Frank, einen jeden »ob der Menge menschlicher Schlachtopfer der Unwissenheit und der Uebereilung schaudern machen.« Neben den Todeszeichen, die bei der Leichenschau zu beachten seien, referiert er auch die Gebräuche, »die Scheintodten wieder zu erwecken« sowie die regional verschiedenen Bestattungs- und Leichenschauverordnungen. Die Rufe nach öffentlichen Leichenhäusern bzw. -hallen wurde um 1800 unüberhörbar. So veröffentlichte der bekannte Arzt Christoph Wilhelm Hufeland (1762–1836) die Abhandlung *Ueber die Ungewißheit des Todes und das einzige untrügliche Mittel, sich von seiner Wirklichkeit zu überzeugen und das Lebendigbegraben unmöglich zu machen; nebst einer Nachricht von der Einrichtung eines Leichenhauses in Weimar* (1791), in der u.a. auch Wächter zur Beobachtung der Leichen gefordert wurden. In den Jahrzehnten um 1800 entstand auch eine Reihe von zum Teil bizarr anmutenden Hilfskonstruktionen, um das Lebendig-Begrabenwerden zu verhindern: Särge mit Schaufenstern; Glockenalarmanlagen oberhalb des Grabes, die über Schnüre mit dem Leichnam verbunden waren; Gummischläuche als Luftröhren; Thermometerröhren mit Glockensignal etc. In der medizinischen Literatur finden sich unzählige Berichte über Fälle von S. Besonders bemerkenswert sind jene Zwischenfälle bei jungen Frauen, die von »Katalepsie«, »Starrkrampf«, »plötzlichem Schlag«, →Hysterie (insbesondere durch »suffocatio uteri«, typische Erstickungsanfälle) betroffen waren und oft tagelang für tot gehalten wurden. Der in Würzburg tätige Geburtshelfer (→Geburt) Josef Servaz d'Outrepont (1776–1845) schilderte 1844 den Fall einer hochschwangeren Tagelöhnerfrau, die unter kurzem Röcheln in einen S. versank. Alle Lebenszeichen waren bei ihr erloschen, der →Körper eiskalt, die Hornhaut angeblich trübe, alle Wiederbelebungsversuche blieben erfolglos. Als der besagte Arzt Vorbereitungen traf, einen Kaiserschnitt zur Rettung des Kindes durchzuführen, erwachte die Schwangere und atmete wieder regelmäßig. Der Kaiserschnitt bei kranken oder toten Hochschwangeren war offenbar zu allen Zeiten ein erlaubter Eingriff. Der Kaiserschnitt an einer scheintoten Arztfrau 1849 in Testenberg (Schlesien), die wieder zum Leben erwachte und an den Folgen des Eingriffs starb, erregte großes Aufsehen. Zwei der beteiligten →Ärzte wurden zu Festungshaft verurteilt. Im ausgehenden 18. Jh. wurde v. a. die Lebensrettung von Unfallopfern, insbesondere (scheintoten) Ertrunkenen, von ärztlicher Seite thematisiert. So schlug der französische Arzt René Antoine Reaumur (1683–1757) vor, bei scheinbar Ertrunkenen warme Luft in den Mund oder die Gedärme zu blasen und eventuell ein Klistier mit Tabakrauch mittels einer speziellen Spritze vorzunehmen. Viele philanthropisch eingestellte Ärzte wollten im Sinn der Aufklärung Menschen vor der Grausamkeit des Lebendig-Begrabenwerdens bewahren. Im ausgehenden 18. Jh. wurde die erste Lebensrettungsgesellschaft in England gegründet, die sich Ärzte in anderen Ländern zum Vorbild nahmen. Die »menschenfreundliche Gesellschaft zur Rettung Scheintodter« (Royal Human Society) habe, so wird in dem von Heinrich Friedrich Köppen herausgegebenen Buch *Achtung den Scheintodten* (1800) berichtet, im Zeitraum von 1774 bis 1796 2170 Menschen dem Tod entrissen. Bei der Erweckung vom S. wurden Erste-Hilfe-Maßnahmen und Methoden der Reanimation eingesetzt, die im Ansatz heute noch praktiziert werden, wie z. B. der Luftröhrenschnitt (Tracheotomie). Die Legende vom Wiener Dudelsackspieler August findet sich bereits in einer Erzählung von Abraham a Sancta Clara *(Wohlangefüllter Weinkeller,* 1725). Hier wird beschrieben, wie die Knechte, die im Jahr 1679 Pestleichen (→Pest) von den Straßen sammelten, den betrunkenen Musikanten ebenfalls für tot hielten und zu den anderen Leichen in eine Grube warfen. Wieder erwacht, konnte er durch musizieren auf sich aufmerksam machen und wurde aus der Grube geholt. Wenige Tage später starb er allerdings an

der Pest. Ein literarisches Gegenstück zum Glauben an den S. stellt Heinrich von Kleists *Die Marquise von O...* (1808) dar. In dieser Erzählung »nach einer wahren Begebenheit« ist die betreffende Frau nicht scheintot, sondern nur »völlig bewußtlos«, als sie geschwängert wird. Der S. galt als allgemein lauernde Gefahr, dem im Zeitalter von aufgeklärtem Absolutismus und Medizinalreform öffentlich entgegengewirkt werden musste. In der Belletristik wurde der S. zumeist als grausiges Geschehen ausgemalt. Besonders die Erzählung von Edgar Allan Poe (1809–49) *The Premature Burial* (1844; dt. *Lebendig begraben*) ist zu erwähnen. Poe litt an kataleptischen Anfällen und war lange Zeit selbst »von der düsteren Ahnung erfaßt, einmal lebendig begraben zu werden.« Gottfried Kellers (1819–90) langes Gedicht »Lebendig begraben« *(Gedichte,* 1846) schildert eingehend die Wahrnehmungen und Phantasien eines scheintoten Mannes, der sieben Fuß unter der Erde in einem Sarg aus Tannenholz liegt und wieder zum →Bewusstsein erwacht. Auch Karl May (1842–1912) thematisiert den S. Er berichtet in seiner Autobiographie *Mein Leben und Streben* (1910) aus der Jugendzeit seines Vaters vom plötzlichen S. der Großmutter im Kreis der Familie, die drei Tage lang bei vollem Bewusstsein kein Glied rühren und gerade noch rechtzeitig vor der Einsargung ein Lebenszeichen von sich geben konnte. Auch der Dramatiker Johann Nestroy hatte Angst davor, voreilig für tot erklärt zu werden und verfügte zur Vergewisserung Herzstich und Klingelanlage. Hans Christian Andersen legte angeblich jeden Abend einen Zettel auf seinen Nachttisch: »Ich bin nur scheintot!«. Sehr obsessiv beschäftigt sich mit solchen Ängsten Hermann Burgers Roman *Schilten* (1976), in dem der Lehrer Schildknecht für die Einführung eines »Scheintotensonntags« plädiert. Wie aktuell das Thema nach wie vor ist, zeigt auch die Tatsache, dass Hufelands »Scheintoten-Lexikon« *Der Scheintod oder Sammlung der wichtigsten Thatsachen und Bemerkungen darüber* (1808) im Jahr 1986 vom Schriftsteller Gerhard Köpf neu herausgegeben wurde.

Jan Bondeson: Lebendig begraben. Geschichte einer Urangst, Hamburg 2002

Dominik Groß: Die Entwicklung der inneren und äußeren Leichenschau in historischer und ethischer Sicht, Würzburg 2002

Heinz Schott: Scheintod und Lebensrettung. Die Angst, lebendig begraben zu werden. In: Heinz Schott

(Hg.): Der sympathetische Arzt. Texte zur Medizin im 18. Jahrhundert, München 1998, S. 287–293

Tankred Koch: Lebendig begraben: Geschichte und Geschichten vom Scheintod, Leipzig 1990

Martin Patak: Die Angst vor dem Scheintod in der 2. Hälfte des 18. Jahrhunderts, Diss. med. Zürich 1967

H.Sch.

Schizophrenie   S. ist eine Sammelbezeichnung (von griech. schízo: spalten; phrén: Seele) für eine Gruppe von Psychosen (→Neurose und Psychose) mit ungeklärter Ätiologie und äußerst vielfältiger Symptomatik bei fehlendem physiologischem oder hirnorganischem Befund. Die klinische Entität S. wird daher über die beschriebenen →Symptome und Gemeinsamkeiten im Verlauf definiert, obgleich der ausgeprägte Polymorphismus und die stark unterschiedlichen Verlaufsformen die Einheitsthese in Frage stellen. S. bezeichnet das Auseinanderfallen des beim Gesunden gegebenen Zusammenhangs von Denken, Fühlen und Wollen. Für den Beobachter grundlegend bei schizophrenen Psychotikern ist daher eine Störung des Realitätsbezugs und des Bedeutungsbewusstseins (räumlich, zeitlich und Kausalitäten betreffend) bei sonst klarem →Bewusstsein. Zu den Symptomgruppen zählen: (1) Wahrnehmungsstörungen (vorwiegend akustische →Halluzinationen wie kommentierende oder dialogisierende Stimmen, aber auch taktile Halluzinationen, Geschmackshalluzinationen, Zönästhesien, seltener visionäre Erlebnisse); (2) inhaltliche und formale Denkstörungen (Wahnphänomene (→Wahn), v.a. Kontroll- und Beeinflussungswahn, Sprachstörungen, Gedankenhemmung, Zerfahrenheit, Inkohärenz, Neologismen, gelockerte Assoziation); (3) Störungen des Ich-Erlebens (Derealisations- und Depersonalisationsphänomene, Auflösung der Ich-Umwelt-Grenzen, auch dissoziative Erlebnisse); (4) affektive Störungen meist depressiver Art (→Depression/Manisch-depressive Krankheit), daneben affektive (→Affekte) Verflachung und Verarmung, Inkongruenz der emotionalen Reaktion, Ambivalenz, seltener auch Aggression und →Autoaggression); (5) katatone bzw. psychomotorische Symptome (Haltungsstereotypien, wächserne Biegsamkeit, Mutismus (Verstummen), Stupor, Hyper- und Hypokinesien). Diese Vielfalt der Symptomatik führte zur Einteilung in etliche unscharf abgegrenzte Unterformen, zur Aufstellung

von Symptomhierarchien oder in Gruppierungen der Symptome zu Syndromen. Die gegenwärtige Auseinandersetzung mit dem durch seine Erscheinungsvielfalt so herausfordernden Konzept S. wird bestimmt von den Standardisierungs- und Operationalisierungsbemühungen der Diagnostik durch die Diagnoseleitlinien ICD-10 und das DSM-IV (→Psychopathologie). Hier scheint sich ein vereinheitlichender Psychosebegriff tendenziell wieder aufzulösen.

Den Begriff S. verdankt die Psychiatriegeschichte (→Psychiatrie) Eugen Bleuler, der mit dieser Bezeichnung auf einem Vortrag 1908 (ausführlich dann 1911) umbenannte, was Emil Kraepelin seit 1896 im Zuge einer fundamentalen Neuordnung der Beschreibung und Einteilung abnormen Seelenlebens in seinem ständig neu aufgelegten Lehrbuch zu einer Einheit unter dem Namen Dementia praecox zusammengefasst hatte, hinter der er ein gemeinsames Krankheitsbild zu erkennen glaubte. Die von Kraepelin gewählte Bezeichnung stammte von dem französischen Psychiater Benedict Morel (1852) und wurde nun verknüpft mit dem Konzept der Katatonie (nach Karl Ludwig Kahlbaum 1863 und später), der Hebephrenie (nach Ewald Hecker 1871) sowie der Dementia paranoides (Emil Kraepelin 1893, Otto Diem 1903). Diese Entität stellte Kraepelin neben die Paranoia und das manisch-depressive Irresein und schuf damit eine in ihren Grundzügen bis heute fortdauernde Systematisierung seelischer Störungen und zugleich den Anschluss der Psychiatrie an eine naturwissenschaftlich ausgerichtete Medizin. Kraepelins Annahme eines Krankheitsbeginns in verhältnismäßig jungen Jahren und eines zwingend progredienten Verlaufs, gemäß den Degenerationstheoremen des 19. Jh., hin zu einem Stadium der Verblödung, wurde durch Eugen Bleulers Umbenennung des neugeschaffenen Krankheitskonzepts zurückgenommen und durch die Annahme einer Lockerung des assoziativen Gefüges ersetzt, der – freilich unbewiesen – eine neuronale Lockerung entsprechen sollte. Der Terminus S. setzte sich in der Folgezeit durch. Kraepelins und Bleulers Einheitskonzeption prägt bis heute ein ontologisches Verständnis von S., die nicht selten auch als Synonym von Wahnsinn und Verrücktsein überhaupt fungiert.

Nur so ist es auch zu erklären, dass die Literaturwissenschaft innerhalb ihres Gegenstandsbereichs eine Fülle von Texten mit Darstellungen schizophrener Figuren oder dem entsprechenden psychotischen Erleben bis in die Form des Schreibens (→Pathographie) hinein zu identifizieren meinte, ohne dass sie durch die Autoren und Autorinnen gedeckt wäre. Die Fälle, in denen die Diagnose S. in literarischen Texten explizit Erwähnung findet, ist verschwindend gering – einige Gedichte Hugo Balls wären hier zu nennen sowie manche der Erzähltexte oder der autobiographischen Erfahrungsberichte der 1970er Jahre. Literarischer Psychopathologie ging es offenbar stets um anderes als eine möglichst exakte Repräsentation klinischer Krankheitskategorien, wenn sie sich der Darstellung seelischer Störungen und deren Deutung zuwandte. So geht die Diagnosestellung S. fast immer auf den Eifer der Interpreten in der Zuordnung von Symptomen zurück und entsteht nicht selten aufgrund eines höchst spekulativen Vorgehens. Ein historisches Textverständnis verhindert dies in all jenen Fällen, in denen Schizophreniedarstellungen in Literatur gesucht und gefunden werden, die lange vor Einführung dieses Krankheitskonzepts entstanden sind. So hat man z. B. das Personal der Dramen Shakespeares, der Werke Goethes oder Jean Pauls bis hin zu Wilhelm Raabe unter solcher Fragestellung durchsucht oder hat Georg Büchners fragmentarischen *Lenz* als erste Schizophreniestudie gefeiert; →Traum- und Wahnschilderungen wie in Gerard de Nervals *Aurélia ou le rêve de la vie* (1855; dt. *Aurelia oder der Traum des Lebens*), Guy de Maupassants *Le Horla* (1887; dt. *Der Horla*) oder die eine oder andere der Schauererzählungen Edgar Allan Poes wurden ebenfalls unter das Etikett S. subsumiert. Solche rückblickende Suche nach Vorläufern eines späteren medizinischen Konzepts ist ein Anachronismus und dient allenfalls der essenzialistischen Bestätigung der aktuellen Nosologie. Häufig kommt noch die Unschärfe hinzu, dass z. T. populärwissenschaftliche oder laienpsychiatrische Vorstellungen von S. als einer Persönlichkeitsspaltung in eine oder mehr Personen (multiple Persönlichkeit) die diagnostische Lektüre leiten. Man meint dann etwa in den Doppelgängergeschichten eines E. T. A. Hoffmann, Fjodor M. Dostojewskij, Hugo von Hofmannsthal oder in Robert Louis Stevensons *The Strange Case Of Dr. Jekyll and Mr. Hyde* (1886; dt. *Dr. Jekyll und Mr. Hyde*)

Chiffren für die so verstandene S. zu finden. Die hier angedeutete methodische Problematik unterscheidet sich freilich nur graduell von klinisch-diagnostisch orientierten Lektüren von Texten, die parallel zu oder nach der Einführung des psychopathologischen Konzepts der S. entstanden sind. Auch hier erfolgte die Zuordnung von psychotischer Symptomatik und medizinischer Diagnose in der Regel durch die Interpreten aus Literaturwissenschaft und Psychiatrie. Was dabei produziert wird, sind nicht selten Scheinerklärungen, statt eine Einsicht in den im Vergleich zur medizinischen Wissenschaft anderen Modus der Produktion und Deutung kulturellen Wissens über seelische Störungen durch die Literatur zu liefern. So wurden die Depersonalisationsschilderungen der Wiener Moderne (bei Hofmannsthal, Andrian, Beer-Hofmann) oder auch in einem Werk wie Fernando Pessoas *O livro do desassossego* (postum 1982; dt. *Das Buch der Unruhe*), die Dissoziationsschilderungen in Romanen Hermann Hesses (*Klein und Wagner*, 1920; *Der Steppenwolf*, 1927), die zur Schau getragene Devianz in Texten von Lautréamont, Rimbaud oder Breton, die assoziative Auflösung von Erzählzusammenhängen bei Carl Einstein (*Bebuquin oder die Dilettanten des Wunders*, 1912) oder Albert Ehrenstein (*Tubutsch*, 1911), die phantastische Welt in Alfred Kubins *Die andere Seite* (1909) oder die häufigen ›Irrengedichte‹ im Expressionismus den Schizophreniedarstellungen zugerechnet. Auch in der Prosa und im Drama des Expressionismus rückte man etliche Schilderungen in die Nähe schizophrener Phänomene, darunter Erzählungen von Alfred Döblin (*Die Ermordung einer Butterblume*, 1910), Georg Heym (*Der Irre*, 1913), Gottfried Benn (*Gehirne*, 1915/16), Franz Jung (*Der Fall Gross*, 1920), oder Dramen von Reinhard Johannes Sorge (*Der Bettler*, 1912) oder Leonid N. Andreew (*Tscherny Maski*, 1909; dt. *Die schwarzen Masken*). Daneben hat man einzelne Romanfiguren ausgemacht, die eine gelungene Krankheitsdarstellung der S. verkörpern sollen, darunter Septimus Warren Smith aus Virginia Woolfs *Mrs. Dalloway* (1925; dt. *Mrs. Dalloway*), Clarissa aus Robert Musils *Der Mann ohne Eigenschaften* (1930–52), Nicole Warren in F. Scott Fitzgeralds *Tender is the Night* (1934; dt. *Zärtlich ist die Nacht*) oder Peter Kien in Elias Canettis *Die Blendung* (1936). In den 1970er Jahren kam es, zumindest in der deutschsprachigen Literatur, zur vermutlich engsten Berührung der literarischen Darstellungen von schizophrenen Psychosen (die nun auch als solche gemeint sind) mit der medizinischen Theoriebildung – v.a. deshalb, da diese selbst in die Krise gerät. Im Zuge der Antipsychiatrie-Bewegung findet die häufige literarische Funktion der Darstellung von Psychotikern, nämlich als kritische Instanz gegenüber der nur vermeintlich gesunden Normalität zu fungieren, facettenreiche theoretische Entsprechungen. Galten zu Beginn des 20. Jh. die psychotischen Phänomene als Erfahrungen des modernen Subjekts schlechthin (→Subjektivität), dessen Status als ›In-dividuum‹ zur Debatte stand und entsprechend dynamisiert wurde, so wird der Wahnsinn nun zur bereichernden Grenzerfahrung, wird mit →Metaphorik aus dem Bereich Reise und mit Abenteuererzählungen zusammengebracht und dem normalen Leben entgegengesetzt. Auch die in dieser Zeit verstärkt propagierten psychoreaktiven und (familien-)soziologischen Entstehungsthesen zu schizophrenen Erkrankungen, die auf Umweltfaktoren rekurrieren (Life Events), werden von der Literatur aufgegriffen und schließen an ältere narrative Motivierungen von seelischen Erkrankungen als psychologisch verstehbare Ereignisse an. Als wichtigste Texte sind hier zu nennen: Doris Lessing, *Briefing for a Descent into Hell* (1971; dt. *Anweisung für einen Abstieg zur Hölle*); Gerhard Roth, *die autobiographie des albert einstein* (1972); Heinar Kipphardt, *März* (1976); Ernst Augustin, *Raumlicht: Der Fall Evelyne B.* (1976); Peter Schalmey, *Meine Schwester und ich* (1977); Kurt Sigel, *Kotilow oder Salto mortale nach innen* (1977); Brigitte Schwaiger, *Wie kommt das Salz ins Meer* (1977); Walter Vogt, *Schizogorsk* (1977) und *Der Vogel auf dem Tisch* (1978) oder die Erzählungen des selbst unter schizophrenen Schüben leidenden Harald Kaas in *Uhren und Meere* (1979). Die vielfach gesellschaftskritische Orientierung dieser Erzähltexte in Verbindung mit der Schilderung schizophrenen Erlebens als Reaktion auf die gesellschaftlichen Zumutungen setzt sich auch in der Folgezeit fort und stellt Zusammenhänge zu Themen wie der NS-Vergangenheit her, so in Anne Dudens *Das Judasschaf* (1985) oder in Sophie Zerchkins (= Dorothea Buck) *Auf der Spur des Morgensterns* (1990), oder zu Ökologiebewegung und Atomenergie, wie in

Horst Sterns *Klint. Stationen einer Verwirrung* (1993). Neben die gesellschaftskritischen Romane der 1970er Jahre trat in der deutschen Literatur eine Fülle sog. Ego-Dokumente, fast ausschließlich von Frauen, in denen ehemalige Patientinnen ihre psychotischen Krankheits- und Psychiatrieerfahrungen literarisierten. Dazu zählen z.B. die Bücher von Unica Zürn, *Der Mann im Jasmin. Eindrücke aus einer Geisteskrankheit* (1977), Maria Erlenberger, *Hunger nach Wahnsinn* (1977) oder Emma Santos, *Ich habe Emma S. getötet* (1978). Vorläufer hatte diese autobiographische Literatur in England mit Hannah Greens *I Never Promised You a Rose Garden* (1964; dt. *Ich hab Dir nie einen Rosengarten versprochen*) oder in Frankreich mit den Tagebuchaufzeichnungen von Marguerite Sechehaye, *Journal d'une schizophrène* (1950; dt. *Tagebuch einer Schizophrenen*). Die Darstellung der psychotischen Erkrankung ist in diesen Texten häufig eng verknüpft mit einer Auseinandersetzung mit der (männlichen) Institution der psychiatrischen Klinik. Wegweisend waren hier die Romane *Professor Hieronimus* (1895; dt. *Professor Hieronimus*) und *Paa Sct. Jørgen* (1895) der Dänin Amalie Skram; in ähnliche Richtung weisen die bereits 1946 entstandenen, aber jüngst erst erschienenen *Aufzeichnungen aus einem Irrenhaus* von Christine Lavant (2001). Die literarische Umwertung des Verrückten zum eigentlich Gesunden oder wenigstens zum besonders sensiblen Beobachter, wenn nicht gleich in der Romantiknachfolge zum Künstler, findet sich auch in späteren Texten und wird gedeckt durch das in der medizinischen Debatte inzwischen weithin etablierte Diathese-Stress-Modell, das beim Schizophrenen von einer erhöhten Vulnerabilität gegenüber äußeren Einflüssen ausgeht und die Erkrankung auf eine solche Disposition zurückführt. Kipphardts gleichnamige Figur in *März* oder schon der Maler Strauch in Thomas Bernhards *Frost* (1963) wären dafür literarische Beispiele. Auf einer solchen theoretischen Grundlage wird die Figur des hellsichtigen, in seinen Äußerungen gleichwohl nur schwer verständlichen Anstaltsinsassen, dem der Leser viel Verstehens- und damit auch Interpretationsbemühung entgegenbringen muss, zur literarischen Figur auch der Folgezeit. Besonders kunstvolle Beispiele einer damit einhergehenden ausgeprägt assoziativen und ins Hermetische tendierenden Schreibweise sind z.B. Hans Woll-schlägers *Herzgewächse oder Der Fall Adams* (1982) mit der Figur des F.A. Galland oder Gerhard Roths Roman *Landläufiger Tod* (1988) mit dem Protagonisten des stummen Franz Lindner. Von Thomas Bernhardt beeinflusst ist der englische Schriftsteller Tim Parks. Sein Roman *Destiny* (2001; dt. *Schicksal*) beginnt mit einem Schicksalsschlag für die Familie Burton: Ihr an S. leidender Sohn hat sich das Leben genommen. Dieser Tod lässt Chris Burton zu dem Schluss kommen, dass seine Ehe entgültig gescheitert ist.

Neben der Suche nach literarischen Darstellungen von schizophrener Symptomatik oder psychotischen Erlebens sind hier noch zwei weitere Forschungszweige zu nennen, die sich dem Thema S. und Literatur widmen. Der Erste bemüht sich anhand von Fremd- und Selbstzeugnissen um einen biographischen Zugang zu psychotisch erkrankten Autoren und Autorinnen und zielt auf eine aktuelle Diagnosestellung zu den historischen Fällen ab. Von hier aus wird dann auch das Werk der ›kranken‹ Autoren neu beleuchtet und nach psychopathologischen Anzeichen durchkämmt. Auf diese Weise hat man sich z.B. der Lyrik von Jakob Michael Reinhold Lenz und Jakob van Hoddis, den Schriften Antonin Artauds, Robert Walsers und seinen Mikrogrammen *Aus dem Bleistiftgebiet* (1982ff.), Friedrich Hölderlins Lyrik oder Virginia Woolfs Prosa gewidmet. Aus solchen biographischen Annäherungen an die psychotische Erkrankung entstehen unter Umständen wieder literarische Texte über psychische Krankheit, wie Peter Härtlings *Hölderlin* (1976) belegt. Als bedeutendes literarisches Selbstzeugnis innerhalb des Forschungsfeldes ›schizophrene Dichter‹ wird dabei August Strindbergs Selbstbeobachtung während seiner psychischen Erkrankung gewertet, die 1897 unter dem Titel *Inferno* (dt. *Inferno*) erschienen ist. Der zweite Forschungszweig beschäftigt sich mit den Sprachphänomenen (wie Neologismenbildung, Echolalie, Stereotypien, Paraphasien u.ä.) bei schizophrenen Erkrankungen und mit den Texten, die von Patienten in psychiatrischen Kliniken (→Krankenhaus) geschrieben wurden. Zur Debatte steht hier meist, ob es eine genuin ›schizophrene Literatur‹ gibt und ob solchen Textzeugnissen das Literaturprädikat zugesprochen werden kann bzw. in welchem Verhältnis

sie zu Texten der literarischen Tradition, die ähnliche Stilmerkmale zeigen, stehen. Peter Gorsen hat die schizophrenen Spracheigentümlichkeiten in Verbindung zu den Sprachexperimenten (→Experiment, →Sprache) der Avantgarden vom Surrealismus bis zum Dadaismus gebracht und die Differenz bestimmt. Zu den wichtigsten Dokumentationen von Gedichten Schizophrener gehören die Sammlungen des Schweizer Psychiaters Leo Navratil. Die Texte seines Patienten Ernst Herbeck sind in eigenen Gedichtbänden publiziert worden und dienten wieder als Anregung für Heinar Kipphardts Film, Roman und Drama über die Kunstfigur des schizophrenen *März*.

Allen Thiher: Revels in Madness. Insanity in Medicine and Literature, Ann Arbor 1999
Leo Navratil: Schizophrene Dichter, Frankfurt/M. 1994
Peter Gorsen: Kunst und Krankheit. Metamorphosen der ästhetischen Einbildungskraft, Frankfurt/M. 1980
Winfried Kudszus (Hg.): Literatur und Schizophrenie. Theorie und Interpretation eines Grenzgebiets, Tübingen 1977
Gerhard Irle: Der psychiatrische Roman, Stuttgart 1965
                                                                    T.F.

Schlafen und Wachen   S. und W. sind Grundphänomene menschlicher Existenz, in denen der Mensch teilhat am Wechsel von Tag und Nacht, Licht und Dunkel, →Leben und →Tod. S. als regelmäßig wiederkehrender physiologischer Erholungszustand geht mit Veränderungen von Bewusstseinslagen (→Bewusstsein) und Körperfunktionen (→Körper) einher. Man unterscheidet in der medizinischen Schlafforschung zwischen orthodoxem Non-REM- und paradoxem REM-Schlaf. Der Wachzustand leitet über eine SEM-Phase (Slow Eye Movements) den orthodoxen S. ein, der je nach Schlaftiefe in den Stadien B, C, D, E oder I–IV abäuft. Während des paradoxen S. der REM-Phase (Rapid Eye Movements), treten mit raschen Augenbewegungen und erhöhter Herzfrequenz die Traumphasen (→Traum) auf. Die Phasen vom Wachsein (A) bis zum Tiefschlaf (E) werden in durchschnittlich 35–40 Minuten durchlaufen; der Tiefschlaf variiert von 30–60 Min. (in der ersten Schlafperiode) bis zu wenigen Minuten (in der letzten Schlafperiode); der REM-Schlaf zeigt eine Verlängerung der Traumdauer von 10–50 Minuten. Träume treten bei Erwachsenen drei bis sechs Mal pro Nacht auf und entsprechen nahezu 25% des Gesamtschlafs. Im S. leistet der Körper Aufbau- und Regenerationsarbeiten an Zellen und Organen. So werden im Tiefschlaf Wachstumshormone ausgeschüttet und das Immunsystem (→Immunisierung) entwickelt neue Abwehraufgaben. S. ist notwendig, um Gedächtnisinhalte (→Gehirn) zu speichern und damit Gedächtnis zu bilden. Gedächtnisinhalte, die infolge von Verdrängungsprozessen unbewusst geworden sind, werden in Trauminhalte umgewandelt, so dass im S. nicht bewusstseinsfähige Wünsche ausgelebt werden können.

In der griechischen Mythologie sind Hypnos, der geflügelte Gott des S., der den Giganten Alkyoneus einschläfert, und Thanatos, der Gott des Todes, Söhne der Nachtgöttin Nyx. Hypnos gilt auch als Vater des Traumgottes Morpheus. Die Verwandtschaft von S. und Tod durchzieht – in Mythen, Dichtung und Märchen überliefert – die gesamte abendländische Kulturgeschichte. In der Schöpfungsgeschichte versetzt Gott Adam in einen tiefen S., um ihm zur Erschaffung Evas eine Rippe zu entnehmen (*Gen* 2). Der Herr beschützt den Schlafenden: »Ich liege und schlafe und erwache; denn der Herr hält mich« (*Ps* 121, 4 f.). Im *Johannes-Evangelium* erwacht der tote Lazarus durch Jesus Anrufung zum Leben wie aus einem tiefen S. Spätantike arabische Überlieferungen weisen S. im Zusammenwirken mit dem W. in diätetisch-hygienischer (→Diätetik, →Hygiene) Lebensführung aus (»sex res non naturales«; Luft, Essen/Trinken, S., Wachen, Bewegung, Ruhe). S. steht in Beziehung zu Ernährung (→Essen und Trinken), Verdauung und zur Regulierung des Affekthaushalts (→Affekte). Nach der Vier-Elemente-Lehre des Empedokles von Agrigent tritt der S. als Folge von Abkühlung der im →Blut befindlichen Wärme bzw. der Absonderung des Feuers von den drei anderen Elementen ein. In der Wärmetheorie des Aristoteles (»Schlaf und Traum«, in: *Parva naturalia*) unterbricht der S. durch erkaltete Dünste im Gehirn das Denken und fesselt die Empfindungen; das Erwachen aber löst und befreit sie wieder. Die Bilder des S. galten in der Antike als Realitätszeichen oder Botschaften von Künftigem. In einer Unterweisung für den Lebensalltag, dem *Oneirokritikon (dt. Traumbuch)* des Artemidor, geben die Götter im S. Ratschläge und Befehle.

Die Physiologie des S. von Aristoteles und die Humoralpathologie des Arztes Galen von Pergamon beeinflussen scholastische Schlaftheorien des Mittelalters ebenso wie die kosmologisch fundierte Schlaflehre der Hildegard von Bingen (12. Jh.). In ihren medizinischen und mystischen Schriften zog sie Verbindungen zwischen S. und Nahrung sowie dem Sündenfall. Der durch den Sündenfall geschwächte Mensch habe Nahrung und S. nötig, denn nur im S. erneuere sich das geschwächte Mark. Für Paracelsus, der mit dem Leitbild der »Astronomia« und der »Alchimia« die kosmologisch orientierte Humoralpathologie in Frage stellte, war im 16. Jh. der S. das Andere des durch Arbeit ermüdeten Körpers, der sich in den Schlaf- und Wachzeiten nach der Sonne richten sollte. Im 17. und 18. Jh. vermischten sich in den Schlafvorstellungen physiologische Konzepte mit Seelenlehren und animalischen Theorien (»spiritus animales«). Das mit hypnotischen Entgrenzungen einhergehende Phänomen des →Mesmerismus erlebte in Europa zwischen 1775 und 1840 seine Blütezeit. Sowohl hermetisch-magisches Denken als auch neuzeitliche Naturwissenschaft vermittelnd, beeinflusste Franz Anton Mesmers Theorie des tierischen Magnetismus nicht nur die literarischen Repräsentationen des S. bei Christoph Martin Wieland, Johann Wolfgang von Goethe und Friedrich Schiller, sondern v.a. die literarische Romantik (Achim von Arnim, Adelbert von Chamisso, E.T.A. Hoffmann, Heinrich von Kleist, Novalis, Jean Paul, Friedrich Schlegel, Ludwig Tieck). Die vom Somnambulismus (Schlafwandeln; Nachtsüchtigkeit) ausgehende magnetische Kraft brachte die den Körper krank machenden Bilder zum Sprechen und ermöglichte in der →Hypnose Einblicke in die Phantasmen des Unterbewussten. Der somnambule höhere Zustand »als wachendes Schlafen oder schlafendes Wachen« wird als Erlösungsmedium verstanden, als Übergang zwischen Natur und transzendenter Realität: F.W.J. Schellings *Clara*-Fragment und als Steigerung in den melancholischen (→Melancholie) →Wahn Jean Pauls *Der Komet oder Nikolaus Marggraf* (1820–22). V.a. sind es die schlafenden Frauen, die in Kunst und Literatur zum Fetisch (→Fetischismus) des S. erhoben werden. Das Weibliche wird in eine Art semiotische Neutralität verwandelt, welche die Autorenfunktion stabilisiert. Denn als unbeschriebenes Blatt ist die Schlafende aufnahmefähig und empfangsbereit für die Stimme des Autors oder des Psychiaters (→Psychiatrie). Damit ist die psychologische Technik der Hypnose der Literaturtechnik des modernen Schriftstellers verwandt. Manfred Schneider bezeichnet Goethe als den Erfinder der Literaturtechnik Hypnose. In Goethes Gedicht »Nachtgesang« aus *Lieder* (Sammlung von 1815) vermag der Künstler durch seine Töne die Frau in den S. zu versetzen: »Oh gib, vom weichen Pfühle / Träumend, ein halb Gehör! / Bei meinem Saitenspiele / Schlafe! Was willst du mehr?« Eine Schlafwandlerin als Verkörperung der Stimmen ihres Autors ist auch die Hauptfigur Ellida Wangel in Henrik Ibsens Drama *Fruen fra havet* (1888; dt. *Die Frau vom Meer*). Sigmund Freud beruft sich in seiner psychologischen Bestimmung des S., die auf der Verwandtschaft des S. mit dem hypnotischen Zustand beruht, direkt auf die Suggestionstheorien von Ambroise-Auguste Liébeault (*Du sommeil et des états analogues, considérés surtout au point de vue de l'action du moral sur le physique*, 1866; dt. *Der künstliche Schlaf und die ihm ähnlichen Zustände*) und Hippolyte Bernheim, die mit dem magnetischen S. experimentierten (→Experiment, →Psychoanalyse). Die Nähe von S. und Tod/→Scheintod bildet in Märchen wie *Dornröschen* und *Schneewittchen*, die in die *Kinder- und Hausmärchen* (1812–22) von Wilhelm und Jacob Grimm (1812–15) eingehen, im Sinn von S. und (Er)Wachen den erzählerischen Kern. Zum Inbegriff für Trägheit und parasitäre Existenz (→Parasitismus) ist S. durch Iwan Alexandrowitsch Gontscharows Roman *Oblomow* (1859; dt. *Oblomow*) geworden, dessen Romanheld Ilja Iljitsch sein gesamtes Leben im Bett verbringt und als Prototyp der Rückständigkeit des russischen Lebens am Vorabend der Aufhebung der Leibeigenschaft gilt. Thomas Manns *Der süße Schlaf* (1909) entwirft die Moral des Künstlers als Sammlung und Form und als »Absage an die Unendlichkeit, an das Schlummern und Weben im unbegrenzten Reich«, das den S. verkörpert und das ihn gleichermaßen anzieht. Die →Träume des S. sind Else Lasker-Schüler gleich dem Spielen und damit Grundlage dichterischer Phantasie. Der Tag ist nur erträglich, wenn er von Wachträumen erfüllt ist. James Joyces *Ulysses* (1922; dt. *Ulysses*) wird als Tagebuch mit allen sich kreuzenden Wegen bezeichnet, wohingegen *Finnegans Wake* (1939; dt. *Finnegans Wake*) von Jacques Derrida in seiner Ulysses-Studie als Nachtbuch der Träume benannt wird. In dem siebenbändigen Romanwerk von Marcel Proust *A la recherche du temps perdu* (1913–27; dt. *Auf der Suche nach der verlorenen Zeit*) sind die Unterschiede und Übergänge von S. und W. besonders vielfältig gestaltet. Hermann Brochs Romantrilogie *Die Schlafwandler* (1930–32) veranschaulicht die kontextbezogene Funktion der Wachträume, die bei den Protagonisten einerseits Bedrohungsphantasien und Rechtfertigungsstrategien sind, andererseits Flucht aus dem Wertezerfall und dem Alltag. Schlafwandeln nennt der Erzähler hier einen unkontrollierten Zustand. Eine schöne Allegorie auf den S. ist das amerikanische Märchen »Rip van Winkle«, das *Stiller* in dem gleichnamigen Roman vom Max Frisch (1954) seinem Verteidiger im Gefängnis erzählt. Es ist ein Märchen vom verschlafenen Leben.

Walter Seitter: Geschichte der Nacht, Berlin 1999
Alexander Borbély: Das Geheimnis des Schlafs. Neue Wege und Erkenntnisse der Forschung, Stuttgart 1984
Franz-Josef Kuhlen: Zur Geschichte der Schmerz-, Schlaf- und Betäubungsmittel in Mittelalter und früher Neuzeit, Stuttgart 1983

D.D.

Schmecken →Sinneswahrnehmung

Schmerz Im humoralpathologischen Denken der Antike wird der S. durch ein Ungleichgewicht der Säfte (Hippokrates), durch das übermäßige Abweichen von der harmonischen Ordnung der Elemente (Aristoteles) und mit der solutio continuitatis, der Kontinuitätstrennung (Galen) erklärt (→Affekte, →Temperamente). Der S. erscheint als Effekt einer Störung und liegt damit auf der Seite des Schadens, den er anzeigt. Zugleich nützt er, insofern er als ›Wachhund der Gesundheit‹ vor diesem Schaden warnt (→Gesundheit und Krankheit). Dabei wird nicht scharf zwischen den körperlichen und seelischen Anteilen des Schmerzgeschehens unterschieden. Das Christentum fügt die Erfahrung körperlichen S. zweifach in die religiöse Sinnstiftung ein: Zum einen versteht es den S. als Strafe sowohl für tatsächlich begangene Sünden als auch für die grundsätzliche Sündhaftigkeit des Menschen; zum anderen liegt – vermittelt über die imitatio christi, die Nachahmung des leidenden Jesu – im S. als Prüfung der Glaubensfestigkeit die Möglichkeit einer unmittelbaren Nähe zu Gott. Diese in medizinischer wie religiöser Hinsicht ambivalente Bestimmung dominiert die Auseinandersetzungen mit dem S. bis in die Frühe Neuzeit. In den Vorworten medizinischer Standardwerke zum S. (z. B. Jean-Marie Besson, *La douleur*, 1993; dt. *Der Schmerz*) findet sie sich bis heute und strukturiert in säkularisierter Form häufig das Alltagsverständnis vom S.: S. als Strafe für eine schlechte Lebensführung; S. als privilegierte Möglichkeit authentischer Selbsterfahrung. Eine erste Neuinterpretation erfährt der S. im Zuge der wissenschaftlichen Revolution der Frühen Neuzeit, v. a. in der mechanistischen Physiologie von René Descartes (→Mechanismus). In seiner Abhandlung *Traité de l'homme (postum,* 1664; dt. *Über den Menschen)* führt Descartes den S. zwar weiterhin auf eine Störung (→Symptom) zurück, lokalisiert diese jedoch nicht mehr humoralpathologisch in den Säften und Elementen des →Körpers, sondern neurologisch in einer Schädigung der Nervenfasern (→Nerv). Descartes trennt dabei die körperlichen Prozesse (res extensa) von deren kognitiver Beurteilung (res cogitans): »c'est l'âme qui sent, et non le corps«. Mit Albrecht von Hallers Abhandlung *Von den empfindlichen und reizbaren Theilen des menschlichen Leibes* (1752) beginnt eine in Quantität und Qualität neuartige Experimentalisierung des S., die zwei bis heute wirksame Konsequenzen zeitigt (→Experiment). Erstens werden in semiologischer Hinsicht die Zeichen des S. sowie die Möglichkeiten und Grenzen ihrer Deutung zunehmend problematisiert; Schmerzzeichen werden als grundsätzlich trügerisch und interpretationsbedürftig erkannt: Es entsteht eine Hermeneutik des S. Zweitens wird in anthropologischer Hinsicht der S. zunehmend in den normalen Ablauf physiologischer Prozesse integriert. Damit endet das humoralpathologische Paradigma, demzufolge der S. nichts über die grundsätzlich harmonische Anlage des Säftehaushalts sagt, sondern nur etwas über dessen aktuell unausgeglichenen Zustand; es endet aber auch das mechanistische Paradigma, demzufolge der S. nichts über den grundsätzlich perfekten Bauplan der körperlichen Maschine sagt, sondern nur etwas über deren aktuell gestörten Zustand. Im Zuge der im 19. Jh. betriebenen Positivierung der medizinischen Wissenschaften wird die experimentallogisch begründete Engführung des Schmerzgeschehens mit vitalen Körperprozessen auf dem Gebiet der Neurologie vorangetrieben (z. B. bei Johannes Müller oder Emile du Bois-Reymond). Zugleich wird mit der Einführung der Äthernarkose (1846) erstmals ein wirksames Mittel zur Schmerzbekämpfung entwickelt. Auf medizinischem Terrain wird die Frage nach dem Sinn des S. von der Frage nach dessen Beherrschbarkeit an den Rand gedrängt. In einer Gegenbewegung betonen Philosophie (z. B. Friedrich Wilhelm Nietzsche) und die entstehende Psychologie (Sigmund Freud) die subjektkonstituierende Funktion (→Subjektivität) des S. In den 1960er und 1970er Jahren beginnt in der Medizingeschichte des S. der letzte Entwicklungsschub, der die theoretische wie die praktische Medizin betrifft. Die Gate-Control-Theorie (Ronald Melzack, Patrick D. Wall) postuliert eine körpereigene regulierende Bearbeitung von Schmerzreizen. Bestätigt wird die Theorie durch den experimentellen Nachweis von Opiatrezeptoren und Endorphinen (d. h. endogenen, körpereigenen Opioiden). In der Folge etabliert sich auf dem Gebiet der theoretischen Medizin der neue und bis heute innovative Arbeitsbereich der Schmerzforschung (→Medizinische Forschung). Gleichzeitig taucht der S. – v. a. in Form von Kopf- und Rückenschmerzen – als Massenphänomen auf, dessen enorme Folgekosten von den Krankenkassen und Gesundheitssystemen kritisch vermerkt werden. Der S. wird als individuelle Erfahrung anerkannt und zugleich als eigene Krankheit bekämpft. Auf dem Gebiet der praktischen Medizin entwickelt sich die Palliativmedizin (Hospiz), und es entstehen Schmerzkliniken.

Die neueren Forschungen der klinischen Medizin und die Erkenntnisse aktueller ethnomedizinischer Untersuchungen legen es nahe, die Schmerzerfahrung nicht als eine zeit- und ortlose anthropologische Konstante zu beschreiben. Denn jeder S. ist kulturell und historisch konfiguriert. Aus dieser Perspektive dient Literatur nicht nur der sprachlichen Darstellung eines vorsprachlichen Körpergefühls; sie bildet auch nicht nur die sich wandelnden Vorstellungen vom S. ab; sie ist vielmehr an der Formierung des Körpergefühls beteiligt. Sie treibt den historischen Wandel des gefühlten S. mit voran. Insofern ist die Literatur konstitutiver Bestandteil einer Geschichte des S. Die an Schmerzdarstellungen äußerst reiche Literatur der Antike kennt eine ganze Reihe mythologischer Figuren des S., etwa den geschundenen Marsyas, den gefesselten Prometheus, den sterbenden Laokoon. Im Zusammenhang mit dem Kampf um Troja erzählt Homer immer wieder von verwundeten Helden, die vor S. jammern oder brüllen. Ein herausragendes Dokument antiker Schmerzerfahrung bietet auch Sophokles' Drama *Philoktet*: S. wird hier eindrücklich in Szene gesetzt. Zugleich wird die verbannende Ausgrenzung des S. als Hindernis, seine kulturelle Integration hingegen als Voraussetzung eines erfolgreichen Kampfes gegen Troja dargestellt. Auch die *Bibel* kennt zwei – für eine Literaturgeschichte des S. äußerst bedeutende – Figuren des S.: zum einen den alttestamentarischen Hiob, der als Opfer einer Wette zwischen Gott und dem Satan trotz extremer körperlicher S. an seinem Glauben festhält (und damit Gott die Wette gewinnen lässt); zum anderen die Passion Christi, der mit seinem martervollen Kreuzigungstod die Sünde der Welt auf sich nimmt. In der Tradition dieser Passionsgeschichte stehen im christlichen Mittelalter die Märtyrerlegenden, etwa die *Legenda aurea* (1263–73) des Jacobus de Voragine, aber auch noch die barocken Märtyrerdramen, etwa Andreas Gryphius' *Catharina von Georgien* (1647–50/55). Im hingebungsvoll erduldeten S. der imitatio christi liegt die größtmögliche Nähe zu Gott. Im frühneuzeitlichen Genre der Krankengedichte wird dem erlittenen S. über das Muster von Schuld und Strafe ein religiöser Sinn verliehen. Nach der exzessiven, auch durch die Erfahrungen des Dreißigjährigen Krieges gespeisten dramatischen, poetischen (z.B. die *Geistlichen Sonette* (1662) von Catharina Regina von Greiffenberg) und prosaischen (z.B. *Der Abenteuerliche Simplicissimus Teutsch* (1669)) von Hans Jakob Christoffel von Grimmelshausen) Bearbeitung des S. im Barock, beginnt sich mit der Frühaufklärung eine skeptische Beurteilung der ästhetischen Darstellung körperlicher S. durchzusetzen. In der sog. Laokoon-Debatte plädieren Johann Joachim Winckelmanns *Gedanken über die Nachahmung* (1755) im Namen des klassischen Ideals edler Einfalt und stiller Größe für eine ästhetisch gebändigte Schmerzensdar-

stellung; Gotthold Ephraim Lessing möchte in seinem *Laokoon oder über die Grenzen der Malerei und Poesie* (1766) den S. in der bildenden Kunst gar nicht, in der Literatur nur als transitorischen, vorübergehenden Augenblick geduldet wissen; Johann Gottfried Herder erarbeitet in seinem *Ersten Kritischen Wäldchen* (1767) wie in seinem *Philoktetes* (1774) mittels der Unterscheidung zwischen gefühlten und beobachteten S. die semiologische Offenheit der Schmerzzeichen und die daraus resultierende Forderung nach einer Hermeneutik des S. Mit Folgen bis in das 20. Jh. wird der S. in der Literatur um 1800 tendenziell aus dem Rahmen theologischer Sinnzuschreibungen gelöst und im Zusammenspiel mit erfahrungsseelenkundlichen (z.B. im *Anton Reiser*, 1785–90 von Karl Philipp Moritz) und anthropologischen (die *Anthropologie in pragmatischer Hinsicht* (1798) von Immanuel Kant vermerkt: »Der Schmerz ist immer das erste.«) Erkenntnissen in seiner körperumreißenden, subjektkonstituierenden Funktion eingesetzt. Im Verlauf des 19. Jh. verliert das klassizistische Darstellungsverdikt gegen den S. an Bedeutung. Georg Büchners Figuren nutzen den S. als atheistisches Argument. Heinrich Heine entwirft in seiner schmerzerfüllten ›Matratzengruft‹ Gedichte voll scharfer Ironie. Theodor Storm beschreibt wiederholt, z.B. in den Erzählungen *Viola tricolor* (1874) und *Ein Bekenntnis* (1887), den schmerzhaften Verlauf tödlicher Krankheiten. Einen Höhepunkt dieser Schmerzliteratur, die beständig die Ambivalenzen einer lebenssteigernden und lebenszerstörenden Schmerzerfahrung sowie die Unsicherheit der Schmerzzeichen umkreist, bietet die Erzählung *Smert' Ivana Iljiča* (1886; dt. *Der Tod des Iwan Iljitsch*) von Leo N. Tolstoj. Von dieser Ambivalenz ist auch noch die an S. reiche Literatur des 20. Jh. geprägt. Franz Kafka identifiziert in kritischer Absicht die Formung des Menschen durch S. und Kultur (z.B. *In der Strafkolonie*, 1919). Hans Henny Jahnn zeigt in drastischen Folterszenen die Schmerzzufügung als menschenbrechende Kulturtechnik (z.B. *Perrudja*, 1929). Ernst Jünger feiert apologetisch die stählende Kraft der Schmerzerfahrung (z.B. *Über den Schmerz*, 1934). Als äußerste Provokation des Lebens, des Sinns und der Sprache erscheint der faschistisch totalisierte S. des Holocaust; in der Erinnerung derer, die diesen S. überlebt haben, bleibt er über die Dauer der akuten Schmerzzufügung hinaus stets als zersetzende Gewalt präsent (vgl. z.B. Jean Améry, Primo Levi, Paul Celan). In der zweiten Hälfte des 20. Jh. finden sich neben den S., die im Zusammenhang mit Gewalt, Krieg und Holocaust dargestellt werden, auch die typisch modernen Zivilisationsschmerzen in die Literatur: der Kopfschmerz z.B. in Thomas Bernhards Erzählung *Die Mütze* (1979) oder der Rückenschmerz z.B. in Tilman Spenglers Leidensgeschichte *Wenn Männer sich verheben* (1996).

Roland Borgards: Poetik des Schmerzes. Physiologie und Literatur von Brockes bis Büchner, Frankfurt/M. 2006
David Le Breton: Anthropologie de la douleur, Paris 2000
Heiko Christians: Über den Schmerz. Eine Untersuchung von Gemeinplätzen, Berlin 1999
David B. Morris: The Culture of Pain, Berkeley u.a. 1991
Elaine Scarry: The Body in Pain. The Making and the Unmaking of the World, New York 1985

R.B.

Schwangerschaft Eine S. kann bei einer Frau im gebärfähigen Alter (nach der ersten und vor der letzten einsetzenden Menstruation) nach dem Beischlaf mit einem Mann durch die Verschmelzung von Ei- und Samenzelle eintreten (→Sexualität). Sie dauert in der Regel 9 Monate (= 40 Schwangerschaftswochen) und führt zur →Geburt eines Säuglings. Dieser entwickelt sich über den Embryo in unterschiedlichen Stadien des Heranreifens; der Embryo ist in der Regel – je nach Gesetzeslage – vor einer →Abtreibung geschützt und wird grundsätzlich vom Zeitpunkt ab der Verschmelzung von Ei- und Samenzelle als zu schützendes →Leben angesehen (→Bioethik, →Ethik in der Medizin). In der Antike waren S. und Geburt v.a. »Frauensache« (→Geschlechterdifferenz) und sie standen zwischen medizinisch-wissenschaftlichem Interesse und praktischer Erfahrung: In den Schriften des *Corpus Hippocraticum*, bei Galen und Soran, hier v.a. in den *Gynaecia*, werden die Themen Zeugung und Vererbung (→Genetik, →Generation), Geburt, Gynäkologie und Physiologie behandelt. Die Praxis von S. und Geburt lagen bei den Gebärenden selbst und in den Händen fachkundiger →Hebammen bzw. Ärztinnen. S. und Geburt

waren von Ritualen begleitet; die Geburt zog eine Verunreinigung mit sich, weshalb Neugeborene und Frauen erst nach einer gewissen Zeit wieder in die Gemeinschaft aufgenommen wurden. In Mittelalter und Renaissance gewinnt S. an Interesse für die Medizin, was durch zahlreiche Publikationen dokumentiert ist, wie z.B. das vor 1500 erschienene anonyme, vermutlich von Ortolf von Baierland geschriebene *Frauenbüchlein*. 1513 schrieb Eucharius Rösslin das erste *Hebammenbuch*, mit dem er großen Einfluss ausübte und das in zahlreiche Sprachen übersetzt wurde. In der Aufklärung führten neue medizinische Erkenntnisse wie das Einführen der Zange, die Einführung von Geburtshilfe als Unterrichtsfach an den Universitäten und die Etablierung männlicher Geburtshilfe zu entscheidenden Fortschritten. Dennoch blieb die Geburt bis ins 19. Jh. eine Domäne der Frauen, was durch die Hebammenordnungen der Neuzeit reflektiert wird. So durften Hebammen noch im 16. Jh. Kaiserschnitte durchführen, wenn kein Arzt zur Verfügung stand. Die ältesten Frauenkliniken, abgesehen von der Straßburger Gründung, waren die Gebäranstalten in Göttingen und Berlin, die ab 1751 dem Unterricht für Hebammen und Studierende dienten. Der Übergang vom 18. in das 19. Jh. zeitigt eine Spezialisierung innerhalb der Geburtshilfe und Gynäkologie. Auch wenn weitere Gebäranstalten eingerichtet wurden, erfolgten die meisten Geburten bis in die Mitte des 19. Jh. zu Hause. Erst nach der erfolgreichen Bekämpfung des Kindbettfiebers (Ignaz Semmelweis) (→Fieber) und der Etablierung einer sozialen Krankenversicherung wurden Geburten im →Krankenhaus für Frauen aller sozialen Herkünfte zur Regel. Heutzutage gibt es eine Entwicklung zu mehr Selbstbestimmung (→Autonomie) der Schwangeren. Der Konnotation von Schwangerschaft/Geburt und Krankheit/Krankenhaus wird durch die wachsende Zahl von Geburtshäusern und Hausgeburten entgegengewirkt.

Das Phänomen der S. kann nur in einer ganzheitlichen Perspektive erfasst werden, da sie einerseits dem Bereich der Natur, andererseits aber auch dem Bereich der Kultur angehört. Unter anderem wird gerade die Literatur dem kulturellen Aspekt gerecht, indem sie unterschiedliche Stile der Zeugung und der S., sowie unterschiedliche Kontexte der Geburt in Geschichtsepochen zu reflektieren vermag. Die enge Ver bindung von S., Geburt und →Tod, sowie von S., Geburt und Krankheit (→Gesundheit und Krankheit) findet sich bereits in der *Bibel*, wo S. und Geburt als eine Konsequenz der Vertreibung aus dem Paradies und als Strafe für den Sündenfall dargestellt werden (*Gen* 3,16). Aus dieser Perspektive fallen S., Geburt und Tod zusammen. In den Romanen und Erzählungen der Neuzeit wird neben S. und Geburt auch Zeugung sowie die Zeit nach der Geburt mit den unterschiedlichen Frauenleiden beschrieben. S. wird in der Literatur als Prozess, der biologische, psychologische und soziale Veränderungen mit sich bringt und der – von schweren Komplikationen abgesehen – notwendig zur Geburt führt, repräsentiert. Den Verlauf einer S., die damit einhergehenden Gefühle und Gelüste nach bestimmten Nahrungsmitteln (→Essen und Trinken) beschreibt Honoré de Balzac in seinem Briefroman *Mémoires de jeunes mariées* (1841/42; dt. *Memoiren zweier Jungvermählter*). Dort werden die Gelüste von schwangeren Frauen nach faulenden Orangen in den Kontext naturalistischer, auch ekelerregender Szenarien (→Ekel) versetzt. In *Ulysses* (1922) verbindet James Joyce die neunmonatige S. mit den neun Phasen der englischen Sprachentwicklung und arbeitet die körperliche Entwicklung des Menschen heraus. Auch die Vorstellung, dass Frauen durch bestimmte Handlungen das werdende →Kind in seiner Entwicklung – meist negativ – beeinflussen können, wird in der Literatur verarbeitet. So werfen die Schafe, die Jakob in Thomas Manns Tetralogie *Joseph und seine Brüder* (1933–42) über geschälte Stäbe springen lässt, scheckige Junge. Ebenso glaubt Jakob durch die Konzentration auf das Aussehen Josephs ein Kind zeugen zu können, das diesem ähnlich sieht. Ebenso wie die S. wird das günstige Ende einer S., die Geburt, aus biologischen, psychologischen und sozialen wie kulturellen Perspektiven repräsentiert. Dabei beeinflussen Kulturen und Zeiten wie das soziale Umfeld die Unterstützung, die eine Frau etwa durch ärztlichen Beistand bei ihrer Niederkunft erfährt. In seinen Romanen schildert Charles Dickens eine Geburt, die in ärmlichen Verhältnissen stattfinden. Der Protagonist in *The Adventures of Oliver Twist* (1837/38; dt. *Oliver Twist*) etwa wird in einem Arbeitshaus nahezu ohne ärztliche Betreuung auf die Welt gebracht, *Little Dorritt* (1855–57; dt.

Klein Dorritt) in einem Gefängnis unter Aufsicht eines alkoholfreudigen (→Alkohol und Alkoholismus, →Sucht), schmutzigen Arztes und einer Tagelöhnerin. Sowohl in osteuropäischen als auch in westeuropäischen Romanen werden Geburten geschildert, bei denen Frauen auf ärztlichen Beistand ganz verzichten müssen. In *Besy* (1871/72; dt. *Die Dämonen*) von Fjodor M. Dostojewskij gebiert Tschatows Frau Maria ihr Kind ohne ärztliche Unterstützung, ebenso wie die Protagonistin in dem Roman *Germinie Lacerteux* (1864; dt. *Germinie Lacerteux*) von Edmond und Jules de Goncourt. Auch Rahel steht in *Joseph und seine Brüder* (1933–42) von Thomas Mann bei der schweren Geburt ihres ersten Sohnes nur ihr Mann Jakob beiseite. Dagegen wird zur Niederkunft der Fürstin Liza Bolkonskaja in *Vojna i mir* (1868/69; dt. *Krieg und Frieden*) von Leo N. Tolstoj neben der Hebamme zusätzlich ein deutscher Arzt aus Moskau herangezogen. Im Gegensatz dazu hat ihre Schwiegermutter noch ohne jeglichen ärztlichen Beistand und ohne Hebamme ihr Kind geboren – der Ausgang der Geburt wird Gottes Gnade anvertraut. Das Thema der bevorstehenden Geburt wird im Haushalt vermieden, um der Fürstin →Schmerz zu ersparen. Die biologischen Dimensionen der S. greift Emile Zola in *La Terre* (1887; dt. *Die Erde*) auf, indem er als Parallelhandlung die Niederkunft der Bäuerin Lise Fouan und ihrer Kuh Coliche in naturalistischer Drastik schildert. Trotz der Unterschiede zwischen Mensch und Tier werden sie hier in ihren biologischen Aspekten als vereint dargestellt. Die Realität der hohen Frauensterblichkeit bei der Geburt im 19. Jh. taucht als häufiges Motiv in der Literatur auf: Aljošas und Smerdjakows Mütter sterben in Fjodor M. Dostojewskijs *Bratja Karamazovy* (1879/80; dt. *Die Brüder Karamasow*) nach der Geburt, ebenso wie die Fürstin Liza Bolkonskaja in *Vojna i mir* (1868/69; dt. *Krieg und Frieden*) und die Fürstin Zinaida Sasekina in Iwan Turgenjews *Pervaja Ljubov* (1860; dt. *Erste Liebe*). Auch bei Charles Dickens stirbt in *Dealings with the Firm of Dombey and Son* (1847/48; dt. *Dombey und Sohn*) Mrs. Dombey nach der Geburt ihres Sohnes. Aus dieser hohen Frauen- und Kindessterblichkeit im Wochenbett resultiert eine enge Verbindung zwischen Geburt, Krankheit und Tod, die bisweilen auch zu einer menschlichen Verbundenheit und Versöhnung beitragen kann, wie dies in Leo N. Tolstojs *Anna Karenina* (1875–77; dt. *Anna Karenina*) der Fall ist: Annas Mann Karenin vergibt Anna und ihrem Geliebten Wronskij, dem Vater des Kindes, angesichts des schlimmen Zustandes von Anna. Geburten bilden so Extremsituationen für die daran Beteiligten, die auch zerstörerisch wirken können: so kann der Arzt in Ernest Hemingways *Indiancamp* (1924; dt. *Indianerlager*) zwar eine Indianerin und ihr Kind durch Kaiserschnitt retten, ihr Mann aber bringt sich unbemerkt während der →Operation um, da er die Schmerzen seiner Frau nicht ertragen kann. Der biologischen Realität, in der Männer vom Phänomen der S. und Geburt ausgeschlossen sind, stehen Mythen und fiktionale Texte gegenüber, in denen gebärende Männer beschrieben werden. Den klassischen Fall konstituiert die »Kopfgeburt« Athenes von Zeus, die von Aischylos in der *Orestie* geschildert wird. Neben die Darstellung von S. und Geburt in der Literatur tritt ihre Deutung, die oft in symbolischer Verklärung auf die Fruchtbarkeit der Natur und damit verknüpft auf das Schicksal der Menschheit rekurriert bzw. in religiöser Fassung auf den dem Sündenfall folgenden biblischen Fluch, sowie die jungfräuliche Geburt von Maria. Der biblische Fluch bei der Vertreibung aus dem Paradies wird von James Joyce in *Ulysses* (1922; dt. *Ulysses*) aufgegriffen. Die jungfräuliche Geburt wird in Heinrich von Kleists *Die Marquise von O...* (1808) aufgegriffen, die, nachdem sie in bewusstlosem Zustand von einem russischen Offizier vergewaltigt und geschwängert worden ist, unruhig und zweifelnd über eine jungfräuliche Geburt nachdenkt. William Carlos Williams' *A Night in June* (1961; dt. *Eine Nacht im Juni*) demonstriert, wie die Wahrnehmung von Geburt und Tod auch zu einer Reflexion der Ärzte über die Grenzen der medizinischen Möglichkeiten und des wissenschaftlichen Fortschritts führen kann (→Ethik in der Medizin).

Elsbeth Kneuper: Mutterwerden in Deutschland. Eine ethnologische Studie, Münster 2004

Dietrich v. Engelhardt: Schwangerschaft und Geburt im Medium der Literatur. In: Akademie für ärztliche Fortbildung und Weiterbildung der Landesärztekammer Hessen (Hg.): Die Geburt. Seminar Medizin-Literatur-Musik-Kunst, Frankfurt/M. 2003, S. 9–23

Barbara Vinken: Die deutsche Mutter. Der lange Schatten eines Mythos, München 2001

Dietrich v. Engelhardt: Medizin in der Literatur der Neuzeit. Bd. 1, Darstellung und Deutung. Hürtgenwald 1991, S. 235–243

Dietrich v. Engelhardt: Geburt und Tod – medizinethische Betrachtungen in historischer Perspektive. In: Odo Marquard, Hansjürgen Staudinger (Hg.): Anfang und Ende des menschlichen Lebens. Medizinethische Probleme, Paderborn 1987, S. 62–77

B.v.J./A.M./F.St.

Schweizer Krankheit →Heimweh

Schwindel Der Begriff S. (lat. vertigo: Drehen, Schwindel) bezeichnet verschiedenartige Störungen (→Symptom) der räumlichen Orientierung des →Körpers, die mit Augenzittern, Fallneigung, mangelnder Koordination von Bewegungsabläufen, Übelkeit und Erbrechen einhergehen können. Es handelt sich dabei um ein sog. multisensorisches Syndrom, das durch eine Störung in der Wahrnehmung oder der Interaktion verschiedener Sinnessysteme charakterisiert ist (→Sinneswahrnehmung). Der S. kann sowohl vorübergehend als auch chronisch auftreten. Ebenso vielfältig wie die Erscheinungsformen des S. sind seine Ursachen: Er kann physiologisch (durch ungewohnte oder widersprüchliche Sinnesreizung wie bei der Reisekrankheit oder dem Höhenschwindel), pathologisch (durch Schädigung der Funktion von Sinnesorganen oder bestimmter Strukturen des →Gehirns) oder psychogen bedingt sein. Aufgrund der Einsicht in den multisensorischen und multikausalen Charakter des S. bemüht sich die neuere Medizin verstärkt um einen interdisziplinären Zugang zu diesem Phänomen.

Historisch wird der S. als wissenschaftlicher Gegenstand im Kontext der aufklärerischen Zusammenführung von Medizin und Philosophie zur Anthropologie als der neuen Wissenschaft vom ganzen, leib-seelischen Menschen (→Leib und Seele) entdeckt. Gegen die materialistisch-somatischen Erklärungen, wie sie Julien Offray de LaMettrie in seinem *Traité du vertige* (1751) gegeben hatte, definiert Marcus Herz in seinem *Versuch über den Schwindel* (1786) diesen als seelische Störung (→Psychiatrie), bei der die beschleunigte und darum ungeordnete Vorstellungstätigkeit irrtümlich auf die Außenwelt übertragen wird. Das 19. Jh. ersetzt die anthropologische Selbsterkundung durch experimentelle und quantifizierende Untersuchungen der sinnesphysiologischen Vorgänge und ihrer Störungen im S.; zugleich zeigt sich zunehmend die zeitdiagnostische Beanspruchung des S. als Leitsymptom moderner Desorientierung angesichts einer technisierten und sich rasch wandelnden Lebenswelt. Es ist in dieser Hinsicht signifikant, dass Ernst Mach, auf den die Formel vom »unrettbaren Ich« zurückgeht, mit seinen *Grundlinien der Lehre von den Bewegungsempfindungen* (1875) zu den Zentralfiguren der wissenschaftlichen Erforschung des S. im 19. Jh. gehört und dass er hierzu durch die Erfahrung des Eisenbahnfahrens veranlasst wurde.

In der Literatur- und Ästhetikgeschichte des 18. Jh. beginnt der S. aufgrund seiner Affinität zum Phänomen des Erhabenen wichtig zu werden. In Barthold Hinrich Brockes' Gedichten »Die Bewegung der Sternen« und »Die himmlische Schrift« aus der Sammlung *Irdisches Vergnügen in Gott* (1721–48) gibt die Betrachtung des Weltalls dem Subjekt Ideen von der Herrlichkeit Gottes ein, die sein Fassungsvermögen derart übersteigen, dass sie »Seelen-Schwindel« auslösen. Auch Albrecht von Haller bezieht sich in seinen Gedichten *Die Alpen* (1729) und *Unvollkommene Ode über die Ewigkeit* (1743) auf den S., um die Gefühlsreaktion des Erstaunens und der Bewunderung in der Begegnung mit dem Naturerhabenen und die Überforderung des Subjekts durch die Idee der Unendlichkeit zu kennzeichnen. Ähnlich heißt es in Goethes Roman *Wilhelm Meisters Lehrjahre* (1795/96) aus Anlass eines S. verursachenden Blicks vom Berggipfel, es sei »überhaupt kein echter Genuß als da, wo man erst schwindeln muß«. Die romantische Poetik hingegen beansprucht den S., um die Wirkungsweise des Wunderbaren und einer bis zum poetischen →Wahn gesteigerten Phantasietätigkeit zu charakterisieren. Ludwig Tieck entwickelt in seinem Aufsatz *Ueber Shakspeare's Behandlung des Wunderbaren* (1796) eine Poetik der gezielten Irritation, bei welcher der rasche Wechsel möglichst starker Gegensätze, die Kombination des Lächerlichen mit dem Fürchterlichen in eine »Art von Schwindel« versetzen soll. Tiecks Märchen *Der blonde Eckbert* (1797) realisiert paradigmatisch diese Poetik der vorsätzlichen Zusammenhanglosigkeit. Überhaupt finden sich um und nach 1800 vielfältige literarische Repräsentationen des S., die das Phänomen nicht nur motivisch aufgreifen, sondern auch erzähltechnisch und strukturell umsetzen, so E. T. A. Hoffmann u. a. in *Der Sandmann* (1817) und in *Prinzessin Brambilla* (1820) und Achim von Arnim in seinem Romanfragment *Die Kronenwächter* (1817), wo zugleich der Doppelsinn des Begriffs S. zwischen Taumel und Täuschung bzw. Lüge metafiktional eingesetzt wird.

Zur medizinischen, kulturellen und literarischen Geschichte dieses Symptoms gehört nicht zuletzt die weibliche Codierung des S., der als Zeichen mangelnder Willenskraft und Verstandesschärfe gewertet wird, sowie seine Verbindung mit als weiblich geltenden Krankheiten wie →Hysterie und →Hypochondrie. Beispielhaft hierfür ist Adalbert Stifters Erzählung *Der Kondor* (1840), die von einer Ballonfahrt handelt, bei der die mitreisende Protagonistin eine heftige Schwindelattacke erleidet, so dass ihr Versuch, sich durch diesen Flug von den Fesseln weiblicher Beschränktheit zu befreien und Stärke zu beweisen, scheitert. Im Lauf des 19. Jh. schwächt sich die Geschlechterzuordnung (→Geschlechterdifferenz) des S. zunehmend ab und macht einer allgemeinen erotischen Besetzung des Phänomens Platz, so dass um die Jahrhundertwende in der Literatur der S. auch männlicher Figuren als Symptom einer obsessiven, ›fehlgeleiteten‹ oder unterdrückten →Sexualität erscheinen kann, wie in Jens Peter Jacobsens Roman *Niels Lyhne* (1880; dt. *Niels Lyhne*), Robert Musils Internatserzählung *Die Verwirrungen des Zöglings Törleß* (1906) oder Thomas Manns Novelle *Der Tod in Venedig* (1912).

Im Umfeld von Symbolismus und Décadence erfährt der S. eine Um- und Aufwertung als Zeichen des Modernen, Antibürgerlichen, Unnormalen – so in Charles Baudelaires *Les fleurs du mal* (1857; dt. *Die Blumen des Bösen*) – ohne doch seine Ambivalenz zwischen Lust und Bedrohung, gesuchtem Rausch und Kontrollverlust ganz zu verlieren. Hugo von Hofmannsthal bezeichnet in seiner Rede *Der Dichter und diese Zeit* (1906) die eigene, durch Vieldeutigkeit und Unbestimmtheit charakterisierte Epoche generell als eine, in der ein »chronischer Schwindel« herrsche; entsprechend häufen sich in seiner Dichtung Schwindelerfahrungen, etwa in *Ein Brief* (1902) und *Das Bergwerk zu Falun* (1899).

Auch Rainer Maria Rilke verknüpft in seinem Roman *Die Aufzeichnungen des Malte Laurids Brigge* (1910) die Darstellung von Grunderfahrungen des modernen Daseins – Übersensibilität, →Ekel, →Angst – mit dem S., während in Franz Kafkas *Der Proceß* (postum 1925) das Verschwinden des Subjekts im anonymen Netz der Macht vom Symptom des S. begleitet wird, so dass hier auf untergründige Weise die ältere Bedeutung des Wortes, seine Herkunft aus dem mittelhochdeutschen »swinden« für »abnehmen«, »vergehen«, »bewusstlos werden«, durchscheint. Im Bewusstsein dieser zeit- und kulturdiagnostischen Tradition literarischer Schwindelerfahrungen in der Moderne hat auch die Gegenwartsliteratur den S. thematisiert, so in Dieter Wellershoffs *Augenblicke der Benommenheit* (1985), W.G. Sebalds *Schwindel. Gefühle* (1990), Horst Sterns *Klint. Stationen einer Verwirrung* (1993), Hartmut Langes *Die Bildungsreise* (2000), wobei erneut der S. poetologisch gewendet und zum Prinzip literarischer Produktion erhoben werden kann.

Rolf-Peter Janz, Fabian Stoermer, Andreas Hiepko (Hg.): Schwindelerfahrungen. Zur kulturhistorischen Diagnose eines vieldeutigen Symptoms, Amsterdam, New York 2003
Doren Wohlleben: Poetik des Schwindels und Verschwindens bei Hartmut Lange, W.G. Sebald und Horst Stern. In: Bettina von Jagow, Florian Steger (Hg.): Differenzerfahrung und Selbst. Bewußtsein und Wahrnehmung in Literatur und Geschichte des 20. Jahrhunderts, Heidelberg 2003, S. 333–353
Christina von Braun: Versuch über den Schwindel, Zürich 2001
Michael Hagner: Psychophysiologie der Selbsterfahrung. Metamorphosen des Schwindels und der Aufmerksamkeit im 19. Jahrhundert. In: Aleida Assmann, Jan Assmann (Hg.): Aufmerksamkeiten, München 2001, S. 241–263
Thomas Brandt: Vertigo. Its Multisensory Syndromes. 2. Aufl., Berlin u. a. 1999

J.M.-T.

Schwindsucht   →Tuberkulose

Seele   →Leib und Seele

Sehbehinderung   →Sinneswahrnehmung

Sehen   →Sinneswahrnehmung

Sektion   →Anatomie, →Obduktion

Selbsterfahrungsliteratur   →Bibliotherapie, →Psychotherapie

Selbstmord   →Suizid

Selbstverletzendes Verhalten   →Autoaggression

Seuche   →Cholera, →Epidemie, →Pest

Sexualität   Der Begriff S. (lat. sexus: Geschlecht) bezeichnet die biologische Differenzierung von Individuen in männliche und weibliche aufgrund ihrer unterschiedlichen Fortpflanzungsorgane (→Geschlechterdifferenz); des weiteren die Gesamtheit allen Verhaltens, das auf die Erregung v. a. der Geschlechtsorgane und auf damit verbundenes psychisches Lusterleben zielt. Anders als z.B. →Hunger und Atmung zählt S. zu den nichthomöostatischen Regulungen. Sie ist nicht auf die bloße Befriedigung eines physiologischen Bedürfnisses reduzierbar, dient nicht allein der Fortpflanzung, sondern betrifft neben dem sinnlich-leiblichen auch das seelisch-geistige Wesen des Menschen. Eine Unterdrückung von S. kann zu psychischen Spannungen und Störungen führen (→Psychiatrie). Sexuelles Verhalten ist durch individuelle körperliche Voraussetzungen sowie durch soziale Faktoren bestimmt (Erziehung, Aufklärung, Tabuisierung, ethisch-sittliche Normen). Es wird auch durch staatliche Kontrolle beeinflusst (Sexualstrafrecht, Verfügbarkeit von Verhütungsmitteln (→Empfängnisverhütung), Recht auf →Abtreibung, Reglementierung von Prostitution) und durch gesellschaftliche Strukturen geprägt (Patriarchat, Matriarchat, religiöse Systeme, Geschlechterverhältnis). Das Verständnis und die Bewertung von S. sind kultur- und zeitabhängig und damit veränderlich; z. B. waren besonders in der viktorianischen Ära und wilhelminischen Zeit Nacktheit, Sinnlichkeit und sexuelle Leiden-

schaft verpönt. Selbst der Austausch nichtsexueller Zärtlichkeiten in der Öffentlichkeit wurde
als Verletzung des Schamgefühls und als Zeichen sittlichen Verfalls bewertet. In vielen westlichen, industrialisierten Gesellschaften hat sich
u. a. durch die zunehmende Säkularisierung,
den sozialen Wandel und die Modernisierung
ein freiheitlicheres Verständnis von S. entwickelt. Universelle →Tabus betreffen heutzutage noch Inzest und Geschlechtsverkehr in der
Öffentlichkeit, sofern dieser keine rituelle Bedeutung hat. In den meisten Gesellschaften wird
S. bei und mit →Kindern negativ bewertet. Zudem werden durch den Einfluss von Christentum und Islam Selbstbefriedigung (→Onanie),
→Homosexualität und vorehelicher Geschlechtsverkehr immer noch vielerorts als Sünde bewertet. Bis heute spricht sich die katholische Amts-
kirche gegen Abtreibung und Empfängnisverhütung aus. Es gilt wie in Teilen der unierten
Ostkirche und der orthodoxen Kirche für Priester und Bischöfe der Zölibat, Mönche und Non-
nen legen ein Keuschheitsgelübde ab. Als gerechte Strafe für einen Verstoß gegen die christ-
lich-bürgerliche Moral werden auch heutzutage
sexuell übertragbare Krankheiten (→Geschlechts-
krankheiten) wie →Syphilis und →AIDS interpretiert und zum Anlass genommen, die Betroffenen
zu diskriminieren (→Stigma). In der Forschung ist
noch strittig, inwieweit S. dem Menschen als in-
stinktive Triebregung gegeben ist bzw. in welchem
Maß ihr erlerntes und damit steuerbares Verhalten zugrunde liegt. Weitere Fragen betreffen den
Einfluss von Hormonen, neurochemischen Prozessen und hirnphysiologischen Voraussetzungen
auf S. sowie Bestimmung und Therapie pathologischer Störungen (→Psychopathologie). Als behandlungsbedürftig gelten suchtähnliche Sexualpraktiken (→Sexuelle Verhaltensstörung), ohne
die keine Befriedigung erreicht und durch die das
eigene Wohlergehen bzw. das anderer erheblich
beeinträchtigt werden kann wie z. B. Exhibitionismus, Voyeurismus, →Pädophilie, Sodomie, Nekrophilie sowie extreme Formen des →Fetischismus,
→Sadismus und Masochismus.

In der Literatur ist S. ein zentrales Sujet, das
sich in eine unüberschaubare Vielzahl fiktionaler Ausformungen auffächert. Konstitutives
Merkmal der meisten Darstellungen ist, dass darin nicht allein der →Körper als lustspendendes
Medium präsent ist, sondern die conditio humana in den Blick rückt: Die Thematisierung von
S. ist mit philosophisch-anthropologischen Fragen und moralischen sowie sozialpolitisch bri-
santen Problemen verbunden. Frühe Zeugnisse
finden sich in der antiken griechischen Literatur, so in Platons *Symposion* (dt. *Das Gastmahl*).
Eros, der Liebesgott, verkörpert darin sowohl
den sinnlichen als auch den seelisch-geistigen
Aspekt der →Liebe und wird mit medizinischen
Vorstellungen von zu- und abträglichem Verhalten verbunden. In der römischen Antike nutzt
Petron die Darstellung von S. zur Gesellschaftskritik (*Satyricon*; dt. *Satyricon. Ein römischer
Schelmenroman*), Lukian zeigt realistische Sitten-
gemälde (dt. *Hetärengespräche*). Die praktische
Anleitung zur Liebeskunst in der indischen Lite-
ratur, das *Kamasutra*, umfasst auch rechtliche
und soziale Aspekte des Zusammenlebens von
Frau und Mann. In der derb-sinnlichen
Schwankliteratur des Mittelalters, in Giovanni
Boccaccios *Il Decamerone* (1349–53, postum
1470; dt. *Das Dekameron*), Pietro Aretinos *Ragionamenti* (1534–36; dt. *Die Gespräche des göttlichen Pietro Aretino*) und in den *Contes* Jean de
La Fontaines (1665–96; dt. *Erzählungen*) wird S.
überwiegend als natürlicher, lustspendender
Trieb aufgefasst. Die Autoren wenden sich gegen
religiöse Keuschheitsgebote und kritisieren die
Scheinmoral von Kirchenvertretern. Im 17. und
18. Jh. finden sich subtile Darstellungen, welche
die psychologisch-individuelle sowie die gesellschaftliche Dimension von Geschlechtlichkeit
und das vieldeutige Spiel mit sexuellen Reizen
fokussieren. Beispiele hierfür sind Sonette William Shakespeares, in denen anzügliche Wort-
spiele mit Schilderungen komplexer Gefühlswel-
ten in Kontrast stehen. In Madame de Lafayettes
Roman *La princesse de Clèves* (1678; dt. *Die Prinzessin von Clèves*) wird die amour passion sowie
ihre Unvereinbarkeit mit der Institution Ehe und
dem zeitgenössischen, höfischen Ideal der Affektkontrolle geschildert. In Choderlos de Laclos'
Les liaisons dangereuses (1782; dt. *Gefährliche
Liebschaften*) ist das Verlangen nach sexuellem
Genuss in adligen Kreisen durch egoistisches
Machtstreben und Langeweile motiviert. Bürgerlichen Moralvorstellung gemäß, die sich im Verlauf des 18. Jh. herausbildeten, wird weibliche
Tugend mit sexueller Unschuld identifiziert. Deren Bedrohung avanciert deswegen zu einem
wichtigen literarischen Motiv, das u. a. Samuel

Richardson in *Pamela or Virtue Rewarded* (1740; dt. *Pamela oder die belohnte Tugend*) und *Clarissa or The History of a Young Lady* (1747/48; dt. *Clarissa oder die Geschichten einer jungen Dame*), und Gotthold Ephraim Lessing in *Emilia Galotti* (1772) aufgreifen. Uneheliche Mutterschaft wird gesellschaftlich als kaum wieder gutzumachende Schande und schwere Sünde bewertet, was z.B. Dramen von Jakob Michael Reinhold Lenz (*Der Hofmeister*, 1774), Johann Wolfgang von Goethe (*Urfaust* und *Faust I*, 1808) und die *Geschichte vom braven Kasperl und dem schönen Annerl* (1817) von Clemens Brentano reflektieren. Daneben beschreiben u.a. Claude-Prosper Jolyot de Crébillon in diversen Erzählungen, Nicolas Edme Restif de la Bretonne in zahlreichen Romanen, Giacomo Girolamo Casanova de Seingalt in seinen Lebenserinnerungen, John Cleland in dem Roman *Fanny Hill or the Memoirs of a Woman of Pleasure* (1749; dt. *Die Memoiren der Fanny Hill*) unverbindliches sexuelles Vergnügen außerhalb der Institution Ehe freizügig und konkret. Das Werk des Marquis de Sade zeigt die Folgen hedonistisch-libertinen Verhaltens, das durch keine ethischen, religiösen oder moralischen Vorbehalte und Tabus eingeschränkt wird: Es gipfelt in Gewalt, Folter und →Mord. Der Name des Autors wird zum Schlagwort für eine Form sexueller Aberration, den Sadismus. Die Romane Leopold von Sacher-Masochs (z.B. *Venus im Pelz*, 1869) und die darin geschilderte Freude an der Unterwerfung und Züchtigung des Mannes durch eine Frau dienen seit dem 19. Jh. als Modell für den Masochismus. Sexuelle Handlungen werden in den meisten literarischen Werken des 19. Jh. kaum direkt, sondern allenfalls andeutungsweise thematisiert, wie Romane Gustave Flauberts (*Madame Bovary. Moeurs de province*, 1856; dt. *Madame Bovary. Ein Sittenbild aus der Provinz*), Leo N. Tolstojs (*Anna Karenina*, 1875–77; dt. *Anna Karenina*) und Theodor Fontanes (*L'Adultera*, 1880; *Effi Briest*, 1894/95) zeigen. Es überwiegen psychologisch nuancierte Darstellungen sexuellen Verhaltens, das durch zunehmende Prüderie und in Hinblick auf die Frau durch immer rigider werdende Moralvorstellungen gekennzeichnet ist. Ihr wird bürgerlichen Konventionen gemäß häufig Wissen um S. und Empfängnis vorenthalten. Als Ehefrau muss sie einem strengen Tugend- und Treueideal genügen, während dem Mann außer- und vorehelicher Geschlechtsver-

kehr zugestanden wird. Aspekte dieser geschlechterspezifischen Moral beschreiben u.a. Arthur Schnitzler in Erzählungen und Dramen (*Fräulein Else*, 1924; *Reigen*, 1900), Frank Wedekind in seinen Dramen *Der Erdgeist* (1895) und *Die Büchse der Pandora* (1904) und Stefan Zweig in seinem autobiographischen Rückblick *Die Welt von gestern* (1942). Ein selbstbestimmtes Liebesleben ist Frauen bis zum 1. Weltkrieg in unbürgerlichen Bohèmekreisen möglich, was Franziska zu Reventlow, Else Lasker-Schüler und Colette vor dem Hintergrund der eigenen Biographie beschreiben. Gegen moralische Vorbehalte und falsche Schamhaftigkeit wenden sich Gedichte Bertolt Brechts sowie Henry Millers autobiographischer Roman *Tropic of Cancer* (1934; dt. *Im Wendekreis des Krebses*). Mit dem Werteverfall nach dem 1. Weltkrieg geht eine zunehmende Liberalisierung von S. und außerehelichen Liebesbeziehungen einher. Die damit verbundenen sozialen und medizinischen Probleme wie ungewollte →Schwangerschaft, Abtreibung und Empfängnisverhütung beschreiben u.a. Vicki Baum, Irmgard Keun, Helene Stöcker, Grete von Urbanitzky, Gabriele Reuter und später Mary McCarthy (1963, *The Group*; dt. *Die Clique*). Irmgard Keun zeigt in ihrem Roman *Nach Mitternacht* (1937) die staatliche Reglementierung von S. durch den Nationalsozialismus. Durch die 1968er-Bewegung und ihre Kritik an repressiven Moralvorstellungen, durch die Emanzipation, die Verbreitung der Pille als Verhütungsmittel und durch die steigende Popularität von Ergebnissen aus der Sexualforschung (*Kinsey-Report*, Aufklärungsfilme) entsteht ein freiheitlicheres Verständnis von S. Dieses schildern in Romanform z.B. Martin Walser (*Das Einhorn*, 1967), John Irving (*The 158-Pound Marriage*, 1973; dt. *Eine Mittelgewichtsehe*), Erica Jong (*Fear of Flying*, 1974; dt. *Angst vorm Fliegen*), Annie Leclerc (*Parole de femme*, 1974), und Verena Stefan (*Häutungen*, 1975). Bis dahin bestehende bürgerliche Rollenklischees stellen u.a. Lyrikerinnen wie Karin Kiwus, Ursula Krechel, Helga M. Novak und Johanna Moosdorfer in Frage. Sie kritisieren Chauvinismus, die Reduzierung der Frau auf ihre Rolle als Hausfrau und Mutter und das Männern zugeschriebene Verständnis von Sex als liebloser sportlicher Höchstleistung. In den folgenden Jahrzehnten fokussieren u.a. Gisela Elsner (*Berührungsverbot*, 1970) und Peter Schneider (*Paa-

rungen, 1992) die negativen Folgen der Liberalisierung von S.: Diese führt zu Übersättigung und emotionaler Unverbindlichkeit, was das Scheitern von Beziehungen begünstigt. Elfriede Jelinek kritisiert in Romanen (z. B. *Lust*, 1989; *Gier*, 2000) und Dramen (z. B. *Was geschah, nachdem Nora ihren Mann verlassen hatte*, 1979; *Clara S.*, 1982) die gesellschaftliche Omnipräsenz von männlich dominierter S., damit verbundene übergroße Erwartungen, sexuelle Gewalt (→Vergewaltigung) und emotionale Verkrüppelungen. Auch Michel Houellebecq zieht eine negative Bilanz der sexuellen Befreiung, die in seinen Romanen zu einem gesellschaftlich oktroyierten Triebzwang führt (*Les particules élémentaires*, 1998; dt. *Elementarteilchen*). Dieser bewirkt sexuelle Störungen durch Leistungsdruck, Depressionen (→Depression/Manisch-depressive Krankheit) sowie Gefühlskälte und findet im Sextourismus seine moralisch fragwürdige Erfüllung. Sexuell inaktive Menschen gelten als Versager, die Angehörigen der 1968er-Generation erscheinen als Egozentriker, die familiäre Bindungen vernachlässigen, um sich ganz ihrer sexuellen Selbstverwirklichung widmen zu können (*Extension du domaine de la lutte*, 1994; dt. *Ausweitung der Kampfzone*; *Plateforme*, 2001; dt. *Plattform*). Als Konsequenz dessen erscheint die durch Gentechnologie (→Gentechnik) ermöglichte Erzeugung unsterblicher, geschlechtsloser Wesen als positiv konnotierte Vision, die ein Miteinander jenseits von Egoismus und sexuellen Problemen ermöglicht.

Claudia Bruns (Hg.): Von Lust und Schmerz. Eine historische Anthropologie der Sexualität, Köln 2004
Stefan Neuhaus (Hg.): Sexualität im Diskurs der Literatur, Tübingen 2002
Hiltrud Gnüg: Der erotische Roman. Von der Renaissance bis zur Gegenwart, Stuttgart 2000
Thomas Laqueur: Making Sex: Body and Gender from the Greeks to Freud. 2. Aufl., Cambridge/Mass. 1990
Peter Gorsen: Sexualästhetik. Grenzformen der Sinnlichkeit im 20. Jahrhundert, Reinbek 1987

                                                        A.-R.M.

Sexuelle Verhaltensstörung   Mit dem Begriff der S. versucht man, stigmatisierende Konnotationen (→Stigma) wie beim Gebrauch etwa des Begriffes Perversion (lat. *perversitas*: Verkehrtheit) zu umgehen. Problematisch ist der Begriff der Störung, der indirekt nahe legt, es gäbe eine normale →Sexualität als objektiven Bezugspunkt. Ähnliche Versuche, im Spannungsfeld zwischen Religion (gottgewollte Formen der Sexualität), Wissenschaft (krank vs. gesund) und Jurisdiktion (straffrei vs. strafwürdig) wertfreiere Begriffe einzuführen (seit DSM-III »Paraphilien«; mit ICD-10 »Störungen der Sexualpräferenz«), blieben erfolglos. Die Willkürlichkeit der Festlegungen zeigt sich schon im *Alten Testament*, das jede Sexualität jenseits der Fortpflanzung verurteilt (→Schwangerschaft). Keuschheitsideal und Angriffe gegen Homosexualität kamen im Christentum erst spät auf (Paulus, *Röm* 1,26 f.), verschärft bei Augustinus (Erbsünde). Thomas von Aquin (1225–74) wertete zumindest den ehelichen Verkehr, der nicht der Fortpflanzung diente, nicht mehr als verdammungswürdig. In Hexenprozessen (Sodomie gleichbedeutend mit Hexerei) wurden auch sexuell Auffällige verfolgt. Die weit bis ins 18. Jh. gültige Peinliche Gerichtsordnung *Carolina* (1532) bestrafte nicht heterosexuelle Kontakte mit dem Feuertod. Der 1810 ratifizierte *Code Pénal* (franz. Gesetzeswerk, bis heute in Kraft) sieht demgegenüber für Masturbation (→Onanie), homosexuelles Verhalten oder Kontakt mit Tieren keine Strafe vor. Im 18. Jh. formierten sich erste Ansätze einer →Psychiatrie, die v. a. Auffälligkeiten auflistete und als gesund bzw. krank wertete. Henry Maudsley (1867) sah in einer »Perversion der Gefühle« den Grund für sog. Masturbationswahnsinn (→Wahn). Der von ihm erstmals ausschließlich auf abweichendes Sexualverhalten bezogene Begriff der Perversion fand schnell international Verbreitung. Heinrich Kaan listete 1843 in seiner *Psychopathia sexualis* »sexuelle Aberrationen« auf (u. a. Knabenliebe, gegenseitige homosexuelle Masturbation, Leichenschändung, Koitus mit Tieren). Die zunehmende Psychiatrisierung der Sexualität gipfelte in Richard von Krafft-Ebings einflussreicher *Psychopathia Sexualis* (1886). Im 19. Jh. galten allein Heterosexualität und Koitus als akzeptable, alle anderen Formen von Sexualität als S. bzw. als Zeichen für eine offene oder latente psychische Krankheit, Degeneration oder minderwertige Erbanlage (Sexualitätsforschung als Zuträger für →Eugenik und Rassenhygiene). Sigmund Freud wertete in seinen *Drei Abhandlungen zur Sexualtheorie* (1905) S. erstmals neutral bzw. als normale Durchgangsstadien in der sexuellen Entwicklung (→Psychoanalyse). Er differenzierte zwischen Sexualobjekt (von dem die geschlechtliche Anziehung ausgeht, z. B. gleichgeschlechtlich vs. gegengeschlechtlich) und Sexualziel (Verweilungen bei Zwischenstufen auf dem Weg zum Koitus, etwa Betasten und Beschauen). Laut Freud ist jedes Kind polymorph-pervers veranlagt, d. h. beim Erwachsenen sind Perversionen als Persistenz oder Wiederauftreten eines partiellen Elements der kindlichen Sexualität (→Kind) zu verstehen (pervers gleichbedeutend mit unreif). Nur jene Perversionen sollten als psychische Störung bzw. als S. angesehen werden, die bei den Betroffenen subjektives Leid auslösen, zwanghaftes Wiederholen implizieren oder destruktive Impulse zur Folge haben. 1933 wurde das Berliner Institut für Sexualwissenschaften, 1919 von Wieland Herzfelde gegründet, von Nationalsozialisten verwüstet. Fritz Morgenthaler deutete in der Nachfolge Freuds in den 1970er Jahren den funktionalen Aspekt der Perversionsbildung als Plombe, die eine Lücke in der Entwicklung eines Menschen schließt und ihm so ermöglicht, in seinen sonstigen Sozialbeziehungen zu funktionieren.

Der Amerikaner Alfred Charles Kinsey ging in seinen bahnbrechenden Studien (*Sexual Behaviour in the Human Male*, 1948; dt. *Das sexuelle Verhalten des Mannes*; *Sexual Behaviour in the Human Female*, 1953; dt. *Das sexuelle Verhalten der Frau*) von einem wertfreien, ethnologisch orientierten Begriff des abweichenden Sexualverhaltens aus und zeigte den fehlenden Realitätsbezug der Einteilungsversuche von Psychiatrie und Jurisdiktion. Homosexualität verlor aber erst in den 1970er Jahren langsam den Status einer Krankheit (das DSM-II rechnete 1968 Homosexualität noch zu den Perversionen). Eine Einteilung von S. bzw. abweichendem Sexualverhalten scheint in Übereinstimmung mit Peter Fiedler (2004) sinnvoll in (1) nicht problematisch (→Fetischismus, d. h. sexuelle Handlungen mit einem leblosen Objekt, Transvestitismus, d. h. Verkleidung wie das andere Geschlecht, Transsexualismus, d. h. Anpassung an das gefühlte andere Geschlecht, inklinierender, zugeneigter und damit ungefährlicher sexueller Sadismus (→Sadismus und Masochismus), nicht-periculärer, ungefährlicher sexueller Sadismus, in (2) eher problematisch und interpersonell-sozial ge-

fahrvoll (Voyeurismus, d. h. heimliches Beobachten anderer, Exhibitionismus, Frotteurismus, d. h. Reiben des eigenen Körpers an dem anderer, die dazu nicht bereit sind, und Pädophilie) sowie (3) nicht tolerierbar (sexueller Missbrauch und sexuelle Gewalt, auch Stalking, d. h. sexuell motiviertes Verfolgen). Besonders auf die zweite Gruppe ist Kurt Freunds Konzept der Courtshipdisorder (Störung des Werbeverhaltens, zuerst 1990) anwendbar (Voyeurismus als falsche Form der Sichtung des potenziellen Partners, Exhibitionismus als Störung der prätaktilen und Frotteurismus als Störung der taktilen Interaktion). Therapien von Patienten aus Gruppe 2 und 3 sollten nicht darauf angelegt sein, diese zu heilen (was meist unmöglich ist; anders psychoanalytische Ansätze), sondern versuchen, in Zusammenarbeit mit dem Patienten strafbare Taten zu verhindern.

Die Literatur handelt seit frühester Zeit von S., besonders von sexueller Gewalt. In Ovids *Metamorphosen* wird geschildert, wie Tereus seine Schwägerin Procne vergewaltigt (→Vergewaltigung) und ihr die Zunge herausschneidet (vgl. ähnlich William Shakespeares *Titus Andronicus* (um 1592; dt. *Titus Andronicus*). Die mittelalterliche Literatur kennt im Minnesang die sich verweigernde, quälende Herrin und in den oft zotigen Mären eigene Formen der Darstellung, deren Freizügigkeit auch Giovanni Boccaccios *Il Decamerone* (1349–53, postum 1470; dt. *Das Dekameron*) prägt. Mit dem Soziologen Norbert Elias kann man die Rigorosität in der Ausgrenzung abweichenden Sexualverhaltens in der frühen Neuzeit als Sozialdisziplinierung verstehen, anders aber Michel Foucault: Sexualität wird nicht unterdrückt, sondern gestaltet, S. existieren nicht von Natur aus, sondern die Normalität (→Norm) wird durch die Institution eines Dispositivs erst geschaffen, Menschen mit abweichender Sexualität bekommen eine eigene Identität und Geschichte zugewiesen, die sie so festlegt und Sexualität erst kontrollierbar macht. Die Schriften des Alphonse Donatien Marquis de Sade wie *Les 120 journées de Sodome ou L'école de libertinage* (entstanden 1785, Erstausgabe 1904; dt. *Die 120 Tage von Sodom oder die Schule des Lasters*) sollten in diesem Sinne nicht als Pornographie, sondern als Kritik am Feudalismus, der sich bis in die Sexualität auswirkte, verstanden werden. Robert Louis Stevensons *The

Strange Case of Dr. Jekyll and Mr. Hyde (1886; dt. *Dr. Jekyll und Mr. Hyde*) ist ähnlich als Kritik an viktorianischer Sexualitätsfeindlichkeit lesbar. Um die Wende zum 20. Jh. lässt sich ein verstärktes Interesse an abweichender Sexualität auch in der Literatur feststellen, etwa in Robert Musils *Die Verwirrungen des Zöglings Törless* (1906) um Homosexualität und sadistische Quälereien in einer Kadettenanstalt oder in Arthur Schnitzlers *Fräulein Else* (1924), die sich für Geld einem alten Mann nackt zeigen soll und sich aus Verzweiflung umbringt. Die Lockerung der Sexualmoralvorstellungen (vgl. Kinsey) ermöglichen es, abweichendes Sexualverhalten in Literatur ausgreifender darzustellen. Anfänglich als Skandal empfundene Werke wie Vladimir Nabokovs *Lolita* (1955; dt. *Lolita*) über die sexuelle Beziehung zwischen einer Minderjährigen und ihrem Stiefvater oder Günter Grass' *Katz und Maus* (1961) mit seinen Onanie-Szenen gelten heute ebenso wie Elfriede Jelineks *Die Klavierspielerin* (1983) über →Autoaggression, masochistische Phantasien und sexuelle Gewalt als Klassiker. In der Folge der Frauenbewegung wurden weibliche Opfer von sexueller Gewalt immer mehr zum Thema (vgl. z.B. John Irvings *Hotel New Hampshire* (1981; dt. *Das Hotel New Hampshire*): hier geht es um die Folgen sexueller Gewalt und um den →Inzest zwischen Bruder und Schwester; oder Inka Pareis *Die Schattenboxerin*, über ein Vergewaltigungsopfer, 1999). Reaktionen der jeweiligen →Umwelt auf einen sexuell Verhaltensgestörten sind kaum von Interesse (vgl. aber Franz Xaver Kroetz' Theaterstück *Der Drang*, 1994, über den verurteilten Exhibitionisten Fritz, der nach seiner Entlassung medikamentös eingestellt bei seinem Schwager aufgenommen wird, am Ende aber die Familie verlassen muss, da er die unterdrückte Sexualität aller indirekt durch seine bloße Existenz problematisiert und so für alle bedrohlich wird; vgl. auch Kroetz' *Made in Deutschland – Requiem für ein liebes Kind*, 2004, über ein missbrauchtes und getötetes Kind und Selbstverletzung). Internationale Skandale provozierten Michel Houellebecqs Werke über Schwierigkeiten mit Sexualität, z.B. in *Les particules élémentaires* (1998; dt. *Elementarteilchen*). Besonders in der amerikanischen Literatur werden übertriebene S. dargestellt: Thomas Harris' Trilogie um den Psychopathen Hannibal Lecter schildert Nekrophilie

(sexuelles Interesse an toten Körpern: in *Red Dragon*, 1982; dt. *Roter Drache*), bringt ein Serienmörder Familien um und missbraucht die tote Mutter als Reinszenierung eigener traumatischer Erfahrungen) oder Transgendering (in *The Silence of the Lambs* (1988; dt. *Das Schweigen der Lämmer*), schneidet sich ein männlicher Mörder aus der Haut seiner weiblichen Opfer ein Kleid, um sich so in eine Frau zu verwandeln). Die Kriminalromane von Andrew Vachss, selbst Anwalt missbrauchter Kinder in New York, lesen sich wie eine Enzyklopädie interpersonell-sozial gefahrvoller S.: *Sacrifice* (1991; dt. *Kult*) beschreibt Opfer von Kinderpornographie, *Safe House* (1998; dt. *Safe House*) Frauenhäuser als Rückzugsorte vor männlicher Gewalt und Stalkern, andere Romane thematisieren Fetischismus, Pädophilie oder Snuff-Videos, die die reale Tötung von Menschen zeigen. Bret Easton Ellis' international erfolgreicher Bestseller *American Psycho* (1991; dt. *American Psycho*) knüpft an die Tradition auf Schock angelegter Darstellung sexueller Gewalt mit sadistischen Quälereien bis zur Tötung (→Tod) (vgl. de Sade) an.

Peter Fiedler: Sexuelle Orientierung und sexuelle Abweichung. Heterosexualität – Homosexualität – Transgenderismus und Paraphilien – sexueller Missbrauch – sexuelle Gewalt, Weinheim, Basel 2004
Friedemann Pfäfflin: Sexualstraftaten. In: Ulrich Venzlaff, Klaus Foerster (Hg.): Psychiatrische Begutachtung. Ein praktisches Handbuch für Ärzte und Juristen. 4. Aufl., München 2004, S. 275–302
Michel Foucault: Histoire de la sexualité. Bd. 1: La volontée de savoir, Paris 1977

H.Fr.

Simulation Als S. im medizinischen Sinn bezeichnet man das absichtliche Vortäuschen eines Krankheitsbildes durch den an sich gesunden »→Patienten«. Im Gegensatz zum Hypochonder (→Hypochondrie) glaubt der Simulant nicht selbst zwanghaft an das Vorhandensein einer Erkrankung, sondern bedient sich auf bewusst kalkulierende Weise der Täuschung und Verstellung, um seine →Umwelt – und insbesondere die ihn behandelnden →Ärzte – zu manipulieren. Außerhalb der Medizin wird in der Wissenschaft ein neutralerer Simulationsbegriff verwendet, der eng mit dem Begriff der Modellierung zusammenhängt: Anhand vereinfachter Modelle kann das Verhalten eines realen Systems simuliert werden. Dort, wo numerische Verfahren anwendbar sind, kommt der Computersimulation eine wachsende Bedeutung zu. In der Ästhetik wird S. in Abgrenzung zu Mimesis verwendet; oft ist der Simulationsbegriff abwertend gemeint und bezeichnet die zwar handwerklich perfekte, künstlerisch jedoch unbefriedigende Darstellung. So äußert sich bereits Horaz in der *Ars poetica* (V. 19–21) abschätzig über das Ideal täuschend exakter poetischer Darstellung, während etwa Jorge Luis Borges die Ablehnung psychologischer S. in seiner Schrift *El arte narrativa y la magia* (1932) zu einem Grundsatz des magischen Erzählens macht. Erst in jüngerer Zeit wird der Simulationsbegriff als selbstständige wissenschaftliche Einzelkategorie wahrgenommen. Historisch kommt dagegen dem Begriffspaar S./Dissimulation die zentrale Bedeutung zu. Seit der Stoa ist das dadurch aufgespannte Begriffsfeld ein konstanter Topos in Logik und Rhetorik. So bezieht sich Francis Bacon explizit auf diese Traditionslinie, wenn er in »Of Simulation and Dissimulation« (*Essays*, 1601) die moralisch-anthropologischen Grundlagen von S. und Dissimulation anhand antiker Beispiele illustriert. Neben dem juristischen und theologischen Kontext rückt zunehmend auch die medizinische Sphäre ins Blickfeld; Berührungspunkte ergeben sich dort, wo es um die Anwendung der Medizin in Rechtsfragen geht, beispielsweise in Paolo Zacchias *Quaestiones medico-legales* (1628), sowie dort, wo Fragen der Lebensführung im Mittelpunkt stehen, etwa in Torquato Accettos *Della dissimulazione onesta* (1641). Auf logischer Ebene entspricht der S. als Vorspiegelung von etwas nicht Vorhandenem das Prinzip des »affirmo id quod non est«, der Dissimulation als Verhehlung von etwas Vorhandenem dagegen das »nego id quod est«. Daraus ergibt sich eine Affinität zu den literarischen Genres von Utopie und Satire, deren Grundhaltungen nichts anderes sind als die ins Normative gewendeten logischen Prinzipien: Die Utopie stellt etwas nicht Vorhandenes als normativ gültig vor, während die Satire die normative Gültigkeit der real existierenden Welt durch Übertreibung und Bloßstellung untergräbt. Zumal auf der Bühne wird das Spiel mit dem Schein satirisch in Szene gesetzt: So ist in Molières *Le malade imaginaire* (1673; dt. *Der eingebildete Kranke*) Argan, der eingebildete Kranke, zunächst durch seine Hypochond-

rie seiner ihm wenig wohl gesonnenen Umwelt ausgeliefert; erst indem er seinen Tod simuliert, kann er selbstbestimmt Einfluss auf das Geschehen nehmen und sich von der aufrichtigen →Liebe seiner Tochter ebenso überzeugen wie von der Scheinheiligkeit der bloß vorgespiegelten Liebe seiner geldgierigen Ehefrau. Auch in *Le médecin malgré lui* (1666; dt. *Arzt wider Willen*) greift Molière das Motiv der mehrfachen S. auf: Der von seiner Frau als Arzt ausgegebene Sganarello spielt gegenüber der Familie der plötzlich von Stummheit befallenen Lucinde überzeugend die Rolle des medizinischen Fachmanns, während Lucinde ihr Leiden in Wirklichkeit nur simuliert, um eine arrangierte Ehe nicht eingehen zu müssen. Das Vortäuschen von Krankheit mit der Absicht, dadurch sozialem Zwang zu entgehen, findet sich mustergültig bei Thomas Manns *Die Bekenntnisse des Hochstaplers Felix Krull* (1954) sowie in den *Abenteuern des braven Soldaten Schwejk* (1921) von Jaroslav Hasek. In beiden Fällen versuchen die Protagonisten, den Militärdienst zu umgehen – Schwejk, indem er, schon Soldat, vorgibt, an Rheuma zu leiden, Krull, indem er bei der Musterung einen epileptischen Anfall (→Epilepsie) simuliert. Bei Krull kommt hinzu, dass er nicht nur seine Wehruntauglichkeit vortäuscht, sondern auch in überzeugender Weise sein Interesse am Militärdienst heuchelt und so jeden etwaigen Verdacht des untersuchenden Arztes zerstreut. Umgekehrt steht in Thomas Manns *Der Zauberberg* (1924) implizit der Simulationsverdacht gegenüber dem Sanatoriumsbesucher (→Sanatorium) Hans Castorp so lange im Raum, bis an ihm die ersten körperlichen Krankheitsmerkmale diagnostiziert werden und »über Nacht aus dem Gaste ein Kamerad« wird. Allgemein bemisst sich der Erfolg der S. nicht allein an der mimetischen Spiegelbildlichkeit von echter und vorgetäuschter Krankheit, sondern in erster Linie an der Wirkung, die diese auf den Arzt ausübt. Mitunter wird der Arzt zum Komplizen des Simulanten, wenn er, wie der Geheimrat Rummschüttel in Theodor Fontanes *Effi Briest* (1894/95), zwar die S. durchschaut, sich allerdings auf die »Komödie« einlässt, zumal wenn er ahnt: »Hier liegt etwas vor, was die Frau zwingt, so zu handeln, wie sie handelt.« Durch das Hinzutreten eines externen Beobachters wird im Falle der S. die zweistellige Ähnlichkeitsbeziehung zwischen echter und vorgetäuschter Krankheit zu einer dreistelligen Relation erweitert und die S. dadurch erst als solche vom Standpunkt des Arztes aus durchschaubar. Auf diese dem Simulationsbegriff eigene »situation triangulaire« weist nachdrücklich Gabriel Deshaies in seinem Text *L'Esthétique de la simulation* (1949) hin. In Jean Baudrillards Behandlung des Simulationsbegriffs durchdringen sich Innen- und Außenperspektive, und S. wird zum globalen Sammelbegriff für »Wucherungen« verselbstständigter Zeichenprozesse. Utopische Züge nimmt der Simulationsbegriff im Surrealismus an. In der programmatischen Essaysammlung *L'Imaculée conception* (1930; dt. *Die unbefleckte Empfängnis*) stellen André Breton und Paul Eluard fünf Krankheiten – Debilität, Manie (→Depression/Manisch-depressive Krankheit), Paralyse, Paranoia und →Schizophrenie – ins Zentrum ihrer »Simulationsversuche« (*Essais de simulation*). Deren Absicht besteht darin zu beweisen, dass der moderne, »poetisch ausgerichtete« Geist sich sogar Wahnvorstellungen zu eigen machen kann, ohne dabei dauerhaft aus dem Gleichgewicht zu geraten. Der Aneignung fremder Geisteszustände durch den literarischen Simulationsversuch kommt Breton und Eluard zufolge ein höherer Grad an Redlichkeit zu als den klassischen literarischen Darstellungsformen, die bloß behaupten (fingieren), nicht aber nachvollziehen (simulieren). Darin kann man den Schlusspunkt einer Entwicklung sehen, die sich bis zu Friedrich Wilhelm Nietzsche zurückverfolgen lässt. In *Der Antichrist* (1895) unterscheidet Nietzsche die abendländische Fiktionswelt, die durch christlich begründete Dogmen und Leidensvorstellungen bestimmt ist und die die Menschen in die Lüge treibt, etwa von der Traumwelt. Diese ist zwar nicht identisch mit der realen Welt, dafür jedoch frei von überkommenen Moralvorstellungen und damit in der Lage, die reale Welt direkt und unmittelbar zu simulieren. Während bei Nietzsche diese Einsicht befreiend wirkt, wird sie andernorts kulturpessimistisch interpretiert, etwa in der Schrift *Die conventionellen Lügen der Kulturmenschheit* (1883) des Mediziners und Publizisten Max Nordau. Ganz ästhetisiert wird das Problem der S., des Scheins und der Lüge in Oscar Wildes platonisierendem Dialog *The Decay of Lying* (1889; dt. *Der Verfall der Lüge*), indem Wilde dem Instinkt der Lüge eine Ästhetik der Lüge

entgegensetzt. Der Unterschied zwischen unfreiem Trieb und bewusster ästhetischer Entscheidung zur Lüge ist strukturell identisch mit der Differenz zwischen Hypochondrie und S.: Während sich der Hypochonder durch seine zwanghafte Selbstentmündigung in ein Netz von Abhängigkeiten verstrickt (etwa im Falle von Molières Argan, der sich von Quacksalbern ausbeuten und von seiner Frau emotional manipulieren lässt), stehen dem Simulanten weit reichende Möglichkeiten der Manipulation offen, darunter auch solche der Selbstmanipulation und künstlerischen Verfeinerung. Letztlich zeigt sich hierin eine Konvergenz von medizinischem und ästhetischem Simulationsbegriff.

Bernhard J. Dotzler: Simulation. In: Karlheinz Barck u.a. (Hg.): Ästhetische Grundbegriffe. Bd.6, Stuttgart, Weimar 2003, S.509-533

Cornelia Klettke: Simulakrum Schrift. Untersuchungen zu einer Ästhetik der Simulation bei Valéry, Pessoa, Borges, Klossowski, Tabucchi, Del Giudice, De Carlo, München 2001

Andreas Kablitz, Gerhard Neumann (Hg.): Mimesis und Simulation, Freiburg/Br. 1998

Wilhelm Bartsch: Die Simulation und Selbstbeschädigung in Geschichte und Literatur. In: Medizinische Monatsschrift 14 (1960), S.190-194

A.Ge.

Sinneswahrnehmung Mit Hilfe der Sinnesorgane ist es einem Individuum möglich, eine Vielzahl sensorischer Informationen aufzunehmen, wobei es sich um Vorgänge handelt, die stets von der Auswahl, Organisation und Interpretation der eingehenden Eindrücke begleitet werden. Eine Gewichtung der in allen Wahrnehmungsbereichen – der Sehfähigkeit, dem Gehör, dem Geschmacks-, dem Geruchs- und dem Tastsinn – potenziell auftretenden Störungen (→Symptom) richtet sich in erster Linie nach dem Ausmaß der Beeinträchtigung des Individuums in seiner Anpassung an die natürliche und gesellschaftliche →Umwelt. Daraus resultiert eine je nach kulturellen Rahmenbedingungen unterschiedlich konzipierte Hierarchie der Sinne, die zumeist die Bedeutung des Seh- und Hörvermögens gegenüber den drei anderen Wahrnehmungsfeldern betont. Zu den Sehbehinderungen zählen neben den diversen Formen und Graden der bis zur Blindheit reichenden Beeinträchtigungen des Sehvermögens die Farbenblindheit (Achromatopsie, vollkommene oder partielle Farbenblindheit), die davon zu differenzierende Farbenfehlsichtigkeit (Rot/Grün-Sehschwäche) und die Nachtblindheit (Hemeralopie). Wie für die anderen Sinnesbereiche auch, so ist bei der Blindheit zwischen angeborenen (genetisch veranlagten oder während der →Geburt entstandenen) und erworbenen Defiziten zu unterscheiden (alterungs- oder traumatisch, entzündlich bzw. tumorös bedingt), wobei nach Schädigungen der beteiligten Rezeptoren, Nervenbahnen und Gehirnareale differenziert wird. Die Minderung des Hörvermögens wird ihrerseits in verschiedene Schweregrade eingeteilt, die im äußersten Fall bis zur Gehörlosigkeit reichen. Dem letztgenannten Begriff steht im Fall eines verhinderten Spracherwerbs (→Sprache) die sog. Taubstummheit zur Seite. Um ein komplexes Grenzgebiet der Sinneswahrnehmungen handelt es sich schließlich bei den sog. Sinnestäuschungen oder eingebildeten Wahrnehmungen, die auf der Fehlinterpretation oder Überlagerung der sensorischen Informationen beruhen (z.B. illusionäre Verkennung, →Halluzination). Das Angewiesensein des Menschen auf seine sinnliche Wahrnehmung zum Zweck der Orientierung in der Welt, der Handlungsfähigkeit, der sozialen →Kommunikation und der Selbsterfahrung lässt die Beeinträchtigung, Störung oder gar den Ausfall der entsprechenden Fähigkeiten für den Einzelnen wie für die Gemeinschaft als massive Bedrohung erscheinen. Dementsprechend blicken sowohl die medizinische wie auch die literarische Beschäftigung mit den Sinnen auf eine lange Geschichte zurück. Für die Ausprägung des abendländischen Denkens muss die Bedeutung der griechischen Antike hervorgehoben werden. Platon, der noch von einem Vierergespann der Sinne ausging (Sicht, Gehör, Geruchssinn und Geschmack), legte das Fundament für die Vorrangstellung des Kognitiven über die Perzeption, die auf oberflächlichen Schein ausgerichtet sei und nicht von selbst zum Wesentlichen vorzudringen vermöge. Auf Aristoteles kann wiederum das um den Tastsinn ergänzte und noch heute gängige Spektrum der Sinneswahrnehmungen zurückgeführt werden, das er zugleich in hierarchischer Abstufung mit dem Sehvermögen an der Spitze definierte. Im Laufe der Jahrhunderte wurden immer wieder neue Akzentsetzungen vorgenommen. ›Sinnesfeindliche‹ Tendenzen (z.B. im Zuge der auf

Transzendenz ausgerichteten und der körperlichen Materialität des Menschen misstrauenden Phasen des Christentums) wechselten sich ab mit Strömungen, die den Sinnen gegenüber positiv eingestellt waren (bejahendes Verhältnis zu den ›Sinnesfreuden‹, emphatische Hervorhebung der psychologisch-seelischen Stimulierung durch Sinneseindrücke). Insgesamt betrachtet ist jedoch weniger von einem pragmatischen als von einem problematisierenden Verhältnis zwischen der Kultur und den von ihr regulierten Sinneswahrnehmungen auszugehen – ein Verhältnis, das dem vermeintlich unvermittelten Zugang zur Außenwelt stets eine soziale Überformung und Sinnzuschreibung als notwendiges Korrelat zur Seite stellt.

Die Thematisierung von Sinneserfahrungen im Rahmen der Literatur ist nicht allein dem anthropologischen und kultur- bzw. mentalitätsgeschichtlichen Interesse an dieser sensorischen Dimension des Menschen unterworfen. Der Zugang zu den optischen, auditiven, olfaktorischen, gustativen oder haptischen Eindrücken muss sich – sieht man von im weitesten Sinne dramatischen Darbietungsformen ab – des künstlichen Mediums der Sprache bedienen, um sich beispielsweise an eine sowohl örtlich wie zeitlich abwesende Leserschaft zu wenden. Damit geht ein Verlust an Unmittelbarkeit einher, weshalb die evokative Kraft des Textes darauf angewiesen ist, mit Hilfe rhetorischer Mittel einen Nachvollzug des Beschriebenen in der Imagination der Rezipierenden anzustreben. Aus der allseitig anzutreffenden Einbindung sensorischer Eindrücke in das von den Autorinnen und Autoren geschaffene Textuniversum stechen wiederum nur wenige präzis zu erfassende Motivkreise hervor, welche die Beeinträchtigung oder den Verlust von Sinneswahrnehmungen aufgreifen. Unzweifelhaft nimmt dabei die künstlerische Gestaltung von Blindheit den vordersten Rang ein, worauf in deutlichem Abstand die Gruppe der sich mit Gehörlosigkeit auseinander setzenden Texte folgt. Störungen der verbleibenden sensorischen Eindrücke hingegen fanden – ihrer Beachtung durch die Gesellschaft entsprechend – in schriftstellerischen Werken kaum eine exponierte Stellung. Die aus diversen mythischen Ursprüngen und nicht zuletzt der christlich-jüdischen Tradition sowie der programmatischen Symbolik der Aufklärung gespeiste Gleichsetzung von Licht mit

Gott bzw. des Sehens mit der Erkenntnis Gottes/ der Wahrheit erweist sich als grundlegend für eine ganze Reihe metaphorischer (→Metaphorik) Ausdeutungen der Blindheit; Blindheit in der *Bibel* steht häufig auch in Verbindung mit wundersamer Heilung von der Krankheit, so z.B. in *Mt* 9,27–31. So bezeichnet der Vorwurf der Blindheit im übertragenen Sinn ein willentliches Sich-Verschließen vor einer unleugbaren Evidenz. Eine derartige allegorische Deutung bestimmt die Lesart von Friedrich Dürrenmatts Drama *Der Blinde* (1948), in welchem der blinde Herzog von seinen Vertrauten arglistig hinsichtlich des Zustands des im Kriegschaos versinkenden Herzogtums zum Narren gehalten wird. Im Weiteren können sogar sehende Figuren dem Thema der existenziellen Verblendung und Realitätsferne unterstellt werden, wie sich in den Romantiteln von Federigo Tozzis *Con gli occhi chiusi* (1919; dt. *Mit geschlossenen Augen*) oder Elias Canettis *Die Blendung* (1936) ankündigt. Im Extremfall kann die Figur der/des Blinden, welche vermeintlich durch den Verlust des Augenlichtes bereits ein Stück weit aus dem Leben in das Reich des Todes übergetreten ist, gleichzeitig aber des göttlichen Lichtes entbehrt, eindeutig dämonische Züge tragen. Dementsprechend treten *Die blinden Frauen* in Georg Heyms gleichnamigem Gedicht (1912; *in: Umbra vitae*) als übermächtige satanische Wesen in Erscheinung. Als besonders bedrohliches Angstszenarium findet sich in der Literatur die Hilflosigkeit eines einzelnen Sehenden, der einem bösartigen Kollektiv von mehr oder minder anonymisierten Blinden ausgeliefert ist. Dies wird paradigmatisch von H.G. Wells' Utopie *The Country of the Blind* (1904; dt. *Das Land der Blinden*) eingelöst, in welcher der Protagonist Nunjez nicht mehr einer abgeschieden lebenden Gesellschaft von Blinden zu entkommen vermag, die ihm mit brutaler Gewalt ihr verzerrtes Weltbild und Wertesystem aufzwingt. Unter Verkehrung der Verhältnisse wird der Sehende zum Außenseiter, der seine Individualität gegenüber den entmenschlichten Unterdrückern nur aufrechterhalten kann, indem er statt der ihm drohenden Blendung den →Tod wählt. Eine an Albert Camus' *La peste* (1947; dt. *Die Pest*) gemahnende Parabel beschreibt José Saramago in seinem Roman *Ensaio sobre a Cegueira* (1995; dt. *Die Stadt der Blinden*), in dem er eine unheimliche →Epidemie ausbrechen lässt, die den Ein-

wohnern einer Stadt nach und nach das Sehvermögen raubt. Als der Ort militärisch von der Umwelt abgeschirmt wird, etabliert sich ein Terrorregime, das von der einzig sehend verbliebenen Frau schließlich zu Fall gebracht wird, woraufhin die Seuche auf unerklärliche Art und Weise wieder verschwindet. Ernesto Sábato geht noch einen Schritt weiter, indem er in seinem Roman *Sobre héroes y tumbas* (1961; dt. *Über Helden und Gräber*) eine Geheimsekte von Blinden im Dienste des ›Fürsten der Finsternis‹ die Weltherrschaft anstreben lässt. Hervé Guibert schließlich transponiert in *Des aveugles* (1985; dt. *Blinde*) das Grauen in den Alltag eines französischen Blindenheims. Die Erzählerfigur, die regelmäßig als ehrenamtlicher Vorleser die Anstalt besucht, bekommt Einblick in das fremdartige Weltverständnis der Blinden, in dem Ästhetik und Grausamkeit keine Gegensätze mehr bilden und die Blinden die Sehenden zu bekämpfen trachten – ein Kampf, der wiederum in der gewaltsamen Blendung des Ich-Erzählers durch die Heiminsassen kulminiert. Wird Blindsein in solchen Darstellungen mit der Verfangenheit in einer in sich geschlossenen Welt gleichgesetzt, die nichts mehr mit dem vorherrschenden Verständnis von Menschlichkeit gemein hat, so kann die Abwendung der Blinden von ihrer sozialen Umwelt andererseits jedoch als eine Sinnsuche interpretiert werden, die sich dem Trug des oberflächlichen Scheins entzieht. Blindheit wird unter dieser Perspektive gerade zum Zeichen der Auserwähltheit, der tieferen Erkenntnis. In Paul Claudels Mysterienspiel *L'annonce faite à Marie* (1912; dt. *Verkündigung*) gibt Violaine, die Verkörperung (→Körper) eines weltabgewandten und Gott suchenden Lebens, einem Aussätzigen den Kuss der Vergebung und nimmt damit freiwillig eine zur Erblindung führende Krankheit (→Gesundheit und Krankheit) auf sich, um sich als Einsiedlerin von der Gesellschaft abzuwenden. Conrad Ferdinand Meyer schildert in seiner 1891 erschienenen Novelle *Angela Borgia* (1891) die Katharsis des hedonistischen Jünglings Don Giulio, der sich in die Kabalen des Hauses Borgia verstrickt, geblendet wird, sich am Ende aber charakterlich geläutert aus der intriganten Hofwelt in ein privates Glück auf dem Lande zurückziehen kann. Die Blendung oder Selbstblendung (so in Alfred Döblins utopischen Roman *Berge, Meere und Giganten*, 1924) verweist darüber hinaus auf das zentrale Motiv des blinden Sehers, das eng an den Teiresias- bzw. Ödipus-Stoff und seine durchaus divergierenden Auslegungen anlehnt (z. B. André Gides Drama *Œdipe*, 1931; dt. *Oedipus*). Der Verlust des Gesichtsinns geht mit dem Gewinn eines ›sechsten Sinnes‹ einher, der die Träger zu Verkündern einer höheren Botschaft macht. Geballte mystische Ekstatik kennzeichnet dem gemäß die sog. Akrit-Trilogie, ein umfangreiches Rollengedicht des Schweden Bengt Gunnar Ekelöf, in deren Zentrum die Visionen eines geblendeten kurdischen Fürsten stehen: *Diwan över Fursten av Emgión* (1965; dt. *Diwan über den Fürsten von Emgión*). Das Drama *Midsommardröm i fattighuset* (1941; dt. *Mittsommernachtstraum im Armenhaus*) des schwedischen Literaturnobelpreisträgers Pär Lagerkvist widmet sich hingegen einem Armenhausbewohner und dessen Traum von Schönheit und Glück. Dass die Botschaft des blinden Sehers jedoch die Welt nicht zu bessern vermag, bekundet besonders eindringlich die dunkle Mystik in Ernst Barlachs Drama *Der tote Tag* (1912), in dem der verschollene Vater als blinder Bettler Kule unerkannt in das Haus seines Sohnes zurückkehrt, den er jedoch nicht aus der Gewalt der erdhaften Mutter zu lösen vermag. Das Freiheit verheißende, überirdisch-väterliche Prinzip vermag das mütterliche Prinzip und seine matriarchale Besitzergreifung nicht zu brechen. Geburtsblinde können abseits davon, eingedenk der Gleichsetzung von Erkenntnis und Sündenfall, zu unschuldigen, von Sünden unbelasteten Wesen stilisiert werden. Dementsprechend ist die blinde Bertha in Charles Dickens' Weihnachtsgeschichte *The Cricket on the Hearth* (1845; dt. *Heimchen am Herd*, in: *Christmas Books*) eine arglose Natur, die vom Vater in der Illusion erzogen wird, in einer harmonischen Welt zu leben. Die von den Texten im weiteren Verlauf unausweichlich heraufbeschworene Desillusionierung verläuft häufig vermittels eines operativen Eingriffs, der das Sehvermögen schenkt oder wiederherstellt. Exemplarisch sei genannt: *La symphonie pastorale* (1919; dt. *Die Pastoral-Symphonie*) von André Gide, worin das verwahrloste blinde Waisenkind Gertrude von einem protestantischen Pfarrer aufgezogen wird, der sie aber aus egoistischer Liebe nicht seinem Sohn als Frau überlassen möchte. Gertrudes gewonnene Sehkraft wird von der Erkenntnis dieses sündhaften Begehrens begleitet, woraufhin

sie in den Tod geht. Auch Benito Pérez Galdós schildert in seinem Roman *Marianela* (1878; dt. *Marianela*) eine anfänglich harmonische Beziehung, nämlich diejenige zwischen dem blinden, aber sozial abgesicherten Pablo und dem entstellten und einfältigen Waisenkind Nela, die er auf Grund ihres Wesens zu lieben gelernt hat. Nach einer geglückten Augenoperation heftet sich sein erster Blick indes auf die attraktive Florentina, die er nun zur Inkarnation der Schönheit erhebt, woraufhin Nela an Verzweiflung stirbt. Eine durch keinerlei Hoffnung überbrückbare Blindheit inszenieren der Belgier Maurice Maeterlinck und der irischstämmige Wahlfranzose Samuel Beckett. In Maeterlincks symbolistischem Einakter *Les aveugles* (1891; dt. *Die Blinden*) wird eine Gruppe von Blinden von einem Priester in die Wildnis geführt, der dort verstirbt und sie in völliger Hilflosigkeit zurücklässt, während in Becketts absurdem Theater (z. B. beim blinden und fast gehörlosen Hamm in *Fin de partie*, 1957; dt. *Endspiel*) die Blindheit sich in die Liste der Krankheiten und Behinderungen der Figuren einreiht. In diesem Zusammenhang fügt sich am Rande das Motiv des betrogenen Blinden, etwa wenn in Arthur Schnitzlers Erzählung *Der blinde Geronimo und sein Bruder* (1900) ein blinder Bettler ein vermeintlich großes Geldgeschenk empfängt und dadurch das unversöhnliche Misstrauen des ihn begleitenden Bruders provoziert wird. Peter Handkes Erstlingsroman *Die Hornissen* (1966) gestaltet meisterhaft sogar den Identitätsverlust eines jugendlichen Ich-Erzählers, der im Strudel akustischer und haptischer Eindrücke sowie fragmentarischer Erinnerungsfetzen versucht, jenen unheilvollen Tag seiner Kindheit (→Krise) zu rekonstruieren, an dem sein Bruder ertrank und er erblindete. Bisweilen wird der blinden Ohnmacht die Auflehnung gegen das als unerträglich empfundene Schicksal entgegengestellt, z. B. in Buero Vallejos Drama *En la ardiente oscuridad* (1972; dt. *Glühende Finsternis*). In den meisten Fällen aber ist erworbene Blindheit von vornherein Ausdruck tragischen Scheiterns. In *The End of the Tether* (1902; dt. *Das Ende vom Lied*, in: *Youth*; dt. *Jugend. Drei Erzählungen*) von Joseph Conrad vermag es der erblindete Kapitän zwar noch eine Zeit lang, seine Mannschaft über seine Schwäche hinwegzutäuschen, doch ist er dem Untergang geweiht, als der Reeder seines Schiffes dieses in der Absicht des Versicherungsbetrugs vom Kurs abbringt. Besonders häufig geht indes die Thematisierung von Blindheit eine Verbindung mit dem Künstlermotiv ein – ob es sich dabei um einen die Gesellschaft verachtenden Schriftsteller handelt, wie ihn das Stationendrama *Luces de bohème* (1920; dt. *Glanz der Bohème*) von Ramón María del Valle-Inclán schildert, oder um einen Reporter und bildenden Künstler wie in Rudyard Kiplings Roman *The Light that Failed* (1890; dt. *Das fahle Licht*) oder um einen Musiker, etwa in *Slepoj muzykant* (2. Fassung 1896; dt. *Der blinde Musiker*) von Vladimir Korolenko. Im letztgenannten Roman tritt im Übrigen deutlich jene Beobachtung zu Tage, die Denis Diderot in seiner *Lettre sur les aveugles* (1749; dt. *Brief über die Blinden*) formuliert hatte, nämlich dass Blinde ihr defizitäres Sehvermögen durch eine erhöhte Sensibilisierung der anderen Sinnesorgane zu kompensieren vermögen. Insofern kann den Blinden als säkularisierte Version der göttlichen Schau eine besondere künstlerische bzw. poetische Sensibilität zugeschrieben werden. Rainer Maria Rilkes wiederholte Beschäftigung mit blinden Figuren ist diesbezüglich von Ambivalenz geprägt: Blinde fungieren in seinen Gedichten als schmerzhaft vom Schicksal Gezeichnete, die sich jedoch von der Oberflächlichkeit der Welt zu lösen wissen und dank ihres ›inneren Auges‹ zu einer tieferen Welterkenntnis und transzendentalen Suche vordringen (z.B. »Pont du Carrousel« und »Die Blinde«, beide 1906 in: *Das Buch der Bilder*). Noch Jorge Luis Borges, die emblematische Figur des blinden Dichters und Bibliothekars, verweist auf eine göttliche Ironie, die ihm das Auge raubte und die Welt der Literatur zum Ausgleich schenkte (*Poema de los dones*, 1960; dt. *Gedicht von den Gaben*, in: *El hacedor*). In Charles Baudelaires einflussreichem Sonett »Les aveugles« »Die Blinden«, in: *Les fleurs du mal* (1857; dt. *Die Blumen des Bösen*), hingegen bleibt der zum Himmel gehobene Blick des in der Großstadt verlorenen Blinden tot und Ausdruck unüberwindbarer Einsamkeit. Ihrer transzendentalen Verweisfunktion beraubt, dienen blinde Figuren somit immer wieder der Entlarvung einer sie marginalisierenden verlogenen Gesellschaft. Diesem Zwecke ist z.B. das Experiment einer lediglich fingierten Blindheit in Max Frischs Roman *Mein Name sei Gantenbein* (1964) unterstellt.

Die Problematisierung des Verhältnisses zwischen Individuum und Gesellschaft tritt am Beispiel von tauben oder gar taubstummen Figuren noch stärker in den Vordergrund, da die Kommunikation selbst gefährdet oder unterbunden ist. Die daraus resultierenden seelischen Nöte greift z.B. Guy de Maupassants kurze Erzählung *Les bécasses* (1885; dt. *Der Taubstumme*; später aufgenommen in: *Monsieur Parent*) auf, in der ein von seiner Frau betrogener einfältiger Schäfer diese im Affekt umbringt, sich danach in einer Gerichtsverhandlung aber mit Hilfe von expressiver Gestik und Mimik erfolgreich verteidigen kann. Auch der bucklige und schwerhörige Quasimodo in Victor Hugos *Notre Dame de Paris* (1831; dt. *Der Glöckner von Notre-Dame*) ist Opfer einer ihn ausgrenzenden Gesellschaft, die seine inneren Werte nicht erfasst. Ein ähnliches Bild zeichnet Iwan S. Turgenjews Erzählung *Mumu* (1854; dt. *Mumu*, in: *Erzählungen*). Der taubstumme Gerasim, Verkörperung des russischen Leibeigenen, ist hier den Ungerechtigkeiten des Feudalsystems ausgesetzt, ohne jedoch daran zu zerbrechen. Dem fehlenden Gehör entspricht ferner eine besondere Sensibilität für die Sprache der Gefühle, wie Philippe-Auguste de Villiers de l'Isle-Adams Erzählung *L'inconnue* (1883; dt. *Die Unbekannte*; in: *Contes cruels*, 1883; dt. *Grausame Geschichten*) illustriert. Dem taubstummen Titelhelden in Daniel Defoes biographischem Roman *The History of the Life and Adventures of Mr. Duncan Campbell* (1720; dt. *Die Geschichte des Lebens und der Abenteuer des Mr. Duncan Campbell*) ist darüber hinaus das ›zweite Gesicht‹ gegeben. Bisweilen spiegelt sich in einer kranken Nebenfigur auch lediglich ein bestimmter Zug des Protagonisten wieder, so im Roman *La mise en scène* (1958; dt. *Die Inszenierung*) von Claude Ollier, in dem ein taubstummer marokkanischer Junge die kulturelle Fremdheit und das Exil seines kontinentalfranzösischen Begleiters kondensiert. Die olfaktorische Wahrnehmung wiederum findet in literarischen Krankheitsbeschreibungen bevorzugt dann Erwähnung, wenn es gilt, vermittels der übel riechenden Ausdünstungen von Patienten die abstoßende Wirkung einer Erkrankung auf Außenstehende besonders zu akzentuieren. Heiner Müller greift in seinem Drama *Philoktet* (1966) auf ein gleichnamiges Stück von Sophokles zurück: Philoktet wird als unerträglich stinkender Aussätziger auf einer einsamen Insel zurückgelassen, bis seine einstigen Kampfgefährten nach zehn Jahren zurückkehren, da sie ohne ihn Troja nicht einzunehmen vermögen. Er aber weigert sich zu verzeihen und wieder an Bord zu steigen. Die schlechten Gerüche selbst werden, im Sinne der antiken Miasma-Theorie, immer wieder als krank machend angeführt, z. B. in Louis-Sébastien Merciers *Tableau de Paris* (1781–89; dt. *Mercier's neuestes Gemälde von Paris*), das die prekären hygienischen (→Hygiene) Zustände in der vorrevolutionären französischen Metropole verzeichnet. Auf der anderen Seite kann von Düften und Körpergerüchen bisweilen eine sexuell stimulierende Wirkung ausgehen, die im schlimmsten Falle die Verstandeskräfte ausschaltet und Akteure auf das Niveau einer rein triebhaften Animalität zurückwirft. Roald Dahls Erzählung *Bitch* (in *Switch-Bitch*, 1974) handelt von den tragischen Auswirkungen eines im Labor destillierten Duftstoffes, ebenso wie der Parfümeur Jean Grenouille in Patrick Süskinds Roman *Das Parfüm* (1985) auf seiner Suche nach dem perfekten Duft zum Frauenmörder wird. So wie hier der Held durch seinen herausragenden Geruchssinn auffällt, besticht ein anderer durch sein außerordentliches, übermenschliches Gehör: Peter Schneider beschreibt in *Schlafes Bruder* (1992) den Musiker Elias, der aufgrund dieses Gehörs zwar zum Außenseiter, aber zugleich zum größten Komponisten aller Zeiten wird und mit seiner Musik die Menschen zutiefst berührt.

Robert Jütte: Geschichte der Sinne. Von der Antike bis zum Cyberspace, München 2000
Harry Merkle: Die künstlichen Blinden. Blinde Figuren in Texten sehender Autoren, Würzburg 2000
Hans J. Rindisbacher: The Smell of Books. A Cultural-Historical Study of Olfactory Perception in Literature, Ann Arbor 1992
Pilar Baumeister: Die literarische Gestalt des Blinden im 19. und 20. Jahrhundert, Frankfurt/M. 1991
                                                  M. G.

Sprache In historischer Perspektive können die Erklärungen der Sprachfähigkeit des Menschen kaum vielfältiger sein. Von der Annahme, die S. sei göttlichen Ursprungs, bis zur These, S. sei angeboren, erstreckt sich ein Feld religiöser, kulturgeschichtlicher, psychologischer, soziologischer und biologischer Erklärungen. Jede S. verfügt über eine begrenzte Anzahl von Zeichen und Verknüpfungsregeln, die zur →Kommunikation eingesetzt werden können. S. zeichnet den Menschen aus. Allerdings wurde auch bei Tieren der Gebrauch von Zeichen in eingeschränktem Umfang festgestellt. Die Erforschung der S. erfolgt von empirisch und kultur- sowie geistesgeschichtlich orientierten Ansätzen aus. Indem die drei wichtigsten historischen Dominanten Religion, Kultur und Natur einbezogen werden, lassen sich ontogenetische und phylogenetische, synchrone und diachrone Aspekte der S. beschreiben. Sprachpathologische Untersuchungen sind dabei nicht weniger aufschlussreich als solche unauffälliger Sprachverwendung. Aus linguistischer Sicht werden verschiedene Erklärungen für das Sprachvermögen des Menschen gegeben. Die Theorien reichen von der Annahme genetischer Dispositionen (→Genetik) bis hin zur angeborenen Grammatik und grenzen sich damit scharf von denjenigen Ansätzen ab, die das individuelle Erlernen einer Sprache über den Austausch mit der Umgebung (→Umwelt) beschreiben. In neurophysiologischen und -psychologischen Erklärungen wird die Fähigkeit des Menschen, S. zu verwenden, im Hinblick auf die unterschiedliche Beteiligung der Gehirnhälften (→Gehirn) beschrieben. Beschränkt man die Zeichenkompetenz des Menschen paradigmatisch auf linguistische Aspekte wie Semantik und Syntax, wird S. linkshemisphärisch analytisch verarbeitet (im Gegensatz zur rechtshemisphärischen ganzheitlichen Verarbeitung). Berücksichtigt man zusätzlich kommunikative Aspekte wie die Vermittlung von →Affekten oder Emotionen, wird S. auch rechtshemisphärisch verarbeitet: Neuere Ergebnisse zur Aprosodie zeigen, dass Läsionen der rechten Hemisphäre zur Behinderung der Kommunikation in emotionaler Hinsicht führen. Besonders Sprachmelodie und Rhythmus dienen als Träger von Emotionen, während Kleinkinder rhythmische und melodische Informationen zum Aufbau sprachlichen Wissens nutzen.

Die Geschichte des Begriffs S. ist von Beginn an problematisch. Seit René Descartes gilt S. als »Spiegel der Seele« (→Leib und Seele). Die Sprachreflexion der Aufklärung beschäftigt sich v. a. mit drei Themen: dem Sprachursprung, dem Verhältnis von S. und Denken und der S. als Instrument sozialer Interaktion. Die Sprachreflexion setzt als Sprachkritik mit dem Ziel der Präzisierung der S. als Instrument der Erkenntnis an und greift die Ansätze zur Normierung der S. aus dem 17. Jh. auf. In medizinischen Zusammenhängen gewinnt S. historische Relevanz, sobald sie als eine Fähigkeit des Menschen statt als Geschenk Gottes verstanden wird. Dies geschieht im 18. Jh. im Zusammenhang mit der Debatte um den Sprachursprung, der in der Fähigkeit, Zeichen zu gebrauchen, gesucht wird. Im Zusammenhang mit der Sprachfähigkeit wird auch die Sprachentwicklung untersucht, d.h. Fragen, die den Spracherwerb sowie die dabei auftretenden pathologischen Phänomene betreffen. Verbunden mit diesen Untersuchungen sind Konzepte einer Psychologie der S., in denen die Fähigkeiten und Fertigkeiten des Menschen insgesamt angesprochen werden. So wird z.B. in Julien Offray de LaMettries *L'homme machine* (1747; dt. *Der Mensch als Maschine*) S. aus der Notwendigkeit heraus erklärt, bewusst gewordene Unterschiede zwischen gespeicherten Erinnerungsbildern analysieren und ausdrücken zu können. Trotz aller Unterschiede stimmen die verschiedenen Sprachursprungskonzeptionen in einem Punkt überein: Die ersten S. des Menschen werden mit der S. der Dichtung in Verbindung gebracht. Damit wird auf den griechischen Begriff der »mousiké« zurückverwiesen, in welcher der Ton in der Lage ist, inhaltliche und lautliche Aspekte der S., aber auch Wort, Zahl, Musik und Rhythmus aufeinander zu beziehen. Mit dem Ton werden Gemütsbewegungen verbunden. Die ersten Dichter ersetzen Töne durch Silben und deutliche Wörter, nachdem die Nachahmung der eigenen und umgebenden Natur im Gesang die Grundlagen der nachahmenden Künste gelegt hatte. Der eigentlichen Entstehung der S. gehen unartikulierte, von Gebärden unterstützte Naturtöne voraus. Erst in einem zweiten Schritt werden Namen vergeben, welche aus der natürlichen Verbindung des Wortes zur Sache folgen. Sprachgenese und Subjektgenese werden dabei parallel geführt. Nach Johann Gottfried Herder ist der Beginn der Menschheitsentwicklung schon in ein sprachliches Geschehen eingewoben: In der *Abhandlung über den Ursprung der Sprache* (1772) begründet Herder die Entstehung der S. durch Kompensation fehlender Instinkte. Der Mensch sei von Anfang an ein Kulturwesen gewesen, das seine Kräfte den Gesetzen der natürlichen Bedingungen entsprechend ausgebildet hat. Die Unterscheidung von Zeichen nach sinnesspezifischen Modalitäten – Zeichen für das Auge in der Malerei und für das Ohr in der Poesie – bildet sich im Verlauf des 18. Jh. aus (→Sinneswahrnehmung). Natürliche Zeichen sind nach Gotthold Ephraim Lessings *Laokoon oder über die Grenzen der Malerei und Poesie* (1766) nachahmende Zeichen. Als solche beziehen sie substanzielle Qualitäten von →Körpern ein – das können willkürliche Zeichen nicht: sie sind nicht durch Eigenschaften des Gegenstandes motiviert. Rousseaus Forderung folgend, S. müsse immer auch S. des Gefühls sein, stehen in der Literatur allein willkürliche Zeichen zur Verfügung. In der Prosa und den theoretischen Schriften von Karl Philipp Moritz kulminieren die drei wichtigsten Veränderungen der Sprachbetrachtung am Umschlagspunkt zur Moderne: die Historisierung und Säkularisierung der S. seit Vico und Rousseau, die Anthropologisierung der S. und die Ästhetisierung der S. in literarischer Hinsicht. Moritz' *Magazin zur Erfahrungsseelenkunde* (1783–93) tritt in Konkurrenz zur Dichtung; behauptet wird, dass die Erfahrungsseelenlehre den Menschen besser beschreiben kann als die Dichtung. Der Sprachwissenschaftler Johann Severin Vater wird im *Versuch einer allgemeinen Sprachlehre* (1801) formulieren, dass die Erfahrungsseelenkunde den Zusammenhang zwischen den Gedanken und der Artikulation der Gedanken untersucht. Dabei unterstreicht er, wie auch Wilhelm von Humboldt, die Erfahrungsabhängigkeit jeder Reflexion über S. Derartige Überlegungen werden im 19. Jh. zunehmend durch empirische Fragestellungen, v.a. zur Lokalisationslehre cerebraler Funktionen abgelöst. Auf den Ergebnissen der Phrenologen Franz Joseph Gall, der ein Hirnorgan für S. in der linken Stirnhöhle annahm (Glossomathie), und Jean Baptiste Bouillaud, der ein Sprachzentrum im Frontallappen postulierte, wurden auch höhere kognitive →Operationen in Hirnregionen (→Gehirn) lokalisiert. Paul Broca fand eine Läsion im posterioren Teil des linken inferioren frontalen Gyrus, das heute als Broca-Areal bezeichnet wird und ursächlich zu Schwierigkeiten mit der Sprachproduktion führt. Die Ausführungen über die so genannte Broca-Aphasie (von ihm noch »Aphemie« genannt) wurden etwa zehn Jahre später durch Arbeiten von Carl

Wernicke ergänzt. Wernicke publizierte 1874 *Der aphasische Symptomkomplex*, in dem er die motorische Aphasie Brocas von einer sensorischen Aphasie unterschied. Diese beruht auf einer anderen Gehirnläsion in posterioren Teilen der linken Hemisphäre und ruft Probleme beim Sprachverstehen hervor (Wernicke-Areal). Sigmund Freud kritisierte 1891 in der Schrift *Zur Auffassung der Aphasien* die einseitige Festlegung der Aphasieforschung auf einzelne Regionen, deren Vernetzung dabei außer Acht gelassen werde, und plädierte – wie auch in seiner Kritik an der Lokalisationsforschung – für die Annahme einer zusammenhängenden Sprachregion. Fritz Mauthner arbeitet in den *Beiträgen zur Kritik der Sprache* (3 Bde 1901/02) den Stand der Forschung am Ende des 19. Jh. essayistisch auf und kommt zu dem Ergebnis, S. sei kein taugliches Mittel zur Erkenntnis der Realität. Ebenso hatte schon Friedrich Wilhelm Nietzsche in *Ueber Wahrheit und Lüge im aussermoralischen Sinn* (geschrieben 1873) festgestellt, dass allein das ästhetische Verhältnis zur Welt den Bezeichnungsprozess angemessen abbilde. Eine vergleichbare sprachkritische Position bezieht auch Hugo von Hofmannsthal in *Ein Brief* (1902). Die Sprachkrise der Jahrhundertwende ist vielfach verbunden mit Beschreibungen von psychischen Phänomenen (→Psychopathologie) wie Depersonalisation, →Hysterie und →Neurasthenie. In der historischen Avantgarde werden sprachpathologische Phänomene als poetische Konstruktionsprinzipien eingesetzt. Die Dekomposition von Syntax und Semantik im Dadaismus und Surrealismus verwendet Formen auffälligen Sprechens zur Berechnung von kausallogischen Darstellungsweisen. Im *Manifeste du Surréalisme* (1924; dt. *Manifest des Surrealismus*) von André Breton von 1924 wird auf Echolalie und das Ganser-Symptom (»Vorbeireden«) verwiesen. Verbunden wird dies mit der Annahme, dass es keinen Dialog gibt – und sei er noch so realistisch – der nicht von solchen Störungen des Verständnisses gekennzeichnet ist. Sprachkrisen führen in der Literatur unweigerlich zu Identitätskrisen: Die Strukturierung des Individuums durch die S. und die Beschreibung dieser S. unter neuropsychologischen Bedingungen werden zu grundsätzlichen Problemen moderner Literatur, da S. in ihrer Realisierung tendenziell unerkennbar und unbeschreibbar scheint. Damit wird zunächst

der Verlust der Transparenz von Zeichen in Bezug auf ihren Inhalt verbunden. Bereits die Romantik nimmt den Gedanken einer vollständigen Transparenz zurück, stiftet aber eine organische Sprachbetrachtung: Auch wenn man den »Grund« der Tätigkeiten des kognitiven Systems (das »Seyn« oder »Absolute«) im Zeichen nicht unmittelbar erkennen kann, ist doch mit den Mitteln der Reflexion, der Ironie oder der Konstruktion die Möglichkeit gegeben, auf den aus den Augen verlorenen »Grund« allusiv anzuspielen. Franz Kafka thematisiert über hundert Jahre später die Ausweglosigkeit des sprechenden Tieres Mensch aus darwinistischer Sicht (*Ein Bericht für eine Akademie*, 1917). Sein berichtender Affe Rotpeter hat nur noch die S., nicht mehr die Freiheit der Artikulation zur Verfügung. Späte Reflexionen, die auch die Ergebnisse der Neuropsychologie miteinbeziehen, lassen sich bei Durs Grünbein in dem Band *Schädelbasislektion* (1991) finden, aber auch in Botho Strauß' *Beginnlosigkeit. Reflexionen über Fleck und Linie* (1992). Das Verhältnis von S. und Denken bzw. Bewusstsein wird neu bewertet: Auch wenn die S. theoretisch nicht einmal mehr für das Individuum repräsentativ ist, so kann der Mensch doch nicht aus seiner Sprachfähigkeit entlassen werden, die immer auch das Vermögen einschließt, mit Symbolen sinnhaft zu handeln.

Eugenio Coseriu: Geschichte der Sprachphilosophie. Von den Anfängen bis Rousseau, neu bearb. u. erw. v. Jörn Albrecht, Tübingen, Basel 2003
Klaus Reichert: Sprache denken. Annäherung von Medizin und Geisteswissenschaft, Passau 2000
Willi Oelmüller, Ruth Dölle-Oelmüller, Volker Steenbock (Hg.): Diskurs: Sprache, Paderborn u. a. 1991
Eric Havelock: Schriftlichkeit. Das griechische Alphabet als kulturelle Revolution, Weinheim 1990
Cecil A.M. Noble: Sprachskepsis. Über Dichtung der Moderne, München 1978

　　　　　　　　　　　　　　　　　　　　W.F.

Sterbehilfe　→Euthanasie

Stigma

Im weiteren Sinn bedeutet der Begriff St. (gr. stigma: Stich, Punkt, Brandmal) Mal (als Zeichen oder Markierung sozialer Ausgrenzung), (Körper-)Zeichen, Vulnerabilitätsfaktor oder Brandmarkung. Der Stigma-Begriff weist einen engeren, v. a. religionsgeschichtlichen (1), und einen weiteren medizinisch-sozialen Hintergrund (2) auf. Mit (1) sind die bei Gläubigen auftretenden Wundmale (→Wunde) gemeint, ähnlich denen, die Jesus im Verlauf des Passionsgeschehens erleiden musste. Nach kirchlicher Auffassung entstehen St. spontan und ohne äußere Einwirkung, sie bluten und schmerzen, aber sie eitern nicht und lassen sich nicht mit medizinischen Mitteln behandeln. Typischerweise wird das erste Auftreten der St. von mystischen Erfahrungen und oft von Visionen begleitet; meist kehren St. in periodischen Abständen wieder. Die Kirchengeschichte kennt etwa 320 Fälle von meist weiblichen Stigmatisierten; die prominentesten des 20. Jh. sind Therese von Konnersreuth und Padre Pio. Neben den ›klassischen‹ Passionswunden treten auch zahlreiche Sonderformen von St. auf, v.a. figürliche St. auf der →Haut (Kreuze, Herzen, Blumen, Leidenswerkzeuge Christi). Auch das Phänomen übernatürlicher »Dermographie« (Thurston), also das Auftreten skripturaler St. (etwa bei Marie Louise Jahenny, 1850-1941) gehört in diesen Zusammenhang. Zunächst nicht auffällig ist die Stigmatisierung, also Durchbohrung des →Herzens, wie sie etwa bei Theresia von Avila (1515-82) belegt ist, deren verehrte Herzensreliquie einen deutlich sichtbaren Stich aufweist. Auf dem Herzen von Veronika Giuliani (1660-1727) wurde postum sogar eine Reihe barockzeittypischer emblemartiger Abbildungen gefunden. Seine theologisch-semiotische Begründung hat das Phänomen der Stigmatisierung in der körper- und passionsbezogenen Interpretation des Gebots der imitatio Christi (*Mt* 16,24). Das Auftreten der St. gilt als Gnade, da man davon ausgeht, dass es Gott selbst ist, der mit sichtbaren Zeichen operiert und sich durch die Einschreibung ins Fleisch offenbart. Stigmatisierung erscheint als Akt der Reinkarnation, allerdings nicht im Sinn einer vollständigen Verkörperung, sondern einer Setzung leibhaftiger Zeichen durch Verwandlung des →Körpers. Es ist kein Zufall, dass der erste Fall von Stigmatisierung (Franz von Assisi, stigmatisiert 1224) zeitlich mit der Erhebung der Transsubstanziationslehre zum Dogma der katholischen Kirche zusammenfällt. Im Jahre 1215 schreibt das Vierte Laterankonzil fest, dass beim Ritus des Abendmahls eine wirkliche, nicht nur symbolische Verwandlung von Brot und Wein in Fleisch und Blut Jesu

stattfindet. Der Prozess der Stigmatisierung erscheint vor diesem Hintergrund als analoge übernatürliche Verwandlung von Materie. Im Gegensatz zur unsichtbaren Realpräsenz Christi in der Eucharistie vollzieht sich an den Trägern der Wundmale die Transsubstanziation in sichtbarer Weise: Sie sind gleichsam »lebende Hostien«. Wie die Eucharistie ist auch die Stigmatisierung ein als Vergegenwärtigung begriffener Bestandteil christlicher Erinnerungskultur. Seit der Aufklärung etablieren sich neben dem theologischen Verständnis auch medizinisch-psychiatrische Erklärungsansätze (→Psychiatrie) für das Phänomen. Zu Beginn des 19. Jh. wird es mit der Theorie des sog. animalischen Magnetismus (→Mesmerismus) in Verbindung gebracht, so im Fall von Anna Katharina Emmerick (1774-1824), die als erste Stigmatisierte Gegenstand einer (staatlich organisierten) wissenschaftlichen Untersuchung wird. Seit der zweiten Hälfte des 19. Jh. setzt sich zunehmend die Auffassung durch, Stigmatisierung sei ein hysterisches Symptom (→Hysterie): Hysterogene Hautblutungen werden u.a. als Manifestationen »vikariierender« Menstruationen bei Ämenorrhoe gedeutet. Auch intensive Autosuggestion und parapsychologische Faktoren werden als mögliche Ursachen für das Auftreten von St. diskutiert.

(2) Kranke Menschen müssen oftmals nicht nur mit den körperlichen oder psychischen Folgen ihrer Krankheit zurecht kommen, sondern werden auch aufgrund ihrer Krankheit (→Gesundheit und Krankheit) öffentlich stigmatisiert. →Behinderungen, →Geschlechtskrankheiten (z.B. →Syphilis), sich an der Körperoberfläche abzeichnende Krankheiten wie Hauterkrankungen (z.B. Akne), HIV/→AIDS, die Folgen des →Alkohol und Alkoholismus, →Sexuelle Verhaltensstörung (z.B. →Homosexualität) oder ganz allgemein psychische Krankheiten (z.B. →Schizophrenie) sind als Beispiele zu nennen. Hierbei ist auf die mediale Macht (z.B. Printmedien, TV) hinzuweisen, die stigmatisierende Bilder mit großer öffentlicher Breitenwirkung generiert. So wird von einem Kranken die eigentliche Krankheit als Stigma erfahren und zieht neben der Krankheit genuinen Beeinträchtigungen auch Folgen der Diskriminierung nach sich; diese wiederum führen zu sozialen Beeinträchtigungen und haben Auswirkungen auf die →Lebens-

qualität. Eine von der →Umwelt auferlegte Stigmatisierung, ein Erleben und Erfahren der eigenen Wahrnehmung hat dann oftmals eine Selbst-Stigmatisierung zur Folge. Hierdurch kann das Selbstbewusstsein Schaden nehmen; man vermeidet den Kontakt nach außen, zieht sich zurück und hält die zur Stigmatisierung führende Krankheit geheim. Dies kann soweit führen, dass z.B. psychisch Kranke eine psychiatrische oder psychotherapeutische Behandlung (→Psychotherapie) ablehnen, da sie durch die Inanspruchnahme weitere Stigmatisierung befürchten. Wegen der weitreichenden Konsequenzen solcher Stigmatisierung haben sich mittlerweile weltweit Interessenverbände gegen öffentliche Stigmatisierung gebildet.

Wie insbesondere die erwähnten religiösen Sonderformen zeigen, hat Stigmatisierung selbst eine ästhetische Dimension: Stigmatisierte sind mehr oder weniger kreativ »Gezeichnete«. Bei der Verbreitung und kulturellen Verankerung des Phänomens hat von Anfang an die Malerei eine entscheidende Rolle gespielt. Bereits ab der zweiten Hälfte des 13. Jh. sind Franziskus-Darstellungen in enormer Zahl belegt. Zur Ausdifferenzierung der Franziskus-Ikonographie im weiteren Verlauf der europäischen Kunstgeschichte haben prominente Künstler wie Giotto, Cimabue, Altdorfer, El Greco, Caravaggio und Rubens beigetragen. In der Literatur spielen S. im engeren Sinn eine eher geringere Rolle, jedoch lassen sich eine Vielzahl von Bereichen erkennen, in denen Krankheiten zum S. werden und damit zur Stigmatisierung der Kranken führen. Ihren angestammten Ort haben Stigmatisierungsschilderungen in den Viten der Heiligen. Früheste Beispiele dafür sind Lebensbeschreibungen Franz von Assisis: Tommaso da Celanos *Vita Francisci* (1346) und Bonaventuras *Legenda maior* (1263). Ihr Ziel ist es, die Ebenbildlichkeit des Heiligen mit Christus nachzuweisen. Beispielhaft für die hagiographische Literatur des 20. Jh. ist etwa Johannes Steiners *Theres von Konnersreuth* (1963). In neueren belletristischen Gestaltungen von Biographien Stigmatisierter wird das Thema häufig ausgespart oder zumindest bagatellisiert, so etwa in Luise Rinsers Franziskus-Roman *Bruder Feuer* (1975) oder in John Erpenbecks in der DDR erschienenen Emmerick-Erzählung *Heillose Flucht. Szenen einer Biographie* (1984). Auch die von Erwin Alexan-

der Schiprowski herausgegebene Anthologie von Franziskus-Lyrik *Gottes Spielmann* (1926) blendet die S. weitgehend aus. In der Literaturwissenschaft am stärksten beachtet wurde das Phänomen Stigmatisierung im Zusammenhang mit dem sich im Spannungsverhältnis von Körper und →Sprache entfaltenden Schreibprojekt von Clemens Brentano und Anna Katharina Emmerick. Aufgrund der Einsicht in die Fälschbarkeit und Manipulierbarkeit schriftlicher Überlieferung entwickelt Brentano eine fundamentale Skepsis gegenüber Schrift als Medium von Offenbarung. Konsequent räumt er Körperzeichen, in denen Heiliges sich unmittelbar vergegenwärtigt, den Vorrang ein. Die Kategorie einer solchen »Medienkonkurrenz« ist grundlegend für den theologischen Diskurs über Stigmatisierung; so formuliert Johannes Maria Höcht, dass ein Franz von Assisi mit seinen Wundmalen häufig mehr wirke als eine glänzende Predigt oder ein tief durchdachtes geistliches Buch. In diesem Sinn sieht Brentano die wichtigste Bestimmung der Emmerick in ihrem »Predigen mit dem Leib«. Andererseits ist die Stigmatisierte zugleich eine außergewöhnlich begabte Visionärin, die in ihren Ekstasen u.a. das Leben Jesu miterlebt. Brentano macht es sich zur Lebensaufgabe, diese Visionen schriftlich zu fixieren (der Nachlass umfasst 16.000 Folioseiten) und zu einem religiösen Weltepos zu verarbeiten, von dem zu seinen Lebzeiten allerdings nur der Band *Das bittere Leiden unsers Herrn Jesu Christi* (1833) zur Veröffentlichung gelangt. Den Wundmalen der Emmerick kommt dabei die entscheidende Funktion zu, als göttliche Siegel im Fleisch des Mediums den Offenbarungscharakter der Visionen zu beglaubigen und somit Brentanos Textproduktion zu legitimieren. Eine ähnliche Funktion haben die Male der Passion in dem amerikanischen Film *Stigmata* des Regisseurs Rupert Wainwright (1999), in dem diese auf dem Körper einer nicht gläubigen jungen Frau erscheinen. Diese schreibt in Trance Teile des apokryphen sog. Thomasevangeliums in aramäischen Schriftzeichen an die Wand. Auch hier begründen die – unfreiwillig empfangenen – Wunden den Wahrheitsanspruch des geoffenbarten Textes.

Nicolas Rüsch, Mathias Berger, Asmus Finzen, Matthias C. Angermeyer: Das Stigma psychischer Erkrankungen – Ursachen, Formen und therapeutische Konsequenzen. In: Matthias Berger (Hg.): Psychische Erkrankungen – Klinik und Therapie, elektronisches Zusatzkapitel Stigma (www.berger-psychische-erkrankungen-klinik-und-therapie.de, abgerufen 14. 4. 2005)

Bettine Menke, Barbara Vinken (Hg.): Stigmata. Poetiken der Körperinschrift, München 2004

Christoph Daxelmüller: »Süße Nägel der Passion«. Die Geschichte der Selbstkreuzigung von Franz von Assisi bis heute, Düsseldorf 2001

Chiara Frugoni: Francesco e l'invenzione delle stimmate. Una storia per parole e immagini fino a Bonaventura e Giotto, Turin 1993

Johannes Maria Höcht: Träger der Wundmale Christi. Eine Geschichte der Stigmatisierten. Hg. u. ergänzt v. Arnold Guillet. 4. Aufl., Stein am Rhein 1986

Herbert Thurston: Die körperlichen Begleiterscheinungen der Mystik, Luzern 1956

H.-W.S.-H./F.St.

Störung   →Symptom

Subjektivität   Der Begriff S. findet in der Medizin erst im 20. Jh. innerhalb der anthropologischen Medizin, der psychosomatischen Medizin (→Psychotherapie), der philosophischen →Psychiatrie (Karl Jaspers) und der Medizingeschichte Verwendung. Mit ihm werden Zusammenhänge zwischen organischen und kulturellen Krankheitsbedingungen erfasst, die Geschichte des erkrankten Subjekts wird mit berücksichtigt und für ein personales Verhältnis von →Ärzten und →Patienten plädiert (→Arzt-Patienten-Beziehung). Begriffsgeschichtlich ist S. ein Phänomen der Neuzeit. Seit René Descartes ist S. der Anfang des →Bewusstseins, sie konstituiert sich durch die vorstellende Kraft der Seele (→Leib und Seele) und hat nur das Medium →Sprache zur Artikulation zur Verfügung. Descartes' Modell löst den Zusammenhang von Mikro- und Makrokosmos auf. Er trennt →Körper und Geist in einer Weise, dass S. nur als Bewusstsein (»res cogitans«) gedacht werden kann, nicht als Körper (»res extensa«). Mit der Unterscheidung von Körper und Geist bestimmt Descartes innerhalb des Rationalismus den Rahmen, in dem über S. nachgedacht wird, sowohl in Hinsicht auf Physiologie, Psychophysiologie als auch Psychologie und seit dem 18. Jh. auch in Hinsicht auf die Anthropologie des Menschen. Für die Medizin wird insbesondere die isolierte Betrachtung des Körpers als Maschine wichtig. Descartes' Unterscheidung ermöglicht eine empirische Betrachtung von Körperfunktionen, wie sie z. B. Hermann Boerhaave in seinen medizinischen Schriften zu Beginn des 18. Jh. vertritt, und eine davon getrennte Untersuchung psychologischer Phänomene. Die Wirkung von Descartes wird aber durch Gegenmodelle eingeschränkt. So entwickelt Georg Ernst Stahl ein Modell, wonach Körper und Seele als Organismus vorgestellt werden müssen (*Theoria medica vera*, 1708, *Negotium Otiosum*, 1720). Im Vordergrund steht die Beziehung der »Seele« zum Körper. Damit ist die Psychologie als Disziplin zur Untersuchung der S. innerhalb der Philosophie begründet, die »das verborgene des Herzens« (Christian Thomasius) untersuchen soll. Die Konzentration auf die Psyche schafft bis zum Ende des 18. Jh. die Voraussetzungen dafür, Krankheiten der Seele zu beschreiben und Behandlungsmöglichkeiten zu entwickeln. Die Konzepte von S. wie auch die davon unterschiedenen Körperkonzepte greifen in das medizinische Wissen des 18. Jh. auf methodischer Ebene ein, indem sie zur Bestimmung dessen, was als Krankheit gilt und was als Gesundheit (→Gesundheit und Krankheit), beitragen. Sie strukturieren es neu bis hin zu Ernst Platner, der 1772 in der *Anthropologie für Aerzte und Weltweise* den wechselseitigen Einfluss von Seele und Körper (»influxus physicus«) betont. Grundlage der S. sind bei Leibniz und damit innerhalb der deutschen Schulphilosophie der Aufklärung unbewusste Vorstellungen (»petites perceptions«) (→Unbewusstes), die zugleich die Grundlage von Individualität bilden, da mit den kleinsten (unbewussten) Bewegungen in der Seelentätigkeit der Zustand des Individuums aufbewahrt wird. Christian Wolff entwickelt im Anschluss an Leibniz eine psychologische Theorie für das Subjekt. Die Psychologie gliedert Wolff in zwei Teile, die »psychologia empirica« und »psychologia rationalis«. Die Grundvermögen des Menschen werden in Begehrungs- und Erkenntnisvermögen unterteilt. Beide werden wiederum in einen »unteren« und einen »oberen« Teil gegliedert. Johann August Eberhard nennt seine Psychologie in der *Allgemeinen Theorie des Denkens und Empfindens* (1776) noch eine »transzendentale Psychologie«. Identitätsstiftend ist bei Eberhard eine Grundkraft oder Tatkraft, die durch die Erinnerung Modifikationen unterworfen ist, sich substanziell aber erhält. In Karl Philipp Moritz' *Magazin zur Erfahrungsseelenkunde* (1783–93) wird erstmals ein empirischer Ansatz vertreten. In ihm soll im Anschluss an Johann Georg Sulzer und Moses Mendelssohn das »Innerste des Herzens« aus der Beobachtungsperspektive erschlossen werden. Die zentrale Absicht, die dem Magazin zugrunde liegt, beruht auf dem Sammeln von Erfahrungen allgemeinster Art über das Subjekt. Gesucht wird zugleich ein moralischer Arzt (→Ethik in der Medizin), der die Krankheiten der Seele heilen soll. Subjektkonzepte der Philosophie der Aufklärung führen letztendlich dazu, Geisteskrankheiten unter Berücksichtigung der S. des Kranken zu behandeln. Die romantische Psychologie und Anthropologie gründet auf Forschungsergebnissen der Aufklärung. Diese werde aber neu interpretiert. Die Kritik der empirischen Psychologie führt nicht zu einer grundsätzlichen Ablehnung psychologischer Betrachtungen, sondern zu einer anthropologischen Reformulierung: Die Entwicklung des Subjekts wird »organisch« verstanden (z.B. Carl August Eschenmayer, *Psychologie*, 1817). Die romantische Psychologie behandelt Themen, welche die kognitiven Leistungen des Menschen aus naturphilosophischer Perspektive plausibel machen. Romantische Psychologie ist »Ganzheitspsychologie«, sie untersucht die Entwicklung eines sich ganzheitlich entfaltenden organischen Kerns der Psyche, die vielfach mit der organischen Natur in Zusammenhang gebracht wird. Novalis fordert nun einen »transzendentalen Arzt«. V.a. zwei Modelle sind für die Romantik richtungsweisend: die Reizbarkeitstheorie von John Brown, die 1795 erschienen ist, und der Ansatz von Franz Anton Mesmer. Parallel zum romantischen Diskurs setzt sich der Prozess der Empirisierung fort, in dem körperliche Prozesse chemisch und physikalisch verstanden und beschrieben werden, u.a. bei den Physiologen Hermann von Helmholtz, der die Geschwindigkeit der Erregungsleitung bei Nerven beschreibt, und Emile du Bois-Reymond, der die elektrischen Eigenschaften von Nervenimpulsen darlegt. Mit der Abkehr von der Vermögenspsychologie des 17. und 18. Jh. durch Johann Friedrich Herbart treten neue Fragestellungen bezüglich des Verhältnisses von Körper und Geist in den Vordergrund. Die Frage der Lokalisierung

der Seele im →Gehirn und die Lokalisierung einzelner Fähigkeiten und Fertigkeiten beschäftigt ebenso wie die Frage nach dem Übergang und der Verbindung von Physis und Psyche. Die Orientierung der Psychologie an den Naturwissenschaften ist in den materialistischen Ausläufern mit dem Bestreben verbunden, den Begriff der Seele zu verabschieden. Friedrich Albert Lange fordert z.B. eine »Psychologie ohne Seele«. Eine noch stärkere Zentrierung der Psyche auf die Physis erfährt die Psychologie bei Friedrich Wilhelm Nietzsche, der den Leib als Grundlage aller Psychologie ansieht und die Vorstellung eines letztbegründeten Subjekts auflöst. Gegen die Reduktion der Psychologie auf die Untersuchung körperlicher Aspekte wendet sich noch vor Nietzsche Rudolph Hermann Lotzes *Medizinische Psychologie oder Physiologie der Seele* (1852). In dem Maße aber, in dem der descartische Dualismus von Körper und Geist umgangen wird, erweitert sich der Bereich, in dem S. lokalisiert wird. Der Körper wird zum Schauplatz von S. Diese paradigmatische Veränderung ermöglicht es, eine psychosomatische Perspektive auf den Menschen einzunehmen (Richard Siebeck, Victor von Weizsäcker). In Sigmund Freuds →Psychoanalyse ist das Ich nicht mehr Herr im eigenen Haus, das Selbstbewusstsein triebtheoretisch aufgelöst – vorgedacht u.a. im Begriff des Doppel-Ich, den die Psychologie vor Freud prägte. In der Tradition der Psychoanalyse entwickelt sich zuletzt eine Kritik am Subjektbegriff: Jacques Lacan geht davon aus, dass die sprachlich-kulturelle Ordnung die Aussagen des Subjekts strukturiert, ohne dass es sich unmittelbar in der sprachlichen Aussage wiederfinden könnte. In Anlehnung an Lacan entwickelt auch Julia Kristeva ihre Kritik am klassischen Subjektbegriff. Die neurophysiologische Interpretation betont, dass Subjektkonzepte nur eine von vielen kulturellen Möglichkeiten darstellen, den Organismus zu steuern. Das literarische Subjekt ist historisch zunächst durch →Autonomie, Integrität und Authentizität definiert. Es ist, wie Charles Taylor in *Quellen des Selbst* (1994) skizziert, auf der Suche nach einer authentischen Sprache für sich, die das »rein Subjektive« in der Regel meidet. Die Forderung nach »Authentizität« erschließt das Subjekt in mehreren Hinsichten, sie umfasst neben den reflexiven immer auch präreflexive Momente. S. befindet sich in anhaltenden Konstruktions- und Rekonstruktionsprozessen. Entsprechend versteht Peter V. Zima das Subjekt als eine »sich wandelnde, semantisch-narrative und dialogische Einheit, die von der Auseinandersetzung mit dem Anderen, dem ihr Fremden, lebt«. Literatur bietet der Pluralität der Konstruktions- und Rekonstruktionsprozesse eine geeignete Plattform zur Artikulation. S. ist aus historischen Medientechniken abzuleiten, und dies nicht zuletzt, um die Medialität von Sprache und S. plausibel darzustellen. Die Entwicklung der Subjektivitätskonzepte lässt sich unmittelbar auf die Veränderungen in der Literatur beziehen, denn S. betrifft Literatur insgesamt, sofern die Konzeptionen des Autors, des (impliziten) Lesers und der handelnden Figuren davon geprägt werden. Jeder wissenschaftlichen Position lassen sich entsprechende literarische Texte zuweisen. Mit der Kritik am Subjekt tritt entsprechend im 20. Jh. das Autorkonzept in den Hintergrund. Nicht einzelne Texte können im Folgenden als Beispiele angeführt werden, es kann nur auf die Entwicklung insgesamt hingewiesen werden, da die Veränderung des Subjektverständnisses sich auf jeden Text auswirkt. Exemplarische Fälle lassen sich gleichwohl aufführen, die in der Regel verbindet, dass von Krankheiten und Störungen (→Symptom) des psychischen Geschehens berichtet wird: Im 18. und 19. Jh. werden (auto)biographische →Fallgeschichten relevant, in denen die Erkrankungen des Subjekts und der umgebenden Gesellschaft verstärkt dargestellt werden, etwa bei Karl Philipp Moritz, der zugleich der Autor des Romans *Anton Reiser* (1785–90) und der Begründer der Erfahrungsseelenkunde ist. Die Romantik betreibt organische Literatur der Textentfaltung in unendlicher Perfektibilität; ihr Subjekte sind entweder damit beschäftigt, sich im Ungeschiedenen zu spiegeln, z. B. in Novalis' *Heinrich von Ofterdingen* (1802), oder wie in E. T. A. Hoffmanns *Phantasiestücke in Callots Manier* (1814) die Deregulationen physischer und psychischer Prozesse (mit einer entsprechenden Breite an Krankheitsbildern) zu erleben. Der Wandel zum empirischen Verständnis setzt sich spätestens mit Georg Büchner (z. B. *Woyzeck* (postum 1878)) durch. Den entscheidenden Wandel des Subjektverständnisses zur Moderne setzt mit Arthur Rimbauds Dekonstruktion des Ichs ein (»Ich ist ein anderer«). In der Folge treten in der Literatur eine Reihe von Phänomenen der Depersonalisation auf. Rainer Maria Rilkes *Die Aufzeichnungen des Malte Laurids Brigge* (1910) beklagt den Verlust an S. in der modernen Gesellschaft am Beispiel des Todes: Dem Menschen werde die Individualität seines Todes genommen. Die »ästhetische Emanzipation der Individualität« beruht auf dem Versuch der Entzifferung oder Lesbarmachung des Menschen. Lesbar wird das moderne Subjekt nicht nur durch die Sprache, sondern auch vom Körper aus, sofern dieser den Zugang zu psychischen Prozessen ermöglicht. Mit der Entwicklung der Psychoanalyse tritt um 1900 die Lesbarmachung des Unbewussten hinzu. Die literarisch-ästhetische Erschließung des Subjekts beruht insgesamt auf der Integration ästhetischer, leiblicher, vorbewusster und emotionaler Aspekte. Man könnte auch sagen: ästhetische Eigenschaften des Menschen, die man unter anthropologischen oder kulturellen Gesichtspunkten fassen kann, werden diskurstauglich. Das ästhetische Subjekt verhandelt seine Semiotisierung als ein Denken und Darstellen des Prozessualen.

Peter V. Zima: Das literarische Subjekt. Zwischen Moderne und Postmoderne, Tübingen, Basel 2001

Michael Hagner: Homo cerebralis – Der Wandel vom Seelenorgan zum Gehirn, Frankfurt/M., Leipzig 2000

Reto Luzius Fetz, Roland Hagenbüchle, Peter Schulz (Hg.): Geschichte und Vorgeschichte der modernen Subjektivität. 2 Bde., Berlin, New York 1998

Charles Taylor: Quellen des Selbst. Die Entstehung der neuzeitlichen Identität, Frankfurt/M. 1994

Hans-Jürgen Schings (Hg.): Der ganze Mensch. Anthropologie und Literatur im 18. Jahrhundert. DFG-Symposion 1992, Stuttgart, Weimar 1994

W. F.

Sucht   Der vom althochdeutschen Wort »suht« (Krankheit) abgeleitete Begriff S. wird in der Medizin heute durch den Terminus Abhängigkeit (Sprachempfehlung der WHO) ersetzt. Unter Abhängigkeit versteht man den unwiderstehlichen Drang, sich bestimmte Stoffe (Suchtmittel) zuzuführen, um ein Gefühl des Wohlbefindens zu erzielen bzw. um Missempfindungen auszuschalten. Der Begriff Abhängigkeit wird heute zur Beschreibung zweier zu unterscheidender Phänomene herangezogen: einerseits S. im engeren Sinn mit nur körperlicher Abhängigkeit und andererseits Gewohnheitsbildung mit nur psychischer Abhängigkeit. Man differenziert folgende Stoffgruppen, die zu Abhängigkeit führen können: Morphine, Barbiturate, Alkohol, Kokain, Cannabis, Amphetamine, Halluzinogene, Schnüffelstoffe, diverse Medikamente. Kennzeichen einer Abhängigkeit sind die Steigerung der Toleranz gegenüber dem Suchtmittel (Notwendigkeit zur Dosiserhöhung, um einen gleichbleibenden Effekt zu erzielen), körperliche Entzugssymptome bei Absetzen des Suchtmittels sowie ein extrem starkes Verlangen nach dem Suchtmittel, das begleitet wird durch ein auf die Droge zentriertes Denken. Neuere Forschungen gehen davon aus, dass es neben den erwähnten stoffgebundenen Abhängigkeiten auch »Tätigkeitssüchte« gibt, die als nichtstoffgebundene Süchte nicht an die Einnahme bestimmter Substanzen gebunden sind (z. B. Arbeits-, Internet-, Spielsucht). Zum Entstehen einer Abhängigkeit müssen verschiedene Voraussetzungen gegeben sein: persönliche Disposition, ein spezielles materielles Umfeld und Veränderungen des Milieus. Die Geschichte der S. ist aufs Engste verbunden mit der Geschichte des →Rausches. Seit der Mensch über Möglichkeiten verfügt, sich durch die Einnahme bestimmter Mittel in Rauschzustände zu versetzen, besteht das Risiko der Abhängigkeit. Es finden sich spätestens seit der Antike zahlreiche Zeugnisse für eine Reglementierung der Verwendung von Rauschmitteln, was einerseits auf die frühe Institutionalisierung von Rauschzuständen (etwa im Kontext spirituell-religiöser Rituale oder bei der Manifestierung gesellschaftlicher Gefüge) hinweist, andererseits häufig auch Ausdruck der Einsicht in die Gefahren übermäßigen Rauschmittelkonsums ist. So waren etwa im antiken Griechenland, wo der Rausch im Rahmen des Dionysoskultes einen Bestandteil der gesellschaftlichen Ordnung ausmachte, kritische Stimmen zu vernehmen, die den exzessiven Alkoholkonsum (→Alkohol und Alkoholismus) geißelten (Heraklit von Ephesos, *Fragmente*). Unter den Römern nahm der Alkoholkonsum solche Ausmaße an, dass Gesetze zum Verbot der Teilnahme an Festen zu Ehren des Weingottes erlassen wurden. Der Vorwurf der Trunksucht wurde beliebtes Mittel der politischen Diskreditierung. In seinen *Ad Lucilium epistolae morales* (dt. *Briefe an Lucilius*) fordert Seneca den römischen Senat auf, in aller Klarheit den übermäßigen Alkoholkonsum als verwerfliches Laster darzustellen. Neben Alkohol kam dem Opium (→Drogen) eine wesentliche Bedeutung zu, da es ein weit verbreitetes Medikament (→Arzneimittel) der Zeit war. Ein großer Teil der römischen Oberschicht dürfte aus heutiger Sicht drogenabhängig gewesen sein (u. a. Marc Aurel, Hadrian, Juvenal). Die Erkenntnis, dass Opiumkonsum zu einer Abhängigkeit führen kann, wurde erst gegen Ende des 18. Jh. formuliert. Seit der Mitte des 13. Jh. wurde der Alkoholkonsum in den Städten strengen Gesetzen unterworfen, da Alkoholismus zu einem ernsthaften wirtschaftlichen Problem zu werden drohte. Sofern sie der ökonomischen Pragmatik nicht zuwider liefen, waren (auch häufige) Rauschzustände bis ins 15. Jh. allerdings gesellschaftlich grundsätzlich akzeptiert. Alkoholgenuss etwa war Bestandteil der mittelalterlichen Kultur, die Abhängigkeit einzelner wurde als individuelles Problem betrachtet. Alkohol in Form von Wein wurde zudem als medizinisches Stärkungs-, Schlaf- und Belebungsmittel eingesetzt. Erst im 16. Jh. setzte sich allgemein eine lust- und damit rauschfeindliche gesellschaftliche Einstellung durch. Was zuvor als Ausdruck persönlicher Lebensfreude gewertet wurde, galt nun als kontraproduktiv im Hinblick auf den anzustrebenden individuellen Erfolg des Bürgers. Rauschmittelkonsum wurde als Ursache eines potenziellen Versagens diskreditiert, womit erstmals eine noch heute zentrale Komponente des Phänomens S. in den Vordergrund trat: die gesellschaftliche Ausgrenzung (→Stigma). Der Süchtige wurde über das Merkmal der Normabweichung (→Norm) zum pathologisierten Subjekt. Erst mit dieser Kopplung von S. an die vermeintliche Verfehlung der gesellschaftlich erwarteten Lebensführung wurde es möglich, zwischen häufigem Rauschmittelkonsum und S. (oder heute beispielsweise: zwischen Fleiß und Arbeitssucht) zu unterscheiden. Das Verständnis von S. ist seither gebunden an die jeweils bestimmenden Vorstellung eines guten →Lebens, wobei die herrschende Ideologie bestimmte Süchte stärker als andere sanktioniert. Im Zuge der im 18. Jh. einsetzenden Aufklärung veränderte sich die Einschätzung der S. erneut: So galt z. B. Trunksucht von nun an nicht mehr als sündige Maßlosigkeit, sondern der Vorstellung vom selbstverantwortlichen Individuum zufolge als eine bewusst begangene Unvernunft. Die Ursachen der S. wurden weiterhin allein dem Süchtigen zugeschrieben, dem man mangelnden Willen zur Abstinenz unterstellte. Erst gegen Ende des 18. Jh. wurde Alkoholismus als Krankheit begriffen (Christoph Wilhelm Hufeland, *Die Kunst, das menschliche Leben zu verlängern*, 1796), und die gesellschaftliche Dimension der S. trat in zweierlei Hinsicht ins Zentrum der Auseinandersetzung mit dem Phänomen. Einerseits wurden die Folgen der S. als Bedrohung des gesellschaftlichen Gefüges interpretiert, andererseits verlagerte sich die Verantwortlichkeit für die S. vom Einzelnen auf die Gesellschaft. Nun sollten systematisch Erziehung, Medizin und Justiz den Konsum eindämmen. Doch erst im Laufe des 19. Jh. wurde die Theorie vom zwanghaften Rauschmittelkonsum zum leitenden Paradigma in der Medizin. Ab 1850 setzte sich die Einsicht durch, dass nicht (wie bislang unterstellt) der Rauschmittelkonsum – vornehmlich Alkohol und in England Opium – Ursache der Armut weiter Teile der Bevölkerung sei, sondern im Gegenteil die schlechten Lebensverhältnisse die Menschen zur Flucht in Rauschmittel trieben (Elendsalkoholismus). Etwas früher kam im Zuge der einsetzenden Sozialmedizin die Überlegung auf, als Auslöser der S. nicht die im Rauschmittel enthaltenen Giftstoffe zu sehen, sondern schlechten Lebensbedingungen bzw. spezifischen Persönlichkeitsstrukturen oder Krisenerlebnissen (→Krise) eine entscheidende Bedeutung zuzuschreiben (Carl H. Rösch, *Der Mißbrauch geistiger Getränke in pathologischer, therapeutischer, medizinisch-polizeilicher und gerichtlicher Hinsicht*, 1839). Damit bewegte man sich in Richtung einer Psychologisierung der S., die spätestens mit Sigmund Freuds Überlegungen zu Lustprinzip und Todestrieb (*Jenseits des Lustprinzips*, 1920) breiten Raum in der Diskussion um die Ursachen der S. einnahm. Freuds Triebkonzept wurde zur Folie, mithilfe derer man eine psychologische Erklärung des Phänomens S. zu finden hoffte.

Während der höfischen Literatur des Mittelalters Maßhalten als Voraussetzung des ›richtigen‹ Lebenswandels galt, wurde in den Trinkdichtungen der exzessive Alkoholkonsum als lustvoller Gegenpol zum enthaltsamen Minnedienst exponiert (Steinmar, *Herbstlied*, um 1280). Damit wurde jenen Bevölkerungsschichten, die

ihre Existenz fernab der höfischen Sphäre führten, ein Lebensmodell präsentiert, das eine positive Identifikation mit ihrer eigenen (hof-fernen) Lebensweise ermöglichte. Mit der Intensivierung des gesellschaftlichen Diskurses über die S. erschienen auch in der Literatur des Spätmittelalters zunehmend negativ konnotierte Trunksüchtige, und der lebensbejahende Aspekt des Zechens trat in den Hintergrund. Bis Ende des 18. Jh. prägte die moralisch-belehrende Sicht das Bild des regelmäßigen Konsumenten von Rauschmitteln in der Literatur. Parallel zum Wandel der medizinischen und gesellschaftlichen Bewertung von S. fanden sich ab der Mitte des 19. Jh. zahlreiche literarische Texte, die sich der Ursachen und Auswirkungen des Suchtverhaltens annahmen. So schildern Edmond und Jules Huot de Goncourt in ihrem Roman *Germinie Lacerteux* (1864; dt. *Germinie Lacerteux*) den sozialen Abstieg der Dienstmagd Germinie, die nach einer Reihe von Schicksalsschlägen alkoholabhängig wird. Die Brüder Goncourt bezeichneten im Vorwort ihren Roman explizit als literarische Studie, die der Erforschung sozialer Umstände und psychologischer Entwicklungen diene. Insofern kann man den Roman auch als Erklärungsversuch der Entstehung einer Abhängigkeit betrachten, der nachhaltigen Einfluss auf die zeitgenössische Literatur hatte. In seinem naturalistischen Roman *L'Assommoir* (1877; dt. *Der Totschläger*) berichtet Emile Zola aus dem Leben der einfachen Wäscherin Gervaise in der Welt des Pariser Proletariats. Ihr kurzes Eheglück wird durch einen Unfall ihres Mannes beendet. Dieser wird arbeitsunfähig und Trinker, sein Verfall führt Gervaise ihrerseits in den Alkohol, die Gosse und den →Wahn. In drastischen Worten und mit wissenschaftlicher Genauigkeit beschreibt Zola hier die verschiedenen Stadien des Alkoholismus. In Deutschland nahm sich in dieser Zeit etwa Gerhart Hauptmann in seinem Drama *Vor Sonnenaufgang* (1889) der positivistischen Trias von »race«, »moment« und »milieu« an. Alkoholismus zerstört hier nicht nur das Leben der unmittelbar Abhängigen, sondern auch das der Nachkommen, wenn etwa eine Frau von ihrem Liebhaber verlassen wird, nachdem dieser vom Alkoholismus des Vaters erfahren hat und Erbschäden fürchtet. Im 20. Jh. wandte sich die literarische Auseinandersetzung mit dem Phänomen Abhängigkeit vom Suchtverhalten der sozialen Unterschicht zunehmend ab und der S. in anderen sozialen Kreisen zu (v. a. Künstler- und Intellektuellen-Milieu). Damit einhergehend wurde zunehmend die Abhängigkeit von anderen Rauschmitteln fokussiert wie etwa Kokain (Pitigrilli, d. i. Dino Segre, *Kokain*, 1922), Tabak (Italo Svevo, *La coscienza di Zeno*, 1923; dt. *Zeno Cosini*) oder Heroin bzw. Morphium (Klaus Mann, *Der Vulkan*, 1939). Die sozialen Ursachen der S. gerieten zunehmend aus dem Blick, das individuelle Schicksal des Süchtigen und seine Entziehungsversuche traten ins Zentrum. Eine neue Facette fügte etwa Malcolm Lowry dem literarischen Suchtdiskurs hinzu, indem er in seinem Roman *Under the Volcano* (1947; dt. *Unter dem Vulkan*) das Leben des Alkoholikers Geoffrey Firmin Revue passieren lässt und dem Protagonisten noch im Endstadium des Alkoholismus Würde und analytische Klarsicht zugesteht. Seit in den 1960er und 1970er Jahren Erfahrungen mit unterschiedlichsten psychedelischen Drogen unter der Perspektive der veränderten Bewusstseinszustände (→Bewusstsein) positive literarische Schilderungen zeitigten (Bernward Vesper, *Die Reise*, 1977), wurde der Zusammenhang zwischen gesellschaftlichen Bedingungen und individueller Abhängigkeit immer stärker entkoppelt. In seinem Roman *Trainspotting* (1993; dt. *Trainspotting*) zieht Irvine Welsh wieder Verbindungslinien zwischen der tristen Realität einer Gruppe von jugendlichen Außenseitern und ihrer Lebensgier, die sie zum Konsum diverser Drogen (inkl. Heroin) führt. Die vermeintlich bewusste Entscheidung der Protagonisten zur Flucht in die Drogen und die von Kritikern Welsh unterstellte Glorifizierung der Lebenssituation Süchtiger führten zu einer intensiven Diskussion über die literarische Repräsentation von S. und ihre gesellschaftlichen Auswirkungen.

Ernst Pallenbach, Peter W. Dietzel: Drogen und Sucht, Stuttgart 2003
Claudia Wiesemann: Die heimliche Krankheit. Eine Geschichte des Suchtbegriffs, Stuttgart 2000
Felix Tretter: Ökologie der Sucht: das Bedingungsgefüge Mensch - Umwelt - Droge, Göttingen 1998
Alexander Schuller, Jutta Anna Kleber (Hg.): Gier - Zur Anthropologie der Sucht, Göttingen 1993
Wolfgang Scheiblich (Hg.): Rausch - Ekstase - Kreativität: Dimensionen der Sucht, Freiburg/Br. 1987
Chr.K.

Suizid Der S. (neulat. suicidium: Selbsttötung) geriet ab dem Ende des 18. Jh. in den Zuständigkeitsbereich der Medizin, obwohl es sich nicht um eine medizinische Krankheit (→Gesundheit und Krankheit) sui generis handelt, sondern um ein facettenreiches Phänomen, das unterschiedlich bewertet wird (→Ethik in der Medizin): Ausdruck individueller Freiheit (Freitod →Tod) vs. Folge mangelnder Entscheidungsfreiheit und Einengung auf dem Boden einer psychiatrischen Erkrankung (→Psychiatrie, →Psychopathologie) oder Krisensituation (→Krise) (medizinisch-psychosoziales Modell). Die unterlassene Hinderung eines S. kann im Fall einer Garantenpflicht (→Arzt-Patienten-Beziehung) strafbar sein als Totschlag durch Unterlassen. In Deutschland sterben fast doppelt so viele Menschen durch S. (11156 im Jahr 2001) wie durch Verkehrsunfälle; Erhängen ist hier die häufigste Methode. Die Häufigkeit des Phänomens kontrastiert mit der heute noch vorhandenen Tabuisierung (→Tabu), die kultur-, kirchen- und rechtshistorische Wurzeln hat. Ausgehend von der Verurteilung des S. durch Augustinus wurde dem Leichnam des Suizidenten das kirchliche Begräbnis verweigert (Konzil von Braga 563). Auf dem Konzil von Nîmes (1184) wurde die Verdammung des S. als Todsünde in das kanonische Recht der Kirche aufgenommen. Thomas von Aquin (13. Jh.) konsolidierte die Verdammung des S. in der christlichen Dogmatik. Im Gefolge der Aufklärung (David Hume, *Essay on Suicide*, 1783; dt. *Über Selbstmord*) und Säkularisierung kam es sukzessive dazu, dass der (versuchte) S. nicht mehr bestraft wurde. Parallel zu dieser Liberalisierung ist seit dem Ende des 18. Jh. eine Medikalisierung und Pathologisierung des S. zu konstatieren (Leopold Auenbrugger, *Von der stillen Wuth oder dem Triebe zum Selbstmord als einer wirklichen Krankheit*, 1783; Friedrich Benjamin Osiander, *Über den Selbstmord*, 1813). Nach Julius Knüppeln, *Ueber den Selbstmord* (1790) könne S. »kein Verbrechen sein, weil es dem Menschen, dessen Denkorgane zerrüttet sind, an der Freiheit zu handeln fehlt«. S. wurde nicht mehr als Sünde oder Verbrechen gesehen, sondern zu einem medizinischen Problem umgedeutet und auf →Melancholie oder →Wahn zurückgeführt. Dieser Paradigmenwechsel ließ weiterhin Raum für eine moralisierende Interpretation, konnten doch ein lasterhaftes Leben und →Onanie Ursachen der Melancholie sein. Im 19. Jh. geriet das Phänomen S. zunehmend in den Zuständigkeitsbereich der sich in dieser Zeit als eigenständiges Fach etablierenden Psychiatrie. Der französische Psychiater Jean-Etienne Dominique Esquirol (*Des maladies mentales*, 1838; dt. *Von den Geisteskrankheiten*) betrachtete den S. »fast immer als ein Symptom der Geisteskrankheit« und »besonders der Melancholie«. In dieser Tradition steht die aktuelle Psychiatrie: In psychologischen Autopsiestudien erhielten nahezu alle Suizidenten retrospektiv eine psychiatrische →Diagnose (am häufigsten Depression (→Depression/Manisch-depressive Krankheit), gefolgt von →Sucht, →Schizophrenie und Persönlichkeitsstörungen (→Narzisstische Persönlichkeitsstörung)). Von der Psychiatrie werden der Krankheitscharakter und die mangelnde Entscheidungsfreiheit betont und ein Bilanz-S. (als freie Entscheidung aufgrund rationaler Erwägung) als Seltenheit betrachtet. Dagegen bewertet Jean Améry (*Hand an sich legen. Diskurs über den Freitod*, 1976) den S. als Akt individueller Freiheit. Emile Durkheim (*Le Suicide*, 1897; dt. *Der Selbstmord*) begründete die epidemiologisch-soziologische Suizidologie. Das klassische psychoanalytische Erklärungsmodell (→Psychoanalyse, →Psychotherapie) von Sigmund Freud (*Trauer und Melancholie*, 1916) basiert auf dem Depressionsmodell und betont einen Ambivalenzkonflikt mit Hassgefühlen und Wendung der Aggression gegen die eigene Person (→Autoaggression). Heinz Henseler (*Narzißtische Krisen*, 1974) verweist auf die narzisstische Problematik: Im Zentrum stehen mangelndes Selbstwertgefühl mit kompensatorischen Omnipotenzphantasien und ein pathologisches Interaktionsverhalten. Suizidalität entsteht nach diesem Modell in narzisstischen Krisen (mit Kränkungen in zwischenmenschlichen Beziehungen) und stellt die letzte Rettung des fragilen Selbstwertgefühls dar. Psychiatrisch-phänomenologisch werden von Erwin Ringel (*Der Selbstmord*, 1954) das »präsuizidale Syndrom« mit der Trias Einengung, Aggressionsumkehr und Suizidphantasien und von Walter Pöldinger (*Die Abschätzung der Suizidalität*, 1968) die »Stadien der suizidalen Entwicklung« als Erwägung, Ambivalenz und Entschluss beschrieben. Kognitive Erklärungsmodelle weisen auf verzerrte Denkschemata wie dichotomes Denken und Rigidität hin. Verhaltenstheoreti-

sche Ansätze betonen Lernphänomene sowie Imitation (sog. Werther-Effekt). Ab den 1970er Jahren entwickelte sich die neurobiologische Suizidforschung, die – unabhängig von der Diagnose – eine genetisch (→Genetik) determinierte Disposition zu Impulsivität und (Auto-)Aggressivität postuliert, welche auf eine Dysfunktion der serotoninergen Neurotransmission zurückgeführt wird.

In der *Bibel* findet sich weder ein Verbot des S. (abgesehen von dem Tötungsverbot im Dekalog) noch eine Verdammung oder Pathologisierung. Auch fehlen Hinweise auf ein schändliches Begräbnis (*Ri* 16,28–31; 2 *Sam* 17,23). Vielmehr ermöglicht S. (bzw. Tötung auf Verlangen), auf legitime Weise die Ehre zu wahren und schändlicher militärischer Niederlage, Gefangennahme oder unwürdiger Behandlung respektive Folter zu entgehen (*Ri* 9,54; 1 *Sam* 31,3–5; 2 *Sam* 1,9 f.; 1 *Kön* 16,18 f.; 2 *Makk* 14,41–46). Vor einem erweiterten S. (S.-Attentat) aus Rache wird sogar Gott um Kraft angerufen (*Ri* 16,28–31). Als weitere Motivation zum S. wird Verlust von Ehre und Ansehen (2 *Makk* 10,13) genannt. S. wird sogar als von Gott verhängte Sanktion für begangene Sünden dargestellt (1 *Chr* 10,13 f.; 1 *Kön* 16,19). Der S. des Judas durch Erhängen aus Reue, Scham und Verzweiflung über seinen Verrat (*Mt* 27,5) wurde in der Literatur des Mittelalters (*Mai und Beaflor*, 13. Jh.) und des Barock (Abraham a Sancta Clara, *Der Selbstmord des Judas*, 1686) als Archetyp des verwerflichen S. aufgegriffen. Antike Autoren (Aischines, Dion Chrysostomos, Plutarch) berichten über spezielle Bestattungsriten nach S. wie das Abhacken und die gesonderte Bestattung der rechten Hand bei S. durch das Schwert oder die Verwitterung der unbestatteten Leiche. Erhängen galt als unehrenhafte Methode. Platon erkannte unheilbare schmerzvolle Krankheit und Schande als berechtigte Gründe zum S. an; bei S. aus anderen Gründen empfahl er ein einsames Grab ohne Namensaufschrift und Gedenkstein (*Nomoi* 9, 873c). In *Phaidon* (62b) wird der S. philosophisch verurteilt. Aristoteles und die Neuplatoniker lehnten den S. ab, während Kyniker und der Kyrenaiker Hegesias den S. empfahlen. Stoiker bewerteten den S. als Ausdruck individueller Freiheit (→Autonomie). In Sophokles' *Aias* hält Aias, von Athena eines adäquaten Realitätsurteils beraubt, Schafe für seine Feinde und einen Widder für Odysseus und richtet ein Blutbad an. Als er die Realität erkennt, stürzt er sich in sein Schwert, um Entehrung und Spott zu entgehen. Die *Antigone* endet mit einem dreifachen Suizid: Nach Antigones S. durch Erhängen suizidieren sich auch ihr Verlobter Haimon und Kreons Gattin, so dass Kreon am Ende in tiefstem Leid allein zurückbleibt und seine Tat bereut. Im Zentrum des *Hippolytos* des Euripides steht Phaidra, die sich in ihren Stiefsohn Hippolytos verliebt. Dieses nicht gesellschaftsfähige Verlangen wird verschärft durch die generelle Misogynie des Geliebten. Im S. sieht Phaidra den einzigen Ausweg aus ihrer Leidenschaft. Um ihren Ruf zu retten und Hippolytos mit ins Verderben zu ziehen, hinterlässt sie schriftlich, sie habe sich getötet, weil ihr Stiefsohn sich an ihr vergangen habe. In den seltenen Darstellungen in der Literatur des Mittelalters wird der S. als verwerflich und sündhaft bewertet. So stellt Hugo von Trimberg in *Der Renner* (um 1300) den S. als Werk des Teufels dar und verweist auf die Folgen im Jenseits. Der S. der Lucretia wird hingegen von Albrecht van Eyb in *Ob einem manne sey zunemen ein eelichs weyb oder nicht* (1472) geradezu als heroische Tat dargestellt, um der »Schande« einer stattgehabten →Vergewaltigung zu entgehen, für die Lucretia selbst nichts konnte. Der S. des jüngeren Cato wurde von Dante in *Divina Commedia* (1307–21, postum 1472; dt. *Die Göttliche Komödie*) im Purgatorium positiv dargestellt (später Johann Christoph Gottsched, *Sterbender Cato*, 1731). Vor dem Hintergrund des Dreißigjährigen Kriegs stellt Martin Opitz (*Trostgedicht In Widerwertigkeit Deß Kriegs I*, 1633) den häufigen S. von Zivilisten dar, um Gräueltaten zu entgehen. Von großer weltliterarischer Bedeutung ist Johann Wolfgang von Goethes *Die Leiden des jungen Werthers* (1774), in denen Werther den S. als »Krankheit zum Tode« bezeichnet und auf die psychologischen Motive des Einzelnen und auf die individuellen Grenzen des Erträglichen verweist. In *Dichtung und Wahrheit* (1811–33) relativiert Goethe seinen Briefroman als literarische Verarbeitung autobiographischer Elemente; er habe »die Wirklichkeit in Poesie verwandelt«. Mit Blick auf die Imitations-Suizide warnt er vor der fatalen Versuchung, »man müsse die Poesie in Wirklichkeit verwandeln, einen solchen Roman nachspielen und sich allenfalls selbst er-

schießen«. Faust wird durch das Läuten der Osterglocken vom S. abgehalten (*Faust. Der Tragödie erster Teil*, 1808). In *Anton Reiser* (1785–90) von Karl Philipp Moritz bewirkt ein Suizidversuch eine positive Zäsur in der Biographie Reisers, indem die unerträgliche Situation beim Hutmacher Lobenstein beendet wird. Vor dem Hintergrund der radikalpietistischen Verdammung des S. wird Anton Reiser nach dem Suizidversuch stigmatisiert (→Stigma) und »als ein gefährlicher Mensch betrachtet, den man so bald wie möglich aus dem Hause fortschaffen müsse«, da in seinem Herzen »der Satan einen unzerstörbaren Tempel aufgebaut hatte«. Die pessimistisch-nihilistische Seite der Romantik zeigt sich in den *Nachtwachen von Bonaventura* (1804, Ernst August Friedrich Klingemann). Der S. des an der Realität gescheiterten, vereinsamten, welt- und lebensfernen Stadtpoeten wird zynisch und blasphemisch dargestellt im Bild des erhängten Dichters als »ein gen Himmel fahrender Heiliger«. In Annette von Droste-Hülshoffs *Die Judenbuche* (1842) erhängt sich der Mörder eines Juden. Im Realismus dienen Suiziddarstellungen dazu, gesellschaftliche Zwänge und verlogene Moralbegriffe anzuprangern: Friedrich Hebbel, *Maria Magdalena* (1843); Gottfried Keller, *Romeo und Julia auf dem Dorfe* (1856); Theodor Fontane, *Schach von Wuthenow* (1882), *Stine* (1890). Der junge Ippolit Terentjew in Fjodor M. Dostojewskijs *Idiot* (1868/69; dt. *Der Idiot*) sieht im S. eine Option der Freiheit, um seine tödliche und aussichtslose Krankheit abzukürzen; bei einem Suizidversuch versagt jedoch die Pistole. Matrjoscha in *Besy* (1871/72; dt. *Die Dämonen*) erhängt sich nach der Verführung durch Nikolai Stawrogin. Eine »manierierte« Suiziddarstellung findet sich in Oscar Wildes *The Picture of Dorian Gray* (1890; dt. *Das Bildnis des Dorian Gray*): Dorian Gray durchbohrt das Bild mit dem Messer; am Ende wird er selbst mit einem Messer im Herzen aufgefunden, während ihn das Bild in jugendlicher Schönheit zeigt. In Franz Kafkas Erzählung *Das Urteil* (1913) suizidiert sich der Sohn durch Sprung von einer Brücke und vollstreckt dadurch das von seinem Vater ausgesprochene Todesurteil (»Ich verurteile dich jetzt zum Tode des Ertrinkens!«) an sich selbst. Während des Duells mit Settembrini suizidiert sich Naphta in Thomas Manns *Der Zauberberg* (1924). In *Die Bekenntnisse des Hochstaplers Fe-

lix Krull (1954) suizidiert sich der Vater des Titelhelden nach dem Konkurs seiner Sektfabrik. In Klaus Manns *Vergittertes Fenster* (1937) äußert Ludwig II. Suizidgedanken aus Reue über die als Sünde erlebte →Homosexualität. Bertolt Brecht stellt in der *Epistel über den Selbstmord* den S. als sentimental und verlogen-pathetisch dar. In Marguerite Yourcenars fiktiven Erinnerungen des Kaisers Hadrian *Mémoires d'Hadrian* (1951; dt. *Ich zähmte die Wölfin*) lehnt der alexandrinische Arzt Jollas die Beihilfe zum S. durch Verabreichung eines Giftes unter Berufung auf den hippokratischen Eid und seine Standesehre ab (→Ethik in der Medizin). Aus Verzweiflung über den ethischen Konflikt tötet er sich selbst. Der Gemüsehändler Greff, der sich nach Vorladung durch die Sittenpolizei erhängt, wird in *Die Blechtrommel* von Günter Grass (1959) lächerlich gemacht, indem die spezielle Strangulationsmethode und das gesamte Arrangement als extravagant, theatralisch und peinlich dargestellt werden. In Thomas Bernhards autobiographischer Schrift *Die Ursache* (1975) wird S. ausführlich thematisiert. Als Ursachen des S. werden vornehmlich unerträgliche Lebensumstände betont (»den Selbstmörder trifft keine Schuld, die Schuld trifft die Umwelt«). Neben Kraft werden »Entschiedenheit und Charakterfestigkeit« als Voraussetzungen zum S. dargestellt. Der S. ist auch ein zentrales Thema in *Korrektur* (1975). In *Der Untergeher* (1983) unterstellt der Erzähler Rache als Motiv für den S. Wertheimers. Sein »lange vorausberechneter« S. durch Erhängen wird vom Erzähler als demonstrativ, als »Unverschämtheit« und Ausdruck von »Größenwahn« bewertet. Als Erika Kohut in Elfriede Jelineks Roman *Die Klavierspielerin* (1983) ein Messer einsteckt, weiß sie selbst in diesem Moment noch nicht, ob sich die Aggression gegen Walter Klemmer richten wird (→Mord). Am Ende wendet sich die Aggression in einem Suizidimpuls gegen sie selbst: »Das Messer soll ihr ins Herz fahren und sich dort drehen!« Sie fügt sich dann allerdings nur eine harmlose Stichverletzung an der Schulter zu.

Julia Schreiner: Jenseits vom Glück. Suizid, Melancholie und Hypochondrie in deutschsprachigen Texten des späten 18. Jahrhunderts, München 2003
Thomas Bronisch: Der Suizid, München 2002
Ursula Baumann: Vom Recht auf den eigenen Tod. Die Geschichte des Suizids vom 18. bis zum 20. Jahrhundert, Weimar 2001
Armin Strohmeyr (Hg.): Der Freitod. Eine literarische Anthologie, Tübingen 1999
Anton J.L. van Hooff: From Autothanasia to Suicide. Self-killing in Classical Antiquity, London 1990
    J.B.

Symptom Ein S. ist allgemein ein Krankheitszeichen (→Gesundheit und Krankheit). Zum S. werden Veränderungen des →Körpers oder des Erlebens erst, wenn sie in einer bestimmten Schwere, Dichte, Häufigkeit, Verbindung und Dauer auftreten und der Mensch unter ihnen leidet. Ein Syndrom ist dagegen eine erscheinungsbildlich typische Symptomenkombination, d.h. S. treten zusammen auf, müssen aber nicht dieselben Ursachen haben. Ziel der Beobachtung und Beschreibung von S. ist der Befund. Bei klarem pathogenetischem Wissen besteht zwischen Krankheit und S. eine Beziehung wie die zwischen Grund und Folge; bei vielen psychopathologischen S. (→Psychopathologie) ist jedoch keine klare Beziehung zwischen dem physiologischen Schaden – wenn er überhaupt vorhanden ist – und dem S. zu erkennen. Im Bereich der S. gibt es Leit- oder Kernsymptome, die diagnostisch wegweisend sind. Im *Corpus Hippocraticum* wird das S. v.a. in Richtung auf die Prognostik (→Prognose), d.h. den Verlauf der Krankheit hin, interpretiert; eine weniger deutliche Rolle spielt die Anamnestik, die S. auf die Ursachen der Krankheit hin liest; eine eigentliche Diagnostik (→Diagnose) ist hier noch nicht zu finden. Die Interpretation von S. wird in der medizinischen Semiotik des 18. Jh. weiterentwickelt, dabei gilt als Zeichen alles, was den Arzt (→Ärzte) über die Art, Ursache und den weiteren Verlauf der Krankheit informieren kann. Diese Zeichen werden inventarisiert und nach bestimmten Regeln interpretiert. Die S. der Krankheit können sowohl objektive, körperliche Zeichen sein wie die subjektiven Empfindungen des →Patienten. Deswegen können S. einerseits durch die Beobachtungsfähigkeit des Arztes erkannt, andererseits auch durch eine Befragung des Kranken gewonnen werden; dabei sollte die Geschichte des Patienten mitberücksichtigt werden, weil die S. auch aus einer früheren Krankheit ableitbar sein können, die sich jetzt nur anders äußert. Der Arzt gewinnt Zugang zu den objektiven Krankheitszeichen durch seine Wahrnehmung des Atems, den Blick auf Urin und die Blutfarbe (→Blut) des Kranken, zu den subjektiven Krankheitszeichen aber nur durch das Gespräch mit dem Kranken. Im 19. Jh. wird die Zuordnung von S. zu Diagnosen wichtiger; der Bereich der objektiven S. gilt jetzt als entscheidend für die Interpretation des Arztes. S. sind nicht nur die sichtbaren, auch für den Patienten wahrnehmbaren Zeichen des Körpers, sondern auch die Zeichen, die der Arzt erst selbst durch Abhören oder Abklopfen gewinnt. Damit werden die S. jetzt als Zeichen der Pathologie des Körperinneren gelesen, wobei die Verbindung von Körperinnerem und S. als physikalisch nachprüfbar und unveränderlich angesehen wird. Die subjektive Beschreibung der S. durch den Patienten ist damit zu vernachlässigen, weil er keinen Einblick in sein Körperinneres hat und sein S. nur ein Beispiel für eine bestimmte, regelhaft zu erfassende Krankheit darstellt. Problematisch wird diese Art der Interpretation von S. immer dann, wenn es wie etwa bei der →Hysterie keinen physikalischen Konnex zwischen der hysterischen Lähmung und der Erkrankung eines Organs gibt. Während die Interpretation des Arztes zunächst noch auf die Vorgänge des Körperinneren schließen muss, wird durch die Entdeckung der Röntgenstrahlen 1895 und ihre Anwendung im 20. Jh. das Verhältnis von S. und Körperinnerem bildlich darstellbar, der Arzt kann die Produktion von S. vorzeigen, dem Patienten den Blick in sein Körperinneres eröffnen und seine S. sichtbar werden lassen.

Die Funktion des S., als Zeichen der Krankheit zu dienen, legt die Verbindung von Körperzeichen und Sprachzeichen nahe. Michel Foucault liest in seiner Schrift *Naissance de la Clinique* (1963; dt. *Die Geburt der Klinik*) das S. als Signifikanten. Dieser Signifikant – so seine Interpretation der Herausbildung der physikalischen Untersuchung im 19. Jh. – soll möglichst transparent für das Signifikat werden, die Bezeichnung der Krankheit. Gleichzeitig macht Foucault darauf aufmerksam, dass das S. nur als Signifikant fungieren kann, wenn es diese Funktion zugewiesen bekommt. Dafür braucht es aber unterschiedliche Differenzen, von denen es sich abhebt. Diese Differenzen generiert der Arzt, indem er S. vergleicht, von der normalen Funktion des Organs unterscheidet oder in den Kontext anderer S. einordnet. Nach Foucault

wird also das S. in der Medizin um 1800 neu definiert. Das Literatursystem wiederum wird im 18. Jh. autonom, d.h. es kann nun ebenfalls Signifikanten selbst differenzieren und ihnen eine spezifisch literarische Bedeutung zuweisen. Damit stehen medizinische Symptomatik und literarische Bedeutungsgenerierung in einem Konkurrenzverhältnis. Die Konkurrenz entsteht immer dann, wenn medizinische S. in literarischen Texten auftauchen, die medizinische Interpretation eines S. also mit dessen literarischer Funktion konkurriert. S. werden dabei durchaus als Zeichen betrachtet, nur folgt ihre Bedeutung nicht der medizinischen Logik. So zeigt z.B. Ottilie in Johann Wolfgang von Goethes Roman *Die Wahlverwandtschaften* (1809) das S. der Stummheit, dem Leser ist aber deutlich, dass dieses S. kein körperliches Korrelat besitzt, also nicht medizinisch als Zeichen einer Krankheit gedeutet werden kann. Zudem verdeckt es den entscheidenden Grund für Ottilies Sterben, nämlich ihr Hungern (→Anorexie, →Autoaggression, →Hunger, →Suizid). Das anscheinend körperliche S. ist insofern keines, als es nicht der Signifikant für das Signifikat »tödliche Krankheit« darstellt. Der literarische Umgang mit dem S. stört also die medizinisch definierte Beziehung zwischen Signifikant und Signifikat. Die körperliche Symptomatik kann zudem in der Literatur im medizinischen Sinn vollends rätselhaft bleiben, zu einem Signifikanten ohne (medizinisches) Signifikat werden: Ein Beispiel dafür ist Edgar Allan Poes Erzählung *The Oval Portrait* (1842; dt. *Das ovale Porträt*), in der auch das Konkurrenzverhältnis zwischen Kunst und Medizin deutlich wird. Der Maler in der Erzählung fertigt ein Porträt seiner Frau an, die während seines Malens S. körperlichen Verfalls zeigt; diese S. werden aber nicht an eine Krankheit als Ursache gebunden, sondern an den Prozess der Abbildung durch die Kunst. Die Frau stirbt dadurch, dass sie mit dem Gemälde in der Kunst ein Signifikat erhält: das Porträt. Das Signifikat zu ihren körperlichen S. ist also nicht ein Signifikat aus der Medizin, eine Krankheit, sondern das Bild, das durch seine Abbildfunktion in direkter Beziehung zu ihr steht. Auch in der Psychoanalyse werden S. als Zeichen verstanden, die allerdings als Verdichtungen zu lesen sind. Schon bei Sigmund Freud ist ein S. eine Verdichtung, die durch die gleichzeitig im Subjekt wirkenden

Tendenzen von Verdrängung und Artikulation eines triebhaften Wunsches entsteht: Das S. ist zwar für das Subjekt nicht verständlich, artikuliert aber dennoch seinen triebhaften Wunsch. Jacques Lacans Verständnis des S. in seinen *Ecrits* (1966; dt. *Schriften*) akzentuiert Freuds Verständnis in Richtung auf die Zeichenfunktion und sieht das S. als Metapher (→Metaphorik), wobei er unter Metapher die freudsche Verdichtung versteht. Sieht man sich die Darstellung psychopathologischer (→Psychopathologie) S. in der Literatur an, dann sind sie durchaus ähnlich lesbar: Wenn Arthur Schnitzler in seiner Novelle *Fräulein Else* (1924) die hysterische Symptomatik aufnimmt, dann zeigt Elses öffentliche Nacktheit und ihre anschließende Ohnmacht genau die Verdichtung von Verdrängung und Artikulation ihres erotischen Wunsches (→Sexualität). Von ganz unterschiedlichen theoretischen Positionen ausgehend wehren sich Slavoj Zizek und Susan Sontag gegen die Vorstellung des S. als Metapher (→Metaphorik). Hier muss ein Unterschied zwischen körperlichen und psychopathologischen S. gemacht werden. Sontag und Zizek argumentieren beide von körperlich bedingten Krankheiten aus: Sontag geht von →Krebs und →Tuberkulose aus, Zizeks Beispiel bezieht sich ebenfalls auf eine körperliche →Wunde. Sontag hält in ihrer Schrift *Illness as Metaphor* (1977; dt. *Krankheit als Metapher*) die metaphorische Verwendung der Krankheit für problematisch, weil dann nicht mehr über die reale Krankheit gesprochen werden kann. Zizek geht bei seinen Überlegungen davon aus, dass das S. gerade nicht in ein Netz der Zeichen integriert ist, sondern ein Vertreter des Realen ist, ohne irgendetwas zu vertreten. Eines seiner Beispiele für dieses Verständnis des S. ist Franz Kafkas Erzählung *Ein Landarzt* (1918), in der die sich nicht schließende Wunde des Jungen nicht als Verdichtung/Metapher lesbar ist, sondern ohne Ursache und ohne pathologisch definierbare Bedeutung erscheint.

Jens Lachmund: Der abgehorchte Körper. Zur historischen Soziologie der medizinischen Untersuchung, Opladen 1997
Volker Hess: Von der semiotischen zur diagnostischen Medizin. Die Entstehung der klinischen Methode zwischen 1750 und 1850, Husum 1993
Slavoj Zizek: Liebe Dein Symptom wie Dich selbst, Berlin 1991
Michel Foucault: Naissance de la clinique: Une archéologie du regard médical, Paris 1963

S.K.

Syphilis Der Symptomkomplex, der seit dem späten 18. Jh. als S. bezeichnet wird (auch Lues, Lues venerea), verdankt seinen Namen der Figur des Hirten Syphilos in Girolamo Fracastoros Lehrgedicht *Syphilis sive de morbo gallico* (1530; dt. *Lehrgedicht über die Syphilis*). Die →Geschlechtskrankheit wird durch das Bakterium Treponema pallidum (bleiche Spirochäte) übertragen, wie Fritz Schaudinn und Erich Hoffmann 1905 nachgewiesen haben. Dies geschieht in der Regel durch Abschürfungen im Intimbereich, seltener durch andere Körperkontakte, Blutübertragung (→Blut) oder infizierte Gegenstände (→Infektion). Der Krankheitsverlauf wird in drei Stadien unterteilt: Im ersten Stadium erfolgt die Ausbildung eines Primäreffekts in der Nähe der Infektionsstelle, bei dem nach etwa 3 Wochen ein Knötchen in ein verhärtetes Geschwür übergeht. Die Verbreitung der Erreger auf dem Blutweg führt nach etwa 7–8 Wochen zu allgemeinen Lymphknotenschwellungen und Gelenk-, Knochen-, und Muskelschmerzen (→Schmerz). Zwei Wochen später treten die Allgemeinerkrankungen des sekundären Stadiums an →Haut und Schleimhäuten auf. Hinzu kommen Haarausfall (→Haarverlust), Hand- und Fußsohlen-Ausschläge und Augeninfektionen. Stirnausschläge und Aufhellungen am Hals werden als sog. Venuskrone und sog. Venushalsband bezeichnet. Nach einer mehrmonatigen oder -jährigen Latenzphase kann ein Tertiärstadium eintreten. Dabei kommt es zu schweren Zerstörungen von Haut, Knochen und inneren Organen sowie schmerzhaften Gelenkentzündungen. Der Verlust des Nasengerüsts führt zu der sog. abgefallenen Syphilisnase. Etwa 8 bis 20 Jahre nach der Primärinfektion kann das Nervensystem (→Nerv) durch Folgekrankheiten in Mitleidenschaft gezogen werden: Erste Anzeichen der zerebralen Form der progressiven Paralyse sind psychische Ausfallerscheinungen (→Psychiatrie, →Psychopathologie); nach einigen Jahren führt die Erkrankung zu Demenz und →Tod. Die Tabes dorsalis (ehemals: Rückenmarksschwindsucht) bezeichnet die Degeneration der Hinterstränge und der Nervenwurzeln des Rückenmarks. Sie äußert sich u.a. durch starke motorische Störungen, Nervenschmerzen sowie Seh- und Hörstörungen (→Sinneswahrnehmung). Die Geschlechtskrankheit kann als angeborene S. im Mutterleib auf den Fetus übertragen werden. Nachgewiesen wird sie durch serologische Verfahren. In der Regel ist die Krankheit durch eine zwei- bis vierwöchige Therapie mit Penizillin heilbar. S. wird erstmals im Jahr 1495 in Zusammenhang mit dem Söldnerheer des französischen Königs Karl VIII. bei der Belagerung Neapels als neue, verheerende Krankheit wahrgenommen. Während der Rückkehr der Soldaten in ihre Heimatländer breitet sich die unbekannte Seuche (→Epidemie) über ganz Europa aus, wie zahlreiche Stadtchroniken berichten. Vermutet werden aber auch mehrere parallele Krankheitsherde in ganz Europa. Bis heute ist ungeklärt, ob Kolumbus' Seeleute die S. 1492 aus Amerika mitgebracht haben, oder ob es sich um eine Mutation eines Erregers handelt, der bereits im Altertum in Europa bekannt war. In der Astrologie der Frühen Neuzeit wird die Ursache in einer seltenen Konjunktion des Saturns mit Jupiter (1484) gesehen; weitere Erklärungsmodelle deuten die neue Seuche als göttliche Strafe für unterschiedliche Vergehen. Eine sexuelle Übertragung (→Sexualität) wird als eine Möglichkeit früh diskutiert, setzt sich aber erst im Laufe des 16. Jh. weitgehend durch. S. wird zunächst als Hautkrankheit wahrgenommen und tritt das kulturelle Erbe von →Lepra, →Pest, Pocken und Blattern an. Ihre Bezeichnungen schreiben den Ursprung dieser Krankheit gern dem Fremden zu: Genannt wurde die S. z.B. französische, neapolitanische oder kolumbianische Krankheit (→Gesundheit und Krankheit). Die aggressive Form und das epidemische Ausmaß der S. gehen im Laufe des 16. Jh. zurück. In späteren Jh. wird die Gefährlichkeit der Krankheit unterschiedlich bewertet, da ihre Anfangssymptome denen einer Gonorrhöe entsprechen und nicht in jedem Syphilisfall die schweren Spätstadien einsetzen. Im 19. Jh. verändert die positivistische Medizin das Verständnis des Symptomkomplexes grundlegend: Progressive Paralyse – seit 1822 als Krankheitsbild aufgestellt – und Tabes dorsalis gelten seit dem letzten Drittel des 19. Jh. als alleinige Folgekrankheiten der S. Unter dem Eindruck der Degenerationstheorien wird S. als Erbkrankheit gedeutet und gilt als Gefahr für die Volksgesundheit. Diese Bedrohung mobilisiert internationale Hygienebewegungen (→Hygiene). Erst die Mikrobiologie kann nach 1900 einen Großteil der Unsicherheiten klären, welche die Krankheit bislang charakterisiert haben: Der Bordet-Wassermann-Test ermöglicht seit 1906 eine weitgehend zuverlässige Diagnose durch Serodiagnostik. Im Jahr 1912 gelingt der Nachweis einer Syphilis-Spirochäte im →Gehirn eines Paralytikers, so dass nun der endgültige Beweis für den syphilitischen Ursprung der Paralyse vorliegt. Therapeutische Erleichterungen bringt die Entwicklung des Salvarsans (1907); heilbar ist S. durch die Penizillin-Therapie seit 1943. In den 1980er Jahren hat die Immunschwächekrankheit →AIDS das kulturelle Erbe der mit dem →Stigma von Unheilbarkeit und Sexualität konnotierten S. angetreten. Zu den Konstanten der rund 500jährigen Geschichte der kulturellen Konstruktion der S. gehören neben der sexualmoralischen Wertung (→Tabu) v.a. geschlechts-, rassen- und klassenspezifische Konstrukte. So richten die sozialhygienischen Maßnahmen, die bis weit ins 19. Jh. Strafcharakter haben, ihren Fokus auf die Prostitution und damit vornehmlich auf Frauen aus der Unterschicht. Im modernen Antisemitismus spielt S. als Mittel der sexuellen Denunziation eine besondere Rolle, wie Adolf Hitler in *Mein Kampf* (1925) ausformuliert. Gleichzeitig ist S. auch positiv besetzt: In Zusammenhang mit biologistischen Genie-Konzepten des 19. Jh. avanciert die progressive Paralyse zur intellektfördernden Krankheit.

Literarisch erscheint S. in der Frühen Neuzeit zunächst in medizinischen Lehrgedichten und Allegorien. Die Lehrgedichte zeigen medizinisch innovative Positionen, so erfasst Girolamo Fracastoros *Syphilis sive de morbo gallico* (1530; dt. *Lehrgedicht über die Syphilis*) das Grundprinzip von Infektionskrankheiten. Hier ist die neue Seuche eine Strafe des Sonnengottes für die Hybris des Hirten Syphilos, der den König des Landes als Gott verehrt hatte. Vor mangelhafter Sexualmoral warnt Jean Le Maire de Belges' Allegorie *Les trois contes de Cupidon et d' Atropos* (1525), in der Cupido und die Todesgöttin Atropos unter Mithilfe der Göttin Voluptas ein süßgiftiges Wasser produzieren. Ein Beispiel für die polemische Schlagkraft des Motivs bilden Ulrich von Huttens *Fever-Dialoge* (1521), in denen der Humanist den Klerus der korrupten römischen Kirche metaphorisch mit der S. gleichsetzt. Nach dem Rückgang der unmittelbaren Bedrohung fungiert die Krankheit gemäß der klassischen Ästhetik als komisch- oder polemisch-satirisches Nebenmotiv. Insbesondere das elisabethanische Theater arbeitet mit den pikanten »pox«; William Shakespeare beendet z. B. *Troilus and Cressida* (1609; dt. *Troilus und Cressida*) mit einem aggressiven Schlussdialog des Syphilitikers Pandar. In Schelmenromanen wie Hans Jakob Christoffel von Grimmelshausens *Courasche* (1670) kennzeichnet das unbekümmerte Sprechen über S. den pikaresken Status des Sprechers. Die Literatur des 18. Jh. nimmt die Krankheit v. a. in Aufklärungssatiren auf. So verspottet Voltaire mit dem physischen Schrecken der S. in *Candide ou l'optimisme* (1759; dt. *Candide oder der Optimismus*) den leibnizschen Gedanken, dass Gott die Welt nicht geschaffen hätte, wenn sie nicht unter allen möglichen die beste wäre. Erst im späten 19. Jh. ermöglicht es das ästhetische Interesse an Wahrheit, Wirklichkeit und zunehmend auch am Hässlichen, die in der Ästhetik explizit als ekelhaft definierte Krankheit in den Mittelpunkt eines literarischen Textes zu stellen. Durch den Vererbungstopos kann Henrik Ibsen in seinem Drama *Gengangere* (1881; dt. *Gespenster*) die erste zentrale Darstellung der S. bzw. der progressiven Paralyse im Schutz der bürgerlichen Institutionen Familie und Ehe zeigen. Die dekadente Position präsentiert Joris-Karl Huysmans' Roman *A rebours* (1884; dt. *Gegen den Strich*); hier figuriert die symbolische Syphilitikerin, die Angst vor der sexuellen Frau. In der englischen Schauerliteratur verwenden die Autoren gerade nicht die physiologischen Symptome, sondern setzen Elemente der kulturellen Konstruktion in physiologische Eigenschaften um, wie Bram Stokers Vampirroman *Dracula* (1897; dt. *Drakula*) vorführt. Charles-Louis Philippe geht in seiner Milieu-Studie *Bubu de Montparnasse* (1901; dt. *Bubu vom Montparnasse*) über die bisherige naturalistische Darstellung der S. hinaus, indem er den Zuhälter Bubu durch seine vitalistische Bejahung der Geschlechtskrankheit über die Gesellschaft siegen lässt. Den archetypischen Roman zum romantischen Konzept des genialen Syphilitikers veröffentlicht Thomas Mann mit dem Roman *Doktor Faustus* im Jahre 1947. Er gestaltet die Figur Adrian Leverkühn auf der Grundlage der Biografie Friedrich Wilhelm Nietzsches und verbindet das Künstlerproblem Sterilität allegorisch mit Deutschlands Weg in den Nationalsozialismus: die Syphilisinfektion repräsentiert den Teufelspakt. In Yves Navarres Roman *Les Loukoumes* (1973; dt. *Loukoum*) erhält die S. das Stigma der Unheilbarkeit zurück. Wie seine dekadente Feier der Großstadt New York zeigt, verkörpert jetzt die →Homosexualität, wofür literarisch ehemals in Zusammenhang mit S. die Prostitution stand.

Anja Schonlau: Syphilis in der Literatur. Über Ästhetik, Moral, Genie und Medizin (1880–2000), Würzburg 2005

Lutz Sauerteig: Krankheit, Sexualität, Gesellschaft. Geschlechtskrankheiten und Gesundheitspolitik in Deutschland im frühen 19. und 20. Jahrhundert, Stuttgart 1999

Jean Goens: De la Syphilis au Sida. Cinq siècles des mémoires littéraires de Vénus, Brüssel 1995

Claude Quétel: Le Mal de Naples: histoire de la syphilis, Paris 1986

Patrick Wald Lasowski: Syphilis. Essai sur la littérature française du XIXe Siècle, o. O. 1982

A.S.

Tabu Mit T. (frz. tabou; neuenglisch: taboo aus polynesisch tapu) sind zuerst geweihte, unberührte Dinge bezeichnet worden, die dem weltlichen Zugriff entzogen waren, später dann meint T. auch ein rituelles oder gesellschaftliches Verbot. Als eigenständiger Begriff ist T. weder für den griechischen noch für den römischen Kulturkreis belegt. Auffällig ist, dass im gesellschaftlichen wie im religiösen Bereich Heiliges/Mächtiges aus Furcht (→Angst) vor einer Entweihung ebenso wenig beim Namen genannt wird wie Anstößiges/Abstoßendes (Körperausscheidungen, →Sexualität). Sigmund Freud gibt zu Beginn von »Das Tabu und die Ambivalenz der Gefühlsregungen« (*Totem und Tabu*, 1913) eine Herleitung: »Tabu ist ein polynesisches Wort, dessen Übersetzung uns Schwierigkeiten bereitet, weil wir den damit bezeichneten Begriff nicht mehr besitzen. Den alten Römern war er noch geläufig, ihr *sacer* war dasselbe wie das T. der Polynesier. Auch das ἅγιος [lies: *hagios*, F.St.] der Griechen, das *Kodausch* der Hebräer muss das nämliche bedeutet haben, was die Polynesier durch ihr Tabu, viele Völker in Amerika, Afrika (Madagaskar), Nord- und Zentral-Asien durch analoge Bezeichnungen ausdrücken.« Im europäischen Kontext wird der Begriff T. zum ersten Mal von James Cook in seinen

The Journals of Captain James Cook on His Voyages of Discovery 3: The Voyage of the Resolution and Discovery 1776–1780 verwendet. Aus Cooks Bericht über die dritte Reise in der Südsee weiß man also von T., die Menschen, Handlungen und Gegenstände umfassen können; oft stehen T. mit Macht und Herrschaft in Verbindung; T. bezeichnet auch eine sog. primitive Religion als Vorstufe einer sog. Hochreligion. Im medizinischen Kontext erklärt Sigmund Freud (→Psychoanalyse) in vier Aufsätzen (*Totem und Tabu*) sein Verständnis von T.; diese Aufsätze wurden zuerst unter dem Titel »Einige Übereinstimmungen im Seelenleben der Wilden und der Neurotiker« in den beiden ersten Jahrgängen (1912/1913) der von Freud herausgegebenen Zeitschrift »Imago« publiziert. Freud grenzt sich hierbei deutlich von Wilhelm Wundt ab, der T. als »ältesten ungeschriebenen Gesetzeskodex der Menschheit« verstanden habe. Im zweiten Aufsatz »Das Tabu und die Ambivalenz der Gefühlsregungen« (*Totem und Tabu*) definiert Freud:»›Tabu‹ heißt aber alles, sowohl die Personen als auch die Örtlichkeiten, Gegenstände und die vorübergehenden Zustände, welche Träger oder Quelle dieser geheimnisvollen Eigenschaft sind. Tabu heißt auch das Verbot, welches sich aus dieser Eigenschaft herleitet, und Tabu heißt endlich seinem Wortsinn nach etwas, was zugleich heilig, über das Gewöhnliche erhaben, wie auch gefährlich, unrein, unheimlich umfasst.« Aus psychodynamischer Perspektive erklärt Freud T. vor dem Hintergrund der ödipalen Konfliktsituation: Der Sohn begehrt die Mutter, erschlägt deshalb den Vater, verweigert sich dann aber reuevoll der Mutter, da er die Tabuwidrigkeit seines Verhaltens erkennt. Damit schreibt Freud dem T. des Inzests eine Kultur stiftende Funktion zu, was von Claude Lévi-Strauss (*Les structures élémenentaries de la parenté*, 1949; dt. *Die elementaren Strukturen der Verwandtschaft*) aufgegriffen und fortgeschrieben wird. T. erfüllen darüber hinaus die Funktion der sozialen Strukturierung und Stabilisierung, wie dies nicht zuletzt die Anthropologin Mary Douglas (*Purity and Danger. An Analysis of Concept of Pollution and Taboo*, 1966; dt. *Reinheit und Gefährdung. Eine Studie zur Vorstellung von Verunreinigung und Tabu*) gezeigt hat. Wolfgang Marschall definiert T. als »Regeln, was nicht zu tun sei«. Im Leben der Menschen bestehen also tabuisierte Bereiche, so z.B. in familiären Beziehungsstrukturen (Sexualität im Allgemeinen oder speziell inzestuöse Handlungen →Inzest). Aber auch Abweichungen von der →Gesundheit, Krankheit konstituierende Faktoren wie →Alter oder körperlicher Verfall, Berufsunfähigkeit, chronische Krankheit, unheilbare Krankheit, Sterben und →Tod sind tabuisierte Bereiche des Lebens. In der Medizin gibt es eine ganze Reihe von T. So ist z.B. der →Suizid ein T. für Medizin und Gesellschaft. Über den Suizid spricht man nicht: man schweigt, verleugnet, verdrängt – der Suizid ist mit einem gesellschaftlichen und einem religiösen T. behaftet. In der DDR gab es ein *Selbstmord-Tabu* (1992), wie der gleichnamige Essay von Matthias Matussek über die Seelenlosigkeit des SED-Staates heißt. Ganz generell gelten Krankheiten und v.a. psychische Krankheiten (→Psychiatrie, →Psychopathologie) oftmals immer noch als T., wodurch es zu einer Stigmatisierung (→Stigma) dieser →Patienten kommt.

In der Literatur werden T. thematisch mannigfaltig dargestellt und diskutiert: so z.B. bei gesellschaftlich tabuisierten Krankheiten, v.a. bei →Geschlechtskrankheiten (→AIDS, →Syphilis) sowie bei psychisch motivierten Abweichungen und Erkrankungen (→Norm, →Alkohol und Alkoholismus, →Angst, →Anorexie, →Autoaggression, →Borderline-Störung, →Bulimie, →Depression/Manisch-depressive Krankheit, →Fetischismus, →Halluzination, →Hysterie, →Melancholie, →Neurasthenie, →Neurose und Psychose, →Panik, →Phobie, →Psychopathologie, →Schizophrenie, →Wahn und →Zwang). Des Weiteren ist →Homosexualität immer noch ein großes T. Weniger tabubehaftet ist inzwischen die →Behinderung, wenngleich Menschen mit Behinderungen der Zugang zu bestimmten gesellschaftlichen und kulturellen Bereichen erschwert ist; im literarischen Kanon sind sie kaum vertreten. Obwohl das Thema Sexualität in der Literatur seit der Antike eine bedeutsame Rolle einnimmt, wird es, ähnlich wie die →Erotomanie oder die →Onanie, zumeist durch einen ›blanc‹ stilistisch eingebaut und zugleich übersprungen. Die dichte Beschreibung einer Liebesnacht, sexuelle Praktiken sowie Details der →Empfängnisverhütung werden – ausgenommen der eigens zugeordneten Literatur zu →Sadismus und Masochismus – selten beschrieben. Tabuisierte Themen wie der Suizid werden von der Literatur aufgegriffen, umgeformt und haben so auch Auswirkungen auf die Realität außerhalb der literarischen Welt (sog. Werther-Effekt). Krankheit ist gesamtgesellschaftlich ein grundlegendes T. (→Fitness). Die Literatur bietet hier durch die Möglichkeit der →Bibliotherapie ein Modell der Bewältigung. Besonders deutlich wird das an den Beispielen →Krebs und →Alzheimer-Krankheit. In diesem Sinn argumentiert auch Wolfgang Braungart, wenn er über das T. ›ästhetischer Affirmation‹ spricht: Ihm geht es dabei um die Verbindung einer kulturwissenschaftlich, v.a. kulturanthropologisch erweiterten Literaturwissenschaft mit einer hermeneutischen Praxis, die das Kunstwerk, so auch die Literatur, als affirmativ wahrzunehmendes Medium im Gefüge der Menschen re-etabliert – und damit um eine ästhetische Erfahrung, die der Kunst jenseits von Norm und T. bedingungslos zustimmt.

Wolfgang Braungart: Tabu, Tabus. Anmerkungen zum Tabu ›ästhetischer Affirmation‹. In: Wolfgang Braungart, Klaus Ridder, Friedmar Apel (Hg.): Wahrnehmen und Handeln. Perspektiven einer Literaturanthropologie, Bielefeld 2004, S. 297–327
Sigmund Freud: Totem und Tabu. In: Ders.: Gesammelte Werk. Bd. 9, Frankfurt/M. 1999
Wolfgang Marschall: Tabu. In: Joachim Ritter, Karlfried Gründer und Gottfried Gabriel (Hg.): Historisches Wörterbuch der Philosophie, Bd. 10, Darmstadt 1998, Sp. 877–879

B.v.J./F.St.

Tasten   →Sinneswahrnehmung

Taubstummheit   →Sinneswahrnehmung

Temperamente Mit dem T. (lat. temperare: (richtig) mischen) verbindet sich eine eigene Lehre, die sog. Temperamentenlehre, deren Anfänge in der antiken Humoralpathologie liegen (→Affekte, →Diätetik). Dieser wiederum liegt ein Verständnis zugrunde, dem zufolge die flüssigen Bestandteile des →Körpers für →Gesundheit und Krankheit verantwortlich sind. Die vier Grundelemente des Empedokles Feuer, Wasser, Luft und Erde setzte Zenon von Elea mit den Primärqualitäten heiß, kalt, feucht und trocken in Verbindung. Nach der im *Corpus Hippocraticum* überlieferten Schrift *De natura hominis* (dt. *Von der Natur des Menschen*) wird →Blut als

feucht und heiß, gelbe Galle als trocken und heiß, schwarze Galle als kalt und trocken und Schleim als kalt und feucht charakterisiert. Darüber hinaus finden sich im *Corpus Hippocraticum* Beziehungen der Säfte zu den Jahreszeiten, Windrichtungen, Lebensaltern (→Alter), Lebensweisen und Nahrungsmitteln (→Essen und Trinken). Aristoteles setzte in *De generatione et corruptione* die vier Elemente und die Primärqualitäten in Verbindung, so Luft mit Blut, Wasser mit Schleim, Feuer mit gelber Galle und Erde mit schwarzer Galle. Galen schließt hieran an und hebt die Gleichwertigkeit von Elementen und Lebenssäften als Bausteine des Kosmos hervor. Ein Ungleichgewicht (Dyskrasie) der Säfte bzw. des Verhältnisses von heiß, kalt, feucht oder trocken führt zur Krankheit; Gesundheit kann nur durch ein Gleichgewicht (Eukrasie) erreicht werden. Das Überwiegen eines Körpersaftes hat Auswirkungen auf Körper, Charakter und Krankheitsdisposition. In dieser Form geht die antike Humoralpathologie in das Mittelalter ein. Wenngleich die Grundlagen der Temperamentenlehre bereits bei Galen bestanden, sind die Begriffe »sanguinicus«, »cholericus«, »melancholicus« und »phlegmaticus« erst für das 12. Jh. belegt. Die Humorallehre hat im Mittelalter Erweiterungen erfahren, und zwar betrifft dies v.a. die →Fieber- und Pneumalehre, die therapeutischen Vorstellungen und die →Melancholie. Die Umwertung der Melancholie findet auch Einlass in die zeitgenössische Literatur. Die frühneuzeitliche Temperamentenlehre, wie diese in *De naturali parte medicinae libri septem* (1554) des französischen Arztes Jean Fernel zu fassen ist, beruht auf der Vorlage Galens. Die Elementarqualitäten führten in verschiedenen Zusammensetzungen zu neun T., die zu Mikro- und Makrokosmos in Beziehung gesetzt wurden. Marsilio Ficino interpretierte in *De triplici vita* (1489; dt. *Das Buch des Lebens*) die Melancholie als T. großer Staatsmänner, Gelehrter und Künstler. Ficino steht mit dieser wirkungsreichen Zuschreibung in der Tradition der Problemata physica. Nach William Harveys Entdeckung des Blutkreislaufs bekam um 1700 René Descartes' Interpretation des Menschen als Maschine Bedeutung, und die Verschiedenheit der T. wurde auf die differenten Kreislaufverhältnisse des Bluts zurückgeführt. Mitte des 18. Jh. kam Albrecht von Hallers Verständnis von den vitalen Eigenschaften der Körpersäfte zur Geltung. Hieran anknüpfend wurden die T. durch ein Gegenübertreten von starken und schwachen Organverhältnissen, von Reizbarkeit und Lebenskraft erklärt. Ernst Plattner schlug eine psychologische Temperamentenlehre vor, die in Immanuel Kants *Anthropologie in pragmatischer Hinsicht* (1798) eine weitere Systematisierung erfuhr; das T. wurde den niederen Seelenteilen des »Gefühls- und Begehrensvermögens« zugeschrieben. In der zweiten Hälfte des 19. Jh. kam es in Anbetracht einer zunehmend naturwissenschaftlich ausgerichteten Medizin zu einer Zäsur im Verständnis der T. Die T. blieben den sog. ganzheitlichen Lehren überlassen, wie z.B. Rudolf Steiners Anthroposophie (→Alternativmedizin). In konstitutionstypologischen Forschungen wurde weiterhin an die Temperamentenlehre angeknüpft, wie z.B. Ernst Kretschmers Vorstellungen von einem zyklothymen, schizothymen und viskösen T. belegen. Auch an den Missbrauch dieser Ansätze während des Nationalsozialismus ist zu erinnern.

Parallel zur Behandlung der T. auf der medizinischen und philosophischen Ebene ist die Temperamentlehre Grundlage für die Darstellung der Leidenschaften und Charaktere in der Literatur und den Künsten, v.a. seit der Renaissance. Sie gehört zu einem differenzierten moralischen und philosophischen System, das die zwei Wege zu Gott im tätigen und im kontemplativen Leben bestimmt. Zu den berühmtesten Werken dieser Art gehören die *Vier Apostel* und die *Melancholia I* (1514) von Albrecht Dürer. Im Barock beginnt man die vielen Impulse und Reflexionen über die T. und über die Leidenschaften zu klassifizieren und systematisieren. Richtungsweisend ist hier das letzte Werk von René Descartes, *Les passions de l'âme* (1649; dt. *Die Leidenschaften der Seele*), in dem der Autor versucht, eine Erklärung für die Leidenschaften zu geben: Sie seien eigentlich gut, müssten aber – weil sie eine vernichtende Potenzialität in sich tragen – von dem Willen begrenzt werden. Leidenschaften und T. gehörten zusammen und seien in einer Gegend zu finden, die zwischen Seele und Körper (→Leib und Seele) ihren Sitz hat. Eine Wende findet in der Aufklärung statt. Hier wird die traditionelle platonische und von Descartes wieder aufgenommene Dichotomie von Körper und Seele bzw. von res extensa und res cogitans zugunsten einer neuen Vorstellung aufgehoben,

die den Menschen als »Organismus« und in anthropologischer Harmonie von Körper und Seele betrachtet. Der Begriff des ›neuen ganzen Menschen‹ enthielt nicht nur alle Eigenschaften von Körper und Seele in einer holistischen Dimension, sondern umfasste auch Leidenschaften und Instinkte. Insbesondere die Psychomediziner – eine Gruppe von aufgeklärten Ärzten, die Mitte des Jahrhunderts um Georg Ernst Stahl in Halle wirkten – postulierten ein System der gegenseitigen Beeinflussung von Körper und Seele, was wiederum Auswirkungen auf die Korrespondenz zu den Affekten und auch zu den ›Krankheiten‹ der Seele hatte. Auf diese Weise wurden die T. in eine neue Vorstellung einbezogen und als Erklärung der Verfassung des ganzen Menschen herangezogen. Das Interesse an den T. fand außerdem neue Belebung auf ikonografischer Ebene durch die physiognomische Wissenschaft (→Physiognomik und Pathognomik) von Johann C. Lavater, der als Titelblatt des IV. Teils seiner *Physiognomischen Fragmente* (1775–78) eine Kupferstichzusammenstellung von D. Chodowiecki wählte, die die vier T. zeigte. Während die Lehre von der Humoralpathologie seit dem 18. Jh. allmählich vernachlässigt wird, bleibt die Klassifizierung der T. erhalten. Noch heute spricht man von T., wenn psycho-emotionale Eigenschaften des Individuums beschrieben werden. Die Geschichte der T. ist auch eine Geschichte des Begriffs von Krankheit und Gesundheit. Die T. bringen Vorstellungen mit sich, die unterschiedliche →Therapien und Klassifizierungen durchlaufen haben. Sie haben sich im Laufe der Zeit mit wechselndem ärztlichen Blick und unterschiedlichen klinisch-diagnostischen (→Diagnose) Kategorien verändert. Wegen ihrer Eigenschaften und ihres Reichtums an Nuancierungen haben die T. die Kulturgeschichte des Menschen stets begleitet, v.a. weil die Krankheit ein Kulturphänomen ist, das eng an kulturelle Bedingungen geknüpft ist (→Medical Humanities). In der Literatur sind die vier T. insbesondere in der Dramaturgie zu finden und in den Charakterstücken, wo sie repräsentativ für einen Charakter oder eine Eigenschaft stehen. In literarischer Hinsicht hatten die T. insgesamt großen Erfolg, wobei die Melancholie der erfolgreichste Typus war. Die Melancholie ist eine Erscheinung, die im Laufe der Zeit die größte Aufmerksamkeit entweder als Krankheit oder als

Stimmung auf sich zog. Die Charakteristika des Melancholikers (Verschlossenheit, Neigung zum kontemplativen Leben, Reflexion) haben ihn zur zentralen Figur des 17. und 18. Jh. werden lassen. Der Choleriker taucht in der *Ilias* von Homer auf: Achill ist der Jähzornige, sein Zorn ist positiv und heldenhaft, dessen Entfaltung legitimiert die eigene Kraft. Er lebt den Zorn des Rechten. Auch die ›Heldin‹ in Euripides' *Medea* könnte in den Typus einer Cholerikerin eingereiht werden. Später wird diese Eigenschaft weniger positiv bewertet. Statt Leidenschaft wird das T. nur noch zur Charakteristik eines verachtenden Menschentyps, wie z.B. in *Le Misanthrope* (1666; dt. *Der Menschenfeind*) von Molière. Die Eigenschaften des Sanguinikers werden als leidenschaftlich empfunden; er zeigt eine zu starke Neigung zum irdischen Leben. Bei Augustinus wird diese Eigenschaft als Schuld empfunden, die aus einem Mangel an Maß entsteht und erlitten werden muss. Weil sie den Menschen von Gott entfernt, ist sie gefährlich. Nur mit Maß kann der Mensch der Welt den richtigen Wert geben und seine Neigungen beherrschen. Das Thema der Beherrschung seines eigenen T. taucht immer wieder in der Literatur auf, exemplarisch in der sog. doctrine classique der französischen Klassik (v.a. in den Tragödien Racines), die es verbot, Leidenschaften auf der Bühne darzustellen. Durch eine »Dämpfung« der Gefühle sollte die Empathie beim Zuschauer im Maß gehalten werden und die Katharsis entsprechend wirken. Sie wird auch in Alessandro Manzonis *I Promessi Sposi* (1827; dt. *Die Verlobten*) in der Figur von Padre Cristoforo gezeichnet, der, bevor er Geistlicher wird, an seiner sanguinischen Neigung gelitten hatte. Das phlegmatische T. zeigt im Positiven Reflexion und Maß, im Negativen dagegen Trägheit und Untüchtigkeit. Dargestellt wird es z.B. in der Literatur des 20. Jh. durch den negativ markierten Helden der Dekadenz, der das träge Gefühl der Langeweile empfindet. Der Herzog Jean Floressas des Esseintes, der Protagonist von *A rebours* (1884; dt. *Gegen den Strich*) von Joris-Karl Huysmans, ist der Prototyp des Phlegmatikers. Seine Neigung wird zum Symbol eines Spleens, den Baudelaire in »Spleen et idéal« aus den *Les fleurs du mal* (1857; dt. *Die Blumen des Bösen*) geprägt hat und der letzten Endes eine Unfähigkeit zum Leben mit sich bringt.

Beate Gundert: Humoralpathologie. In: Karl-Heinz Leven (Hg.): Antike Medizin. Ein Lexikon, München 2005, Sp. 436–441

Gundolf Keil: Humoralpathologie. In: Werner E. Gerabek, Bernhard D. Haage, Gundolf Keil, Wolfgang Wegner (Hg.): Enzyklopädie Medizingeschichte, Berlin, New York 2005, S. 641–643

Harald Schmidt: Temperamentenlehre. In: Werner E. Gerabek, Bernhard D. Haage, Gundolf Keil, Wolfgang Wegner (Hg.): Enzyklopädie Medizingeschichte, Berlin, New York 2005, S. 1382–1383

Carsten Zelle (Hg.), »Vernünftige Ärzte«. Hallesche Psychomediziner und die Anfänge der Anthropologie in der deutschsprachigen Frühaufklärung, Tübingen 2001

Hellmut Flashar: Melancholie und Melancholiker in den medizinischen Theorien der Antike, Berlin 1966

F.L.M./B.v.J./F.St.

Terror   T. (lat. terrere: in Schrecken versetzen) wird zumeist synonym verwendet mit Schrecken, →Angst, Furcht bzw. mit Geschehnissen, die diese Gefühle erzeugen. T. dient zudem als Sammelbegriff für politische Gewalt (1). Spezifisch medizinische Implikationen von T. ergeben sich v.a. in zweifacher Hinsicht: Zum einen in den Folgen terroristischer Bedrohung und Misshandlung für die Betroffenen, insbesondere das Posttraumatische Belastungssyndrom (2) zum anderen im Einsatz von Krankheitserregern als Waffe (→Infektion, →Krieg), dem sog. Bioterror (3). Zu (1) Das Schüren von Furcht fungiert seit jeher als Herrschaftsinstrument; bereits im *Alten Testament* ist Schrecken eine der Säulen göttlicher Autokratie (2. *Mose* 23,27). Mit dem Beginn der Moderne verselbstständigte sich T. unter der sog. Schreckensherrschaft der Jakobiner erstmals zur Staatsdoktrin (Grande Terreur 1793/94, literarisch verarbeitet etwa in Georg Büchners Drama *Dantons Tod*, 1835), die im 20. Jh. mit den nationalsozialistischen und stalinistischen Diktaturen zu ihrer stärksten Entfaltung gelangt ist. Neben dem Staats-Terror (Folter, Zwangsarbeit, Vertreibung, Gesinnungsjustiz) als Tyrannisierung des politischen Gegners sowie der eigenen Bevölkerung, welcher der Stabilisierung totalitärer Regimes dient, beschreibt T. seit Mitte des 19. Jh. auch die politisch motivierte Gewaltanwendung (Anschläge, Attentate, Entführungen, Sabotage) seitens extremistischer Gruppen, die eine Destabilisierung des herrschenden Systems zum Ziel hat. Die Wirkung von T., jenen Schrecken zu schüren, der die herrschende Macht zementieren oder aber ins Wanken bringen soll, beruht immer auf seiner Publizität. Eine Wurzel der modernen literarischen Auseinandersetzung mit dem Terrorismus ist in osteuropäischer Prosa der Jahrhundertwende zu verorten, die im Umfeld anarchistischer Weltentwürfe entstand und T. als rauschhaft (→Rausch) gesteigerte Lebensform verherrlicht (Stanisław Przybyszewski, *Dzieci szatana* (1897; dt. *Satans Kinder*), Leo Ropschin (d. i. Boris Sawinkow), *Kon' blednyi* (1909; dt. *Das fahl Pferd*)). Die dem T. eigene Paradoxie, bedenkenlos Verbrechen und Ideal zu verbinden, wird hier deutlich. Die meisten literarischen Reflexionen über den T. verhandeln jenes Terrorismusproblem, das die westeuropäische Sicherheitspolitik der 1970er Jahre maßgeblich bestimmte (Dario Fo, *Morte accidentale di un anarchico* (1970; dt. *Zufälliger Tod eines Anarchisten*); Heinrich Böll, *Die verlorene Ehre der Katharina Blum oder: Wie Gewalt entstehen und wohin sie führen kann* (1974)). Sie zeichnen sich zumeist dadurch aus, dass sie von der polarisierten öffentlichen Debatte differierende Erfahrungswelten und vermittelnd-reflektierende Positionen anbieten. Die literarische Verarbeitung des 11. September 2001 steht noch an ihrem Anfang (Ulrich Peltzer, *Bryant Park* (2002); Frédéric Beigbeder, *Windows on the World* (2003; dt. *Windows on the World*; Jonathan Safran Foer, *Extremely Loud & Incredibly Close* (2005; dt. *Extrem laut und unglaublich nah*)). Zu (2) Als Posttraumatisches Belastungssyndrom (sog. Post Traumatic Stress Disorder/PTSD) wird die Reaktion auf Traumatisierungen (→Trauma) bezeichnet. Die seelische Wunde infolge der Erfahrung von außen kommender und existenzbedrohender Gewalt (Trauma) äußert sich in für die Opfer unkontrollierbaren Flashbacks, die durch die fragmentierte Wahrnehmung äußerlich harmloser Faktoren (Bilder, Geräusche, Gerüche, Situationen) ausgelöst werden und eine beständige Retraumatisierung bewirken können. Weitere Reaktionen auf die während der Traumatisierung ausgelöste Reizüberflutung sind u. a. Verleugnung, Abstumpfung, zwanghaftes Verhalten, Entwicklung von Phobien, Übererregung, Verlust der Zukunftsperspektive und schließlich Selbstverletzungstendenzen. Die Symptome treten oft unmittelbar nach dem traumatischen Ereignis auf, können sich chronisch verfestigen und in veränderter Form sogar vererben. Die häufige Verfestigung der Traumafolgen deutet auf eine physiologische Ursache des Traumas hin. Tatsächlich lässt sich bei PTSD-Patienten die Überflutung des →Gehirns mit Neurohormonen wie Adrenalin, Cortisol und Endorphinen sowie ein atypisches Zusammenwirken der Gehirnhälften nachweisen. Zudem tritt während der Traumareaktion zuweilen eine Blockade des motorischen Sprachzentrums (»speechless terror«) sowie der Informationsverarbeitung auf. Die Flashbacks wirken nicht als Erinnerungen, sondern als Wiederholung des traumatischen Ereignisses. Diese sich beständig erneuernde Belastung kann nicht medikamentös (→Arzneimittel) überwunden werden. Langfristige Hilfe verspricht lediglich eine individuelle Psychotherapie, deren Ziele die Integration des Traumas in die persönliche Lebensgeschichte sowie die Integration des Traumatisierten in ein stabiles soziales Netz sind. Der staatliche T. des 20. Jh. hat eine eigene literarische Gattung hervorgebracht, in der sich oft PTSD manifestiert: die Memoiren Überlebender. Die Überlebensmemoiren sind inhaltlich ganz überwiegend an das deutsche KZ-System gebunden, das sich – der internationalen Zusammensetzung der Opfergruppe entsprechend – in nahezu allen europäischen Sprachen spiegelt. Die Memoiren von Überlebenden sowjetischer Straflager spielen zahlenmäßig eine untergeordnete Rolle, bekannt wurde v. a. das Dokumentarwerk *Archipelag Gulag* (1973–75; dt. *Der Archipel GULAG*) von Alexander Solschenizyn. Die Verfasser von Überlebensmemoiren eint, Opfer extremer staatlicher Gewaltanwendung geworden zu sein. Dementsprechend zeugen ihre Berichte von peinvollsten Erfahrungen der Überwältigung. In der Vergegenständlichung als Nummer, der Entmenschlichung durch planvolles Verhungernlassen (→Hunger) und Vernichtung durch Arbeit (Robert Antelme, *L'Espèce humaine* (1947; dt. *Das Menschengeschlecht*)) sowie der Erfahrung der Folter (Jean Améry (d. i. Hans Mayer): *Jenseits von Schuld und Sühne*, 1966) haben sie die Reduktion ihrer Persönlichkeit auf das bloß noch Kreatürliche erlebt. Nicht wenige Autorinnen und Autoren haben sich aus Scham, zum Teil Jahrzehnte nach ihrer Traumatisierung im Lager, für den Freitod (→Suizid) entschieden. Der

Umstand eigener Zeugenschaft des Autors erklärt, warum ein Gutteil der Überlebendenliteratur von Autorinnen und Autoren stammt, die zunächst keine Schriftsteller waren. Ob der Chemiker Primo Levi für *Se questo è un uomo?* (1958; dt. *Ist das ein Mensch?*) direkt nach seiner Rückkehr aus Auschwitz Aufzeichnungen über den Lageralltag machte, um Zeugnis abzulegen, oder die Literaturwissenschaftlerin Ruth Klüger (*weiter leben. Eine Jugend*, 1992) Jahrzehnte später die Bürde des Überlebens beschrieb: Ihre Deutungsautorität beziehen sie aus der Authentizität des Geschilderten. Verletzungen jener unausgesprochenen Vereinbarung führen zum Literaturskandal, wie die Debatte um die gefälschten Lagererinnerungen Bruno Doessekkers (alias Binjamin Wilkomirski), *Bruchstücke. Aus einer Kindheit 1939–1948*, 1995, gezeigt hat. Zu (3) Bioterror meint den Einsatz biologischer Kampfstoffe (B-Waffen) auf Basis von Bakterien, →Viren oder Toxinen (→Gift) durch Terroristen. Zumeist kommen in B-Waffen →Pest-, Milzbrand- (Anthrax) oder verschiedene →Fieber-Erreger zum Einsatz, die über die Atemluft oder das Trinkwasser wirken sollen. Während diese militärisch nicht zuletzt wegen mangelnder Kontrollierbarkeit nach dem Ersten Weltkrieg keine maßgebliche Rolle mehr spielen und seit 1972 offiziell geächtet sind, entfalten sie als mögliche Instrumente des Terrorismus ein gewisses Gefährdungspotenzial: Einfachere B-Waffen sind relativ simpel herzustellen, ihre vorbeugende Abwehr ist nur sehr begrenzt möglich. Der Topos einer Virusfreisetzung ist fester Bestandteil populärer Genres wie Thriller und Science Fiction. Während in Aldous Huxleys *Brave New World* (1932; dt. *Schöne neue Welt*) noch die Droge »Soma« der Bevölkerung zur besseren Beherrschbarkeit Depressionen (→Depression/Manisch-depressive Krankheit) austreiben soll, verwendet in Ian Flemings *Goldfinger* (1959; dt. *Goldfinger*) der solitäre Bösewicht Opiate (→Drogen), um das Trinkwassersystem von Fort Knox zu vergiften (und sein Kollege in *On her Majesty's Secret Service* (1963; dt. *Im Geheimdienst Ihrer Majestät*) gleich die gesamte britische Landwirtschaft mit Krankheitserregern angreifen will). In Michael Crichtons *The Andromeda Strain* (1968; dt. *Andromeda*) müssen Viren aus dem All bekämpft werden und Richard Prestons späterer Virenthriller *The Cobra Event* (1997; dt. *Co-*

bra) schildert den Einsatz tödlicher Viren in New York durch einen Terroristen mit Nahostverbindungen. Hier findet sich auch erstmals das Bild mobiler Biowaffen-Produktionsstätten in irakischen Lastwagen, die außer in Colin Powells kriegsbegründender Rede vor dem UN-Sicherheitsrat vom 5. Februar 2002 bislang nicht wieder aufgetaucht sind. Dieser Topos aus Prestons Roman, den US-Präsident Bill Clinton 1998 seinem Stab zur Lektüre empfohlen hatte, wurde damit – so Philipp Sarasin, der die Anthrax-Bedrohung nach dem 11. September 2001 als politisches Phantasma analysiert hat – zur belletristischen Vorlage eines realen Bedrohungsszenarios. V. a. in den USA sind um die Jahrtausendwende zahlreiche Romane über Bioterror entstanden (→Bioethik, →Biopolitik). Zumeist versucht darin ein einzelner Held, den Ausbruch aufzuhalten (Dwan G. Hightower, *Anthrax. The Game*, 2002), Verursacher der →Epidemien sind oft verbitterte Wissenschaftler aus Russland (Robin Cook, *Vector*, 1999; dt. *Der Experte*) oder dem Irak (Chris Holmes, *The Medusa Strain*, 2002), die sich aus ebenso finsteren wie unklaren Motiven an Amerika rächen wollen. Sie bedienen sich erdachter sog. Superviren oder bekannter waffenfähiger Krankheitserreger wie etwa Pockenviren (Patricia Daniels Cornwell, *Unnatural Exposure*, 1997; dt. *Der Keim des Verderbens*). Das Angstszenario dieses Genres ist, dass die Viren den Menschen die Kontrolle aus der Hand genommen haben: Der eigene →Körper wird infiltriert und der Andere ist nicht mehr isolierbar. Die Motive des dämonischen Trägers und der unkontrollierten Verbreitung lassen sich auch als maskierte Auseinandersetzung mit Immigration und Globalisierung deuten. Ein enthusiastischer, jedoch randständiger Gebrauch des Virus-Topos findet sich in der Literatur des Cyberpunk, wo Viren z. B. der genetischen Optimierung des Menschen dienen (vgl. Greg Bear, *Darwin's Radio*, 1999; dt. *Das Darwin-Virus*).

Philipp Sarasin: »Anthrax«. Bioterror als Phantasma, Frankfurt/M. 2004

Ruth Mayer: »Bei Berührung Tod«. Virenthriller, Bioterrorismus und die Logik des Globalen. In: Ruth Mayer, Brigitte Weingart (Hg.): Virus! Mutationen einer Metapher, Bielefeld 2004, S. 209–229

Thomas Hoeps: Arbeit am Widerspruch. »Terrorismus« in deutschen Romanen und Erzählungen (1837–1992), Dresden 2001

Jan Philipp Reemtsma: Die Memoiren Überlebender. Eine Literaturgattung des 20. Jahrhunderts. In: Mittelweg 36 (1997), S. 20–39

Rudolf Walther: Terror, Terrorismus. In: Otto Brunner, Werner Conze, Reinhart Koselleck (Hg.): Geschichtliche Grundbegriffe. Historisches Lexikon zur politisch-sozialen Sprache in Deutschland. Bd. 6, Stuttgart 1990, S. 323–444

M.L.

Therapie Unter Th. (gr. therapeia: Pflege, Heilung) wird die Behandlung von Krankheiten oder ein Heilverfahren selbst verstanden. Historische und/oder kulturgebundene Konzepte von →Gesundheit und Krankheit, →Körper, →Seele sowie diagnostische Klassifikationssysteme (→Psychopathologie) bestimmen das jeweilige therapeutische Verständnis: So wie sich das Konzept der traditionellen chinesischen Medizin (→Alternativmedizin) fundamental von der momentan vorherrschenden westlichen, naturwissenschaftlich orientierten Medizin unterscheidet, so unterscheiden sich die jeweils angewandten Therapieformen. In der westlichen Medizin lassen sich v. a. chirurgische (→Chirurg) und internistische Th. differenzieren. In der Chirurgie wird mit Werkzeugen am erkrankten Körper manipuliert, die internistische Th. stützt sich vornehmlich auf medikamentöse Behandlungsformen (→Arzneimittel). Daneben existieren vielfältige therapeutische Disziplinen, deren Benennung dem für den Heilerfolg verantwortlich gemachten Agens folgt (z. B. Strahlentherapie, →Psychotherapie, Gentherapie (→Bioethik, →Genetik, →Reproduktionstechnologien), Stammzelltherapie, Milieutherapie, Arbeitstherapie etc.). Ein Problem stellt die Evaluation der Effektivität therapeutischer Verfahren dar. Das heutige methodische Paradigma zur Beurteilung der Wirksamkeit einer Th. ist die kontrollierte klinische Studie mit ihren methodischen Weiterentwicklungen. Bereits in der Antike, in der davon ausgegangen wird, dass die vier Säfte des Körpers eines erkrankten Menschen wieder ins Gleichgewicht gebracht werden müssten, bilden sich zwei Ansätze in der Therapeutik heraus. Neben der theoretischen, streng dem humoralpathologischen Krankheitskonzept folgenden Therapeutik existiert ein empirisches, auf Erfahrung gegründetes Verständnis der Behandlung von Krankheiten. Mit der Renaissance werden allmählich humoralpathologische Vorstellungen abgelöst. Infolgedessen setzt ein Wandel in der Bewertung klinischer Erfahrung ein. Wiederholte vergleichende Beobachtungen (→Experimente), die aufgezeichnet werden sollen, und nicht zuletzt ihre rechnerische Auswertung werden in der Medizin aber erst ab dem späten 18. Jh. als geeignete Verfahren zur Evaluation von Th. angesehen. Zeitgenössische Kritiker dieser Vorgehensweise fürchten eine Entindividualisierung (→Subjektivität) der Medizin, da die immer populärer werdende rechnerische Methode Gruppenversuche nötig erscheinen lässt. Auf empirischer Basis werden immer mehr Therapieformen unabhängig oder gar gegen gängige medizinische Theorien entwickelt. Deswegen zieht in der Mitte des 19. Jh. der Internist Josef Dietl (1804–18) unter Besinnung auf die Einheit von Theorie und Praxis die unter dem Namen »therapeutischer Nihilismus« bekannt gewordene Konsequenz, dass jede Th. so lange aufgeschoben werden müsse, bis das Wissen um die pathologische →Anatomie und Chemie aller Krankheiten vollständig sei. Die therapeutischen Entdeckungen gegen Ende des 19. und zu Anfang des 20. Jh. (z. B. antipyretische Medikamente, Antibiotika, neue chirurgische Verfahren, auch Asepsis und Anästhesie etc.) ziehen einen neuen therapeutischen Optimismus nach sich. Gegenwärtig ruhen die therapeutischen Hoffnungen der westlichen Medizin v. a. auf gentherapeutischen und regenerativen Verfahren (z. B. Stammzelltherapie). Aktuelle medizinethische Probleme liegen in den Bereichen des Therapieverzichts, des Therapieabbruchs, der Übertherapie und der Polypragmasie im Umgang mit Th. Heute existieren viele Therapieformen nebeneinander, deren Vergleich aufgrund unterschiedlicher Denkvoraussetzungen nicht immer leicht ist (→Ethik in der Medizin). Die hauptsächlich getroffene Unterscheidung ist die zwischen alternativer/komplementärer und (natur-)wissenschaftlich orientierter Medizin. Der grundsätzliche Unterschied zwischen naturwissenschaftlich orientierten und alternativen Th. liegt darin, dass konzeptuell nur Erstere für eine naturwissenschaftliche Prüfung offen sind und die Ergebnisse derartiger Prüfungen akzeptieren.

Literarisch erscheint die Th. in der Antike als erhaben oder lächerlich, wobei ihre Qualität von der Stilebene des Textes abhängt: Das griechische Heer in Homers *Ilias* wird durch die verdienstvollen Söhne des Götterarztes Asklepios therapiert. Dagegen verspottet Phaedrus in der 14. äsopischen Fabel *Ex sutore medicus* einen quacksalbernden Schuster. Auch im Mittelalter pflegen die Wundärzte in Epen wie Gottfrieds von Straßburg *Tristan* sachgerecht die im Kampf verwundeten (→Wunde) Helden, während seit dem 15. Jh. die Quacksalberszenen der geistlichen Spiele – z. B. im *III. Erlauer Spiel* – für Erheiterung sorgen. In der frühen Neuzeit bis zum späten 18. Jh. ist die Th. wie die Diagnostik (→Diagnose) v. a. Gegenstand der Satire, was auf den begrenzten therapeutischen Möglichkeiten, Kurpfuschertum und den Vorgaben der herrschenden Ästhetik beruht. Giovanni Boccaccio bringt in seinem *Il Decamerone* (1349–53, postum 1470; dt. *Das Dekameron*) neben hilflos-abergläubischen Therapieversuchen auch positive Beispiele. Charakteristischer ist Sebastian Brants *Das Narrenschiff* (1494), in dem die undifferenzierte Th. das Narrentum der →Ärzte vorführt, insbesondere durch phantastische Arzneien und exzessives Aderlassen. Hans Jakob Christoffel von Grimmelshausens *Der Abenteuerliche Simplicissimus Teutsch* (1669) betrügt in bester Schelmentradition als vermeintlicher Arzt und Zahnarzt (→Zahn) gutgläubige Bauern. In Molières zahlreichen Ärztesatiren erschöpft sich das therapeutische Können in »Clysterium donare, Postea seignare, Ensuitta purgare«, wie der angehende Arzt Argan in *Le malade imaginaire* (1673; dt. *Der eingebildete Kranke*) verkündet. Die Aufklärung bewertet →Diätetik positiv und kritisiert die üblichen Medikamente. So rät auch Voltaires Romansatire *Candide ou l'optimisme* (1759; dt. *Candide oder der Optimismus*) zur Pflege eines eigenen Gartens, nachdem Laienheiler und geldgierige Ärzte durch »Tränklein und Aderlässen« Candides Unwohlsein verschlimmert haben. Mit dem ausgehenden 18. Jh. werden Th. und Pflege von kompetenten Ärzten und Laien zunächst positiv gewertet und dargestellt. Johann Wolfgang von Goethes Singspiel *Lila* (1777) ist ein frühes Beispiel für eine kreative und gelungene psychodramatische Th. Mit Georg Büchners *Lenz* beginnt die literarische Introspektive des psychisch Kranken (→Patient) und damit auch der Th. In der Romantik wird der Heilauftrag vor dem Hintergrund von →Hypnose

und →Mesmerismus dämonisch pervertiert: Wer etwa den therapeutischen Vorgaben des Dr. Segeliel in Wladimir F. Odojevskijs Roman *Russkie noci* (1844; dt. *Russische Nächte*) nicht folgt, muss sterben. Der Realismus rezipiert neue Verfahren und wendet sich gegen metaphysische Deutungen und sog. Quacksalbertum. So vertreten in Honoré Balzacs *La peau de chagrin* (1831; dt. *Das Chagrinleder*) vier Ärzte jeweils eine andere medikamentöse, psychotherapeutische (→Psychotherapie), chirurgische und diätetische Behandlung des schwindsüchtigen Raphael (→Tuberkulose). Jeremias Gotthelfs Roman *Wie Anne Bäbi Jowäger haushaltet und wie es mit dem Doktore geht* (1843/44) entlarvt mit der Erblindung (→Sinneswahrnehmung) eines Kindes die schrecklichen Folgen der Laien-Quacksalberei. Gleichzeitig bleibt im komischen Genre die Th. des Quacksalbers populär, wie Henry Clay Lewis' Kurzgeschichte *The Mississippi Patent Plan for Pulling Teeth* (1850) vorführt. Das zunehmende literarische Interesse des 19. Jh. für psychische Krankheiten gilt weniger der Heilung als dem Weg in den psychischen Zusammenbruch, z. B. in Gerhart Hauptmanns Novelle *Bahnwärter Thiel* (1888). So wird auch der Aufschwung in der Th. durch die Pharmakologie kaum rezipiert. Größeres Interesse findet die therapeutische Institution in Sanatoriumsromanen (→Sanatorium) wie Thomas Manns *Der Zauberberg* (1924) und im expressionistischen Irrenhaus, z. B. in Georg Heyms *Der Irre* (1913). In den siebziger Jahren greift die Psychiatriekritik beide Institutionen wieder auf, so Thomas Bernhard in *Der Atem. Eine Entscheidung*, 1978 und Heinar Kipphardt in *März* (1976). In den letzten Jahrzehnten des 20. Jh. thematisieren →AIDS-Romane wie Hervé Guiberts Roman *A l'ami qui ne m'a pas sauvé la vie* (1990; dt. *Dem Freund, der mir das Leben nicht gerettet hat*) die Auseinandersetzung des Betroffenen mit seiner therapeutischen Behandlung angesichts der Unheilbarkeit der Krankheit.

Johannes Köbberling: Komplementäre und Alternative Medizin. Die Wichtigkeit klarer Begriffe und eindeutiger Positionen. In: Zeitschrift für medizinische Ethik 50 (2004), S. 337–350

Ulrich Tröhler: Die therapeutische »Erfahrung« – Geschichte ihrer Bewertung zwischen subjektiv sicherem Wissen und objektiv wahrscheinlichen Kenntnissen. In: Johannes Köbberling (Hg.): Die

Wissenschaft in der Medizin. Selbstverständnis und Stellenwert in der Gesellschaft. 2. Aufl., Stuttgart, New York 1993, S. 65–81
Dietrich v. Engelhardt: Der Arzt und seine Therapie. In: Dietrich v. Engelhardt: Medizin in der Literatur der Neuzeit. Bd. 1, Darstellung und Deutung, Hürtgenwald 1991, S. 169–195
Claudia Wiesemann: Josef Dietl und der therapeutische Nihilismus, Frankfurt/M. 1991
Erwin Ackerknecht: Therapie von den Primitiven bis zum 20. Jahrhundert, Stuttgart 1970

A.S./T.N./H.F.

Tierversuch →Experiment

Tod Wie bei kaum einem anderen Phänomen überlagern sich beim T. biologische und kulturelle Konstruktionen. Was menschlicher T. ist, wann er einsetzt, welche Kriterien es dafür gibt, unterliegt unterschiedlichen Bedingungen. Nicht nur historisch gibt es sich fundamental wandelnde Konzepte von T. Auch in der Gegenwart ist das, was T. sei, kulturell umstritten. Selbst innerhalb der Biologie (→Bioethik) und der Medizin bestehen verschiedene Auffassungen, wann von T. zu sprechen ist: T. des Gesamtorganismus, Herz-, Kreislauf- oder Atemstillstand, Teil- oder Ganzhirntod und andere. T. in den Status des Ontischen zu rücken und ihn verbindlich definieren zu wollen, ist von daher nicht möglich. T. ist eine biologische und kulturelle Universalie. Dennoch lassen sich eine Vielzahl verschiedener kultureller, religiöser, rechtlicher und wissenschaftlich-medizinischer Modelle beschreiben, die in einem komplexen Beziehungsgefüge stehen (→Ethik in der Medizin). Fest steht allerdings: T. ist ein enormer Kulturgenerator. T. und Kultur stehen in einem engen Spannungsverhältnis. Aus einer bestimmten kulturtheoretischen Perspektive ließe sich sagen, dass grundsätzlich alle kulturellen Systeme darauf angelegt sind, Leben zu gewähren und T. zu bannen (→Euthanasie). Sowohl real-praktisch als auch imaginär ist Kultur mit allen ihren Teilbereichen auf humane Selbstbehauptung programmiert. Das schließt die grundsätzliche Matrix ein, permanent indirekt oder direkt T. handelnd abzuwehren, zu verhindern, aufzuschieben. Kommender oder eingetretener T. ist ideell-imaginär zu

bewältigen. T. muss erklärt, verstanden, akzeptiert, verdrängt oder sublimiert werden. Das gilt für den jeweils einzelnen Todesfall, aber auch für den T. als solchen. Schon die wie selbstverständlich eingebürgerte substanzialisierende Rede vom T. – als wäre er gleichsam eine ontische Gestalt, als wäre T. nicht immer im Plural bzw. in adjektivischer, attributiver Form bzw. sogar nur ex negativo zu denken – ist Resultat dieses kulturellen Bewältigungsprozesses. Die Frage, ab wann es menschliches Todesbewusstsein (→Bewusstsein) und Todesrituale gibt, ist einer der ungeklärten und nicht zu klärenden Streitpunkte für den evolutionären Status des Menschen als Menschen. Mit der Feststellung: »wo Kultur, da T.« ließe sich ein pragmatischer Konsens formulieren. Auf dieser Basis wäre auch die literarische Reflexion von T. angemessen zu erfassen: »wo Literatur, da T.«. Bereits das älteste heute bekannte Zeugnis der Weltliteratur, das babylonisch-sumerische *Gilgamesch-Epos* (ca. 2000 v. Chr.), behandelt eindringlich die Todesfrage. Der gleichnamige Held, zu zwei Dritteln Gott und zu einem Drittel Mensch, begibt sich auf seiner vergeblichen Suche nach immer währenddem Leben bis zu den Göttern. Zeigt sich hier, im *Gilgamesch-Epos*, die Überschneidung religiöser, mythischer und literarischer Elemente, ist diese Synthese für Literatur über den T. insgesamt und auch in der Gegenwart kennzeichnend. Religiös-mythische Texte – wie etwa die ägyptischen Totenbücher oder Bücher des *Alten* und *Neuen Testaments* – tragen Elemente des Literarischen. Umgekehrt sind literarische Texte über den T. von direkten oder indirekten, beabsichtigten oder nichtbeabsichtigten Bezügen auf religiös-mythische (bzw. philosophische) Vorlagen geprägt. Vereinfachend lassen sich literarische Reflexionen über den T. in Europa in vier verschiedene Phasen gruppieren: griechische sowie römische Antike, christliches Mittelalter, Neuzeit und Aufklärung sowie Moderne und Gegenwart. In der griechischen Antike – in den Lehrgedichten Hesiods und den Epen Homers – erscheint T. vornehmlich als göttliche Schickung. Gemessen an späteren Phasen sind die Vorstellungen über ein mögliches Nachleben relativ unspezifisch. Bei späteren Tragödiendichtern (Aischylos, Sophokles, Euripides) erscheint der T. gleichfalls als Schicksal bzw. Götterstrafe. In den philosophisch-literarischen Dialogen Platons zeichnet sich eine Akzentwende ab. Auf Basis der – schon bei den Pythagoreern vorkommenden – folgenreichen Trennung von →Leib und Seele kann es menschlicher Aktivität gelingen, sich schon im Leben der geistigen Sphäre der ewigen Ideen und Unsterblichkeit durch Tugend und Erkenntnis zu nähern (*Phaidon*). In der römischen Antike werden Modelle von Hades und Götterhimmel fortgeschrieben (Vergils *Aeneis*). Im Zug von religiösen und philosophischen Ausdifferenzierungen kommt es zu materialistischen Vorstellungen von Sterblichkeit und Vergänglichkeit (wie im philosophisch-literarischen Lehrgedicht *De rerum natura*, dt. *Von der Natur* des Lukrez) und zu stoischen Seelenwanderungsvorstellungen (Seneca, *Ad Lucilium epistolae morales*, dt. *Briefe an Lucilius*). Die Todesbilder der Literatur des christlichen Mittelalters sind ohne die Auferstehungsvorstellungen des *Neuen Testaments* undenkbar. In normativer Perspektive erscheint T. als Einlass- und Durchlasspunkt zum ewigen →Leben. Irdisches Leben ist Vorleben, wirkliches Leben ist Leben nach dem T. in göttlichen Bezirken der Unsterblichkeit (Dante Alighieri, *Divina Commedia*, 1307–21, postum 1472; dt. *Die Göttliche Komödie*). Im Kontext religiöser Heilsgewissheit können der →Schmerz und das Leid des T. durchaus bedeutenden Platz einnehmen; eine Tendenz, die v. a. die spätere Barockliteratur auszeichnet. In der frühen Neuzeit und in der Aufklärung emanzipiert sich Literatur zunehmend von genuin christlichen Vorstellungen. T. wird zum T. des Subjekts, des unersetzlichen Individuums. Der individuelle unausweichliche T. erfordert persönliche Bewältigungsstrategien. Zunehmend wird er als weltlich-sinnhaft stilisiert, als T. für weltliche Instanzen, wie Herrscherdynastie, Familie oder Nation (Thomas Abbt, *Vom Tode für das Vaterland*, 1761) oder wird als Bestandteil eines Gattungsfortschritts begriffen (Gotthold Ephraim Lessing, *Erziehung des Menschengeschlechts*, 1780). Umgekehrt gibt es bereits Frühformen von Nihilismus. U. a. auch im Anschluss an das katastrophale Erdbeben von Lissabon (1755) und die Kritik an optimistischen innerweltlichen Fortschrittsmodellen rückt der T. in eine satirisch-zynische Perspektive (Voltaire, *Candide ou l'optimisme*, 1759; dt. *Candide oder der Optimismus*; Johann Carl Wezel, *Belphegor oder Die wahrscheinlichste Geschichte unter der Sonne*, 1776). Diese begin-

nende Verdüsterung kennzeichnet die realistische und naturalistische Literatur des 19. Jh. Der T. nach einem sinnerfüllten Leben (Theodor Fontane, *Der Stechlin*, 1897/98) ist eine Ausnahme. Die Krisen der Moderne spiegeln sich nicht selten in scheiternden Helden, die weder im Leben noch im T. ihre Erfüllung finden (Emile Zola, *Les Rougon-Macquart*, 1871–93; dt. *Die Rougon-Macquart*; Arthur Schnitzler, *Sterben*, 1895; Thomas Mann, *Die Buddenbrooks. Verfall einer Familie*, 1901). Im Expressionismus werden diese pessimistischen Tendenzen nihilistisch überboten. Die frühen Gedichte Gottfried Benns, insbesondere sein skandalträchtiger Zyklus *Morgue und andere Gedichte* (1912), diskursivieren die Sozialpathologien der Moderne, aber auch die Macht von Medizin und Pathologie. Beruflich arbeitete der frühe Benn selbst in der →Anatomie, als Pathologe, und der T. wird in seinen Gedichten als sachliches biologisches Faktum inszeniert. Damit verliert der T. die heroisch-romantische Aura, die ihm noch zu Anfang des 20. Jh. anhaftet (Arthur Rimbauds »Ophélie« aus *Poésies*, 1870/71; dt. *Gedichte*; Georg Heym, »Die Tote im Wasser« aus *Gedichte* (1910–12); Georg Trakl, *Wind, weiße Stimme*, 1912). T. und Tote unterliegen nunmehr einer zunehmenden Medikalisierung (→Arzneimittel) – eine der bestimmenden Tendenzen der Literatur des 20. Jh. Sterben und T. erfolgen im →Krankenhaus, unter ärztlicher Aufsicht und eingespannt in Apparaturen, welche die nackte physische Realität dennoch nicht bezwingen (Thomas Bernhard, *Verstörung*, 1967). Angesichts der Komplexität des Phänomens T. lassen sich weitere literarische Haupttendenzen kaum benennen, sondern eher Impulse. Sie gehen von den Exponenten des Existenzialismus Albert Camus' (*La peste*, 1947; dt. *Die Pest*) und Jean-Paul Sartres (*Les séquestrés d'Altona*, 1959; dt. *Die Eingeschlossenen von Altona*) ebenso aus wie vom nihilistischen und absurden Selbstmördertheater (→Suizid) Eugène Ionescos (*Les chaises*, 1952; dt. *Die Stühle*) oder der literarischen Phantastik Franz Kafkas (*In der Strafkolonie*, 1919) sowie Michail Bulgakows (*Master i Margarita*, 1936/40; dt. *Der Meister und Margarita*). Tagebuch- oder Dokumentarliteratur behandelt nicht zuletzt den möglichen oder unausweichlichen eigenen T. bzw. den von Angehörigen, Partnern und Freunden (Simone de Beauvoir *Une mort très douce*, 1964; dt. *Ein sanfter Tod*).

Thomas Schlich, Claudia Wiesemann (Hg.): Hirntod. Zur Kulturgeschichte der Todesfeststellung, Frankfurt/M. 2001

Rudolf Käser: Arzt, Tod und Text. Grenzen der Medizin im Spiegel deutschsprachiger Literatur, München 1998

Hans Helmut Jansen (Hg.): Der Tod in Dichtung, Philosophie und Kunst. 2. erw. Aufl., Darmstadt 1989

Philippe Ariès: Geschichte des Todes, München 1982

Walther Rehm: Der Todesgedanke in der deutschen Dichtung vom Mittelalter bis zur Romantik, Halle/Saale 1928

O.B.

Totschlag   →Mord

Transplantation   Als T. versteht man die therapeutische (→Therapie) Übertragung von lebenden Zellen, Geweben oder Organen an andere Körperstellen (→Körper) oder auf ein anderes Individuum. Dabei kann es sich um Körperflüssigkeiten handeln (Bluttransfusion (→Blut), Spermaspende), um die Verpflanzung innerer Organe (z. B. →Herz, Lunge) oder Extremitäten (z. B. Hände) von toten Spendern (→Tod), um Lebendtransplantate (Knochenmark, Niere, Lebersegmente), um Xenotransplantate (d. h. von Tieren stammende Materialien) sowie um Verfahren, eigene Zellstrukturen außerhalb des Körpers zu vermehren und zu reimplantieren (Gewebekultur, therapeutisches Klonen) (→Bioethik, →Ethik in der Medizin). Die praktische Durchsetzung der T. beruht einerseits auf einem topographisch-organzentrierten Körperverständnis, d. h. auf der sich um 1900 etablierenden Vorstellung, Krankheiten ließen sich in Organen lokalisieren und dort auch behandeln, und andererseits auf Fortschritten der Chirurgie (→Chirurg) (z. B. Gefäßnaht), →Anästhesie sowie Immunologie (→Immunisierung) und Pharmakologie (→Arzneimittel) (in den 1980er Jahren Entwicklung von Immunsuppressiva, also Medikamenten, welche die körpereigene Abwehr herabsetzen und auf diese Weise die Akzeptanz des Spendergewebes erhöhen, allerdings zu vermehrter Infektionsanfälligkeit sowie toxischen Schädigungen führen). Für die Entwicklung der Transplantationschirurgie sind →Operationen an Schilddrüse und Niere von zentraler Bedeutung; ins →Bewusstsein einer breiten Öffentlichkeit rückt die Transplantationsmedizin 1967 mit der ersten Verpflanzung eines menschlichen Herzens. Juristische und ethische Fragen der Organgewinnung und der Verteilungsgerechtigkeit werden u. a. durch staatliche Gesetze sowie den weltweiten Aufbau von Stiftungen zur Organverteilung geregelt. So wurde 1967 »Eurotransplant« gegründet, die Koordinierungsstelle für die Organverteilung in Deutschland, Österreich und den Benelux-Ländern. Mit Blick auf die Organgewinnung gilt in der Bundesrepublik Deutschland mit dem Transplantationsgesetz vom 5. 11. 1997 die erweiterte Zustimmungslösung, bei der eine Zustimmung des Organspenders oder seiner nächsten Angehörigen vorliegen muss (→Aufklärung des Patienten). Ethisch und in seinen anthropologischen Auswirkungen nicht unumstritten ist trotz der gesetzlichen Regelung das Hirntod-Konzept, das den irreversiblen Ausfall aller Hirnfunktionen bei möglicherweise noch erhaltenen Körperfunktionen (Kreislauf, Atmung, Stoffwechsel, Rückenmarksreflexe) als Tod der Person festlegt und damit eine Explantation gestattet. Auch die Probleme des illegalen Organhandels v. a. aus den Ländern der sog. Dritten Welt, die Vor- und Nachteile finanzieller Anreizsysteme zur Organ-»Spende« sowie die Chancen und Gefahren der Verpflanzung genetisch veränderten Tiermaterials auf den Menschen werden gegenwärtig kontrovers diskutiert. Vor diesem Hintergrund können literarische Darstellungen der T. als Ausdrucksform kultureller Hoffnungen und →Ängste sowie als Plattform für die Aushandlung gesellschaftlicher Akzeptanz oder Ablehnung verstanden werden.

Literarische Texte imaginieren die Verpflanzung von Körperteilen lange bevor ein solcher Eingriff medizinisch realisierbar ist. So berichtet die Heiligenlegende von Cosmas und Damian aus der *Legenda aurea* (1263–73) des Jacobus de Voragine, dass die beiden frühchristlichen Ärzte einem weißen Mann das von →Krebs befallene Bein abnehmen und durch das Bein eines toten Mohren ersetzen – ein Handlungsverlauf, der sich möglicherweise auch als Vorwegnahme des sozialen Gefälles eines später weltweit operierenden Organhandels verstehen lässt. Einen ähnlich exemplarischen Status besitzt die Geschichte *Die drei Feldscherer* aus den *Kinder- und Hausmärchen* (1812–22) der Brüder Jacob und Wilhelm Grimm, in der die Charakter- und Verhaltensänderungen dreier Heilkundiger berichtet werden, die ihre eigenen Körperbestandteile gegen die Hand eines Diebes, die Augen einer Katze und das Herz eines Schweins eintauschen, ohne um die wahre Herkunft der Transplantate zu wissen. Die Vorstellung einer sympathischen Beziehung zwischen dem Empfänger und dem Spender einer Verpflanzung zählt zu den zentralen Motiven literarischer Transplantationsdarstellungen, unabhängig davon, ob der Spender noch lebt oder bereits verstorben ist bzw. ob es sich um ein inneres Organ oder ein von außen sichtbares Körperteil handelt. So verdeutlicht *Le nez d'un notaire* (1862; dt. *Die Nase des Herrn Notar*) von Edmond About am Beispiel einer Rhinoplastik, dass die Komplikationen der aus fremder →Haut geschaffenen Nase nicht beim Empfänger, sondern am Körper des Spenders behandelt werden müssen. Breit rezipiert wurden die verschiedenen Kinoverfilmungen (»Orlacs Hände«, D 1924; »Mad Love«, USA 1935; »Les mains d'Orlac«, UK/F 1961; »Hands of a Stranger«, USA 1962) des fantastischen Romans *Les mains d'Orlac* (1920; dt. *Orlac's Hände*) von Maurice Renard, in dem ein Pianist unter den Bann seiner neuen Hände gerät, die von einem Mörder stammen. Michail Bulgakows *Sobac'e serdce* (1925, ersch. 1968; dt. *Hundeherz*) nutzt die Implantation eines Verbrecherherzens in einen Straßenköter, um anhand der Verwandlung des braven Hundes Bello in den rücksichtslosen Genossen Bellow den Machbarkeitswahn der modernen Medizin anzuprangern; zugleich ist sein Roman eine Satire auf sozialistische Vorstellungen von der Herstellbarkeit neuer (politischer) Identitäten. Dass eine T. auch das Ergebnis (uneingestandener) individueller Wünsche sein kann, zeigt die in Indien angesiedelte Novelle *Die vertauschten Köpfe* (1940) von Thomas Mann. Hier gelingt es der jungen Frau Sita mit Hilfe einer Göttin, aus den Körpern und Köpfen zweier Freunde einen idealen (weil wohlgeformten und zugleich klugen) Mann zusammenzusetzen, der weder erotische noch intellektuelle Wünsche offen lässt. Allerdings ist die Freude nur von kurzer Dauer: Erstens führt die Vertauschung der Köpfe zu Komplikationen bei der Vaterschaftsbestimmung von Sitas Sohn und zweitens verändern die beiden neu zusammengesetzten Männer nach kurzer Zeit Aussehen und Charakter, weil der jeweilige Kopf – ganz im Sinne eines von Descartes geprägten Verständnisses – den (neuen) Körper nach seinem Willen formt.

Mit der breiten therapeutischen Durchsetzung der Transplantationsmedizin mehren sich autobiographisch geprägte Essays, Gedichte, Erzählungen und Romane, die aus der Perspektive der Betroffenen die schwierige physische und psychische Integration des implantierten Körperteils sowie das Verhältnis zwischen Eigenem und Fremdem thematisieren (z.B. Peter Cornelius Claussen, *Herzwechsel*, 1996; Susanne Krahe, *Adoptiert. Das fremde Organ*, 1999; Jean-Luc Nancy, *L'intrus*, 1999; dt. *Der Eindringling*). Sie reflektieren das Schuldverhältnis der Empfänger gegenüber den verstorbenen Spendern, schildern die als beglückend erlebte Zwiesprache mit dem eingepflanzten Organ, aber auch Phantasien der nicht nur körperlichen, sondern auch emotionalen Abhängigkeit vom neuen Körperteil bzw. von der nicht fassbaren Gestalt des Spenders. Diese Aspekte einer sog. Fremdsteuerung durch Spenderorgane oder einer prekären Bindung zwischen Spendern und Empfängern finden sich zugespitzt in der fiktionalen Literatur der letzten Jahre, die dabei auf Elemente von Melodram und Krimi zurückgreift. Während die medizinische Praxis T. als Therapie eines Individuums versteht, vermitteln fiktive Texte, dass der chirurgische Vorgang neue Sozialbeziehungen stiftet. So werden in populärkulturellen Darstellungen neue Verwandtschaftsverhältnisse (→Generation) imaginiert (z.B. in Lucy Ferriss' Roman *Nerves of the Heart* (2002) als geheimnisvolle Geschwisterschaft mit dem Spender) oder (erotische bzw. kriminelle) Dienstverhältnisse entworfen, in denen die frisch Transplantierten sich entweder in Angehörige der verstorbenen Organspender verlieben (→Liebe) oder aber zu Erfüllungsgehilfen ihrer Spender degradiert werden (z.B. Gerhardt Hoffmann, *Mein Herz hat mich verlassen*, 1997; Brigitte Blobel, *Mörderherz*, 2000)). Komödiantische Verstrickungen zwischen Spender- und Empfängerfamilien sind dagegen eher selten (John Irving, *The Fourth Hand*, 2001; dt. *Die vierte Hand*). Indem die verpflanzten Gewebe, Organe oder Extremitäten ein (immunologisches und kulturelles) Gedächtnis erhalten und als mitteilsam, ja sogar als Besitz ergreifend phantasiert werden, kehrt also in der zeitgenössischen Literatur die Vorstellung sympathisch miteinander verbundener Körper wieder. Schließlich nutzen einige Autorinnen und Autoren das Themenfeld von Organspende und

-handel für politische Reflexionen, indem sie die verpflanzten Bestandteile mit (überlebensnotwendigen, aber für die eigene Identität problematischen) Immigranten vergleichen oder Transplantationspatienten als (utopische) Mischwesen aus Angehörigen von kolonisierenden und kolonisierten Nationalitäten entwerfen (Taoufik Abdelmoula, *Un être composé*, 1959; Malika Mokeddem, *L'interdite*, 1993; dt. *Sultana*). Insgesamt zeigt sich, dass neben (auto)biographisch geprägten Verarbeitungstexten zunehmend literarische Werke erscheinen, die versuchen, T. als erzählerisches Konzept umzusetzen; dabei greifen sie auf moderne Schreibverfahren wie Dialogizität, Intertextualität und Collage zurück, um die chirurgische Hybridisierung des Körpers stilistisch umzusetzen. Auch das Interesse des zeitgenössischen Kino- und Fernsehfilms am Thema der T. ist groß; hier rückt nach der reißerischen Ausgestaltung illegaler Praktiken der Organbeschaffung (»Coma«, USA 1977; »Fleisch«, D 1979) zunehmend die Perspektive der Empfänger in den Mittelpunkt (»Speaking Parts«, CAN 1989; »fremdkörper/transposed bodies«, D 2002; »21 Grams«, USA 2003; »L'intrus«, F 2004).

Irmela Marei Krüger-Fürhoff: Vernetzte Körper. Zur Poetik der Transplantation. In: Jürgen Barkhoff, Hartmut Böhme, Jeanne Riou (Hg.): Netzwerke. Eine Kulturtechnik der Moderne, Köln 2004, S.107–126
Sibylle Obrecht: Grenzgänge. Das »immunologische Selbst« und die ersten Herztransplantationen Ende der 1960er Jahre. In: Rainer Alsheimer (Hg.): Körperlichkeit und Kultur. Dokumentation des dritten Arbeitstreffens »Netzwerk Gesundheit in der volkstümlichen Forschung«, Bremen 2001, S.75–75
Thomas Schlich: Die Erfindung der Organtransplantation. Erfolg und Scheitern des chirurgischen Organersatzes (1880–1930), Frankfurt/M. 1998
I.M.K.-F.

Trauer Gefühlsmäßige Reaktionen (→Affekte), die auf den Verlust von Bezugspersonen (z.B. Ehepartner) bezogen sind, werden als T. gekennzeichnet. Sigmund Freud hat diesen Gemütszustand in *Trauer und Melancholie*, 1916 analysiert (→Psychoanalyse). Günter Butzer hat in *Fehlende Trauer. Verfahren epischen Erinnerns in der Gegenwartsliteratur* (1997) darauf hingewiesen, dass der Trauernde insofern vom Melancholiker (→Melancholie) zu unterscheiden ist, als Letzterer sich in Selbstvorwürfen und Selbst-

beschimpfungen ergeht, die auf eine tiefe Störung (→Symptom) des Selbstwertgefühls hinweisen. Diese Störung liegt beim Trauernden an sich nicht vor. In der *Antigone* des Sophokles führt die T. der Antigone dazu, sich den Anweisungen der königlichen Autorität zu widersetzen: Antigone bestattet gegen den Willen ihres Onkels, des Königs Kreon von Theben, die Leiche ihres Bruders Polyneikes; sie wird dabei entdeckt und lebendig in ein Felsengrab gesperrt. Als Kreons Sohn Haimon, mit dem Antigone verlobt ist, sie befreien will, findet er sie erhängt; daraufhin tötet sich Haimon selbst. In Homers *Ilias* ist die T. für Patroklos eine Gelegenheit, die Todesrituale (→Tod) der Griechen kennen zu lernen, die nicht nur nach tierischen, sondern auch nach menschlichen Opfern verlangten. Auch in der Bibel finden sich Klagelieder ganzer Gemeinschaften und Völker (z.B. *Ps* 44,10f.; *Ps* 137; *Klagelieder* 1–5 (vgl. 2 *Chr* 35,25)) und die Trauer Einzelner (z.B. *Hiob*, *Ps* 13; 22; 51; 130; 140; 142; *Jer* 20,7–9; *Mk* 14,32–42; *Mk* 15,34). *Beowulf*, ein vermutlich im 8. Jh. n.Chr. entstandenes angelsächsisches Epos, stellt die heroische Geschichte und das tragische Schicksal des Gotenführers Beowulf dar. Dieser erlegt einen schrecklichen Drachen und wird selbst von dessen glühendem Atem getötet. Das traurige Ende des Helden wird schließlich mit dem Hinweis auf das Ritual der Verbrennung seiner sterblichen Reste besungen. Zur selben Zeit sind auch einige angelsächsische Elegien verfasst, die traurige Themen wie die Zerstörung von Bath oder den Verlust von geliebten Personen (→Liebe) betreffen. Im *Chanson de Roland* (12. Jh.; dt. *Rolandslied*) wird der stechende Schmerz beim Verlust des Helden dargestellt, der durch Lobpreisung der Tugend gemildert werden soll. In Dante Alighieris *Divina Commedia* (1307–21, postum 1472; dt. *Die Göttliche Komödie*) häufen sich die Geschichten vom traurigen Abschiednehmen in der Erzählung über die Bewohner des Fegefeuers und der Hölle. In der Tradition von Petrarcas *Canzoniere* (postum 1470) schrieb Geoffrey Chaucer (1340/45–1400) die sog. *Compleynts*, in denen v.a. der letzte Abschied von der angebeteten Frau thematisiert ist. Die Gedichte von Garcilaso de la Vega (1503–36) weisen Einflüsse der Antike (Vergil) und des Humanismus (Petrarca) auf; das machen v.a. die *Eglogas* (entstanden ab 1526, postum 1543; dt. *Eklogen*) deutlich, die zwischen 1534 und 1536 niedergeschrieben wurden. Der Tod von König Artus wird im 15. und 16. Jh. zum Anlass für Texte, welche die Heldentaten der Ritter um Artus und die Totenklage für den verstorbenen König in der Tradition der keltischen Sagen schildern. William Shakespeares Werk ist durchdrungen vom Trauer-Motiv, meistens in Zusammenhang mit dem Staatsrecht. Friedrich Wilhelm Nietzsches Interesse für Shakespeares *Julius Caesar* (1599; dt. *Julius Cäsar*) erklärt sich nach Karl-Heinz Bohrer mit der Tatsache, dass Nietzsche in der Metapher (→Metaphorik) vom melancholischen Abschied von Brutus (Akt V, 1) das Ende einer ganzen historischen Epoche sieht. In Spanien spannt das Werk von Francisco de Quevedo y Villegas (1580–1645) eine Brücke zwischen dem 16. und dem 17. Jh. In dem 1612 entstandenen »Sueño de la muerte« aus der Sammlung *Sueños* (1627; dt. *Die Träume*) wird über den traurigen Zustand der Menschheit reflektiert. In den ersten Sueños (»Sueño del juicio final«; »El alguacil endemoniado«; »El sueño del infierno«) beschreibt Quevedo Visionen aus der Unterwelt, ohne auf einen satyrischen Ton zu verzichten. Das Thema der Vanitas ist in der spanischen Kultur weit verbreitet, verknüpft sich u. a. mit der Frage der Grenze zwischen Staatsrecht und privater Sphäre der Affekte, wie am Beispiel des Theaterstücks von Vèlez de Guevara (1579–1644) *Reinar después de morir* (postum 1652), das die Legende der Inés de Castro, Gattin des portugiesischen Prinzen Don Pedro behandelt, die der Politik geopfert wird. Von Interesse ist im 19. Jh. das Werk von Gustavo Adolfo Bécquer, der in seinen *Rimas* (1868; dt. *Gedichte*) die *Buch der Lieder* (1821) Heinrich Heines nachahmt und auch das Thema der Einsamkeit, des Todes und der →Angst zum Kern seiner Dichtung macht. Im 20. Jh. erreicht Federico García Lorca das Absolut-Lyrische mit *Bodas de Sangre* (1932; dt. *Bluthochzeit*) und *Llanto por la muerte de Ignacio Sánchez Mejías* (1935; dt. *Klage um Ignacio Sanchez Mejías*). In der Klage um Ignacio trauert der Dichter um den geliebten Freund, der als Torero in der Arena ums Leben kommt. Legt man Bohrers Schema der Abschiedstypen zugrunde, auf das sich das Trauer-Motiv stützt, kann man folgende Einteilung vornehmen: (1) mythischer oder heilsgeschichtlicher Abschied; (2) Abschied als ein

Zeichen in der Tragödie; (3) Abschied als komplexes physisches Reflexionsgeschehen. In der deutschen Literatur des 18. Jh. finden sich zahlreiche Beispiele, die dem dritten Typus entsprechen und als tragisch definiert werden können: der Abschied Werthers von Lotte (in Johann Wolfgang von Goethes *Die Leiden des jungen Werthers*, 1774), der Abschied Iphigenies von Thoas (Goethes *Iphigenie auf Tauris*, 1779), der Abschied Diotimas (Friedrich Hölderlins *Hyperion*, 1797–99), der Abschied des Empedokles (Hölderlins *Der Tod des Empedokles*, 1826), die Abschiedssituation bei Jean Paul (*Die unsichtbare Loge*, 1793), der Abschied des *Prinzen von Homburg* (1821) und der *Penthesilea* (1808) in Heinrich von Kleists gleichnamigen Dramen (postum 1808). *Die Rede des toten Christus vom Weltgebäude herab, daß kein Gott sei* (1796/97) von Jean Paul gibt die tragische Dimension der Zeit um 1800 wieder, in der das Individuum das Ende der Theodizee feststellt und sich von Gott verstoßen fühlt. In der deutschen Romantik zelebriert Novalis in den *Hymnen an die Nacht* (1800) den Verlust der Geliebten und bestätigt damit das Verhältnis zwischen Sinnlichkeit und mystischem Gedanken. Der französische Dichter Alphonse de Lamartine (1790–1869) hat unvergessliche Werke von großer Tragik geschrieben wie das Epos *La Chute d'un ange* (1838; dt. *Der Fall eines Engels*), in dem er in fünfzehn verschiedenen Geschichten den Erdenweg des Engels Cédar beschreibt, der sich von Gott die Menschwerdung erbittet, um die Liebe Daidhas zu erwerben. Der Ausgang seiner Geschichte ist schrecklich: Daidha nimmt sich das Leben im →Wahn, nachdem die →Kinder in der Wüste gestorben sind, und der Engel stürzt sich selbst in die Flammen. Alfred de Vigny, Zeitgenosse von Lamartine, integriert in sein lyrisches Werk Texte, die von der Unerschütterlichkeit Gottes handeln. Sein Pessimismus ist jener eines verfallenen Adeligen, der sich nach der Julirevolution in allen seinen sozialen, ethischen und politischen Erwartungen enttäuscht sieht (→Bioethik, →Ethik in der Medizin). François René, François René Vicomte de Chateaubriand (1768–1848) schreibt das Prosaepos *René* (im *Génie du Christianisme*, 1802; dt. *Genius des Christentums oder Schönheiten der christlichen Religion*), welches von Jean-Jacques Rousseaus *Les rêveries du promeneur solitaire* (1872; dt. *Die Träumereien eines* einsamen Spaziergängers) und Goethes *Die Leiden des jungen Werthers* (1774) stark beeinflusst ist. Charles Baudelaire (1821–67) ist zentral für die fortdauernde nervenbetonte Stimmung des Fin de Siècle, die in der französischen Romantik Konjunktur hat. Seine Dichtung schwankt zwischen dem Begriff einer vergänglichen Schönheit und dem der Ewigkeit, und sie erreicht ihren Höhepunkt in *Les fleurs du mal* (1857; dt. *Die Blumen des Bösen*). Um 1830 entstehen in Italien die großen *Canti* (1831; dt. *Gesänge*) von Giacomo Leopardi (1798–1837), der den Weltschmerz (→Schmerz) und die Härte der erbarmungslosen Natur besingt. Um die Jahrhundertwende, mit dem Symbolismus und der Dekadenz, vermehren sich die Beispiele einer resignierten Haltung gegenüber Leben und Tod (Arthur Schnitzler, Hugo von Hofmannsthal, Rainer Maria Rilke), v.a. in Zusammenhang mit dem Ersten Weltkrieg (→Krieg). Georg Trakl (1887–1914) zeigt mit dem Drama *Totentag* (1906) einen frühexpressionistischen Stil. Mit *Sebastians Traum* (1915) und *Der Herbst des Einsamen* (1920) wird die Dichtung direkt zum Ausdruck seiner Depressionen (→Depression/Manisch-depressive Krankheit) und seiner suizidalen Neigung. In seinem Werk findet man Spuren von Leo N. Tolstoj, Fjodor M. Dostojewskij und Friedrich Hölderlin. Das weniger bekannte Werk *Vecnyi muz* (1870; dt. *Der ewige Gatte*) von Dostojewskij ist in diesem Zusammenhang ein gutes Beispiel für die Trauer-Problematik. Nach dem Zweiten Weltkrieg vertreten den sog. magischen Realismus in Deutschland Hermann Kasack, Hans Erich Nossack, Peter de Mendelssohn und Gert Ledig, und zwar als Phänomen der Unmöglichkeit, die T. zu bearbeiten. In Kasacks *Stadt hinter dem Strom* (1947) wird z.B. diskutiert, wie die Verstorbenen ihre Freiheit vom irdischen →Leben gewinnen können, indem sie ihre Vergangenheit vergessen und sich der Vorbereitung des ewigen Friedens widmen. Trauerarbeit findet schließlich auch in den unzähligen Gedichten, Geschichten und Dramen der sog. Holocaust-Literatur jüdischer Autorinnen und Autoren nach 1945 statt, für die stellvertretend und exemplarisch Namen stehen wie Paul Celan, Nelly Sachs, Jorge Semprún oder Primo Levi. Im Zusammenhang mit dem Holocaust wird zum ersten Mal deutlich, dass T. und Schrecken (→Terror) so groß sein können, dass Worte ver-

sagen und ein Schreiben darüber unmöglich ist. Ein Blick in die iberisch-amerikanische Literatur zeigt abschließend, wie z.B. mit dem zyklisch verlaufenden Familiensaga *Cien años de soledad* (1967; dt. *Hundert Jahre Einsamkeit*) von García Márquez eine meisterhafte Darstellung der tragischen Umwälzungen der Geschichte und der Natur gelingt. Schändungen, Inzest und Unzucht werden dem Leser nicht erspart. Auch der mexikanische Autor Juan Rulfo (1918–86) hatte schon in seinem 1955 veröffentlichten Roman *Pedro Páramo* (dt. *Pedro Páramo*) die Tragik und die Verwüstung seines Vaterlandes mit traurigen Tönen erzählt.

Burkhard Liebsch, Jörn Rüsen (Hg.): Trauer und Geschichte, Köln u.a. 2001

Arnold Langenmayr: Trauerbegleitung. Beratung – Therapie – Fortbildung, Göttingen 1999

Jörn Rüsen, Jürgen Straub (Hg.): Die dunkle Spur der Vergangenheit. Psychoanalytische Zugänge zum Geschichtsbewusstsein, Frankfurt/M. 1998

Günter Butzer: Fehlende Trauer. Verfahren epischen Erinnerns in der deutschsprachigen Gegenwartsliteratur, München 1997

Karl Heinz Bohrer. Der Abschied. Theorie der Trauer, Frankfurt/M. 1996

E.A.

Traum T. (mhd. troum) gehört zur Wortgruppe um trügen (mhd. triegen), hat also als Grundbedeutung »Trugbild«. Das älteste erhaltene Traumbuch besteht aus einer Papyrusrolle aus der 12. ägyptischen Dynastie (1891–1786 v.Chr.), einer Anweisung zur Auslegung von Träumen für Priester. Im antiken Griechenland entwickelte sich eine eigene Disziplin der Traumauslegung (Oneirokritik), abgegrenzt von der philosophischen und medizinisch-diätetischen (→Diätetik) Traumlehre (Krankheitserkennung): →Ärzte versuchen, über Schilderungen von T. Einblicke in den Säftehaushalt (Humoralpathologie) (→Temperamente) des →Patienten zu bekommen, dessen Veränderung bestimmte T. provozieren soll. Diesem natürlichen T. steht der göttliche T. (Weissagung) gegenüber. Artemidor von Daldis fasst das antike Traumwissen in seinem *Oneirokritikon* (dt. *Traumbuch*) als Handbuch für das Alltagsleben zusammen (einflussreich die lat. Übersetzung durch Janus Cornarius 1538). Spätestens seit Hippokrates wurden T. gedeutet, um auf Verschiebungen im Säftehaushalt rückschließen zu können. Tertullian geht in *De anima* (dt. *Von der Seele*) von drei Traumklassen aus: natürlich, göttlich, dämonisch (die beiden letzteren dem Menschen von Gott bzw. dem Teufel eingegeben). Im natürlichen T. wird der Mensch von innen (Säftehaushalt), im göttlichen bzw. dämonischen von außen beeinflusst. Robert Burton vertritt noch 1621 in seiner *The Anatomy of Melancholy* (dt. *Die Anatomie der Melancholie*) (→Melancholie) diese Ansicht. Das Mittelalter kennt v. a. Traumbücher als Ratgeber zur systematischen Traumdeutung, etwa die alphabetisch nach Traummotiven sortierten *Somnialia Danielis*, die mittels Losverfahren Handlungsalternativen anbietenden *Somnialia Joseph* (Daniel und Joseph aus dem *Alten Testament* galten als besonders traumkundig), die *Traumlunare*, die für jeden der 30 Mondtage eine gesonderte →Prognose geben, wie realistisch das Eintreten eines bestimmten Traums sei, sowie die an Werken des arabischen Arztes Rhazes orientierten Traumauslegungsbücher, die auf der sog. Vier-Säfte-Lehre basieren. Mit Ausnahme der physiologisch-medizinischen wurde jede Form von Traumauslegung von der Kirche als Aberglauben bekämpft. Bis zur Renaissance galten T. und Wirklichkeit im Kontext der Ordo-Vorstellung von der Einheit der Schöpfung nicht als prinzipiell verschieden. Übersinnliche Träume werden verdächtig, da sie nicht durch Vernunft erklärt werden können; in Johann Heinrich Zedlers einflussreichem Werk *Großes vollständiges Universal-Lexikon* (1732–50), wird nur noch der natürliche T. genannt. Im 18. Jh. beginnen sich Mediziner und Anthropologen für die Randbereiche des Schlafs (→Schlafen und Wachen) zu interessieren (Somnambulismus, →Hypnose). Johann August Unzer definiert in seinen *Gedanken vom Schlafe und von denen Träumen* (1746) den T. als unvollkommenen Schlaf. Im Schlaf werden die Nervensäfte im →Gehirn erneuert, während des T. werden sie ähnlich wie im wachen Zustand weiterhin verbraucht; dunkle T. deuten auf einen Mangel an Nervensäften. Auf die Trauminhalte selbst wird nicht eingegangen, auch fehlt eine Theorie der Bewusstseinsabsenz (→Bewusstsein). Forschungen im 19. Jh. werden durch die Leibreiztheorie geprägt: Der T. überführt bestimmte körperliche Bedeutung in das Alphabet einer symbolischen →Sprache. Mit Erscheinen von Sigmund Freuds *Die Traumdeutung* (1900)

wird seit Artemidors *Oneirokritikon* zum ersten Mal ein geschlossenes hermeneutisches System des T. entwickelt (→Psychoanalyse). Freud sieht den T. nicht als bewusstes psychisches Vermögen, aber auch nicht ausschließlich als Ausdruck des →Körpers. Er differenziert zwischen primärem und sekundärem Vorgang (Primärvorgang im Unbewussten als energetische Ausprägung des Triebs, der nach Wunscherfüllung drängt; Sekundärvorgang im Vorbewussten, der den Primärvorgang bzw. dessen Energien zu hemmen sucht), verortet den Ursprung des T. im Unbewussten, versteht den T. als eigene Sprache und unterteilt in manifesten (entstellten) und latenten (früheren, unzensierten) Trauminhalt. Im T. wird die primäre Triebenergie verarbeitet bzw. werden Kräfte des →Unbewussten über den T. ins Bewusstsein geschmuggelt. Gegen diese Konzentration auf den einzelnen Träumenden und dessen Vorgeschichte setzte Carl Gustav Jung einen eigenen Ansatz: Für ihn ist der T. eine spontane Selbstdarstellung der jetzigen Lage des Unbewussten, bei der Symbole verwendet werden. Im archetypischen T. (ohne Umsetzung alltäglicher Erfahrungen oder realistische Bezüge) z. B. erscheinen Urbilder aus dem kollektiven Unbewussten, die sich meist um bestimmte archetypische (Arzt, Heiler, Hexe usw.), mythische oder religiöse Gestalten kristallisieren. Hirnphysiologische Erkenntnisse revolutionierten das Traumverständnis ab den 1950er Jahren. Nathaniel Kleitman und Eugene Aserinsky entdeckten 1953 die REM-Phase (Rapid Eye Movement, rollende Augenbewegung ca. alle 90 min. im Schlaf; hoher Erregungszustand; nahezu alle der in dieser Phase aufgeweckten Personen berichteten, sie hätten intensiv geträumt). Allan Hobson und Robert McCarley setzten Mitte der 1970er Jahre Traumphase und REM-Phase gleich: T. seien Abfallprodukte, würden durch spontane Hirnstammaktivierungen (pons-Region) während des REM-Schlafes ausgelöst, die bizarren, zufälligen Bilder nachträglich vom Großhirn mit Bedeutung versehen, hätten also keine tiefere Bedeutung (REM-Phasen = Traumschlaf bzw. Träume = ein Epiphänomen des REM-Schlafs). Der Hirnforscher Mark Solms widerlegte in den 1990er Jahren diese These. Mit PET-Aufnahmen (Positronen-Emissionstomografie: radioaktive Zuckerlösung wird in die Blutbahn eingespritzt, die aktiven Hirnbereiche verbrauchen Zucker, die Radioaktivität wird mit einer Spezialkamera aufgenommen) wies er nach, dass auch andere Hirnareale als die zu REM-Zeiten aktiven in Traumphasen beteiligt sind, z. B. im Frontalhirn, wo das Such-, Erwartungs- oder Bedürfnissystem lokalisiert ist, und wertet dies als Stärkung der Theorie Freuds (z. B. das Bedürfnissystem als neurophysiologisches Korrelat der Libido).

T. als Äußerungen göttlichen Willens, die gedeutet werden müssen, kommen schon im *Alten Testament* vor (Joseph-Geschichte). Vorausdeutende Funktion haben sie in der antiken Literatur (etwa bei Homer, in Aischylos' *Die Perser* oder in den Kaiser-Biographien von Sueton). Im Mittelalter werden in fiktionalen Werken oft einzelne Handlungsstränge durch vorausgehende Träume motiviert, z. B. durch Kriemhilds Falkentraum im *Nibelungenlied* (um 1200), im *La Chanson de Roland* (um 1100; dt. *Rolandslied*) des Pfaffen Konrad oder in Gottfrieds von Straßburg *Tristan* (um 1210). Auch werden T. allegorisch aufgebaut und sollen satirisch oder didaktisch wirken. Shakespeare verwendet T. in seinen Stücken, um die Motivation der Protagonisten verständlicher zu machen (*Macbeth*, 1606; dt. *Macbeth*). Welttheater und Traumtheater sind oft schwer oder gar nicht zu trennen (vgl. Shakespeares *A Midsummer Night's Dream*, 1594/95; dt. *Ein Sommernachtstraum*, bzw. Vertauschungs-Stücke, in denen ein Schlafender an einen anderen Ort geführt wird, wo er eine bestimmte Rolle zu spielen hat; das Erlebte wird später zum T. erklärt, so etwa in Caldéron de la Barcas *La vida es sueño*, 1635; dt. *Das Leben ein Traum*). Zwar verdrängt später der Aufklärungsdiskurs den T. aus der Reihe möglicher Untersuchungsobjekte, doch nimmt sich die Literatur seiner mit Nachdruck an und zeigt Menschen, die unter dem Einfluss von T. stehen, etwa Christoph Martin Wieland in seiner *Geschichte des Agathon* (1766–67). Gotthold Ephraim Lessing empfiehlt für die Verfassung von Theaterstücken, die Orakel der antiken Tragödien durch T. zu ersetzen (*Miss Sara Sampson*, 1755). Denis Diderot verbindet in seinem *Le rêve de d'Alembert* (1769; dt. *Der Traum d'Alemberts*) sogar T. und philosophischen Diskurs. Einflussreich ist Karl Philipp Moritz' *Magazin zur Erfahrungsseelenkunde* (1783–93), das (ähnlich pietistischen Autobiographien) sich verstärkt privater Traum-

schilderungen annimmt. Die romantische Literatur stellt mit ihrer Sichtweise des T. das Projekt der aufklärerischen Entwicklung des Individuums in Frage. Der T. wird anders als bei den spätaufklärerischen Medizinern und Anthropologen aufgewertet und immer mehr zum poetischen Modell (Aufspaltung, Spiegelung, Verdoppelung, →Simulation, Verzögerung, Beschleunigung), etwa für Novalis (»Die Welt wird Traum, der Traum wird Welt«, so der Beginn des 2. Teils seines *Heinrich von Ofterdingen*, 1802). Jean Paul, der viele seiner T. notierte, versteht den T. als Geber für die Literatur. Das, was die Einbildungskraft im T. gebiert, ist Material des Unbewussten und oft bedrohlich, etwa in den Werken E. T. A. Hoffmanns, in denen Wirklichkeit, Tagtraum und T. kaum zu trennen sind, ähnlich später Edgar Allan Poe, Gerard de Nérval in seiner *Aurélia ou le rêve de la vie* (1855; dt. *Aurelia oder der Traum des Lebens*) oder Charles Baudelaire in *Les fleurs du mal* (1857; dt. *Die Blumen des Bösen*), die T. mit Rauschgift (→Drogen, →Rausch) und künstlichen Paradiesen in Zusammenhang bringen. Der T. gibt Struktur vor, etwa in Lewis Carrolls *Alice in Wonderland* (1865; dt. *Alice im Wunderland*), wo Alice einschläft und sich anschließend an der Traumlogik in der Traumwelt abarbeiten muss (so auch in Comte de Lautréamonts *Les Chants de Maldoror*, 1869; dt. *Die Gesänge des Maldoror*). Freuds *Traumdeutung* verändert auch in der Literatur den Umgang mit T. grundlegend. Nicht mehr nur Trauminhalte, sondern (auch) Traumkonsequenzen und Traumstrukturen werden dargestellt. Für Hugo von Hofmannsthal wird die Bühne zum T.: In seiner *Elektra* (1903) wird jede Äußerung symbolisch aufgeladen. Hermann Hesse orientiert sich explizit an der Lehre Jungs (*Demian*, 1919). Thomas Mann gestaltet den T. in *Der Tod in Venedig* (1912) als dionysischen T. Berühmtester Traumtext des 20. Jh. ist wohl die Schnee-Sequenz aus Thomas Manns *Der Zauberberg* (1924). Arthur Schnitzler, der Freuds *Traumdeutung* kurz nach ihrem Erscheinen gelesen hatte, lässt Realität als T. und T. als Realität erscheinen, so in seiner *Traumnovelle* (1924/1925) auf zwei Personen verteilt; auch die Grenzen zwischen den Personen verschwimmen. Franz Kafkas Werk kann als traumanalog verstanden werden (Verschiebung, Überblendung, Vertauschung, Verzerrung von Raum und Zeit, abrupte

Verwandlung von Figuren und Orten). Entsprechend bemerkte Kafka in seinem Tagebuch am 6. August 1914: »Der Sinn für die Darstellung meines traumhaften Lebens hat alles andere ins Nebensächliche gerückt.« Der französische Symbolismus versuchte, T. ungefiltert wiederzugeben, um so die Kraft des Unbewussten zu verdeutlichen, und zwar mit dem Verfahren der »écriture automatique«. Heinar Kipphardt (*Traumprotokolle*, postum 1986) und Wolfgang Bächler (*Im Schlaf. Traumprosa*, 1988) verstehen die Niederschrift ihrer T. bereits als Literatur – wie erstmals 1904 Friedrich Huch aus dem George-Kreis mit seinem Werk *Träume*.

Wolfgang Mertens: Traum und Traumdeutung. 3. Aufl., München 2003

Peter-André Alt: Der Schlaf der Vernunft. Literatur und Traum in der Kulturgeschichte der Neuzeit, München 2002

Hans-Walter Schmidt-Hannisa: »Der Traum ist eine willkürliche Dichtkunst«. Traumtheorie und Traumaufzeichnung bei Jean Paul. In: Jean-Paul-Jahrbuch 36 (2001), S. 93–113

Jean Starobinski, Ilse Grubrich-Simitis, Mark Solms: Hundert Jahre »Traumdeutung« von Sigmund Freud. Drei Essays, Frankfurt/M. 2000

Martina Wagner-Egelhaaf: Traum – Text – Kultur. Zur literarischen Anthropologie des Traumes. In: Gerhard Neumann (Hg.): Poststrukturalismus. Herausforderungen an die Literaturwissenschaft, Stuttgart, Weimar 1997, S. 123–144

H. Fr.

Trauma   Unter den T. (gr. trauma: Wunde, Verletzung) unterscheidet man offene T. mit und geschlossene T. ohne Kontinuitätstrennung des Integuments (Hautschichten) (→Haut), und zwar nach Art der Gewalteinwirkung stumpf (meist geschlossen) oder scharf (offen), letztere einfach (oberflächlich), kompliziert (mit Läsionen bzw. Verletzungen tieferer Strukturen) oder penetrierend (mit Verletzung von Körperhöhlenorganen). Eine besondere Form bildet das perinatale T. (Geburtstrauma) (→Geburt). Spätestens mit Galen wurde Chirurgie (→Chirurg) (im Mittelalter als wuntarzenîe) immer wichtiger, ohne dass der Begriff des T. eine besondere Rolle gespielt hätte. In der Psychotraumatologie bezieht sich der Begriff T. v. a. auf seelische Verletzungen (→Psychopathologie). Pierre Janet untersuchte, warum Erinnerungen an eine traumatische Erfahrung oft nicht angemessen verarbeitet werden, warum die traumatische Information in ähnlichen Situationen wieder auftauchen kann sowie warum durch Dissoziation sich verselbstständigende Persönlichkeitsteile – früher Multiple Persönlichkeitsstörung, heute Dissoziative Identitätsstörung genannt – entstehen können. Psychisch gesehen entkommt das Opfer einer potenziell traumatischen Situation, indem es dissoziiert. Entsprechend müssen Folgeerscheinungen von T. als hilfreiche Lösungsstrategien bzw. Coping-Mechanismen (→Coping) verstanden werden, die jedoch später das Verhalten in eigentlich ungefährlichen Situationen steuern. Die traumatisierende Situation wird oft in einem Flashback (blitzartige, ausschnittartige Vergegenwärtigung einer bestimmten Szene ohne kausale oder temporale Einbettung in einen Geschehenszusammenhang) vergegenwärtigt. Sigmund Freud zielte mit seinem Konzept der Verdrängung (→Psychoanalyse) nicht wie Janets Konzept der Dissoziation auf eher horizontale, sondern auf vertikale Verschiebung der unerträglichen Erfahrung unter Betonung v. a. frühkindlicher Traumatisierung ab. An diese Forschungen schlossen sich Untersuchungen an, bei denen man sich auf bestimmte Personengruppen konzentrierte (nach dem Zweiten Weltkrieg auf KZ-Überlebende, später auf Veteranen des Vietnam-Kriegs oder auf weibliche Opfer männlicher Gewalt (→Vergewaltigung)). Hirnphysiologische Untersuchungen legen nahe, dass traumatische Erfahrungen im sog. heißen Gedächtnis abgespeichert werden (→Gehirn, →Nerv). Das kalte System in der Hippocampusregion des limbischen Systems unterliegt den Kategorien von Raum, Zeit und Kausalität. Strukturen der Mandelkernregion (amygdalum) üben demgegenüber eine affektgeleitete Verstärkerfunktion (→Affekte) aus. Potenziell traumatische Reize bewirken die Ausschüttung von Stresshormonen. Dabei werden die Hippocampusregion (ordnend) und der Neokortex (steuernde, verarbeitende und neue Konzepte bildende Regionen) in extremem Erregungszustand gehemmt: Sinnfragmente ohne räumlichen, zeitlichen oder kausalen Zusammenhang fallen an, die unverbunden mit der Ausgangssituation abgespeichert werden. Sowohl die eigenen Ressourcen als auch die Situationsfaktoren bestimmen die Stärke einer Traumatisierung: Personen mit schwächeren Ressourcen (z. B. durch frühe

Vernachlässigung oder andere traumatische Erfahrungen) sind leichter, prinzipiell ist jeder traumatisierbar (vgl. Masud Kahns Konzept des kumulativen T.: Ereignisse und Belastungen, die jedes für sich subtraumatisch sind, können trotzdem zu einem traumatischen Verlauf führen; vgl. Hans Keilsons Untersuchungen zum sequentiellen T. bzw. Polytraumatisierungen mit einander ähnelnden traumatischen Erfahrungen). Eine Posttraumatischen Belastungsstörung (PTBS) stellt eine mögliche Folgereaktion auf eines oder mehrere traumatische Ereignisse dar, wie etwa das Erleben von körperlicher und sexualisierter Gewalt, auch in der Kindheit (sog. sexueller Missbrauch), Entführung, Geiselnahme, Terroranschlag (→Terror), →Krieg, Gefangenschaft, politische Haft, Folterung, Natur- oder durch Menschen verursachte Katastrophen, Unfälle oder die Diagnose einer lebensbedrohlichen Krankheit, aber auch Mobbing. Es handelt sich um Situationen, bei denen es zum Gefühl von Hilflosigkeit und durch das traumatische Erleben zu einer Erschütterung des Selbst- und Weltverständnisses kommt: Es können sich aufdrängende, belastende Gedanken und Erinnerungen an das T. bzw. Erinnerungslücken (Intrusionen, Bilder, Albträume, Flashbacks, partielle Amnesie), Übererregungssymptome (Schlafstörungen, Schreckhaftigkeit, vermehrte Reizbarkeit, Affektintoleranz, Konzentrationsstörungen), Vermeidungsverhalten (Vermeidung traumaassoziierter Stimuli) oder emotionale Taubheit (allgemeiner Rückzug, Interesseverlust, innere Teilnahmslosigkeit) einstellen. Gute Erfahrungen bei der Behandlung Traumatisierter wurden mit ressourceorientierten Therapien (imaginative Verfahren wie etwa Screening) erzielt, die den Hauptakzent nicht auf die (sprachliche) Rekonstruktion (→Sprache) des Geschehens wie die klassische →Psychotherapie, sondern auf Ressourcenstärkung legen, um nicht durch die →Therapie zu retraumatisieren.

Schilderungen besonders körperlicher T. finden sich in der Antike (in der *Ilias* werden 147 Verwundungen (→Wunde) präzise beschrieben, vgl. auch das Schicksal des auf einer Insel zurückgelassenen Philoktet in Sophokles' Tragödie *Philoktet*, ähnlich noch in Heiner Müllers Einakter *Philoktet*, 1966). Es gib in der Literatur kaum explizite Bezugnahmen auf die relativ junge Psychotraumatologie (vgl. aber die Romantri-

logie von Pat Barker über die Behandlung traumatisierter Soldaten nach dem Ersten Weltkrieg mit *Regeneration* (1991; dt. *Niemandsland*), *The Eye of the Door* (1992; dt. *Das Auge in der Tür*), und *Ghost Road* (1995; dt. *Die Straße der Geister*), sowie Kriminalromane von Andrew Vachss, etwa *False Allegiations* (1996; dt. *Verrat*), über die False-Memory-Debatte). Versteht man die Grundannahmen der Psychotraumatologie als anthropologische, allgemeingültige Konstanten (Hirnphysiologie, PTBS usw.), hat sich Literatur seit jeher mit T. beschäftigt: Achill aus Homers *Ilias* kann als Kämpfer mit einer PTBS verstanden werden. Fiktionale Figuren sind oft selbst traumatisiert wie Kriemhild aus dem *Nibelungenlied* (um 1200) durch den Tod Siegfrieds, den sie durch Rache überwinden will, auch Margarethe aus Johann Wolfgang von Goethes Faust (1790 *Faust, ein Fragment*, 1808 *Faust I*) als von Faust verführte Täterin, die ihre Mutter und ihr Kind umgebracht hat, oder Kapitän Ahab aus Herman Melvilles *Moby-Dick, or The Whale* (1853; dt. *Moby Dick*) durch den traumatischen Verlust eines seiner Beine. In der Gegenwart zeigt sich Interesse auch an traumatisierten Tätern: Die Erfolge vieler Bücher werden vor dem Hintergrund der Psychotraumatologie verständlicher: Bernhard Schlinks *Der Vorleser* (1995), in dem es um die Liebe zwischen einer ehemaligen KZ-Aufseherin (traumatisierte Täterin) und einen von ihr (auch sexuell) abhängigen Jungen geht, die Kriminalromane Henning Mankells mit ihren Tätern, die wie der 12-jährige Junge in *Villospår* (1996; dt. *Die falsche Fährte*) als Opfer nun selbst traumatisieren wollen, Thomas Harris' *Red Dragon* (1982; dt. *Roter Drache*), der einen Mörder beschreibt, der seine →Morde an fünfköpfigen Familien durch eine Übernahme des Traumaschemas der in seiner eigenen Familie erfahrenen Misshandlungen reinszeniert, oder Günter Grass' *Im Krebsgang* (2002) das von transgenerationell weitergegebenen T. (Flüchtlinge und Flüchtlingskinder) handelt. Oft werden fiktionale Werke selbst als Buch im Buch konzipiert, dessen Niederschrift dem traumatisierten Ich-Erzähler Erleichterung bringen soll, etwa *Lord of the Rings* (1954/55; dt. *Der Herr der Ringe*) von J. R. R. Tolkien als Buch, das der Veteran Frodo nach den Ringkriegen schreibt, oder Peter Høegs *De Måske Egnede* (1993; dt. *Der Plan von der Abschaffung des Dunkels*) als Buch eines sexuell missbrauchten, deprivierten Heimkindes. Doch nicht nur die Figuren in den Werken, sondern auch die Werke selbst werden durch die Anwendung psychotraumatologischer Konzepte verständlicher, z. B. Werke von Petrus Abaelardus (1079–1142), der bei einem plötzlichen, heimtückischen Überfall kastriert wurde; Teilaspekte bei Johann Wolfgang von Goethe, der den Tod seiner Schwester nur schwer verwinden konnte; Werke von Franz Kafka, für den Kindheitsszenen traumatische Modelle abgeben; von Ezra Pound, der die traumatische Erfahrung seiner Einzelhaft nach dem Zweiten Weltkrieg in *The Cantos* (1917–69; dt. Teilübersetzung *Pisaner Cantos*) umsetzte; von Paul Celan, der bis zu seinem Freitod 1970 mit seinen Holocaust-Erfahrungen kämpfte; und besonders die sog. Erinnerungsliteratur, also jene Literatur, die – oft autobiographisch beeinflusst oder explizit so angelegt – von KZ-Überlebenden wie Jorge Semprún, Imre Kertész oder Ruth Klüger verfasst wurde. Das Schreiben solcher Lebensgeschichten kann als Versuch verstanden werden, sich in möglichst zusammenhängenden Erzählungen erlebtes Leid verständlich zu machen (→Pathographie) (was Traumatisierten auf Grund der atemporalen und akausalen Speicherung von traumatischem Erleben gerade Schwierigkeiten bereitet, so etwa Binjamin Wilkomirski in *Bruchstücke. Aus einer Kindheit 1939–1948* (1995), der seine flashbackartigen Kindheitserinnerungen an seine Zeit als Heim- und Adoptivkind in der Schweiz in einen Shoah-Lebenslauf umerzählt, obwohl er selbst weder Jude war noch verfolgt wurde, dies aber inzwischen fest glaubt). Versuche, das Konzept der PTBS oder des T. nicht auf einzelne Menschen oder fiktionale Figuren zu beziehen, sondern als allgemeines kulturelles Deutungsmuster zu verstehen (»ein traumatisiertes Volk«), verlieren leicht die Grundannahmen (bestimmte Ressourcen einer einzelnen Person, hirnphysiologische Aspekte) aus dem Auge bzw. ebnen diese ein.

Hannes Fricke: Das hört nicht auf. Trauma, Literatur und Empathie, Göttingen 2004
Ulrich Sachsse (Hg.): Traumazentrierte Psychotherapie. Theorie, Klinik und Praxis, Stuttgart, New York 2004
Gottfried Fischer, Peter Riedesser: Lehrbuch der Psychotraumatologie. 3. Aufl., München 2003
Elisabeth Bronfen, Birgit R. Erdle, Sigrid Weigel (Hg.): Trauma. Zwischen Psychoanalyse und kulturellem Deutungsmuster, Köln 1999
Jonathan Shay: Achill in Vietnam. Kampftrauma und Persönlichkeitsverlust, Hamburg 1998
                                                              H. Fr.

Tuberkulose T. (TBC, früher: Schwindsucht) ist eine bakterielle Infektionskrankheit (→Infektion), die in verschiedenen Stadien verläuft. Durch Tröpfcheninfektion geraten Tuberkelbakterien (Mycobacterium tuberculosis, 1882 von Robert Koch entdeckt) über die Atemwege in die Lunge, wo es anfänglich zu einer entzündlichen Reaktion (Primärherd) im Lungenwurzelgebiet kommt. Dieser Primärherd bildet sich im Verlauf der Krankheit (→Gesundheit und Krankheit) zurück, doch bleiben unbegrenzt überlebensfähige Erreger zurück, die bei geschwächtem Immunsystem (→Immunisierung) aktiv werden können. In einem zweiten Stadium verbreiten sich die Erreger durch Streuung auf dem →Blut- und Lymphweg, wodurch sich die Bakterien auch auf andere Organe (Organtuberkulose) ausbreiten können. Im dritten Stadium werden alte Herde reaktiviert, was letztlich zur teilweisen Zerstörung der Lunge oder anderer Organe führen kann. Durch im Auswurf enthaltene Erreger (offene Lungentuberkulose) ist eine Ansteckungsgefahr (→Ansteckung) gegeben. Die →Diagnose wird durch Röntgenaufnahme, Erregernachweis im Auswurf oder Bronchoskopie gestellt. Behandelt wird die T. heute meist stationär mit frühzeitiger Anwendung von Tuberkulostatika (→Arzneimittel). Nach einem dreißig Jahre andauernden Rückgang nimmt die Zahl der Erkrankungen seit 1984 wieder zu. Weltweit sind 1,7 Milliarden Menschen infiziert, jährlich sterben 3 Millionen Menschen an T., womit sie eine der häufigsten Infektionskrankheiten mit Todesfolge (→Tod) ist. Die →Symptome der T. sind zunächst unspezifisch (Husten, Brustschmerzen, Müdigkeit), weshalb vor der wissenschaftlichen Erforschung ihrer Ursachen unter dem Begriff Phthisis (Schwindsucht) all jene Krankheitsbilder gefasst wurden, deren vornehmliches Charakteristikum ein Kräfteverlust ist. Der Begriff Schwindsucht diente, kombiniert mit dem Namen eines betroffenen Organs, noch bis Mitte des 19. Jh. zur Bezeichnung aller zum körperlichen Verfall führenden Organkrankheiten (etwa Darmschwindsucht, Unterleibs-schwindsucht). Der medizinische Begriff T. (1832 von Lukas Schönlein geprägt) konnte bis ins 20. Jh. den von der äußeren Erscheinung des Kranken (→Patient) abgeleiteten Begriff Schwindsucht nicht verdrängen, was auf die mit der Krankheit verbundene Vorstellung vom absehbaren Tod des Infizierten hinweist. Bis ins 17. Jh. stand die T. in Europa im Schatten anderer Infektionskrankheiten. Im 17. und 18. Jh. verbreitete sie sich aufgrund sich verändernder Lebensbedingungen (zunehmende Mobilität, beengtere Lebensverhältnisse in den expandierenden Städten im Zuge der Industrialisierung) schnell und gehörte bald zu den großen →Epidemien (weiße →Pest). An der Wende vom 19. zum 20. Jh. stellte die T. in Europa die häufigste Todesursache dar. Durch die Verbesserung der Lebensverhältnisse (Nahrung, Hygiene) und eine systematische Behandlung bzw. Vorsorge konnte sie im 20. Jh. in den Industrienationen stark zurückgedrängt werden. Durch T. gefährdet sind heute v. a. Personen mit geschwächtem Immunsystem (ältere Menschen und häufig →AIDS-Patienten).

Entsprechend der weiten Verbreitung der T. gehört die Krankheit spätestens seit dem 18. Jh. zum festen Bestandteil der europäischen Literatur. Ihre Präsenz in der Literatur des 19. und 20. Jh. ist allenfalls mit der psychischer Erkrankungen (→Psychiatrie) vergleichbar. Für die literarische Verarbeitung ist die T. aber nicht allein aufgrund ihrer Ausbreitung besonders attraktiv, sondern v. a., weil mit ihr (im Gegensatz zu anderen damals sehr häufigen Krankheiten wie Typhus oder →Cholera) kein plötzlicher Tod verbunden war, vielmehr die Infektion den Auftakt einer jahrelangen Agonie markiert. Dieser Umstand erlaubte es, Entwicklungen und existenzielle →Krisen darzustellen, die vor dem Hintergrund des absehbaren Todes komprimiert und pointiert werden konnten, ohne dabei an Glaubwürdigkeit zu verlieren. Da sich der Kranke die Infektion darüber hinaus nicht aufgrund eines damals als unsittlich geltenden Lebenswandels vermeintlich selbst zuzuschreiben hatte (wie etwa bei der →Syphilis), bot das Schicksal eines Schwindsüchtigen besondere Möglichkeiten der Einfühlung und Optionen für tragische Konstellationen. Ferner wechseln sich im Krankheitsverlauf Phasen des Verfalls mit solchen vermeintlicher Genesung ab, wodurch sich ein Spannungsbogen von Niedergeschlagenheit bis Euphorie schlagen lässt. Die Schwindsüchtigen oft zugeschriebene Vergeistigung dürfte zur Fülle literarischer Darstellungen gleichfalls beigetragen haben. In Karl Philipp Moritz' Roman *Anton Reiser* (1785–90) ist das Leben des Protagonisten von extremen gesundheitlichen Schwankungen geprägt. Bereits im Alter von acht Jahren bricht bei Anton eine ihn auszehrende Krankheit aus, woraufhin er von seinen Eltern aufgegeben wird, doch im Rahmen einer Kur vorübergehend gesundet, um nur wenige Wochen später erneut mit Symptomen der Krankheit konfrontiert zu werden. Obwohl der Protagonist seit seiner Kindheit (→Kind) an T. und ihrem typischen Verlauf leidet, steht die Krankheit hier nicht im Zentrum des Erzählens. Denn alles Körperliche ist in Moritz' autobiographisch beeinflusstem Roman (Moritz starb 1793 selbst 36jährig an T.) von untergeordneter Wertigkeit. Es ist signifikant für die Epoche der Aufklärung (1720–1800), dass der Körper nur im Moment des Schmerzes in den Blick gerät und, sobald dieser sich gelegt hat, wieder ignoriert wird. Im Gegensatz zu dieser die weniger dramatischen Phasen der Krankheit aussparenden Darstellung des Lebenswegs eines Tuberkulosekranken nimmt sich die Literatur des 19. Jh. dem Leiden in allen Facetten an. Während die Krankheit bei Moritz eher als autobiographische Reminiszenz erscheint, ist sie für Alexandre Dumas im Roman *La dame aux camélias* (1848/52; dt. *Die Kameliendame*) konstitutiv. Erst vor der Folie der Krankheit entwickelt die Beziehung der Kurtisane Marguerite Gautier zu dem aus besten Kreisen stammenden Armand Duval ihre Tragik. Denn Gautiers den gesellschaftlichen Konventionen verpflichteter Verzicht auf Duvals →Liebe wirkt angesichts ihres erwartbaren Todes umso heroischer. Die Krankheit wird von Dumas folglich als künstlerisch-dramatisches Mittel eingesetzt. Aufgrund der enormen Popularität des Romans und des gleichnamigen Dramas von Dumas (*La dame aux camélias*; Verdi vertonte den Stoff 1853 in *La Traviata*) prägte das hier entwickelte Bild der edlen Kranken für lange Zeit den Blick auf die T. Während in Paul Heyses die Krankheit in ihren verschiedenen Erscheinungsformen und Stadien thematisierender Novelle *Unheilbar* (1864) die T. als literarisches

Zeugnis jenes medizinischen Kenntnisstands verstanden werden muss, dem die Heilbarkeit noch undenkbar schien, ist diese Phase in Arthur Schnitzlers Novelle *Sterben* (1895) bereits überwunden. Zu dieser Zeit war die Ursache der Krankheit entdeckt, und erste (wiewohl wenig erfolgreiche) Versuche der Heilung und →Impfung von und gegen T. waren durchgeführt worden. Entsprechend fließt in Schnitzlers Novelle das neue medizinische Wissen ein (so wird etwa die Wirkungsweise der Bakterien thematisiert) und bestimmt den teilweise medizinischen Duktus der Erzählung. Als Thomas Manns Roman *Der Zauberberg* (1924) erscheint, hatte die Tuberkuloseforschung große Fortschritte gemacht: Nicht nur war bei der →Diagnose mittels Röntgenuntersuchungen inzwischen eine präzise Krankheitserkennung möglich, auch waren Therapie (im Rahmen von Heilstätten, →Sanatorien und chirurgischen Eingriffen) und Prophylaxe entscheidend verbessert worden. Doch wenn Mann in seinem Roman den verbesserten medizinischen Umgang mit Tuberkulösen in allen Einzelheiten schildert, weist er gleichfalls auf die negativen Auswirkungen einer intensiven Beschäftigung mit der Krankheit hin. Diese Risiken bzw. Nachteile liegen auf ästhetischem und gesellschaftlichem Gebiet: Einerseits führt im Roman die Erforschung und genaue Beobachtung der Tuberkulösen zur Zerstörung der Vorstellung vom geadelten Kranken, andererseits etabliert der Rückzug der Infizierten in Sanatorien eine Parallelwelt, in der jeder nur noch mit sich und seinen Symptomen beschäftigt ist. Die kranke, passive, nur noch zur Nabelschau fähige Gesellschaft in Davos wird Mann zur Allegorie auf die gesellschaftlichen Zustände in Deutschland. Es erscheint als Frage der Zeit, bis das Gelangweiltsein in agressive, ekstatische Aktivität umschlägt. Diese Transposition des individuellen Leidens auf gesellschaftliche Entwicklungen ist Manns genuiner Beitrag zur Verarbeitung der T. in der Literatur des 20. Jh. Im Zuge der Einführung von Chemotherapie und Schutzimpfungen nahm die Zahl der Tuberkuloseerkrankungen (Tuberkulose) in Europa nach dem Zweiten Weltkrieg ab. Damit zusammenhängend lässt sich ein Rückgang der Auseinandersetzung mit der T. in der Literatur erkennen. Einen neuen Akzent setzt noch einmal Pier Paolo Pasolini in seinem Roman *Vita Violenta* (1959; dt. *Vita Violenta*), wenn er die Krankheit als Chiffre für die nicht zu zügelnde Vitalität des Protagonisten verwendet. Der aus dem Proletariat stammende Tommaso erfährt gerade in dem Moment von seiner Erkrankung, als er sich verloben und ein eher bürgerliches Leben führen will. Im Sanatorium findet er Anschluss an die Kommunisten, engagiert sich politisch und stirbt schließlich, nachdem er einer Frau das Leben gerettet hat, an einem tuberkulösen Blutsturz. Manns allegorisches Krankheitsbild scheint hier mit einem individualistischen Konzept vereint: Zwar ist die Krankheit auf das Individuum beschränkt, doch erst der Versuch, gesellschaftlichen Konventionen zu genügen, bringt diese zum Ausbruch.

Anke Darwish: Die Tuberkulose und ihre medizinisch-pathologischen Bezüge im Roman Der Zauberberg von Thomas Mann, Rostock 2001

Flurin Condrau: Lungenheilanstalt und Patientenschicksal. Sozialgeschichte der Tuberkulose in Deutschland und England während des späten 19. und frühen 20. Jahrhunderts, Göttingen 2000

Sylvelyn Hähner-Rombach: Sozialgeschichte der Tuberkulose vom Kaiserreich bis zum Ende des Zweiten Weltkriegs unter besonderer Berücksichtigung Württembergs, Stuttgart 2000

Birgit Tauber: Die Reflexion der Tuberkulose in der europäischen Literatur des 18. bis 20. Jahrhunderts im Kontext zum medizinischen Wissenstand der Zeit, Rostock 1998

Brigitte Schader: Schwindsucht. Zur Darstellung einer tödlichen Krankheit in der deutschen Literatur vom poetischen Realismus bis zur Moderne, Frankfurt/M. 1987

                                                           Chr.K.

Umwelt Der Terminus der biologischen U. in seiner heutigen Bedeutung (Gesamtheit aller direkt und indirekt auf einen Organismus bzw. eine Population einwirkenden a- bzw. biotischen Faktoren) stellt eine Zusammenführung verschiedener früherer Deutungen dar. So formte der Anhänger Charles Darwins Ernst Haeckel im 19. Jh. den Begriff der Ökologie, während zu Beginn des 20. Jh. der neovitalistische Biologe Jakob von Uexküll den modernen Umweltbegriff als Umschreibung für die Beziehungen von Tieren zu ihrer Außenwelt festlegte. Eine Ausweitung dieses Umweltbegriffs auf ökologische Zusammenhänge erfolgte durch Richard Woltereck und August Thienemann. Im Laufe der 1950er Jahre gewinnt der Umweltbegriff seine noch heute gültigen Konturen in der Biologie und gilt auch für die Medizin. Die Medizin weist ebenfalls eine lange eigenständige Tradition der Umweltdefinitionen auf. Bereits in der Antike gab es eigene Überlegungen, die zur Festlegung eines medizinischen Umweltterminus beitrugen. Der im *Corpus Hippocraticum* überlieferte Text *De aere, aquis, locis* beinhaltet erstmals eine Beschreibung von klimatischen, geographischen und geologischen Umwelteinflüssen auf den menschlichen →Körper beim Ausbruch von Krankheiten (→Gesundheit und Krankheit). Ähnliche Überlegungen vertrat Aristoteles in seiner Schrift *Problemata physica*, worin er die ungesunden Auswirkungen von Sümpfen, Wasser und Temperaturen schilderte. Diese Vorstellungen wurden im Mittelalter aufgegriffen. So wurden in schlechtem Wasser, ungesunden, dem Boden entweichenden Dämpfen und dem Vorhandensein unreiner Tiere die Ursachen für den Ausbruch von Krankheiten gesehen. Rezipiert wurden die aristotelischen *Problemata physica* bis Ende des 17. Jh., ehe eine Mechanisierung (→Mechanismus) des Lebensbegriffs die Auffassung von der Bedeutung der U. veränderte. Dies führte zur Herausbildung einer frühen Form der Arbeitsmedizin, in die umweltspezifische Aspekte fest integriert waren. Als Begründer dieser Tradition darf der aus der Gegend von Modena stammende Bernardino Ramazzini (*De principum valetudine tuenda commentatio*, 1710) gelten. Neue individualspezifische Aspekte brachte gegen Ende des 18. Jh. Immanuel Kant (*Grundlegung zur Metaphysik der Sitten*, 1785) ein. Seine Ausführungen beinhalteten die Wirkungen der U. auf die Sinnesphysiologie (→Sinneswahrnehmung) der Menschen in Form subjektiver Eindrücke. Neue Auswirkungen auf den medizinischen Umweltbegriff hatten die Forschungen Max von Pettenkofers, der die Verunreinigung des Bodens als Krankheitsursache erkannt hatte. Die sich unter Robert Koch formierende Bakteriologie definierte die U. als krankheitsverursachendes Element in der menschlichen Gesellschaft. Liberale Ärzte konstruierten seit den 1840er Jahren eine an den Lebenswelten der Arbeiter orientierte soziale Medizin als Teil gesellschaftlicher Emanzipationsbestrebungen. Eine ökologische Komponente brachten nach 1900 →Ärzte aus dem Bereich der Lebensreform bei, die Maßnahmen des Umweltschutzes und der Landschaftspflege anmahnten. Zur gleichen Zeit rückte das Individuum ins Zentrum medizinischer Untersuchungen. Dabei erfuhr die Untersuchung möglicher Erbanlagen (→Genetik) eine Bevorzugung gegenüber den Umweltaspekten, die unter dem Terminus des »Milieus« als zweitrangig abgehandelt wurden. Technische Neuerungen in der Diagnose (z.B. Methoden zur Untersuchung des Wärmeaustauschs) und ein Paradigmenwechsel in der Medizin (Verzicht auf rassenhygienische Prämissen) nach 1945 förderten die Entwicklung einer eigenständigen Umweltmedizin, die klimatische, ökologische, arbeitsmedizinische, individualmedizinische und pharmakologische Faktoren (→Arzneimittel) vereint. Erleichtert wurde diese Arbeit durch die Einbindung aller relevanten Aspekte aus den verschiedenen medizinischen Spezialdisziplinen und die enge Kooperation innerhalb der verschiedenen Bereiche der Medizin. In der Umweltmedizin finden sich heute die unterschiedlichen biologischen Umweltbegriffe unter dem Dach einer einheitlichen medizinischen Terminologie.

In der Literatur ist die U. zunächst im Kontext der Natur als Chiffre für das Wirken Gottes belegt, so z.B. in den *Confessiones* (397; dt. *Bekenntnisse*) des Augustinus. Eine Fortsetzung erfuhr diese Umweltkonzeption in den Überlieferungen mittelalterlicher Klöster, die häufig die Schilderungen von Hungersnöten (→Hunger) und anderen Einflüssen der klimatischen U. auf das Leben der Menschen beinhalten, welche durch göttlichen Einfluss beseitigt werden konnten (z.B. *Legenda aurea*, 1263–73 des Dominikaners Jacobus de Voragine). Eine Modernisierung des Umweltempfindens findet sich bei Francesco Petrarca (*De suo in Montem Ventosum ascensu*, 1336; dt. *Die Besteigung des Mont Ventoux*). Der Mensch agiert als selbstständiges Subjekt in der vorgegebenen Natur. In der Literatur der Barockzeit wird der Umweltgedanke als Instrument zur Klage über den Verfall der Gesellschaft verwandt, z.B. in den Werken von Andreas Gryphius (»Es ist alles eitel« aus den *Sonetten*, 1630). Die reichhaltigste Naturdichtung – und somit Umweltbeschreibung – findet sich in der europäischen Literatur im England des 17./18. Jh. Die ästhetische Landschaftsbeschreibung steht im Vordergrund (Michael Drayton, William Shakespeare, Henry Vaughan, Alexander Pope, John Dyer) und befindet sich im Einklang mit der Landschaftsdarstellung der zeitgenössischen Malerei. Die Umweltdarstellung weist idealisierenden Charakter auf. In der Literatur der deutschen Romantik kam es ebenfalls zu einer Verklärung der naturgegebenen U. Der Einfluss der Aufklärung führte dazu, dass die U. nun zum »Partner« der menschlichen Existenz avancierte. So entstanden Hymnen an die natürliche U. (Friedrich Hölderlin: »An die Natur« aus den *Hymnen*, 1795) und die Waldpoesie Ludwig Tiecks. Hinzu kamen nach 1800 mythologische Einflechtungen (Clemens Brentano, *Rheinmärchen*, entstanden 1810–16, postum 1846; Adelbert von Chamisso, *Das Schloß Boncourt*, 1827). Das Vorhandensein einer die U. prägenden göttlichen Lebenskraft findet sich v.a. in der Lyrik Joseph von Eichendorffs (*Die Heimat*, 1835, postum 1859). Als Beispiel für die Verbindung von wissenschaftlichem Forscherdrang (→Medizinische Forschung) und schöngeistiger Literatur ist das Œuvre Alexander von Humboldts (*Kosmos*, 1845) zu nennen. In Zeiten der Industrialisierung beteiligen sich Dichter und Künstler (z.B. Ernst Rudorff) an der Neudefinition der U. als in ihrer romantisch überhöhten Reinheit zu erhaltenden Lebenswelt. Fortsetzung fand dieser Gedanke in der Umweltauffassung der Wandervogel-Literatur. Als um 1900 die Streitigkeiten in Medizin und Biologie über die Richtigkeit des Darwinismus kulminierten, kam es auch innerhalb der Literatur zu Parteinahmen für der jeweiligen Umweltauffassung. Protagonisten der Kunsttheorie und Jugendstilliteratur (Hermann Obrist, Wilhelm Bölsche, Bruno Wille) begeisterten sich vielfach für Ernst Haeckel, während der Begriff einer die Lebewesen eng umschließenden U., aus der ein Ausbruch fast unmöglich erschien, sich in den Werken Rainer Maria Rilkes und Thomas Manns (*Der Zauberberg*, 1924) widerspiegelt. Entsprechende Bezüge in den 1920er Jahren finden sich bei Raoul Hausmann, Alfred Döblin (*Das Ich über der Natur*, 1927) und in den Schriften von José Ortega y Gasset (*Obras completas*, Bd.2, 1955; dt. *Gesammelte Werke*, Bd.2). Die katastrophalen hygienischen Verhältnisse in Arbeitervierteln fanden Eingang in die Arbeiten Bertolt Brechts (z.B. *Dreigroschenoper*, 1928). Eine neue Dimension erlangte der Umweltbegriff in der Literatur nach 1945 im Angesicht eines drohenden Atomkrieges. Die jahrhundertealte Trennung von menschlicher U. und

Natur war obsolet geworden. Ausdruck fand diese Angst im Genre des Science-Fiction Romans, z.B. John Adams (*When the Gods Came*, 1960) und Peter George (*Dr. Strangelove or how I learned to stop worrying and love the bomb*, 1963; dt. *Dr. Seltsam oder wie ich lernte, die Bombe zu lieben*; der Film und der Titel stammen eigentlich von Stanley Kubrick in Anlehnung an den Roman *Red Alert* (1958) von Peter George, mit dem gemeinsam er das Drehbuch verfasste). Ab den 1970er Jahren stand zunehmend der ökologische Umweltgedanke im Vordergrund. Im Ostblock kam dieser Literatur subversiver Charakter zu, und sie konnte meist nur in Samisdat-Sammlungen zirkulieren. Die westliche Ökologie-Literatur erhielt ihre entscheidenden Impulse durch den Bericht des Club of Rome 1970. Erste westdeutsche polit-wissenschaftlich-literarische Produkte waren die Arbeiten Herbert Gruhls (*Ein Planet wird geplündert*, 1975) und Hoimar von Ditfurths (*So lasst uns denn ein Apfelbäumchen pflanzen*, 1985). Auswirkungen dieses neuen ökologischen Umweltverständnisses finden sich auch im Œuvre von Günter Grass (*Der Butt*, 1977; *Totes Holz*, 1990).

Wolfgang Dott, Hans F. Merk, Jürgen Neuser, Rainhardt Osieka: Lehrbuch der Umweltmedizin. Grundlagen, Untersuchungsmethoden, Krankheitsbilder, Prävention, Stuttgart 2002

Axel Goodbody: Literatur und Ökologie, Amsterdam 1998

Wolfgang Locher, Paul U. Unschuld: Geschichtliches zur Umweltmedizin. In: Heinz-Erich Wichmann, Hans-Werner Schlipköter, Georges Fülgraff (Hg.): Handbuch der Umweltmedizin. Loseblatt-Ausgabe. 17. Ergänzungslieferung 11/99, Landsberg 1999, S.1–11

F.M.

Unbewusstes Der Begriff des U. ist durch die →Psychoanalyse Sigmund Freuds allgemein bekannt geworden und bezeichnet landläufig psychische Prozesse oder Dispositionen, die dem Menschen nicht bewusst werden (→Bewusstsein) bzw. auf die er keinen bewussten Zugriff hat, die aber dennoch seine psychische Befindlichkeit, seine Persönlichkeitsstruktur und nicht zuletzt sein Wollen und Handeln beeinflussen und prägen. Historisch gesehen muss der Begriff aus seiner Negation heraus verstanden werden. Negiert wird v. a. eine aus dem Idealismus und seiner Transzendentalphilosophie stammende Vorstellung von einem sich selbst bestimmenden Subjekt, von einem seiner selbst bewussten Ich (→Subjektivität). Wesentliches Merkmal dieser Selbstbestimmung ist ein Bewusstsein seiner selbst, ein Selbstbewusstsein des Subjekts, wie es oftmals in Ego-Dokumenten zum Ausdruck kommt. Der historische Spannungsbogen, der dieser Negation zugrunde liegt, kann von einer idealistischen Subjektvorstellung, wie sie in der Transzendentalphilosophie um 1800 entworfen und diskutiert wurde, bis hin zu Freuds berühmter Äußerung gezogen werden, wonach das Ich »nicht einmal Herr im eigenen Hause« sei (*Vorlesungen zur Einführung in die Psychoanalyse*, 1917). Als ein Initialmoment dieser Entwicklung lässt sich eine grundlegende Aporie des Konzepts des Selbstbewusstseins ausmachen. Demzufolge kann das Bewusstsein zur Instanz allen Wissens erklärt werden, das sich dennoch selbst nicht erfassen kann. Maurice Merleau-Ponty hat diese Struktur der Selbstblindheit des Bewusstseins in der berühmten Augenmetapher (→Metaphorik) zum Ausdruck gebracht (→Sinneswahrnehmung). Sie greift die frühere Version der ›Augenmetapher des Bewusstseins‹, so z.B. die aus Fichtes Programm einer Wissenschaftslehre, wieder auf: »Was es [das Bewusstsein, O.J.] nicht sieht, sieht es aus prinzipiellen Gründen nicht, weil es das Bewußtsein ist.« (*Le Visible et l'Invisible*, 1964; dt. *Das Sichtbare und das Unsichtbare*, S. 313). Damit ist zugleich ein Anknüpfungspunkt für seine kybernetische, konstruktivische oder systemtheoretische Reformierung dieser Selbstblindheit als blinder Fleck des Bewusstseins gegeben. Durch die im 19. Jh. entstehenden Naturwissenschaften wird auch das Phänomen des Bewusstseins aus dem Bereich der idealistischen Philosophie in den Bereich einer empirischen Psychologie überführt, für die Wilhelm Wundt steht (→Psychiatrie). Im Zuge dessen verändert sich das Phänomen der Selbstblindheit des Bewusstseins. War es im idealistischen Kontext noch als formale Struktur gedacht, als unüberschreitbarer Horizont des Selbstbewusstseins, so bekommt das U. jetzt zunehmend eine materiale Dimension zugesprochen. Diese Entwicklung ist durch die Philosophie vorgezeichnet, nicht zuletzt durch Arthur Schopenhauers Idee, wonach

das transzendentale Ding an sich aus der Philosophie Kants mit dem Willen zu identifizieren sei, was zur Grundlage einer Vorstellung wird, die späterhin – sehr wirkungsmächtig – das U. mit dem Willen bzw. Wollen verknüpft (→Autonomie). Der Begriff selbst wird 1846 in die Philosophie von Carl Gustav Carus eingeführt und 1869 von Eduard von Hartmann systematisch ausgearbeitet. Dabei wird mit der Unterscheidung eines absoluten und eines psychischen U. bereits der Übergang von der Philosophie zu genuin psychologischen Vorstellungen vorbereitet. Mit Freuds Psychoanalyse gewinnt der Begriff des U. seine terminologische Fassung. In seinen frühen Schriften tritt das Adjektiv unbewusst noch neben dem Substantiv des Unterbewusstseins auf, was im Grunde auf denselben Bedeutungskern zielt: auf Bewusstseinsinhalte, auf die aber das aktuelle Bewusstsein nicht ohne weiteres zugreifen kann. Später hat Freud den Begriff zugunsten des U. fallengelassen, um Missverständnisse zu vermeiden. Der Gleichklang beider Kernbegriffe verdeckt, dass es sich um unterschiedliche Begriffsbildungen handelt. Unterbewusstsein setzt eine räumliche Konzeptualisierung des Bewusstseins in vertikal hierarchisch geschichtete Ebenen voraus, während das U. lediglich mit der Negation arbeitet. Das ist schon deswegen bemerkenswert, weil Freud in der terminologischen Bestimmung immer auch auf räumliche Modelle des psychischen Apparates zurückgreift (*Das Unbewußte*, 1915). Dennoch darf nicht übersehen werden, dass mit dem Begriff des U. der Aspekt der Negation, also des Prozessualen hervorgehoben wird. Beobachtbar wird das U. an Bewusstseinslücken, an Fehlleistungen, am Witz und v.a. am →Traum, dessen Analyse daher auch als Königsweg gilt, um das U. in der Psycho-Analyse aufzudecken. Vgl. für literarische Beispiele zum Traum auch den entsprechenden Artikel im Lexikon. In seiner räumlichen Vorstellung bezeichnet das U. ein System im psychischen Apparat neben dem Vorbewussten und dem Bewussten. Die eigentlich antagonistischen Systeme sind das Bewusste und das U., weil sich zwischen ihnen die psychische Spannung aufbaut, die den psychischen Apparat charakterisiert und ihn am Laufen hält. Im Vorbewussten befinden sich solche potenziellen Bewusstseinsinhalte, die wiederum bewusst (gemacht) werden können. Die Grenze zwischen dem U. und dem Bewussten ist nicht so leicht zu überschreiten, sie ist aber auch nicht unüberwindlich. Durch die materiale Definition auch des U. entwickelt Freud so etwas wie eine Containermetapher, die es ihm erlaubt, das U. mit bestimmten spezifischen Inhalten zu füllen. Solche Inhalte sind insbesondere Triebe und bestimmte traumatische oder aber nur prägende, nicht sozialisierbare Erfahrungen aus der Kindheit. In jedem Fall sind die Inhalte des U. hochgradig mit Triebenergie besetzt. Die psychische Spannung zwischen dem U. und dem Bewussten wird aufgrund dieser Triebenergien durch eine wechselseitige Dynamik aufrechterhalten. Vom Bewussten ins U. werden Inhalte durch Verdrängung abgeschoben. In der anderen Richtung drängen unbewusste Inhalte des psychischen Apparates wieder in den Bereich des Bewussten, was als Wiederkehr des Verdrängten, wenn auch in entstellter Form gefasst werden kann. In der Weiterentwicklung von Freuds Vorstellung des psychischen Apparates wird »Unbewusstes« nicht mehr als substantivische Kennzeichnung eines Bereichs im Apparat verwendet, sondern als Kennzeichnung bestimmter Inhalte und psychischer Beweggründe. Die Differenz U./Bewusstes deckt sich nicht mit der Vorstellung von einem psychischen Apparat, der zwischen Es, Ich und Über-Ich unterscheidet. Dennoch gibt es eine Affinität zwischen dem U. und dem Es, weil Inhalte zur Entfaltung ihrer Triebenergie unbewusst sein müssen.

Die besondere kulturhistorische und damit auch medizinhistorische Bedeutung der Psychoanalyse kann nicht zuletzt auf die Konzeption des U. zurückgeführt werden. Da mit diesem Begriff eine entsprechende Terminologie vorlag, konnte erstmals ein weiter Bereich von Phänomenen bezeichnet werden, der gerade in der Literatur – verstärkt seit der Romantik – von großem Interesse war. Auch die Entstehung spekulativer oder gar esoterischer Theorien, wie z.B. die über den tierischen Magnetismus (→Mesmerismus) oder über den Somnambulismus, war erst jetzt möglich. Das U. ist ein ubiquitäres Phänomen in der Literatur, das sich fast in jedem literarischen Text, in dem Menschen handeln, wiederfindet. Die Literatur des späten 18. und 19. Jh. hat in vielfältigen Sujets den Fokus auf solche Phänomene gelegt, in denen die Selbstbegrenzung des Subjekts und seine Unterwerfung unter unbewusste Mächte und Kräfte im Zentrum stehen. Insbesondere an Triebstrukturen und Konstellationen des Begehrens und der Destruktion wird sichtbar, was man als eine breit gefächerte Geschichte der Antizipation des U. bezeichnen kann. Das beginnt etwa bei Sophokles' *Oidipous tyrannos* (dt. *König Ödipus*), reicht über Racines *Phèdre* (1677; dt. *Phädra*) und Goethes *Iphigenie auf Tauris* (1779) bis hin zu den zahlreichen Erzählungen der Zeit um 1800. Unter ihnen wird die literarische Repräsentation des U. besonders deutlich in der Erzählung *Der Sandmann* (1817) von E.T.A. Hoffmann, die bereits Freud selbst zum Anlass einer Untersuchung nahm. Mit der Psychoanalyse ist das U. als Strukturmuster literarischer Sujetkonstitution und Figurenzeichnung seit dem Beginn des 20. Jh. aus der Literatur nicht mehr wegzudenken. Ingeborg Bachmann hat z.B. mit ihrem Roman *Malina* (1971) Strukturen des U. schlechthin inszeniert: Das U. tritt hier in Form des Sprechens einer Person ins Bewusstsein, die in einem Moment Ich und in einem anderen Moment Malina ist. Gleichermaßen erlaubt dieses Modell eines psychischen Apparates, und somit v.a. die Vorstellung des U., eine →Diagnose hinsichtlich des Verhältnisses der einzelnen Systeme bzw. der Handhabung von Triebenergie aus dem U., mithin auch eine Vorstellung von ›gesunder Normalität‹, von →Gesundheit und Krankheit, und damit ebenfalls eine davon abweichende Diagnostik (→Norm) psychischer Probleme oder gar psychischer Krankheit durch die Psychoanalyse.

Maurice Merleau-Ponty: Das Sichtbare und das Unsichtbare. Gefolgt von Arbeitsnotizen. Hg. v. Claude Lefort, München 1986
Sigmund Freud: Einige Bemerkungen über den Begriff des Unbewussten in der Psychoanalyse (1912). In: Sigmund Freud: Psychologie des Unbewussten. Studienausgabe Bd. III, Frankfurt/M. 1975, S. 25–36.
Sigmund Freud: Das Unbewusste (1915). In: Sigmund Freud: Psychologie des Unbewussten. Studienausgabe Bd. III, Frankfurt/M. 1975, S. 119–173
Sigmund Freud: Die Traumdeutung (1900). Studienausgabe Bd. II, Frankfurt/M. 1972
Sigmund Freud: Vorlesungen zur Einführung in die Psychoanalyse 1916–1917. In: Sigmund Freud: Vorlesungen zur Einführung in die Psychoanalyse. Und neue Folge. Studienausgabe Bd. I, Frankfurt/M. 1969, S. 34–445

O.J.

Unfruchtbarkeit U. bildet einen Sammelbegriff, der Sterilität, d.h. den Ausfall oder die Störung (→Symptom) der Bildung von Keimzellen, und Infertilität, d.h. die Unfähigkeit zum Austragen einer →Schwangerschaft umfasst. Teilweise wird der Begriff U. allgemein als Synonym für Kinderlosigkeit gebraucht. Biologische U. kann durch →Missbildungen oder als Folge entzündlicher Krankheiten der Geschlechtsorgane (→Sexualität), durch hormonelle Störungen, Zyklusstörungen, Immunreaktionen, durch Funktionsstörungen der Eileiter oder Störungen der Spermienbildung, durch Impotenz und verschiedene Krankheiten wie →Diabetes, Schilddrüsenfunktionsstörungen, →Anorexie oder Fettsucht verursacht oder aber psychisch bedingt sein. Die Verursachung von U. durch Umwelteinflüsse (→Umwelt) wie Elektrosmog wird diskutiert. Seit der Antike galt U. in erster Linie als Frauenkrankheit (korrespondierend der männlichen Impotenz). Sie wurde auf die Konstitution oder die Lage der Gebärmutter zurückgeführt und mit Dampfbädern oder Reinigungen des Uterus sowie mit verschiedenen Pharmaka (→Arzneimittel) behandelt. Als Ursache männlicher U. galt die mangelnde Qualität oder Quantität des Samens, zur Therapie wurden verschiedene Pflanzen oder Mittel aus tierischen Genitalien eingesetzt. Im Mittelalter betrachtete man U. als göttliche Strafe oder führte sie auf dämonische Einflüsse zurück, ihr wurde mit Wallfahrten oder Opfern für spezielle Heilige wie z.B. die heilige Anna begegnet. Heilkundige Frauen (z.B. Hildegard von Bingen) setzten Kräuter (z.B. Alraune), spezielle Salben oder tierische Plazentastücke als →Therapien ein. Die Behandlung von U. wird im 19. Jh. zum Gebiet der aufkommenden Spezialdisziplin der Gynäkologie. Vorangetrieben durch das zunehmende medizinische Wissen über Reproduktion werden nun nicht nur Sterilitätsbehandlungen, sondern auch Methoden der künstlichen Sterilisation entwickelt. Während des Nationalsozialismus werden im Zuge des »Gesetzes zur Verhütung des erbkranken Nachwuchses« in Deutschland und Österreich mehrere hunderttausend Zwangssterilisationen durchgeführt. Inzwischen werden bei U. hormonelle Sterilitätsbehandlungen oder künstliche Befruchtungen (In-vitro Fertilisation) vorgenommen.

In der ägyptischen Mythologie gilt Isis als Fruchtbarkeitsgöttin, weil sie nach langer U. ein Kind von ihrem toten Gatten Osiris empfängt. Zahlreiche biblische Erzählungen handeln von der Rivalität zwischen einer unfruchtbaren und einer fruchtbaren Ehefrau. Im *Alten Testament* sind es die Ahnfrauen des Volkes Israels, bei denen die Geburt eines oder mehrerer Söhne nach längerer, als Schande empfundener U. als Gottesgeschenk erscheint: Sara (*Gen* 21,1–7), Rebekka (*Gen* 25,21–22) und Rahel (*Gen* 29,31; in seinem 1948 erschienenen Roman *Joseph und seine Brüder* greift Thomas Mann diesen Stoff auf). Auch Hanna, die Mutter Samuels (1 *Sam* 1,2–20) wird erst nach langer Kinderlosigkeit schwanger, ebenso die Mutter Simsons (*Ri* 13,2–24), sowie im *Neuen Testament* Elisabeth, die Mutter Johannes des Täufers (*Lk* 1,5–25). Die literarische Thematisierung von biologischer U. ist seit der Frühen Neuzeit häufig mit einer spezifischen Geschlechterkonstruktion (→Geschlechterdifferenz) verbunden, in dem die erotisierte Frau – im Gegensatz zur asexuellen Mutter – als kinderlos oder explizit unfruchtbar dargestellt wird. Die Verbindung von Promiskuität und U. kennzeichnet bereits die Titelheldin Courasche von Grimmelshausens 1670 erschienenem Kleinroman *Trutz Simplex....* Sie erklärt ein Kind ihrer Magd als ihr eigenes, um Simplicissimus der Vaterschaft zu bezichtigen. Die Verbindung von Schönheit und U. findet sich in Eduard Mörikes *Historie von der schönen Lau* (1853): Hier wird eine Wasserfrau aufgrund ihrer Totgeburten (→Geburt, →Tod) von ihrem Mann verstoßen. Um ihre Schönheit nicht durch eine Schwangerschaft zu verlieren, lässt *Anna* in dem gleichnamigen Gedicht (1838) von Nikolaus Lenau sich vor ihrer Hochzeit durch eine Zauberin zur U. verzaubern, die U. wird bei ihr ebenso wie in Hugo von Hofmannsthals Oper *Die Frau ohne Schatten* (1919, vertont von Richard Strauss) durch den Verlust des Schattens symbolisiert. Die Sorge um ausbleibende Nachkommen findet sich vielfach auch im Märchen, bei Wilhelm und Jacob Grimm z.B. in *Rapunzel* (1810) oder *Dornröschen* (1812). Die Thematisierung männlicher U. steht meist in Verbindung mit genealogischen Konzepten (→Generation), so z.B. wenn die männliche Erblinie in Adelsfamilien bedroht ist. In Heinrich von Kleists Novelle *Der Findling* (1811) ist die Altersunfruchtbarkeit Piachis der Grund für die letztlich in die

Katastrophe führende Adoption des Findlings Nicolo. Die mal heimliche, mal zwischen den Gatten verabredete Suche nach einem außerehelichen Erzeuger des Stammhalters zur Kompensation der männlichen U. findet sich in der ersten Hälfte des 20. Jh. in D.H. Lawrences Roman *Lady Chatterley's Lover* (1928; dt. *Lady Chatterleys Liebhaber*) und in Carl Zuckmayers auf einen tradierten Stoff zurückgehendem Schauspiel *Der Schelm von Bergen* (1934). Die mit der Etablierung der Gynäkologie im 19. Jh. verbundene Medikalisierung des unfruchtbaren Frauenkörpers (→Körper) und die Mode der Badekuren (→Kurort) dokumentieren verschiedene Romane des Realismus: Balzacs *Mémoires de jeunes mariées* (1841/42; dt. *Memoiren zweier Jungvermählter*), bei Theodor Fontane *Irrungen, Wirrungen* (1887/88) und *Effi Briest* (1894/95). Im Zuge der literarischen Thematisierung von Generativität wird U. zu einem zentralen Motiv der Literatur des ausgehenden 19. und beginnenden 20. Jh. Einflussreich ist neben der Evolutionstheorie Johann Jakob Bachofens auf der Deutung antiker Fruchtbarkeitsmythen beruhende Theorie des *Mutterrechts* (1861). Hierzu kommen bevölkerungspolitische Debatten (Malthusianismus), sowie die durch die Frauenbewegung und die zunehmende Frauenerwerbsarbeit in Gang gesetzte Infragestellung der weiblichen Mutterrolle. U. wird zunehmend generell mit (auch selbstbestimmter) Kinderlosigkeit gleichgesetzt. Die Figuren der Lesbierin und der Prostituierten in Charles Baudelaires *Les fleurs du mal* (1857; dt. *Die Blumen des Bösen*) deutet Walter Benjamin als Idealisierungen der unfruchtbaren Frau, diese werde aufgrund ihrer »Absage an das Natürliche« zur »Heroine der Modernité«. Während die »Verklärung der U.« (Benjamin) – verkörpert durch den Typus der »Femme fragile« – kennzeichnend für die Literatur der Décadence wird, zeichnet der Naturalismus ein negatives Bild der unfruchtbaren Frau als Merkmal der Degeneration (→Genetik). Besonders deutlich wird dieser Gegensatz bei Emile Zola und Joris-Karl Huysmans. Während der Protagonist in Huysmans' Roman *A rebours* (1884; dt. *Gegen den Strich*) als letzter Sprössling einer degenerierten Adelsfamilie für die Abschaffung der »unnützen Fortpflanzung« eintritt und mit der »vorübergehend erloschenen Männlichkeit« kokettiert, kritisiert Zola insbesondere in dem 1899 erschienenen Roman *Fecondité* die Geburtenkontrolle des Pariser Bürgertums als Degenerationserscheinung. Der Vorwurf der U. bildet um 1900 ein zentrales Motiv der Décadence-Kritik, so z.B. in Nietzsches *Der Fall Wagner* (1888). Das bereits aus der Frühen Neuzeit tradierte dichotome Frauenbild von unfruchtbarer Prostituierter und fruchtbarer Mutter manifestiert sich in der Anthropologie um 1900 in einem spezifischen ›Geschlechtscharakter‹. Otto Weininger wertet in seinem für die Literatur des frühen 20. Jh. einflussreichen Buch *Geschlecht und Charakter* (1903) die Prostituierte aufgrund der ihr zugeschriebenen U. gegenüber dem Typus der Mutter auf. Aufgrund ihrer Verweigerung der Mutterrolle gelten zahlreiche Theaterheldinnen des Fin de Siècle im zeitgenössischen Diskurs als unfruchtbar, z.B. August Strindbergs *Fröken Julie* (1888; dt. *Fräulein Julie*), Henrik Ibsens *Hedda Gabler* (1890; dt. *Hedda Gabler*) und Hugo von Hofmannsthals *Elektra* (1903). Ebenso finden sich zahlreiche Anspielungen auf U. in Oscar Wildes *Salomé* (1893; dt. *Salome*). Wie bei Huysmans wird auch in verschiedenen anderen literarischen Texten der Epoche die Infertilität der Frauen mit – biologischer und geistiger – Infertilität der männlichen Protagonisten korreliert. Gabriele Klöterjahn, eine an den Folgen ihrer Schwangerschaft sterbende Frau, steht in Thomas Manns Novelle *Tristan* (1903) zwischen dem gesellschaftlich und physisch potenten Ehemann Klöterjahn und dem künstlerisch unproduktiven Décadent Spinell. Die Korrelation von geistiger und physischer Infertilität bildet ein Leitmotiv im Kultbuch der Décadence, Henri-Frédèric Amiels postum veröffentlichten *Fragments d'un Journal intime* (1882–84; dt. *Intimes Tagebuch*).

Im beginnenden 20. Jh. entwickelt sich U. zur zivilisationskritischen Metapher. Als unfruchtbar gilt – im Gegensatz zum Land – die Großstadt, wiederum häufig personifiziert durch die Figur der »Großstadthure« (z.B. in der expressionistischen Großstadtlyrik), ähnlich in T.S. Eliots *The Waste Land* (1922; dt. *Das wüste Land*) oder in Oswald Spenglers *Der Untergang des Abendlandes* (1920–22). Schon im Titel *Barren Ground* spielt der 1925 erschienene Roman Ellen Glasgows mit dieser Metaphorik, indem er, das Degenerationsstereotyp unterlaufend, die Emanzipationsgeschichte der Heldin mit ihrer biologischen wie lebenspraktischen Fertilität verknüpft. Die Bedeutung der Fertilität für weibliche Identität ist Gegenstand literarischer Texte des 20. Jh. Der unerfüllte weibliche Kinderwunsch erscheint bei Klabund in dem Gedichtzyklus *Der schwarze Gott*. In Gerhart Hauptmanns Drama *Die Ratten* (1911) führt die U. zur heimlichen Aneignung des Kindes einer Magd. Die Thematisierung ungewollter oder zu sozialer Stigmatisierung führender Kinderlosigkeit findet sich im 20. Jh. in zahlreichen Gedichten Gertrud Kolmars, in Federico García Lorcas Drama *Yerma* (1934; dt. *Yerma*) sowie in Elfriede Brünings Erzählung *Septemberreise* (1974). Milan Kundera schildert in seinem 1973 zunächst in französischer Übersetzung erschienenem Roman *Valcík na Rozloucenou* (dt. *Abschiedswalzer*) die Atmosphäre eines auf die Therapie von U. spezialisierten Kurbetriebs. In der Science Fiction wird U. als Massenerscheinung zum Teil eines apokalyptischen Szenarios, so z. B. in P. D. James' Krimi *The Children of Men* (1981; dt. *Im Land der leeren Häuser*), in Kurt Vonneguts Roman *Galápagos* (1985; dt. *Galapagos*), in feministischen Dystopien wie z. B. Elisabeth Vonarburgs *Le Silence de la Cité* (1981; dt. *Die schweigende Stadt*), *In the Mothers' Land*/*Chroniques du Pays des Mères* (1992; dt. *Die Maerlande Chroniken*), und Margaret Atwoods *The Handmaid's Tale* (1985; dt. *Der Report der Magd*).

Urte Helduser: pater incertus. Zum Motiv von Unfruchtbarkeit in Theodor Fontanes »Irrungen Wirrungen«. In: Tanja Nusser, Elisabeth Strowick (Hg.): Krankheit und Geschlecht. Diskursive Affären zwischen Literatur und Medizin, Würzburg 2002, S. 161–178
Annette Josephs: Der Kampf gegen die Unfruchtbarkeit. Zeugungstheorien und therapeutische Maßnahmen von den Anfängen bis zur Mitte des 17. Jahrhunderts, Stuttgart 1998
Walter Benjamin: Charles Baudelaire. Ein Lyriker im Zeitalter des Hochkapitalismus, Gesammelte Schriften, Bd. I/2, Frankfurt/M. 1991, S. 509–604
Ariane Thomalla: Die femme fragile. Ein literarischer Frauentypus der Jahrhundertwende, Düsseldorf 1972

U.H.

Verführung Die V. ist ein ambivalentes Motiv, das einerseits die durch Versprechungen, Lockungen, Drohungen oder Alkoholeinfluss (→Alkohol und Alkoholismus) erzielte Willfährigkeit eines unbescholtenen Mädchens zum Geschlechtsverkehr (→Sexualität) meint – und damit einen wichtigen medizinischen Kontext, der V. als sexuelle Gewalteinwirkung vor Augen führt (→Vergewaltigung) – andererseits jedoch auch jenen Typus der dämonischen Verführerin umfasst, der als Femme fatale den Mann bis zur Selbstaufgabe beherrscht. Die Figur des verführten und verlassenen Mädchens ist nur denkbar im Kontext der christlichen Einehe, in dem das Konkubinat – anders als in römischer oder germanischer Rechtstradition – eine Haupt- und Todsünde darstellte. Die Schwere der Strafe fiel dabei auf die Frau, die schon an sich als Gespielin des Teufels galt, während der Mann nur bestraft wurde, wenn man ihn überführte. Das Motiv der V. verbindet sich dabei eng mit der Thematik des Kindsmords (→Kind, →Mord), der seit dem 15. Jh. in weltlichen Stadt- und Landrechten mit →Tod durch Lebendig-Begraben-Werden, Pfählen oder Säcken geahndet wurde.

Wichtige Strukturmöglichkeiten des Motivs wurden für den Fall der von Theseus verführten und verlassenen Ariadne bereits bei Catull und Ovid als Klage der betrogenen Frau ausgestaltet, die statt des Lebensbundes das Schicksal der Verlassenheit durchleidet. Gleichwohl spielte das Motiv bis in die frühe Neuzeit hinein keine dominante Rolle, da in der Vormoderne die V. eines Mädchens, das nicht ›von Stand‹ war, kaum recht ins Gewicht fiel. Die Verführungsthematik begegnet daher allenfalls als die Überlistung einer ›Naiven‹, die nicht selten komische Wirkung erzielt. Als Beispiele hierfür dürfen etwa Giovanni Boccaccios Novelle von Alibech (*Il Decamerone*, 1349–53, postum 1470; dt. *Das Dekameron*) und Jean de La Fontaines Verserzählung *Comment l'esprit vient aux filles* (1674) gelten, in der ein Mädchen durch geistliche Erziehung nichtsahnend zum Opfer einer V. wird. Während das deutsche Barockdrama keine Heldinnen kennt, die sich verführen lassen (Andreas Gryphius, *Catharina von Georgien* (1647–50/55), geben die Doñas in den spanischen Dramen des goldenen Zeitalters für ein Eheversprechen leicht ihre Ehre preis, mahnen und verfolgen, in buntem Spiel und Maskerade, aber auch den flüchtigen Verführer (Miguel de Cervantes, *Las dos doncellas*, 1613; dt. *Die beiden Nebenbuhlerinnen*; Tirso de Molina, *Don Gil de las calzas verdes*, 1617; dt. *Don Gil mit den grünen Hosen*; *La villana de Val-*

lecas, 1627; dt. *Das Dorfmädchen aus Vallecas*) (→Geschlechterdifferenz). Die wohl berühmteste Verführerfigur, Don Juan, wird von Tirso in seinem *El burlador de Sevilla y convidado de piedra* (1630; dt. *Der Spötter von Sevilla und der steinerne Gast*) als brutaler erotischer Abenteurer gezeichnet und überlistet gleich vier Frauen: eine Herzogin, ein adliges Fräulein, eine Fischerin und ein Bauernmädchen.

Die moralischen und sozialen Forderungen der Aufklärung führen zu neuen Gestaltungsformen des Motivs, bei denen aus der gutgläubigen ›Naiven‹ eine geradezu ›Unschuldige‹ gemacht und die Herkunft des Verführers – im Sinne einer kaum kaschierten Adelskritik – aus einem höheren Stand betont wird. Die für die Ausformung des Motivs bahnbrechenden Romane Samuel Richardsons, *Pamela or Virtue Rewarded* (1740; dt. *Pamela oder die belohnte Tugend*) und *Clarissa or The History of a Young Lady* (1747/48; dt. *Clarissa oder die Geschichten einer jungen Dame*), stellen dem Leser die V. – in moralisch-wertender, stets aber auch voyeuristischer Perspektive – vor Augen. Anders als Pamela wird Clarissa tatsächlich Opfer einer V., besser: Vergewaltigung, und zwar aus Rache für die aus sozialen Gründen erfolgte Abweisung des Geliebten. Da Lovelace das Mädchen jedoch durch einen Schlaftrunk betäubt hat, bleibt ihre ›Reinheit‹ vorgeblich erhalten, ähnlich in Heinrich von Kleists *Die Marquise von O...* (1808). Verführungs- und Entführungsszenen um eine tugendhafte, reine Heldin gehören in der Literatur des ausgehenden 18. Jh. zum Obligatorischen. Dem Vorbild Richardsons folgen so modische Romane wie Johann Timotheus Hermes' *Geschichte der Miss Fanny Wilkes* (1766) oder Friedrich Maximilian Klingers *Fausts Leben, Taten und Höllenfahrt* (1791), aber auch Choderlos de Laclos' epochemachender Briefroman *Les Liaisons dangereuses* (1782; dt. *Gefährliche Liebschaften*). Wie Clarissa, so ist auch die Titelfigur in Gotthold Ephraim Lessings Trauerspiel *Miß Sara Sampson* (1755), die sich mit vollem →Bewusstsein verführen und entführen lässt, unschuldig und tugendhaft. Sie glaubt, den Verlust ihrer Geschlechtsehre durch die Heirat ausgleichen zu können, aber der wankelmütige Mellefont hält sich für ungeeignet zum Ehemann, und das Publikum ahnt, dass wenn nicht Saras Tod den Konflikt endete, er auch dieser Geliebten untreu würde – ähnlich

wie der Prinz in Lessings späterem Drama *Emilia Galotti* (1772).

Die Dichtung des Sturm und Drang, die sich mit Vorliebe des Verführungsmotivs bedient, lebt in entscheidender Weise von der von Johann Gottfried Herder für 1773 vorbereiteten Volksliedersammlung, deren Texte Züge der Kunstdichtung enthalten. So eilt etwa der reuige Ritter in »Vom Herren und einer Magd« zu spät zu dem verlassenen Mädchen, begegnet ihrer Bahre und stößt sich das Messer ins Herz – ein Modell für den Schluss von Johann Wolfgang von Goethes Drama *Clavigo* (1774). In »Es fuhr ein Fuhrknecht über den Rhein« fühlt sich der junge Mann, dessen Schwester ein uneheliches Kind geboren hat, in seiner Ehre gekränkt und ersticht sie, und in »Der Wirtin Töchterlein« wird der Mutter ein Schlaftrank gegeben, damit das Liebespaar freie Bahn hat – Handlungszüge, die in Goethes *Faust* Spuren hinterlassen haben. Einen Höhepunkt erreicht das Motiv in den Dramen von J. M. R. Lenz *Der Hofmeister* (1774) und *Die Soldaten* (1776), in dem Marie Wesener nach ihrer V. förmlich dahingleitet – unsicher, ob ihr Schicksal durch die Liebe des Vaters zu retten ist.

Der sozialkritische Duktus dieser Werke bleibt auch in Realismus und Naturalismus lebendig, die in immer neuen Varianten die Gestalt der Verführten und ihren Tod, der häufig ein Selbstmord (→Suizid) ist, zeigen. Den Selbstmord wählen etwa Friedrich Hebbels Klara (*Maria Magdalena*, 1843), die der enttäuschte Mitgiftjäger sitzen lässt, Paul Bourgets Charlotte (*Le Disciple*, 1889; dt. *Der Schüler*). Auch Hermann Sudermanns Klärchen (*Sodoms Ende*, 1890) tötet sich, nachdem der Maler Janikow sie noch eben vor seiner reichen Heirat verführte. Zum Kindsmord greifen die von dem künftigen Gutsherrn verführte Hetty Sorrel in George Eliots Roman *Adam Bede* (1859; dt. *Adam Bede*) und die von der Gier der Männer und der eigenen Scham gehetzte Rose Bernd in Gerhart Hauptmanns gleichnamigem Theaterstück (1903). Der Prostitution und dem Laster verfallen Gervaise Macquart in Emile Zolas Roman *L'Assommoir* (1877; dt. *Der Totschläger*) oder Katja Maslova in Leo N. Tolstojs *Voskresenie* (1899; dt. *Auferstehung*).

Eine Neuerung liegt dabei in dem stärkeren Interesse an der Psychologie des Verführers. Sie dokumentiert sich bereits in Ludwig Tiecks *Geschichte des Herrn William Lovell* (1796/96), erreicht ihren Höhepunkt jedoch mit Søren Kierkegaards einer Abgrenzung von ästhetischer und ethischer Lebensanschauung gewidmeten Studie *Enten – Eller* (1843; dt. *Entweder – Oder*) mit der eingelassenen Erzählung »Das Tagebuch des Verführers«, in dem Kierkegaard den Typ des gleichsam reflektierten Verführers analysiert, der außerhalb der Liebesergriffenheit (→Liebe) steht, in voller Bewusstheit seine Intrige entwirft und in jede erotische Beziehung das ästhetische Moment des Genusses hineinträgt. Zu diesem Typus zählen etwa Julien Sorel in Stendhals *Le Rouge et le Noir* (1830; dt. *Rot und Schwarz*) oder Wuthenow, der zwiespältige preußische Offizier in Theodor Fontanes *Schach von Wuthenow* (1882), der die schöne Mutter liebt, aber die hässliche Tochter verführt und sich am Ende erschießt, um der Konvenienz-Ehe zu entgehen. Von zentraler Bedeutung ist in diesem Zusammenhang Arthur Schnitzler, v. a. mit seiner Gestaltung der Casanova-Figur (*Casanovas Heimfahrt*, 1918; *Die Schwestern oder Casanova in Spa*, 1919), die im Fin de Siècle gleichsam zum Urbild des modischen, zu Bindung und Treue unfähigen Männertypus avanciert und sich in den Abenteurergestalten Hugo von Hofmannsthals (*Der Abenteurer und die Sängerin*, 1889; *Cristinas Heimreise*, 1910) ebenso wieder findet wie in Bertolt Brechts *Baal* (1920) oder Hermann Kestens Josef in *Ein ausschweifender Mensch (Ein tölpelhafter Mensch)* (1929).

In den Motivkreis der V. gehört darüber hinaus auch die dämonische Verführerin, also der Typus jener Frau, die mit unwiderstehlicher Anziehungskraft und magischem Charakter den Mann nicht nur an sich bindet, sondern ihn von seinen höheren Interessen und Aufgaben ablenkt, seine Moral untergräbt und ihn meist ins Unglück stürzt. Geradezu archetypisch wirkt die Behandlung dieses Motivs in den Büchern der *Bibel*, so v. a. in der V. Adams durch Eva, aber auch in den Geschichten von Potiphars Weib oder der Weiberknechtschaft des weisen Königs Salomon. Wie bei Paulus die Frau als Verführerin als rein sexuelles und daher sündhaftes Wesen erscheint, so gelten auch im antiken Kontext die Figur der schönen Helena (Homer, *Ilias*), der Circe und der Sirenen als erotische Verderberinnen (Homer, *Odyssee*). Die Lyrik der römischen

Elegiker Catull, Tibull und Properz mit ihrer Darstellung des abhängigen Mannes schaffen eine Tradition von ambivalenten Frauenfiguren, die auch in den späteren Jahrhunderten, neben Minnesang und Petrarkismus, nicht erlischt. Neben der spezifisch biblisch-christlichen und klassisch-antiken Tradition ist hier auch die sog. Mahrtenehe zu nennen, ein international verbreitetes Märchenmotiv, bei dem Liebes- oder auch Ehebande zwischen einem Mann und einem Elementarwesen (z. B. einem Vogelmädchen, einer Wasserfrau oder einer Fee) unter Bedingungen geschlossen werden, die sich für den Sterblichen als unerfüllbar erweisen. In der Melusinensage (Jean d'Arras, *Histoire de Lusignan*, 1387/94) z. B. muss der Ehemann die Nixe samstags meiden, weil sie sich dann in ein Schlangenweib zurückverwandelt. Feen wiederum sind liebesgierig, umgarnen den Mann und rächen sich für Abweisung wie die Elfin in der dänischen Volksballade *Erlkönigs Tochter*, die den zu seiner Hochzeit reitenden Herrn Oluf durch einen Schlag aufs Herz in einen Todkranken verwandelt. Im 19. Jh. treten die mythischen Ausformungen des Motivs zurück, auch wenn sie sich etwa noch in Charles Baudelaires »Le Vampire« und »Les Métamorphose du vampire« (in *Les fleurs du mal*, 1857; dt. *Die Blumen des Bösen*) finden. Das Dämonische verbirgt sich nun in einer psychologisierten Form, ob die Femme fatale als tyrannische Hysterikerin (→Hysterie) auftritt (Charles Dickens, *Barnaby Rudge*, 1841; dt. *Barnaby Rudge*); als exotisch attraktive ›Asoziale‹, die den Mann um Achtung und Ehre bringt (Prosper Mérimée, *Carmen*, 1849; dt. *Carmen*); als dominierende Dame der Gesellschaft (Emile Zola, *Nana*, 1880; dt. *Nana*); als todbringende Tänzerin in Oscar Wildes Drama *Salomé* (1893; dt. *Salome*); oder als früh verführtes, missbrauchtes Mädchen, das sich an den Männern rächt (Fjodor M. Dostojewskij, *Bratja Karamazovy* (1879/80; dt. *Die Brüder Karamasow*). Die bekannteste Repräsentantin dieses letzten Frauentyps hat Frank Wedekind mit Lulu geschaffen (*Der Erdgeist*, 1895, und *Die Büchse der Pandora*, 1904), die, niederster Herkunft, den nackten Geschlechtstrieb verkörpert, durch den sie ohne Rücksicht auf sittliche Werte und Ordnungen eine Reihe intellektueller Männer ruiniert. Ihre literarischen Schwestern sind u. a. Heinrich Manns »Künstlerin« Kathi Fröhlich

(*Professor Unrat oder das Ende eines Tyrannen*, 1905), die kalte Studentin Temple Drake in William Faulkners *Sanctuary* (1931; dt. *Die Freistatt*) oder die Femme fatale in Henry Millers Roman *Sexus* (1949; dt. *Sexus*).

Evelyn Bukowski: Metamorphosen der Verführung in der Novellistik der Frühmoderne, Tübingen, Basel 2004

Anna Marx: Das Begehren der Unschuld. Zum Topos der Verführung im bürgerlichen Trauerspiel und (Brief-)Roman des späten 18. Jahrhunderts, Freiburg/Br. 1999

Anke Meyer-Knees: Verführung und sexuelle Gewalt. Untersuchung zum medizinischen und juristischen Diskurs im 18. Jahrhundert, Tübingen 1992

Christine Lehmann: Das Modell Clarissa. Liebe, Verführung, Sexualität und Tod der Romanheldinnen des 18. und 19. Jahrhunderts, Stuttgart 1991

Konrad Paul Liessmann: Ästhetik der Verführung. Kierkegaards Konstruktion der Erotik aus dem Geiste der Kunst, Frankfurt/M. 1991

C.K.

Vergewaltigung   V. hat vorwiegend eine sexuelle Konnotation (→Sexualität) und bezieht sich auf die Situation, in der eine Person – meistens eine Frau (→Geschlechterdifferenz) – unter Gewaltanwendung zum unerwünschten Geschlechtsverkehr gezwungen wird. Eine V. ist oft mit physischer Gewalt verbunden, so dass das Opfer verletzt wird. Es besteht weiterhin die Gefahr, dass das Opfer von einer →Geschlechtskrankheit angesteckt wird oder es sogar zu einer Empfängnis kommt (→Schwangerschaft). Feministinnen, allen voran Catharine A. MacKinnon haben darauf hingewiesen, dass Sexualität eine männliche, d.h. eine von Männern bestimmte Konstruktion ist. Nach einer V. finden Frauen in vielen Fällen zu wenig Akzeptanz, Verständnis und Unterstützung; viele Frauen schweigen auch darüber. Sie suchen nach Erklärungen für das unvorgesehene Ereignis und neigen oft – gerade auch wegen fehlender supportiver Gesprächsoptionen (→Kommunikation) – zu Selbstvorwürfen. Eine solche Erfahrung kann zu →Trauer- oder Schamgefühlen führen und wird die sexuellen Gewohnheiten in negativer Weise prägen. Eine heikle Frage ist meist auch, inwiefern das Opfer selbst dazu beigetragen hat, dass es zu einer V. kommen konnte. Georg Doblhofer wies darauf hin, dass diese Frage im Kontext des biblischen Potiphar-Motivs zu sehen ist. Dieser Tradition nach ist die Anzeige des Opfers als Rache gegen ein ausgeschlagenes sexuelles Angebot zu verstehen. Insofern sind die Tatumstände von zentraler Bedeutung. In den 1970er Jahren, in Zeiten eines erstarkenden Feminismus, zeigte Susan Brownmillers anhand von Polizeiprotokollen aus den USA auf, dass das Opfer in der Regel keineswegs schön, jung oder sexuell provozierend war, so wie der Täter gar nicht dem stereotypischen Bild des Verbrechers entsprach. Sie machte auf den sexuellen Missbrauch aufmerksam, der immer häufiger im Rahmen familiärer Beziehungen stattfand. Zu erwähnen sind weiterhin Judith Butler, Elaine Scarry und Susan Sontag, die auf die menschliche Neigung zur Zerstörung und den →Krieg als Schauplatz der voyeuristischen Befriedigung hingewiesen haben. Die Gewalt ist als direkte physische Gewalt gegen das Opfer zu verstehen, während in der Antike die V. auch als indirekte Vergeltung erfolgen konnte.

Ein markantes Beispiel für eine V., die nicht nur den →Körper, sondern auch die Ehre der Frau gefährdet, ist die Geschichte von Lucretia, der Frau des Collatinus. Sie wurde von Sextus Tarquinius sexuell misshandelt. Doblhofer hat die Wortwahl von Cassius Dio, Diodor und Livius analysiert und dabei festgestellt, das die V. als Ehebruch beschrieben wird. Dass die wichtigste Aufgabe einer Familie darin bestand, Kinder hervorzubringen, deren Legitimität von jedem Zweifel frei sein sollte, kann solch eine unberechtigte Einschätzung vielleicht erklären. Lucretia nimmt sich das Leben (→Suizid), um ihre ganze Familie vor der Schande zu schützen. Eine ähnliche Situation, die nicht mit einem Suizid, sondern mit →Mord aus ehrenrechtlichen Prinzipien endet, findet man in *Emilia Galotti* (1772) von Gotthold E. Lessing. Der strenge Odoardo tötet (→Tod) seine Tochter, damit sie nicht das heimtückische Liebesangebot des Prinzen von Guastalla akzeptieren muss, aber auch um sie selbst zu schützen, fürchtet sie sich doch davor, gegen die →Verführung keinen Widerstand aufbringen zu können. Ebenso lassen sich Beispiele von Frauen anführen, die trotz unglücklicher Erfahrungen nicht eingeschüchtert sind. Man denke z.B. an Daniel Defoes *The Fortunes and Misfortunes of the Famous Moll Flanders* (1722; dt. *Glück und Unglück der berühmten Moll Flanders*); die gleichnamige Protagonistin wird vom Sohn einer wohlhabenden Familie, für die sie arbeitet, verführt und im Stich gelassen; doch heiratet sie kurze Zeit später dessen Bruder und beginnt ein gesellschaftlich anerkanntes Leben. Samuel Richardson erzählt von harmlosen Frauen, die mit abscheulichen Methoden von skrupellosen Männern verführt und vergewaltigt werden. In *Clarissa or The History of a Young Lady* (1747/48; dt. *Clarissa oder die Geschichten einer jungen Dame*) entführt Lovelace die arme Clarissa aus einem Londoner Bordell. Er ist zwar bereit Clarissa zu heiraten, doch besteht Lovelace darauf, dass sie sich ihm zuvor hingibt. Eine positive Lösung im Gegensatz zum düsteren Ende Clarissas findet die Geschichte der Pamela in Richardsons Roman *Pamela or Virtue Rewarded* (1740; dt. *Pamela oder Die belohnte Tugend*), in dem der zu Beginn übel gesinnte Mr. B., überwältigt von ihrer Aufrichtigkeit, sich in die Frau verliebt und sie heiraten will. Das Motiv der verlorenen Ehre findet sich auch in *Die Marquise von O...* (1808) von Heinrich von Kleist. Statt die Tochter des Kommandanten vor der V. durch russische Soldaten zu schützen, profitiert seinerseits der russische Graf F. von der Frau, die in Ohnmacht gefallen ist. Er bereut bald seine Tat und wirbt um ihre Hand. Dies allerdings erst, als die Frau ahnungslos, warum sie sich in einem solchem Zustand befindet, ihre Schwangerschaft entdeckt. *Tess of the D'Urbervilles* (1891; dt. *Tess von den D'Urbervilles*) von Thomas Hardy gilt als Prototyp für Romane, in denen die männliche Begierde zum Verhängnis der Frau wird. Die Geschichte bildet eine Dreiecks-Situation, in der sowohl Alec wie auch Angel aus verschiedenen Gründen das unschuldige Leben von Tess ruinieren und sie in den Tod reißen. Beide sind selbstgerechte Egoisten. Zur Jahrhundertwende finden sich vermehrt literarische Beispiele, in denen die Hoffnungen und die Wünsche der weiblichen Figuren vernichtet werden. Man denke z.B. an Arthur Schnitzler, der in *Fräulein Else* (1924) die erpresste Aufopferungsbereitschaft thematisiert, und so Gesellschaftskritik übt. Nicht selten hängt der sexuelle Missbrauch mit dem Krieg zusammen, z.B. in *Tempo di uccidere* (1947; dt. *Alles hat seine Zeit*) von Ennio Flaiano. Während des afrikanischen Krieges muss sich ein Offizier der faschistischen Armee auf die Suche nach einem Zahnarzt machen. Unterwegs trifft er ein schönes Mädchen, das in einem Fluss badet und verliert die Selbst-

kontrolle. Er zwingt sie mit ihm zu schlafen. Später wird das Mädchen verwundet und da es keine Möglichkeit gibt sie zu retten, fühlt sich der Protagonist dazu gezwungen sie zu erschießen. Sein schlechtes Gewissen wird ihn überall begleiten, und es zeigt sich, dass Gewalt nun (noch) mehr Gewalt verursachen muss. Ferner ist an *La pelle* (1950; dt. *Die Haut*) von Curzio Malaparte zu erinnern, das als Triumph des Bösen zu lesen ist. Sowohl in dem früheren *Kaputt* (1944; dt. *Kaputt*) wie auch in *La pelle* entwirft der Autor ein expressionistisches, gespenstisches Szenario menschlicher Grausamkeit im Zweiten Weltkrieg. In dem Film *Män kan inte våldtas* (1978; dt. *Wie vergewaltige ich einen Mann*, Regie und Buch Jörn Donner) rächt sich eine Frau an ihrem Vergewaltiger, indem sie ihn selbst in seiner Wohnung auf erniedrigende Weise vergewaltigt und ihn schließlich bloßgestellt dem Gespött der Leute preisgibt. Unter den jungen Autoren sind Philippe Claudel mit seinem *Les âmes grises* (2003; dt. *Die grauen Seelen*) und Thomas Hettche hervorzuheben, der in *Nox* und in *Der Fall Arbogast* (2001) das Thema behandelt.

Georg Doblhofer: Vergewaltigung in der Antike, Stuttgart 1994

Anthony Giddens: Wandel der Intimität. Sexualität, Liebe und Erotik in den modernen Gesellschaften, Frankfurt/M. 1993

Lynn A. Higgins, Brenda R. Silver: Rape and Representation, New York, Oxford 1991

Catharine MacKinnon: A Feminist/Political Approach. »Pleasure under Patriarchy«. In: James H. Geer, William T. O'Donohue (Hg.): Theories of Human Sexuality, New York 1987, S. 65–90

Kurt Weis: Die Vergewaltigung und ihre Opfer. Eine viktimologische Untersuchung zur gesellschaftlichen Bewertung und individuellen Betroffenheit, Stuttgart 1982

                                                    E.A.

Vergiftung   →Gift

Verhaltenstherapie   →Psychotherapie

Verhütung   →Empfängnisverhütung

Verletzung   →Wunde

Virus Als medizinischer Terminus bezeichnet das V. (lat. virus: Schleim, Saft, Gift) einen Krankheitserreger, der aus einer Proteinhülle und genetischem Material (→Genetik, →Gentechnik) besteht und nicht über einen eigenen Stoffwechsel verfügt. Um sich zu reproduzieren, nutzen V. die biochemische Ausstattung geeigneter Wirtszellen, indem sie ihnen das eigene genetische Programm einverleiben, so dass an die Stelle der Vermehrung der Wirtszelle die Produktion neuer V. tritt. Die Anwesenheit und Aktivität eines V. im Organismus bleibt häufig bis zum Ausbrechen der Krankheit (→Gesundheit und Krankheit) unbemerkt; manche V. (wie das →AIDS auslösende Human Immunodeficiency V.) haben lange Inkubationszeiten, was sich auf die Dauer der symptomfreien (→Symptom) Phasen auswirkt, in denen die →Infektion latent wirksam ist und auch übertragen werden kann. Die Grenze zwischen V. und zellulärem genetischem Material ist fließend. V. lassen sich nicht eindeutig entlang der Unterscheidung lebender Organismus oder unbelebte Materie kategorisieren: Ihre kristalline Struktur und das Fehlen eines eigenen Stoffwechsels sprechen gegen eine Klassifizierung als Lebewesen (→Leben); dafür spricht hingegen, dass V., obwohl sie nicht selbstständig lebensfähig sind, lebende Organismen zum Zweck ihrer Vermehrung und ihres Überlebens kontrollieren. Auch können bestimmte V. abgetötet und wieder reproduktionsfähig (→Reproduktionstechnologien) gemacht werden. Die Bezeichnung V. hatte bis ins 17. Jh. die allgemeinere Bedeutung des →Ansteckungs- oder Giftstoffs; erst mit der Entwicklung des Lichtmikroskops wurden als V. nur noch jene →Gifte bezeichnet, die trotz technischer Vergrößerung unsichtbar blieben. Noch 1906 konnte Enrique Paschen die Pockschen Körperchen mikroskopisch nur erfassen, weil das Pocken-Virus bis heute das größte der bekannten V. ist. Nach der Durchsetzung der Keim-Theorie hat die frühe Virologie seit den 1890er Jahren sukzessive Unterscheidungskriterien, etwa zu Bakterien, entwickelt, doch in die unspezifischere kulturelle Vorstellung von einem infektiösen Krankheitserreger sind diese Differenzierungen zu diesem Zeitpunkt noch nicht eingegangen. So erstreckt sich die Vorliebe des kulturkritischen Diskurses, die Bedrohung des sozialen Körpers durch Krankheits- und insbesondere Seuchenmeta-

phern darzustellen, bis Mitte des 20. Jh. nicht auf das V. (→Epidemie). Der Topos der Ansteckung (etwa in Friedrich Wilhelm Nietzsches Hasstiraden auf die »depressive[n] und kontagiöse[n] Instinkt« des Mitleidens in *Der Antichrist*, 1895) wurde über die jeweils zeitgenössischen Infektionskrankheiten aufgerufen. Dabei beziehen sich die Unterschiede zwischen den literarischen Verarbeitungsformen und Metaphorisierungen (→Metaphorik) auf die verschiedenen Krankheitsbilder und -verläufe, die Übertragungswege und sozialen wie geographischen Schauplätze; der spezifische Erreger spielt auch bei heute als Virus-Erkrankungen geltenden Infektionen (etwa Gelbfieber, Masern, Pocken, Röteln, Tollwut) keine hervorgehobene Rolle.

So rücken literarische Thematisierungen der Pocken bzw. Blattern zumeist den Aspekt der körperlichen Entstellung ins Zentrum, die häufig zu erotischen Einbußen (so das burleske Lamento in Hans Jakob Christoffel von Grimmelshausen, *Der Abenteuerliche Simplicissimus Teutsch*, 1669), zum Ende einer →Liebe (Friedrich Hebbel, *Matteo*, 1841; Adalbert Stifter, *Abdias*, 1843) oder zum Ehebruch führt (am Krankenbett in Christian Fürchtegott Gellerts *Lisette*, 1748); seltener wird das Novum der Jennerschen →Impfung thematisiert (Jean Paul, *Auswahl aus des Teufels Papieren*, 1789; Johann Wolfgang von Goethe, *Wilhelm Meisters Wanderjahre*, 1821/29). Auch in kolonialliterarischen Texten, welche die Ansteckung bzw. Ausrottung von Ureinwohnern oder den Kulturkontakt als gegenseitige Kontamination darstellen, zeichnet sich keine spezifische Symbolisierung des V. ab. Erst mit den Verfahren der Sichtbarmachung in den 1930er und 1940er Jahren setzte die präzise Identifizierung jener Eigenschaften ein, die das V. von anderen Mikroben unterscheidet. Waren frühere Definitionen des V. durch die Abweichung (→Norm) von den Henle-Koch'schen Postulaten geprägt – es galt als filtrierbar, lichtmikroskopisch unsichtbar und auf zellfreiem Nährboden nicht anzüchtbar –, wurden jetzt seine spezifischen Überlebensstrategien zunehmend erkennbar. In der zweiten Hälfte des 20. Jh. etablierte sich jenseits des biomedizinischen Diskurses eine Topik des Viralen, die sich um Eigenschaften wie unbemerkte Einnistung, Latenz, Unterwanderung und Unkontrollierbarkeit organisiert. Auch aufgrund der Übertragung des Begriffs in die Informationstechnologie Anfang der 1980er Jahre (und damit zeitgleich zur AIDS-Krise) wurde V. zu einem Begriff, der auf die Durchlässigkeit der Mensch-Maschine-Grenze verweist und überdies eine inhumane Form von Intelligenz konnotiert. Mit dem Aufkommen von AIDS wurde das V. zum Gegenstand populärer Darstellungen, zumal mit dem Erreger HIV das erste Retrovirus identifiziert wurde, das den Menschen befällt. Retroviren verfügen mit der reversen Transkriptase über ein besonderes Enzym, das die Virus-RNS bei der Infektion in DNS übersetzt und damit die Simulation ermöglicht, Bestandteil des Wirtsgenoms zu sein. Die Darstellung solcher viralen Verfahren in der Terminologie der Genetik und der Informationstechnologie (Umcodierung) hat zum symbolischen Potenzial des V. als einer besonders zeitgemäßen Metapher beigetragen. In der Gegenwartskultur ist V. zu einem Kollektivsymbol avanciert. Ob der Begriff metaphorisch verwendet wird oder sich auf konkrete Objekte bezieht, sein Gebrauch kann darauf setzen, folgende Zuschreibungen aufzurufen: V. nisten sich unbemerkt in den Wirtsorganismus ein; sie codieren fremde Betriebssysteme zu eigenen Zwecken um und unterlaufen so asymmetrische Machtverhältnisse; durch die Fähigkeit zur Mutation entziehen sie sich häufig erfolgreich den gegen sie gerichteten Maßnahmen; sie präsentieren sich mit der Minimalausstattung reiner Informationspakete; sie sind Wesen von unklarem Status. Damit liefert die Figur des V. ein Vorstellungsmuster für verschiedene Grenzverhandlungen, in denen die Unterscheidung zwischen Eigenem und Fremdem auf dem Spiel steht. Die Topik des Viralen wird sowohl bemüht, um phobische Konstruktionen (→Phobie) und grenzsichernde Maßnahmen zu autorisieren, wie sie andererseits als Vorlage für Widerstandsprojekte und subversive Selbstinszenierungen dient. Letztere Tendenz, die mit einer Romantisierung des V. einhergeht, welche die Faszination von der Figur des →Parasiten erbt, ist v.a. im Kontext der Theorien und kulturellen Praktiken der sog. Postmoderne zu beobachten (etwa in der Beschreibung der Dekonstruktion als virales Verfahren durch Jacques Derrida oder in den Diagnosen einer viralen Macht bei Jean Baudrillard). Die afro-diasporische Aneignung des V. unterzieht die stereotype Darstellung von Afrika als Ansteckungs-

herd einer parodistischen Revision, indem die Ausbreitung von schwarzer Musik und Kultur als Virenepidemie inszeniert wird (Ishmael Reed, *Mumbo Jumbo*, 1972); weniger parodistisch, aber in den nichtlinearen Schreibverfahren und der Verknüpfung von Kontamination und Rassismus daran anschließend John Edgar Wideman, *Fever* (1996) über den Ausbruch der Gelbfieberepidemie 1793 in Philadelphia). Die erste Konjunktur in der kulturellen Aneignung des V. fand in den 1980er Jahren statt. In der literarischen Auseinandersetzung mit AIDS steht das V. häufig pars pro toto für die Krankheit selbst und figuriert dabei sowohl als symbolischer Kern, der die unbegreifliche Tatsache und den unausweichlichen Verlauf der individuellen Erkrankung enthält, wie als Platzhalter für die sozialen Folgen der Krankheit, etwa Ausgrenzung und Stigmatisierung (→Stigma, →Tabu). In den sog. Ego-Dokumenten von Autorinnen und Autoren mit HIV und AIDS wird die populärwissenschaftliche Darstellung des V. in Kriegsmetaphern mitunter fortgeschrieben, indem das V. zum imaginären Fluchtpunkt des Kampfes gegen die Krankheit dargestellt wird (etwa Alain-Emmanuel Dreuilhe *Corps à corps*, 1987). Hervé Guibert übersetzt die Freund/Feind-Konstellation zwischen V. und Immunsystem, die als →Krieg im Körper inzwischen auch das Muster zahlreicher Computerspiele abgibt, bereits 1990 im Bild des Videospiels Pacman (*A l'ami qui ne m'a pas sauvé la vie*; dt. *Dem Freund, der mir das Leben nicht gerettet hat*). Während das V. in der Literatur zu AIDS notwendig ein häufiges Motiv darstellt, bilden Texte, welche die viralen Verfahren auf die eigene Schreibweise übertragen, eher die Ausnahme (so bei Guibert die Suggestion eines ansteckenden, mit dem eigenen →Blut geschriebenen Textes und die Metaphorik der Infektion und Unterwanderung für den stilistischen Einfluss Thomas Bernhards auf sein Schreiben (»la métastase bernhardienne«). Ohne direkten Bezug zur AIDS-Krise rekurrieren manche Texte auf die Metaphorik des V., um postmoderne Verfahren als virale Strategien auszuweisen, etwa die Aneignung fremden Materials in der Zitatmontage (Oskar Pastior, *sestine mit spin*, 1994) oder intertextuelle Verweisstrukturen und reflexive Vervielfältigungen (bei Thomas Hettche, *Inkubation*, 1992, zusätzlich typographisch markiert und mit dem Motiv der literarischen Ansteckung durch erotische Texte verwoben). Die prägnanteste Engführung von V. und Sprache bzw. Schrift geht allerdings der AIDS-Krise voraus und auf den US-amerikanischen Autor William Burroughs zurück, dessen literarischer Kosmos seit den 1960er Jahren von Sprach- und Medienviren bevölkert ist, die analog zum biologischen V. funktionieren. In seinen intergalaktischen Science-Fiction-Szenarien fungieren Wort-, Bild- und Klangviren als Instrumente eines totalitären Systems im Hightech-Zeitalter (*Nova Express*, 1964). Das V. repräsentiert hier Machenschaften wie psychologische Kriegsführung und Gedankenkontrolle. Als viral werden auch die Maßnahmen gegen Viren dargestellt, die mit dem Collageverfahren des Cut-up außer Kraft zu setzen sind, welches folgerichtig auch Burroughs' Texten zugrunde liegt. Ergänzt durch Vorstellungen der sog. Memetik, die von der viralen Reproduktion auch kultureller Sinneinheiten ausgeht, hat Burroughs' Idee des Medienvirus die der Hacker-Szene nahe stehende Cyberpunk-Literatur maßgeblich beeinflusst (so den Hacker-Kultroman *Snow Crash* (1992) von Neal Stephenson; dt. *Snow Crash*). Eine erneute und anhaltende Konjunktur hat das V. im populären Genre des Virenthrillers, das die dramatischen Möglichkeiten nutzt, welche die Züchtung von Killerviren als Biowaffen eröffnet (stellvertretend: Robin Cook, *Outbreak*, 1991; dt. *Virus*; Richard Preston, *Hot Zone*, 1995; dt. *Hot Zone* und 2002 *The Demon in the Freezer*; dt. *Superpox*). Zumeist in einer gezielten Überblendung von Dokumentation und Fiktion wird der Kampf gegen die Ausbreitung eines ebenso dämonischen wie faszinierenden V. geschildert, das entweder versehentlich aufgrund eines Laborunfalls oder gezielt im Zuge bioterroristischer Aktivitäten oder sonstiger Verschwörungen freigesetzt wurde. Dank seiner Flexibilität und Fähigkeit zur Mutation ist das V. seinen Verfolgern immer einen Schritt voraus, die aber in der Regel am Ende dennoch einen (vorläufigen) Triumph erzielen.

Ruth Mayer, Brigitte Weingart (Hg.): Virus! Mutationen einer Metapher, Bielefeld 2004

Andrea Sick u.a. (Hg.): Eingreifen. Viren, Modelle, Tricks, Bremen 2003

Brigitte Weingart: Ansteckende Wörter. Repräsentationen von AIDS, Frankfurt/M., 2002

Priscilla Wald, Nancy Tomes, Lisa Lynch (Hg.): Thematenheft Contagion and Culture. American Literary History 14 (2002)

Heather Schell: Outburst! A Chilling True Story about Emerging Virus Narratives and Pandemic Social Change. In: Configurations 33 (1997), S.93–133
B.We.

Vitalismus Die Bezeichnung V. wird auf alle Theorien des Lebens angewandt, die gegen die mechanistische Vorstellung (→Mechanismus) gerichtet sind, dass Organismen allein auf der Grundlage physikalisch-chemischer Gesetzmäßigkeiten erklärt werden können. Ein Vitalist muss daher die Existenz von Kräften oder Prinzipien annehmen, die nur in Organismen, aber nicht in der unbelebten Welt wirksam sind. Zahlreiche verschiedene Vorschläge für solche spezifischen Charakteristika des →Lebens lassen sich aufzählen. Doch es gibt eine klassische Grundstruktur vitalistischen Denkens, welche die Identifizierung dieser Vielfalt rechtfertigt. Aristoteles grenzt Organismen von anderen natürlichen Systemen durch das Merkmal der Entelechie ab (*De anima*, dt. *Über die Seele*). Mit Entelechie ist die finale Gerichtetheit des ganzheitlichen Zusammenspiels der Teile eines Lebewesens gemeint, die auf die Realisierung des in ihm angelegten Entwicklungspotenzials zielt. Alle anderen Eigenschaften von Organismen müssen nach Aristoteles in Bezug auf ihre Zweckhaftigkeit interpretiert werden. Diese Denkfigur einer organisch wirksamen Finalkausalität hat in der Geschichte des V. eine entscheidende Rolle gespielt. Sie übernahm die wichtige Rolle eines Demarkationskriteriums zwischen lebenden und nicht lebenden Systemen. Z.B. kleidet sich entelechetisches Denken infolge des Einflusses der neuzeitlichen Physik in eine mechanische Begrifflichkeit. So entwickelte der Anatom Johann Friedrich Blumenbach in den 1780er Jahren seine Theorie des Bildungstriebs, der die zweckhafte Verfassung von Organismen bewirke, nicht auf die aus Physik und anorganischer Chemie bekannten Kräfte zurückgeführt werden könne und für den allein organische Materie empfänglich sei. Immanuel Kant versteht eine solche Theorie als ein notwendigerweise teleologisches Erklärungsmodell, auf das wir angesichts der empirisch gegebenen Zweckhaftigkeit von Organismen nicht verzichten können. Zugleich betont er, dass wir gleichwohl niemals eine natürliche Verursachung dieser organischen Zweckhaftigkeit wissenschaftlich nachweisen können werden. Dies würde nach Kant den empirischen Beleg für ein geistiges Substrat der Natur erfordern, da wir uns teleologische Prozesse nur als von einem Vernunftsubjekt verursacht vorstellen können. Die Naturphilosophie des deutschen Idealismus will diese kantsche Einschränkung überwinden und macht den V. zum spekulativen Fundament jedweder Naturbetrachtung. So interpretiert Friedrich Wilhelm Joseph Schelling alle Naturgegenstände teleologisch, da das Naturganze selbst auf die Weise eines totalen Organismus begriffen werden müsse. Auf Grund ihrer Unterordnung der experimentellen Naturerfahrung unter spekulative Konstruktionen und der daraus folgenden Diskrepanz zwischen philosophischem Totalitätsanspruch und empirischem Wissen geriet mit der traditionellen Naturphilosophie in der 2. Hälfte des 19. Jh. auch ihr V. in Misskredit. Materialistisch fundierte Theorien des Mechanismus setzten sich durch. Als Gegenposition zu deren reduktionistischer Erklärung des Lebens verstand sich zu Beginn des 20. Jh. der Neo-Vitalismus, der von Biologen wie Hans Driesch und Jakob von Uexküll unter ausdrücklichem Rückgriff auf Aristoteles vertreten worden ist. Er fand in der ihm zeitgenössischen sog. Lebensphilosophie einen philosophischen Resonanzboden (z. B. bei Ernst von Hartmann). Es entstehen allerdings auch vitalistische Positionen, die zwar ebenfalls eine Lebenskraft annehmen, diese aber jeder teleologischen Interpretation entkleiden wollen. Diese Lebenskraft wird z. B. von Henri Bergson als sog. élan vital dargestellt, der ohne vorgegebenes Ziel zur Bildung immer komplexerer organischer Formen führt und somit die eigentliche Triebkraft in der Evolution des Lebens ist. Die Existenz des élan vital soll nicht durch die Mittel der Wissenschaft objektiv nachweisbar, sondern allein durch die unmittelbare Erfahrung der eigenen Teilhabe an dieser Lebenskraft zugänglich sein. In der Tradition des sich demgegenüber wissenschaftlich verstehenden Neo-Vitalismus stehen einige aktuelle Theorien der Selbstorganisation lebender Systeme, die den ganzheitlichen Charakter von Lebewesen betonen. Nach dieser Auffassung können die üblichen kausalanalytischen Methoden der Naturwissenschaften das Phänomen des Lebens nicht fassen, so dass synthetische Verfahren gefunden werden, die Organismen als funktionale Ganzheiten beschreiben, die angeblich mehr sind als die Summe ihrer Einzelorgane. Z. B. beabsichtigte der Biologe Robert Rosen, durch formale Argumente die prinzipielle Ungeeignetheit mechanischer Theorien zum Verständnis lebender Systeme zu beweisen. Der Mathematiker René Thom bemühte sich um die Erneuerung der aristotelischen Entelechie mittels mathematischer Formalismen.

Literaturgeschichtlich finden sich Positionen des V. v. a. in solchen Werken wieder, welche die subjektive Erfahrung (→Subjektivität) des Lebens einer objektivierenden Sichtweise von außen gegenüberstellen. Das individuelle Gefühl der eigenen Lebendigkeit wird als der eigentliche Zugang zum Wesen des eigenen – und empathisch auch des fremden – Lebens ausgezeichnet. So wendet sich das Werk Jean-Jacques Rousseaus – theoretisch (*Discours sur l'origine et les fondements de l'inégalité parmi les hommes*, 1755; dt. *Abhandlung über den Ursprung und die Grundlagen der Ungleichheit unter den Menschen*), fiktional (*La Nouvelle Héloïse*, 1761–66; dt. *Julie oder die neue Heloise*) und autobiographisch (*Les Confessions*, 1782; dt. *Bekenntnisse*) – entschieden gegen die mechanistischen Tendenzen der Aufklärung. Die Wurzel jedes Weltverhältnisses liegt für Rousseau im Gefühl (→Affekte) des Inneseins des sich als einzigartig erlebenden Individuums. Durch diese Empfindung seiner selbst erlangt es die Kraft, sich einer ihm von außen auferlegten Objektivierung zu entziehen und sie als sein Innerstes nicht erreichende kulturelle und bloß konventionelle Künstlichkeit zu kritisieren. Parallel zu Rousseau etabliert die englische sog. Novel of Sentiment als Ziel von Literatur, die Identität der vertieften Empfindsamkeit für jede Lebensregung mit höchster Moralität zu propagieren; Samuel Richardsons Brief- und Tagebuchroman *Pamela or Virtue Rewarded* (1740; dt. *Pamela oder die belohnte Tugend*) ist hier als Bestseller seiner Zeit zu nennen. Hingegen führt Johann Wolfgang von Goethes *Die Leiden des jungen Werthers* (1774) – gerade als Dokument des Sturm und Drang – eine fiktionale Kritik an einer solchen Identifizierung von Authentizität der Lebenserfahrung und Moralität der Handlungsweise durch. In der Lyrik ist eine analoge Verschiebung abzulesen an dem

Schritt von Friedrich Gottlieb Klopstocks religiöser Hymne *Die Frühlingsfeyer* (1759), welche die angemessene Erfahrung des Lebens in der göttlichen Schöpfung mittels des paradigmatischen Gefühls des empfindsamen Dichters programmatisch vorführt, zu einem Erlebnisgedicht Goethes wie *Willkommen und Abschied* (1770/71), das die individuelle Erfahrung in ihrer unvertretbaren Innerlichkeit allein durch seine Ausdrucksform im intimen Augenblick des Lesens zugleich evozieren und beglaubigen will. Goethes Haltung ist die einer sich in seine eigenen Grenzen findenden Individualität. Aus ihrer Perspektive muss die romantische Verabsolutierung des individuellen Lebensgefühls zu einer spekulativen Naturtheorie, die sich in enger Nachbarschaft zur Philosophie Schellings entfaltet hat, wie eine falsche Übersteigerung von Subjektivität – als Krankheit (Goethe, *Gespräche mit Eckermann*, 2.4.1829) – erscheinen. Der Begriff Expressionismus ist in gewissem Sinn der angemessene Name für alle vitalistischen Strömungen in der Literatur, da es ihnen um einen möglichst unmittelbar wirkenden Ausdruck des erfahrenen Lebens geht. Aber erst unter den als bedrohlich empfundenen Bedingungen der modernen Gesellschaft griff der vitalistische Protest zu dieser Benennung. Repräsentativ hierfür ist Ernst Stadlers pathetischer Protest gegen jede Eingrenzung des Selbstgefühls, das sich auf paradoxe Weise nur in der Unbestimmtheit des überpersönlichen Lebens wieder findet (*Form ist Wollust*, 1914). In den Gedichten Gottfried Benns, die trotz aller sinnlichen Drastik lakonisch und parodistisch wirken (z.B. *Alaska*, 1913), schlägt die lyrische Feier des alle rationalen Bestimmungen niederreißenden Lebens um in die schockhafte Darstellung seiner sozialen Auslöschung (*Morgue und andere Gedichte*, 1912). Diese expressionistische Erfahrung steht dem modernen V. eines Bergson näher als dem klassischen V. Dasselbe gilt für David Herbert Lawrence und seine Darstellung der Sexualität als höchster Form der Partizipation an einer kosmischen Kreativität (*The Plumed Serpent*, 1926; dt. *Die gefiederte Schlange*). Das all diesen Strömungen letztlich verborgen zugrunde liegende Phantasma des organlosen Körpers, also einer undifferenzierten und letztlich unzerstörbaren universalen und irreduziblen Substanz des individuellen Lebens, wird bei Antonin Artaud zum expliziten Gegen-

stand der Dichtung (*Suppôts et suppliciations*, 1947). Damit wird das vitalistische Phantasma auch dekonstruierbar: Es ist nicht mehr die verborgene Quelle, aus der sich die Suche nach einer unmittelbaren Erfahrung des eigenen Selbst speist, sondern wird als sprachlich erzeugtes Konstrukt der psychoanalytischen Kritik zugänglich. Im Gegensatz zu dieser literarischen Exploration des Lebens als apersonalem Prozess bezieht Arthur Koestler die Position des neo-vitalistischen Holismus gegen den biochemischen Reduktionismus der modernen Molekularbiologie. Auf die Ausbreitung der wissenschaftlichen Objektivierung sämtlicher Lebensphänomene reagieren auch Tendenzen der Gegenwartsliteratur, welche die Unhintergehbarkeit der subjektiven Erfahrung von Welt sprachlich präzise ausdrücken wollen. Hierzu gehört sowohl das einer Metaphysik der reinen Anschauung verpflichtete Werk Peter Handkes (*Die Lehre der Sainte-Victoire*, 1980) als auch Botho Strauß' Sozialanalytik aus der Perspektive der sich ihrer Instrumentalisierung und Verflachung entziehenden und innerlich reichen Subjektivität (*Der Fehler des Kopisten*, 1997).

Maike Arz: Literatur und Lebenskraft. Vitalistische Naturforschung und bürgerliche Literatur um 1800, Stuttgart 1996

Bernd-Olaf Küppers: Natur als Organismus, Frankfurt/M. 1992

Reinhard Löw: Philosophie des Lebendigen, Frankfurt/M. 1980

Gunter Martens: Vitalismus und Expressionismus, Stuttgart 1971

Arthur Koestler und J.R. Smythies (Hg.): Beyond Reductionism, New York 1970

                                                                      St.A.

Wahn   W. und Wahnsinn gehören zu den medizin- und kulturgeschichtlichen Begriffen, die seit dem ausgehenden Mittelalter einem bemerkenswerten Bedeutungswandel unterworfen sind. Ihre Inhalte umfassen ein weites Spektrum möglicher Erkrankungsformen (→Gesundheit und Krankheit). Es reicht von der melancholisch-depressiven Verstimmung und Trübung (→Melancholie, →Depression/Manisch-depressive Krankheit) über die gestörte Meinungsbildung auf der Grundlage einer reduzierten Vernunft, die wahnhafte Vorstellung nicht existenter Krankheit (→Hypochondrie) bis hin zur Erklärung als krankhafte Veränderung der Urteilskraft mit eigenem Krankheitswert im 19. und der Lehre von den Wahnideen im 20. Jh. Unter W. ist eine krankhaft falsche Beurteilung der Realität zu verstehen, an der mit subjektiver Gewissheit festgehalten wird und die erfahrungsunabhängig auftritt. Die Überzeugung steht im Widerspruch zur Wirklichkeit und zur Überzeugung der anderen Menschen. Man differenziert den Wahneinfall, eine plötzlich auftretende Überzeugung, die Wahnwahrnehmung, eine richtige →Sinneswahrnehmung, die eine im Sinn des W. abnorme Bedeutung erhält, und einen Erklärungswahn, eine wahnhafte Überzeugung zur Erklärung von psychotischen Symptomen wie →Halluzinationen. Von einem systematischen W. spricht man, wenn Wahnideen durch logische und/oder paralogische Verknüpfungen zu einem Wahngebäude werden. Ein Deutungswandel vollzieht sich sowohl vor dem Hintergrund veränderter medizinischer Konzepte als auch vor dem eines Wandels in der gesellschaftlichen Erklärung manifester Störungen menschlicher Wahrnehmungsfähigkeit. Bereits die antike Schwarzgalligkeit, die »Melancholia«, darf als ›mittelalterlicher Sammelbegriff‹ für einen weiten Formenkreis der ›Wahnvorstellungen‹ aufgefasst werden. Auf der Grundlage der antiken Säfte-, Qualitäten- und Temperamentenlehre (→Temperamente) entwickelte sich ein ganzer Komplex unterschiedlichster Wahnvorstellungen, die als Ausdruck schlechter Mischung der Körpersäfte (→Blut, Schleim, gelbe Galle, schwarze Galle) mit einem deutlichen Zuviel schwarzgalliger Anteile gedeutet wurden (→Diätetik). Dabei weist der Melancholie-Begriff weit über sein modernes depressiv-trauriges Begriffsfeld hinaus. Dass die Melancholiker wegen der außerordentlich ungleichen Eigenschaften der schwarzen Galle auch ungleich in ihrem Charakter seien, bemerkt schon Aristoteles. Charakteristisch sei ihre ungewöhnliche Labilität, ihre Exzentrik und ihr ständiges Bedürfnis nach →Arzneimitteln, ohne dieselben freilich zu respektieren. Bemerkens- und hinterfragenswert ist dem Philosophen auch der Umstand, »daß alle bedeutenden Leute in Philosophie, Politik, Dichtkunst oder Technik schwarzgallig veranlagt und einige von ihnen in einem solchen Ausmaß mit Melancholie bedacht seien, dass sie darunter erheblich zu leiden hätten.« Auch Galen von Pergamon beschreibt im 2. Jh. die Krankheit psychopathologisch (→Psychopathologie). Für ihn ist die Melancholie ein den Verstand verletzendes Leiden, gepaart mit tiefer Schwermut und Verabscheuung sonst lieber Freunde. Für Paulos von Aigina, einen byzantinischen Arzt des 7. Jh., ist die Melancholie eine Störung des Gemüts, herrührend vorzüglich von einer schwarzgalligen Flüssigkeit, welche sich auf die geistigen Organe ›geworfen‹ hat, wobei entweder das →Gehirn ursprünglich und vorzüglich oder auch der ganze →Körper leidet. Am deutlichsten tritt der Wahncharakter der Krankheit bei Constantinus Africanus im 11. Jh. zu Tage. Für ihn ist die Melancholie der Glaube an ein Überfallenwerden durch irgendein nicht existierendes Übel und ein die Seele (→Leib und Seele) beherrschender Argwohn, aus dem Furcht und Traurigkeit (→Trauer) entstünden. Es sei der Dunst der schwarzen Galle, der ins Gehirn aufsteige, dort die Einbildung von Unwirklichkeiten bewirke und das Herz in Furcht versetze. Das Grundphänomen der verkannten Wirklichkeit wird mit großer Sorgfalt herausgearbeitet: »Die allgemeinen Symptome aller Art sind dauernde, wie Niedergeschlagenheit, Angst vor an sich nicht zu fürchtenden Dingen, Grübeln über unwichtige Dinge, Wahrnehmungen von an sich nicht vorhandenen schrecklichen Erscheinungen, Sensationen unwirklicher Art. Die Kranken sehen vor ihren Augen schreckliche, furchterregende schwarze Gestalten und ähnliches«. Vom Motiv des Wahnsinns in der mittelalterlichen Dichtung bis in die Frühe Neuzeit ähneln sich die Beschreibungen in ihren Beziehungen zur antik vorgeprägten Melancholia. Noch in der Mitte des 17. Jh. ist der W. eher ungegründete »Meynung«, nun allerdings ohne unmittelbaren Krankheitswert, eher als Störung der Opinio. In Johann Heinrich Zedlers *Großes vollständiges Universal-Lexikon* wird 1747 definiert: »Wahn, ist eine ungegründete Meynung von der Gewißheit unserer Erkänntnis, oder eine leere Einbildung, die keinen Grund hat. Man bildet sich von einer Sache etwas ein, und weiß oft selber nicht warum«. Damit befindet sich der W. noch stark im Bedeutungsfeld der opinio, unterscheidet sich aber von der Meinung insofern, als derjenige, der eine Meinung habe, durchaus erkennen könne, »daß ihm zu völliger Gewißheit etwas« fehle. Wer aber einen W. habe, der erkenne gerade dieses nicht. Auch für Zedler ist es besonders die gelehrte Welt, in der man viele Meinungen und auch manchen W. vermuten darf. So erkenne man die »Schwachheit des menschlichen Verstandes vornehmlich aus der Mannigfaltigkeit der Meynungen, die unter Gelehrten und Ungelehrten herrschen. Und da die meisten an einem vorgefaßten Wahne hangen bleiben, so ist das Sprichwort daher entstanden: Mundus regitur opinionibus; d.i. die Welt läßt den Wahn den Meister spielen.« Kurz gefasst heißt das: Die Welt als »Narrenschiff« (Sebastian Brant, *Das Narrenschiff*, 1494). Änderungen in der Begriffsdeutung sind in der Aufklärung zu registrieren. Immanuel Kant deutet den W. als nachhaltige Störung (→Symptom) der Urteilskraft. War der W. in der älteren Bedeutung noch mit ungegründeter Meinung, Willkürlichkeit und Subjektivität im Urteilen belegt, so weist der Begriff nun deutlicher auf »Einbildung, Berückung, Bethörung« und damit auf einen Zustand hin, in dem man überhaupt nicht mehr in der Lage ist, sich ein richtiges Urteil von den Dingen zu bilden, sondern ohne wahre Erkenntnis in tiefster Täuschung verharrt. In diesem Sinn fasst Kant den W. als eine Selbsttäuschung, die ein richtiges Urteil von den Dingen ausschließt und definiert folgendermaßen: »Wahn ist die Täuschung, die blose Vorstellung einer Sache mit der blosen Sache selbst für gleichgeltend zu halten«. In Kants Anthropologie heißt es: »Unter dem Wahne, als einer Triebfeder der Begierden, verstehe ich die innere praktische Täuschung, das Subjektive in der Bewegursache für objektiv zu halten.« Von solchen Definitionen ist es nur ein kurzer Schritt dahin, W. als ein krankhaftes Phänomen zu deuten. So heißt es schon 1802 bei Novalis: »Der Unterschied zwischen Wahn und Wahrheit liegt in der Differenz ihrer Lebensfunctionen. Der Wahn lebt von der Wahrheit; die Wahrheit lebt ihr Leben in sich. Man vernichtet den Wahn, wie man Krankheiten vernichtet, und der Wahn ist also nichts, als logische Entzündung oder Verlöschung, Schwärmerei oder Philisterei.« Gleichsinnig räsonniert auch Karl Wilhelm Ideler, Leiter der Irrenabteilung an der Königlichen Charité, in seiner 1838 erschienen *Seelenheilkunde*: »Nennen wir also Anschauung jede sinnliche Vorstellung, welche im Bewusstsein das treue und helle Bild eines wirklich vorhandenen Gegenstandes abspiegelt […]; so ist dagegen

Wahn jede Vorstellung von gegensätzlichem Charakter, welche sich entweder ihre Objekte falsch vorstellt, oder ein Bild liefert, dem überhaupt kein Naturding entspricht.« (→Psychiatrie) W. in diesem Sinn kann ohne Weiteres als krankhafte Steigerung der Phantasterei gedeutet werden, dergestalt, dass der Wahnsinnige seinen W. fortwährend für Wahrheit halte, der Phantast aber bald von ihm zurückgeführt werde. Charakteristisch ist die ›fixe Idee‹. Hat sie erst einmal gänzlich von ihrem Träger Besitz ergriffen, so erfasst sie sein ganzes Wissen und seinen Glauben und verändert sogar rückwirkend noch frühere aus Erfahrungen abstrahierte Erkenntnisse. W. und Wahnsinn liegen nahe beieinander, sie gehen sogar ineinander über, wie Johann Gottfried Herder bereits 1797 in seinen *Briefen zur Beförderung der Humanität* vermutet hatte. Neuerungen zur Vorstellung von W. und Wahnsinn entwirft 1896 Emil Kraepelin in Heidelberg. In der fünften Auflage seiner Psychiatrie ist den Wahnideen ein größerer Abschnitt gewidmet. Jede Wahnidee, so Kraepelin, sei eine krankhaft verfälschte Vorstellung, die regelmäßig in irgendeiner Beziehung zu den persönlichen Verhältnissen des Kranken stehe. Die Vorstellung von der eigenen Persönlichkeit, das Selbstbewusstsein, bilde schon unter gewöhnlichen Verhältnissen den Mittelpunkt seines Denkens und Fühlens. An diesen Kern knüpfen sich alle ahnungsvollen Ausdeutungen der Eindrücke und Emotionen, oft begünstigt durch die Wirkung lebhafter Gefühle. Wichtig im Hinblick auf die Schwere der Erkrankung und auf ihre Unterscheidung von zufälligen und flüchtigen Wahnerscheinungen, die auch den geistig normalen Menschen befallen können, aber wieder schwinden, ist ihm die Verminderung der Urteilskraft, die »Urteilsschwäche«. Für den Psychiater Alfred Hoche ist 1909 von einer Wahnidee dann zu sprechen, wenn man sie als ›krankhaft gefälschte, unkorrigierbare Vorstellung‹ bezeichnen könne. Unstrittig ist für Hoche die stark persönlichkeitsbezogene Ausprägung der Wahnidee, deren Handeln auf krankhaft veränderten Voraussetzungen beruhe. Geradezu modern wirkt die Einbeziehung der neurasthenischen, der nervösen ›Erschöpfung‹ im Entstehungsprozess wahnhafter Ideen. Hoche greift hier auf Erfahrungen zurück, die das kulturpsychologische Geschehen besonders im Jahrzehnt vor 1890, im sog. Fin de Siècle in auffälliger Weise, in Europa als phobisch (→Phobie) geprägte Nervosität (→Neurasthenie), in Amerika hingegen selbstsicher und nationalbezogen als ›American Nervousness‹ beherrschten. Hoche deutet solche »anscheinend leichten Störungen« durchaus als Übergänge in und Einleitungen zu weitaus ernsthafteren Erkrankungen, die dem Formenkreis des verdachtbetonten und bisweilen vorzeichenfixierten Beziehungswahns zugerechnet werden könnten. Die deskriptiv-kasuistischen Ansätze des Umgangs mit dem W. bei Kraepelin sind noch nicht eigentlich als moderne Wahnforschung (→Medizinische Forschung) zu bezeichnen, denn der W. ist in ihr noch kein eigener ontologischer Krankheitsbegriff. Moderne Wahnforschung beginnt erst mit den Überlegungen des Heidelberger Psychiaters und Philosophen Karl Jaspers zum W., wie er sie zuerst 1913 in seiner *Allgemeinen Psychopathologie* formuliert hat. Für Jaspers ist der W. ein Phänomen, das sich in verfälschten Urteilen mitteilt. Gemeinsam sind allen Wahnideen drei Charakteristika: (1) Die außergewöhnliche Überzeugung, mit der an ihnen festgehalten wird und die unvergleichliche subjektive Gewissheit, (2) die Unbeeinflussbarkeit durch Erfahrung und zwingende Schlüsse und schließlich (3) die Unmöglichkeit des Inhalts. In der 4., völlig neu bearbeiteten Auflage seiner *Allgemeinen Psychopathologie* kommt Jaspers 1946 darüberhinaus zu einer philosophisch-weltbildlichen Erweiterung seiner Auffassungen. Der W. ist nun im Ganzen erst der Tatbestand, der dem Betroffenen eine Welt gestalte. Dadurch, dass ihm ein »Ausdruck durch seinen Stil« zu eigen ist, zeigt der W. »gleichsam ein Wesen« und ist damit ein ontologischer Wahnbegriff, »hat Gehalt durch die Welt, die er für den kranken Menschen durchdringend gestaltet«. Der Einstieg in die moderne Wahnforschung wird in der Mitte des letzten Jahrhunderts durch den Heidelberger Psychiater Kurt Schneider vollendet. Seine 1952 publizierte Darstellung *Über den Wahn* unterscheidet zwischen der Wahnwahrnehmung und dem Wahneinfall, etwa der Fixierung auf eine religiöse Aufgabe, auf besondere Fähigkeiten, auf Verfolgung oder Geliebtwerden. Der Wahneinfall ist nicht in gleicher Weise scharf herauszuarbeiten wie die Wahnwahrnehmung und auch klinisch-diagnostisch weitaus vielfältiger. »Ein Einfall kann möglich sein und doch ein Wahneinfall

sein, und er kann unmöglich erscheinen und doch mit der Wirklichkeit übereinstimmen.« Allerdings, so Schneider, gebe es Fälle, in denen man lediglich auf Grund des Ausmaßes, der Bizarrheit, Abwegigkeit, Verrücktheit eines Einfalls eine (schizophren-paranoide) Psychose (→Neurose und Psychose) annehmen müsse.

Zahlreiche Dramen, Erzählungen und Romane seit der Frühen Neuzeit greifen Themen des wahnhaft gestörten Geisteszustandes, oder später – nach der Medikalisierung solcher Zustandsformen – der Psychiatrie auf, sei es im Zentrum oder am Rande. Auch von Schriftstellern, die selbst →Ärzte sind, werden literarische Beiträge zu W. und Wahnsinn verfasst, so etwa von Justinus Kerner, Anton Tschechow oder Alfred Döblin. Aus der literarischen Präsentation von Geisteskrankheit kann erfasst werden, in welchem Umfang Kunst neben den anderen kulturellen, sozialen und politischen Auffassungen und Deutungen einer Zeit die medizinischen Diskurse widerspiegelt, unterstreicht oder aber auch in Frage stellt. Hierbei gilt wie in der literarischen Darstellung von Krankheit generell, dass sich die genuine Funktion der literarisierten Medizin, hier der Geisteskrankheit, besonders auf das Wesen, auf die Symbolik und →Metaphorik von Krankheit, auf die Fremddeutung und auf das Selbstverständnis des Kranken sowie auf seine Stellung und Rolle in der mikro- und makrosozialen Gruppe rekurriert. Die thematische Bandbreite der Darstellungen reicht von der Identifikation der geistigen Erkrankung mit den erstrebenswerten Tugenden der platonischen Weisheit, der paradiesisch-archaischen Einfalt oder der religiösen Hingebung bei Erasmus von Rotterdam (*Lob der Torheit*, 1511) bis hin zur Entfaltung neuer Erkenntnis- und Willensmöglichkeiten und zur Steigerung von Kraft und Handlungsdrang wie bei Honoré de Balzac (*Louis Lambert*, 1832; dt. *Louis Lambert*) oder Gérard de Nerval (*Aurélia ou le rêve de la vie* (1855; dt. *Aurelia oder der Traum des Lebens*). Seit der Dichtung der Frühen Neuzeit sind die Übergänge zwischen echtem W. und aus Not oder List geborener Wahntäuschung – bis hin zu Hypochondrie und Simulation – fließend. William Shakespeare (*Hamlet. Prince of Denmark*, 1603; dt. *Hamlet. Prinz von Dänemark*) lässt Hamlet Wahnsinn (scheinbar) vortäuschen und die übrigen Akteure über dessen Ursprünge rätseln, um die Wahrheit zu erfahren und schließlich Rache an seinem Onkel nehmen zu können. Der übereifrige Oberkämmerer Polonius hält die Verwirrung des Prinzen für unerfüllte →Liebe zu seiner Tochter Ophelia. Die Königin, Hamlets Mutter, glaubt an Trauer über den Tod des Vaters und die allzu rasche Wiedervermählung mit Claudius. Der blutrauschende Wahnsinn der Macbeths (*Macbeth*, 1606; dt. *Macbeth*) hingegen ist von Anfang an real, ebenso abstoßend wie nachvollziehbar, wenn auch die Kategorien der individuellen Moral wirksam bleiben, wie das bei Macbeth im 10. Aufzug fassbar wird. Wie in seinen Dramen, so schildert Shakespeare auch in seinen Gedichten wie kein anderer die wahnhaften Verstrickungen der Liebe in all ihren Aspekten und in allen Schattierungen. Ihm ist ihre launige, seelenvolle und glückliche Seite ebenso nah wie ihre Nachtseite: die rein sexuelle und berechnende Liebe, der Betrug, Krankheit und Wahnsinn. Bei Shakespeare ist der Übergang des Mittelalters in die Neuzeit, so wie er sich in Ariostos Epik (*Orlando Furioso*, 1521; dt. *Der rasende Roland*) widerspiegelt, bereits vollzogen. Und ist bei Ariosto der Wahnsinn Orlandos auch Folge seiner enttäuschten Liebe, so gilt bei Friedrich Schiller (*Der heilge Wahnsinn*, 1795) als Ausdruck des Sturm und Drang bereits: »Die ihr nimmer geliebt, kennt Ihr die Qualen der Liebe? [...] Der Liebe Wahnsinn ist ein heilger Wahnsinn.« Wahnsinn kann auch Anlass für moralische Verfehlungen sein, denen es Einhalt zu gebieten gilt, so vorbildlich die Tochter des Königs in Schillers *Der Taucher*, 1798, die dem Wahnsinn ihres Vaters Einhalt gebieten will. W. und Wahnsinn in literarischen Werken des 18. Jh. manifestieren das Vernunftideal der Aufklärung, das Suchen nach einer scharfen Grenzziehung zwischen Gefühl und Verstand, die indessen nicht immer gelingt und so die Spannung des literarischen Stoffes vorhält. W. ist Provokation des rationalistischen Denkens und Prüfstein der Vernunft schlechthin. Die Zeit um 1800 sieht zwar den Hoffnungsschimmer der Wahn-Therapie und die legendäre, aber nicht sehr realitätsnahe »Befreiung der Irren aus den Ketten« Pinels, zugleich aber in Deutschland auch einen ungeahnten Aufschwung der romantischen Wahnsinns-Literatur, die ganz von einer metaphysisch-religiösen Perspektive getragen wird. Typisch fassbar

wird dies etwa bei der 1804 von August Klingemann besorgten, aber anonym gebliebenen Edition der *Nachtwachen des Bonaventura*, für die in der literaturwissenschaftlichen Diskussion die Namen Wetzel, Schubert, Schlegel, Schelling, E. T. A. Hoffmann, Brentano ins Spiel gebracht werden: Sie repräsentieren klassisch sowohl die radikale Skepsis gegenüber rationalistischem Dogmatismus und pathetischer Fortschrittsgläubigkeit, als auch die literarische Wendung zu Nihilismus, zu einem romantisch auf das Mittelalter rückgewendeten Blick auf eine Welt als Narrenschiff und Irrenhaus (Sebastian Brant), die für nichts mehr steht als für eine blutige und grässliche Posse. Um 1800 und besonders in den ersten Jahrzehnten danach hat der Wahnsinn in der Literatur Konjunktur: »allein mit den literarischen Irren hätte man leicht einen ganzen Flügel der neuen Heilanstalten bevölkern können«, kommentiert Theodore Ziolkowski (*Das Amt des Poeten*, 1996). Aber nicht nur die Literatur (Goethe, Tieck, Jean Paul u. a.) interessiert sich nun stark für den Wahnsinn, auch die Medizin folgt dem Sog der Krankheit. Es vollzieht sich die Entkriminalisierung (→Forensik) der Psychiatrie, erste ›Heilanstalten für Geisteskranke‹ entstehen, erste wissenschaftliche Abhandlungen über Ursprünge, Diagnosen und Therapien des Wahnsinns (Pinel, Reil) erscheinen. Dabei gehen Psychologisierung der Literatur und die Literarisierung der Psychiatrie Hand in Hand. Literarische und ärztliche ›Seelenhermeneutik‹ sind sich auf diese Weise in der narrativen Ätiologie sehr nah. Friedrich Schleiermacher folgend sollen Arzt und Literaturkonsument die Psyche des Wahnsinnigen heuristisch-empathisch erkunden und hermeneutisch deuten. Nicht einhellig ist aber die Auffassung von den Erfolgsaussichten einer Hermeneutik des W. zwischen Ärzten und Literaten. So stellt etwa E. T. A. Hoffmann die Realisierbarkeit einer Seelendeutung radikal in Frage. In seinem Capriccio von der *Prinzessin Brambilla* (1820) korreliert der Wahnsinn mit der Unmöglichkeit hermeneutischen Auslotens, Deutens und Verstehens. Eine nicht unerhebliche Wirkung auf die Wahn- und Wahnsinns-Literatur des frühen 19. Jh. dürfte der überaus populären Lehre des tierischen Magnetismus Franz Anton Mesmers zuzuschreiben sein. Ihre Fernwirkung reicht bis Poe, Balzac, Maupassant und Dostojewskij. Nach Dietrich v. Engelhardt handelt es sich bei den psychischen Störungen in den Werken der Romantiker von Arnim, Novalis, Hoffmann und Kleist um »Dokumente der Sensibilität und Bewußtseinsstörung, der Überwindung platter und öder Alltagswelt« (→Bewusstsein). Das ausgehende 19. Jh. zeigt einen Wechsel im Spektrum der Geisteskrankheit durch die Aufnahme der Erblichkeit in der Pathopsychogenese etwa im Romanzyklus Zolas, der den unaufhaltsamen Fall der Familie Rougon-Macquart (*Les Rougon-Macquart*, 1871–93; dt. *Die Rougon-Macquart*) thematisiert. Hier sind es die erblichen Erkrankungen des Blutes und die Nervenkrankheiten (→Generation), die sich gegenseitig bedingen und den Weg in die Dekadenz der Romanprotagonisten bewirken. Lorenz Welker hat den Blick im Zusammenhang mit W. und Wahnsinn in der Literatur auf die musikalische Umsetzung des Literarischen in der Oper gelenkt. Es wird deutlich, wie W. und Wahnsinn, als Sammelbegriffe für alterierte Bewusstseinszustände und Verhaltensweisen, über Jahrhunderte hinweg, besonders aber im 18. Jh. über Aspekte einer gesteigerten Motorik – im Sinn von Raserei, Toben und Töten – und über akustische Aspekte – im Sinn des Schreiens – wahrgenommen wurden. Über diese beiden Aspekte habe der Wahnsinn in Musik umgesetzt werden können: Der »rasende«, nicht enden wollende Tanz der Folia in der Renaissance und die Wahnsinnsarien des Hochbarock mit ihren virtuosen, ›rasenden‹ Koloraturen seien Beispiele hierfür. Bezüge zur Wahnsinnsdarstellung in der Oper des 19. Jh. werden hergestellt. Insgesamt muss die Thematik von W. und Wahnsinn in der Literatur jeweils in Abhängigkeit von der literarischen Rezeption und Verarbeitung des wissenschaftshistorischen Wandels in der Auffassung der Geisteskrankheiten in Medizin und besonders in der Psychiatrie gesehen werden. Hinzu treten organische und soziale Determinanten, und schließlich die fachlich und gesellschaftlich geleitete Psychiatriekritik des 19. und 20. Jh., die von ebenso großer Einflusskraft auf die literarische Umsetzung ist. Den antipsychiatrischen Tenor leitet Rainald Goetz in *Irre* (1983) um, indem er dem Diskurs über den Wahnsinn einen Diskurs entgegenstellt, der dem Wahnsinn nah ist. *Irre* (1983) ist ein Roman über einen jungen Arzt in der Psychiatrie. Hier findet sich die Gegenposition zur

Stilisierung und Ästhetisierung des Wahnsinns: »Die Irren sind nämlich irr. Und irr ist null Kunst, null Revolte. Arme Teufel sind die Irren.«

Lorenz Welker: Wahnsinn auf der Opernbühne. Ein romantisches Konzept und sein Reflex in der Gegenwart. In: Bettina von Jagow, Florian Steger (Hg.): Repräsentationen. Medizin und Ethik in Literatur und Kunst der Moderne, Heidelberg 2004, S. 233–250

Wolfgang U. Eckart: Vom Wahn zum Wahnsinn – Anmerkungen zur Begriffsgeschichte einer Störung der Wahrnehmung in Medizin- und Kulturgeschichte vom Mittelalter bis ins frühe 20. Jahrhundert. In: Silke Leopold, Agnes Speck (Hg.): Hysterie und Wahnsinn, Heidelberg 2000, S. 10–30

Allen Thiher: Revels in Madness: Insanity in Medicine and Literature, Ann Arbor 1999

Werner Reinhart: Literarischer Wahn: Studien zum Irrsinnsmotiv in der amerikanischen Erzählliteratur 1821–1850, Tübingen 1997

Dirk Matejovski: Das Motiv des Wahnsinns in der mittelalterlichen Dichtung, Frankfurt/M. 1996

W.U.E.

Wahnsinn   →Wahn

Wasserleiche   Der Begriff W. deutet zunächst nur daraufhin, dass ein toter Mensch im Wasser aufgefunden wird. Damit ist jedoch keine Aussage zur Todesursache oder Todesart getroffen. Der →Tod im Wasser kann durch einen natürlichen Krankheitsprozess (→Gesundheit und Krankheit) erfolgen (Herzinfarkt = Badetod), er kann durch äußere Gewalt eintreten (Unfall – z. B. Mastbruch bei Unwetter), er kann als Folge einer gewaltsamen Tötung und anschließenden Verbringung des Toten ins Wasser verursacht sein (Verdeckung eines Tötungsvorgangs), er kann im Rahmen eines Unfalls (Überschwemmung, Tauchunfall) oder im Rahmen eines →Suizids durch Ertrinken oder durch Unterkühlung eintreten. In früheren Zeiten stellte das Ertränken eine der Todesstrafen dar, welche die sog. *Peinliche Gerichtsordnung* (1532) Kaiser Karls des V. vorgesehen hatte, die als besonders milde Todesart u. a. für Frauen gedacht war, die eine →Schwangerschaft abgebrochen (→Abtreibung) bzw. ihr →Kind getötet hatten. Die Folge aller genannter Todes-Modalitäten ist der Nachweis einer Leiche (→Leichnam) im Wasser, womit in der allgemeinen Meinung – wie auch in der Trivialliteratur – immer auch eine bestimmte Erscheinungsform verbunden ist. In der Regel wird davon ausgegangen, dass eine W. durch Grünfäulnis, Oberhaut- und Haarablösung, Fäulnisblähungen und -dunsungen zusammen mit Algenrasen und geruchsintensiven Fäulnisgasen so verändert ist, dass eine Identifizierung kaum noch möglich sein mag. Am häufigsten handelt es sich beim Tod im Wasser um einen Tod durch Ertrinken. Dieser Tod erfolgt durch ein Fehlen ausreichender Sauerstoffzufuhr zum →Gehirn und stellt einen Erstickungstod dar. Das Wasser führt entweder zu einem reflektorischen Zusammenziehen (Spasmus) der Stimmbänder oder aber das Wasser gerät in die oberen Luftwege und verhindert im Rahmen der Suspension (Untertauchen) die Sauerstoffzufuhr. Die morphologischen Phänomene hängen davon ab, wie lange nach dem Erstickungstod der Leichnam geborgen wird. Erfolgt die Bergung umgehend, ist als äußeres Merkmal allenfalls ein Schaumpilz vor Mund und Nase sichtbar. Bei einer →Obduktion kann zusätzlich eine Überblähung der Lungen wie auch Wasser im Magen dokumentiert werden. Erfolgt die Bergung nach Tagen oder Wochen, werden in der Regel die oben bereits beschriebenen späten Leichenerscheinungen sichtbar, die allerdings nicht spezifisch für W. sind und ebenso auch bei Leichen an Land beobachtet werden können. Die Assoziation von Fäulnisveränderungen mit W. erfolgt deshalb, weil die Bergung der in der Tiefe des Wassers zunächst verborgenen Leiche häufig verzögert erfolgt, da ein Auftauchen des Toten erst dann geschieht, wenn durch Ausbildung von Fäulnisgasen der Leichnam Auftrieb erhält.

In der Literatur wird der Begriff W. nur selten benutzt. Andererseits wird genügend oft die Leiche im Wasser oder der Tod im Wasser geschildert, wobei dieses Geschehen selten im Zentrum der Schilderung steht, sondern überwiegend als peripheres, begleitendes oder auch auslösendes oder finales – und abschließendes – Ereignis wiedergegeben wird. Als eher begleitendes, aber kontrapunktisch ablaufendes Ereignis wird der Tod Ophelias in William Shakespeares *Hamlet. Prince of Denmark* (1603; dt. *Hamlet. Prinz von Dänemark*) geschildert, als »schöne Nymphe«, die im →Wahn aus dem bewussten →Schmerz in den unbewussten →Traum abtaucht, wie in das Wasser des Flusses; sie ist blumenbekränzt, singend und schön, ohne jegliche Assoziation an die oben beschriebene W. Dieses Motiv findet in der Lyrik seinen Widerhall: Arthur Rimbaud setzte mit seinem Gedicht »Ophélie« (*Poésies*, 1870/71; dt. *Gedichte*) neue Maßstäbe inhaltlicher und formaler Art: extrem sinnliche Empfindungen befähigen Autor und Leser in den Abgründen ihrer Seelen (→Leib und Seele) neue authentische Bilder zu schöpfen. Besonders im deutschen Expressionismus findet Inhalt und Methode Rimbauds Widerhall: Georg Heym beschreibt in seinen Gedichten »Die Tote im Wasser« (1910) und »Ophelia« (1910) aus der Sammlung *Gedichte* (1910–12) die Realität einer in der Kanalisation nach langer Liegezeit aufgefundenen Leiche. Damit wird die Vorlage für die »Wasserleichenpoesie« gegeben, welche die Todesmetaphorik wiedergibt und die alles andere als den schönen Tod beschreibt. Sie steht in bewusstem Kontrast zur romantisierenden bildlichen Darstellung von John Everett Millais' *Ophelia* (1851/1852), die durch Theodor Fontane in *Der Stechlin* (1897/98) zitiert wird, und findet eher Parallelen in der Vorlage für Michelangelo Caravaggios Bild *Tod Mariä* (1605): Modell für die verstorbene Maria war die aufgedunsene W. einer Prostituierten. Sie wird fortgeführt durch Gottfried Benns Gedicht »Schöne Jugend« (1912) aus dem *Morgue*-Zyklus, durch Paul Zechs *Wasserleiche* (1913), Armin T. Wegeners *Die Ertrunkene* (1917) sowie Bertolt Brechts Gedicht »Vom ertrunkenen Mädchen« (1920) aus *Sammlungen 1918–1938, Bertolt Brechts Hauspostille*. Die Wasserleichenpoesie steht gegenüber einzelnen Werken, in denen der Tod durch Ertrinken geschildert wird: Johann Wolfgang von Goethe, *Die Wahlverwandtschaften* (1809) – Ottiliens innere Erregung führt zum Schwanken des Bootes, so dass das Kind ertrinkt, was Eduard als »Fügung« interpretiert, wodurch seine letzte Bindung an Ottilie beseitigt ist; Friedrich Schiller schildert den Untergang eines todesmutigen Knappen in *Der Taucher* (1798); Herman Melville beschreibt am Ende das Ertrinken des Protagonisten nach Ahabs Jagd eines Wales in *Moby-Dick, or The Whale* (1853; dt. *Moby Dick*); Hans Christian Andersen lässt in *Den lille Havfrue* (1837; dt. *Die kleine Meerjungfrau*) den Prinzen von der Meerjungfrau vor dem Ertrinkungstod erretten; Thomas Mann beschreibt in *Der kleine Herr Friede-*

mann (1897) den Suizid des gedemütigten und in seiner Liebe abgewiesenen Herrn Friedemann durch suizidales Ertrinken; Franz Kafkas Protagonist Georg in _Das Urteil_ (1913) stürzt sich durch den Vater verurteilt in einen Fluss um zu ertrinken. Erst in neuerer Zeit findet der Tod im Wasser zunehmend auch in Kriminalromanen statt. Bekannt ist der Roman von Daphne du Maurier, _Rebecca_ (1938; dt. _Rebecca_) v. a. durch die Verfilmung von Alfred Hitchcock (1940): Rebecca, die angeblich mit ihrem Segelboot einen Unfall erlitt und unterging, wird als W. Wochen später geborgen. Der Ehemann wird beschuldigt, sie umgebracht zu haben, was sich jedoch am Ende als raffinierte Manipulation Rebeccas herausstellt, die ihren Mann ins Gefängnis bringen wollte. Es folgen ferner eine Reihe von Kriminalromanen dem klassischen Konzept der spannungsgeladenen Trivialliteratur wie Joseph Koenig, _Die Wasserleiche_ (1990); Marcia Muller, _Dunkle Schatten_ (2001) oder Richard Wagner, _Miss Bukarest_ (2001) und Qui Xialong, _Tod einer Heldin_ (2003). Ganz aktuell aber sind Horror-Vorstellungen von Naturkatastrophen, wie sie einerseits im Roman von Frank Schätzing, _Der Schwarm_ (2004) geschildert werden, andererseits in den Filmen von Mimi Leder, _Deep Impact_ (1998) und von Roland Emmerich, _The Day after Tomorrow_ (2004), d. h. Katastrophen ungeahnten Ausmaßes mit unendlich vielen Todesfällen durch Wassereinwirkung, die allerdings durch den Tsunami vom 26.12.2004 nach einem Seebeben bei Sumatra bereits bestätigt und überholt wurden.

Thomas Larque: Ophelia Bibliography (2003) www.shakespearean.org.uk/ophbib1.htm (abgerufen 29.1.2005)

Thomas Anz: Literatur des Expressionismus, Stuttgart 2002

Silvio Vietta: Lyrik des Expressionsmus, Tübingen 1999

Elisabeth Bronfen: Nur über ihre Leiche. Tod, Weiblichkeit und Ästhetik, München 1994

Robert S. White: The Tragedy of Ophelia. In: Ariel: Review of International English Literature 9 (1978), S. 41–53

Kurt Pinthus (Hg): Menschheitsdämmerung, Reinbek 1959

M.O.

Wundarzt   →Chirurg

Wunde   Unter W. (gr. trauma: W., Verletzung) versteht man einen Defekt der →Haut oder der Oberfläche von Organen, der zumeist durch äußere Einwirkungen entsteht. Unterschieden werden je nach Ursache Biss-, Platz-, Quetsch-, Riss-, Schnitt-, Schuss-, Stichwunden oder thermische Gewebeschäden. Vorrangiges Ziel der Wundbehandlung ist die Vermeidung der Wundinfektion (→Infektion) als der häufigsten und schwerwiegendsten Komplikation. Die Wundheilung erfolgt in drei Stadien: (1) Ausbildung eines Wundödems durch Absonderung von Blutbestandteilen; (2) Vermehrte Gewebedurchsaftung als Voraussetzung für die Steigerung des Zellwachstums, unerlässlich für die im zweiten Stadium erfolgende Bildung des Granulationsgewebes; (3) Ausdifferenzierung der Zellelemente mit allmählicher Umwandlung zu Narbengewebe. Schon im 8. Jh. v. Chr. wurden in Homers _Ilias_ Verletzungen und ihre pharmakologische Behandlung (→Arzneimittel) und Versorgung mit Verbänden durch →Ärzte wie Machaon dargestellt. Auf Gefäßen aus dem antiken Griechenland vorrangig des 6. bis 4. Jh. v. Chr. finden sich häufig Darstellungen von Verwundeten und deren Behandlung, z. B. die des Patroklos durch Achilleus: Achilleus verbindet den linken Oberarm des Patroklos, nachdem er einen Pfeil aus der W., entfernt hat (attische Trinkschale um 500 v. Chr.). Im _Corpus Hippocraticum_ sind erstaunlich »moderne« Ansichten der Wundbehandlung beschrieben, z. B. der Hinweis auf das Reinhalten der W. verbunden mit der Einsicht, etwas von außen Eindringendes verursache Wundfäulnis. In _De medicina_; dt. _Über die Arzneiwissenschaft_ von Aulus Cornelius Celsus sind Methoden der Blutstillung wie das Anlegen eines Druckverbandes oder die hier erwähnte Gefäßligatur überliefert. Galen beschreibt, wie Weichteilwunden durch unmittelbare Verklebung der Wundränder heilen; er empfiehlt zur Eiterableitung das Einlegen metallener Röhren. Aus dem Frühmittelalter sind wundärztliche Maßnahmen zur Versorgung von penetrierenden Bauch- und Brustverletzungen bekannt. Ständiger Streitpunkt blieb die entscheidende Frage, ob der unmittelbaren Vereinigung der Wundränder oder der Heilung durch Eiterung der Vorzug zu geben sei. Die chirurgischen Schulen Salernos und Bolognas (12./13. Jh.) empfahlen die zur Vereiterung führende Tamponierung, während andere wie Heinrich von Mondeville (ca. 1260–1325) die reinliche Versorgung der W. forderten. Die Praxis der Wundbehandlung im Mittelalter lag zumeist in den Händen von Wundärzten und Badern (→Chirurg). Seine Kenntnisse erwarb der Wundarzt, indem er wie ein Handwerker in die Lehre ging. Die W. wurden mit einem sog. sucherlin sondiert, ausgewaschen und dann mit Tamponaden ausgestopft, um die Eiterung hervorzurufen, die oft Würmer in die W. brachte. Durch die Einführung der Feuerwaffen waren ab dem 15. Jh. völlig neuartige Schusswunden zu versorgen. Im 16. und 17. Jh. unterschied sich die Behandlung der W. kaum von der vergangener Jh., auch wenn Paracelsus mahnte, die W. rein zu halten. Im 18. Jh. zwang die ständige Konfrontation mit der Wundfäulnis dazu, nach den Ursachen zu suchen. Insbesondere in England wurde z.B. das Sondieren durch das vorsichtigere, aber nicht reinliche Tasten des Fingers ersetzt. Bahnbrechend für den Siegeszug der Antisepsis (Vernichtung der Wundinfektionserreger innerhalb der W. mit chemischen Mitteln) war ab der Mitte des 19. Jh. die Entdeckung, dass jede Fäulnis durch Zuführung äußerer lebender Keime bedingt sei (Jakob Henle, 1840). Mit der Karbolsäure wurde eine Substanz gefunden, die Mikroorganismen vernichten konnte (Jules Lemaire, 1860 und Joseph Lister, 1867). Begründer der Asepsis (Keimfreiheit aller Gegenstände, die mit der W. in Berührung kommen) wurde Ignaz Semmelweis (1847), der durch Säuberung der Hände das Kindbettfieber zurückdrängte und erkannte, dass die Erreger für das Kindbettfieber auch bei anderen W. Wundfäulnis verursachen konnten. Robert Koch (1878) u.a. entdeckten schließlich die verschiedenen Wundinfektionserreger. Es wurde deutlich, dass dem Wundverband die Aufgabe zukam, die W. möglichst keimfrei zu halten, und dass Keimfreiheit ein Ideal darstellt, das selbst heute, im Zeitalter keimarmer Operationsräume (→Operation), noch nicht völlig erreicht ist.

Literarische Darstellungen von W. knüpfen oft an antike Mythen und Texte an. Im *Philoktet* des Sophokles ist der gleichnamige Protagonist mit einer zunächst unheilbaren W. versehen. Die übelriechende Schlangenbisswunde ist Anlass von Wehklage und führt dazu, dass Philoktet einsam zurückgelassen wird. Auch in Wolframs von Eschenbach *Parzifal* (um 1200–10) tritt der König Anfortas mit einer unheilbaren W. auf. Parzival begeht den Fehler, Anfortas nicht nach der Ursache für die W. zu fragen und verlängert so dessen Leiden, das bei Stellung der Frage beendet worden wäre. Im Hymnus *Salve caput cruentatum* von Arnulf von Löwen (ca. Mitte des 13. Jh.), der in der Übertragung von Paul Gerhardt (»O Haupt voll Blut und Wunden«) in die *Matthäuspassion* Johann Sebastian Bachs (1729) eingegangen ist, fällt der Blick auf den verwundeten Körper Christi, wenn es von ihm heißt: blutbespritzt, dornengekrönt, entstellt, verwundet, geschlagen. Daniel Caspar von Lohenstein schildert in seinem Drama *Agrippina* (um 1665) die Ermordung Agrippinas durch ihren Sohn Nero (→Mord). Dem noch zuckenden →Leichnam werden zahlreiche Stichwunden zugefügt. Im 18. Jh. verband sich der Blick auf die W. des Körpers mit einer ästhetischen Diskussion. Gerade die von Versehrung gezeichneten Torsi der Antike wurden zu maßgeblichen Beispielen des klassischen Schönheitsideals. Gotthold Ephraim Lessing hat in seiner Abhandlung *Laokoon oder über die Grenzen der Malerei und Poesie* (1766) den *Philoktet* dahingehend befragt, ob es ästhetisch sei, eine Figur mit einem solchen von der W. herrührenden →Schmerz auszustatten und hat für eine ästhetisch begründete Schmerzökonomie plädiert. Beispiel für die zahlreichen Duelle im 18. und 19. Jh. ist Samuel Richardsons Roman *Clarissa or The History of a Young Lady* (1747/48; dt. *Clarissa oder die Geschichten einer jungen Dame*). Der Chirurg Dr. Diggs versorgt am Anfang die Schusswunde von James Harlowe, die dieser von dem Duell mit Robert Lovelace davongetragen hat. Am Ende kann Lovelace, der erneut in ein Duell verstrickt wird, nicht geholfen werden, er verblutet. In Johann Wolfgang von Goethes Roman *Wilhelm Meisters Lehrjahre* (1795/96) spielen W. deshalb eine wichtige Rolle, weil Wilhelm Wundarzt wird. Die W. im Text haben zudem eine strukturelle Funktion: Sie motivieren die Handlung. So verliebt sich der verwundete Wilhelm in die ihn rettende Amazone; an anderer Stelle versorgt Wilhelm die W. seines Sohns Felix und wird seiner Berufung gewiss. Bei Jean Paul ist die Aderlasswunde, die Thienette in seinem Roman *Leben des Quintus Fixlein* (1796) erleidet, Anlass für die Annäherung zwischen Quintus und Thienette. Quintus verfolgt die Blutspuren, welche die W. hinterlässt und versorgt die W. Auch der Text selbst zeigt Verwundungsstrukturen, beständig wird die nur vordergründige Idylle verletzt. In Heinrich von Kleists Erzählung *Der Zweikampf* (1811) geben W. diverse Rätsel auf. Während eine harmlos aussehende W. bei Jakob dem Rotbart zum →Tod führt, erholt sich der schwer verletzte Herzog Friedrich von Trota. W. gewinnen eine so große Bedeutung, dass sie zu ›Protagonisten‹ des Textes werden und den Blick ins Innere des Körpers freigeben. In Honoré Balzacs historischem Roman *Sur Cathérine de Médicis* (1831–41; dt. *Katharina von Medici*) rettet der Chirurg Ambroise Paré den durch einen Lanzenstich lebensgefährlich verwundeten Herzog von Guise, indem er die Lanze aus dessen Kopf herauszieht. Der Herzog überlebt, von der W. bleibt eine entstellende Narbe zurück. Die vielleicht berühmteste W. in der Literatur der Klassischen Moderne findet sich in Franz Kafkas Erzählung *Ein Landarzt* (1918). Ein →Landarzt wird zu einem Jungen gerufen, der in der Lendengegend eine handtellergroße W. aufweist, die bei der ersten Untersuchung verborgen bleibt. Die W. ist das zentrale Rätsel des Textes, der Landarzt wird von ihr so verunsichert, dass er schließlich flieht. In der Gegenwartsliteratur treten W. mitunter sogar gleichsam aus dem Text heraus: So etwa bei Rainald Goetz während des Ingeborg-Bachmann-Wettbewerbs in Klagenfurt (1983), als er sich während des Lesens mehrere Schnittwunden am Kopf zufügt. Selbstverletzungen (→Autoaggression) sind auch das Thema der Erzählung *Klingen* (2001) von Corinna Soria, in der Schnitte mit der Rasierklinge blutige Zeichen einer inneren Zerstörung der Ich-Figur markieren.

Iris Hermann: ›Blutende Fenster‹: Bilder verwundeter Körper bei Jean Paul, Franz Kafka und in der Psychoanalyse. In: Wolfgang Braungart, Klaus Ridder, Friedmar Apel (Hg.): Wahrnehmen und Handeln. Perspektiven einer Literaturanthropologie, Bielefeld 2004, S. 175–192

Irmela Marei Krüger-Fürhoff: Der versehrte Körper. Revisionen des klassizistischen Schönheitsideals, Göttingen 2001

Ulrich Knapp, Martin Hansis: Die Wunde. Pathophysiologie – Behandlung – Komplikationen, Stuttgart 1999

Stephanos Geroulanos, René Bridler: Trauma. Wund-Entstehung und Wund-Pflege im antiken Griechenland, Mainz 1994

Simon Richter: Laocoon's Body and the Aesthetics of Pain: Winckelmann, Lessing, Herder, Moritz, Goethe, Detroit 1992

I.He.

Zahn Z. (lat. dens: Zahn) sind knochenähnliche Gebilde, die symmetrisch in den Fächern (Alveolen) des Ober- und Unterkiefers befestigt sind. Sie dienen dem Zerschneiden, Zerreißen und Zermahlen der Nahrung (→Essen und Trinken). In ihrer Gesamtheit bilden sie das Gebiss; das kindliche Milchgebiss umfasst 20, ein vollständiges Erwachsenengebiss 32 Z. Z. und Zahnschmerz sind seit Beginn der Menschheitsgeschichte untrennbar miteinander verbunden. Als Kompositum findet sich das Wort Zahnschmerz (→Schmerz) erstmals Mitte des 14. Jh. bei Konrad von Megenberg. Dessen *Buch der Natur* führt u. a. den Begriff »zantsmerze« an. Daneben finden sich im Spätmittelalter auch Belege für Zahnweh (»wedage der tenen«, »tantzweer«, »zanwehe«). In Francesco Petrarcas *De Remediis Utriusque Fortunae* (1366; dt. *Heilmittel gegen Glück und Unglück*) in der Übersetzung von Peter Stahel und Georg Spalatin ist von »weethumb der zeen« die Rede. Weh und seine Derivate werden im Frühneuhochdeutschen durch das Wort Schmerz zunehmend in den Hintergrund gedrängt. Die Behandlung der Z. lag bis weit in das 19. Jh. hinein vornehmlich in den Händen nicht approbierter Empiriker: Lange Zeit waren sog. Zahnbrecher vorherrschend, die ihre Tätigkeit nicht an einem festen Ort ausübten, sondern meist als Wanderheiler auftraten. Dabei führten sie nicht nur Zahnextraktionen durch, sondern verkauften auch Wundertinkturen und Reinigungsmittel. Daneben nahmen auch Bader und Barbiere (→Chirurg) im Rahmen ihrer Tätigkeit Extraktionen vor, während sich akademische →Ärzte nur ausnahmsweise mit dem Zahnsystem beschäftigten. Entsprechend gering war das Ansehen der Zahnbehandler. Das erste Standardwerk zur Zahnheilkunde veröffentlichte der Franzose Pierre Fauchard 1728 unter dem Titel *Le chirurgien dentiste*. Es bereitete der Herausbildung eines spezialisierten zahnärztlichen Berufsstandes den Weg. Allerdings formulierten die meisten europäischen Länder erst im Verlauf des 19. Jh. konkrete, zunächst jedoch sehr geringe Anforderungen an die zahnärztliche Ausbildung. Noch um 1850 wurden in Deutschland lediglich 250 approbierte Zahnärzte gezählt. Nach der Freigabe der Heilkunde in den Jahren 1869 (Norddeutscher Bund) bzw. 1872 (Deutsches Reich) sahen sich die Zahnärzte einer wachsenden Zahl von Laienbehandlern gegenüber, aus denen sich die zahlenmäßig dominierende konkurrierende Berufsgruppe der Dentisten entwickelte. Dennoch gelang den deutschen Zahnärzten in der Folgezeit die Durchsetzung wesentlicher berufspolitischer Ziele. Hierzu gehörten die flächendeckende Errichtung geeigneter Ausbildungsstätten, die Einführung des Abiturs als verbindliche Studienvoraussetzung (1909) – verbunden mit der Integration des Studienfachs Zahnheilkunde in die medizinische Fakultät –, die Einführung des Dr. med. dent. (1919) und die Erstreitung des Habilitationsrechts (1923). Eine weitere Zäsur bedeutete das am 31. März 1952 in der BRD verabschiedete »Gesetz über die Ausübung der Zahnheilkunde«. Es verfügte die Integration aller Dentisten in den Zahnärztestand bei gleichzeitiger Aufhebung des Dentistenberufs. Heutzutage liegt die Zahnbehandlung in nahezu allen europäischen Staaten in den Händen akademisch ausgebildeter Zahnärzte. Auch der Umgang mit dem peinigenden und darum gefürchteten Zahnschmerz wurde in der zweiten Hälfte des 19. Jh. auf eine neue Grundlage gestellt: Die Etablierung moderner Narkose- und Anästhesieverfahren (→Anästhesie) (1840er Jahre) und die Einführung der Fußtretbohrmaschine (1871) ermöglichten immer häufiger schmerzarme Behandlungen; neben die Zahnextraktion traten überdies in zunehmendem Maß zahnerhaltende Therapieoptionen (→Therapie). Gleichwohl stellt v. a. der akute Zahnschmerz auch heute noch ein gefürchtetes Erlebnis dar.

Während der Zahnbehandler als Arztfigur erst nach 1800 eine größere Rolle spielt, sind Z., Zahnbeschwerden und dentalästhetische Aspekte durchgehend Themen in der Literatur. Auch für die metaphorische Verwendung des Begriffs Z. finden sich zahlreiche frühe Beispiele: Auf Homer geht beispielsweise der Ausdruck »Gehege der Zähne« zurück (*Odyssee* I, 64), und auch in der *Bibel* finden sich bereits entsprechende Redewendungen und Metaphern: In *Ex* 21,24 taucht zum ersten Mal der Ausspruch »Auge um Auge, Zahn um Zahn« auf, in *Ps* 37,12 finden sich

wir z. B. die Wendung »Die Zähne zusammenbeißen«, und biblisch ist auch die Rede vom »Heulen und Zähneklappern« (*Mt* 8,12). Aus William Shakespeares *Measure for Measure* (1603; dt. *Maß für Maß*) stammt dagegen die Metapher (→Metaphorik) »Zahn der Zeit« (»Tooth of time«). In Boccaccios *Il Decamerone* (1349–53, postum 1470; dt. *Das Dekameron*) findet sich das »Schreien vor Schmerz« als Topos: Eine Frau zieht einem älteren Mann mit dem Hinweis auf dessen angeblichen Mundgeruch (→Sinneswahrnehmung) auf schmerzhafte Weise einen gesunden Z. Tatsächlich wird sie aber auf Geheiß ihres Geliebten tätig, der den Z. als »Liebespfand« einfordert. In François Rabelais' *Gargantua et Pantagruel* (1532–64; dt. *Gargantua und Pantagruel*), der grotesken Geschichte einer Dynastie von Riesen, spielen Zahnschmerzen ebenfalls eine Rolle: Als Therapie bei Zahnweh wird ein Buch in aufgewärmte Tücher gewickelt, mit Güldenkrautpulver versehen und dem Riesen auf die schmerzende Stelle gelegt. An anderer Stelle nimmt der Riese Gargantua einen Pilger in seiner Mundhöhle auf, wofür er mit heftigstem Zahnweh bezahlt, weil der Pilger versehentlich in einen hohlen Z. stößt und so den Zahnnerv (→Nerv) reizt. Zahnschmerzen und Versehen spielen auch in Jonathan Swifts *Travels into Several Remote Nations of the World* (1726; dt. *Gullivers Reisen*) eine Rolle: Im Land der Riesen wird einem Diener, der an Zahnschmerzen leidet, irrtümlicherweise ein gesunder Z. extrahiert. In der mit »Address to the Toothache« (*Posthumous Pieces*) übertitelten Ode des britischen Lyrikers Robert Burns (1759–96) wird das Zahnweh mit dem Hämmern von Maschinen verglichen. Jean Paul lässt 1812 seine Hauptfigur im *Leben Fibels* im Alter von 100 Jahren nochmals Zahnungsschmerzen erleben. Mit den neuen Zähnen entwickelt Fibel zugleich eine geistige Erneuerung. In *Isegrimm* (1854) leidet Willibald Alexis' Protagonistin ebenfalls an Zahnschmerzen, die auf Zugluft zurückgeführt werden. Vermeintliche Zahnschmerzen spielen dagegen in Johann-Peter Hebels *Schatzkästlein des Rheinischen Hausfreundes* (1811) eine Rolle: ein Betrüger täuscht vor einer versammelten Menschenmenge vor, an heftigen Zahnbeschwerden zu leiden, um sich dann von den Pillen (→Arzneimittel) seines Kompagnons, Stranzius Rapunzius von Trafalgar, heilen zu lassen. Auch Fjodor

M. Dostojewskij thematisiert in *Zapiski iz mërtvo-go doma* (1861/62; dt. *Aufzeichnungen aus dem Totenhaus*) den Zahnschmerz. Er ist für den Dichter ein Paradigma für menschliches Leiden. Zugleich erblickt er im Zahnschmerz auch Genuss, der sich im Stöhnen des Leidenden in wechselnden Variationen und Koloraturen ausdrückt. Obwohl das »häßliche Stöhnen« nicht den geringsten Nutzen bringe, werde es, so Dostojewskij, der Umgebung (→Umwelt) zugemutet. Eben hierin zeige sich die Wollust des Leidenden. Hans Christian Andersen entwirft 1872 in seinem Märchen *Tante Tandpine* (dt. *Tante Zahnweh*) einen Dichter, der die Personifikation von Zahnschmerzen darstellt, wobei die Größe des Dichters mit der Intensität des Zahnwehs korreliert wird. Auch in überlieferten Selbstzeugnissen finden sich zahlreiche Hinweise auf Zahnweh und (frustrane) Therapieversuche. Als frühneuzeitliche Beispiele können die Ego-Dokumente von Michael Walburger (1594–1669), Ralph Josselins (1617–83) und Samuel Pepys (1633–1703) gelten. Ähnliches lässt sich für die Moderne feststellen: So berichtet der russische Aufklärer Andrej Bolotow in seiner autobiographischen Schrift *Zizn' i prikljucenija Andreja Bolotova, opisannye samim im dlja svoich potomkov* (1769; dt. *Leben und Abenteuer des Andrej Bolotow, von ihm selbst für seine Nachkommen aufgeschrieben*) von fürchterlichsten Zahnbeschwerden, die ihn seit seiner Kindheit nahezu jährlich heimsuchten. Der Mozart-Librettist Lorenzo Da Ponte erzählt in seinen *Memorie scritte da esso* (1829; dt. *Mein abenteuerliches Leben*) von einer Zahnfleischbehandlung, die ihm den Verlust von 16 Zähnen einbrachte. Auch Friedrich Hebbel gewährt in seinen *Tagebüchern* Einblick in die zeitgenössische Zahnbehandlung (1847). Er berichtet von einem Zahnarztbesuch, aber auch von einer frühen Zahnoperation (→Operation) unter Narkose. Franz Grillparzer erwähnt in einem seiner *Briefwechsel* seine falschen Zähne: So schreibt er am 21. Juni 1876 an Katharina Fröhlich, dass er das ihm vorgesetzte Fleisch mit seinen »120-Gulden-Zähnen« nicht habe durchbeißen können. Thomas Mann erwähnt in seinen *Tagebüchern* an 180 Tagen Zahnschmerzen oder berichtet von »endlosen oder enervierenden« Zahnbehandlungen (1918–21 und 1933–46). Hans Fallada beschreibt in seinen 1956 erschienenen Jugenderinnerungen *Damals bei uns daheim* einen Ber-

liner Zahnarzt namens Lenkstake als großen, schönen, aber wenig tüchtigen Behandler. Auch Arthur Miller berichtet in seiner Autobiographie *Timebends* (1987; dt. *Zeitkurven*) von Zahnschmerzen und einer Extraktion. Mehrere Humoresken und Satiren (1880–92) verfasste der Arzt-Dichter Anton Tschechow über zahnschmerzgeplagte Menschen (*Otschee obrasovanie; Chirurgija; Snakomj muschina; Ach, suby*; dt. *Allgemeinbildung; Chirurgie; Ein bekannter Herr; Ach, Zähne!*). Gleiches gilt etwa für Wilhelm Busch und seine vielzitierten Dentalgeschichten *Der hohle Zahn* (1862) und *Balduin Bählamm* (1883). Auch Heinrich von Kleist greift im *Das Käthchen von Heilbronn* (1810) nicht ohne Ironie die Künstlichkeit des Zahnersatzes auf, wenn er zu Kunigunde bemerkt, dass deren Zähne eigentlich »einem Mädchen aus München« gehören. Ästhetische Aspekte thematisiert Georg Philipp Harsdoerffer in seinen *Frauenzimmer-Gesprechsspielen* (in acht Teilen erschienen 1641/49). Er beschreibt Göttinnen mit vertauschten Körperfarben: Hier findet sich die weiße Farbe des Leibes auf den Lippen wieder, während die »Schwärtze der Augenbrämen auf das Zahnfleisch« geraten ist. Auch Hans Jakob Christoffel von Grimmelshausen thematisiert in *Der Abenteuerliche Simplicissimus Teutsch* (1669) dentalästhetische Fragen. Simplicissimus empfiehlt seinen Klienten zum Aufhellen der Zähne ein Pulver aus Galmei, Kieselsteinen, Krebsaugen, Schmirgel und Trippel. Den Verlust von Ästhetik und Jugend macht Johann Wolfgang von Goethe in *Wilhelm Meisters Wanderjahre* (1821/29) am Gebisszustand fest: Dem »Mann von funfzig Jahren« fehlt ein Schneidezahn, und weiterer Zahnverlust droht – ein Umstand, den der Betroffene als Mangel und Erniedrigung erlebt. In Edgar Allan Poes *The Spectacles* (1850; dt. *Die Brille*) versucht die 82jährige Eugénie Lalande den Makel des Zahnverlusts mit falschen Z. zu kompensieren. In Poes Werk *Berenice* (1835; dt. *Berenice*) treten bei der todgeweihten Hauptdarstellerin Zahnveränderungen auf, die ihr ein neues Erscheinungsbild geben. Die Z. üben auf Berenices Cousin Egäus eine derart große Anziehungskraft aus, dass dieser sie der Verstorbenen herausbricht und in einem Etui verstaut. In Victor Hugos *Les Misérables* (1862; dt. *Die Elenden*) erhält die schöne Fantine, eine mittellose Frau mit makellosem Gebiss, 40 Franc für die Einwilligung, sich zwei ihrer Frontzähne ziehen zu lassen. Danach scheint sie um Jahre gealtert.

Den Zahnarzt als literarische Figur thematisiert der Franzose Joris-Karl Huysmans in seinem Roman *A rebours* (1884; dt. *Gegen den Strich*): Ein »Volkszahnarzt« bricht dem leidenden Des Esseintes unter Krachen zunächst einen Teil des Z. ab, um schließlich doch den ganzen Z. zu entfernen. Des Esseintes fühlt sich nach der Prozedur um zehn Jahre verjüngt. Der von dem Franzosen Emile Zola beeinflusste US-Amerikaner Frank Norris skizziert in seinem Roman *McTeague: A Story of San Francisco* (1899; dt. *Gier nach Gold*) einen Titelhelden, der ohne Studiennachweis eine Zahnarztpraxis eröffnet. Trotz einiger praktischer Begabung – er versteht es, einen Z. mit bloßer Hand zu ziehen, und bedient sich modernster Methoden – muss er jedoch mangels formaler Qualifikation seine Tätigkeit aufgeben, woran er schließlich auch privat scheitert. Thomas Mann beschreibt in den *Die Buddenbrooks. Verfall einer Familie* (1901) mit Dr. Brecht einen nervösen Zahnarzt, der selbst den mit einer Zahnbehandlung verbundenen Qualen nicht gewachsen ist und bei Thomas Buddenbrook versehentlich eine Zahnkrone abbricht. Buddenbrook und Brecht entscheiden sich für eine spätere Entfernung der verbliebenen Zahnwurzeln. Doch der Patient bricht auf dem Heimweg zusammen und verstirbt kurze Zeit später. Es fällt auf, dass Mann stomatologischen Themen in seinem Werk breiten Raum einräumt: In *Doktor Faustus* (1947) ist von treulosen Zahnärzten die Rede, die den armen Rüdiger Schildknapp vorgeblich aus Freundschaft behandeln, um danach horrende Forderungen zu stellen. Man habe ihm »unter Qualen eine umfangreiche Brücke auf verbleibende schmerzende Wurzeln gepreßt«. Auch »die wachsende Neigung der Zahnärzte (…), Zähne mit abgestorbenem Nerv kurzerhand auszureißen, da man zu dem Entschluß gekommen war, sie als infektiöse Fremdkörper zu betrachten«, wird in *Doktor Faustus* thematisiert (→Infektion). Thomas Mann verwendet im Übrigen große Sorgfalt auf die detaillierte Schilderung des Zahnsystems und der Physiognomie seiner Figuren: Hanno Buddenbrook etwa wird mit äußerlich schönen und weißen Zähnen beschrieben, die jedoch weich und anfällig sind und zudem falsch wachsen. Bei ihm spiegeln die kränklichen Zähne ei-

ne angeschlagene →Gesundheit wider: Schon der Durchbruch der Milchzähne hätte Hanno wegen auftretender Fieberkrämpfe (→Fieber) fast das Leben gekostet, und die Extraktion von vier Backenzähnen nimmt vier Wochen in Anspruch; danach folgt ein achttägiges Krankenlager. Christian Buddenbrook wiederum rechtfertigt seine Sympathie für ein Straßenmädchen mit ihren makellosen Zähnen, die er als Gradmesser für einen guten Gesundheitszustand ansieht. In *Tristan* (1903) schildert Thomas Mann den Schriftsteller Detlev Spinell äußerlich als Blassgesicht mit großen und kariösen Zähnen. Der Betrüger aus der Novelle *Mario und der Zauberer* (1930) gibt beim süßlichen Lachen splittrige Zähne preis, und Mario selbst schreibt Thomas Mann wulstige Lippen zu, »zwischen denen beim Sprechen die feuchten Zähne sichtbar wurden«. In *Der Tod in Venedig* (1912) skizziert Thomas Mann eine männliche Gestalt, deren Lippen völlig von den Z. verdrängt werden, so dass Letztere – bis zum Zahnfleischsaum sichtbar – »hervorblecken«. Zudem trägt die Figur eine falsche Oberkieferprothese, die unvermutet auf die Unterlippe fällt. Aber auch Tadzios Z. beschreibt Mann im *Der Tod in Venedig* (1912) mit kritischem Blick als etwas zackig und blass, »ohne den Schmelz der Gesundheit und von eigentümlich spröder Durchsichtigkeit, wie zuweilen bei Bleichsüchtigen.« In der Novelle *Königliche Hoheit* (1909) treten mit Spoelmann und von Bühl Männer mit mutmaßlich falschen Zähnen auf, und in *Lotte in Weimar* (1939) lacht Goethe, der nachweislich viele Jahre das Bild eines Zahnlosen bot, wohlweislich mit geschlossenem Mund.

Auch die erotische Anziehungskraft zwischen Zahnarzt und Patientin bzw. Sprechstundenhilfe wird in literarischen Werken thematisiert: In Robert Musils Novelle *Die Vollendung der Liebe* (1908) gibt sich die Heldin Claudine im Rahmen einer Zahnbehandlung dem Dentisten hin. In *Purzelchen* beschreibt Hermann Sudermann (1928) einen promovierten Zahnarzt, der Liebesbeziehungen (→Liebe) zu seinen weiblichen →Patienten wie auch zu seiner Assistentin unterhält. Auch in *Fleur de Cactus* (1964; dt. *Die Kaktusblüte*), einer Komödie von Pierre Barillet und Jean-Pierre Grédy, die 1969 unter dem Titel »Kaktusblüte« verfilmt wurde, versucht der leichtlebige Zahnarzt Julian ein Eheversprechen an seine junge Freundin zu umgehen, indem er seine Sprechstundenhilfe als Gattin ausgibt, um sich am Ende in Letztere zu verlieben. Eine Zahnarztpraxis als Schauplatz sexueller Begierden beschreibt der US-Amerikaner und Enkel europäischer Einwanderer Philip Roth in *The Counterlife* (1986; dt. *Gegenleben*). Das erste Kapitel thematisiert Affären des Zahnarztes Henry Zuckerman mit einer Patientin und einer Dentalhygienikerin, bis Zuckerman an einer durch Herzmedikamente verursachten Impotenz erkrankt. Einen Zahnarzt als Sympathieträger skizziert George Bernard Shaw in seinem 1898 veröffentlichten Theaterstück *You never can tell* (1898; dt. *Man kann nie wissen*). Sein Dr. Valentine hat ebenso liebenswürdige Züge wie der Dentist Victor Rhodes in Graham Greenes *The complaisant lover* (1959; dt. *Der verbindliche Liebhaber*). Ähnliches gilt für das Zahnarztbild, das Lion Feuchtwanger in seinem Roman *Exil* (1940) entwirft: Der jüdische Zahnarzt Dr. Wohlgemut führt in Paris bei dem Nazisympathisanten Baron von Gehrke erfolgreich zahnkosmetische Eingriffe durch. Als eine Schussverletzung von Gehrkes Gebiss zerstört, sucht dieser den vor den Nazis nach London emigrierten Wohlgemut erneut auf – diesmal allerdings vergebens, denn Wohlgemut verweigert nunmehr konsequent die Behandlung. Auch bei Anatolij Rybakow tritt ein jüdischer Zahnarzt auf: Der Russe beschreibt in seinem in den 1960er Jahren verfassten, aber erst 1987 publizierten Roman *Deti Arbata* (dt. *Die Kinder vom Arbat*) im Detail die zahnärztliche Behandlung Stalins durch den Juden Lipman, einen gutaussehenden, freundlichen Zahnbehandler mit zärtlichen Händen. Stalin wird von Zahnschmerzen geplagt, die von einem gelockerten Klammerzahn ausgelöst werden. Lipman extrahiert den betreffenden Z. und empfiehlt eine Prothese aus Kunststoff. Stalin besteht jedoch auf einer Teilprothese aus Gold.

Günter Grass skizziert in seinem Roman *Örtlich betäubt* (1969) einen ebenso behutsamen wie bestimmten Zahnarzt, der bei markanter, den Eindruck von Brutalität vermittelnder Physiognomie (→Physiognomik und Pathognomik) zu Zahnkorrekturen rät, während der Behandlung einen Fernseher zur Ablenkung seiner Patienten einsetzt, sich in den Erläuterungen der therapeutischen Details ergeht und aus der Geschichte der Zahnheilkunde erzählt. Grass lässt den Zahnarzt diverse technische Details zu

Bohrmaschine, Schnellläufer und Turbine erklären und so Fortschrittsgläubigkeit demonstrieren. Name und Privatleben des Zahnarztes bleiben dagegen im Dunkeln. Auch in dem Hörspiel *Zweiunddreißig Zähne* (1959), der Novelle *Katz und Maus* (1961) und dem Roman *Hundejahre* (1963) kommt Grass auf Zahnprobleme bzw. ihre Behandlung zu sprechen.

Dominik Groß: Zähne und Zeiten, Frankfurter Allgemeine Zeitung vom 31.07.1999, Wissenschaftliche Beilage »Bilder und Zeiten«, Nr. 175, S. VI
Dominik Groß: Die schwierige Professionalisierung der deutschen Zahnärzteschaft (1867–1919), Frankfurt/M. 1994
Norbert Nechwatal: Zahnweh. Die Zahnheilkunde in der Dichtung, Wiesbaden 1992
Dietrich v. Engelhardt: Der Zahnarzt. In: Dietrich v. Engelhardt: Medizin in der Literatur. Bd. 1, Darstellung und Deutung, Hürtgenwald 1991, S. 252–265
Robert Stiebitz: Die Zahnheilkunde im Spiegel der Belletristik. In: Kunst des Heilens. Niederösterreichische Landesausstellung, Wien 1991, S. 729–735
D.G./J.St.

Zahnarzt →Zahn

Zwang Die Zwangsstörung gehört nach DSM-IV in den Bereich der Angststörungen (→Angst), nach ICD-10 handelt es sich um eine eigene nosologische Entität (→Psychopathologie); davon abzugrenzen ist die zwanghafte Persönlichkeitsstörung. Bei der Zwangsstörung treten entweder Zwangsgedanken oder Zwangshandlungen auf, die von den Betroffenen zumeist als übertrieben oder unbegründet erkannt werden. Die zwanghafte Persönlichkeitsstörung zeichnet sich durch Ordnungsliebe und Ausdauer mit einem übertriebenen Interesse für Details aus. Diese Eigenschaften werden im Berufsleben meist nicht als störend erlebt. Die Zwangsgedanken sind ungewollt und rufen inneren Widerstand hervor, sie werden als ich-fremd erlebt. Die häufigsten Zwangsgedanken sind wiederkehrende Ängste, sich zu kontaminieren (durch Berührung oder durch Schmutz), wiederkehrende Zweifel (z.B. ob die Tür abgeschlossen ist), das Bedürfnis, Dinge in einer bestimmten Ordnung zu haben, aggressive Impulse und sexuelle Vorstellungen. Auf diese Gedanken reagieren die Betroffenen mit dem Versuch, sie zu ignorieren, zu unterdrücken oder mit Aktivitäten (Zwangshandlungen) zu neutralisieren. Zwangshandlungen zeichnen sich durch wiederholtes, stereotypes Verhalten aus, das als sinnlos erkannt wird, aber schwer zu kontrollieren ist. Als sich wiederholende Verhaltensweisen können Waschen oder Putzen, Ordnen, Nachprüfen oder geistige Handlungen wie Beten, Zählen und leise Wörter wiederholen auftreten. Das Ziel der Zwangshandlungen ist es, Angst oder Unwohlsein zu verhindern oder zu reduzieren. Zwangshandlungen sind entweder deutlich übertrieben oder stehen in keinem sinnvollen Zusammenhang zu dem, was sie zu neutralisieren oder zu verhindern versuchen. Wenn versucht wird, der Zwangshandlung zu widerstehen, hat der Betroffene das Gefühl wachsender Angst oder Anspannung, die meist abnimmt, wenn die Zwangshandlung ausgeführt wird. Im Verlauf der Störung (→Symptom) gibt die Person den Zwangsgedanken oder -handlungen nach und integriert sie in ihre alltägliche Routine.

Der Terminus der Zwangsvorstellung ist bei Richard von Krafft-Ebing belegt (*Beiträge zur Erkennung und richtigen forensischen Beurteilung krankhafter Gemütszustände für Ärzte, Richter und Verteidiger*, 1867) (→Forensik), während der Begriff der Zwangsneurose auf Sigmund Freud zurückgeht, der ihn 1895 in seinem Aufsatz *Ueber die Berechtigung, von der Neurasthenie einen bestimmten Symptomencomplex als ›Angstneurose‹ abzutrennen*, 1895) einführt (→Neurasthenie). Die Symptome der Zwangsneurose (→Neurose und Psychose) entsprechen der Zwangsstörung, Freud konstruiert darüber hinaus einen Zusammenhang zwischen bestimmten sog. analerotischen Charaktereigenschaften (Sauberkeit, Ordnungsliebe und Eigensinn), die bei einer psychischen Erkrankung zu Zwangsstörungen führen (→Psychoanalyse). Diese Eigenschaften werden inzwischen von der Forschung als Merkmal der zwanghaften Persönlichkeitsstörung angesehen, ob dagegen überhaupt ein Zusammenhang zwischen dieser und den Zwangsstörungen besteht, erscheint unklar. Bei den Zwangsstörungen wird v.a. die Nähe zu phobischen Ängsten (→Phobie) gesehen. Auch für die literarische Darstellung ist interessant, dass Zwangsstörungen in psychodynamischen Ansätzen auch durch den Konflikt zwischen Fremdbestimmung und Selbstbestimmung erklärt werden können. Damit wird die Zwangsdynamik von der Triebpsy-

chologie abgekoppelt und als soziale Anpassungsleistung interpretiert.

Zwangssymptome sind in der Literatur an der Grenze zwischen subjektiven Wünschen und sozialen Normen angesiedelt. So muss Lady Macbeth in William Shakespeares Drama *Macbeth* (1606; dt. *Macbeth*) jede Nacht aufstehen und ihre Hände waschen, nachdem sie den König umgebracht hat; in ihrem Fall führt die Angst davor, dass ihr Verbrechen entdeckt wird, zu zwanghaftem Verhalten. Zwangshandlungen sind dabei nicht immer von sozial akzeptierten Gewohnheiten und Ritualen zu trennen. In Ludwig Tiecks Novelle *Der Runenberg* (1804) muss der Held nachts aufstehen und das Geld zählen, das ein Fremder in seine Obhut gegeben hat. In der zwanghaften Bindung an das Geld und das Ritual des Geldzählens, das von der Figur auch tatsächlich als ich-fremd erlebt wird, zeigt sich einerseits die sozial erwünschte Sorge um den Lebensunterhalt, andererseits auch die Bindung an den Runenberg, der für die Welt der Metalle, aber auch für die Welt außerhalb des Sozialen und damit für die Freiheit der Imagination steht. Der Konflikt äußert sich dann in der Zwangshandlung, die einen Kompromiss zwischen sozial akzeptierter Handlung und den Wünschen des Subjekts darstellt. In Edgar Allan Poes Erzählung *Berenice* (1835; dt. *Berenice*) zeigt sich die Dynamik des Z. in Form der Abschweifung: Der Protagonist kann nur Nebensächlichkeiten, z.B. die Typographie eines Buches statt dessen Inhalt, aufnehmen, leidet also an einer Art Dezentrierung der Wahrnehmung, die sich auch im Grübelzwang äußert. Er kann auch nur noch an die →Zähne von Berenice, seiner Ehefrau, denken, nimmt ihren Tod aber kaum wahr. Die Zwangsgedanken führen nicht zu Zwangshandlungen im klinischen Sinn, also zum Versuch der Neutralisierung, sondern zu einer Handlung, die der Ich-Erzähler auch unter Z., allerdings bewusstlos, vollbringt: Er zieht seiner toten Frau, nachdem sie schon beerdigt ist, sämtliche Zähne, sein Motiv dafür bleibt rätselhaft. In Gustave Flauberts Erzählung *Un coeur simple* (1877; dt. *Ein schlichtes Herz*) zeigen sich die Elemente des Z. v.a. in einer Verengung des Charakters der Protagonistin, der ganz auf einen zwanghaften Gedanken und zunehmend auch auf eine Handlung hin beschränkt wird: Für Felicité spielt ihr Papagei eine so wichtig Rolle, dass sie schließlich glaubt, der heilige Geist sähe aus wie ein Papagei. Als er gestorben ist, lässt sie ihn ausstopfen und betet schließlich vor ihm. Auf diese Nähe der Zwangshandlung zum religiösen Ritual macht auch Sigmund Freud in seinem Aufsatz *Zwangshandlungen und Religionsausübungen* (1907) aufmerksam: Die wiederkehrenden Handlungen der Zwangsneurose charakterisiert er dort als verschobene und individualisierte religiöse Rituale; bei Flaubert zeigt sich genau diese Verbindung in Felicités Symptomatik. Eine ähnliche Vermischung zwischen einem scheinbar genau definierten sozialen Wert und den Ritualisierungen des Subjekts zeigt auch Arthur Schnitzlers Novelle *Leutnant Gustl* (1901): Gustls Gedanken drehen sich v. a. um seine Ehre, die ihn anscheinend dazu zwingt, Selbstmord zu begehen (→Suizid). Auch hier ist die Beschränktheit des Charakters Voraussetzung für die Zwangsgedanken. Die Einengung des Denkens und Verhaltens auf die Zwangsgedanken finden sich in der Folge auch in expressionistischen Texten, die Elemente der Zwangsstörung aufnehmen: Alfred Döblins *Die Ermordung einer Butterblume* (1910), Georg Heyms Novelle *Der Dieb* (1913) und Gottfried Benns *Gehirne*, 1915/16. Allen drei Texten gemeinsam ist die bewusst uneindeutig gehaltene Beziehung zwischen den Zwangsgedanken und -handlungen und der Ursache dieser Symptomatik. Dadurch werden die Zwangssymptome zu individuellen Zeichen, deren Bedeutung jedoch vom Leser nicht entschlüsselt werden kann. Schon diese Erzählungen sind ohne Freuds Ausführungen kaum denkbar, noch deutlicher wird diese Beziehung, wenn es um die komische Variante der literarischen Zwangsdarstellung geht. Sowohl Franziska zu Reventlows *Der Geldkomplex* (1916) wie Italo Svevos *La coscienza di Zeno* (1923; dt. *Zeno Cosini*) haben Protagonisten, die mit Rechen- und Rauchzwang kämpfen und bei der Psychoanalyse Rat suchen. Während die Protagonistin in Reventlows Roman aber nur deswegen ins →Sanatorium geht, um ihren Gläubigern zu entkommen, führt bei Zeno Cosini die Therapie des Rauchzwanges nur zu neuen Zwängen und Zwangsgedanken, etwa von der letzten Zigarette oder vom letzten Ehebruch. In der Nachkriegsliteratur wird v. a. der Aspekt des Kompromisses zwischen gesellschaftlichen Ritualen und individuellen Wünschen, der als Ursache der Zwangsstörung angesehen werden kann, wieder aufgenommen. In Günter Grass' Novelle *Katz und Maus* (1961) schämt sich der Protagonist für seinen übergroßen Adamsapfel, deswegen ist er zwanghaft auf der Suche nach Objekten, die ihn verdecken können, und gerät dadurch in die Fänge des NS-Regimes, weil es scheinbar das ideale Objekt, das Ritterkreuz, anbietet. Etwas weniger dramatisch ist der Kompromiss in Marlene Streeruwitz' *Lisa's Liebe* (1997), in dem die Protagonistin an einem Waschzwang leidet, der den Konflikt zwischen der Gefangenheit im als sinnlos erfahrenen Alltag und dem Wunsch nach →Autonomie anzeigt.

Paul M. G. Emmelkamp, Patricia van Oppen: Zwangsstörungen, Göttingen u. a. 2000

Sabine Kyora: Lacan, Freud und Gottfried Benn. Einführende Überlegungen zu einer methodischen Annäherung. In: Jahrbuch für internationale Germanistik (1996), S. 142-174

Sabine Kyora: Psychoanalyse und Prosa im 20. Jahrhundert, Stuttgart 1992

Georg Reuchlein: »Man lerne von der Psychiatrie«. Literatur, Psychologie und Psychopathologie in Alfred Döblins *Berliner Programm* und *Die Ermordung einer Butterblume*. In: Jahrbuch für internationale Germanistik (1991), S. 10-68

S. K.

Personenregister

Abaelardus, Petrus   94, 805
Abbas, Haly   174
Abbt, Thomas   785
Abdelmoula, Taoufik   791
Abel, Jacob Friedrich   626
About, Edmond   789
Abraham a Sancta Clara   614, 681, 754
Abraham, Karl   649
Accetto, Torquato   719
Achternbusch, Herbert   620
Ackermann, Jacob Fidelis   622
Ackermann, Johann Christian Gottlieb   270
Adams, John   814
Adler, Alfred   659
Adorno, Theodor W.   100
Äsop   184
Agamben, Giorgio   136
Agrippa von Nettesheim   209
Aichinger, Ilse   15
Aischines   754
Aischylos   185, 201, 314, 366, 552, 703, 784, 799
Aitmatow, Dschingis   244
Alas, Leopoldo   187, 243
Albee, Edward   63, 635
Albertinus, Aegidius   441
Albertus Magnus   364
Albine, Pierre Rémond de Sainte   628
Alderotti, Taddeo   174
Aldobrandino da Siena   174
Aldrovandus, Ulisse   540
Alewyn, Richard   60
Alexander der Große   505
Alexis, Willibald   862
Alibert, Jean L.   326
Alione, Elisabeth   127
Alkmaion von Kroton   284, 559
Allende, Isabel   201, 354, 581
Altdorfer, Albrecht   739
Alzheimer, Alois   46, 47
Amado, Jorge   73
Amenábar, Alejandro   225

Améry, Jean   42, 74, 473, 699, 753, 776
Amiel, Henri-Frédéric   822
Amman, Jost   153
Andahazi, Federico   58
Andersen, Hans Christian   491, 682, 854, 863
Anderson, Sherwood   21
Andreae, Johann Valentin   218
Andreas Capellanus   184
Andreew, Leonid N.   686
Andrian, Leopold   686
Andry, Nicholas   598
Angot, Christine   413
Anstey, Christopher   402
Antelme, Robert   776
Antinori, Severino   366
Antonowsky, Aaron   45, 173, 300
Anz, Thomas   507
Anzieu, Didier   328
Apuleius von Madaura   201, 314, 364
Aragon, Louis   17, 395
Arens, William   414
Aretaios von Kappadokien   164, 169, 269, 436, 493
Aretino, Pietro   428, 710
Ariès, Philippe   488, 580
Ariosto, Ludovico   127, 849
Aristides, Publius Aelius   387
Aristippos aus Kyrene   503
Aristophanes   41, 191
Aristoteles   13, 25, 27, 40, 41, 80, 99, 126, 191, 260, 263, 273, 292, 358, 374, 400, 460, 474, 475, 480, 483, 503, 547, 548, 559, 575, 691, 692, 694, 723, 754, 770, 811, 838, 839, 843
Arktinos   177
Armauer, Gerhard   493
Arnim, Achim von   336, 367, 388, 403, 422, 439, 531, 532, 623, 692, 706, 851
Arnim, Bettine von   403, 531
Arrow, Kenneth J.   481
Artaud, Antonin   71, 616, 647, 666, 689, 841
Artemidor von Daldis   691, 796, 798
Aserinsky, Eugene   798

Werkregister

cre (1937; dt. Die Judenverschwörung in Frankreich) 220 / Voyage au bout de la nuit (1952; dt. Reise ans Ende der Nacht) 444

Cellini, Benvenuto　Vita di Bevenuto Cellini da lui medesmo scritta (1558/66; dt. Leben des Benvenuto Cellini) 197

Celsus, Aulus Cornelius　De medicina (1528; dt. Über die Arzneiwissenschaft) 269, 586, 856

Cervantes, Miguel de　El casamiento engañosa (1613; dt. Die betrügliche Heirat) 441 / El colloquio de los perros (1613; dt. Gespräch zwischen Cipion und Berganza) 441 / El Ingenioso Hidalgo Don Quixote de la Mancha (1605/15; dt. Don Quijote) 153, 437, 572, 628 / El licenciado Vidriera (1613; dt. Der Lizentiat Vidriera) 303 / Las dos doncellas (1613; dt. Die beiden Nebenbuhlerinnen) 824

Chalonge, Christian de　Dr. Petiot (Frankreich 1989) 674

Chamisso, Adelbert von　Das Schloß Boncourt (1827) 813

Chandler, Raymond Thanton　The Big Sleep (1939; dt. Der große Schlaf) 554

Chapman, George　Characteristic of Men of Genius (1847) 604 / The Gentleman Usher (1601) 350

Charcot, Jean-Martin　Hysterie-Studien (1886–91) 115

Chateaubriand, François-René de　Mémoires d'outre-tombe (1848; dt. Erinnerungen von jenseits des Grabes) 157 / René (Génie du Christianisme, 1802 ; dt. Genius des Christentums oder Schönheiten der christlichen Religion) 794

Chaucer, Geoffrey　Compleynts 792 / The Canterbury Tales (1385/1400, postum 1478; dt. Die Canterbury Erzählungen) 327, 470, 495

Chesterton, Gilbert Keith　The Father Brown Stories (1911–35; dt. Pater Brown Geschichten) 554

Cheyne, George　The English Malady; or, a Treatise of Nervous Diseases of all Kinds, as Spleen, Vapours, Lowness of Spirits, Hypochondriacal Distempers (1733) 387

Chopin, Kate　The Awakening (1899; dt. Das Erwachen) 311

Chrétien de Troyes　Cligès (ca. 1170–76) 102, 575 / Erec et Enide (ca. 1165/79) 102, 575 / Lancelot ou Le Chevalier de la Charette (1177–81) 102, 575 / Perceval ou Le Conte du Graal (1181–90) 102, 142, 552, 575 / Yvain (1177–81) 102, 575

Cicero　Cato Maior De senectute (dt. Cato der Ältere »Über das Alter«) 40 / De oratore (dt. Über den Redner) 99, 260 / Tusculanae disputationes (dt. Gespräche in Tusculum) 204

Cinquanta, Fra Benedetto　La peste di Milano del 1630 (1632) 614

Cixous, Hélène　Portrait de Dora (1976) 396

Claudel, Paul　L'annonce faite à Marie (1912; dt. Verkündigung) 726

Claudel, Philippe　Les âmes grises (2003; dt. Die grauen Seelen) 832

Clauss, Ludwig Ferdinand　Die nordische Seele (1932) 627

Claussen, Peter Cornelius　Herzwechsel (1996) 790

Cleland, John　Fanny Hill or the Memoirs of a Woman of Pleasure (1749; dt. Die Memoiren der Fanny Hill) 711

Clemens Romanus　Homilien 366

Clérambault, Gaetan de　Les Psychoses Passionelles (1942) 205

Cobbold, T. Spencer　Parasites (1879) 601

Colette, Sidonie-Gabrielle　La Chatte (1933; dt. Eifersucht) 186

Collard, Cyril　Les nuits fauves (1989; dt. Wilde Nächte) 33

Collins, William Wilkie　The Woman in White (1860; dt. Die Frau in Weiß) 553

Collodi, Carlo　Le avventure di Pinocchio (1883; dt. Pinocchios Abenteuer) 673

Colombani, Laetitia　A la folie, pas du tout (2002; dt. Wahnsinnig verliebt) 207

Conrad, Joseph　Heart of darkness (1902; dt. Herz der Finsternis) 345 / The End of the Tether (1902; dt. Das Ende vom Lied) 728 / The Idiots (1898; dt. Die Idioten) 91 / The Nigger of the ›Narcissus‹ (1897; dt. Der Nigger von der ›Narzissus‹) 129 / The Secret Agent (1907; dt. Der Geheimagent) 91 / Typhoon (1902; dt. Taifun) 505 / Youth (1902; dt. Jugend. Drei Erzählungen) 728

Cook, James　The Journals of Captain James Cook on His Voyages of Discovery 3: The Voyage of the Resolution and Discovery 1776–1780 766

Cook, Robin　Outbreak (1991; dt. Virus) 837 / Vector (1999; dt. Der Experte) 199, 778

Copi　Une visite inopportune (1988; dt. Ein ungelegener Besuch) 34

Cornaro, Alvise　De vita sobria (1558–62; dt. Vom maßvollen Leben) 40

Cornwell, Patricia Daniels　Unnatural Exposure (1997; dt. Der Keim des Verderbens) 778

Couperus, Louis　De berg van licht (1905/6; dt. Heliogabal, der Sonnenkaiser) 506

Couto, Mia　A fogueira (1987; dt. Die Feuerstelle) 243

Crane, Stephen　The Red Badge of Courage (1895; dt. Das rote Siegel) 311

Crichton, Alexander　An Inquiry into the Nature and Origins of Mental Derangement (1798; dt. Über Natur und Ursprung der Geistes-Zerrütung) 26

Crichton, Michael　The Andromeda Strain (1968; dt. Andromeda) 777

Croker, Thomas Croften　The Young Piper (1825; dt. Der junge Sackpfeifer) 90

Crompton, Samuel　Medical Reporting, or, Case-Taking (1847) 232

864 / Palata No. 6 (1892; dt. Krankenzimmer Nr. 6) 18, 19, 22, 161, 434, 443, 608 / Pripadok (1888; dt. Der Anfall) 19 / Proprygun'ja (1888–92; dt. Flattergeist) 21 / Simuljant (1885; dt. Der Simulant) 356 / Slučaj iz praktiki (1818; dt. Ein Fall aus der Praxis) 18 / V apteke (1885; dt. In der Apotheke) 78

Tuchmann, Barbara   A Distant Mirror. The Calamitous 14th Century (1979; dt. Der ferne Spiegel – Das dramatische 14. Jahrhundert) 616

Turgenjew, Iwan S.   Dym (1867; dt. Dunst) 468 / Erzählungen 730 / Mumu (1854; dt. Mumu) 730 / Otcy i deti (1862; dt. Väter und Söhne) 21, 274, 356, 471, 515, 580 / Pervaja Ljubov (1860; dt. Erste Liebe) 702 / Zapiski ochotnika (1852; dt. Aufzeichnungen eines Jägers) 473

Turner, Charles Tennyson   Poems by Two Brothers (1827) 625

Uexküll, Jakob von   Staatsbiologie (1920) 138

Ullmann, Linn   Nåde (2002; dt. Gnade) 225

Undset, Sigrid   Kristin Lavransdatter (1920–23; dt. Kristin Lavranstochter) 332

Unger, Friederike   Julchen Grünthal (1741) 507

Unzer, Johann August   Gedanken vom Schlafe und von denen Träumen (1746) 797

Updike, John   Couples (1968; dt. Ehepaare) 195

Vachss, Andrew   False Allegiations (1996; dt. Verrat) 804 / Sacrifice (1991; dt. Kult) 718 / Safe House (1998; dt. Safe House) 718

Valère, Valérie   Le Pavillon des Enfants Fous (1978; dt. Das Haus der verrückten Kinder) 67

Valéry, Paul   L'Album de vers anciens (1920; dt. Album alter Verse) 557 / L'âme et la danse (1921; dt. Die Seele und der Tanz) 486

Valle-Inclán, Ramón María del   Divinas Palabras (1920; dt. Wunderworte) 545 / Luces de bohème (1920; dt. Glanz der Bohème) 729

Vallejo, Buero   En la ardiente oscuridad (1972; dt. Glühende Finsternis) 728

Vallgren, Carl-Johan   Den vidunderliga kärlekens historia (2002; dt. Geschichte einer ungeheuerlichen Liebe) 546

Van Buren Philpots Jr.   Battalion Medics: A Novel of the Korean War (1961) 458 / Catch-22 (1961) 458

Vater, Johann Severin   Versuch einer allgemeinen Sprachlehre (1801) 734

Vega, Garcilaso de la   Eglogas (entstanden ab 1526, postum 1543; dt. Eklogen) 792

Verdi, Guiseppe   La Traviata (1853) 808

Verga, Giovanni   Sulla lipemania del Tasso (1845) 605

Vergil   Aeneis 311, 452, 485, 785 / Georgica 613

Verlaine, Paul   Hombres (1903; dt. Männer) 360 / Jadis et naguère (1885) 567 / Poèmes Saturniens (1866; dt. Saturnische Gedichte) 528

Verne, Jules   Cinq semaines en ballon (1863; dt. Fünf Wochen im Ballon) 242 / De la terre à la lune (1865; dt. Von der Erde zum Mond) 505 / Voyage au centre de la terre (1864; dt. Reise zum Mittelpunkt der Erde) 505

Vesalius, Andreas   De humani corporis fabrica (1543) 55, 425, 578 / Fabrica 57

Vescovi, Gerhard   Hippokrates im Heckengäu. Aufzeichnungen eines schwäbischen Landarztes (1975) 470

Vesper, Bernward   Die Reise (1977) 751

Vian, Boris   L'Arrache-Cœr (1953; dt. Der Herzausreißer) 609

Vidocq, Eugène François   Mémoires (1827/28; dt. Erinnerungen) 251

Villon, François   Ballade des Contradictions (1457; dt. Ballade der Vogelfreien) 145 / Les regrets de la belle Heaulmiere (um 1460; dt. Das Klagelied der schönen Helmschmiedin) 41

Virchow, Rudolf   Cellularpathologie (1858) 138

Vitruv   De architectura 574

Vogel, Bruno   Alf (1929) 362

Vogt, Walter   Der Vogel auf dem Tisch (1978) 687 / Schizogorsk (1977) 687

Voltaire   Candide ou l'optimisme, (1759; dt. Candide oder der Optimismus) 82, 765, 781, 785 / Les Pélopides (1772) 416

Vonarburg, Élisabeth   Chroniques du Pays des Mères (1992; dt. Die Maerlande Chroniken) 823 / Le Silence de la Cite (1981; dt. Die schweigende Stadt) 823

Vonnegut, Kurt   Cat's Cradle (1963; dt. Katzenwiege) 636 / Galápagos (1985; dt. Galapagos) 671, 823

Vring, Georg von der   Soldat Suhren (1928) 455

Vysockij, Vladimir S.   Netrehjte mé stříbrné struny (1989; dt. Zerreißt mir nicht meine silbernen Saiten) 563 / Stichi (1981; dt. Nerv) 563

Wade, Thomas   The Phrenologists: A Farce in Two Acts (1830) 625

Waechter, Friedrich Karl   Der Anti-Struwwelpeter (1970) 422

Wagner, Richard   Miss Bukarest (2001) 855 / Parsifal (1877) 142

Wainwright, Rupert   Stigmata (1999) 740

Walch, Johann Georg   Philosophisches Lexicon (1726) 424

Wallace, Lewis   Ben-Hur (1880; dt. Ben Hur) 496, 497

Walpole, Horace   The Castle of Otranto (1764; dt. Die Burg von Otranto) 490

Walser, Martin   Das Einhorn (1967) 712 / Die Verteidigung der Kindheit (1991) 203 / Ein fliehendes

Verzeichnis der Autorinnen und Autoren

E.A.	Elena Agazzi Bergamo		M.G.	Maximilian Gröne Freiburg
J.A.	Jörn Ahrens Berlin		D.G.	Dominik Groß Aachen
T.A.	Thomas Anz Marburg		H.H.	Heike Hartung Greifswald
St.A.	Stefan Artmann Jena		I.H.	Ines Heiser Marburg
J.Ba.	Jürgen Barkhoff Dublin		H.He.	Holger Helbig Erlangen-Nürnberg
K.B.	Katrin Bedenig Zürich		U.H.	Urte Helduser Marburg
D.B.	Doerte Bischoff Münster		E.H.	Eva Hermann Berlin
R.B.	Roland Borgards Gießen		I.He.	Iris Hermann Bielefeld
O.B.	Olaf Briese Berlin		B.v.J.	Bettina von Jagow München
J.B.	Jürgen Brunner München		O.J.	Oliver Jahraus München
S.B.	Simon Bunke München		E.J.	Eva Johach Berlin
D.D.	Dorothea Dornhof Berlin		R.J.	Robert Jütte Stuttgart
W.U.E.	Wolfgang U. Eckart Heidelberg		Chr.K.	Christian Klein Wuppertal
D.v.E.	Dietrich v. Engelhardt Lübeck		S.K.	Sandra Kluwe Heidelberg
H.F.	Heiner Fangerau Düsseldorf		M.v.K.	Martin von Koppenfels Berlin
T.F.	Tilman Fischer Marburg		A.K.	Alexander Košenina Bristol
H.Fr.	Hannes Fricke Stuttgart		C.K.	Carsten Kretschmann Stuttgart
W.F.	Waldemar Fromm München		B.K.	Bettina Krüger München
D.F.	Daniel Fulda Köln		I.M.K.-F.	Irmela Marei Krüger-Fürhoff Greifswald
A.G.	Andrea Geier Marburg		S.K.	Sabine Kyora Oldenburg
A.Ge.	Axel Gelfert Cambridge		F.L.M.	Federica La Manna Pavia
H.-J.G.	Horst-Jürgen Gerigk Heidelberg		M.L.	Matthias Lorenz Lüneburg

C.L.	Christine Loytved Lübeck		A.S.	Anja Schonlau Düsseldorf
A.M.	Angela Matthies Oxford		H.Sch.	Heinz Schott Bonn
A.-R.M.	Anne-Rose Meyer Köln		C.Se.	Christian Seidel München
F.M.	Florian Mildenberger München		S.Sp.	Sandro Spinsanti Rom
J.M.-T.	Jutta Müller-Tamm Berlin		T.S.	Thomas Sprecher Zürich
St.N.	Stefan Neuhaus Innsbruck		F.W.S.	Frank W. Stahnisch Mainz
T.N.	Thorsten Noack Düsseldorf		F.St.	Florian Steger Erlangen-Nürnberg
T.Nu.	Tanja Nusser Greifswald		J.S.	Jan Steinmetzer Aachen
M.O.	Manfred Oehmichen Lübeck		St.St.	Stefanie Stockhorst Augsburg
P.O.	Philipp Osten Stuttgart		E.S.	Elisabeth Strowick Yale
T.R.	Tina Römer Marburg		K.T.	Karin Tebben Heidelberg
A.S.	Armin Schäfer Weimar		U.T.	Ulrike Thoms Berlin
D.S.	Daniel Schäfer Köln		B.W.	Bettina Wahrig Braunschweig
C.S.	Christina Scherer München		B.We.	Brigitte Weingart Bonn
J.S.	Jan Schildmann Erlangen-Nürnberg		C.W.	Caroline Welsh Berlin
H.-W.S.-H.	Hans-Walter Schmidt-Hanissa Galway		St.W.	Stefan Willer Berlin
W.S.	Wolfram Schmitt Saarbrücken		C.Z.	Cornelia Zumbusch München
H.S.	Hansjörg Schneble Offenburg		A.-J.Z.	Anne-Julia Zwierlein Bamberg

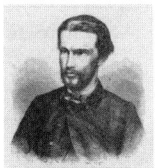

Wilhelm Raabe · Sämtliche Werke

Braunschweiger Ausgabe. Im Auftrag der Braunschweigischen Wissenschaftlichen
Gesellschaft nach dem Tode von Karl Hoppe besorgt von Jost Schillemeit.

Jetzt wieder vollständig!

Band 1: Die Chronik der Sperlingsgasse. Ein Frühling
ISBN 3-525-20103-6   € 39,– D

Band 2: Die Kinder von Finkenrode. Erzählungen. Der Weg
zum Lachen. Der Student von Wittenberg. Weihnachtsgei-
ster. Lorenz Scheibenhart. Einer aus der Menge. Die alte
Universität. Der Junker von Denow. Aus dem Lebensbuch
des Schulmeisterleins Michel Haas. Wer kann es wenden?
ISBN 3-525-20164-8   € 49,– D

Band 3: Der heilige Born. Ein Geheimnis.
Auf dunklem Grunde. Die schwarze Galeere
ISBN 3-525-20107-9   € 49,– D

Band 4: Nach dem großen Kriege. Unseres Herrgotts Kanzlei
ISBN 3-525-20108-7   € 39,– D

Band 5: Die Leute aus dem Walde
ISBN 3-525-20110-9   € 39,– D

Band 6: Der Hungerpastor
ISBN 3-525-20112-5   € 49,– D

Band 7: Abu Telfan
ISBN 3-525-20113-3   € 34,– D

Band 8: Der Schüdderump
ISBN 3-525-20142-7   € 36,– D

Band 9,1: Das letzte Recht. Eine Grabrede aus dem Jahre
1609. Holunderblüte. Die Hämelschen Kinder. Else von der
Tanne. Keltische Knochen. Drei Federn
ISBN 3-525-20118-4   € 39,– D

Band 9,2: Sankt Thomas. Die Gänse von Bützow. Theklas
Erbschaft. Gedelöcke. Im Siegerkranze. Der Marsch nach
Hause. Des Reiches Krone. Deutscher Mondschein
ISBN 3-525-20120-6   € 39,– D

Band 10: Der Dräumling. Christoph Pechlin
ISBN 3-525-20121-4   € 39,– D

Band 11: Meister Autor. Zum wilden Mann. Höxter und
Corvey. Eulenpfingsten
ISBN 3-525-20144-3   € 39,– D

Band 12: Frau Salome. Die Innerste. Vom alten Proteus.
Horacker
ISBN 3-525-20124-9   € 42,– D

Band 13: Wunnigel. Deutscher Adel. Der gute Tag. Auf dem
Altenteil. Ein Besuch
ISBN 3-525-20126-5   € 39,– D

Band 14: Alte Nester. Das Horn von Wanza
ISBN 3-525-20127-3   € 49,– D

Band 15: Fabian und Sebastian. Prinzessin Fisch. Villa
Schönow
ISBN 3-525-20130-3   € 52,– D

Band 16: Pfisters Mühle. Unruhige Gäste.
Im alten Eisen
ISBN 3-525-20131-1   € 46,– D

Band 17: Das Odfeld. Der Lar
ISBN 3-525-20135-4   € 39,– D

Band 18: Stopfkuchen. Gutmanns Reisen
ISBN 3-525-20136-2   € 39,– D

Band 19: Kloster Lugau. Die Akten des Vogelsangs
ISBN 3-525-20138-9   € 36,– D

Band 20: Hastenbeck – Altershausen – Gedichte
ISBN 3-525-20140-0   € 49,– D

Ergänzungsbände

Band 1: Raabe–Bibliographie
ISBN 3-525-20154-0   € 39,– D

Band 2: Wilhelm Raabe: Briefe
ISBN 3-525-20156-7   € 49,– D

Band 3: Briefwechsel Raabe – Jensen
ISBN 3-525-20157-5   € 49,– D

Band 4: Gespräche
ISBN 3-525-20159-1   € 34,– D

Band 5: Ein Frühling. Neufassung 1869/70. Nachlese
Verstreute Prosa. Albumeintragungen. Gelegenheitsprosa.
Literarische Notizen
ISBN 3-525-20165-6   € 59,– D

Wilhelm Raabe · Sämtliche Werke
Band 1-20 + Ergänzungsbände 1-5 **zusammen € 899,– D**
ISBN **3-525-20167-2**

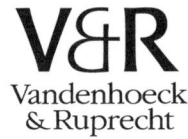

V&R
Vandenhoeck
& Ruprecht

Preis- und Redaktionsstand:
1.9.2005
Änderungen vorbehalten.